国家卫生健康委员会"十三五"规划教材

专科医师核心能力提升导引丛书

供专业学位研究生及专科医师用

生 殖 医 学

Reproductive Medicine

主 编 黄荷凤 陈子江

副主编 刘嘉茵 王雁玲 孙 斐 李 蓉

人民卫生出版社

·北 京·

图书在版编目（CIP）数据

生殖医学 / 黄荷凤，陈子江主编. —北京：人民卫生出版社，2021.3（2022.1 重印）
ISBN 978-7-117-31354-4

Ⅰ.①生… Ⅱ.①黄… ②陈… Ⅲ.①生殖医学–教材 Ⅳ.①R339.2

中国版本图书馆 CIP 数据核字（2021）第 040154 号

| 人卫智网 | www.ipmph.com | 医学教育、学术、考试、健康，购书智慧智能综合服务平台 |
| 人卫官网 | www.pmph.com | 人卫官方资讯发布平台 |

生 殖 医 学
Shengzhi Yixue

主　　编：黄荷凤　陈子江
出版发行：人民卫生出版社（中继线 010-59780011）
地　　址：北京市朝阳区潘家园南里 19 号
邮　　编：100021
E - mail：pmph @ pmph.com
购书热线：010-59787592　010-59787584　010-65264830
印　　刷：廊坊一二○六印刷厂
经　　销：新华书店
开　　本：850×1168　1/16　印张：32　插页：8
字　　数：903 千字
版　　次：2021 年 3 月第 1 版
印　　次：2022 年 1 月第 2 次印刷
标准书号：ISBN 978-7-117-31354-4
定　　价：159.00 元

打击盗版举报电话：010-59787491　E-mail：WQ @ pmph.com
质量问题联系电话：010-59787234　E-mail：zhiliang @ pmph.com

编 者 (以姓氏笔画为序)

王晓红　空军军医大学唐都医院

王雁玲　中国科学院大学动物研究所

石玉华　山东大学附属生殖医院

朱依敏　浙江大学医学院附属妇产科医院

刘嘉茵　南京医科大学第一附属医院

孙　斐　南通大学医学院

孙　赟　上海交通大学医学院附属仁济医院

李　文　上海交通大学医学院附属国际和平
　　　　妇幼保健院

李　红　南京医科大学附属苏州医院

李　蓉　北京大学第三医院

杨　菁　武汉大学人民医院

杨冬梓　中山大学孙逸仙纪念医院

宋学茹　天津医科大学总医院

张学红　兰州大学

陈子江　山东大学附属生殖医院

林　戈　中南大学

金　丽　复旦大学附属妇产科医院

胡志斌　南京医科大学

姜　辉　北京大学第三医院

姚　兵　东部战区总医院

姚元庆　中国人民解放军总医院

徐丛剑　复旦大学附属妇产科医院

黄　薇　四川大学华西第二医院

黄元华　海南医学院

黄荷凤　复旦大学附属妇产科医院

曹云霞　安徽医科大学第一附属医院

梁晓燕　中山大学附属第六医院

靳　镭　华中科技大学同济医学院附属同济医院

管一春　郑州大学第三附属医院

谭季春　中国医科大学附属盛京医院

翟晓梅　中国医学科学院　北京协和医学院

薛　晴　北京大学第一医院

主 编 简 介

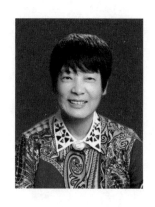

　　黄荷凤　中国科学院院士,发展中国家科学院院士,英国皇家妇产科学院荣誉院士,中国医学科学院学部委员。复旦大学、上海交通大学和浙江大学教授、主任医师、博士研究生导师,澳大利亚阿德莱德大学和香港大学客座教授。复旦大学生殖与发育研究院院长,生殖遗传教育部重点实验室主任,上海市胚胎源性疾病重点实验室主任。兼任中国妇幼保健协会副会长,中国优生优育协会副会长,国际生殖遗传学会(ISRG)创会理事;973 计划项目首席科学家,"十二五"国家科技支撑计划牵头人,863 计划项目负责人,国家自然科学基金基础科学中心共同 PI(项目负责人)、重大国际合作项目负责人,国家重点研发计划重点专项负责人;担任 *Endocrinology* 等多家 SCI 杂志编委。

　　首次提出"配子源性疾病"理论学说,对精/卵源性疾病的代间及跨代遗传/表观遗传机制进行了开创性研究。针对辅助生殖技术(ART)出生子代近、远期健康的关键科学问题,通过 ART 出生队列和基础研究,创建生殖新技术,提高了试管婴儿的安全性,从源头阻断遗传性出生缺陷。作为第一完成人获国家科学技术进步奖二等奖。主编《现代辅助生育技术》《植入前遗传学诊断临床实践》等多部著作,在 *Nature Medicine* 和 *PNAS* 等 SCI 杂志上发表论文 300 余篇。曾获"全国三八红旗手""卫生部有突出贡献中青年专家"等多项荣誉。

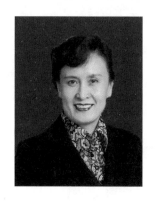

　　陈子江　中国科学院院士,山东大学讲席教授、主任医师、博士研究生导师。现任山东大学附属生殖医院首席专家,国家辅助生殖与优生工程技术研究中心、生殖内分泌教育部重点实验室主任,上海市辅助生殖与优生重点实验室主任。兼任中国医学科学院学部委员,国务院学位委员会学科评议组成员,教育部科技委生物与医学学部副主任,国际生殖学会联盟(IFFS)常务执行委员兼秘书长。

　　主要从事生殖健康与出生缺陷临床诊疗和科学研究,在临床上创新应用辅助生殖和出生缺陷防治技术,并牵头系列多中心临床研究,解决了辅助生殖技术应用中的一些关键问题;主持制定了《多囊卵巢综合征诊断》标准、《不孕症诊断指南》《排卵障碍性异常子宫出血诊治指南》等多项行业规范;阐释了不孕症等重大生殖障碍疾病的病因机制,揭示了人类胚胎基因组激活机制和染色质三维动态调控规律。先后主持国家重点研发计划、973 计划、863 计划、国家自然科学基金重点项目等课题;在 *NEJM*、*Lancet*、*Nature*、*Cell*、*Nature Genetics* 等期刊发表论文 200 余篇。主编《妇产科学》《生殖内分泌学》《人类生殖与辅助生殖》《多囊卵巢综合征——基础与临床》等专著及教材 10 余部。获国家技术发明奖三等奖、国家科学技术进步奖二等奖、何梁何利科技进步奖、全国创新争先奖和全国五一劳动奖章等多项奖励和荣誉。

副主编简介

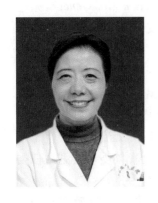

刘嘉茵　江苏省人民医院临床生殖医学中心主任、生殖医学国家重点实验室副主任,教授、主任医师、博士研究生导师,国务院政府特殊津贴专家,卫生部有突出贡献中青年专家,省医学领军人才。现任国家卫健委辅助生殖技术质控专家委员会委员,中华医学会妇产科学分会妇科内分泌学组副组长,中国医师协会生殖医学专业委员会副主任委员,中国妇幼保健协会生育保健专业委员会副主任委员,中国医师协会医学遗传医师分会副会长,中国遗传学会遗传咨询分会委员。

长期从事妇产科、生殖内分泌和辅助生殖技术的临床和基础研究。主持的生殖医学中心是全国开展的辅助生殖技术最全面的生殖中心之一,综合实力位居全国前十,建立了一批高质量的临床应用研究技术平台。主持和参与国家和省级多项重大或重点项目,先后在国内外杂志上发表论文 200 余篇,SCI 收录论文 80 余篇,主编专著 8 部。作为第三完成人获国家科学技术进步奖二等奖 1 项。

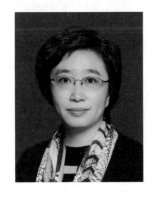

王雁玲　教授、博士研究生导师。中国科学院动物研究所研究员,中国科学院大学岗位教授。任 *Placenta*、*Biology of Reproduction*、*Frontier in Endocrinology* 等国际期刊编委,"国际妊娠联合组织(CoLab)"执行委员会委员;中国免疫学会生殖免疫分会副主任委员、妇幼健康研究会母胎医学专业委员会副主任委员、中华预防医学会生命早期发育与疾病防控专业委员会副主任委员、中国动物学会生殖生物学分会常务委员、中国生理学会生殖科学专业委员会委员,北京医学会生殖医学分会常务委员等。

任中国科学院大学存济医学院生殖医学教研室主任。承担研究生教学工作近 20 年,讲授"现代生殖医学""生殖生物学"等课程。从事胎盘发育机制及妊娠重大疾病发病机制研究,在 *PNAS*、*Cell Chemical Biology*、*Molecular Aspect of Medicine*、*Hypertension* 等国际期刊上发表 SCI 论文 80 余篇,参编多部专著。

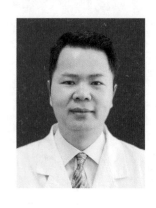

孙斐 教授、主任医师、博士研究生导师。南通大学医学院院长。国家杰出青年科学基金获得者,973 计划项目首席科学家,国家重点研发计划项目负责人,中科院"百人计划"入选者,上海领军人才。2000—2006 年先后在以色列魏茨曼科学院、阿根廷国立科多巴大学、美国加州大学旧金山分校、加拿大卡尔加里大学做博士后 / 访问学者。2006—2016 年先后在中国科学技术大学生命科学与医学部、微尺度物质科学国家实验室、上海交通大学医学院附属国际和平妇幼保健院任职。现担任 *Reproductive Biology and Endocrinology*、*Asian Journal of Andrology* 编委,《中华男科学杂志》副主编,中华医学会生殖医学分会精子库管理学组委员,中国动物学会生殖生物学分会副主任委员等。主要从事男性不育的临床和基础研究。以第一或通讯作者在 *Am J Hum Genet*、*Hum Mol Genet* 等杂志发表 SCI 论文 90 余篇。荣获首届中西医结合优秀青年贡献奖、安徽省青年科技奖、首届妇幼健康科学技术奖科技成果奖一等奖、第三届"国之名医·卓越建树"等荣誉称号。

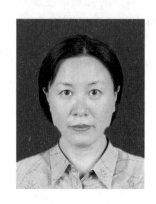

李蓉 主任医师、教授、博士研究生导师、国家杰出青年科学基金获得者。现任北京大学第三医院妇产科主任、生殖医学中心主任。中国医师协会生殖医学专业委员会副主任委员兼总干事,中国医疗保健国际交流促进会生殖医学分会常务委员兼秘书,中国医师协会妇产科医师分会青年委员会副主任委员,北京医学会生殖医学分会常务委员兼秘书。

1998 年起在北京大学第三医院妇产科工作,2003 年进入生殖中心开始专攻生殖内分泌疾病、不孕症和辅助生殖技术的临床工作,特别是多囊卵巢综合征等,可以熟练地进行不孕症常规手术操作、腹腔镜及宫腔镜操作。主持"十二五"科技支撑计划开展女性生育力流行病学调查,主持国家重点研发计划课题开展女性生殖内分泌疾病对辅助生殖技术子代队列研究,致力于生殖内分泌疾病,特别是子宫内膜容受性的多项国家自然科学基金等多项省部级科研课题研究,参与发表 SCI 文章 100 余篇。2009 年、2011 年、2017 年三次获国家科学技术进步奖二等奖,2018 年获得茅以升北京青年科技奖。

全国高等学校医学研究生"国家级"规划教材
第三轮修订说明

进入新世纪,为了推动研究生教育的改革与发展,加强研究型创新人才培养,人民卫生出版社启动了医学研究生规划教材的组织编写工作,在多次大规模调研、论证的基础上,先后于2002年和2008年分两批完成了第一轮50余种医学研究生规划教材的编写与出版工作。

2014年,全国高等学校第二轮医学研究生规划教材评审委员会及编写委员会在全面、系统分析第一轮研究生教材的基础上,对这套教材进行了系统规划,进一步确立了以"解决研究生科研和临床中实际遇到的问题"为立足点,以"回顾、现状、展望"为线索,以"培养和启发读者创新思维"为中心的教材编写原则,并成功推出了第二轮(共70种)研究生规划教材。

本套教材第三轮修订是在党的十九大精神引领下,对《国家中长期教育改革和发展规划纲要(2010—2020年)》《国务院办公厅关于深化医教协同进一步推进医学教育改革与发展的意见》,以及《教育部办公厅关于进一步规范和加强研究生培养管理的通知》等文件精神的进一步贯彻与落实,也是在总结前两轮教材经验与教训的基础上,再次大规模调研、论证后的继承与发展。修订过程仍坚持以"培养和启发读者创新思维"为中心的编写原则,通过"整合"和"新增"对教材体系做了进一步完善,对编写思路的贯彻与落实采取了进一步的强化措施。

全国高等学校第三轮医学研究生"国家级"规划教材包括五个系列。①科研公共学科:主要围绕研究生科研中所需要的基本理论知识,以及从最初的科研设计到最终的论文发表的各个环节可能遇到的问题展开;②常用统计软件与技术:介绍了SAS统计软件、SPSS统计软件、分子生物学实验技术、免疫学实验技术等常用的统计软件以及实验技术;③基础前沿与进展:主要包括了基础学科中进展相对活跃的学科;④临床基础与辅助学科:包括了专业学位研究生所需要进一步加强的相关学科内容;⑤临床学科:通过对疾病诊疗历史变迁的点评、当前诊疗中困惑、局限与不足的剖析,以及研究热点与发展趋势探讨,启发和培养临床诊疗中的创新思维。

该套教材中的科研公共学科、常用统计软件与技术学科适用于医学院校各专业的研究生及相应的科研工作者;基础前沿与进展学科主要适用于基础医学和临床医学的研究生及相应的科研工作者;临床基础与辅助学科和临床学科主要适用于专业学位研究生及相应学科的专科医师。

全国高等学校第三轮医学研究生"国家级"规划教材目录

11	SAS 统计软件应用（第 4 版）	主　编　贺　佳
		副主编　尹　平　石武祥
12	医学分子生物学实验技术（第 4 版）	主　审　药立波
		主　编　韩　骅　高国全
		副主编　李冬民　喻　红
13	医学免疫学实验技术（第 3 版）	主　编　柳忠辉　吴雄文
		副主编　王全兴　吴玉章　储以微　崔雪玲
14	组织病理技术（第 2 版）	主　编　步　宏
		副主编　吴焕文
15	组织和细胞培养技术（第 4 版）	主　审　章静波
		主　编　刘玉琴
16	组织化学与细胞化学技术（第 3 版）	主　编　李　和　周德山
		副主编　周国民　肖　岚　刘佳梅　孔　力
17	医学分子生物学（第 3 版）	主　审　周春燕　冯作化
		主　编　张晓伟　史岸冰
		副主编　何凤田　刘　戟
18	医学免疫学（第 2 版）	主　编　曹雪涛
		副主编　于益芝　熊思东
19	遗传和基因组医学	主　编　张　学
		副主编　管敏鑫
20	基础与临床药理学（第 3 版）	主　编　杨宝峰
		副主编　李　俊　董　志　杨宝学　郭秀丽
21	医学微生物学（第 2 版）	主　编　徐志凯　郭晓奎
		副主编　江丽芳　范雄林
22	病理学（第 2 版）	主　编　来茂德　梁智勇
		副主编　李一雷　田新霞　周　桥
23	医学细胞生物学（第 4 版）	主　审　杨　恬
		主　编　安　威　周天华
		副主编　李　丰　吕　品　杨　霞　王杨淦
24	分子毒理学（第 2 版）	主　编　蒋义国　尹立红
		副主编　骆文静　张正东　夏大静　姚　平
25	医学微生态学（第 2 版）	主　编　李兰娟
26	临床流行病学（第 5 版）	主　编　黄悦勤
		副主编　刘爱忠　孙业桓
27	循证医学（第 2 版）	主　审　李幼平
		主　编　孙　鑫　杨克虎

28	断层影像解剖学	主　编	刘树伟　张绍祥
		副主编	赵　斌　徐　飞
29	临床应用解剖学（第 2 版）	主　编	王海杰
		副主编	臧卫东　陈　尧
30	临床心理学（第 2 版）	主　审	张亚林
		主　编	李占江
		副主编	王建平　仇剑崟　王　伟　章军建
31	心身医学	主　审	Kurt Fritzsche　吴文源
		主　编	赵旭东
		副主编	孙新宇　林贤浩　魏　镜
32	医患沟通（第 2 版）	主　审	周　晋
		主　编	尹　梅　王锦帆
33	实验诊断学（第 2 版）	主　审	王兰兰
		主　编	尚　红
		副主编	王传新　徐英春　王　琳　郭晓临
34	核医学（第 3 版）	主　审	张永学
		主　编	李　方　兰晓莉
		副主编	李亚明　石洪成　张　宏
35	放射诊断学（第 2 版）	主　审	郭启勇
		主　编	金征宇　王振常
		副主编	王晓明　刘士远　卢光明　宋　彬
			李宏军　梁长虹
36	疾病学基础	主　编	陈国强　宋尔卫
		副主编	董　晨　王　韵　易　静　赵世民
			周天华
37	临床营养学	主　编	于健春
		副主编	李增宁　吴国豪　王新颖　陈　伟
38	临床药物治疗学	主　编	孙国平
		副主编	吴德沛　蔡广研　赵荣生　高　建
			孙秀兰
39	医学 3D 打印原理与技术	主　编	戴尅戎　卢秉恒
		副主编	王成焘　徐　弢　郝永强　范先群
			沈国芳　王金武
40	互联网 + 医疗健康	主　审	张来武
		主　编	范先群
		副主编	李校堃　郑加麟　胡建中　颜　华
41	呼吸病学（第 3 版）	主　编	王　辰　陈荣昌
		副主编	代华平　陈宝元　宋元林

42	消化内科学（第3版）	主 审	樊代明	李兆申		
		主 编	钱家鸣	张澍田		
		副主编	田德安	房静远	李延青	杨 丽

43	心血管内科学（第3版）	主 审	胡大一			
		主 编	韩雅玲	马长生		
		副主编	王建安	方 全	华 伟	张抒扬

| 44 | 血液内科学（第3版） | 主 编 | 黄晓军 | 黄 河 | 胡 豫 | |
| | | 副主编 | 邵宗鸿 | 吴德沛 | 周道斌 | |

45	肾内科学（第3版）	主 审	谌贻璞			
		主 编	余学清	赵明辉		
		副主编	陈江华	李雪梅	蔡广研	刘章锁

| 46 | 内分泌内科学（第3版） | 主 编 | 宁 光 | 邢小平 | | |
| | | 副主编 | 王卫庆 | 童南伟 | 陈 刚 | |

47	风湿免疫内科学（第3版）	主 审	陈顺乐			
		主 编	曾小峰	邹和建		
		副主编	古洁若	黄慈波		

48	急诊医学（第3版）	主 审	黄子通			
		主 编	于学忠	吕传柱		
		副主编	陈玉国	刘 志	曹 钰	

49	神经内科学（第3版）	主 编	刘 鸣	崔丽英	谢 鹏	
		副主编	王拥军	张杰文	王玉平	陈晓春
			吴 波			

| 50 | 精神病学（第3版） | 主 编 | 陆 林 | 马 辛 | | |
| | | 副主编 | 施慎逊 | 许 毅 | 李 涛 | |

| 51 | 感染病学（第3版） | 主 编 | 李兰娟 | 李 刚 | | |
| | | 副主编 | 王贵强 | 宁 琴 | 李用国 | |

| 52 | 肿瘤学（第5版） | 主 编 | 徐瑞华 | 陈国强 | | |
| | | 副主编 | 林东昕 | 吕有勇 | 龚建平 | |

53	老年医学（第3版）	主 审	张 建	范 利	华 琦	
		主 编	刘晓红	陈 彪		
		副主编	齐海梅	胡亦新	岳冀蓉	

| 54 | 临床变态反应学 | 主 编 | 尹 佳 | | | |
| | | 副主编 | 洪建国 | 何韶衡 | 李 楠 | |

55	危重症医学（第3版）	主 审	王 辰	席修明		
		主 编	杜 斌	隆 云		
		副主编	陈德昌	于凯江	詹庆元	许 媛

56	普通外科学（第3版）	主　编	赵玉沛
		副主编	吴文铭　陈规划　刘颖斌　胡三元
57	骨科学（第3版）	主　审	陈安民
		主　编	田　伟
		副主编	翁习生　邵增务　郭　卫　贺西京
58	泌尿外科学（第3版）	主　审	郭应禄
		主　编	金　杰　魏　强
		副主编	王行环　刘继红　王　忠
59	胸心外科学（第2版）	主　编	胡盛寿
		副主编	王　俊　庄　建　刘伦旭　董念国
60	神经外科学（第4版）	主　编	赵继宗
		副主编	王　硕　张建宁　毛　颖
61	血管淋巴管外科学（第3版）	主　编	汪忠镐
		副主编	王深明　陈　忠　谷涌泉　辛世杰
62	整形外科学	主　编	李青峰
63	小儿外科学（第3版）	主　审	王　果
		主　编	冯杰雄　郑　珊
		副主编	张潍平　夏慧敏
64	器官移植学（第2版）	主　审	陈　实
		主　编	刘永锋　郑树森
		副主编	陈忠华　朱继业　郭文治
65	临床肿瘤学（第2版）	主　编	赫　捷
		副主编	毛友生　沈　铿　马　骏　于金明 吴一龙
66	麻醉学（第2版）	主　编	刘　进　熊利泽
		副主编	黄宇光　邓小明　李文志
67	妇产科学（第3版）	主　审	曹泽毅
		主　编	乔　杰　马　丁
		副主编	朱　兰　王建六　杨慧霞　漆洪波 曹云霞
68	生殖医学	主　编	黄荷凤　陈子江
		副主编	刘嘉茵　王雁玲　孙　斐　李　蓉
69	儿科学（第2版）	主　编	桂永浩　申昆玲
		副主编	杜立中　罗小平
70	耳鼻咽喉头颈外科学（第3版）	主　审	韩德民
		主　编	孔维佳　吴　皓
		副主编	韩东一　倪　鑫　龚树生　李华伟

71	眼科学（第 3 版）	主 审	崔 浩	黎晓新		
		主 编	王宁利	杨培增		
		副主编	徐国兴	孙兴怀	王雨生	蒋 沁
			刘 平	马建民		
72	灾难医学（第 2 版）	主 审	王一镗			
		主 编	刘中民			
		副主编	田军章	周荣斌	王立祥	
73	康复医学（第 2 版）	主 编	岳寿伟	黄晓琳		
		副主编	毕 胜	杜 青		
74	皮肤性病学（第 2 版）	主 编	张建中	晋红中		
		副主编	高兴华	陆前进	陶 娟	
75	创伤、烧伤与再生医学（第 2 版）	主 审	王正国	盛志勇		
		主 编	付小兵			
		副主编	黄跃生	蒋建新	程 飚	陈振兵
76	运动创伤学	主 编	敖英芳			
		副主编	姜春岩	蒋 青	雷光华	唐康来
77	全科医学	主 审	祝墡珠			
		主 编	王永晨	方力争		
		副主编	方宁远	王留义		
78	罕见病学	主 编	张抒扬	赵玉沛		
		副主编	黄尚志	崔丽英	陈丽萌	
79	临床医学示范案例分析	主 编	胡翊群	李海潮		
		副主编	沈国芳	罗小平	余保平	吴国豪

全国高等学校第三轮医学研究生"国家级"规划教材评审委员会名单

顾　问

　　　韩启德　桑国卫　陈　竺　曾益新　赵玉沛

主任委员（以姓氏笔画为序）

　　　王　辰　刘德培　曹雪涛

副主任委员（以姓氏笔画为序）

　　　于金明　马　丁　王正国　卢秉恒　付小兵　宁　光　乔　杰
　　　李兰娟　李兆申　杨宝峰　汪忠镐　张　运　张伯礼　张英泽
　　　陆　林　陈国强　郑树森　郎景和　赵继宗　胡盛寿　段树民
　　　郭应禄　黄荷凤　盛志勇　韩雅玲　韩德民　赫　捷　樊代明
　　　戴尅戎　魏于全

常务委员（以姓氏笔画为序）

　　　文历阳　田勇泉　冯友梅　冯晓源　吕兆丰　闫剑群　李　和
　　　李　虹　李玉林　李立明　来茂德　步　宏　余学清　汪建平
　　　张　学　张学军　陈子江　陈安民　尚　红　周学东　赵　群
　　　胡志斌　柯　杨　桂永浩　梁万年　瞿　佳

委　员（以姓氏笔画为序）

　　　于学忠　于健春　马　辛　马长生　王　彤　王　果　王一镗
　　　王兰兰　王宁利　王永晨　王振常　王海杰　王锦帆　方力争
　　　尹　佳　尹　梅　尹立红　孔维佳　叶冬青　申昆玲　田　伟
　　　史岸冰　冯作化　冯杰雄　兰晓莉　邢小平　吕传柱　华　琦
　　　向　荣　刘　民　刘　进　刘　鸣　刘中民　刘玉琴　刘永锋
　　　刘树伟　刘晓红　安　威　安胜利　孙　鑫　孙国平　孙振球
　　　杜　斌　李　方　李　刚　李占江　李幼平　李青峰　李卓娅
　　　李宗芳　李晓松　李海潮　杨　恬　杨克虎　杨培增　吴　皓

前　言

　　为进一步贯彻落实《国家中长期教育改革和发展规划纲要（2010—2020年）》、国务院办公厅《关于深化医教协同进一步推进医学教育改革与发展的意见》和《"健康中国2030"规划纲要》等文件精神，实施人才强国战略，培养高质量、高素质、创新型、研究型医学人才，2018年11月在北京启动了第三轮全国高等学校医学专业研究生国家级规划教材修订工作。以系统性、实用性、先进性为目标，编委会组织了来自全国三十余家院校、活跃在医教研一线的资深生殖医学专家，群策群力、发挥专长，终于将我国生殖医学第一部研究生教材呈现在各位读者的面前。

　　生殖医学是研究生殖细胞（配子）的发生、成熟、受精以及胚胎发育早期事件的科学，是涉及妇产科学、计划生育学、男科学、生殖生理学、胚胎学、发育生物学、生殖遗传学、伦理学等诸多学科的交叉学科。正是凭借多学科领域的共同发展和广泛交融，才取得今日生殖医学的巨大成就，并发展出众多衍生学科。虽然生殖医学领域持续高速发展，临床诊疗及科学研究成果颇丰，但仍存在各种争议及问题，亟待更多有志于生殖医学发展的医学人才投入其中。有鉴于此，本书涵盖生殖医学的历史与进展、基础与临床、实验室技术、管理与伦理，并对衍生技术加以探讨。不仅适用于生殖医学专业研究生，也为本专业临床、科研从业人员的日常工作提供参考和依据。

　　本书中的内容与编排难免有不妥之处，殷切希望使用本教材的广大师生和生殖医学同道给予指正，以期再版修订时纠正和改进。

黄荷凤　陈子江

2019年11月

目 录

第一章　生殖医学的沿革和发展

生殖是自然界最普遍、重要的过程之一，而其中人类生殖最为复杂和神秘。人类生殖主要包括配子生成、配子输送、受精、胚胎种植、宫内胎儿发育等过程，任何环节的异常均可能阻碍或损害新生命的形成和发育。不孕症在各国的发生率呈逐年上升的趋势，高龄人群的生育安全问题日益呈现，特殊人群包括癌症预后患者、罕见病患者等的健康生育需求尚未得到解决等，人类生殖健康已引起全球性的广泛关注。

生殖医学是医学的一个重要分支，一门独立性强、涉及专业领域广的临床学科。它涵盖了生殖问题的预防、诊断和管理，目标包括维护人类生殖健康，实现优生优育和计划生育。

一、生殖医学的范畴

生殖医学包含了生殖解剖、生殖生理、生殖病理、生殖遗传、计划生育、辅助生殖技术，以及生殖伦理和心理等部分。生殖医学涉及多个领域和学科，主要包括妇产科学、生殖内分泌学、胚胎学、遗传学、细胞学、分子生物学、生物工程学、社会伦理学和心理学等，相互渗透、彼此影响。

二、生殖医学的起源

孕育生命是一个神奇的过程，孕育生命的世界不但复杂而且精密，在精卵结合的瞬间，一个新的生命便由此孕育生成，经过细胞分裂生命在一分一秒中不断成长。孕育知识的普及和孕育技术的不断成熟，为人类的繁衍奠定了科学孕育的基础。

（一）配子/胚胎的发现

配子是指生物进行有性生殖时由生殖系统所产生的成熟性细胞，简称生殖细胞。配子分为雄配子（male gamete）和雌配子（female gamete），动物和植物的雌配子通常称为卵细胞（ova 或 egg），而将雄配子称为精子（sperm）。

男子的生育"使者"——精子，诞生在睾丸里，是男性独有的生殖细胞。早在两千多年前，古希腊著名医学家希波克拉底就曾经对人类的繁衍提出一种看法，认为男子在房事排出的精液中有一种会让女性受孕的东西——精子。直到 17 世纪后叶，荷兰学者列文虎克的助手哈姆在显微镜下发现了精液里有一些很小的小体，人们惊讶地意识到，这就是千百年来医学家们"朝思暮想"的精子。这一发现震惊了当时的科学界。

19 世纪 20 年代，卡尔·冯贝尔解剖了不同怀孕阶段的母狗，发现胚胎（受精卵）附着在子宫内壁上，随后又发现怀孕初期可以在输卵管中找到胚胎。后来他沿着母狗的输卵管找到了卵巢，在有些狗的卵巢表面发现了卵泡，而卵泡里面就是看起来跟他一直在研究的"胚珠"非常相似的卵子。从 19 世纪 80 年代起，科学界就已经普遍接受了这样的认识：生殖细胞的结合是受孕和生殖的必要条件，而且男性和女性对后代的遗传影响几乎完全对等。只有让两个生殖细胞结合在一起才能产生一个含有足够染色体的新细胞，而这个新细胞最终可以发育成一个人类生命。

（二）生殖的神经内分泌调控

在人体内，从配子的发生、运输、受精，到胚胎种植、发育和胎儿生长发育等整个过程都受到精密的调控。多种神经内分泌调控机制被逐一发现并证实，成为生殖内分泌学的重要组成部分。

1929 年 Zondek 提出脑垂体分泌两种促性腺激素，并推测其作用，此为"两细胞 - 两促性腺激素学说"的前身。1959 年 Falck 通过小鼠动物实验证明并首次提出"两细胞 - 两促性腺激素学说"，即卵巢雌激素合成是由卵泡膜细胞和颗粒细胞，在垂体卵泡刺激素（follicle-stimulating hormone，FSH）和黄体生成素（luteinizing hormone，LH）共同作用下使卵泡正常发育至成熟并排卵。该学说是生殖生理学和辅助生殖技术的重要理论基础。

下丘脑-垂体-性腺轴（HPG轴）调控理论对于生殖医学有着重要的意义。杰弗里·哈里斯（Geoffrey Harris）1955年出版的专著中简明扼要地阐述了控制下丘脑-垂体-性腺轴的神经机制及相关的证据。在Harris的专著中，性腺功能受到中枢神经系统的控制，以及垂体促性腺激素的促性腺作用。在60年后的今天，该专著中性腺神经对性腺功能的相对重要性以及神经分泌的概念也得到了很好的证实。

三、生殖医学的沿革和发展

（一）辅助生殖技术的诞生

辅助生殖技术（assisted reproductive technology，ART）是指对配子、胚胎或者基因物质体内外操作而获得新生命的技术。它不仅可以治疗不孕症，而且实现了从源头阻断遗传性疾病、癌症的代代相传。广义上包括人工授精（artificial insemination，AI）和体外受精胚胎移植术（in vitro fertilization and embryo transfer，IVF-ET）及其衍生技术两大类。

AI是指用人工而非性交的方法将精子置入女性生殖道内，使精子和卵子在体内受精、妊娠的方法。最早的AI是1785年英国John Hunter将一位尿道下裂患者的精液注入其妻子的阴道内，成功地解决了他们的生育问题。20世纪80年代，AI技术[包括夫精人工授精（AIH）、供精人工授精（AID）]在国内部分地区逐渐开展起来。随着人们对不孕不育原因更深层次的研究和对生殖的迫切需求，单纯的AI技术已不能满足人类生殖的需要，从而产生了ART的另一大部分，即IVF-ET及其衍生技术。目前主要包括：IVF-ET、卵细胞质内单精子注射（intra cytoplasmic sperm injection，ICSI）、植入前遗传学检测（preimplantation genetic testing，PGT）等。IVF-ET及其衍生技术是目前ART的核心部分。

1. 体外受精胚胎移植术（IVF-ET） IVF-ET是指在自然周期或者促排卵周期中，将卵子从成熟卵泡内取出，在体外使之与精子受精形成胚胎，再将胚胎移植至子宫腔内继续发育的技术。人类IVF-ET的成功是基于对哺乳动物IVF-ET的

深入研究。1843年Barry在显微镜下首次观察到在家兔卵子内的精子。1875年Van Beneden在显微镜下观察并描述了家兔的受精过程。1878年Schenk开始对家兔和豚鼠进行体外受精的研究，但直到1951年也没有在哺乳动物体外受精试验中获得成功。华裔生物学家张明觉在1945年开始做家兔体外受精试验，1950年提出了精子获能的问题。Austin在20世纪50年代初发展并完善了精子获能理论，这一理论的提出对体外受精试验的成功起到了重要的促进作用。1954年Thibault首次取得了家兔体外受精试验的成功，家兔的精子和卵子能在体外受精并继续分裂。1959年张明觉的家兔体外受精试验成功，并把受精卵移植到受体家兔的输卵管内，最后受体家兔生出了正常的幼兔。该试验的成功是人类IVF-ET最直接的动物实验依据，为人类IVF-ET的成功奠定了极为重要的基础。

人体外受精试验始于1944年Rock和Menkin开展的研究，他们先后共取了133个卵子，加入精子后继续培养，但仅有4个卵子受精。英国生物学家Edwards和妇产科大夫Steptoe共同合作，从20世纪60年代开始研究人体外受精过程。1977年，他们在自然月经周期中获得了成熟卵子并成功地把体外受精的胚胎移植回因为输卵管堵塞不孕的Lesley子宫内，胚胎继续正常发育至足月，世界上第一例通过IVF-ET技术孕育的婴儿Louise Brown终于于1978年7月25日在英国诞生。Louise Brown的诞生被认为是继心脏移植成功后20世纪医学发展的又一伟大奇迹，是人类生殖医学史上一个永载史册的伟大里程碑，标志着一个新时代的开始，Robert Edwards博士也因此获得了2010年诺贝尔生理学或医学奖。

Louise Brown被人们称为"试管婴儿"，随着Louise Brown的出生，试管婴儿技术在世界各国蓬勃开展。1980年6月澳大利亚第一例试管婴儿Candice Reed诞生，1981年12月美国第一例试管婴儿诞生，全球发达国家和部分发展中国家都建立了IVF中心。中国内地首例试管婴儿于1988年3月在北京大学（原北京医科大学）第三医院诞生。随后首例赠胚试管婴儿于1988年6月在中南大学湘雅医学院诞生。目前，中国内地已经有百余个生殖医学中心能够开展常规IVF-ET，且

能保持稳定的成功率。

2. **卵细胞质内单精子注射**　简称 ICSI 技术，又称"第二代试管婴儿"，是借助显微操作系统将单个精子注入卵母细胞胞质中，从而达到授精的目的。1988 年 Gordongn 和 Talansky 首次报道利用生化方法在卵子透明带上打孔使精子进入卵膜受精。1992 年比利时自由大学的 Palermo 在进行透明带下授精术时不小心把一个精子注入了卵质内，后来卵子受精了，并且正常卵裂。他们得到了启发，由此建立了 ICSI 技术。1996 年 10 月 3 日，我国首例 ICSI 试管婴儿在中山大学附属第一医院生殖医学中心诞生。该技术的建立是 ART 领域又一重大进展，特别是对男性不育的治疗更具有重要的意义。ICSI 主要用于治疗严重男性不育症，适用于 IVF 难以治疗的重度/极重度少弱畸精症、逆行射精症、梗阻性无精子症以及 IVF 受精失败的患者。

3. **植入前遗传学检测**　简称 PGT，随着近年来多个领域包括冷冻技术、分子诊断技术、遗传信息分析等飞速发展，辅助生殖技术逐步突破了原有助孕范畴，进入了以遗传学诊断为前提的优化生育时代。

PGT 技术作为 IVF 重要的衍生技术之一，也被称为"第三代试管婴儿"，是指在体外受精技术的基础上加入遗传学检测手段，对移植前的胚胎进行染色体数目、结构或者是否携带某种致病基因进行遗传学检测，以选择无遗传学疾病的胚胎植入宫腔，从而获得正常胎儿的技术。它包括胚胎植入前非整倍体遗传学筛查（preimplantation genetic testing for aneuploidy，PGT-A）、胚胎植入前单基因遗传学检测（preimplantation genetic testing for monogenic disorder，PGT-M）以及胚胎植入前染色体结构变异遗传学检测（preimplantation genetic testing for chromosomal structural rearrangements，PGT-SR）。该技术的应用对于阻断遗传性疾病的传递，提高出生人口质量具有重要意义。1990 年，世界上首例 PGT 技术由 Handyside 团队完成，其治疗对象为两对携带 X 连锁隐性遗传病基因的夫妇。研究人员通过扩增 Y 染色体特异性重复序列对胚胎上分离的单细胞进行性别鉴定，挑选女性胚胎进行移植，最终成功分娩健康双胎女婴。2000 年 4 月，我国第 1 例通过 PGT 技术妊娠分娩的健康试管婴儿在中山大学附属第一医院。20 世纪 90 年代末到 21 世纪初，随着人类基因组学领域的发展突飞猛进，基因检测方法从最初的荧光原位杂交（FISH）、比较基因组杂交（comparative genomic hybridization，CGH）升级到基于芯片的比较基因组杂交（array CGH）、单核苷酸多态性芯片（single nucleotide polymorphisms array，SNP array）以及新一代测序（next generation sequencing，NGS）。NGS 已成为 PGT 的重要支撑技术。英国科学家将全基因组测序技术（whole genome sequencing，WGS）应用于筛查由体外受精（IVF）获得的胚胎是否存在染色体异常。通过此技术，一名健康男婴于 2013 年 5 月 18 日在美国宾夕法尼亚州出生。随着人类基因组学大数据平台的不断完善，全基因组测序（whole genome sequencing，WGS）有可能为 PGT 提供完美的解决方案。

4. **卵细胞胞质置换技术**　又称"第四代试管婴儿"，是通过显微技术方法将年轻健康女性卵子内的卵质移植到活力较差的卵子内，以改善卵子质量，提高试管婴儿成功率。1998 年，Cohen 通过该技术成功获得第 1 例第四代试管婴儿。我国第 1 例第四代试管婴儿于 2004 年在武汉大学人民医院诞生。卵细胞胞质置换技术主要用于年龄较大，卵巢功能衰退以及患有线粒体遗传病的女性。但由于供卵者卵细胞质中线粒体 DNA 会被带入受体卵细胞，涉及伦理和法律等问题，目前我国和世界上大多数国家尚未允许该技术在临床应用。

（二）现代生殖工程技术的蓬勃发展

自古以来，人类的繁衍都是基于两性的结合，精卵在母体内结合、种植和生长发育。生殖工程是人工操纵下的一种生殖方法，指不经过两性性生活而借助于人工方法促进精子和卵子结合，产生新一代个体的生殖技术。生殖工程的迅猛发展不仅带动生殖障碍相关疾病治疗技术的发展和变革，而且已超越了不孕不育治疗的范畴。

1. **生殖克隆技术**　生物进化由无性生殖上升到有性生殖，克隆技术是让靠有性生殖而繁衍的动物通过无性生殖产生基因型完全相同的后代。克隆包含生殖性克隆（reproductive cloning）和治疗性克隆两个方面的含义。生殖性克隆就是用体细胞核移植技术代替两性配子的结合,制造完整的独立生存的个体。自 1996 年第一只克隆羊"多利"诞生以来,克隆技术日益成熟,克隆羊、克隆鼠、克隆兔、克隆牛和克隆猴相继问世,预示着人们利用这种体细胞核移植的技术可以大规模的复制动物乃至人类已成为可能。生殖性克隆为拯救濒危动物、治疗完全性不孕症带来了全新的途径,显示出巨大的应用前景。但克隆技术也同时带来了道德、伦理、社会和法律问题的巨大冲击,目前各国普遍认为应用于人类的生殖性克隆违反人类繁衍的自然法则,损害人类作为自然人的尊严,联合国明文禁止各个国家进行克隆人研究。

与产生新个体为目的的生殖性克隆技术不同,治疗性克隆获得人体早期胚胎的目的不是将胚胎培育成人,而是利用克隆的胚胎在形成囊胚以后,只取其中全能的胚胎干细胞,将其诱导分化成患者自己的各样的功能细胞,为基因功能定位、遗传疾病早期诊断和防治、组织和器官修补等研究领域开拓新途径。治疗性克隆最大的好处在于从根本上解决了组织和器官移植时所产生的免疫排斥反应,使人体自己更新组织和器官成为可能,而且治疗性克隆在多数国家被认为不会像生殖性克隆那样产生严重的道德、伦理、社会或法律问题,在严格监管下进行的治疗性克隆研究,不仅不会损害人类尊严,相反,对挽救人类生命,增进人类健康有着广阔前景和巨大潜力。

2. **线粒体置换技术** 线粒体是真核细胞中的一种双层膜结构的半自主细胞器,是人体细胞中提供能量的细胞器,也是卵母细胞中含量最为丰富的细胞器。线粒体具有自己的遗传物质 mtDNA(mitochondrial DNA),这些 DNA 编码的基因发生突变就会引发一系列的临床症状,导致子代发生一系列母系遗传的严重罕见疾病,如线粒体脑病、线粒体肌病、线粒体脑肌病、视觉 / 听觉功能障碍、呼吸系统疾病等,目前已发现超过 700 多种的 mtDNA 突变。此外,线粒体拷贝数不足对卵母细胞的受精和早期胚胎发育存在不良影响。

线粒体置换技术(mitochondrial replacement)的最初应用是通过显微操作将年轻卵子的胞质或一定数量的自体细胞线粒体注入卵子,用以挽救因线粒体原因导致的低质量卵子,提高 IVF-ET 中未成熟卵母细胞体外培养的成熟率,改善胚胎的质量,该方法已有用于临床并获得成功的报道。线粒体置换术的另一个重要应用是阻止携带线粒体突变 DNA 的母亲将致病性线粒体传递给下一代的子女。但是,线粒体置换技术的安全性和有效性仍有待进一步的研究证实。

3. **人胚胎干细胞技术** 人胚胎干细胞(human embryonic stem cell, hES cell)是一种取自人囊胚内细胞团(inner cell mass, ICM),经体外分离、培养获得的一种原始多能干细胞。它具有体外无限增殖和多向分化潜能两个基本特点。1998 年 Thomson 首次报道 hES 细胞的成功分离和建系。人胚胎干细胞在细胞生物学研究和再生医学等方面显示了潜在的价值。hES 细胞研究为认识胚胎的早期发育、细胞及组织的分化、基因的表达和调控等提供了理想的研究模型。同时,通过 hES 细胞定向分化诱导产生各种特化的细胞和组织,将其用来修复或替换丧失功能的组织和器官,从而治疗许多疾病,如帕金森病、阿尔茨海默病、脊髓损伤等。不过目前用于制备并扩增人体胚胎干细胞的技术也存在一定的缺陷,比如有很多细胞系都很难进行增殖和扩增;大约有 1/4 的细胞系在经过一段时间的体外培养之后会出现基因异常;在很多时候都很难将这些干细胞诱导分化成为完全分化的、有功能的成熟细胞,比如心肌细胞或肝细胞等。

4. **胚胎基因和线粒体 DNA 编辑技术** 胚胎基因编辑技术是在受精卵中进行基因组的定点、精确的基因修饰,以获得基因改造胚胎的技术。目前利用 CRISPR/Cas9 系统构建的多位点突变的转基因小鼠、大鼠和猴分别获得成功,通过对小鼠受精卵靶基因突变位点的精确修复,成功治愈了遗传性白内障、进行性假肥大性肌营养不良(DMD)等遗传病。2015 年 4 月,中山大学的黄军就课题组首次宣布将 CRISPR/Cas9 基因编辑技术用于三原核受精卵发育而来的人类胚胎,改造了 β- 地中海贫血的致病基因,但该研究引发了学术界的广泛争论,多数学者担心由于现有的基因编辑技术仍存在不同程度的效率问题及脱靶现象,可能对后代产生无法预测的后果,呼吁基因编辑技术不应用于准备建立妊娠的人类胚胎,并获得广泛的社会共识。但利用胚胎基因编辑技术进行人类胚胎发育最初阶段关键基因的作用研究的呼声仍然存在。

基因编辑技术的诞生也为线粒体疾病的治疗带来了新的启示，用基因编辑技术去除线粒体中受损的 DNA，进行线粒体 DNA 的编辑，比线粒体置换疗法具有更广阔的前景。2013 年 Carlos T. Moraes 等首次利用 TALENs 技术编辑细胞中的线粒体基因。最新有文献报道利用线粒体靶向限制内切酶和 TALENs 技术在小鼠生殖细胞上进行线粒体 DNA 的编辑，阻止了特定线粒体向子代的传递，同时在融合了 Leber 遗传性视神经病和肌张力障碍（LHOND）、神经源性肌无力、共济失调和视网膜色素变性（NARP）细胞系的小鼠卵母细胞中成功消除了上述突变的人线粒体 DNA。由于该研究刚刚起步，在走向临床应用前仍有许多科学问题有待解决，技术有待进一步优化，以排除 DNA 切割酶破坏邻近的重要基因，从而导致意外的不良后果的可能。

5. 生殖干细胞技术　生殖干细胞（germline stem cells, GSCs）是一种具有自我更新能力、可分化并发育至成熟配子，交配后可出生正常子代的干细胞，包括雄性生殖干细胞（male germline stem cells, mGSCs）和雌性生殖干细胞（female germline stem cells, fGSCs），雌性生殖干细胞也称为卵巢生殖干细胞（ovarian germline stem cells）。在多种哺乳动物中，GSCs 通常存在于特定的干细胞微环境（stem cell niche）内，GSCs 通过自我复制的方式维持干细胞的"干"性，同时又逐级分化为子代精母或卵母细胞。雌性生殖干细胞与精原干细胞一样在体外一定条件下能转换为多能干细胞，GSCs 的多潜能性使之可代替胚胎干细胞进行组织修复、疾病治疗、转基因动物模型构建、生殖细胞分化等。生殖干细胞技术可为动物生物技术和人类提供卵母细胞及精子的新来源，对治疗卵巢功能早衰、男性不育症、探索环境因素对生殖发育影响、濒危动物保存、动物繁殖等都具有广泛的应用前景。

6. 诱导多能干细胞诱导分化生殖细胞　诱导多能干细胞（induced pluripotent stem cells, iPSCs）是通过 Klf4、SOX2、c-Myc、Nanog、OCT3/4、LIN-28 等因子诱导体细胞发生重编程，成为具有可以向心肌细胞、脂肪细胞、神经细胞、单核细胞和生殖细胞等多向分化潜能的一类细胞。iPSCs 诱导分化生殖细胞可为不孕不育治疗带来光明的前景。研究表明，给予适当的诱导物［如维 A 酸和骨形态生成蛋白（BMP）家族细胞因子］，通过拟胚体、胎儿性腺细胞共培养等途径，iPSCs 具有分化为原始生殖细胞（primordial germ cells, PGCs）的潜能，日本学者已经成功利用小白鼠 iPSCs 生成的原始生殖细胞分化成卵子，并孕育出幼鼠。我国学者也证明 iPSCs 分化生成的原始生殖细胞可进一步分化为雄性生殖细胞、精子细胞及其前体细胞，为进一步获得功能性生殖细胞奠定了基础。

7. 孤性生殖技术　孤（单）性生殖是指亲体不通过性细胞（精子和卵子）的相互作用而产生后代的生殖方式，包括孤雌生殖和孤雄生殖。人工孤性生殖指在人工辅助条件下，进行孤雌或孤雄激活，诱导进行孤性生殖。2004 年日本东京农业大学科学家的研究成果改写了"单性生殖不可能培育出健康的哺乳类新个体"的结论，研究人员用经过基因改造的母鼠早期卵子与一个来自未经改造母鼠的充分长大的卵子融合，孤雌激活后，成功培养出幼鼠并使其发育成具有生殖能力的成年鼠，实现了哺乳类的单性生殖；云南农业大学科研团队把猪卵母细胞进行人为的孤雌激活处理并结合体细胞克隆技术，获得世界上第一批成活的孤雌生殖克隆猪。该技术目前尚未在灵长类动物上获得成功，更不可能应用到人类。这不仅因为人类的无性生殖涉及重要的伦理道德问题，而且这种单性繁殖技术的后果与克隆技术一样难以预见，对人类生殖细胞的相关印迹基因改造和表观遗传修饰不被允许。尽管如此，利用单性生殖技术获得胚胎，可以探讨胚胎发育过程中启动发育的机制、基因表达、核质关系、细胞分化等发育生物学中一系列重要的问题，对于正确认识动物的个体发育、细胞分化，以及核移植和动物克隆具有重要理论价值和实践意义。

四、生殖医学的未来和展望

在过去的 40 年间，从辅助生殖技术的腾空出世到全世界范围的大规模开展，从 IVF 衍生技术到一系列克隆、干细胞和基因编辑等生殖工程新技术的诞生，这些新生科技给人类实现人类生殖健康、探索生命的奥秘以强大助力的同时，也带来了伦理挑战和安全隐患。

生殖工程技术本身为一个非生理性的过程。研究表明，ART可能与高流产率、先天性异常、早产、低出生体重、遗传学异常、表观遗传修饰异常、神经发育异常以及代谢异常等成年期疾病相关。虽然PGT可以筛选健康的胚胎进行移植，但是PGT本身是一个有创操作，即便目前对PGT的儿童进行的流行病学调查并未提示其对生长发育产生不利影响，但是动物实验的不良结局给我们敲响了警钟。卵细胞胞质置换、线粒体置换均导致出生后的婴儿携带了亲生父母和供者三个亲本的遗传物质，并且其女性子代从供者获得的线粒体DNA将继续遗传下去。

展望未来，生殖医学作为一门新兴学科，必将迎来如火如荼的发展阶段。但我们仍需进一步探讨ART的安全性，发展胚胎植入前遗传学检测（PGT）技术，加强生殖医学的人文关怀，重视生育力保存的问题，规范对于人的胚胎相关的基础研究，加强对辅助生殖机构的监管，推进生殖医学的规范化培训，建立健康、安全、高效的生殖医学发展平台。

五、生殖医学的特殊性和学习要点

生殖医学，作为一门研究人类生殖健康相关医学问题的新生学科，充满未知魅力和发展潜力，它具有以下特殊性：①基础宽，涉及面广，囊括了妇产科学、生殖内分泌学、胚胎学、遗传学、细胞学、分子生物学、生物工程学、社会伦理学和心理学等；②知识更新快，不断挑战"不可能"，在短短40年间，ART从萌芽、快速全世界推广到目前的有序发展阶段，在实践中不断地有新理论被提出、推翻、证实。iPSCs诱导分化生殖细胞、哺乳类动物孤雌激活的实现激发未来更多生殖相关技术出现；③争议大，ART技术不仅可以治疗不孕症，而且可用于预防遗传性疾病发生、改善人类素质。但

是其衍生技术伴随的安全隐患，以及对社会道德、伦理和法律的冲击也是无可避免的。

本书作为教科书，编委们坚持以兼具科学性与实用性、体现医学人道主义和人文关怀为宗旨，向医学生展现当前生殖医学领域的全面认知和最新进展。

1. **重视基础知识、基本理论的掌握** 生殖医学基本知识、基本理论主要在生殖系统解剖与生理、生殖遗传学、生殖内分泌学章节呈现，当然还包括妇产科学、胚胎学、细胞学等交叉部分。了解了人类生殖周期就能很好地理解生育年龄对于生殖健康的重要性；掌握下丘脑-垂体-卵巢轴的神经内分泌调节机制是分析和理解非生理状态的ART过程的前提。医学生对基础知识、基本理论的学习要认真、准确，若只是含糊认得，那么就很难做出正确的疾病诊断和处理。

2. **坚持理论与实践相结合的原则** 生殖医学的学习，一方面要认真学习理论知识，另一方面必须结合临床实践，书本的学习不能替代实践。如在学习了女性的神经内分泌调节和生殖内分泌异常后，在临床见习和实习中遇到多囊卵巢综合征患者就能系统地分析其各种临床表现和辅助检查异常的由来和发生机制，反之通过对典型病例的观察和分析加深对书本的精确理解。要善于发现临床实践中的问题，运用已掌握的生殖医学知识分析问题，找出解决问题的途径，提高自身的思维和动手能力。

现代医学是以患者为中心的生物-心理-社会医学模式。学习生殖医学就必须是站在患者的立场上，以最大限度有利于患者为原则。现代生殖工程技术是一把双刃剑，只有具备良好医德、医风的医者才能发挥其解除人类病痛、有利于人口素质的作用。

（黄荷凤 陈子江）

参 考 文 献

[1] Kono T, Obata Y, Wu Q, et al. Birth of parthenogenetic mice that can develop to adulthood[J]. Nature, 2004, 428: 860-864.

[2] Yamanaka S. Induced pluripotent stem cells: past, present, and future[J]. Cell Stem Cell, 2012, 10(6): 678-684.

[3] Craven L, Tuppen HA, Greggains GD, et al. "Pronuclear transfer in human embryos to prevent transmission of

mitochondrial DNA disease"［J］. Nature, 2010, 465（7294）: 82-85.

［4］Liang P, Xu Y, Zhang X, et al. CRISPR/Cas9-mediated gene editing in human tripronuclear zygotes［J］. Protein Cell, 2015, 6（5）: 363-372.

［5］Reddy P, Ocampo A, Suzuki K, et al. Selective Elimination of Mitochondrial Mutations in the Germline by Genome Editing［J］. Cell, 2015, 161（3）: 459-469.

［6］Hanevik HI, Hessen DO, Sunde A, et al. Can IVF influence human evolution［J］. Hum Reprod, 2016, 31（7）: 1397-1402.

第二章 生殖系统解剖与器官发育

第一节 生殖系统的解剖学特征

生殖系统是生物体内和生殖活动密切相关的器官、组织等相关结构的总称,其功能是产生生殖细胞、繁殖新个体、分泌性激素和维持第二性征(副性征)等。人类生殖系统各器官、各组织的功能对人体正常的生命活动、人类群体的繁衍和发展起到了决定性的作用。

一、女性生殖系统

女性生殖系统由内生殖器和外生殖器组成,前者包括阴道、子宫、输卵管和卵巢(图 2-1-1,图 2-1-2);后者即外阴,包括阴阜、大小阴唇、阴蒂和阴道前庭。

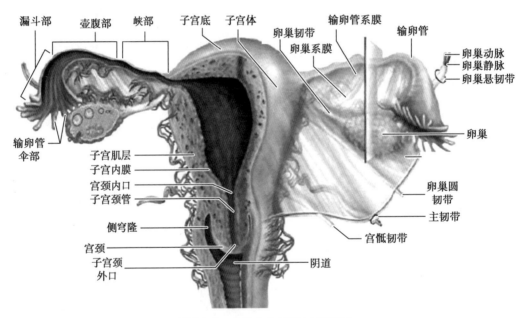

图 2-1-1 女性内生殖器(后面观)

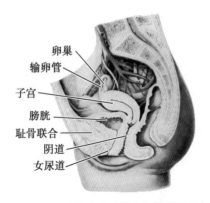

图 2-1-2 女性内生殖器(矢状断面观)

(一)女性内生殖器

1. 阴道 阴道(vagina)是性交器官,也是月经血排出及胎儿娩出的通道。

(1)位置和形态:位于真骨盆下部中央,为一上宽下窄的管道。前壁略短,7~9cm,与膀胱和尿道相邻;后壁长 10~12cm,与直肠相邻。上端环绕宫颈周围部分称阴道穹(vaginal fornix),分前、后、左、右 4 部分,其中后穹隆最深,顶端与直肠子宫陷凹紧密相邻,后者为腹腔的最低部位,临床上可经此穿刺,为引流或手术入口部位。

(2)组织结构:阴道壁自内向外由黏膜、肌层和纤维组织膜构成。黏膜层由非角化复层鳞状上皮覆盖,无腺体,淡红色。平时阴道前后壁处于相互贴近状态,有许多横行皱襞,因此,具有较大伸展性。阴道上1/3段黏膜受性激素影响有周期性变化。肌层由内环和外纵两层平滑肌构成,纤维组织膜与肌层紧密粘贴。阴道壁富有静脉丛,损伤后易出血或形成血肿。

2. 子宫 子宫(uterus)是孕育胚胎、胎儿和产生月经的器官。

(1)位置和形态:位于骨盆腔中央,呈倒置的梨形,是有腔、壁厚的肌性器官。成人子宫重50~70g,长7~8cm,宽4~5cm,厚2~3cm,容量约5ml。子宫包括子宫体和子宫颈两部分。子宫体较宽,位于子宫上部,顶部为子宫底,宫底两侧为子宫角。子宫颈位于子宫下部,呈圆柱状。成年女性宫颈管长2.5~3.0cm,上端与子宫体相连,下端深入阴道。以阴道顶端穹隆为界,将子宫颈分为两部分:宫颈阴道部和宫颈阴道上部。宫颈的中央为前后略扁的长梭行管腔,上端通过宫颈内口与子宫腔相连,下端通过宫颈外口开口于阴道,内外口之间即为宫颈管(图2-1-1)。未产妇的子宫颈外口呈圆形,已产妇的宫颈外口呈"一"字形。子宫体与子宫颈的比例因年龄和卵巢功能而异,青春期前为1:2,生育期妇女为2:1,绝经后子宫体萎缩比例为1:1。宫体与宫颈之间最狭窄的部分称子宫峡部(isthmus uteri),非孕时长约1cm,妊娠后逐渐变长,于妊娠末期可达7~10cm,形成子宫下段,成为软产道的一部分,也是剖宫产术常用的切口部位。峡部上端为宫颈解剖学内口,下端为组织学内口。

(2)组织结构:子宫体和子宫颈的组织结构不同。

1)子宫体:由3层组织构成,由内向外依次为内膜层、肌层和浆膜层。

①内膜层:子宫内膜层分为3层,致密层、海绵层和基底层。致密层和海绵层统称为功能层,占内膜的内2/3,受卵巢性激素影响发生周期性变化而脱落,形成月经。基底层为靠近子宫肌层的外1/3内膜,不受卵巢性激素影响,不发生周期性变化。若因结核感染、人工流产手术等损伤基底层,则会影响子宫内膜的增生修复,从而影响受孕。

②肌层:由大量平滑肌组织、少量弹力纤维与胶原纤维组成,分为3层,内层肌纤维环形排列,痉挛性收缩可形成子宫收缩环;中层肌纤维交叉排列,在血管周围形成"8"字形,收缩时可压迫血管,有效止血;外层肌纤维纵行排列,是子宫收缩的起始点。

③浆膜层:为覆盖宫底部及其前后的脏腹膜。在子宫前面,近子宫峡部处的腹膜向前反折覆盖膀胱,形成膀胱子宫陷凹。在子宫后面,腹膜向下至子宫颈后方及阴道后穹隆再折向直肠,形成直肠子宫陷凹(rectouterine pouch)。

2)子宫颈:主要由结缔组织构成,含少量平滑肌纤维、血管及弹力纤维。宫颈管黏膜为单层高柱状上皮,黏膜内腺体分泌黏液形成黏液栓堵塞宫颈管。黏液栓成分及性状受性激素影响,发生周期性变化。子宫颈阴道部由复层鳞状上皮覆盖,表面光滑。子宫颈外口柱状上皮与鳞状上皮交界处称宫颈上皮移行带,是宫颈癌的好发部位。该移行带位置可随女性体内雌激素水平高低、年龄、阴道 pH 值等不同发生移动。若雌激素水平高,移行带向宫颈外口外移,使宫颈管内柱状上皮因外移而暴露在外。

(3)子宫韧带:子宫韧带的主要功能是固定子宫,主要有4条,分别是子宫主韧带、子宫圆韧带、子宫阔韧带和宫骶韧带(图2-1-3)。

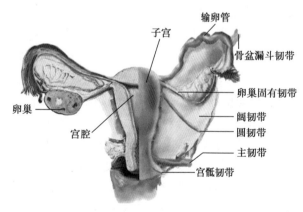

图 2-1-3 子宫韧带

1)子宫主韧带:子宫主韧带(cardinal ligament)位于子宫阔韧带下部,横行于子宫颈阴道上部两侧和骨盆壁之间,又称宫颈横韧带。子宫主韧带是一对坚韧的平滑肌和结缔组织纤维束,主要功能是固定子宫颈位置、防止子宫向下脱垂。

2)子宫圆韧带:子宫圆韧带(round ligament)为一对长条状圆索,由平滑肌和结缔组织构成。起自两侧子宫角前面、输卵管近端稍下方,于子宫阔韧带前叶内向前外侧方向走行,到达两侧骨盆侧壁后,经腹股沟管止于大阴唇前端。主要功能是维持子宫前倾位置。

3)子宫阔韧带:子宫阔韧带(broad ligament)位于子宫两侧的双层腹膜皱襞,呈翼状,由覆盖子宫前后壁的腹膜自子宫侧缘向两侧延伸达盆壁而成。阔韧带有前后两叶,其上缘外 1/3 部分包绕卵巢动静脉,形成骨盆漏斗韧带;卵巢内侧与宫角之间增厚的阔韧带称卵巢固有韧带;卵巢与阔韧带后叶相接处称卵巢系膜;输卵管以下、卵巢附着处以上的阔韧带称输卵管系膜;宫体两侧的阔韧带中有丰富的血管、神经、淋巴管及大量疏松结缔组织,称宫旁组织。阔韧带主要功能是限制子宫向两侧倾斜。

4)宫骶韧带:宫骶韧带(uterosacral ligament)起自宫体宫颈交界处后上侧,向两侧绕过直肠,止于第 2、3 骶椎前面。该韧带外覆腹膜,内含平滑肌、结缔组织及支配膀胱的神经。临床上行广泛性子宫切除术时需注意保护此韧带和神经,以免误伤后引起尿潴留。宫骶韧带的主要功能是维持子宫前倾位置。

3. 输卵管 输卵管(oviduct)是一对细长而弯曲的肌性管道,为卵子与精子结合提供场所,并运送受精卵到宫腔。

(1)位置和形态:位于阔韧带上缘,内侧与子宫角相连通,外端游离呈伞状,与卵巢接近,全长 8~14cm。输卵管分 4 部分,由内向外依次为:

1)间质部:间质部(interstitial portion)是通入子宫壁内的部分,长约 1cm。

2)峡部:峡部(isthmic portion)位于间质部外侧,长 2~3cm,输卵管妊娠常发生于此。

3)壶腹部:壶腹部(ampulla portion)位于峡部外侧,壁薄,管腔宽大,长 5~8cm,含有丰富皱襞,受精常发生于此。

4)伞部:伞部(fimbria portion)位于输卵管最外端,开口于腹腔,长 1~1.5cm,末端有许多指状突起,可从卵巢表面"拾卵"(图 2-1-1)。

(2)组织结构

输卵管壁由 3 层组织构成:外层浆膜层为腹膜的一部分;中层为平滑肌,通过肌肉收缩可拾卵、运送受精卵;内层为黏膜层,由单层高柱状上皮覆盖。其中,纤毛细胞通过纤毛摆动运送受精卵;无纤毛细胞又称分泌细胞,具有分泌功能。输卵管发生炎症、粘连、积水、积脓时会损伤黏膜层的正常分泌功能和纤毛正常摆动运送功能,导致不孕或异位妊娠。

4. 卵巢 卵巢(ovary)是一对扁椭圆形的性腺,可产生和排出卵子,并分泌甾体激素的性器官。

(1)位置和形态:卵巢位于盆腔上方两侧,髂内、外动脉的夹角处。借助卵巢外侧方的骨盆漏斗韧带和内侧方的卵巢固有韧带与盆壁和子宫相连。卵巢的大小、形状随年龄大小有差异。青春期前卵巢表面光滑;青春期开始排卵后,表面逐渐凹凸不平;生育期妇女卵巢外形呈扁卵圆形,大小约 4cm×3cm×1cm,重 5~6g,颜色灰白,出现规律的周期性排卵;绝经过渡期卵巢功能逐渐衰退,卵泡数明显减少,卵巢体积逐渐缩小;绝经后卵巢进一步萎缩,变小变硬,内分泌功能消退。

(2)组织结构:卵巢表面由单层立方上皮覆盖,称为生发上皮。上皮的深面有一层致密纤维组织,为卵巢白膜。白膜往内是卵巢实质,包括靠外层的皮质和内层的髓质。皮质是卵巢的主要结构,青春期后由原始卵泡(primordial follicle)、初级卵泡(primary follicle)、次级卵泡(secondary follicle)、囊状卵泡(窦卵泡,antral follicle)和排卵前卵泡(preovulatory follicle)等各级卵泡以及黄体(corpus luteum)和其退化形成的残余结构及间质组织组成。髓质无卵泡结构,由疏松结缔组织及丰富的血管、神经、淋巴管以及少量与卵巢韧带相延续的平滑肌纤维组成。髓质与卵巢门相连,卵巢门是卵巢血管进入的部位。卵巢动脉自腹主动脉发出,在腹膜后沿腰大肌前行,向外下行至骨盆缘处,跨过输尿管和髂总动脉下段,经骨盆漏斗韧带向内横行,再向后穿过卵巢系膜,分支经卵巢门进入卵巢。卵巢静脉与同名动脉伴行,右侧汇入下腔静脉,左侧汇入左肾静脉。各种手术操作若损伤卵巢血供会致卵巢功能下降(图 2-1-4)。

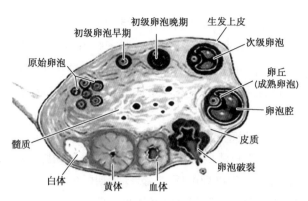

图 2-1-4 卵巢内各级卵泡生长

（二）女性外生殖器

1. 阴阜 阴阜（mons pubis）为耻骨联合前面隆起的脂肪垫。青春期发育时，阴阜上的皮肤开始生长阴毛，呈倒三角形分布。阴毛为女性第二性征之一，其疏密与色泽因种族和个体差异而不同（图 2-1-5）。

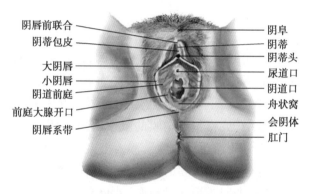

图 2-1-5 女性外生殖器

2. 大阴唇 大阴唇（labium majus）为靠近两股内侧的一对纵行隆起的皮肤皱襞。大阴唇外侧面为皮肤，青春期后开始有色素沉着和阴毛生长，内含皮脂腺和汗腺；内侧面较湿润，似黏膜；皮下为脂肪层，含有丰富的血管、淋巴管和神经，因此，局部受伤后易形成血肿。未产妇女两侧大阴唇自然合拢，生产后向两侧分开，绝经后大阴唇逐渐萎缩。

3. 小阴唇 小阴唇（labium minus）为位于大阴唇内侧的一对薄皱襞，表面湿润、无毛、色褐，富含神经末梢，较敏感。

4. 阴蒂 阴蒂（clitoris）位于两侧小阴唇之间顶端海绵体，性兴奋时可勃起。阴蒂分阴蒂头、阴蒂体和阴蒂脚 3 部分。其中，阴蒂头富含神经末梢，对性刺激较敏感。

5. 阴道前庭 阴道前庭（vaginal vestibule）为两小阴唇之间的菱形区域，前为阴蒂，后为阴唇系带。在此区域内，前方有尿道外口，后方有阴道口。前庭球和前庭大腺也位于此。

（1）尿道外口：位于阴蒂头后下方，由外观圆形、边缘折叠合拢状的皱襞形成。

（2）阴道口：位于尿道外口后方的前庭后部。其周缘覆有一层较薄的黏膜皱襞，称为处女膜（hymen），内含结缔组织、血管和神经末梢。处女膜上有一圆形或新月形裂孔，大小变异较大，甚至出现处女膜闭锁和缺如。处女膜可因性交或外伤而破裂，经阴道分娩后可残留处女膜痕。

（3）前庭球和前庭大腺：前庭球（vestibular bulb）又称球海绵体，位于前庭两侧，由具有勃起性的静脉丛组成。其前端与阴蒂相接，后端膨大，与同侧前庭大腺相邻，表面被球海绵体肌覆盖。前庭大腺（major vestibular gland）又称巴氏腺，位于大阴唇后部，黄豆大小，左右各一。腺管细长，为 1~2cm，向内侧开口于阴道前庭后方小阴唇与处女膜之间的沟内。腺体可分泌黏液，在性兴奋时起润滑作用。正常情况下不能触及此腺，若腺管堵塞，可形成前庭大腺囊肿，则能看到并被触及；若囊肿伴发感染，可形成脓肿（图 2-1-6）。

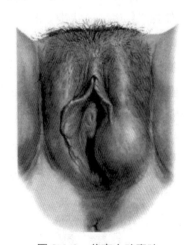

图 2-1-6 前庭大腺囊肿

二、男性生殖系统

男性生殖系统由内、外生殖器两大部分组成，其中内生殖器部分包括睾丸、输精管道和附属腺体，外生殖器部分则包括阴阜、阴囊和阴茎（图 2-1-7）。

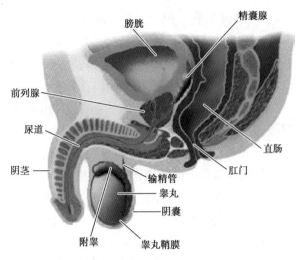

图 2-1-7 男性生殖器（矢状断面观）

（一）阴茎

阴茎（penis）是男性的主要性器官，由两个阴茎海绵体和一个尿道海绵体组成。

1. **组织结构** 阴茎海绵体是一对血管性海绵体组织，两者在前 1/3 处相互连接，近端两个阴茎脚分别固定在两侧耻骨支上，为坐骨海绵肌所附着。尿道海绵体位于阴茎中轴的腹侧，从尿生殖膈至尿道外口，围绕尿道的海绵体部，末端膨大成阴茎头。阴茎的悬垂部分长度为 10~15cm。阴茎的皮肤与下腹壁的皮肤相延续，延展到阴茎头，并在冠状沟处折叠附着形成包皮。

阴茎的根部在会阴浅窝内固定于会阴，阴茎海绵体在耻骨下汇合，形成阴茎体的主要部分；两条阴茎海绵体间由一个隔膜分开，在远端该隔膜变成梳状；阴茎海绵体表面由一层坚硬的白膜包裹（图 2-1-8）。

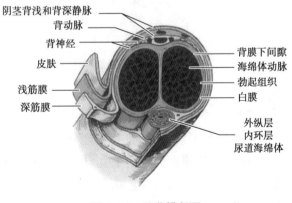

图 2-1-8 阴茎横断面

正常阴茎海绵体由网络状海绵体小梁和小梁间隙所构成。小梁成分有纤维连接组织、大量的平滑肌细胞、小血管及神经纤维。平滑肌细胞是阴茎海绵体主要的收缩与松弛成分。

2. **阴茎的血供和神经供应** 勃起器官的动脉分别来自浅层和深层动脉系统。浅层动脉系统是两个对称排列的管道，起自股动脉的分支——阴部外动脉。深层动脉系统来自阴部内动脉——髂内动脉的末端分支。阴茎的静脉回流系统分浅、中、深 3 组静脉系统：浅组为背浅静脉，中组为背深静脉和旋静脉，深组为海绵体静脉和脚静脉。阴茎的神经主要是阴茎背神经和海绵体神经。阴茎背神经主要传递阴茎头和阴茎皮肤的感觉。海绵体神经的分支伴随前列腺膀胱动脉的分支，形成神经保护根治性前列腺切除术中的一个标志。

（二）睾丸

睾丸（testis）外形略呈扁卵圆形，长 4~5cm，宽 3cm，厚 2.5cm，体积 30ml，左右各一，表面光滑，与附睾一起共居于阴囊内。睾丸和附睾由被膜包绕，被膜包括鞘膜的脏层、含有胶原和平滑肌成分的白膜以及血管膜。睾丸分隔从纵隔放射状分出，与白膜的内表面相连，使睾丸形成 200~300 个圆锥形小叶；每个小叶包含 1 个或几个生精小管，每个生精小管都是 U 字形，伸长后总共长度近 1m。接近小叶的顶部，生精小管变直，进入睾丸纵隔形成相互吻合的小管网，这个网状结构叫作睾丸网（testicular net）。睾丸网形成 12~20 个输出小管，进入附睾最膨大的部分——附睾头。附睾与睾丸后外侧相连，在附睾下方，白膜向内突起形成睾丸纵隔，睾丸的血管和输精管在此处穿过睾丸被膜（图 2-1-9）。睾丸内侧面与阴囊中隔相贴附，外侧面与阴囊外侧壁相贴，下端为游离面，上端的后部被附睾头所遮盖，上端前部则可见睾丸囊状附件和附睾附件，睾丸前缘游离，后缘与附睾相接，精索终止于此处并将睾丸悬吊于阴囊内；精索外的鞘膜可经此直接与睾丸鞘膜相续，所以此缘常称睾丸系膜缘；精索内除输精管外，还有血管、淋巴管和神经。

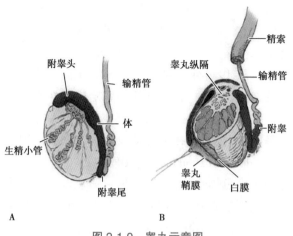

图 2-1-9 睾丸示意图
A. 矢状断面；B. 横断面

（三）附睾

附睾（epididymis）为一对长扁圆形器官，分别位于睾丸后缘的外侧部。上端较为膨大，附于睾丸头端的后方，称附睾头（epididymis head），借睾丸输出小管与睾丸相连；附睾头下行变圆如柱，称附睾体；至睾丸后下缘渐尖细，借疏松结缔组织与睾丸后缘相连，称附睾尾（cauda epididymis）；附睾尾末端自后方急转直上，移行于输精管。

左右附睾的大小基本一致，成年国人右侧附睾平均长 5.29cm，左侧平均长 5.18cm。附睾表面也像睾丸一样，覆盖 3 层膜，由外而内依次为固有鞘膜脏层、白膜和血管膜。在附睾头部，可见富含血管和弹性纤维的结缔组织，伸入附睾实质形成附睾小隔，小隔将附睾头分隔成 8~15 个小叶，称附睾小叶（epididymal lobule）；每一小叶状如圆锥，长约 10mm，故又称附睾圆锥，又因每一小叶多成自一条高度盘曲的睾丸输出小管，所以也可叫输出小管圆锥。

（四）输精管、精囊和射精管

在附睾尾处，附睾管急转向上进入精索内，移行为输精管（vas deferens）。输精管在腹股沟管深环（腹环）处进入盆腔，延至膀胱底部与精囊腺排泄管结合而成射精管。由于输精管的行程长而复杂，所以按其行程的解剖部位，常区别为睾丸部、精索部、腹股沟部和盆部 4 段。精囊（seminal vesicle）位于膀胱底部、输精管壶腹的外侧。左右各一，长椭圆囊状，主要由迂曲的小管构成。精囊的排泄管向下内方伸出，与输精管壶腹的末端会合成射精管。射精管（ejaculatory duct）位于前列腺底的后方，斜穿前列腺实质，开口于尿道前列腺

部精阜前列腺小囊的两侧。

（五）精索

精索（spermatic cord）是自睾丸上端至腹股沟管腹环处的一条柔软条索，输精管走行于后内侧，即输精管的精索部。全长 11.5~15.0cm，直径约 0.5cm，自皮下环至睾丸间的一段，活动度大，易触摸到。精索内与输精管伴行的结构主要为出入睾丸的血管、淋巴管、神经等。

（六）前列腺

前列腺（prostate）是男性生殖器附属腺中最大的一个实质性器官，位于膀胱下部，紧包尿道起始部，外形似栗子，质坚实，色淡红稍带灰白。前部有膀胱颈与之相接，尿道穿行而过；后部有左、右射精管贯穿其中。前列腺下端稍尖细，背面与直肠邻近，故经直肠可触及。

（张学红）

第二节　性别分化与发育

一、原始生殖细胞的特化与定向迁移

哺乳动物的性腺是由生殖细胞和体细胞共同组成的。生殖细胞的前体细胞是原始生殖细胞（primordial germ cells，PGCs），它们是在个体发育早期由上胚层细胞特化形成的。人胚胎的原始生殖细胞大约在胚胎期第 16 天形成。最初形成的原始生殖细胞只有几十个，它们比周围的细胞体积大，而且为碱性磷酸酶阳性。在模式动物的研究中发现，原始生殖细胞特化过程中，胚外外胚层细胞分泌的骨形态生成蛋白（bone morphogenetic protein，BMP）是重要的外源诱导因子。*BMP4* 基因敲除的小鼠中，生殖细胞不能形成。随后的研究证明 *BMP2* 和 *BMP8b* 在原始生殖细胞特化过程中也发挥重要作用，敲除这些基因，原始生殖细胞的特化会受到明显的影响，数量减少。*Blimp1* 是一个核转录因子，它是原始生殖细胞形成过程中的一个重要的内源因子，缺失这个基因，原始生殖细胞不能形成。原始生殖细胞具有典型的干细胞特征，高表达 *Oct4*、*Sox2*、*Nanog* 等多能性基因。近年来的研究表明，人的原始生殖细胞特异表达 *Sox17*，该基因在人原始生殖细胞特化过程中发挥重要作用。

性腺中的体细胞来源于生殖嵴（genital ridge），生殖嵴是由中胚层发育形成，位于体腔的背侧。因此，原始生殖细胞形成以后要经过长距离的定向迁移才能到达生殖嵴，与生殖嵴体细胞共同发育为性腺。人胚胎在受精后第 4 周左右，原始生殖细胞出现在靠近卵黄囊壁的内胚层中，呈圆形、体积较大、嗜碱性。它们从这里开始以阿米巴运动，沿着背肠系膜向生殖嵴所在的部位迁移。在第 6 周时，约有 1 000 个原始生殖细胞进入生殖嵴中。原始生殖细胞在迁移过程中，一直保持快速增殖的状态，数目快速增加，到性别分化时大约有 25 000 个。原始生殖细胞定向迁移到生殖嵴的过程是如何调控的，目前还没有明确的结论。但是许多研究表明，多种生长因子参与了这一过程的调控，如干细胞因子（stem cell factor，SCF）、白血病抑制因子（leukemia inhibitory factor，LIF）、肿瘤坏死因子 -α（tumor necrosis factor-α，TNF-α）、碱性成纤维细胞生长因子（basic fibroblast growth factor，bFGF）、白介素 -4（interleukin-4，IL-4）和转化生长因子 -β（transforming growth factor-β，TGF-β）等。这些生长因子是由原始生殖细胞迁移路径周围体细胞所产生的，它们不仅可以促进原始生殖细胞的增殖，而且对原始生殖细胞的分化有调节作用。此外，原始生殖细胞在向生殖嵴的迁移过程中，也受到正在发育的生殖腺产生的一些物质的吸引，主要指一些趋化因子及其受体，它们可能形成浓度梯度，从而诱导原始生殖细胞的定向迁移。

二、性别决定

性别分化是生物界最普遍的一种现象。人类在几千年之前就开始关注性别分化的现象，但是直到 1900 年孟德尔定律被发现，人们才逐渐认识到哺乳动物个体性别是由其染色体组成决定的。人类有 23 对染色体，其中 22 对为常染色体，1 对是性染色体，即女性的染色体为 44+XX，男性的染色体为 44+XY，属于 XY 型性别决定。X 染色体和 Y 染色体在形态上有很大差异，Y 染色很小，只有 X 染色体的 1/3 左右，而且编码的基因也非常有限。雄性个体是异配性别（heterogametic sex），可产生含有 X 或 Y 的两种雄配子，而雌性个体是同配性别（homogametic sex），只产生含有 X 的一种配子。受精时，X 与 X 结合为 XX，发育成雌性；X 与 Y 结合为 XY，发育成雄性，性别比为 1：1。

自从 1959 年发现 Y 染色体与雄性性别决定有关之后，人们一直在寻找和鉴定决定性别的基因，并推测 Y 染色体上可能存在着指导睾丸分化的基因，这种基因在人类被命名为睾丸决定因子（testis determination factor，TDF）。1990 年 Sinclair 等利用染色体步移法，在 Y 染色体短臂上找到了一个足以引起雄性化的更小区段。根据它在染色体上的位置，将其命名为 Y 染色体性别决定区（sex-determining region of Y），即 SRY 基因。同年，在小鼠中也发现了类似的同源序列，称为 Sry。澳大利亚科学家 Peter Koopman 利用转基因的方法证明含有 Sry 基因的 14kb Y 染色体片段能够使 XX 小鼠发育为雄性，实现了小鼠雌性向雄性的性逆转。此外，当 Y 染色体上缺失包括 Sry 在内的长 11kb 的片段时，XY 小鼠表型为雌性，并具有正常的繁殖能力。这些研究表明 Sry 是哺乳动物性别决定的主控基因，它决定了雄性的发育方向。

人的 SRY 基因位于距假常染色体区段 35kb 的区段内，两侧无倒置重复序列。由于人的 SRY 基因紧靠 X 和 Y 染色体发生配对与交换的假常染色体配对区，因此人比小鼠更易发生由染色体的异常互换而造成的性逆转现象。SRY 基因无内含子结构，转录单位全长约 11kb，编码 1 个 204 个氨基酸的蛋白。其中高移动性 DNA 结合区编码 79 个氨基酸。不同动物的高移动性 DNA 结合区具有很高的同源性，但其他区域的氨基酸序列没有同源性。

哺乳动物的性腺是由生殖嵴发育形成。原始生殖细胞定向迁移到达生殖嵴以后，生殖嵴在发育过程中有两种选择，在不同的性染色体构成的情况下，既可以发育为卵巢，也可以发育为睾丸。人胚胎的生殖嵴是在妊娠第 5 周左右形成的，位于背壁中线两侧，即背肠系膜的两侧。生殖嵴形成过程中与中肾相连，其中外侧分化为中肾，内侧部分的间质不断增殖，向腹膜腔突出，形成两条生殖嵴，也称性腺原基。在人妊娠第 6 周末，男性和女性的生殖系统在外形上仍无差别，但是可能已经产生细胞和分子水平的微小差异。从第 7 周开始,男性和女性的生殖系统在外形上开始出现分化。在哺乳动物中,性别决定是由未分化性腺中体细胞的分化决定的。在性别决定过程中,XY个体的性腺体细胞开始表达 *SRY* 基因,在 SRY 蛋白的作用下开始表达 *SOX9* 基因,体细胞分化成支持细胞(Sertoli cell)。*SRY* 基因的表达是暂时的,性别决定完成后停止表达,在妊娠第41~44天的生殖嵴中检测到 *SRY* 表达,在第44天时达到峰值,直到妊娠第18周的睾丸索中仍可检测到。而 *SOX9* 基因持续表达,直到成年睾丸一直表达。支持细胞形成后就会快速聚集,形成管状结构,并包裹生殖细胞,形成睾丸索或精索结构。在青春期,这些与生殖细胞相连的睾丸索变得空心化,分化形成生精小管(seminiferous tubule)结构。雌性个体中没有 *SRY* 基因,未分化性腺中的体细胞就分化为卵巢的颗粒细胞,从而表达颗粒细胞特异基因 *Foxl2*。分化的颗粒细胞与生殖细胞形成卵泡结构,使未分化性腺发育为卵巢。

以前的研究一直认为雄性性别决定是一个主动的过程,而雌性的发育是一个被动的过程。但是越来越多的研究表明,同样也存在雌性性别决定基因。Wnt/β-catenin 信号通路在卵巢发育过程中有重要作用。*Wnt4* 敲除的雌性小鼠表现为卵巢发育缺陷,同时出现附睾和输精管等结构,表现为部分雌性向雄性性别逆转。如果同时敲除 *Wnt4* 和 *Foxl2* 基因,雌性向雄性性别逆转的现象更为明显,出现了睾丸索样的结构,同时表达雄性特异基因 *Sox9* 和 *AMH*。另外,在雄性小鼠生殖嵴体细胞中激活 β-catenin 会导致小鼠的性腺发育为卵巢样结构,性腺体细胞表达雌性特异的基因 *Foxl2*,同时出现子宫和输卵管等雌性生殖系统的结构。*R-spondin1* 是在临床遗传筛查过程中发现的一个雌性性别决定基因。通过对发生性别逆转的 XX 男性患者进行遗传筛查时发现 *R-spondin1* 基因突变是致病原因。进一步利用基因敲除小鼠模型证实,*R-spondin1* 敲除的 XX 小鼠性腺中出现睾丸索的结构,同时出现输精管和储精囊等雄性生殖系统的结构。

在性别决定过程中,除了睾丸支持细胞和卵巢颗粒细胞外,还会产生另外一类体细胞,称为激素合成细胞。分别为睾丸中的间质细胞(Leydig cell)和卵巢的泡膜间质细胞(theca-interstitial cell)。这类细胞的主要功能是合成雄激素和雌激素,激素是生殖细胞发育和第二性征维持所必需的。这类细胞在性腺发育过程中是如何分化的,目前还存在争议。最新的研究表明,支持类体细胞与激素合成类细胞可能来源于共同的前体细胞,它们之间的分化受 *Wt1* 基因调控,在 *Wt1* 基因存在的情况下,在性别决定基因的作用下发育为睾丸支持细胞和卵巢颗粒细胞,从而完成性别分化过程。如果缺失 *Wt1* 基因,未分化的前体细胞就发育为激素合成细胞,性别分化过程不能完成(图2-2-1)。

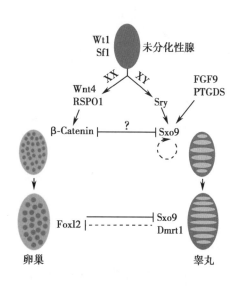

图 2-2-1　性别分化调控示意图

三、附属生殖器官的发育调控

在哺乳动物的性别分化过程中,除了形成睾丸和卵巢,同时会形成与性别相关的一些附属结构,如子宫、输卵管、附睾、输精管等。哺乳动物的胚胎发育过程中会形成中肾的结构,但是它没有肾脏的泌尿功能,而是在胚胎发育的后期退化。伴随中肾的发育,出现两套管状的结构,分别为中肾旁管(米勒管,Müllerian duct)和中肾管(沃尔夫氏管,Wolffian duct)。但是在性别分化完成以后,不同性别的个体只保留了其中一种结构,另外一种退化。在雄性个体中,性别分化完成后形成的睾丸支持细胞分泌抗米勒管激素(AMH),AMH 通过与诱导米勒管上皮的特异受体结合后诱导其退化,同时胚胎期睾丸间质细胞合成的少量雄激素能够诱导沃尔夫管进一步发育为附睾、输精管和储精囊等结构。在雌性个体中，性腺的体细胞分化为颗粒细胞，它们不能合成 AMH，因此米勒管不会发生退化。米勒管进一步发育为输卵管、子宫、子宫颈及阴道上部。此外，由于胚胎期的卵巢不能合成雄激素，因此，沃尔夫管不能进一步发育，从而在发育后期发生退化（图 2-2-2，见文末彩插）。

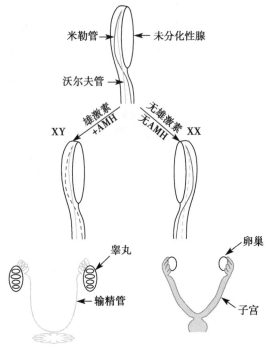

图 2-2-2 附属生殖器官分化示意图

（高 飞 王雁玲）

第三节 生命进程中生殖系统的发育及特征

生命进程中生殖系统的发育主要分为以下几个阶段：①胎儿期生殖系统发育；②新生儿期生殖系统发育；③青春期生殖器官发育、第二性征出现及生殖功能成熟；④更年期（围绝经期）生殖器官、生殖功能的衰退。

一、胎儿期生殖系统的发育及特征

尽管受精时已经决定了性别，但性别表型是由一个复杂的组织分化过程决定的。这个过程开始于内生殖器增厚或者胚胎体腔表面后部的生殖嵴。在胚胎的第 5 周，原始生殖细胞自卵黄囊迁

移至后面的体壁，诱导中线两侧形成生殖嵴。在此，迁移来的细胞诱导形成未分化的原始性索。到达的原始生殖细胞发出信号，两套成对的生殖管，中肾管和中肾旁管开始发育。

男性胚胎 6 周后原始性腺开始分化，8~12 周形成附睾、输精管、精囊、前列腺芽胚。46XX 的合子因无 H-Y 基因，原基生殖腺髓层退化，性腺分化缓慢，至 8~10 周性腺组织才出现卵巢的结构。原始生殖细胞分化为初级卵母细胞，性索皮质的扁平细胞围绕卵母细胞构成原始卵泡，12 周后逐渐形成卵巢、输卵管、子宫。卵巢形成后，因无雄激素、副中肾管抑制因子，所以中肾管退化，两条中肾旁管发育为女性生殖道。

二、新生儿期生殖系统的发育及特征

自胎儿娩出至出生后 28 天为新生儿期。

（一）女性生殖系统发育及特征

1. 外阴　女性胎儿在母体内受到胎盘及母体卵巢所产生的雌性激素影响，出生后的新生儿外阴（vulva）较丰满。大阴唇增大，变厚，水肿，成球形；小阴唇增厚突出，阴蒂较大；处女膜肿胀增厚呈紫红色，遮盖尿道外口，处女膜开口与成人相比位置较高。

2. 阴道　新生女婴阴道（vagina）长 4cm，在母体雌激素的作用下，阴道黏膜为粉红色，有许多松弛而软的皱襞；阴道覆盖的鳞状上皮层增厚，富含糖原，出现底层、中层、表层细胞；阴道为酸性，pH 值为 5.0~5.7，以上特点决定新生儿不易患阴道炎。新生女婴通常有生理性阴道分泌物，白色无味类似于成年妇女的分泌物。出生 48 小时后，阴道上皮开始脱落，7 天后表层细胞逐渐减少并出现中层及基底层细胞。分娩后母体雌激素水平对新生儿的影响立即开始下降，大约在几周后生殖道变成低雌激素状态，这种状态持续到青春期。新生女婴刚出生时阴道为无菌状态，12 小时后有乳酸菌出现，以后由于阴道的低雌激素水平，缺乏糖原酵解，pH 转为中性，然后逐渐变为碱性。随着阴道内 pH 值的升高，乳酸菌减少，出现革兰氏阳性球菌及白喉棒状杆菌，还可见到大肠埃希菌等各种杂菌。

3. 子宫　新生女婴的子宫（uterus）大小与年龄不相称，体积大约与 5 岁女孩相当，位置较

高,高于骨盆入口平面,质量约 3g,B 超下见长轴 3.5~5.0cm,容积平均为 3ml。新生儿的子宫外形为梨形,子宫肌层和子宫内膜较厚,与成人子宫相仿,宫体大于宫颈。新生儿子宫体积在 1 个月内呈负增长,而后开始缓慢生长,5 岁时方恢复出生时子宫大小。新生儿期宫颈阴道部的上皮结构相当于阴道上皮,宫颈外口呈横裂隙形,如鱼嘴样张开,柱状上皮延伸到宫颈外口,形成一片红色带状区域称生理性外翻。子宫内膜由于受母体雌激素的影响厚度为 0.2~0.4cm,可由增生期转变为分泌期。出生后雌激素水平下降,内膜脱落可发生少量出血。约有 10% 的新生儿发生阴道出血或血性分泌物,持续几天,于出生后 7~10 天停止。出生 1 周后至月经初潮前子宫内膜处于静止状态。

4. 输卵管　新生儿期输卵管(oviduct)位于腹膜皱襞中,弯曲状,管壁较薄,各部位纤毛细胞数目不同,输卵管伞部含纤毛细胞数量最多,至月经初潮前处于静止不蠕动状态。

5. 卵巢　卵巢(ovary)在生命早期处于相对静止状态,表面光滑,其形态有 5 种:长条形、卵圆形、肾形、三角形、锥体形,长约 1cm,质量约 3g。若在新生儿早期做激素检查,可以显示高水平的雌激素和低水平的垂体激素,如 FSH 和 LH。当母体来源的雌激素水平下降,则 FSH 和 LH 水平增加,类似于绝经后期。

（二）男性生殖系统发育及特征

男性生殖系统的生殖器官包括两个部分,即内生殖器和外生殖器。其中内生殖器包括睾丸、附睾、精索、精囊腺、前列腺和尿道球腺、尿道,外生殖器包括阴阜、阴茎、阴囊等。

1. 睾丸　睾丸是男性生殖腺,左右各一,呈卵圆形。胎儿期睾丸是在腹腔内的,出生后睾丸才下降到阴囊内。睾丸体积很小,大小如黄豆粒,体积不足 3ml。

2. 附睾　附睾是附睾管在睾丸的后缘盘曲而成,小管之间有纤细的纤维组织和蜂窝组织,分头、体、尾三部分。

3. 精索　精索是从睾丸上端至腹股沟管腹环之间的圆索状物,内部包含输精管、动脉、静脉、神经纤维及蜂窝组织。

4. 精囊腺　左右各一,位于输精管末端外侧和膀胱的后下方。

5. 阴阜、阴茎、阴囊　阴阜为耻骨前方的皮肤和丰富的皮下脂肪组织。男性外生殖器中,最明显的是阴茎。此期阴茎体积很小,长度为 2~3cm。阴囊位于会阴之间,是由皮肤、肌肉等构成的柔软而富有弹性的袋状囊,把睾丸、附睾、精索等兜在腹腔外、两胯间。

三、青春期生殖系统的发育及特征

青春期(puberty)是指从儿童期过渡到性成熟期的中间时期,也就是说从性器官开始发育、第二性征出现至生殖功能完全成熟、身高增长停止的时期。WHO 将青春期定为 10~19 岁,分为早、中、晚三期,每期 2~3 年:①青春早期,指女孩月经初潮前,身体生长发育突增阶段。②青春中期,以第二性征发育、月经初潮为特点。③青春晚期,性腺基本发育成熟,第二性征发育近似成人,体格发育逐渐停止。女性性发育顺序一般是乳房、阴毛、初潮、腋毛。乳房发育是第二性征中最早的征象,月经初潮是性功能发育的重要标志。

（一）青春期生殖器官的解剖特点

生殖器官在青春期前发育缓慢,基本处于幼稚状态。进入青春期后,在激素的作用下迅速发育,并与其他系统共同进入性成熟阶段。

1. 女性生殖器官

（1）阴阜:阴阜(mons pubis)的发育在性成熟期才开始,脂肪明显堆积,皮肤开始生长阴毛。在性成熟完成以后,阴阜则被密集的阴毛覆盖,分布呈尖端向下的三角形。阴毛疏密、粗细、色泽可因人或种族而异。

（2）阴唇:约在初潮前 2 年,随着躯体的生长,外阴部血管形成增加,膨胀充血,外阴增大、变形。大阴唇逐渐增大、脂肪沉着,因而使之丰满隆起,并在其表面形成细小皱纹。月经初潮前期,皱纹更显著。小阴唇也增大,一般为大阴唇所掩盖。阴道显露,阴道口亦增大。至 17~18 岁,外生殖器已具成人的状态。大阴唇以是否着色及是否能遮盖小阴唇而分为 3 期:Ⅰ期,未发育,幼稚型;Ⅱ期,开始发育,部分遮盖小阴唇,稍有着色;Ⅲ期,高度发育,能完全遮盖小阴唇,着色明显,为成人型

（3）阴蒂:阴蒂(clitoris)在儿童期生长极缓

慢,当性成熟期开始显得较小,之后缓慢生长直至进入绝经期。阴蒂是雄激素影响的一面镜子,每次检查均需注意阴蒂大小。阴蒂包皮偶尔生长过度,常易致包皮垢的积聚。

(4)处女膜:处女膜(hymen)在青春期前较薄、苍白及质脆,息肉样变退化,不突出。至初潮前2年,外阴部血管形成增加,膨胀充血,处女膜水肿变厚,呈典型叶片状,中间孔径约1cm,可伸展。这种可伸展性使较大异物进入时,不易损伤处女膜。

(5)阴道:初潮时,阴道长10.5~11.5cm,性发育成熟时,阴道前壁长7~9cm,后壁长10~12cm。阴道壁由黏膜、肌层和纤维组织膜构成,有很多横纹皱襞,故有较大的伸展性。青春期与性成熟期,阴道壁的横纹皱襞逐渐增多,特别以阴道前壁下段接近尿道口处更为明显,皱襞增粗、突起,阴道壁增厚,伸展性显著提高。阴道上皮反映了内分泌系统对内生殖器的影响,特别是雌激素和孕激素。在儿童期,阴道上皮保持相对的生长静止状态。阴道脱落细胞雌激素水平以极度低落和高度低落为多,中度低落少见,未见表皮细胞。儿童后期阴道细胞学变化先于乳房或阴毛发育,涂片显示基底层细胞减少,经常可见中层细胞。至青春期、性成熟期,由于雌激素量周期性增多,阴道黏膜细胞层次再次增多,表层细胞渐多,有时也可发现角化现象,涂片逐渐显出成人型。受卵巢激素的影响,阴道黏膜在青春期后有周期性变化。儿童期阴道分泌物很少,pH约等于8;初潮前1年左右,由于雌激素的增多,分泌物量增加,重新产生糖原、糖原酵解和乳酸形成,pH又转为酸性,下降至4.0~5.0,有利于抑制阴道致病菌的繁殖。

(6)子宫:青春期前子宫体积相对稳定,10岁时宫体长度大致和宫颈相等。子宫的发育从10~16岁呈直线上升,宫颈、宫体明显增长,尤以宫体变化更为显著,长度增加了1倍,主要是受雌激素的刺激所致。最明显的增大为宫体的肌层,其环形、纵行及斜行的肌层均已形成。17~18岁时,子宫长度为5.5~8.0cm,重量45~70g,体积增加达青春期前的20倍以上,子宫体约占整个子宫的2/3,子宫大小形状类似成年人。

月经初潮前,子宫内膜处于静止状态,只有单层矮立方上皮细胞,没有分泌活动的迹象。当性成熟期内膜增殖才开始,伴有高度的血管形成;内膜增厚,最大厚度可达0.7~0.8cm,个别可见囊腺型增生组织像。初潮后的1~2年内,如卵巢没有排卵,则子宫内膜仅有增殖的反应。至性成熟期排卵后,子宫内膜才有分泌期,并有周期性的变化。

(7)输卵管:自青春期至性成熟期,输卵管逐渐增长,长度达8~14cm,并失去其卷曲的形状,管腔变宽;输卵管黏膜已能接受卵巢激素的影响而有周期性变化,有分泌作用,纤毛形成;其肌层相当发达,在初潮前发生第1次蠕动。

(8)卵巢:在青春期前,卵巢并无明显的变化。虽然卵巢开始分泌激素,促进内外生殖器的发育,但卵泡分泌雌激素的量仍很少,否则会关闭长骨的骨骺而使长骨停止增长,影响身体的增高。进入青春期不久,由于FSH分泌量增加及其作用,能刺激卵巢中的卵泡向成熟的方向生长。女孩6岁前已可观察到少数卵泡,直径大都<4mm;随着青春期的发育,卵泡数目逐渐增多且直径增大,而且卵泡的增长比卵巢体积增大更为明显;6岁以后的女孩,卵泡数目明显增加,约20%的女孩出现单或双侧4个以上直径≥4mm的卵泡,并且随年龄而进展,但直径大都<9mm;青春发育开始后卵泡增长显著,约65%的女孩单侧或双侧卵巢内出现4个以上直径≥4mm的卵泡,12岁时可有直径>9mm的卵泡。其卵泡细胞由扁平形变为立方形,并开始形成透明带;当卵泡再进一步成熟时,初级卵母细胞由数层卵膜细胞所包围,称为颗粒细胞,透明带也更清楚。FSH还使卵泡的细胞分泌一定量的雌激素,从而使子宫内膜有增殖期的变化。然而,卵泡成熟到了一定阶段,由于雌激素水平不够高,不能诱发正反馈的作用,因而没有LH高峰的出现,不能排卵。因此,在第1次卵泡成熟排卵之前,常有若干次无排卵月经周期。此外,卵巢还分泌一定量的睾酮,抑制卵泡颗粒细胞的分泌活动,致使成熟中的卵泡萎缩、闭锁。

随着性成熟期开始,卵巢体积的增加缓慢下来。卵巢的形态由新生儿期的长条形逐渐发育为卵圆形或杏仁状,表面也因排卵变得凹凸不平。在17~20岁时,卵巢的体积停止增加。成年卵巢的体积为(2.5~5.0)cm×(1.5~3.0)cm×(0.6~1.5)cm。

2. 男性生殖器官

（1）睾丸：进入青春期后，睾丸迅速发育，容积可达 12ml 以上，接近成人水平。睾丸的主要功能是产生精子和分泌男性激素（睾酮）。前者与卵子结合而受精，是繁殖后代的重要物质基础，后者则是维持男性第二性征（副性征）的重要物质。

（2）附睾：附睾在此期发育迅速，其功能趋于完善，主要是由附睾上皮细胞完成的，通过吸收、分泌和浓缩等功能来储存和排放精子，促使精子成熟和分泌液体供给精子营养。

（3）精索：其内主要有输精管、睾丸动脉、蔓状静脉丛、输精管动、静脉、神经、淋巴管和鞘韧带等。输精管是精子从附睾被输送到前列腺部尿道的唯一通路，射精管是输精管壶腹与精囊管汇合之后的延续。精索是睾丸、附睾及输精管的血液、淋巴液循环通路，其血管通道运输着营养睾丸和附睾及其他组织的各种营养物质，也是发挥睾丸的生精功能及成熟精子输送的主要途径。

（4）精囊腺：青春发育开始后，精囊腺迅速发育，表面凹凸不平呈结节状。其主要功能是分泌一种黏液，既不产生精子，也不贮藏精子。精囊分泌物中含有黏液、磷酸胆盐、球蛋白、柠檬酸和苷糖等碱性胶状液，射精后苷糖为精子活动的主要能量来源，这种胶状液是精液的主要组成部分。

（5）前列腺和尿道球腺：前列腺是一种呈栗子状的腺体，主要功能是分泌前列腺液，主要为精浆液，精浆中含有多种微量元素及多种酶类。尿道球腺的主要功能是分泌少量的呈透明略带灰白色的一种黏蛋白黏液，也是精液的组成部分。尿道的主要功能是排泄尿液和精液，是尿液和精液的共同通道。

（6）阴阜、阴茎、阴囊：阴阜为耻骨前方的皮肤和丰富的皮下脂肪组织。男性外生殖器中，最明显的是阴茎，包括阴茎轴及龟头。青春期开始后，阴茎迅速增大增粗。阴茎具有排尿、性交、射精三大功能。阴茎体由阴茎海绵体和尿道绵体组成，具有丰富的血管、神经纤维、淋巴管。阴茎冠状沟处神经分布最丰富，敏感性最高。阴囊特有的结构可以保护睾丸、调节温度，有利于精子的产生和贮存等。

（二）青春期生殖系统的生理特征

1. 女性生殖内分泌系统

（1）青春期下丘脑 - 垂体 - 性腺轴的相互关系：女性青春期变化是由雌二醇（estradiol，E_2）的分泌增加引起的。在出生后任何时间，只要下丘脑能够产生充分的促性腺激素释放激素（gonadotrophin releasing hormone，GnRH），便可维持垂体性腺的完整功能，然而，无论是腺垂体或性腺都不能限制性成熟过程。青春期生殖内分泌系统的调节在下丘脑以上的水平，当下丘脑受到刺激呈脉冲释放一定量的 GnRH，导致黄体生成素（luteinizing hormone，LH）夜间脉冲释放时，青春期即开始。进入青春期后，下丘脑对性激素负反馈的敏感性进一步降低，LH 呈现脉冲式分泌，开始仅在睡眠时出现，以后昼夜均呈脉冲式分泌；青春期中期及晚期正反馈机制成熟。下丘脑所分泌的 GnRH 达到成熟水平时生理性脉冲水平为 200ng/ml，频率为每 1~2 小时 1 次，垂体对 GnRH 的反应性增加。因此，促性腺激素（gonadotrophin，Gn）及类固醇激素都逐渐增多，下丘脑 - 垂体 - 卵巢轴的功能及其反馈机制均成熟，卵巢正常排卵，表示进入性成熟期。

1）GnRH 的调节

下丘脑 GnRH 的分泌调节主要来自两方面：①神经系统高级中枢的控制，相关神经元通过与 GnRH 分泌细胞的连接，相互协调，共同控制 GnRH 的合成和释放，如儿茶酚胺能神经元、内源性阿片肽能神经元、催产素能神经元、类固醇激素能神经元；②反馈调节，目前公认有三套反馈调节机制维持 GnRH 相对恒定的分泌，包括性腺（卵巢、睾丸）分泌的性激素作用于下丘脑引起 GnRH 的分泌增加（正反馈）或分泌减少（负反馈），这两种反馈又叫长反馈；垂体分泌的 FSH/LH 作用于下丘脑，进而影响下丘脑 GnRH 的分泌，此为短反馈；垂体门脉血中的 GnRH 通过浓度变化反作用于下丘脑，调节其分泌，称为超短反馈。

2）垂体 Gn 的分泌

①昼夜节律变化：儿童期正常 Gn 分泌呈现脉冲式释放及与睡眠相关的昼夜节律，青春期开始的标志是 Gn 分泌的幅度明显升高以及昼夜节律的加强，整个青春期日间黄体生成激素 LH 水平增加 4.5 倍以上，卵泡刺激素（follicle-stimulating hormone，FSH）增加 2.5 倍以上。青春早期出现特征性的睡眠期 LH 及 FSH 脉冲释放，可作为预示青春期来临的指标，但仅测日间 LH

及 FSH 水平意义不大。在成熟女性，LH 的释放节律在卵泡期和黄体早期为 60~90 分钟，在黄体中晚期 LH 的节律减为 3~4 小时。在真性性早熟或中枢性性早熟表现为更趋成熟的脉冲释放和昼夜节律。其实，GnRH 刺激的间歇性对于调节和维持青春期或 LH、FSH 合成与释放至关重要，如果这种间歇模式被持续高水平 GnRH 作用于垂体所打破，Gn 的合成与分泌被降调节，就可产生青春期前的低促性腺激素状态。

②青春期前的激素静止状态：研究证实在胎儿、新生儿、青春期前儿童的下丘脑、腺垂体可分泌一定量的激素，但由于雌激素负反馈的建立，Gn 和卵巢类固醇维持在极低水平。下丘脑 - 垂体控制 Gn 的分泌，Gn 对雌激素的负反馈高度敏感，E_2 水平低于 36.6pmol/L，说明 Gn 可被非常低的 E_2 水平抑制。在儿童期，下丘脑对雌激素负反馈敏感性比成人高 6~15 倍。直到青春期之前，这种来自中枢的固有抑制一直占优势地位，这种青春期前的抑制是由于下丘脑 GnRH 分泌的中枢性抑制引起。据此推测，如在青春期前中枢的这种抑制受到损害或破坏会导致性早熟的发生。

（2）第二性征的发育：根据乳房发育、阴毛生长和其他一些变化，可将女孩自青春期以前到性成熟期这段过程分为 5 期（即 Tanner 分期）。Ⅰ期：仅有乳头突起，乳晕未着色，无阴毛；Ⅱ期：乳头乳房隆起，乳晕直径增大，稀疏阴毛，向下主要沿阴唇分布生长，微着色；Ⅲ期：乳头乳晕融和隆起，较深色、卷曲的阴毛，稀疏地覆盖于耻骨联合；Ⅳ期：乳头乳晕突起于乳房之上，成年型阴毛分布，覆盖于阴阜，向下腹中表面扩展；Ⅴ期：乳头隆起增大，乳房丰满，成年型阴毛，浓密，分布于下腹正中表面，但未达腹白线，形成倒三角形分布。分期的生理意义：Ⅰ期表示第二性征尚处于青春期以前的水平；Ⅱ期为青春期早期；Ⅲ期、Ⅳ期为青春期中期；Ⅴ期已达成年人水平。

（3）月经初潮：月经初潮（menarche）是性成熟开始的临床标志。月经初潮的平均年龄在 12~16 岁。初潮年龄的迟早与许多因素有关。月经初潮与青春期快速发育的关系是相对固定的：月经初潮发生在身体快速增高的峰值之后，在月经来潮后，身体生长速度放慢，身高增高一般不超过 6cm。

2. 男性生殖内分泌系统

（1）下丘脑 - 垂体 - 睾丸轴：男性生殖功能的内分泌调节是通过闭合的循环反馈系统下丘脑 - 垂体 - 睾丸轴（HPTA）实现的。下丘脑在中枢神经元释放的神经递质的调节下分泌促性腺激素释放激素（GnRH），并经下丘脑 - 垂体门脉系统达到腺垂体，与腺垂体中的 GnRH 受体结合，刺激腺垂体嗜碱性细胞释放间质细胞刺激素（interstitial cell stimulating hormone，ICSH，即黄体生成素）和卵泡刺激素（FSH）。ICSH 和间质细胞膜上的 ICSH 受体结合，促进睾酮合成。血中睾酮达到一定浓度后可负反馈作用于下丘脑和垂体，抑制 GnRH 和 ICSH 的合成，从而使其在血液中维持一定的水平。FSH 作用于睾丸支持细胞，使其合成并释放抑制素，当抑制素的浓度达到一定水平后也会反馈抑制 FSH 的合成，从而使 FSH 和抑制素的浓度维持在一定水平。但抑制素对 ICSH 则无明显的反馈调节作用。因此，一方面下丘脑和垂体通过分泌 GnRH、ICSH 和 FSH 来调节睾丸的功能，另一方面睾丸分泌的睾酮和抑制素又反馈调节下丘脑和垂体的活动。下丘脑、垂体、睾丸通过激素的正、负反馈调节形成了循环通路，从而维持男性的生殖内分泌稳态。

（2）睾酮与 ICSH：睾酮作为最重要的雄激素，是由间质细胞内的胆固醇经裂解、羟化、脱侧链形成的。成年男性每日可分泌睾酮 4~9mg，50 岁以后睾酮的分泌随着年龄的增长而降低，而且疾病、年龄、吸烟、药物和进食含激素食物等因素都会对睾酮水平产生影响。睾酮的分泌呈节律性变化：①年节律，春季时血液睾酮浓度最低，秋季最高。②日节律，清晨 4~9 时呈现高峰，傍晚时最低；随着年龄的增大，睾酮的昼夜节律变化逐渐消失。③脉冲式节律，每隔 20 分钟测定血中睾酮浓度，可发现呈不规则的频繁小波动。

血液中 97% 以上的睾酮呈现与血浆蛋白结合的结合态，另外 3% 呈游离态。呈结合态的睾酮中，约 30% 与性激素结合球蛋白结合，68% 与血浆白蛋白结合。只有游离睾酮和白蛋白结合睾酮才能发挥生物学效应，称为生物可利用睾酮。睾酮的主要生理功能有：①与生精细胞的雄激素受体结合,促进精子形成;②刺激生殖器官的生长发育,促进男性第二性征的产生和维持;③维持正常的性欲;④促进蛋白质合成。

睾酮水平的变化在一定程度上能反映出间质细胞的损伤情况。不论睾酮水平下降或正常,只要 ICSH 升高,就提示间质细胞可能已经受到了损伤。因此,可以通过综合考虑睾酮和 ICSH 水平或者睾酮 /ICSH 比值,来评估睾酮间质细胞的功能损伤。虽然外周血中的总睾酮水平是目前实验室最常用的雄激素检测指标,但不能准确反映机体组织真正能够利用的雄激素水平,能比较准确地反映雄激素水平和活性的指标是生物可利用睾酮或游离睾酮。

四、围绝经期生殖系统的发育及特征

围绝经期(perimenopausal period)是妇女从生育功能旺盛走向衰退的过渡时期,包括从临床上、内分泌学及生物学上开始出现绝经趋势的迹象,一直持续至最后一次月经后的 1 年,即绝经过渡期加绝经后 1 年。此期卵巢功能逐渐衰退,卵泡数明显减少且易发生卵泡发育不全,因而月经不规律,常为无排卵性月经。最终由于卵巢内卵泡自然耗竭或剩余的卵泡对垂体促性腺激素丧失反应,导致卵巢功能衰竭,不能分泌雌激素,引发绝经、生殖道萎缩以及一系列退行性改变,如骨质疏松症、心血管疾病、生殖道肿瘤等。此期,由于雌激素水平降低,还可出现血管舒缩障碍和神经精神症状,表现为潮热、出汗、情绪不稳定、不安、抑郁或烦躁、失眠等症状。

(一)围绝经期生殖系统的萎缩性改变

在绝经过渡期,由于卵巢功能尚未完全衰退,仍分泌一定雌激素。此时除卵巢形态老化、体积减小外,其他生殖器官无显著性改变。绝经后由于激素水平低下,妇女可出现第二性征的萎缩。

1. 外阴 围绝经期妇女因失去大部分胶原和脂肪,外阴呈现萎缩状,阴毛脱落,变为灰白,外阴皮肤干燥,阴道口缩窄。

2. 阴道 围绝经期妇女体内雌激素水平日益低落,使阴道缩短、变窄,皱褶减少,弹性降低,易出现性交疼痛或不适;同时 E_2 减少抑制阴道黏膜角化,细胞内糖原减少,抑制乳酸产生,使阴道自净作用减弱,对感染的抵抗力降低而易发生感染或老年性阴道炎。

3. 子宫 宫颈开始萎缩,表面苍白;宫颈腺体分泌减少,宫颈管狭窄,易发生粘连;同时,子宫肌层逐渐发生纤维变性退化,胶原物质及弹性蛋白减少,子宫体积缩小,内膜变薄;由于子宫腺体和肌层萎缩,部分患子宫内膜异位症或子宫肌瘤的妇女可因病灶自然缩小而免去手术痛苦。

4. 卵巢 围绝经期妇女最突出的变化是卵巢的老化。卵巢重量从约 10g 逐渐减至 4g,体积亦减至育龄妇女的 1/3~1/2,表面皱缩不平,质地变硬,卵巢内卵泡用尽或剩余卵泡对 Gn 丧失反应。

(二)围绝经期生殖系统的生理变化

1. 下丘脑 - 垂体 - 卵巢轴相互关系变化 在围绝经期,下丘脑 - 垂体 - 卵巢轴的相互关系变化首先发生在卵巢。由于卵巢的衰老,卵泡不可逆地减少,引起下丘脑 - 垂体的变化。据一项人类卵巢的研究表明正常妇女 37~38 岁时卵泡数目降至 25 000 个,此时卵泡闭锁开始加速,40 岁时降至 8 300 个。另有研究表明妇女进入绝经过渡期最早期的内分泌改变是经前期抑制素 -A(inhibin A)水平下降,FSH 可正常,如月经第 3 天血清抑制素 -B(inhibin B)水平下降是目前提示卵巢储备功能下降的最早指标。在卵泡数目下降的同时,卵泡对 Gn 的敏感性降低,卵巢内卵泡发育缓慢或不充分,可出现排卵正常但黄体功能不全,血孕激素水平降低。随着卵巢储备的功能继续下降,血雌激素明显降低,对下丘脑 - 垂体负反馈亦减弱,使 FSH、LH 分泌增加,在高 Gn 作用下,卵巢间质分泌雄激素增多,卵巢内相对增高的雄激素 / 雌激素比例的内环境进一步阻碍卵泡正常发育而无排卵,同时加快剩余卵泡的闭锁,使卵巢分泌雌激素出现波动性不稳定状态。无孕激素的对抗,临床上可表现月经稀发或发生功能失调性子宫出血(功血)。当卵巢内残留卵泡对 Gn 不反应,卵泡活动即停止,此时 FSH、LH 继续升高,卵泡分泌雌激素甚微,不足以刺激子宫内膜增殖达出血阈值以上,临床上表现为绝经。

绝经后卵巢内虽有少量卵泡但活动停止,此时性激素合成极微。虽然雄烯二酮是绝经后卵巢

分泌的主要激素,但它大部分来自肾上腺,仅一部分由卵巢分泌,且循环中雄烯二酮水平仅是绝经前的一半,绝经后血睾酮产生总量下降约25%,而大多数妇女绝经后卵巢睾酮分泌量多于绝经前期,原因是伴随卵泡和雌激素的消失,升高的Gn促使卵巢间质组织分泌更多的睾酮。绝经后卵巢几乎不产生雌激素,故血液循环中雌激素从绝经前雌二醇为主过渡到绝经后雌酮为主。雌酮主要由雄烯二酮与睾酮在脂肪、肝脏、肾、脑等非内分泌腺部位芳香化而来,而雌二醇大都在周围脂肪组织由雌酮转化而来。血液循环中雌二醇在绝经后水平为40~70pmol/L,这种低水平雌激素对下丘脑-垂体的周期性负反馈消失,从而使FSH、LH进一步升高,绝经后1~3年达高峰,这时FSH可达育龄妇女的10~20倍,LH可达育龄妇女3~5倍,致FSH/LH比值升高。绝经后Gn分泌处于较高水平,但其分泌仍呈脉冲式,FSH与LH的脉冲释放反映下丘脑弓状核促性腺激素释放激素(GnRH)脉冲式释放,且绝经后下丘脑GnRH释放增加。

2. 卵巢生殖功能的衰退　妇女一生卵巢生育功能变化是一个逐渐变化的过程。据文献报道,与25岁相比较,女性在35岁生育力下降50%,45岁时下降95%。随着年龄增长,卵巢产生卵子能力减弱,同时卵母细胞质量下降,形成胚胎后非整倍体和其他染色体异常增加,使生育能力下降。但绝经过渡期由于月经不规则,妇女可出现排卵不规律,但仍有意外受孕的可能。此期如妊娠,易发生病理性妊娠,严重危害围绝经期妇女的身心健康。因此,在绝经过渡期采取适宜的避孕措施如安全套避孕是必要的。至绝经后无卵泡发育,生殖功能亦停止。

（张学红）

参 考 文 献

[1] 陈灿明,王奕芳,顾小燕,等.宫腔粘连病因学及治疗研究进展[J].国际妇产科学杂志,2016,43(3):250-253.

[2] 陈子江.生殖内分泌学[M].北京:人民卫生出版社,2016.

[3] 郭应禄,胡礼泉.临床男科学[M].襄阳:湖北科学技术出版社,1996.

[4] 韩云明,袁德霞.泌尿生殖系统[M].2版.北京:人民卫生出版社,1998.

[5] 刘冬娥.女性围绝经期的生理和病例变化[J].中国实用妇科与产科杂志,2004,20(8):473-474.

[6] 罗丽兰.不孕与不育[M].2版.北京:人民卫生出版社,2013.

[7] 谢幸,孔北华.妇产科学[M].9版.北京:人民卫生出版社,2018.

[8] 薛凤霞,陈轶群.小儿生殖系统的解剖及生理特点[J].中国实用妇科与产科杂志,2004,20(9):533-534.

[9] 杨增明,孙青原,夏国良.生殖生物学[M].2版.北京:科学出版社,2019.

[10] 郑澄宇,杨冬梓.青春期女性生殖系统的解剖与生理特点[J].实用妇产科杂志,2010,26(12):881-883.

[11] Behringer RR, Finagold RL. Müllerian inhibiting substance function during mammalian sexual development[J].

Cell, 1994, 79: 415-425.

[12] Chen M, Zhang L, Cui X, et al. Wt1 directs the lineage specification of sertoli and granulosa cells by repressing Sf1 expression[J].Development, 2017, 144: 44-53.

[13] Colvin CW, Abdullatif H. Anatomy of female puberty: The clinical relevance of developmental changes in the reproductive system[J]. Clin Anat, 2013, 26(1): 115-129.

[14] Eggers S, Ohnesorg T, Sinclair A. Genetic regulation of mammalian gonad development[J]. Nat Rev Endocrinol, 2014, 10: 673-683.

[15] Harb HM, Ghosh J, Al-Rshoud F, et al. Hydrosalpinx and pregnancy loss: a systematic review and meta-analysis[J]. Reprod Biomed Online, 2019, 38(3): 427-441.

[16] Irie N, Weinberger L, Tang WW, et al. SOX17 is a critical specifier of human primordial germ cell fate[J].Cell, 2015, 160: 253-268.

[17] Koopman P, Gubbay J, Vivian N. Male development of chromosomally female mice transgenic for Sry[J]. Nature, 1991, 351: 117-121.

[18] Lin YT, Capel B. Cell fate commitment duringmammalian sex determination[J]. Curr Opin Genet Dev, 2015, 32: 144-152.

[19] Raju GA, Chavan R, Deenadayal M, et al. Luteinizing

hormone and follicle stimulating hormone synergy: A review of role in controlled ovarian hyper-stimulation [J]. J Hum Reprod Sci, 2013, 6(4): 227-234.

[20] Uhlenhaut NH, Jakob S, Anlag K, et al. Somatic sex reprogramming of adult ovaries to testes by FOXL2 ablation[J].Cell, 2009, 139: 1130-1142.

[21] Xiao S, Wan Y, Xue M, et al. Etiology, treatment, and reproductive prognosis of women with moderate-to-severe intrauterine adhesions[J].Int J Gynaecol & Obstet, 2014, 125(2): 121-124.

[22] Zhang L, Chen M, Wen Q, et al. Reprogramming of Sertoli cells to fetal-like Leydig cells by Wt1 ablation [J].Proc Natl Acad Sci USA, 2015, 112: 4003-4008.

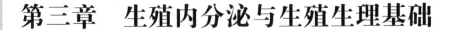

第三章　生殖内分泌与生殖生理基础

第一节　生殖的神经内分泌调节

正常的生殖内分泌功能是保证人类良好生殖功能的基础之一。下丘脑和脑垂体是调节生殖内分泌的重要器官。下丘脑通过神经传导以及垂体-门脉系统将信息输往垂体,使垂体分泌相应激素,这些激素再作用到生殖腺的靶细胞,使其产生甾体激素,维持正常生殖功能。下丘脑-垂体-性腺这一体系称为下丘脑-垂体-性腺轴(hypothalamic-pituitary-gonadal axis,HPGA)。HPG轴中的各器官相互作用,高度协调,在生殖调节中具有中心地位。HPG轴的各个器官有着不同的解剖位置和分泌功能,存在性别差异和性腺个体差异,但HPG轴的生殖内分泌激素释放和调控的生理活动在男女之间却表现出极大的相似性,在女性为下丘脑-垂体-卵巢轴(hypothalamic-pituitary-ovarian axis,HPOA),男性为下丘脑-垂体-睾丸轴(hypothalamic-pituitary-testicular axis,HPTA)。下文将针对两性HPG轴的神经内分泌调节作详述。

一、下丘脑的生殖相关神经内分泌

下丘脑是HPG轴的启动中心,下丘脑分泌GnRH调节垂体促性腺激素释放,控制性腺发育和性激素的分泌。

1. 下丘脑核群的细胞及功能　下丘脑是间脑的一部分,位于大脑基底部,形成第三脑室下部的侧壁,界限不分明。下丘脑由神经元细胞体、轴突及胶质细胞构成,其中神经元是高度分化的细胞,通过树突和轴突结构执行精密接收和迅速传递功能。神经元细胞体聚集的部位称为核群,胶质细胞是神经元的支持细胞,对神经元起着重要的调节作用。下丘脑的神经元可接收大脑和中枢

神经系统其他部位传来的信息,是调节内脏活动和内分泌活动的较高级神经中枢所在,是中枢神经系统非常重要的组成部分。

(1)下丘脑分区:下丘脑由内向外分为内侧区、外侧区和室周区三个主要亚区或带,按照矢状轴又分为视上区、结节漏斗区和乳头状区。其中内侧区和室周区含有与内分泌系统中枢调节有关的大部分结构,这里神经元密集的细胞群称为核团。

(2)下丘脑核群:下丘脑主要分为三个核群,前群、结节群和后群。前群包括视前核、视周核、下丘脑前核、视交叉上核和室旁核。结节群包括腹内侧核、背内侧核、弓状核和正中隆起。通常认为结节群是含有产生大多数下丘脑激素神经元的区域。后群包括乳头体、下丘脑后核、乳头体上核和结节乳头体核。除结节乳头体外,该区其他神经元较少参与内分泌功能的直接调节。

(3)下丘脑神经连接:下丘脑并不是一个孤立结构,它与中枢神经系统的其他区域有着广泛的联系。下丘脑传入神经分为上升传入支和下降传入支:上升传入支起自尾端髓质到中脑前部脑干的不同水平,下降传入支源于前脑底部和新皮质。传出神经冲动主要投射至大脑皮层、边缘系统及基底核等。

(4)下丘脑神经分泌系统:下丘脑主要有大细胞神经分泌系统和小细胞神经分泌系统。大细胞神经分泌系统大部分起源于视上核和室旁核,主要产生两种激素:催产素和抗利尿激素,这两种激素沿神经轴突直达神经垂体(垂体后叶),并在此处进入门脉系统;小细胞神经分泌系统则主要来源于下丘脑内侧基底部,前方为视交叉,后方为乳头体,侧方为下丘脑外侧部。该区域也称为"促垂体区",含有直接参与生殖功能调节的两种成分:促性腺激素释放激素(GnRH)神经元和结

节垂体多巴胺神经元。

2. GnRH 的合成和分泌 下丘脑能产生多种神经肽类激素，经血液到达腺垂体，调节腺垂体相应激素的合成和分泌，如 GnRH、促甲状腺激素释放激素（thyrotropin releasing hormone，TRH）、促肾上腺皮质激素释放激素（corticotropin releasing hormone，CRH）、生长激素释放激素（growth hormone releasing hormone，GHRH）、生长激素释放抑制激素（growth hormone release inhibiting hormone，GHRIH）等。其中，GnRH 是与生殖内分泌调控关系最为密切的激素。

下丘脑分泌的 GnRH 是由 8 号染色体短臂上基因编码的十肽激素，其化学结构为：谷 - 组 - 色 - 丝 - 酪 - 甘 - 亮 - 精 - 脯 - 甘，第 2、3 位氨基酸残基是生物活性中心，第 4~10 位氨基酸残基参与和受体的结合，第 8 位氨基酸为 GnRH 调控促性腺激素合成后释放的关键，第 6 位为甘氨酸、第 5 位及第 7 位氨基酸的连接易被肽酶破坏，第 9 位和 10 位的甘氨酸的连接也易被羧基酰胺肽酶切断。因此，天然的 GnRH 在血液中的半衰期仅 2~4 分钟。

合成分泌 GnRH 的神经元大部分集中在下丘脑内侧基底区、弓状核及下丘脑前部视前区，其中 GnRH 含量最多的部位是在下丘脑弓状核。GnRH 呈现间歇而规律的脉冲式分泌，主要是由弓状核内部固有的节律决定的。女性月经周期的不同阶段 GnRH 脉冲释放频率不同。早卵泡期 GnRH 脉冲频率为 90~120 分钟 1 次，晚卵泡期的高雌激素水平会抑制 GnRH 脉冲频率，呈现低幅高频型。孕激素亦会抑制 GnRH 脉冲频率，在黄体期为 3~4 小时 1 次，呈低频高幅型。

3. GnRH 受体 人的 GnRH 受体基因位于 4 号染色体。GnRH 受体是一种由 327 个氨基酸组成的 60kD 糖蛋白，含有唾液酸残基，寡糖部分对促性腺细胞表面受体功能性表达是必需的。GnRH 受体主要分布在垂体，此外，在大脑、性腺、子宫、胎盘、乳房、甲状腺、前列腺、胰腺及一些肿瘤组织中也发现有 GnRH 的 mRNA 存在。

GnRH 通过与其特异性质膜受体结合，启动一系列复杂的连锁反应而发挥效应。GnRH 作用的第一步是被促性腺细胞胞膜上特异的七次跨膜 G 蛋白偶联受体识别。G 蛋白偶联受体最初均匀分布于细胞表面，与 GnRH 结合后被诱导，受体二聚体化，聚集成簇，进而被内化。激素 - 受体复合物随后在溶酶体中被降解，相当大部分的 GnRH 受体快速返回至细胞表面。

4. GnRH 的作用 下丘脑产生的 GnRH 经结节漏斗干内的轴突下运送至正中隆起，然后释放进入腺垂体（垂体前叶）的垂体门脉系统，促进垂体合成与释放促性腺激素（gonadotropin，Gn）。当机体静脉注射 100mg 的 GnRH，10 分钟后血中黄体生成素（luteinizing hormone，LH）与卵泡刺激素（follicle-stimulating hormone，FSH）浓度明显增加，但以 LH 的增加更为显著。在体外腺垂体组织培养系统中加入 GnRH，亦能引起 LH 与 FSH 的分泌增加。

下丘脑释放 GnRH 呈脉冲式释放，因而造成血中 LH 与 FSH 浓度也呈现脉冲式波动。在大鼠体内，GnRH 每隔 20~30 分钟释放一次，如果给大鼠注射抗 GnRH 血清，则血中 LH 与 FSH 浓度的脉冲式波动消失，说明血中 LH 与 FSH 的脉冲式波动是由下丘脑 GnRH 脉冲式释放决定的。采用青春期前的幼猴实验结果表明，破坏产生 GnRH 的弓状核后，连续滴注外源性 GnRH 并不能诱发青春期的出现，只有按照内源性 GnRH 所表现的脉冲式频率和幅度滴注 GnRH，才能使血中 LH 与 FSH 的浓度呈现类似正常的脉冲式波动，从而激发青春期发育。

5. GnRH 分泌的调节 GnRH 神经元与其他神经元交互连接，因此多种神经递质、激素和生长因子可交互作用并调节 GnRH 的释放。

（1）局部神经递质的调节：儿茶酚胺、β- 内啡肽和单胺类物质可刺激 GnRH 释放。其中，儿茶酚胺类去甲肾上腺素是刺激 GnRH 释放的主要神经递质。多巴胺在不同生理状态下对 GnRH 的释放可产生兴奋或抑制作用。

（2）性激素的长反馈调节：在两性的 HPG 轴调节系统中均存在负反馈调节机制，当性腺激素分泌过度增多时，可抑制下丘脑 - 垂体激素的分泌，使之分泌减少；反之，当性腺激素分泌过分减少时，则可促进下丘脑 - 垂体激素的分泌，使之分泌增加。通过这种负反馈调节，可有助于维持机体生殖内分泌环境的稳态。对于育龄期女性，随着卵泡的发育，雌二醇（estradiol，E_2）水平逐渐升高,可反馈作用于下丘脑,抑制 GnRH 的释放,从而实现对 Gn 脉冲分泌的抑制作用。该作用主要是控制 Gn 分泌的脉冲幅度,对脉冲频率几乎不产生影响。因此,卵泡期 LH 脉冲频率为 1~2 小时的间隔,其幅度偏低。黄体期高浓度的孕酮(progesterone,P)对 Gn 的脉冲分泌可产生抑制作用。P 主要控制 Gn 的脉冲频率,因此黄体期 LH 频率降低,到黄体晚期,LH 频率已下降至每 24 小时 4 次。对于成年男性,雄激素在下丘脑水平主要起抑制作用。男性雄激素受体被阻断后,LH 脉冲增加。雄激素作用于下丘脑和垂体,对 Gn 每个亚单位基因有不同的效应。睾丸切除术后补充雄激素治疗可降低 α 亚单位和 LH-β 亚单位的 mRNA 水平,但不能降低 FSH-β 亚单位。这可能与雄激素在下丘脑和垂体对 *FSH-β* 基因表达的作用相反有关。性腺激素对下丘脑的反馈调节,除了负反馈外,还存在正反馈调节。随着女性卵泡发育成熟,当 E_2 的分泌达到阈值(250~450pg/ml)并持续 2 天时,E_2 就可发挥正反馈作用,促使 LH 和 FSH 分泌出现高峰。一旦达到阈值,Gn 分泌的高峰就不受 E_2 浓度是否进一步增高的影响。

(3)Gn 的短反馈调节:FSH 和 LH 可作用于下丘脑,从而影响 GnRH 的分泌。例如在去势雄鼠正中隆起处注入 LH,可使 GnRH 水平下降。

(4)GnRH 的超短反馈调节:血液中 GnRH 浓度的变化反过来可作用于下丘脑,以此来调节自身的分泌。体内外研究均发现,GnRH 神经元可以表达 GnRH 受体,受体活化与 Ca^{2+} 浓度升高及 GnRH 释放有关,提示 GnRH 可以自分泌调节自身释放。

(5)神经调控:中枢神经系统通过边缘系统、新皮质、中脑等区域与下丘脑有复杂的神经联络,体内外的各种刺激通过神经通路影响下丘脑脉冲分泌。位于视前交叉区内接受雌激素的 γ- 氨基丁酸神经元对 GnRH 有调控作用。下丘脑中分泌 kisspeptin 的 Kiss1 神经元释放的神经肽类可刺激 GnRH 分泌。

二、垂体及其生殖相关激素

HPG 轴是完整而协调的神经内分泌系统,下丘脑通过分泌 GnRH 调节垂体 FSH 和 LH 的释放,从而调节生殖系统的甾体激素合成和生殖

功能。

1. 垂体的结构 垂体主要由腺垂体和神经垂体两部分构成。腺垂体分为远侧部(垂体前叶)、中间部和结节部。神经垂体包括神经部和漏斗部两部分。神经垂体的神经部和腺垂体的中间部合称垂体后叶。垂体前叶由腺体组织构成,苏木精 - 伊红染色标本中根据腺细胞着色不同分为嫌色细胞和嗜色细胞。嗜色细胞占垂体前叶腺细胞总数的 40%,包括生长激素细胞和催乳素细胞。嗜碱性细胞约占 10%,包括促甲状腺素细胞、促性腺激素细胞和促肾上腺皮质激素细胞。神经垂体本身不产生激素,主要与下丘脑直接相连。

2. Gn 的结构与分泌 腺垂体嗜碱性细胞是 Gn 即 FSH 和 LH 分泌的主要部位。FSH 和 LH 均属于糖蛋白激素,为异二聚体,由两个共价键连接的 α 和 β 亚基组成。α 亚基在 FSH、LH、人绒毛膜促性腺激素(HCG)和促甲状腺素(TSH)中是相同的,β 亚基决定激素特异性。

在下丘脑 GnRH 的调控下,垂体的促性腺细胞合成和分泌 FSH 和 LH。促性腺细胞占垂体总细胞数的 7%~15%,在促性腺细胞中,约 70% 的细胞为 LH 和 FSH 染色双阳性,其余为 FSH 或 LH 染色单阳性,两种染色的细胞数量大致相同,各占约 15%。与"双促性腺激素"促性腺细胞相比,"单促性腺激素"促性腺细胞体积较小。

3. Gn 受体 FSH 和 LH 受体属于 G 蛋白偶联受体家族,是由 7 个跨膜螺旋组成的独特区域。糖蛋白激素与细胞外区域的结合会引起跨膜区的构象改变,导致受体的激活和下游的信号转导。Gn 与受体结合后,主要通过 Gs- 腺苷酸环化酶途径,导致细胞内环腺苷酸(cAMP)增加,进而引起蛋白激酶 A(PKA)激活。PKA 并不是 Gn 作用的唯一途径,FSH 可刺激蛋白激酶 B 的磷酸化过程,这不依赖于 PKA 途径,而依赖于 PI3K/PDK1 途径。此外,还有 LH 受体与磷酸肌醇途径的偶联。

Gn 受体主要表达于性腺组织。FSH 受体存在于女性卵巢颗粒细胞和男性睾丸支持细胞(Sertoli cell),LH 受体则存在于女性卵泡膜细胞和黄体细胞以及男性睾丸间质细胞(Leydig cell)中,而且 LH 受体受颗粒细胞内的 FSH 诱导,并在

成熟的卵泡中表达。卵母细胞中已明确存在有功能的 FSH 受体，因此推测 FSH 可能有直接调控卵母细胞发育的作用。此外，也发现 Gn 受体在非性腺组织中表达。LH/HCG 受体在人类子宫、输卵管、宫颈、胎膜和脐带中都有表达。

4. Gn 的作用　对于成年女性，FSH 是刺激卵泡发育最重要的激素。FSH 能促进窦前卵泡和窦卵泡的生长发育，激活颗粒细胞芳香化酶的活性，促进 E_2 合成。早卵泡期循环内 FSH 水平上升，尤其是 FSH 生物活性增高，使卵巢内一组窦卵泡被募集；FSH 激活颗粒细胞内的芳香化酶，使卵泡膜细胞产生的雄激素转化为雌激素；FSH 诱导自身受体的合成，从而增强 FSH 对卵泡生长发育的作用；此外 FSH 可诱发成熟卵泡 LH 受体的生成，卵泡甾体激素合成能力进一步增加，为排卵做好准备。在卵泡早期，卵泡内膜细胞上出现 LH 受体，LH 受体与其配体结合后，合成雄激素，主要为雄烯二酮，后者经颗粒细胞芳香化酶的作用生成雌激素。在卵泡后期，颗粒细胞上出现 LH 受体，而且受体量逐渐增多，排卵前 LH 使卵母细胞完成第一次减数分裂，达最终成熟阶段，并促使成熟卵泡破裂进而排卵；黄体期低水平的 LH 支持卵巢的黄体功能，促进黄体合成和分泌孕激素和雌二醇。

对于成年男性，LH 和 FSH 通过激活睾丸内的支持细胞和间质细胞而发挥作用。这些受体的激活可刺激腺苷酸环化酶系统而调节甾体激素的生成和配子的发生。LH 对间质细胞的作用表现为促使睾酮（testosterone，T）的合成与释放，不同剂量的 LH 或 HCG 可引起间质不同的反应。生理剂量可引起受体上调伴有腺苷酸环化酶的活化；超生理剂量的刺激只引起短暂的受体上调，继而出现下调，受体不与腺苷酸环化酶偶联，导致靶细胞甾体激素生成障碍。FSH 主要通过支持细胞及管周细胞作用于生精小管，促进精子的发育和成熟。

5. Gn 分泌的调控　垂体 Gn 分泌受到下丘脑 GnRH 和卵巢雌、孕激素的共同调控。

（1）下丘脑 GnRH 调控 Gn 的分泌：下丘脑可以通过 GnRH 调控 FSH 和 LH 的分泌。每 60~90 分钟脉冲释放的 GnRH 可使垂体 GnRH 受体增加。GnRH 脉冲频率异常导致 FSH 和 LH 分泌异常。GnRH 脉冲频率减慢导致无排卵和闭经。GnRH 频率加快或持续暴露于 GnRH，导致垂体细胞 GnRH 受体减少，从而导致垂体 Gn 分泌下降，这就是临床上用大剂量 GnRH 激动剂以及持续使用短效 GnRH，导致 GnRH 受体减少，最终导致垂体降调节的作用机制。GnRH 自下丘脑内侧基底部神经元呈节律性释放，门脉血中 GnRH 的脉冲与外周血中的 LH 脉冲两者间有显著的同步性。这些均提示控制 GnRH 释放节律是调控垂体 Gn 分泌和生殖全过程的关键。

蛋白从内分泌细胞的分泌主要经过两个不同的途径，通常分为调节性和组成性。调节性分泌由致密核心颗粒介导，这些致密核心颗粒起储存作用，含有高浓度的分泌蛋白，从而形成一个电子致密核心。这些颗粒平时存在于胞质中，在促泌素的作用下才释放出内容物。LH 的分泌是调节性的，在其促泌素 GnRH 的作用下释放。LH 与其受体结合，通过磷酸肌醇途径，激活蛋白激酶 C，启动致密核心分泌颗粒的胞外分泌。整个过程可以在没有 LH 生物合成时发生。蛋白合成后，不经细胞内储存即快速被分泌则是经由组成性途径，它们的分泌是由小而形状不规则的电子 - 半透明的囊泡介导，后者不断地与细胞膜融合以释放内容物。大多数 FSH 是通过这种途径分泌的。组成性途径释放的意义在于 FSH 的分泌与合成紧密偶联。GnRH 刺激 FSH 分泌主要是增加 *FSH-β* 基因的转录，这与 GnRH 刺激储存的 LH 从致密核心颗粒中释放是不同的。研究发现，较高的 GnRH 脉冲频率有利于 LH 分泌，而较低的 GnRH 脉冲频率有利于 FSH 分泌。FSH 和 LH 的分泌在排卵前存在重叠，两者的分泌模式在不同生理条件下有区别，不同的分泌机制对于两者正常生殖生理中的合作与协调起关键作用。

（2）激素对 Gn 的反馈调节：雌、孕激素对垂体有正、负反馈的作用。小剂量的雌激素对垂体 FSH 的分泌产生有明显的抑制作用，对 LH 也有一定的抑制作用。同时雌激素又可以通过阿片类物质抑制下丘脑 GnRH 的脉冲，从而抑制垂体 Gn 的释放。孕激素协同雌激素抑制垂体功能。垂体 Gn 分泌的正反馈是在负反馈的基础上建立的。当 E_2 持续在 300pg/ml 左右时，不仅可以迅速刺激垂体 LH 的释放，而且可以促进垂体前叶促性腺激素细胞 GnRH 受体表达增加,从而增加对 GnRH 的敏感性,进而产生更多的 LH。因此在卵泡晚期雌激素分泌达峰值时,垂体分泌的 LH 处于高峰,从而诱发卵母细胞的成熟和刺激成熟卵泡壁多种酶的活性,消化和水解卵泡壁组织,促进卵泡排卵。月经中期小剂量的孕酮可以加强雌激素的作用,诱导 LH 峰的出现。

T 对 LH 反馈作用有以下特点:T 的剂量大小对 LH 释放有不同的影响,低于生理剂量的 T 对 LH 脉冲频率和峰值无明显作用,生理剂量的 T 则能抑制 LH 脉冲频率,不影响 LH 脉冲峰值,而超生理剂量的 T 对 LH 脉冲频率和峰值均表现为抑制作用;T 作用一段时间后才对 LH 起抑制作用,垂体细胞培养和体内实验均发现 T 在用药早期(6 小时内)对增高的 LH 峰值无影响;T 对 LH 的负反馈调节作用不仅表现为 LH 的合成和释放减少,还影响其生物活性。

有证据表明,性腺中的非甾体成分参与对垂体的负反馈作用。抑制素是 1985 年从卵泡液中提取的,研究发现其对 FSH 合成有抑制作用,早期认为抑制素对降低月经周期中的 FSH 起积极作用。但最近研究发现,抑制素并不像 E_2 在卵泡期进行性升高,因此认为 E_2 对 FSH 的分泌起主导性抑制作用,而抑制素可能起辅助作用。激活素刺激 FSH 分泌,卵泡抑制素可与激活素结合并中和之,因而抑制 FSH 的分泌。

在男性生殖内分泌调节过程中,抑制素扮演着重要的角色。抑制素能选择性抑制脑垂体前叶合成和分泌 FSH,还可以阻断下丘脑 GnRH 刺激垂体 FSH 释放的作用,对 FSH 的分泌发挥着极强的负反馈作用。抑制素可通过抑制 FSH 而终止精子发生,但不影响间质细胞分泌 T。抑制素 B 或抑制素 B/FSH 的比值变化常能反映支持细胞是否发生损伤和损伤的程度,且抑制素被认为是男性精子发生的血清标志物,可直接反映睾丸的生精功能。

综上所述,下丘脑 GnRH 促使垂体合成和分泌 Gn,Gn 作用于性腺细胞,促使性腺激素的合成,与此同时,性腺激素对 GnRH 及 Gn 的分泌也具有反馈调节作用,从而维持机体生殖内分泌的稳态,保持正常的生殖功能。

(陈子江 孙 赟)

第二节 生殖内分泌激素的合成、代谢与功能

一、促性腺激素释放激素及促性腺激素的合成、代谢及功能

(一)促性腺激素释放激素

促性腺激素释放激素(GnRH)为下丘脑分泌的生殖调节激素,其生理作用是调节垂体促性腺激素的合成和分泌,并将其从储备池中动员至释放的位置,继而直接释放。

1. 合成及运输 GnRH 神经元并非聚集在特定的神经核团中,而是以一种松散的网络分布于几个解剖学分区中,人类 GnRH 神经元主要定位于下丘脑弓状核和视前区,其合成分泌 GnRH,并通过垂体门脉系统输送到腺垂体,或通过脑室膜细胞持续释放入第三脑室。GnRH 主要是促进 LH 分泌,促使脑垂体前叶释放大量的 LH 及较少的 FSH,故也称促黄体素释放激素(luteinizing hormone releasing hormone, LHRH)。

2. 化学结构 1971 年从猪的下丘脑分离出促黄体素释放激素,确定为 10 肽结构,并于当年人工合成。由于其还具有促滤泡雌激素释放的作用,所以称为促性腺激素释放激素。1984 年,*GnRH* 基因序列首次从人类基因组 DNA 文库中分离得到。GnRH 由位于 8 号染色体上的单基因编码,人类 *GnRH* 基因含有 4 个外显子:外显子 2 编码 GnRH 原(pro-GnRH);外显子 3 和部分外显子 2、4 编码 GnRH 相关肽(GAP 蛋白);3'端长非翻译区(3'-UTR 区)由外显子 4 编码。

根据对受体的亲和力,GnRH 可分为 3 种类型:GnRH Ⅰ、GnRH Ⅱ 和 GnRH Ⅲ。GnRH Ⅰ 即传统的 GnRH,GnRH Ⅱ 和 GnRH Ⅲ 存在于多种人类以外的动物,可能不直接参与促性腺激素的合成与分泌调控。

3. 代谢 GnRH 的活性基团与靶细胞上的受体结合,通过细胞膜的 Ca^{2+} 通道进入细胞。天然 GnRH 的半衰期仅有 2~4 分钟,在血中几乎检测不到。由于 GnRH 半衰期短暂并且迅速被周围循环所稀释,血液内的 LH 脉冲频率与 GnRH 分

泌基本一致,常用测定血 LH 浓度变化以间接判断 GnRH 释放脉冲的频度与幅度。研究发现在卵巢周期的不同时期 GnRH 脉冲的频度与幅度不同。在月经周期的前半周期,GnRH 的脉冲频率约为每 60 分钟 1 次,而月经后半周期,由于孕激素的作用,GnRH 的脉冲频率延长为每 90~120 分钟 1 次。

4. **分泌调节** GnRH 呈间歇而规律的脉冲式分泌,此由弓状核内部固有的节律决定。GnRH 分泌量甚小且主要通过门脉系统进入垂体前叶,外周血中含量甚微,不易测出。GnRH 分泌神经元与其他神经元交互连接,因此多种神经递质、激素及生长因子可交互作用并调节 GnRH 释放。GnRH 分泌调节机制尚未完全阐明,已知的调控因素有以下几种:

(1)神经调控:体内外的各种刺激通过神经通路影响下丘脑的脉冲式分泌。γ- 氨基丁酸(γ-aminobutyric,GAGB)神经元对 GnRH 的分泌可能起反馈调节作用。kisspeptin 对正常的 GnRH 分泌起着重要的作用。多项研究已明确了 G 蛋白偶联受体 54(GPR54)/Kp 通路的作用机制,胞膜上的 GPR54 受体与 Kp 结合后,激活胞质中的 PKC/PIPC2 通路,胞质中钙离子正常释放。

(2)局部神经递质的调控:脑内多种神经递质都能影响 GnRH 的脉冲式分泌。GnRH 脉冲释放受到儿茶酚胺调节,去甲肾上腺素对 GnRH 起刺激作用,而多巴胺及 5- 羟色胺起抑制作用,儿茶酚胺可能影响 GnRH 释放的频率及幅度,因而药物或精神因素可通过改变儿茶酚胺合成或代谢,进一步影响 GnRH 脉冲释放而改变垂体功能。

(3)卵巢性激素的反馈调节:弓状核上存在雌激素(estrogen,E)受体 α 和 β,两种受体均可介导雌激素作用于 GnRH 神经元。*GnRH* 基因包含了对雌激素 - 雌激素受体复合物作用的激素反应元件。*GnRH* 基因转录在不同程度上受雌激素调控。雌激素可抑制 GnRH 的基因表达与生物合成,但对 GnRH 分泌的影响并不确定。雌激素和孕激素还可能通过多巴胺和 β- 内啡肽神经元间接影响 GnRH 的脉冲分泌。

(4)垂体对 GnRH 的脉冲分泌直接进行反馈调节:这是经典的促性腺激素 FSH 和 LH 对上级中枢的短反馈。垂体前叶细胞膜上的 G 蛋白偶联受体,接受下丘脑 GnRH 脉冲信号,促使促性腺激素的合成,并对 GnRH 分泌的脉冲幅度和频率进行调节。

5. **生理作用** GnRH 的最重要生理作用是促进垂体合成和分泌 FSH 和 LH,FSH 和 LH 的分泌依赖于 GnRH 的脉冲分泌,脉冲注射 GnRH 可显著上调大鼠促性腺激素 α 亚基和 FSHβ 亚基的表达。持续给予 GnRH 反而抑制垂体 FSH 和 LH 的分泌,这种现象称为垂体降调节(图 3-2-1,见文末彩插)。GnRH 对于性腺轴以外其他器官组织的作用,目前尚不清楚。

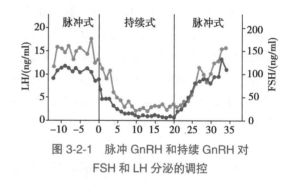

图 3-2-1 脉冲 GnRH 和持续 GnRH 对 FSH 和 LH 分泌的调控

（二）促性腺激素

1. **合成部位** 促性腺激素(gonadotropin,Gn)包括卵泡刺激素(FSH)和黄体生成素(LH),FSH 和 LH 在下丘脑促性腺激素释放激素的调控下,由腺垂体促性腺激素细胞即腺垂体嗜碱性细胞分泌,腺垂体受到 GnRH 的脉冲式刺激,亦呈脉冲式分泌。

2. **化学结构** FSH 和 LH 均为糖蛋白激素,糖蛋白激素为异二聚体,由两个非共价键连接的亚单位 α 和 β 组成,其中 α 亚基均是相同的,β 亚基根据激素的独特生物特异性有所不同,β-LH 和 β-FSH 两者由位于不同染色体上的不同基因编码。除上述两种激素外,促甲状腺素(TSH)和人绒毛膜促性腺激素(human chorionic gonadotropin,HCG)也是由 α 和 β 两个亚基组成的糖蛋白激素。

3. **代谢** FSH 和 LH 经过细胞内作用后大部分与受体分离而继续运行至血液循环中,部分 Gn 可以再与相应组织受体结合后发挥生物学作用,其余的经肝脏代谢,肝脏将 Gn 的涎酸部分分解去除,剩余的经肾脏排泄。Gn 的半衰期及稳定性与涎酸的比重有密切关系,LH 含涎酸 2%,代谢和排泄较快，半衰期为 30 分钟。FSH 含涎酸 5%，半衰期为 3 小时。

4. 分泌调节 垂体 Gn 的分泌受下丘脑 GnRH 和卵巢雌、孕激素等的综合调控。

（1）下丘脑 GnRH：促性腺激素的分泌主要受 GnRH 的调控，脉冲分泌的 GnRH 刺激 LH 和 FSH 的分泌，持续的 GnRH 作用则抑制 LH 和 FSH 的分泌。

（2）卵巢的反馈调节

1）雌激素的调节：雌激素的负反馈调节可以从下丘脑和垂体两个水平发挥作用。在下丘脑水平，雌激素水平升高，GnRH 分泌的脉冲频率变慢；在垂体水平，雌激素能够抑制垂体合成促性腺激素的 α 亚基、LH 和 FSH 的 β 亚基。雌激素还具有正反馈调节作用，排卵前的高水平雌激素能够刺激 FSH 峰和 LH 峰，这可能与雌激素能增强垂体前叶促性腺激素细胞对 GnRH 的敏感性有关。

2）孕激素的调节：孕激素能够负反馈抑制促性腺激素的分泌，主要通过降低 GnRH 脉冲频率来实现。

3）卵巢其他激素的调节作用：雄激素能抑制垂体合成分泌促性腺激素的 α 亚基和 LHβ 亚基，但不影响 FSHβ 亚基的基因表达。抑制素是由卵巢的颗粒细胞和垂体前叶促性腺激素细胞分泌的一种肽类激素，能选择性抑制 *FSH* 基因表达，减少 FSH 的合成与分泌。

促性腺激素的分泌也受中枢神经系统神经递质的调控，下丘脑和垂体的多种细胞因子，也影响促性腺激素的分泌。

5. 生理作用 促性腺激素最重要的功能是促进卵泡的生长发育，调节各类性激素的合成和分泌。FSH 是卵泡发育必需的激素，主要生理作用是促进窦前卵泡及窦卵泡的生长发育；激活颗粒细胞芳香化酶，促进雌二醇的合成与分泌；调节优势卵泡的生长发育和非优势卵泡的闭锁；在卵泡晚期与雌激素协同，诱导颗粒细胞生成 LH 受体，为排卵及黄素化作准备。LH 的主要生理作用是在卵泡期刺激卵泡膜细胞合成雄激素，为雌二醇的合成提供底物；LH 峰是诱发排卵的关键因素，LH 在排卵前促使卵母细胞进一步成熟及排卵；在黄体期维持黄体功能，促进孕激素、雌激素的合成与分泌。

二、生殖内分泌类固醇激素的合成、代谢与功能

类固醇激素（steroid hormone）均来源于胆固醇，故名类固醇激素。类固醇激素是一类四环脂肪烃化合物，具有环戊烷多氢菲母核（perhydrocyclopentanephenanthrene），是以其为骨架的脂类。其中的核心结构环戊烷多氢菲母核由 3 个 6- 碳环（第 1 个为苯环，第 2 个为萘环，第 3 个为菲环）和 1 个 5- 碳环（环戊烷）组成。类固醇可以根据不同方法进行分类，按药理作用分：性激素和皮质激素；按化学结构（甾烷母核结构）分：雄甾烷结构、雌甾烷结构、孕甾烷结构；按药学分：甾体雌激素、非甾体雌激素、雄性激素、抗雌激素、蛋白同化激素、孕激素、甾体避孕药、抗孕激素和肾上腺皮质激素等。生殖内分泌类固醇激素主要包括雌激素、孕激素和雄激素。

（一）雌激素的合成、代谢与功能

雌激素是女性体内最重要的性激素之一，天然存在的雌激素有雌二醇（estradiol，E_2）、雌酮（estrone，E_1）和雌三醇（estriol，E_3）。女性体内大部分雌激素由卵巢合成分泌，少部分由肾上腺皮质分泌（图 3-2-2）。

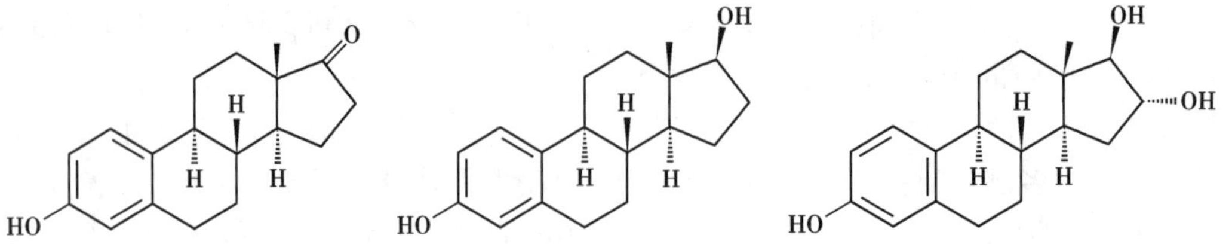

雌酮　　　　　　　　雌二醇　　　　　　　　雌三醇

图 3-2-2 雌酮、雌二醇和雌三醇的分子结构

1. 卵巢雌激素的合成　卵巢雌激素的合成是在卵泡膜细胞和颗粒细胞两种细胞的参与下完成的。卵泡膜细胞上存在许多 LH 受体，LH 与受体结合后，通过第二信使 cAMP 促进胆固醇向雄烯二酮转化。一部分雄烯二酮在膜细胞内可以转化为雌二醇，生成的雌二醇由内膜细胞进入血液循环；但大部分雄烯二酮则由膜细胞提供给颗粒细胞。颗粒细胞表面存在大量的 FSH 受体，FSH 通过激活第二信使 cAMP 促进颗粒细胞芳香化酶的表达，从而促进雌二醇的合成。颗粒细胞表达的芳香化酶可将进入颗粒细胞的雄烯二酮转化为雌二醇。由颗粒细胞合成的雌二醇主要进入卵泡液。另外，成熟的颗粒细胞也表达 LH 受体，LH 也促进颗粒细胞内雌二醇的合成。因此，单独的膜细胞或颗粒细胞都不能生成雌二醇，雌二醇的合成需要卵泡膜细胞、颗粒细胞两种细胞，LH 和 FSH 两种促性腺激素的协同作用，故称雌激素的合成为两细胞 - 两促性腺激素学说（two-cell，two-gonadotropin hypothesis）（图 3-2-3）。

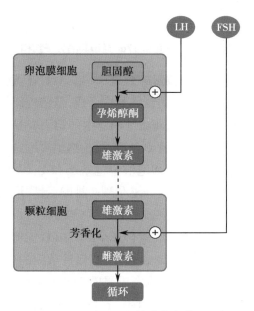

图 3-2-3　两细胞 - 两促性腺激素学说示意图

孕烯醇酮、雄烯二酮和睾酮是合成雌激素的重要中间产物（图 3-2-4）。卵巢分泌的最重要雌激素为雌二醇，雌酮主要来自腺外转化，即由内分泌腺以外的组织经酶代谢转化而来。女性体内的雌三醇是雌二醇和雌酮的代谢产物，尿中的雌激素主要是雌三醇。

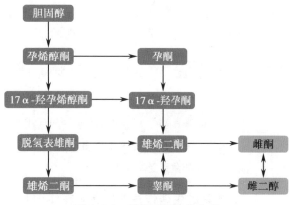

图 3-2-4　雌激素的生物合成

青春期以前，卵巢就能分泌少量的雌二醇，其血浓度一般不超过 10pg/ml。自青春期后，卵巢分泌合成的雌激素明显增加，卵泡早期雌二醇浓度为 30~50pg/ml，卵泡晚期为 250~300pg/ml，黄体期为 100pg/ml。月经周期中雌酮的变化与雌二醇变化一致，范围在 40~170pg/ml。女性绝经后，卵巢不再分泌雌二醇，此时体内的雌激素以雌酮为主，主要来源于雄激素的腺外转化。

2. 雌激素的代谢　雌二醇在血液中主要以结合形式存在，其中只有 2% 以游离形式存在，另外 37%~38% 与特异的 β 球蛋白性激素结合球蛋白（sex hormone binding globulin，SHBG）结合，60% 与白蛋白结合。雌酮与雌二醇主要与白蛋白结合，与 SHBG 的结合力非常弱。雌激素主要在肝脏内代谢，雌二醇和雌酮的代谢产物是雌三醇，雌三醇与葡萄糖醛酸或硫酸盐结合后，大部分经由尿液排出体内，小部分由胆汁排出参与肝肠循环。"雌激素的肝肠循环"即雌激素经过肝脏时与胆汁一同排入肠道，进入肠道内的雌激素可被再次吸收入血而再次利用，余下极少部分未被肠道吸收的雌激素从肠道排泄。

3. 雌激素受体　人体内主要有 2 种雌激素受体，雌激素受体 α（ER-α）和雌激素受体 β（ER-β）。近年来第 3 种雌激素受体 ER-γ 也已从硬骨鱼中得到克隆。由于其激素特征不明显，很难确定其与 ER-α 和 ER-β 的相似性，因此人类组织中的 ER-γ 被称为雌激素相关受体 -γ。ER-α 于 1986 年被克隆，ER-β 于 1996 年被克隆，虽然它们由不同基因所编码，结构上却具有高度同源性（图 3-2-5）。DNA 结合区 96% 相同，雌激素结合区 53% 相同。雌激素受体广泛分布于全身各组织器官,除生殖道及乳腺外,肝脏、肾脏、心血管系统、脑等组织器官上也存在。

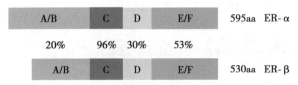

图 3-2-5 雌激素受体 α（ER-α）和雌激素受体 β（ER-β）

4. 雌激素的生理作用 雌激素在体内具有广泛的生理学作用,它的主要作用是促进和维持女性生殖器官的发育及第二性征的出现。3 种雌激素中雌二醇作用最强,雌酮次之,雌三醇最弱。雌激素参与调控卵泡生长发育,其中主要作用于卵泡膜细胞和颗粒细胞。雌激素促进颗粒细胞有丝分裂,上调颗粒细胞 FSH 和 LH 受体,同时激活芳香化酶,进一步促进雌激素的合成。雌激素在优势卵泡选择机制中占重要地位。一方面,雌激素在卵泡内与 FSH 相互作用,提高卵泡对 FSH 的敏感性;另一方面,雌激素对垂体 FSH 的分泌有负反馈抑制作用。卵泡早中期,随卵泡发育和雌激素分泌的增加,FSH 分泌下降。分泌雌激素能力强、且对 FSH 敏感的卵泡即被选择为优势卵泡。而分泌雌激素能力差的卵泡,FSH 分泌减少,使得对 FSH 敏感性差的卵泡闭锁。

雌激素促进子宫内膜修复和增生。长期缺乏孕激素拮抗的雌激素可使得子宫内膜过度增生或引发子宫内膜癌。雌激素可增加子宫肌层血流供应,促进子宫平滑肌细胞增生,增厚子宫肌层,因此雌激素也与子宫肌瘤的发生密切相关。

雌激素促进乳腺发育。青春期后,雌激素水平升高,从而促进乳房发育,女性第二性征表现。同时,雌激素可以促进乳腺上皮细胞有丝分裂,与乳腺癌发生相关。

雌激素促进女性外阴、阴道、子宫颈和输卵管的发育。雌激素可促进阴道上皮增生和角化,宫颈腺体分泌增加。

雌激素促进儿童骨骼发育,促进钙沉积、抑制骨吸收。女童骨骺闭合作用通常认为主要是雌激素作用所致,绝经后妇女常见的骨质疏松与雌激素水平低下密切相关。

雌激素可影响多种凝血因子的合成从而影响

凝血系统。雌激素可以刺激肝脏合成一些凝血因子,如 Ⅱ、Ⅶ、Ⅸ、Ⅹ 等,进而引起凝血功能的增强,可能导致血栓的形成。

雌激素还可以调节血脂的代谢,主要是降低低密度胆固醇水平,增加血管弹性,因此绝经后妇女的心血管疾病风险明显增加;雌激素还可以促进神经细胞的生长发育,影响多种神经递质的释放,因此围绝经期妇女的许多症状与绝经期雌激素水平的波动有关,阿尔茨海默病在老年女性中多发也可能与雌激素的长期缺乏相关。

（二）孕激素的合成、代谢与功能

孕激素主要包括孕酮和 17α- 羟孕酮等,它们都是其他类固醇激素合成的重要中间产物。其中,孕酮是黄体分泌的主要类固醇激素（图 3-2-6）。

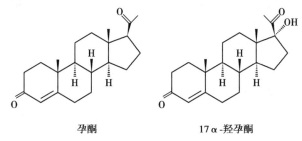

孕酮　　　　　　　17α-羟孕酮

图 3-2-6 孕酮和 17α- 羟孕酮的分子结构

1. 卵巢孕激素的合成 孕酮主要在黄体卵泡膜细胞和黄体颗粒细胞中合成,低密度脂蛋白（low density lipoprotein, LDL）中的胆固醇是孕酮合成的重要底物。卵泡期,颗粒细胞周围缺乏毛细血管供给 LDL,卵泡液中也缺乏 LDL,因此,此时的颗粒细胞不能分泌孕酮。排卵后,卵泡黄素化,同时黄体内毛细血管增生,颗粒细胞可以获取大量的 LDL,进而大量合成孕酮。HCG 能促进黄体细胞上 LDL 受体表达,从而促进孕酮的合成,增强黄体功能。孕酮合成需要 CYP11A1 和 3β- 羟基类固醇脱氢酶（3β-HSD）这些关键酶,这些基因表达的显著上调与黄体孕酮分泌增加密切相关。

在月经周期的黄体期,黄体颗粒细胞和卵泡膜细胞分泌大量孕酮,使得血中孕激素水平显著升高,排卵后 6~8 天达到峰值。若次级卵母细胞未受精,月经前,黄体功能衰竭,黄体细胞分泌孕酮的能力下降,孕激素水平也逐渐下降至卵泡期水平。

2. 孕激素的代谢　孕激素分泌入血后,大部分与皮质类固醇结合蛋白结合,少数以游离形式存在。孕酮主要经肝脏代谢,孕二醇是其代谢产物。孕二醇与葡萄糖醛酸结合,经由尿液排出。

3. 孕激素的受体　人体内存在两种孕激素受体,即孕激素受体 A(progestin receptor A,PR-A)和孕激素受体 B(progestin receptor B,PR-B)。在转录水平上,雌激素诱导孕激素受体(PR)的生成,孕激素则可以在转录和翻译两个水平上减少它的生成。PR-A 和 PR-B 的分子量分别为 94 000kD 和 114 000kD。PR-B 含有 933 个氨基酸,比 PR-A 多 164 个。且 PR-B 还具有 1 个独特上游部分,称为 B- 上游片段(BUS)。虽为同一基因表达,却是由不同的启动子引发转录的结果,构成了一个复杂的转录调节系统。孕激素受体均与某些附加蛋白相关,便于与激素结合发挥受体活性。

4. 孕激素的生理作用　孕激素能够负反馈调节 HPO 轴,抑制 FSH 和 LH 的分泌。

孕激素使增殖期子宫内膜转化为分泌期内膜,为受精卵的着床和发育做好准备。孕激素对于子宫内膜上皮细胞和间质细胞的作用不同,它一方面可以抑制子宫内膜上皮细胞增殖,另一方面能促进间质细胞的蜕膜化。孕激素有助于协调子宫内膜与受精卵发育水平的同步化,诱导透明带水解酶的合成,这是受精卵着床的关键。

孕激素对子宫平滑肌产生负性肌力的作用,使子宫平滑肌松弛,减弱平滑肌活动力;降低妊娠期子宫对催产素的敏感性,有助于妊娠维持。而这种作用被认为与其能降低细胞内钙离子水平,同时抑制前列腺素合成等机制有关。

孕激素能够抑制母体对胎儿的免疫反应,有利于妊娠维持,也可促进乳腺发育。与雌激素不同的是,孕激素能促进乳腺小叶的发育。妊娠期高浓度的雌、孕激素使得乳腺进一步发育,为泌乳做好准备。

此外,孕激素还可促进阴道上皮细胞的脱落,抑制宫颈腺体分泌。同时,孕激素能够上调体温,排卵后基础体温升高就是孕酮的作用。

(三)雄激素的合成、代谢与功能

1. 雄激素的合成　卵巢内生成的雄激素主要为雄烯二酮,仅有少量的睾酮及脱氢表雄酮(DHEA)等,主要由卵巢泡膜间质细胞分泌(图 3-2-7)。雄激素是由孕烯醇酮合成雌激素过程中的关键中间产物。由孕烯醇酮转化为雄激素有两条途径:一条途径是在 17α- 羟化酶(CYP17)、17,20- 裂解酶(CYP17)和 3β- 羟基类固醇脱氢酶(3β-HSD)作用下,孕烯醇酮经羟化、裂解、脱氢逐步转化为脱氢表雄酮和雄烯二醇;另一条途径是先在 3β-HSD 作用下脱氢,再经 CYP17 作用羟化、裂解生成雄烯二酮。目前认为 CYP17 是一种多功能酶,具有 17α- 羟化酶和 17,20- 裂解酶两种酶活性,是卵巢合成性类固醇激素的关键酶。

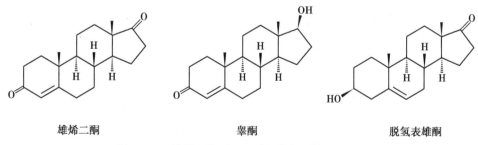

雄烯二酮　　　　　　　　睾酮　　　　　　　　脱氢表雄酮

图 3-2-7　雄烯二酮、睾酮、脱氢表雄酮的分子结构

在正常女性中,DHEA 90% 来自肾上腺,约 10% 来自卵巢;雄烯二酮 40%~50% 来自卵巢,40%~50% 来自肾上腺,其余的来自外周组织。正常妇女的睾酮生成率在 0.2~0.3mg/d,其中 50% 由外周组织中雄烯二酮转化而来,25% 由卵巢产生,剩余 25% 由肾上腺分泌。在某些组织如阴蒂、毛囊、皮脂腺中的雄激素,尤其是睾酮可受 5α- 还原酶的作用转化为双氢睾酮(dihydrotestosterone,DHT)。5α- 还原酶在体内有两种存在形式:Ⅰ型和Ⅱ型,由独立的基因各自编码。Ⅰ型还原酶存在于皮肤中,Ⅱ型还原酶主要存在于与生殖相关的组织中。DHT 这一 5α 衍生物在靶组织中形成,

并且也是多种靶组织中主要的雄激素形式。DHT被认为是胞内分泌激素（intracrine hormone），在靶细胞内产生并发挥作用。DHT在外周血中不易测到，局部含量也很少，但有着较强的作用，可主导男性性器官的生长。大部分DHT在细胞内完成代谢，血液中DHT含量只占睾酮的1/10。显然，睾酮仍是血液中的主要雄激素形式。即使在对DHT敏感的组织中，如毛囊，也仅在当DHT进入胞核后才能呈递雄激素信息。在无法实现睾酮和DHT间转化的细胞中，DHT也能起到雄激素的作用。DHT在3α-酮-还原酶的作用下，可转化为无活性的雄烷二醇（androstanediol）。

2. 雄激素的代谢 雄激素在体内主要以结合形式存在，只有少部分以游离形式存在，约97%的睾酮与性激素结合球蛋白（SHBG）结合。雄激素主要经肝脏代谢，经由尿液排出。

3. 雄激素受体 雄激素受体也存在两种形式：较短的A型和较长的B型。雄激素受体DNA结合区的氨基酸序列与孕激素的极为相似。雄激素胞内作用机制较为复杂，有以下3种途径：在细胞内使睾酮转化为双氢睾酮；睾酮直接发挥作用；通过芳香化酶作用转化为雌二醇。

4. 雄激素的生理作用 雄激素是合成雌激素的重要前体，而且也是维持女性生殖功能的重要激素之一。腋毛和阴毛的生长依赖于雄激素的作用，雄激素对维持女性性欲也非常重要。雄激素过多会影响卵泡的正常生长发育，进而影响排卵，最终导致月经不调，甚至不孕。其中目前最常见的生殖内分泌疾病——多囊卵巢综合征，其主要临床特点即为高雄激素血症或高雄激素临床表现（多毛、皮肤痤疮等）。

三、其他生殖相关激素的合成、代谢与功能

女性生殖功能的调节不仅需要性腺功能的正常，更需要整个女性生殖功能的内分泌调节轴的共同作用。这条内分泌调节轴主要包括由下丘脑、垂体和卵巢组成的生殖功能调节轴（hypothalamus-pituitary-ovarian axis，HPO轴）。

（一）催乳素

催乳素（prolactin，PRL）是由垂体前叶催乳素细胞分泌的一种多肽类激素，最早于1928年在牛垂体中发现，1932年得到纯化。人催乳素在1971年被纯化。大多数哺乳动物的催乳素是含有199个氨基酸的单链多肽。40%结构类似于生长激素和胎盘催乳素。

催乳素由6号染色体上的单基因编码，该基因由4个内含子和5个外显子组成，长度约为10kb。激素分子主要是通过二硫键维持的三环状结构，三级结构呈球形。

人催乳素在体内有多种形态，可以根据分子大小和分子结构的修饰进行分类，主要包括小分子催乳素、糖基化催乳素、大分子催乳素、大大分子催乳素等。催乳素的这种异质性是在包括转录、翻译和外周代谢等多种因素作用下的结果。正是由于催乳素在体内呈多态性，所以导致临床上存在血催乳素水平与临床表现不一致的现象。例如，部分患者尽管血催乳素含量升高，却无溢乳、月经失调等症状；也有患者血催乳素水平并不高，但却存在明显的高催乳素表现。

催乳素的分泌与睡眠周期有关。睡觉后催乳素分泌明显增加，直至睡眠结束。清醒后分泌量骤减。一般来说，人体内催乳素水平在清晨5~7点最高，9~11点最低。催乳素的分泌与精神状态也相关，激动或紧张时分泌明显增加。

催乳素的生物合成与其他蛋白激素相似。成熟的催乳素分泌颗粒储存在细胞内，细胞接收到分泌信号后就会分泌催乳素。催乳素非糖基化形式是分泌进入血液循环的主要形式。催乳素受体基因位于5号染色体上，与生长激素受体基因相邻。催乳素信号由胞质内酪氨酸激酶通路介导。PRL的分泌受到下丘脑分泌的激素或因子的调节，其中多巴胺被认为是下丘脑分泌的最主要的催乳素抑制因子，它是目前已知的最强的催乳素抑制因子。一旦多巴胺分泌减少或下丘脑垂体多巴胺转运功能或途径受阻，就会出现高催乳素血症。

PRL的生理作用极为广泛复杂。在人类，主要是促进乳腺分泌组织的发育和生长，启动和维持泌乳、使乳腺细胞合成蛋白增多。PRL可影响性腺功能，在男性中，PRL可促进睾丸间质细胞合成睾酮，在睾酮存在下PRL可促进前列腺及精囊生长；但慢性高PRL血症却可导致性功能低下、精子发生减少，进而出现阳痿和男性不育。在

女性中,卵泡发育过程中卵泡液中 PRL 水平变化明显;但高 PRL 血症不仅对下丘脑 GnRH 及垂体 FSH、LH 的脉冲式分泌有抑制作用,而且可直接抑制卵巢合成孕酮及雌激素,导致卵泡发育及排卵障碍,临床上表现为月经紊乱或闭经。另外,PRL 和自身免疫相关。人类 B 和 T 淋巴细胞、脾细胞和自然杀伤(NK)细胞均有 PRL 受体,PRL 与受体结合调节细胞功能。PRL 在渗透压调节上也有重要作用。

(二)人绒毛膜促性腺激素

人绒毛膜促性腺激素(human chorionic gonadotropin,HCG)是由胎盘的滋养层细胞分泌的一种糖蛋白,由 α 和 β 两个亚单位构成。其中,β-HCG 是最大的 β 亚单位,含有 145 个氨基酸残基和较大的碳水化合物,在它的氨基酸残基中还有一个独特的包含有 29 个氨基酸的羧基末端。β-HCG 有 4 个糖基化位点存在于该羧基末端延伸序列中,使得 HCG 糖基化程度大于 LH,也从分子水平上解释了为何 HCG 拥有较长的半衰期。HCG 的 β 亚单位的转录位点位于 β-HCG 亚单位基因的上游区,同时 β-HCG 亚单位基因内无激素反应元件。因此,不同于 FSH 和 LH,HCG 的分泌调节不受激素反馈调节机制的控制。

血中 HCG 在受精后迅速升高一直到孕 8 周左右,然后缓慢降低直到第 18~20 周,进而保持稳定。由于胎盘的蛋白糖基化功能是以延长半衰期和增强激素的生物学活性为目的,所以胎盘分泌的完整 HCG 半衰期长达 24 小时。糖蛋白激素的碳水化合物部分主要由果糖、半乳糖、甘露糖、氨基半乳糖和唾液酸等组成。其中唾液酸是决定生物半衰期的关键因素。从实验中可以看到去除唾液酸后 HCG、FSH 和 LH 都被很快清除。

HCG 的主要作用是在妊娠早期替代垂体 LH 的作用,以维持妊娠黄体的持续存在,直到胎盘产生足够的雌激素和孕激素。但 HCG 在黄体支持中易发生卵巢过度刺激综合征(ovarian hyperstimulation syndrome,OHSS),目前已较少使用。

(三)神经垂体的激素

神经垂体由胶质细胞和神经纤维组成。神经胶质细胞具有神经胶质内分泌功能,分泌神经介质和神经垂体激素。同时,下丘脑视上核和室旁核生成的加压素和催产素,可通过下丘脑垂体束流入神经垂体储存并释放。加压素和催产素都含有 9 个氨基酸残基,人类加压素含有精氨酸,有别于动物。神经垂体激素则是分子量为 1 000 的多肽分子,以神经垂体激素 Ⅰ 和 Ⅱ 两种形式存在,其中前者是雌激素促进,后者则为烟碱促进。

加压素和催产素基因来自 400 万年前的共同祖先,在 20 号染色体上紧密排列。在血液循环中,加压素和催产素半衰期较短。血浆渗透压、血容量的改变和精神刺激(如疼痛)均是促进加压素释放的主要因素。加压素的主要功能是调节血容量和血液渗透压,是强有力的血管收缩因子和抗利尿激素。当血浆渗透压上升,其释放量增加。催产素主要促进子宫平滑肌和乳腺肌上皮的收缩,与产后乳汁分泌和射乳相关。催产素能够促进蜕膜和子宫肌层内前列腺素的合成,从而促进分娩的机制。观察后发现,宫颈扩张依赖于前列腺素合成的促进作用。从临床上发现,临产和分娩活动多发生于夜间,可能是夜间催产素分泌增加的结果。

(陈子江　孙　赟)

第三节　女性月经周期及子宫内膜周期变化

一、月经周期

(一)正常月经概念及临床特点

月经(menstruation)指女性生殖功能成熟的重要标志,是指在卵巢激素的周期性作用下,子宫内膜发生周期性的脱落及出血。两次月经第一天之间的间隔作为一个月经周期(menstrual cycle)。正常的月经周期一般间隔 28 天 ±7 天,持续 4 天 ±2 天,月经量为一次月经的总失血量,正常月经量为 30~50ml。月经开始的头 12 小时一般出血量少,第 2~3 天出血量最大,第 4 天出血量迅速减少。经血量通常以用多少纸垫及浸透程度来做粗略的估计,如果失血总量超过 80ml 者为月经过多,月经总量少于 20ml 者为月经过少。

月经血呈暗红色,除血液外,还有子宫内膜碎片、宫颈黏液及脱落的阴道上皮细胞。月经血中含前列腺素及来自子宫内膜的大量纤维蛋白溶酶,由于纤维蛋白溶酶对纤维蛋白的溶解作用,故月经血不凝,只有出血多的情况下出现凝血块。

正常月经周期的间隔、经期及经量均因人而异,对有规律排卵的妇女而言,月经周期相对稳定。月经间隔与卵泡期长度有关,黄体期长度相对固定。因此对个体而言,月经间隔因排卵状态的变化随年龄有一定波动,人群研究表明波动时期主要在初潮后2~3年及绝经前3~5年,20~40岁处于周期稳定值。围绝经期早期,月经周期有个逐渐缩短的过程,这与卵泡生长速度的加快所致卵泡期缩短有关,随着后期卵巢功能的进一步下降,无排卵周期出现,月经周期延长或者不规律。

行经期一般无特殊症状,但由于前列腺素的作用,有些女性下腹部及腰骶部可有下坠感或子宫收缩痛,并可有腹泻等胃肠功能紊乱症状。少数患者可有头痛及轻度神经系统不稳定症状。

(二)月经周期分期

从卵巢功能变化的角度来看,月经周期可分为排卵前的卵泡期及排卵后的黄体期,卵巢周期使子宫内膜发生周期性变化,故从子宫内膜角度来看,月经周期又可分为增殖期、分泌期及月经期。各分期所对应时间及特点见表3-3-1。

表3-3-1 月经周期分期

月经天数/d	1~4	5~14	15~28
卵巢周期	早卵泡期	卵泡期	黄体期
子宫内膜周期	月经期	增殖期	分泌期
激素水平	均低	雌激素为主	孕激素为主

黄体-卵泡转换期是月经周期转换的重要时期,该时期横跨上一周期黄体晚期及本周期卵泡早期。此时,血液中雌激素及孕激素水平下降,解除了对下丘脑及垂体的负反馈作用,导致FSH水平上升,从而刺激卵泡的发育。

二、子宫内膜周期

(一)子宫内膜的组织学变化

子宫内膜从形态学可分为功能层及基底层,其中功能层是胚胎植入的部位,受卵巢激素变化的调节,具有周期性增殖、分泌和脱落的变化;基底层不随月经周期变化,在月经后起到再生并修复子宫内膜创面的作用。根据子宫内膜在月经周期中的组织学变化将其分为三个时期,以正常月经28天为例:

1. **增殖期** 在雌激素的作用下,子宫内膜表面上皮、腺体和腺上皮、间质及血管均处在一个增殖生长过程,称为增殖期(proliferative phase)。与卵巢的卵泡期相对应,子宫内膜的增殖期一般持续2周,生理情况下可有10~20天波动。子宫内膜厚度从0.5mm增加到3.5~5.0mm(单层内膜厚度,以下类同),以腺体增殖反应最为明显。根据增殖程度一般将其分为早、中和晚期3个阶段。

(1)增殖早期:月经第5~7天。此期子宫内膜薄,仅1~2mm,腺体狭窄呈管状,内衬低柱状上皮,间质细胞梭形,排列疏松,胞质少,螺旋小动脉位于内膜深层。

(2)增殖中期:月经第8~10天。此期子宫内膜腺体数量多,腺体迅速变长而扭曲,腺上皮增生活跃,开始有分裂象;螺旋小动脉逐渐发育,管壁变厚;间质水肿在此期最明显。

(3)增殖晚期:月经第11~14天,相当于卵泡期雌激素分泌高峰期,子宫内膜雌激素浓度也达高峰,内膜进一步增厚,达3~5mm;子宫内膜腺体更加弯曲,腺上皮细胞拥挤,增殖为假复层上皮,核分裂象增多;间质细胞相互结合成网状,组织内水肿明显。螺旋小动脉在此期末到达子宫内膜表面的上皮层之下,并在此形成疏松的毛细血管网。

雌激素作用下子宫内膜生长的另一重要特征是纤毛和微绒毛细胞增加;纤毛细胞出现于月经周期的第7~8天,主要围绕腺体开口分布,纤毛的摆动可促进子宫内膜分泌物的流动和分布。微绒毛可增加细胞表面积,从而增加腺细胞的排泄和吸收功能。增生腺细胞和间质细胞内含有丰富的游离和结合的核糖体、线粒体、高尔基复合体及初级溶酶体。这些结构是蛋白质、能量及酶的合成与贮存场所。随着子宫内膜对雌激素反应性增加,围绕腺体开口的纤毛细胞增加,对内膜分泌期的分泌活动十分重要。

2. **分泌期**(secretory phase)与卵巢周期的黄体期对应。排卵后,子宫内膜主要受黄体分泌的孕酮的作用。尽管仍受到雌激素作用,由于孕酮的抗雌激素作用,子宫内膜的总高度被限制在排卵前范围,内膜内其他各种成分在限定的空间内继续生长,导致腺体进行性弯曲及螺旋动脉高度螺旋化。孕酮作用的另一重要特征是使子宫内膜的腺体细胞出现分泌活动,故称为分泌期。此时的内膜厚且松软,含有丰富营养物质,有利于受精卵着床发育。根据腺体分泌活动的不同阶段,将分泌期分为早、中和晚期3个阶段。

(1)分泌早期:月经第15~19天,50%以上的腺上皮细胞核下的细胞质内出现含糖原的空泡,称核下空泡,为分泌早期的组织学特征。

(2)分泌中期:月经第20~23天,糖原空泡自细胞核下逐渐向腺腔移动,突破腺细胞顶端胞膜,排到腺腔,称顶浆分泌,为分泌中期的组织学特征,此过程历经7天。内膜分泌活动在月经中期LH峰后第7天达高峰,与囊胚植入时期同步,此时另一突出的特征是子宫内膜基质高度水肿,

此变化是由于雌、孕激素作用于子宫内膜产生前列腺素使毛细血管通透性增加所致。

(3)分泌晚期:月经第24~28天,月经来潮前期,相当于黄体退化阶段。此期腺体排空,间质稀少,基质水肿使子宫内膜呈海绵状;此时表层上皮细胞下的间质分化为肥大的前脱膜细胞,其下方的间质细胞分化为富含松弛素颗粒的颗粒间质细胞。

排卵后第7~13天,子宫内膜分泌腺扩张及扭曲最明显;至排卵后第13天,子宫内膜分为3带:底层不到1/4的组织是无变化的基底层,子宫内膜中部1/2组织为海绵层(stratum spongiosum),含高度水肿的间质和高度螺旋化动脉以及分泌耗竭扩张的腺体。表层1/4的组织为致密层(compactum),由水肿肥大的呈多面体的间质细胞呈砖砌样致密排列(图3-3-1,见文末彩插)。

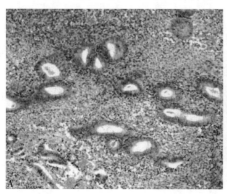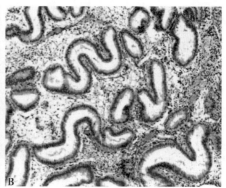

图 3-3-1 子宫内膜镜下表现
A. 增殖期;B. 分泌期

3. 月经期 即为子宫内膜海绵状功能层从基底层崩解脱落期,是未受孕情况下,黄体萎缩所致孕酮和雌激素撤退的结果。经前24小时,内膜螺旋动脉节律性收缩及舒张,继而出现逐渐加强的血管痉挛性收缩,导致远端血管壁及组织缺血坏死、剥脱,脱落的内膜碎片及血液一起从阴道流出,即月经来潮。

(二)子宫内膜的功能调控

1. 甾体激素及受体 雌、孕激素受体在内膜上的数量及分布随月经周期变化。雌、孕激素需通过各自的受体介导发挥作用,影响内膜各种细胞的众多生长因子、细胞因子、酶、细胞黏附因子及其受体整合素等的功能而实现。雌激素受体主要分布于上皮细胞、间质细胞及子宫平滑肌细胞

的细胞核上,在增殖期含量最高,排卵后明显减少。孕激素受体在排卵时达高峰,随后腺上皮孕激素受体逐渐减少,而间质细胞孕激素受体含量相对增加。孕激素诱导子宫内膜功能层由增殖期内膜向分泌期转化、促使子宫内膜基底层细胞增殖。子宫内膜螺旋小动脉的平滑肌细胞亦含有雌、孕激素受体,且呈周期性变化,以黄体期两种受体含量最高,提示子宫血流可能在一定程度上亦受甾体激素影响(图3-3-2)。

2. 生长因子 子宫内膜有大量生长因子和相关受体的表达,每种因子都有特定的表达模式和作用机制,其中促进内膜细胞增殖、分化的物质及表达分布如下:①胰岛素样生长因子(IGF),IGF-Ⅰ介导雌激素的作用,以增殖晚期至分泌

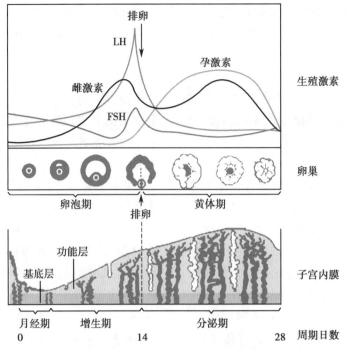

图 3-3-2 卵巢及子宫内膜周期性变化和激素水平关系示意图

早期表达最高,IGF-Ⅱ于分泌中期、妊娠早期较高。此外IGF-Ⅰ、IGF-Ⅲ还可促进滋养细胞增殖的作用,胰岛素样生长因子结合蛋白(IGFBP-1)主要在蜕膜间质细胞中表达,与IGF结合抑制其发挥作用,起到调控胚胎种植的作用。②表皮生长因子(EGF)/转化生长因子-α(TGF-α),增殖期EGF的表达主要在间质细胞,分泌早、中期主要位于腺体及表面上皮,分泌晚期则在螺旋动脉周围的间质细胞。TGF-α表达在内膜上皮,以增殖期最高。EGF/TGF-α还具有调节滋养细胞分化、黏附和浸润的作用。③血小板衍生生长因子(PDGF),来自间质细胞及血小板,增殖期最丰富。④成纤维细胞生长因子(FGF),分泌晚期的间质最多,其受体在增殖晚期腺上皮最丰富。⑤转化生长因子-β(TGF-β),TGF-β及其受体的表达在增殖晚期到分泌中期的上皮和间质细胞,促进内膜从增殖期向分泌期转换。TGF-β1、bFGF(依赖于孕酮)、血管内皮生长因子(VEGF)还具有促进血管新生的作用。

3. **血管收缩因子** 月经来潮前24小时子宫内膜缺血、坏死,血管渗透性增加,白细胞由毛细血管渗透到基质,血管的舒张变化使红细胞渗出至组织间隙,血管表面凝血块形成。此时,分泌期子宫内膜上因组织坏死释放的前列腺素

PGF$_2\alpha$及PGE$_2$水平达到最高;来自腺体细胞的前列腺素PGF$_2\alpha$及泡膜间质细胞的内皮素-1是强效血管收缩因子,血小板凝集产生的血栓素A2(TXA2)也具有血管收缩作用,从而使经期发生血管及子宫肌层的节律性收缩,而且全内膜血管收缩在整个经期呈进行性加强,使内膜功能层迅速缺血坏死崩解。

4. **各种酶类** 一些组织水解酶如酸性磷酸酶、β-葡萄糖醛酸酶等能使蛋白质、核酸和糖胺聚糖分解。这些酶类平时被限制在溶酶体内,不具有活性。排卵后若卵子未受精,7天后黄体逐渐萎缩、雌、孕激素水平下降,溶酶体膜的通透性增加,多种水解酶释放入组织,影响子宫内膜的代谢,对组织有破坏作用,从而造成内膜的剥脱和出血。基质金属蛋白酶(MMPs)/组织基质金属蛋白酶抑制物(TIMP)系统、组织型纤溶酶原激活物(tPA)/纤溶酶原激活抑制物(PAI)系统等也参与子宫内膜的剥脱过程。

5. **细胞黏附因子及其受体整合素** 月经期子宫内膜的再生及胚胎着床皆涉及细胞之间、细胞与基质之间多种黏附分子的相互作用。整合素为细胞外基质的受体,为由α、β跨膜糖蛋白以共价键组成的异二聚体分子。子宫内膜上皮及间质细胞能表达多种α、β亚单位,其强度受

到雌、孕激素的调控,在月经周期中各有不同的表达特点。不同组合的 α、β 亚单位结合不同的细胞外基质分子。研究显示 α、β₃ 在分泌中期才有表达,在周期 24 天表达消失,可能与胚胎着床有关。

6. 酸性黏多糖 在雌激素作用下,子宫内膜间质细胞能产生一种和蛋白质结合的碳水化合物,称酸性糖胺聚糖(acid mucopolysaccharide,AMPS)。雌激素能促使 AMPS 在间质中浓缩聚合,成为内膜间质的基础物质,对增殖期子宫内膜的成长起支架作用。排卵后,孕激素可抑制 AMPS 的生成和聚合,促使其降解,致使子宫内膜黏稠的基质减少,血管壁的通透性增加,有利于营养及代谢产物的交换,并为受精卵着床和发育做好准备。

(三)子宫内膜容受性

胚胎可在受精后 3~4 天进入子宫腔,受精 5~6 天后开始胚胎种植的过程。子宫内膜容受性即可被定义为子宫内膜允许胚胎黏附、侵入并诱导内膜间质发生一系列变化,最终使胚胎得以植入的一种能力。在胚胎侵入前后的一段特殊时期,子宫内膜可表现出最大容受性,这一时期被称为种植窗(implantation window),一般出现在子宫内膜的分泌中期(月经第 20~23 天),在这一时期内膜发生的各种变化均被认为子宫内膜容受性密切相关。胚胎着床的成功主要取决于胚胎植入子宫的能力以及子宫内膜容受性,因此大量研究者尝试寻找相关的影像学以及分子水平标记物,试图临床预测子宫内膜容受性并有针对性地进行干预。胞饮突(pinopodes)是在扫描电子显微镜下可见到的子宫内膜上皮细胞表面形成的膜样突起,出现在月经周期第 20 天左右并表达分布于胚胎着床部位,被认为是子宫内膜容受性的形态学标志物,但受限于检测技术的发展,目前对胞饮突的观察及检测还依赖于有创手段,无法开展临床应用。基因水平上,位于 7 号染色体上的同源框基因 *HOXA10* 被认为与胚胎着床密切相关。此外还有很多细胞因子被认为与细胞容受性相关,包括白血病抑制因子(LIF)、整合素 α、β₃、选择素、白介素 -1、胰岛素样生长因子等,但都局限于基础研究,仍缺乏高质量临床证据。

(薛 晴)

第四节 女性配子发生与调节

一、卵泡生长和发育

卵泡的生长和发育贯穿女性的一生,对女性的激素调节、生育功能至关重要。卵泡发育是一个周期性、动态的过程,包括卵巢各种类型细胞的大小和数量的急剧变化。目前认为卵巢内卵泡发育成熟过程跨越时间较长,分为以下几个阶段:

(一)始基卵泡

卵巢分皮质和髓质两部分。皮质内散布着数十万个始基卵泡(primordial follicle),是胎儿时原始生殖细胞经细胞分裂后形成的。女性胎儿在母体子宫内时卵泡发育就开始了,从孕 5 周开始,女性胎儿的卵巢含有 500~1 300 个原始生殖细胞(primordial germ cells,PGCs)。胚胎 6~8 周时,原始生殖细胞不断分裂,细胞数目增多,体积增大,变成卵原细胞,到怀孕 20 周时,女性胎儿的卵巢内含有 600 万 ~700 万生殖细胞,这些生殖细胞逐渐结束有丝分裂后进入减数分裂,此后停留在第一次减数分裂前期的双线期,形成初级卵母细胞(primary oocyte)。继而卵巢内单层梭形前颗粒细胞围绕停留在第一次减数分裂前期的初级卵母细胞形成始基卵泡。

始基卵泡的形成依赖多种转录因子的调控,如 FIGLA、LHX8、SOHLH1 及 SOHLH2 等。始基卵泡的直径为 30~60μm,女性出生起双侧卵巢内共有 100 万 ~200 万个始基卵泡,至青春期启动时还留有 30 万 ~50 万个,其余多数发生退化。始基卵泡在卵巢内休眠数十年,直至青春期开始后,始基卵泡开始逐渐发育最终形成成熟卵泡并排出,女性的一生有 400~500 个成熟卵泡排出。从青春期开始到绝经前,卵巢在形态和功能上发生周期性变化称为卵巢周期(ovarian cycle)。

卵泡的发育分为两个时期:非促性腺激素依赖期和促性腺激素依赖期。静止的始基卵泡开始进入卵泡生长的轨道的过程叫作初始募集(initial recruitment),初始募集的过程不依赖促性腺激素如 FSH、LH 的变化,因为始基卵泡不表达 FSH 及 LH 的受体,无法做出反应,因此该阶段属于非促性腺激素依赖期。初始募集主要依赖卵巢局部的生长因子的调控,干细胞生长因子(stem cell factor, SCF)属于白细胞介素-6家族成员,是最早发现的促卵泡募集因子,在卵巢颗粒细胞、卵泡膜细胞、间质细胞及上皮细胞均可表达,其与卵母细胞上表达的酪氨酸激酶受体结合,促进始基卵泡的募集。除了SCF外,白血病抑制因子(leukemia inhibitory factor, LIF)、碱性成纤维细胞生长因子(basic fibroblast growth factor, bFGF)、生长分化因子9(growth differentiation factor 9, GDF9)、胰岛素样生长因子(insulin-like growth factor, IGF)等均可通过促进颗粒细胞及卵母细胞发育、调节颗粒细胞有丝分裂等途径促进始基卵泡的初始募集。募集的过程依赖细胞因子的正性调节和负性调节的协调配合,才能保证一定数目的卵泡有序发育。因此,卵泡在分泌促卵泡募集因子的同时也分泌抑制卵泡募集的因子,如抗米勒管激素(anti-Müllerian hormone, AMH),大量研究表明AMH可作为始基卵泡生长抑制因子,抑制始基卵泡的启动募集,且AMH的分泌既不受促性腺激素的调控,也不受月经周期的限制。综上所述,始基卵泡的初始募集主要受卵巢局部调节因子控制,包括自分泌和旁分泌等。卵泡内部颗粒细胞、卵母细胞相互作用构成调控微环境,而且始基卵泡之间可以相互作用,共同调控始基卵泡的募集和发育。

(二)初级卵泡

初级卵泡(primary follicle)是由始基卵泡发育而来的,卵母细胞不断增大,周围的颗粒细胞由单层扁平变为单层立方形,此时卵泡直径大于60μm,称为初级卵泡。与此同时,卵母细胞与颗粒细胞共同合成和分泌糖胺聚糖,在卵子周围形成一个透明环状区,称为透明带(zona pellucida, ZP)。透明带在精卵识别和结合、诱发精子顶体反应以及胚胎着床前的保护中均发挥重要作用。人卵透明带由4种糖蛋白构成,即ZP1、ZP2、ZP3和ZP4,每个蛋白都发挥重要作用,ZP3与精子质膜上的ZP3受体相结合,介导精子和卵子透明带之间的初级识别,继而触发精子的顶体反应。而ZP2则与顶体反应的精子相互作用,构成精子和卵子透明带之间的次级识别和结合。一旦发生受精,则透明带结构发生变化,从而进一步阻止多精入卵。因此,透明带的出现对于胚胎形成及发育

起着重要的作用,一旦出现透明带缺失,会造成卵泡及胚胎发育异常。

透明带围绕在卵母细胞周围,而外层颗粒细胞的胞膜突起可以穿过透明带与卵母细胞的胞膜形成缝隙连接,这些胞膜的接触为卵泡内的信息传递和物质交换提供了一条通道,在卵泡发育中发挥重要作用,形成缝隙连接的蛋白主要包括连接蛋白37(connexin37, CX37)等。与此同时,初级卵母细胞上开始表达FSH受体(follicle-stimulating hormone receptor, FSHR)。

(三)次级卵泡

初级卵泡进一步发育形成次级卵泡(secondary follicle),次级卵泡周围的颗粒细胞由单层立方上皮变成复层柱状上皮(细胞层数6~8层),卵泡逐渐增大,直径约为120μm。次级卵泡的一个重要变化是颗粒细胞内出现FSHR、雌激素受体(estrogen receptor, ER)和雄激素受体(androgen receptor, AR),可以在FSH的作用下出现颗粒细胞增殖分化,也可以受雌雄激素的调控。而另一个重要变化是卵泡间质出现血供且分化出两层卵泡膜,即卵泡内膜(theca interna)和卵泡外膜(theca externa),其中卵泡内膜细胞出现了LH/CG受体(luteinizing hormone/choriogonadotropin receptor, LHCGR)。至此,次级卵泡发育出FSHR和LHCGR,可以对促性腺激素FSH、LH做出反应。

(四)窦卵泡

次级卵泡开始出现卵泡膜,之后进一步发育。Gougen将有膜细胞的次级卵泡生长分为8个等级:次级卵泡在第1个月经周期的黄体期进入第1级,约经25天后在第2个月经周期的卵泡期转入第2级,此时颗粒细胞间集聚的卵泡液逐渐增加,最终融合形成卵泡腔(follicle antrum),卵泡腔内含有卵母细胞及颗粒细胞中分泌的物质,对卵泡的发育至关重要,这种卵泡称为窦卵泡(antral follicle);约经20天窦卵泡在第2个月经周期的黄体期末转入第3级,此时期的颗粒细胞分裂增殖较明显,再经过15天左右,卵泡于第3个月经周期转入第4级;1~4级的卵泡生长比较缓慢,被称为营养生长阶段或持续生长期。

4级卵泡进一步发育,再经过10天,在第3个月经周期的黄体晚期转入第5级,此时卵泡直

径为 2~5mm,大部分 5 级卵泡在黄体晚期发生闭锁,只有少量卵泡在升高的 FSH 的作用下被募集到继续生长发育的轨道,得以进入下一个月经周期的卵泡期,这个过程被称作周期募集。经过周期募集的卵泡相继转入第 6、7、8 级,其间各相隔 5 天,构成了第 4 个月经周期的卵泡期阶段,5~8 级卵泡发育迅速,且对促性腺激素的依赖性很高,因此被称为促性腺激素依赖阶段,也称为指数生长期。

综上所述,卵泡发育起始于始基卵泡向初级卵泡的转化,这个过程远早于月经周期开始之前,从始基卵泡发育至次级卵泡可能需要 9 个月以上的时间,从次级卵泡发育至排卵前卵泡需要经历持续生长期(1~4 级卵泡)和指数生长期(5~8 级卵泡),共需要 85 天,实际上是跨越了 4 个月经周期。而通常我们所说的卵泡期是指卵泡发育的最后阶段,一般需要 15 天左右(图 3-4-1)。

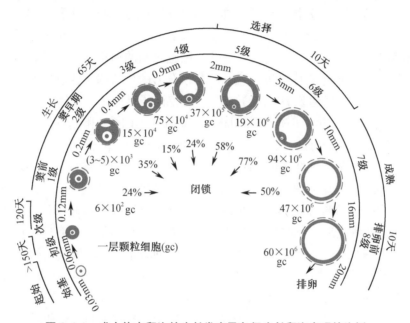

图 3-4-1　成人体内卵泡的生长发育及各级生长卵泡出现的比例

促性腺激素对周期募集的卵泡发育至关重要,FSH 与颗粒细胞上的 FSHR 结合,促进颗粒细胞增殖、芳香化酶的表达及雌激素的合成。FSH 发挥作用主要依赖环腺苷酸(cyclic adenosine monophosphate,cAMP)、蛋白激酶 A(protein kinase A,PKA)信号通路的活化,此外,FSH 还可以激活其他信号通路,如糖原合成酶激酶 3β(glycogen synthase kinase 3β,GSK3β)、磷脂酰肌醇 3- 激酶(phosphatidylinositol 3-kinase,PI3K)通路等。除了 FSH 外,LH 在卵泡发育中也是不可或缺的,LH 与卵泡内膜细胞上的 LH 受体结合,促进雄激素的生成,雄激素进一步通过与雄激素受体(androgen receptor,AR)结合,调节窦卵泡的发育及卵泡闭锁,协调卵泡发育的过程。

周期募集的卵泡有很多个,但是只有一个发育成优势卵泡并排卵,这与卵泡对 FSH 的敏感性相关。雌激素由卵泡颗粒细胞分泌,且在卵泡中可以协同 FSH 的作用,促进颗粒细胞的生长,从

而提高对 FSH 的敏感性。在卵泡早期,循环中雌激素水平的升高可以通过对下丘脑 - 垂体 - 卵巢(hypothalamus-pituitary-ovary,HPO)轴的负反馈作用,降低 FSH 的分泌及循环中 FSH 水平。而在卵泡中期,FSH 阈值最低的一个卵泡仍可以对较低的 FSH 保持敏感性,从而优先发育成为优势卵泡(dominant follicle),这个现象称为选择(selection)。其中,FSH 阈值与卵泡内雌激素水平密切相关,雌激素高的卵泡对 FSH 敏感性强,得以在低 FSH 水平继续发育,通过颗粒细胞和膜细胞的迅速增殖、卵泡腔的进一步扩张,优势卵泡继续发育成熟成为排卵前卵泡。而雌激素分泌少的卵泡由于 FSH 敏感性降低,在低 FSH 时难以继续发育,从而发生退化闭锁。

（五）排卵前卵泡

在卵泡期的 11~13 天,优势卵泡逐渐增大至 18mm 左右,同时在 FSH 的刺激下,颗粒细胞出现 LH 及催乳素(prolactin,PRL)的受体,从而具

备了对 LH 及 PRL 的反应性,此时的卵泡被称为排卵前卵泡(preovulatory follicle, POF)。排卵前卵泡分泌雌激素增多,使血清雌激素水平升高,可以达到 300pg/ml,血清中高水平的雌激素通过激活 HPO 轴的正反馈,从而诱导 FSH、LH 峰的出现,而此时排卵前卵泡的颗粒细胞中 LH 受体高水平表达,LH 峰与颗粒细胞中的 LH 受体相结合促进了排卵前卵泡的成熟及排卵的发生。排卵的过程调节精细复杂,将在下一部分排卵调节中详细阐述。

(六)卵泡闭锁

每个卵泡周期有许多卵泡被募集进入生长轨道,但是每个月只有一个卵泡发育成熟并排出,其余绝大多数出现闭锁。卵泡闭锁(follicular atresia)发生在卵泡发育的各个时期,从卵泡募集到优势卵泡的选择都伴随着大量的卵泡闭锁,窦卵泡一旦出现闭锁,则无法进一步发育成排卵前卵泡。卵泡闭锁主要是通过细胞凋亡的方式体现的,细胞凋亡主要包括两种类型:一种起始于颗粒细胞,一种起始于卵母细胞,其中颗粒细胞凋亡是导致窦卵泡闭锁的重要原因。颗粒细胞凋亡受多种因素调控,其机制较为复杂,雄激素等性激素水平升高可以诱导颗粒细胞凋亡的增加及卵泡闭锁的出现,其中,B 细胞淋巴瘤 2(B cell lymphoma 2, Bcl-2)家族和胱天蛋白酶(cysteine aspartate acid specific protease, caspase)家族等关键的凋亡调控分子均参与了颗粒细胞凋亡及卵泡闭锁。卵泡闭锁的增加与许多疾病的发生密切相关,其中多囊卵巢综合征(PCOS)是育龄期女性最常见的内分泌疾病,PCOS 患者颗粒细胞凋亡及卵泡闭锁增加,是 PCOS 女性卵泡发育障碍的一个重要因素,其机制尚不明确,高水平的雄激素可能参与其中。

综上所述,卵泡的发育是一个漫长而复杂的过程,卵泡的发育主要依赖卵泡微环境的调控,壁层颗粒细胞、卵丘颗粒细胞和卵泡膜细胞都起了很重要的作用。颗粒细胞通过缝隙连接与卵母细胞相互作用,为卵母细胞的发育提供信号调控和营养物质,在卵母细胞发育及排卵过程中必不可少(颗粒细胞对卵泡发育、排卵、卵母细胞减数分裂调控等方面的功能将"二、排卵调节""三、卵母细胞的发生与成熟""四、卵巢体细胞的功能调节"中进行详细描述)。然而,卵母细胞与颗粒细胞之间的通信是双向的,卵母细胞也可以分泌强有力的生长因子,其中两个最重要的卵母细胞分泌因子是生长分化因子 9(growth differentiation factor 9, GDF9)和骨形态生成蛋白 15(bone morphogenetic protein 15, BMP15),这些生长因子局部作用于卵丘颗粒细胞,激活卵丘颗粒细胞中的信号通路,调节颗粒细胞分化和功能。因此,卵母细胞可以严格控制其邻近的颗粒细胞,指示它们来执行卵母细胞发育所需的功能。卵母细胞-颗粒细胞相互作用构成的调节环和卵母细胞通过分泌生长因子调节自身微环境的能力是调节卵泡正常发育、维持卵母细胞质量的重要保证。卵母细胞和颗粒细胞主要通过 5 种途径进行相互作用:①直接接触介导的信号;②典型的配体-受体相互作用;③旁分泌信号通路;④缝隙连接和其他连接接触;⑤受体酪氨酸激酶(receptor tyrosine kinase, RTK)途径。除了卵母细胞与颗粒细胞,卵泡膜细胞也可以通过分泌雄激素调控卵泡的发育。因此,卵泡的发育受多个信号通路网络的调节,从始基卵泡的募集到排卵的过程时间漫长,调控精密,任何环节的异常都可能导致卵泡发育异常(图 3-4-2)。

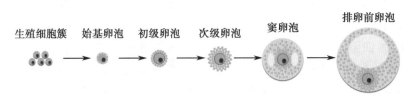

图 3-4-2　卵泡发育过程

(七)前沿进展

透明带是包绕卵母细胞的一层透明环状区,在卵泡发育、排卵及受精的过程中发挥重要作用。

人透明带主要由 4 种蛋白构成:ZP1、ZP2、ZP3 和 ZP4。2014 年 Huang 等在新英格兰杂志发表文章,揭示了 *ZP1* 基因的突变导致了异常 ZP1 蛋白,同时阻隔了细胞质中的 ZP3 蛋白,影响透明带的合成及卵泡发育。2017 年陈子江教授团队进一步揭示了 ZP3 基因突变会导致卵丘卵母复合体的发育异常及卵子退化,最终导致空卵泡综合征。2019 年王磊教授团队从临床病例出发,进一步验证了 ZP1、ZP2 及 ZP3 的突变与卵子发育异常的相关性及可能的机制。上述研究提示了 ZP 家族在透明带形成、卵泡发育中的重要地位。但具体 ZP 家族其他成员在卵泡发育及妊娠中有无作用及具体机制,仍需要进一步研究。

除了关键基因的调控,卵母细胞的表观基因修饰在哺乳动物的卵泡和胚胎发育中也起着重要的作用。然而,卵母细胞中表观如何修饰和调控仍然是个未知数。2019 年 Xu Q 等报道称,组蛋白赖氨酸 N- 甲基转移酶 SETD2 是小鼠卵母细胞表观基因组的重要调节因子。SETD2 的缺失导致卵母细胞表观基因组的广泛改变,重要的是,母体缺乏 SETD2 会导致卵母细胞成熟缺陷及受精后的发育停滞。受精后发育停滞主要是由于卵母细胞胞质的缺陷,置换正常的细胞质后可以恢复正常发育。然而,SETD2 缺失导致的染色质缺陷可以在胚胎中持续存在,导致胚胎在植入后死亡。因此,SETD2 在卵母细胞表观修饰中起着至关重要的作用,而卵母细胞的表观基因修饰进一步控制着卵母细胞的发育成熟及胚胎着床。目前对于表观遗传的研究日益增多,其作用也逐渐受到重视,针对卵母细胞发育过程中的表观遗传修饰尚需要进一步探索和研究。

卵泡发育异常困扰众多育龄期女性,临床治疗方面也在不断寻求突破。褪黑素(melatonin,MT)是调节全身节律及生理的重要激素。氧化应激是影响卵母细胞衰老的主要因素之一,对卵母细胞的质量和受精后的胚胎发育产生不利影响。褪黑素自身结构稳定,不易发生自氧化,且能清除羟基(—OH)和不同的活性氧(reactive oxygen species,ROS),从而发挥抗氧化作用。Tao Wang 等通过比较新鲜、老化和褪黑素处理的卵母细胞的活性氧水平、线粒体膜电位比值、总谷胱甘肽含量及观察孤雌激活后囊胚形成率,发现褪黑素能有效地维持卵母细胞的形态、减轻氧化应激、延缓线粒体膜电位的下降并显著促进卵母细胞的胚胎发育。除了抗氧化作用外,褪黑素在

抑制细胞凋亡方面也发挥着重要作用,褪黑素通过调控 Bcl-2 的表达及降低 caspase-3 的活性来抑制线粒体途径介导的凋亡。前期文献报道证明外源性注射褪黑素可以促进卵泡发育、卵泡成熟及胚胎发育,褪黑素通过调节 ENFB2、HAS2、PTX3 等基因调节卵泡扩张,通过 AKT2、BMP15、GDF9、P34 等基因影响卵母细胞成熟,还可以通过 ATG7、BECLIN1 等基因影响自噬及卵母细胞发育。2019 年 Ying Liu 等通过 mRNA 测序探索了添加褪黑素后卵巢颗粒细胞的转录组学变化,检测出 89 个表达发生变化的基因,其中发现 NOTCH2 基因抑制了雌激素合成而 FILIP1L 基因促进了雌激素的合成。综上所述,褪黑素具有强大的自由基清除功能,且抑制细胞凋亡,从而调控卵泡发育、促进卵母细胞的成熟及改善黄体功能。因此,褪黑素在女性不孕症诊疗领域中的临床应用具有广阔的前景,其具体机制需要进一步研究探索和实践。

二、排卵调节

成熟的卵泡称为 Graafian 卵泡,直径可以达到 18~20mm 以上。停留在第一次减数分裂双线期的卵母细胞被数层卵丘颗粒细胞包围,外层是充满卵泡液的卵泡腔及壁层颗粒细胞,这样共同构成了排卵前卵泡(POF)。POF 由外向内的结构分别为:

1. **卵泡膜**　分为卵泡外膜和卵泡内膜,外膜主要起支持作用,内膜含有丰富的血管,且卵泡内膜细胞含有 LH 受体,具有内分泌功能,可以分泌雄激素等,参与卵泡调节。

2. **壁层颗粒细胞**　细胞呈立方形,细胞间无血管存在,营养来自外周的卵泡内膜。

3. **卵泡腔**　腔内充满大量清澈的卵泡液及激素,由颗粒细胞和卵母细胞共同分泌,与卵泡发育密切相关。

4. **卵丘卵母复合体**(cumulus oocyte complex,COC)呈丘状突出于卵泡腔,卵母细胞深藏其中。该复合体由卵丘颗粒细胞及卵母细胞共同构成,排卵时一同从卵巢中排出。

5. **透明带**　在卵丘颗粒细胞与卵细胞之间有一层很薄的透明膜。由糖蛋白构成,在卵泡发育、受精、早期胚胎着床中发挥重要作用。

卵泡在发育过程中逐渐向卵巢表面移行,成熟时突出于卵巢表面。在卵泡内的液体压力、液体内蛋白分解酶及某些激素的作用下,卵泡膜最终破裂,卵丘卵母复合体随卵泡液从卵巢排出,这个过程称为排卵(ovulation)。排卵时,卵丘与卵泡壁分离,卵泡膜的结缔组织被胶原酶和透明质酸酶解聚,LH峰促进颗粒细胞合成的前列腺素(PG)使卵泡膜外层的平滑肌收缩,最终导致卵泡膜破裂。排卵的过程是一个连续的过程,包括卵母细胞的减数分裂、卵丘卵母复合体的扩张、卵泡的破裂及后来的黄体形成等。这里我们主要介绍卵丘卵母复合体的扩张、卵泡破裂及黄体形成。

(一)LH峰在排卵中的作用

LH峰值的出现是排卵的前提,也是排卵的可靠标志,卵泡发育晚期雌激素水平升高,达到峰值,雌激素通过HPO轴的正反馈诱导LH峰值的出现,排卵一般发生在LH峰值后36小时左右。壁层颗粒细胞及卵泡内膜细胞均表达LH受体,都可以参与排卵的发生,但是壁层颗粒细胞占主导地位。LH通过与颗粒细胞中LH受体结合,不仅可以促进cAMP的生成,诱导PKA信号通路激活,还可以激活PI3K-AKT、RTK通路,最终导致排卵的发生。LH在颗粒细胞中以PKA依赖的方式快速诱导表皮生长因子样分子AREG、BTC及EREG的表达,这些因子通过与存在于壁层颗粒细胞及卵丘细胞中的受体结合,进一步激活RAS和引起的下游靶基因的表达,其中包括透明质酸合酶2(HAS2)、前列腺素内过氧化物合酶2(PTGS2)和肿瘤坏死因子α诱导蛋白6(TNFAIP6)等。EGF配体/受体信号通路及细胞外调节蛋白激酶(extracellular regulated protein kinases,ERK1/2)信号通路对LH诱导排卵的发生至关重要,一旦出现通路异常,则COC无法扩张,卵母细胞不能重新进入减数分裂,卵泡既不能排卵也不能黄体化。

(二)卵丘扩张

卵丘的扩张是排卵的一个必要且复杂的步骤,LH峰激活卵丘细胞和颗粒细胞内的透明质酸酶的表达,使透明质酸酶增加,富含透明质酸的细胞外基质沉积,从而导致卵丘细胞向外迁移和解离,导致卵丘扩张的发生。卵丘扩张受多种因素调节,LH峰与颗粒细胞中LH受体结合,促进卵丘细胞中PTGS2基因的表达、前列腺素(PGE₂)的合成,从而促进卵丘的扩张。而表皮生长因子受体(epidermal growth factor receptor,EGFR)在卵丘扩张中也发挥重要作用,LHCGR通过EGF进一步激活ERK1/2通路,调节卵丘扩张及排卵。

(三)卵泡破裂

卵泡破裂是排卵的关键步骤。LH、FSH及孕酮协同作用下激活卵泡液内蛋白溶酶的活性,使卵泡壁隆起尖端部分的胶原消化,形成小孔,称为排卵孔(stigma)。LH激活LH受体后进一步激活孕激素受体(progesterone receptor,PGR),诱导一系列的下游基因(蛋白酶及细胞因子)的表达,如EDN2、CATHEPSINL、ADAMTS1、IL6、SNAP25、PRKG2等,这些因子协同作用,促进卵泡破裂。目前的研究显示,颗粒细胞中CAAT区/增强子结合蛋白α和β(CCAAT-enhancer binding protein α,β,C/EBPα,β)敲除后,出现卵泡破裂异常及排卵障碍,由此证明C/EBPα,β介导了卵泡破裂的过程,且该蛋白受LHCGR激活的ERK1/2信号通路的调控。此外,卵泡液中前列腺素的增加也有利于促进蛋白溶酶的释放,从而促进卵泡破裂。卵泡破裂后COC进入输卵管,等待完成受精及第二次减数分裂,而位于卵巢卵泡内的颗粒细胞及卵泡膜细胞在LH等的调控下,进一步生成黄体,为后续妊娠及激素分泌做好准备。

(四)黄体形成

排卵后卵泡膜破裂,卵泡壁塌陷,颗粒层向内形成皱襞,卵泡膜细胞内的血管和其他组织进入颗粒细胞层中,在LH的作用下,颗粒细胞和卵泡膜内层细胞分裂增生,细胞成多边形,胞质内有黄色颗粒和脂滴,成为富含毛细血管并具有内分泌功能的细胞团,称为黄体(corpus luteum,CL)。黄体是一种异质性腺体,由分泌类固醇的黄体细胞、成纤维细胞、内皮细胞及免疫细胞等组成,黄体细胞可以分为两种,第一种是颗粒黄体细胞(granulosa lutein cell),由卵泡颗粒细胞转化而来,位于黄体中央。第二种是膜黄体细胞(theca lutein cell),位于黄体周边。这些细胞具有不同的形态、内分泌和生化特征,不同细胞类型之间的相互作用对于维持黄体的正常功能至关重要。除了细胞水平的变化,黄体的组织学也发生了重要改变,主要包括细胞外基质的改变及新生血管的生成等。黄体形成受多种因素调控,其中 LH 是必不可少的,LH 通过 EGF 信号通路,激活 ERK1/2,继而调控转录因子 C/EBPα 和 C/EBPβ 及其下游分子,促进黄体形成及孕酮合成,C/EBP 可能主要通过控制调节维持黄体细胞所需的广泛血管网络的形成的基因来控制黄素化过程,而基质金属蛋白酶(matrix metalloproteinase, MMP)和血管内皮细胞生长因子(vascular endothelial growth factor, VEGF)则通过调控血管生成及黄体基质的改变参与黄体生成。

黄体的主要功能是分泌类固醇激素,在黄素化过程中和黄素化后,颗粒细胞及卵泡膜细胞类固醇生成酶的表达和产生的类固醇类型发生了严重的变化,黄体细胞变成了分泌孕酮的主要部位,这是与卵泡期完全不同的,卵泡期的孕酮主要作为雌二醇合成的底物。当然,黄体细胞可以继续合成雄烯二酮和雌二醇。黄体细胞在黄素化以后,参与胆固醇的吸收、合成和运输,胆固醇向孕酮、雄激素和雌激素转化的关键酶表达增加,以适应黄体的功能需求,这些关键酶的表达受 PRL、LH 和雌二醇的调节。

黄体持续的时间取决于卵子是否完成受精,如果排出的卵子没有受精,则黄体维持约 14 天,以后逐渐退化。退化的第一个阶段称为功能退化,与孕酮的产生显著减少有关。第二个阶段称为结构退化,发生在孕酮下降之后,黄体细胞逐渐出现凋亡。在黄体退化的过程中,黄体细胞的类固醇生成能力、血管化和重塑经历了实质性的变化,最终形成了一个主要由结缔组织形成的腺体,被称为白体(corpus albicans)。如果排出的卵子完成受精,则黄体继续发育,成为妊娠黄体,继续分泌雌激素及孕激素,以维持妊娠,妊娠黄体的功能于妊娠 10 周后由胎盘逐渐替代,因此妊娠黄体在孕 3 个月时开始萎缩退化。

综上所述,排卵是一个复杂的过程,当 LH 峰与壁层颗粒细胞中的 LH 受体结合时,就会触发排卵。LH 通过激活下游信号通路网络,卵泡内壁层颗粒细胞、卵丘细胞、卵母细胞通过缝隙连接进行信息交流和物质交换,最终调控卵母细胞减数分裂、卵丘扩张、卵泡破裂及黄体形成。目前关于排卵的研究很多,但是参与排卵调节的许多具体机制仍不明确,需要进一步探索研究。

(五)前沿进展

排卵受多种因素影响,卵巢活性氧(ROS)是一种氧源性、化学反应性的小分子,包括超氧阴离子($O_2 \cdot ^-$)、过氧化氢(H_2O_2)和羟基自由基(OH·)。卵巢 ROS 在排卵过程中不可或缺,但 ROS 的产生部位尚不清楚,也不清楚 ROS 是否在物种间的排卵过程中发挥保守作用。2018 年 Li W 等证明了果蝇排卵需要卵泡活性氧的遗传证据。研究表明 NADPH 氧化酶(NADPH oxidase, NOX)和细胞外超氧化物歧化酶 3(superoxide dismutase 3, SOD3)在果蝇卵泡细胞中具有产生 H_2O_2 的功能,而 H_2O_2 调节卵泡破裂和排卵,这是一个生殖必不可少的过程。NOX 和 SOD3 在人类卵泡中均有表达,可能在人类中发挥类似的作用,但是其在人类排卵中的作用及具体机制尚未可知。

除了卵泡内本身的分子变化可以影响排卵外,卵泡周围的基质及血管对排卵也发挥着至关重要的作用。排卵时卵母细胞从卵泡释放,精确的时间和空间定位到卵巢外表面,以确保卵母细胞沉积在输卵管中受精。Migone FF 等采用光子显微镜,在活体条件下反复测量单个卵泡血管的血流量和直径,研究了血管收缩在卵泡破裂中的作用。他们发现血管收缩与卵泡破裂密切相关,在排卵前阻断卵泡外表面的急性血管收缩可防止卵泡破裂,而恢复血管收缩则可导致破裂。该发现有助于我们对排卵机制的理解,表明除了卵泡内部的精密调节网络外,卵泡血管收缩对卵泡破裂也是至关重要的。除了血管因素外,基质的变化也是值得进一步研究的重要部分,在排卵过程中卵泡周围的基质如何变化,受何种因素调控,与血管及免疫是否存在相关性,这些都亟待探索。

排卵除了产生正常的卵子,还可以产生第一极体和第二极体,这些极体也可以在临床诊疗中发挥作用。前期文献报道指出,哺乳动物卵母细胞携带特定的非遗传信息,包括 DNA 甲基化,这对发育和疾病非常重要。然而,通过对特定甲基化评估和操作从而进行功能分析和治疗目前仍然具有挑战性。2019 年,Yanchang Wei 等展示了从第一极体中评估单个卵母细胞的特异性甲基化,以及通过显微注射介导的基于 dCas9 的靶向甲基化编辑技术来操作单个卵母细胞的特异性甲基化。作者证明了第一极体在特定区域与其同胞卵母细胞具有相似的甲基化特征，通过对单个第一极体的亚硫酸氢盐测序，可以有效地评估单个卵母细胞中部分甲基化信息，而且基于显微注射的 dCas9-Tet/DNMT 介导的甲基化编辑允许对单个卵母细胞的特定甲基化进行定向操作。该研究有助于探索卵母细胞中的特定甲基化事件，并为预防和纠正母性传播的非基因突变导致的疾病提供基础。因此，第一极体是卵子质量的"风向标"，通过极体检测可以提供许多卵子的信息，为临床检测和应用提供了基础。

排卵是个复杂的过程，需要各个系统的精细调节和配合，任何环节的异常都有可能造成排卵障碍，从而影响女性生育。排卵的具体调控机制目前仍不是十分明确，需要进一步研究探索。此外，如何将已有的理论研究应用于临床实践仍值得我们思考和努力。

三、卵母细胞的发生与成熟

卵子是女性的生殖细胞，由原始生殖细胞发育而来，在卵泡发育的过程不断发生变化，最终排出卵巢，进入输卵管，完成受精。卵母细胞的变化是十分复杂的，人类成熟的生殖细胞产生都有赖于减数分裂（meiosis）的顺利进行。

（一）卵母细胞的减数分裂

女性胎儿从孕 5 周开始，体内的原始生殖细胞不断进行分裂，持续增殖，原始生殖细胞属于体细胞，进行有丝分裂。孕 8 周左右，原始生殖细胞持续有丝分裂的同时，部分分化成为卵原细胞，至孕 20 周左右，女性胎儿的卵巢内含有 600 万～700 万生殖细胞（1/3 为原始生殖细胞，2/3 为卵原细胞），这些生殖细胞结束有丝分裂，开始减数分裂。减数分裂是生殖细胞特有的分裂方式，在此过程中，细胞分裂 2 次，而染色体只复制 1 次，因此，生成的成熟配子的染色体数目是卵原细胞中的一半，正常女性的卵原细胞和体细胞染色体为：46，XX，而成熟卵子的染色体为：23，X。

减数分裂的过程十分复杂，卵原细胞要经历 2 次减数分裂才能生成 1 个成熟的卵子。减数分裂的具体过程如下：

1. **第一次减数分裂（MI）** ①分裂间期 I：第一次减数分裂间期，进行染色体及 DNA 复制，遗传物质变成两倍于体细胞。②前期 I：第一次减数分裂前期，此期较为复杂，许多特殊过程发生在这个时期，如联会、四分体形成、非姐妹染色体单体交叉互换。因此，又可以细分为 5 个时期：细线期、偶线期、粗线期、双线期、终变期。③中期 I：第一次减数分裂中期，四分体排列在赤道板上。④后期 I：第一次减数分裂后期，同源染色体分离，非同源染色体自由组合。⑤末期 I：第一次减数分裂末期，此期细胞一分为二，分裂成的两个细胞大小不等，大的为次级卵母细胞，小的为第一极体，它们都含有数目减半的染色体。

2. **第二次减数分裂（MⅡ）** ①间期Ⅱ：第二次减数分裂间期，无遗传物质复制，非常短暂；②前期Ⅱ：第二次减数分裂前期，次级卵母细胞中染色体再次聚集，再次形成纺锤体；③中期Ⅱ：第二次减数分裂中期，染色体着丝点排列到赤道板上；④后期Ⅱ：第二次减数分裂后期着丝点断裂，姐妹染色单体分离；⑤末期Ⅱ：第二次减数分裂末期，细胞一分为二，DNA 数目再次减半，染色体数目不变，变成染色体核型为 23，X 的卵细胞和第二极体。

上述是卵母细胞由二倍体的卵原细胞变成单倍体卵子的减数分裂全过程，但是这个过程在女性的卵巢中并不是连续发生的，女性的卵母细胞发育从胚胎期开始，出生后女性卵巢内具有数百万始基卵泡。此时卵泡内的卵母细胞是停滞在第一次减数分裂前期（双线期）的初级卵母细胞，在卵泡内环境及卵母细胞自身的调节下，卵母细胞发育停滞在此时期，从出生起至青春期没有任何变化。进入青春期后，尤其 HPO 轴的成熟，雌激素的正反馈诱导 LH 峰的出现，导致停滞在第一次减数分裂前期的初级卵母细胞恢复减数分裂，迅速进入到第一次减数分裂中期，进而发生核膜溶解，且在排卵前完成第一次减数分裂，形成次级卵母细胞和第一极体。此后次级卵母细胞进一步发育，并停滞在第二次减数分裂中期，直至受精完成后才完成第二次减数分裂（图 3-4-3），形成卵细胞并释放第二极体。因此，卵母细胞的发育和减数分裂过程十分复杂，卵母细胞染色质在卵泡发育过程中不断发生解构且转录活跃，这些受多种因素调控，以下围绕卵母细胞减数分裂前期阻滞及恢复的调控进行详述。

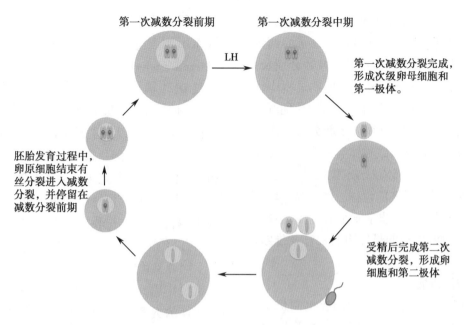

第一次减数分裂前期　　　　第一次减数分裂中期

LH

第一次减数分裂完成，形成次级卵母细胞和第一极体。

受精后完成第二次减数分裂，形成卵细胞和第二极体

胚胎发育过程中，卵原细胞结束有丝分裂进入减数分裂，并停留在减数分裂前期

图 3-4-3　卵母细胞的减数分裂过程

（二）减数分裂前期 I 阻滞

从出生到青春期卵泡发育，初级卵母细胞停滞在第一次减数分裂前期（双线期），这种停滞主要由卵母细胞本身维持，不依赖于周围信号，其中促成熟因子（maturation promoting factor，MPF）发挥重要作用，MPF 是一种由细胞周期蛋白依赖性激酶 1（cyclin-dependent protein kinase，CDK1）组成的异二聚体。卵母细胞内 cAMP 水平升高会持续激活 PKA，进一步导致细胞分裂周期蛋白 25B（cell division cycle protein 25 B，CDC25B）分子失活，而 CDC25B 是 CDK1 的激活物，从而抑制了 CDK1 的磷酸化与活化，最终使 MPF 维持失活状态，维持卵母细胞停滞在第一次减数分裂前期。当卵泡发育完全并接近排卵前阶段时，卵母细胞增加了 CDK1 的表达及活性，同时恢复减数分裂所需的其他蛋白。然而，卵母细胞依然处于减数分裂前期抑制的状态，这主要依赖于壁层颗粒细胞及卵母细胞。壁层颗粒细胞产生的环鸟苷酸（cyclic guanosine monophosphate，cGMP）通过缝隙连接扩散到卵母细胞，抑制磷酸二酯酶 3A（phosphodiesterase 3A，PDE3A）的表达，进一步促进了卵母细胞 cAMP 的升高，维持卵母细胞减数分裂的前期 I 阻滞。颗粒细胞产生的抑制信号从壁层颗粒细胞向卵母细胞的传递需要卵丘细胞与卵母细胞之间的缝隙连接（CX37 构成），壁层颗粒细胞之间的缝隙连接，以及壁细胞与卵丘细胞之间的缝隙连接（CX43 构成）共同完成。

（三）LH 峰恢复卵母细胞减数分裂

减数分裂从第一次减数分裂前期阻滞恢复的形态学特征是卵母细胞核膜的溶解，这通常被称为生发泡破裂（germinal vesicle breakdown，GVBD），LH 峰在第一次减数分裂恢复中发挥至关重要的作用。当排卵前 LH 峰值出现后，LH 激活壁层颗粒细胞中 LHCGR，进一步激活多种 G 蛋白，但是减数分裂恢复主要是依赖 Gs 蛋白的激活。LH 峰的出现导致壁层颗粒细胞内 cGMP 迅速降低，这个过程是通过两个互补的途径发生的：首先通过利钠肽受体 2（natriuretic peptide receptor 2，NPR2）去磷酸化及失活抑制了 cGMP 的产生，其次通过激活磷酸二酯酶 5（phosphodiesterase 5，PDE5）增加了 cGMP 的水解。颗粒细胞 cGMP 的降低导致 cGMP 迅速从卵母细胞通过缝隙连接扩散至颗粒细胞，导致卵母细胞中 cGMP 水平降低，从而降低了卵母细胞中 cAMP 的水平，解除了卵母细胞减数分裂阻滞，促进减数分裂的恢复。

（四）减数分裂过程中细胞器变化

卵母细胞的减数分裂是配子产生的唯一途径，在女性生殖中发挥重要作用。减数分裂过程复杂且不连续，出生后停滞于第一次减数分裂前期，青春期后在 LH 峰的作用下恢复减数分裂，排卵前完成第一次减数分裂，受精后完成第二次减

数分裂,这个过程涉及同源染色体复制、重组、交叉互换和分离等,每个环节都需要精密的调控。除了染色体的变化,细胞器重排是减数分裂及卵母细胞成熟的又一重要问题。在成熟过程中,内质网、高尔基体和其他细胞器不仅功能受到调节,其位置也根据精确的时空线索重新分布。例如,在纺锤体迁移的过程中,线粒体等围绕着纺锤体,为肌动蛋白核化因子FMN2的定位提供了能量和空间信息,促进了纺锤体的位移。因此,卵母细胞的减数分裂调节是一个非常复杂的过程,会影响配子的遗传学特性,与卵母细胞的发育及排卵密切相关。

(五)前沿进展

关于卵母细胞的减数分裂调控机制仍不明确,新的研究不断出现,2019年Jin Y等发现泛素化蛋白降解过程中的关键蛋白F-box蛋白家族的新成员FBXO30在卵母细胞中富集,其表达水平在第一次减数分裂中期后显著下降。此外,FBXO30的降低导致M I期染色体分离失败和停滞,机制研究表明*FBXO30*缺失引起的SLBP蛋白过表达,使染色体过度凝聚,从而抑制染色体分离,导致卵母细胞减数分裂异常。

卵母细胞减数分裂异常与临床密切相关,可以导致临床不孕,其中卵母细胞减数分裂缺乏症(oocyte meiosis deficiency, OMD)是一种以产生未成熟卵母细胞为特征的原发性不孕症,其遗传机制在很大程度上仍未得到探索。2016年王磊教授研究团队从一个四代的家系中发现了卵母细胞减数分裂停滞与*TUBB8*基因突变密切相关,*TUBB8*突变在小鼠卵母细胞和人类卵母细胞中表达时,会导致卵母细胞成熟缺陷,而这些缺陷与人类疾病表型完全相似。因此提出推断,*TUBB8*是人类卵母细胞中影响减数分裂纺锤体形成和卵母细胞成熟的关键基因。2019年Christou-Kent M等利用外显子测序,发现OMD患者中有部分携带相同的纯合无意义致病突变,通过敲除小鼠,进一步证实*PATL2*基因在卵母细胞减数分裂和早期胚胎发育中至关重要的蛋白表达,影响卵母细胞的成熟及胚胎发育。上述研究结合临床,探索了卵母细胞减数分裂停滞的相关机制。

DNA损伤可能造成基因的不稳定性,引起胚胎及后代的异常。那么在减数分裂过程中,是否会修复这些DNA损伤,或者减数分裂完全停滞从而不能产生配子,防止异常DNA的传递呢?Giovanni Coticchio等指出,小鼠卵母细胞检测和修复DNA损伤的能力有限。在发生DNA损伤时,并不是所有卵母细胞都能完全停止减数分裂进程,部分是可以产生配子甚至形成胚胎的。这一事实具有潜在的生物学重要意义,因为DNA损伤引起的遗传不稳定可能会从卵母细胞传递到配子甚至胚胎,从而可能影响胎儿和出生后的生活。因此,减数分裂的过程中关于DNA损伤修复的研究具有很强的临床及生物学意义。

同源染色体之间的交叉互换在减数分裂中发挥重要作用,以确保染色体有序分离。染色体交叉互换的类型很多,包括同源染色体之间的对等交叉互换和不对等交叉互换、姐妹染色单体之间的交叉互换、染色体自身交叉以及非同源染色体之间的交叉互换等。2017年张亮然教授团队研究发现,男性和女性的染色体重组在大多数阶段是相似的过程。然而在女性中约有25%染色体并没有进行交叉互换。这种"女性特异性交叉互换异常"被认为是影响染色体分离和产生非整倍体的主要因素。此外,在相同核中不同染色体上的交叉水平倾向于共变(co-vary),也就是说同一细胞内如果一条染色体具有较高(低)的重组频率,那么该细胞内其余每条染色体都倾向于具有较高(低)的重组频率,最终导致该细胞具有较高(低)的重组频率。2019年,张亮然教授团队就该变化进行了深入分析,发现不同染色体之间交叉重组频率的协同变化,源于染色体轴长度的协同变化。交叉重组频率的协同变化增加了不同减数分裂细胞之间及由其产生的不同配子之间重组频率的差异。交叉能促进进化适应,具有较高重组频率的配子含有较多新的基因组合,由其产生的个体将获得更多新的性状,在环境改变时具有更好的适应能力;然而具有较低重组频率的配子能保持亲本的有益性状,由其产生的个体在环境稳定时能更好地生存繁衍。因此,染色体交叉重组,特别是女性的卵母细胞减数分裂过程中的交叉重组,在生殖遗传甚至进化中发挥重要作用,但目前相关的研究仍是凤毛麟角,需要进一步探索。

四、卵巢体细胞的功能调节

卵巢是女性的生殖器官,卵母细胞是女性的生殖细胞,对女性的生育起着决定性作用。然而,除了卵母细胞外,卵巢内还有许多体细胞,这些细胞同样在卵泡的发育、排卵及激素分泌中发挥重要作用,体细胞与卵母细胞协调配合,维持女性正常的生育功能。

(一)颗粒细胞

颗粒细胞包括两种亚型:卵丘细胞和壁层颗粒细胞。卵丘细胞直接与卵母细胞接触,构成COC,卵丘细胞参与细胞增殖和代谢,而壁层颗粒细胞分布在卵泡壁,靠近基底膜和卵泡膜细胞,参与细胞分化和信号转导。卵泡的形成和发育需要颗粒细胞与卵母细胞间密切的相互作用。在多种激素和外界刺激下,颗粒细胞出现增殖、分化,同时分泌信号分子,通过缝隙连接与卵母细胞进行物质交换和信号传导,在卵泡的募集、卵泡发育、排卵及黄体形成中均发挥重要作用。卵母细胞和颗粒细胞间表达CX37及CX43,主要负责卵母细胞、卵丘细胞和壁层颗粒细胞之间的物质交换和信号转导。上文中关于卵泡发育、排卵及卵母细胞的发育的部分已经详述了颗粒细胞与卵母细胞的相互作用。

除了通过缝隙连接为卵母细胞的发育提供信号分子和物质输送外,颗粒细胞的另一个重要的功能是参与雌激素合成。胆固醇是雌激素合成的原料,在细胞色素P450侧链裂解酶(P450scc)的催化下,以胆固醇为原料合成孕烯醇酮,进一步在3β-羟基类固醇脱氢酶(3β-HSD)的作用下将孕烯醇酮转化为孕酮。上述从胆固醇到孕酮的转化过程是颗粒细胞和卵泡膜细胞都能完成的,而孕酮需要在P45017α羟化酶和17β-羟基类固醇脱氢酶(17β-HSD)的作用下转化为睾酮,这个过程只能在卵泡膜细胞中完成,最后,卵泡膜细胞内的睾酮通过基底膜转运至颗粒细胞,在颗粒细胞内芳香化酶(P450arom)的作用下将睾酮转化成雌激素,因此,卵泡期雌激素的合成主要依赖颗粒细胞和卵巢膜细胞的相互作用,两者缺一不可,这就是雌激素合成的经典的两细胞学说。

除了与卵泡的发育及雌激素合成密切相关,颗粒细胞对卵泡闭锁也存在重要影响。一旦颗粒细胞出现凋亡,不能为卵母细胞进一步提供信号调节,则可能诱导卵泡闭锁的发生。

(二)卵泡膜细胞

卵泡的卵泡膜是围绕颗粒细胞的结缔组织包膜。它由内膜和外膜组成,卵泡内膜含内分泌细胞,外膜是由成纤维细胞衍生而来的纤维结缔组织层。卵泡膜(内/外膜)还含有血管组织、免疫细胞和基质因子,因此,卵泡膜层不仅可以维持卵泡的结构完整,而且可以向无血管颗粒细胞层、卵丘细胞和卵母细胞输送营养物质以及产生关键的内分泌调节因子,如雄激素(睾酮和双氢睾酮)和生长调节因子等,这也是至关重要的。

1. 雄激素合成　LH激活膜细胞的LH受体,通过内层膜细胞中雄激素合成关键酶CYP11A1、CYP17A1等表达的增强促进类固醇生成增加和雄激素的产生,而IGF1可以增强LH诱导雄激素的功能。雄激素进一步通过存在于膜细胞和成纤维细胞中的AR发挥作用,增强*VCAM1*和*CYP17A1*等基因的表达,进一步强化卵泡内膜细胞中雄激素的合成。此外,颗粒细胞生成的雌二醇与卵泡内膜细胞中的雌激素受体结合,抑制*CYP17A1*的表达,为卵泡内控制雄激素的合成提供调控环路(图3-4-4)。

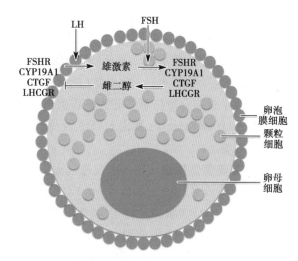

图3-4-4　膜细胞合成雄激素的调控

卵泡的正常发育需要体内雄激素平衡,雄激素通过雄激素受体(AR)发挥作用,AR在卵母细胞、颗粒细胞和卵泡膜细胞中均有表达,并在卵泡发育过程中受到时间调控。颗粒细胞中 AR 的表达对于卵泡的正常发育和随后的排卵至关重要。AR 通过基因组和非基因组途径促进颗粒细胞的生长和分化、抑制颗粒细胞凋亡。在非基因水平上，雄激素通过与 AR 结合，促进颗粒细胞生长因子 IGF1、GDF9 和 FSH 的功能。在基因水平上，AR 诱导抗凋亡的 miR125b、多种甾体生成酶、GDF9 和 FSH 受体的表达，并通过调节组蛋白 - 赖氨酸 N- 甲基转移酶 2（EZH2）的磷酸化和 miR101 的转录调控来调节 DNA 甲基转移酶 EZH2 的活性。

在卵巢储备功能降低的妇女中，应用雄激素促进卵泡发育已被纳入临床实践，但是阳性结果报道较少。雄激素缺乏造成女性卵泡发育及排卵异常，影响女性生育力，相反，雄激素过量也会导致卵泡发育紊乱和无排卵性不孕，其中最常见的是多囊卵巢综合征（PCOS），并且现在已经通过过量应用雄激素来构建 PCOS 的动物模型，充分证明了雄激素在 PCOS 发生发展中的作用。因此，在整个女性生殖过程中，维持正常的卵巢功能需要适当的雄激素平衡，进一步证明了卵泡膜细胞的重要作用。

2. **维持卵泡结构**　除了影响雄激素分泌与卵泡发育，膜细胞对卵泡的结构也存在重要影响，卵泡膜层提供了维持卵泡球形完整性的结构框架，它主要由细胞外基质因子组成，包括胶原蛋白、波形蛋白、血管细胞黏附分子 1、层粘连蛋白、纤维连接蛋白、蛋白多糖等，卵泡膜基质的成分不断发生重构，而这类重构主要依赖于蛋白酶的表达和激活，包括整联蛋白 - 金属蛋白酶（ADAMs）和 I 型血小板结合蛋白基序的解整联蛋白 - 金属蛋白酶（ADAMTS1）等，重构对卵泡发育及排卵都十分重要。

3. **参与黄体形成**　在卵泡发育过程中，卵泡膜细胞发挥着多种必要的作用：合成雄激素、与颗粒细胞和卵母细胞相互作用、为生长的卵泡提供结构支持，从而产生成熟的、可受精的卵子。而在排卵后，膜细胞同样发挥重要作用，排卵时最显著的变化包括基底膜破裂，卵泡膜内分泌细胞和血管细胞侵入颗粒细胞层，与血管成分相关的免疫细胞增加，颗粒细胞及免疫细胞表达细胞因子增加，如 IL6、CCL20、CXCR4 等，这些变化共同导致黄体的形成，其中膜细胞发挥了不可或缺的作用。

卵泡膜层与颗粒细胞、卵母细胞之间的影响是相互的。卵泡膜层中的血管网对于向卵泡膜细胞、无血管颗粒细胞、卵丘细胞和卵母细胞提供营养是必不可少的。但在卵泡生长过程中，卵泡膜和基质组织中的血管受哪些因素调节？哪些因素能够防止血管组织在排卵前进入颗粒细胞层？这些都知之甚少，研究发现颗粒细胞中表达 VEGF，若靶向破坏颗粒细胞的 VEGF 或过表达 VEGF 的抗血管生成剪接变异体会导致卵泡发育的变化和生育能力的降低。此外，颗粒细胞分泌的缺氧诱导因子 1α 也可以调节内皮素 2 的表达，而内皮素 2 是一种与排卵相关的血管功能的调节因子。因此，卵泡膜的血管功能在一定程度上受颗粒细胞因子的调节。

因此，卵泡膜细胞在女性生殖过程中发挥着重要作用，膜细胞的异常可能与多囊卵巢综合征（PCOS）、卵巢滤泡膜细胞增生症、原发性卵巢功能不全（POI）等多种疾病的发生密切相关。

（三）前沿进展

多囊卵巢综合征（PCOS）以卵巢雄激素生物合成增加、无排卵和不孕症为特征的疾病，全基因组关联研究筛选发现 PCOS 的候选基因，其中包括 *DENND1A*。DENND1A 蛋白定位于卵泡膜细胞的胞质和胞核，提示 DENND1A 蛋白可能在基因调控中发挥作用。利用正常循环和 PCOS 患者分离和增殖的卵泡膜细胞，McAllister JM 等发现 DENND1A 变异体 2（DENND1A.V2）蛋白和 mRNA 在 PCOS 卵泡膜细胞中表达增加。*DENND1A.V2* 在正常卵泡膜细胞中的过表达导致 *CYP17A1* 和 *CYP11A1* 基因转录及雄激素合成增强，而 *DENND1A.V2* 基因敲除使 PCOS 膜细胞雄激素生物合成减少。因此，卵泡膜细胞中 *DENND1A* 在 PCOS 患者高雄激素血症的发生发展中发挥重要作用。

综上所述，每个卵泡都是一个由细胞、信号网络、相互作用的分子组成的个体群落，既受到外界激素及其他分子的影响，又保持自身独立的调控，从而有序发育，最终输送卵子、分泌激素、调节女性的生殖和内分泌状态。

（陈子江　孙　赟）

第五节　受精与早期胚胎发育

一、受精

（一）精卵识别

1. **精子的趋化作用**　在许多物种中，精子和卵子的相遇不是一件简单的事情。许多海洋生物将配子释放到环境中，海洋环境十分复杂多变，它可以是礁石凹陷处风平浪静的潮池，也可能是潮水湍急的洋流；这大大降低了这些海洋生物体外受精时精卵相遇的可能性。而哺乳动物创造性的体内受精方式则大大提高了精卵相遇的可能性，并在一定程度上降低了物种生殖竞争的烈度。尽管如此，在进入女性生殖道的数以千万计的精子中，最后能够达到输卵管壶腹部的精子仅有几百个。在卵丘分泌的化学物质诱导作用下精子进入卵母细胞。1991年研究人员在对人类精子、人卵泡液和仓鼠卵的体外研究后发现，人类精子在卵泡液中顶体反应发生率较高，并且精子在卵泡液中的积累与受精率呈正相关。在青蛙、小鼠和兔子中也发现了类似的精子趋化作用，发现人和兔精子对皮摩尔浓度的雌激素和孕酮敏感，证明孕酮是一种潜在的精子化学引诱剂。孕酮由卵丘分泌，排卵前每天产生2~3mg，排卵后每天产生20~30mg，存在于输卵管和滤泡液中。如上所述，孕激素在皮摩尔浓度下可激活精子特异性钙离子通道CatSper，并可调节精子的定向运动。

2. **顶体反应**　精子和卵子结合的一个关键步骤是发生顶体反应。哺乳动物卵母细胞的透明带起着与无脊椎动物中卵黄囊类似的作用。这种由卵母细胞合成和分泌的糖蛋白基质在受精过程中发挥两个主要作用：与精子结合，并在结合后引发精子顶体反应。

哺乳动物的顶体反应只有在精子与透明带结合后才会发生。早在1987年研究人员就发现小鼠精子顶体反应是由ZP3蛋白与精子膜上的受体交联而引起的，1992年和1998年又发现这种交联作用会打开钙通道并增加精子中的钙浓度。ZP3诱导钙通道开放和随后顶体胞吐的机制仍有争议，但可能涉及受体激活引发的阳离子通道（钠、钾或钙）开放，这将改变精子质膜的静息电位。膜中的钙通道对膜电位的这种变化很敏感，允许钙离子流入精子。

哺乳动物顶体反应可能依赖于卵周围细胞结构的厚度。在哺乳动物中，透明带是一个很厚的基质，可以阻碍精子进入卵子中，通过精子在透明带上进行顶体反应，精子能够集中其蛋白水解酶来溶解透明带形成一个洞，进入卵子。Florman等人于1998年证实精子如果在到达透明带之前发生顶体反应，将无法穿透它。

在顶体反应期间，精子质膜的前部从精子中脱落。这个区域是ZP3结合蛋白所在的位置，然后精子仍然借助该脱落区域与透明带结合，随后溶解透明带形成通过精子的通道。1988年Bleil等人在小鼠中研究表明，似乎第2次与透明带的结合是由内顶体膜中与ZP2特异性结合的蛋白质完成的，顶体完整的精子不会与ZP2结合，而顶体反应后的精子可结合ZP2。此外，抗ZP2糖蛋白抗体不会阻止顶体完整的精子与透明带的结合，但会抑制顶体反应精子的附着。该地带的结构由ZP3和ZP2的重复单元组成，偶尔由ZP1交联。顶体反应后的精子从原来的与透明带中ZP3蛋白结合转变为与透明带中和ZP3邻近的ZP2蛋白结合。小鼠精子进入卵子后，卵皮质颗粒释放其内容物。这些颗粒释放的一种蛋白质是专门改变ZP2的蛋白酶，抑制其他发生顶体反应的精子向卵子靠近。

（二）配子融合与多精受精阻止

Colwin和Epel两个研究团队先后证明卵细胞通过透明带识别精子，然后通过顶体酶分解精子头部区域的包膜和透明带部分，进而精子进入透明带后，其质膜与卵质膜相互融合。

在哺乳动物的精子中，受精素β蛋白在精子-卵质膜相互融合过程中是必不可少的。当精子受精素β编码基因突变时，精子质膜将无法与卵质膜融合。当精子质膜与卵质膜融合后，精子中心粒、线粒体、细胞核等启动胚胎发育必需的物质将进入卵细胞。

当一个精子进入卵细胞后，哺乳动物卵细胞膜将发生皮质颗粒反应，这是确保仅有一个精子进入卵细胞发生受精的关键。皮质颗粒反应过程中释放的酶会改变透明带精子受体，使其不再与精子结合。在这个过程中，ZP3和ZP2都发生了改变，称为透明带反应。小鼠中的研究发现卵子皮质颗粒含有一种酶，能剪断ZP3的末端糖残基，从而释放出与透明带结合的精子,防止其他精子附着。小鼠卵子的皮质颗粒含有能够将 N-乙酰氨基葡萄糖从 ZP3 碳水化合物链上分离出来的 N-乙酰氨基葡萄糖酶。N-乙酰氨基葡萄糖是精子可以结合的碳水化合物,当受精时去除 N-乙酰氨基葡萄糖残基,ZP3 将不再作为其与精子结合的底物。研究还发现 ZP2 被皮质颗粒蛋白酶剪断,也失去了与精子结合的能力。因此,一旦精子进入卵细胞,其他精子就不能启动或维持与透明带的结合,并迅速脱落。

皮质颗粒反应机制与顶体反应机制相似,都是采用钙离子作为反应的启动物质。受精后,卵细胞内钙离子浓度大大增加。在高钙环境中,卵泡细胞质中的皮质颗粒膜与卵质膜融合,向卵细胞外释放其内容物。一旦皮质颗粒反应在精子进入点附近启动,皮质颗粒的效应就会传遍卵细胞质膜。

在哺乳动物中,引起皮质颗粒反应的钙浓度上升不是由于外源钙离子流入卵细胞,而是来自卵细胞内部钙离子的释放。负责皮质颗粒反应的钙离子储存在卵细胞的内质网中,钙的释放一旦开始,则以自我传播方式持续进行。游离钙从其储存部位释放,从而引起皮质颗粒胞吐。从细胞内储存的钙离子释放可以用钙激活的发光染料,如绿松石蛋白或荧光染料,进行视觉监控,这些染料结合游离钙离子时发光。几项实验表明,钙离子直接负责传播皮质颗粒反应,而这些钙离子存储在卵细胞本身。

(三)精卵遗传物质的融合

哺乳动物的原核迁移过程大约需要 12 小时,而低等动物的原核迁移过程更加迅速。哺乳动物精子进入卵子时几乎与卵子表面相切而不是垂直接近卵子,并与许多微绒毛融合。哺乳动物的精子核也会随着染色质的减少而分解,然后通过合并囊泡来重建。精子细胞核的 DNA 与鱼精蛋白结合,这些核蛋白通过二硫键紧密结合。在卵胞质中,谷胱甘肽可以解聚这些二硫键并允许精子染色质暴露出来。哺乳动物雄原核在卵母细胞的遗传物质完成第二次减数分裂时开始扩增。伴随雄原核的中心体(新的中心体)产生其星状体(主要来自卵母细胞中储存的蛋白质),并与雌原核接触,然后其中一个原核向另一个原核移动,在移动的过程中完成 DNA 复制。当雌雄原核接近的时候,两个核膜破裂。然而,染色质不是产生一个共同的细胞核,而是凝聚成染色体,使自己定位在一个共同的有丝分裂纺锤体上。因此,哺乳动物真正的二倍体核最初不是在合子中,而是在 2 细胞阶段。

(四)卵母细胞质重排和卵裂

受精可引起卵胞质物质的移位,这对几种低等动物受精卵发育后期的细胞分化至关重要,尽管在哺乳动物卵细胞的细胞质运动并不明显,但是这些细微的变化仍然为第一次卵裂提供必要的准备。随着卵细胞的细胞质发生变化,激活 DNA 和蛋白质合成的细胞内游离钙离子浓度的增加也启动了细胞分裂装置。根据受精发生的减数分裂阶段,不同物种间开始分裂的机制可能不同。然而,在所有被研究的物种中,细胞分裂的节奏是由一种细胞周期蛋白的合成和降解来协同调节的。细胞周期蛋白使细胞处于中期,细胞周期蛋白的分解使细胞重新回到分裂的过程中。钙离子可以启动细胞周期蛋白的降解,而随着细胞周期蛋白降解,细胞分裂的周期就可以重新开始。

二、早期胚胎发育

1. **早期胚胎发育基本过程** 卵裂(cleavage)是指受精卵早期快速多次连续的有丝分裂,每次卵裂产生的子细胞称为卵裂球(blastomere)。哺乳动物与低等动物的卵裂具有非常显著的差异。尽管卵细胞是哺乳动物体内体积最大的细胞,但是哺乳动物的卵细胞却是整个动物界最小的卵之一,这使得很难对哺乳动物的卵进行实验操作。例如,人类的合子直径只有 100μm,肉眼几乎不可见,只有非洲爪蟾卵体积的千分之一。此外,哺乳动物的合子数量少于低等动物的合子数量,因此很难获得足够的研究材料。通常情况下,雌性哺乳动物在特定时间排卵的卵细胞数少于 10 个。更重要的是,哺乳动物胚胎发育是在雌性生物体内完成的,而不是在外部环境中完成的。近年来的最新研究已经可以在体外培养小鼠胚胎到植入后阶段,但是仍然无法在体外全程模拟哺乳动物胚胎发育全过程。

尽管如此,哺乳动物的胚胎发育也在近年取得了较大的进展,人们明确了哺乳动物胚胎的分裂与大多数其他物种胚胎细胞分裂模式有着显著的不同。哺乳动物卵母细胞从卵巢释放,并被纤毛扫入输卵管,受精发生在靠近卵巢的输卵管壶腹,减数分裂在此时完成,而第一次受精卵分裂大约需要在受精后 24 小时内开始。哺乳动物胚胎细胞的分裂是各个物种中最慢的,间隔12~24小时。同时,输卵管中的纤毛将胚胎推向子宫,第一次分裂就发生在这一过程中。

哺乳动物的卵裂有其明显特征,可以区分于其他的卵裂类型。第一个特征是细胞分裂速度非常缓慢。第二个特征是卵裂球彼此之间的独特定位。第一次卵裂是正常的经向分裂,而在第二次卵裂中,两个卵裂球中的一个横向分裂,而另一个则纵向分裂,两者的分裂方向相互垂直,这种类型的卵裂被称为旋转卵裂。哺乳动物卵裂的第三个主要特征是早期细胞分裂的明显不同步性,即哺乳动物卵裂球并不是同时分裂的。因此,哺乳动物胚胎的卵裂球不会在2细胞期至8细胞期的发育过程中呈严格的倍数增长,而是通常含有奇数个细胞。第四个特征是哺乳动物胚胎基因组的激活并不是统一的,通常哺乳动物胚胎会利用储存在卵母细胞中的蛋白质诱导最初的1~3次分裂。在小鼠和山羊中发现,从卵细胞基因组控制到合子基因组控制的转换发生在2细胞阶段,而人类则是在4细胞开始,到8细胞完成全部的转换。第五个特征,也是最关键的,哺乳动物卵裂具有非常独特的胚胎致密化现象,通常发生在第三次卵裂结束后的时期。第三次卵裂的小鼠卵裂球呈现松散的排列模式,它们之间有足够的空间。然而,在第三次卵裂之后,卵裂球在行为上发生了惊人的变化,它们紧密的接触在一起,形成一个紧凑的细胞球。这种紧密堆积的结构是由球的外层细胞之间形成的紧密连接来稳定的,从而封闭球的内部。球体内的细胞形成间隙连接,从而使小分子和离子在它们之间通过。

致密化的8细胞胚胎的卵裂球继续分裂产生16细胞的胚胎,称为桑葚胚。桑葚胚由一小部分内部细胞组成,而周围是一群外部细胞。外部细胞的大部分将继续分裂成为滋养层细胞,这些细胞不会发育为胚胎组织,而是形成绒毛膜组织,即胎盘的组成部分。胎盘绒毛膜保障胎儿从母体获得氧气和营养,同时可分泌激素,并调节局部免疫反应,避免母体排斥胚胎。

在桑葚胚到囊胚的发育过程中,最典型的形态变化就是囊胚腔的形成。在成腔的过程中,滋养层细胞将液体分泌到桑葚胚的间隙中,形成小腔。这种小腔可以在桑葚胚的不同部位形成多个,并最终融合形成囊胚腔。在囊胚腔形成后,内细胞团将定位于环状滋养层细胞的一侧。由此产生的被称为囊胚的结构是哺乳动物卵裂的另一个重要标志。

当胚胎通过输卵管进入子宫时,囊胚在透明带内膨胀。滋养层细胞的质膜包含一个面向胚泡腔的钠泵,这些蛋白质将钠离子泵入囊胚腔,而钠离子的积累通过渗透作用扩大了囊胚腔体积。此时,透明带的存在可防止囊胚黏附在输卵管壁,避免造成异位妊娠。然而,当胚胎到达子宫时,它必须从透明带"孵化"出来,这样它才能黏附在子宫内膜上,启动植入后发育。

小鼠囊胚滋养层细胞膜上存在类似胰蛋白酶的蛋白酶strypsin,可以在透明带上溶解出一个小孔,随着小孔的不断增加,囊胚开始不断向透明带外游离,并最终孵出透明带。一旦孵出,囊胚就可以与子宫内膜直接接触。子宫内膜可以利用其含有丰富胶原、层粘连蛋白、纤维连接蛋白、透明质酸和硫酸肝素受体的细胞外基质"捕获"囊胚。滋养层细胞含有与子宫胶原、纤维连接蛋白和层粘连蛋白结合的整合素,并在植入前精确合成硫酸肝素蛋白聚糖。滋养层一旦与子宫内膜接触,可以分泌另外一类蛋白酶,包括胶原酶、基质溶素和纤溶酶原激活剂,这些蛋白消化酶可以消化子宫内膜组织的细胞外基质,使囊胚埋在子宫壁内。至此,胚胎早期发育完成,开始启动植入后发育,形成胎儿。

2. 最新研究进展　近年来,随着胚胎体外培养技术的日渐成熟,体外培养环境更接近体内发育环境,为人们对早期胚胎发育调控的研究提供了很好的技术平台。胚胎发育通常是指从受精到卵膜破裂的过程,但是对于无脊椎动物而言,研究者通常将其扩展为从受精开始到性成熟的整个过程。

胚胎发育过程中,研究人员发现胚胎干细胞之所以能够分化为体内的任何一种特化的细胞类型,其实是因为存在一些能够发出特定分子的细胞,引导其他细胞向特定类型的细胞分化。最近,Brivanlou研究团队就发现,给予人胚胎干细胞BMP4刺激时,能够自我形成早期胚层,而且Wnt信号通路完全能够诱导原条的形成。*LINE1*是一种常见的转座子,约占人类基因组的24%,一直以来都被视为无用的生物"跳跃基因"。2018年报道了在受精卵中将其敲除,胚胎完全丧失2细胞状态的发育能力，所以LINE1在胚胎发育早期是一种至关重要的调节因子。一项新的研究发现在小鼠胚胎中观察到肌动蛋白环在胚胎表面形成，而胚胎外层细胞中的肌动蛋白环向细胞间联结扩张，这对于确保胚胎封闭性并形成健康囊胚是至关重要的。

单细胞测序技术也越来越多地应用在胚胎发育早期基因表达谱的研究中，其中一种InDrops单细胞测序技术，能够以每次一个细胞对斑马鱼和热带爪蟾胚胎中的每一个细胞进行基因表达数据的检测，还可以利用TracerSeq技术导入人工DNA条码对细胞谱系进行追踪。Schier团队利用Drop-Seq的单细胞测序技术和URD计算方法，重建早期斑马鱼胚胎中的各种细胞类型的空间起源。2018年报道的蜜蜂胚胎前3天的基因表达分析表明，参与细胞生物合成、细胞代谢、蛋白定位，以及大分子修饰相关的基因在胚胎中出现明显下调，而参与细胞发育分化、组织器官形成、系统发育与形态发生相关的基因在胚胎中则明显上调。

当前对人类植入前胚胎世系分离的认识仅依靠对少数胚胎或少数标记基因的分析。通过转录组分析对人类种植前胚胎在单细胞分辨率下研究了从胚胎发育到晚期囊胚形成的第3天（E3）至第7天的基因表达变化。人类胚胎的谱系分化路径与小鼠不同，小鼠分为两个阶段：首先在桑葚胚时期，分为滋养外胚层（TE）和内细胞团（ICM），在囊胚时期，分为上胚层细胞（EPI）和原始内胚层（PE）。而人类胚胎分化TE、EPI和PE的细胞系在E5左右同时发生，而不是逐步发生的。不同细胞在发生特化变异之前，*TE*、*EPI*和*FE*特异性基因共同表达，暗示了这些细胞在谱系提交之前的独特转录特性。这些结果为进一步研究早期人类发育过程中的谱系分离奠定了坚实的基础，阐明了细胞是如何共同表达不同的谱系标记。2016年通过敲除小鼠囊胚TE细胞中的一个对体细胞的迁移和侵袭有重要调节作用的趋化因子受体4（CXCR4），能够显著降低重建胚胎植入率，证明CXCR4在TE细胞凋亡和迁移上起重要作用，是预测辅助生殖技术植入能力的一个潜在的生物标志物。

鉴于针对女性胚胎中X连锁基因表达量较男性胚胎增加，以及对单个细胞中X染色体转录本的检测，相关研究表明人类女性胚胎中的所有细胞，即在TE、PE和EPI中，X染色体均表达活跃。这些数据首次显示了女性植入前胚胎中X染色体和X染色体片段的全染色体转录活性，与之前基于选择基因的研究结果一致。但与小鼠不同，在小鼠中，由于印迹X染色体失活（XCI），在4~8细胞阶段，父系X染色体变得沉默，然后在囊胚状态，特别是在ICM被再度激活。因此，无印迹XCI是小鼠与人类之间的一个显著特征。此外，另一个揭示小鼠和人类之间关键差异的研究是长链非编码RNA（lncRNA）XIST的表达。XIST是XCI的主调控因子，在小鼠中其表达与X染色体沉默密切相关。然而，在女性和男性胚胎中，XIST都是由活跃的X染色体表达的。2011年，Edith Heard的团队基于RNA荧光原位杂交实验，首次描述了这种独特的X染色体在人类着床前囊胚中的表达模式。

（李 蓉）

第六节 胚胎着床

受精卵经过多次有丝分裂和形态分化形成囊胚，具有两个明显不同的细胞谱系，分别是外层特化的滋养外胚层（TE）和腔内的内细胞团（ICM）。生理情况下，胚胎发育到囊胚阶段进入子宫腔，随后囊胚必须在子宫着床、并与母体建立功能性联系即形成胎盘，才能继续发育。妊娠建立和维持包括胚胎植入、子宫内膜-蜕膜分化和胎盘发育等在时间上先后发生的过程，它们看似独立，实际上是有密切联系的生理级联事件，成功的妊娠需要各个环节上生理学事件的正确发生。相关动物模型和人类妊娠并发症相关的研究结果支持的一个前沿观点是：胚胎植入程序性地决定了后续的妊娠事件。本节和第七节将按照妊娠建立和维持的生理事件发生的顺序，依次介绍囊胚激活、子宫内膜容受性的建立、胚胎植入、子宫内膜-蜕膜转化、滋养层细胞合体化、滋养层细胞向侵润途径的分化和母胎界面免疫豁免的重要环节。

一、囊胚激活

囊胚到达子宫腔后首先开启与子宫内膜的分子对话，获得植入的能力，这个过程叫作囊胚激活。在啮齿类动物中，囊胚激活的概念源于胚胎延迟植入的过程,在这期间,游离在子宫腔中的囊胚处于一种代谢等活动比较低的生理状态,我们称这种状态为"囊胚休眠",此时囊胚代谢进入休眠状态,不能与子宫发生黏附反应。对休眠囊胚滋养层细胞亚显微结构的观察揭示出其形态学结构发生的细微变化,包括核糖体以单体形式存在,内质网轮廓不明显,高尔基体发育不完全等。囊胚这种休眠状态可在子宫腔内维持数天甚至数周,其中细胞自噬在维持囊胚休眠中发挥了一定作用。但在适宜的条件下,囊胚可以迅速激活,重新进行发育并发生黏附和侵入。目前已知的具有囊胚休眠现象的哺乳动物有一百多种,有些是在外界因素诱导下发生的,比如哺乳诱导的小鼠胚胎延迟植入;有一些是由物种本身的特性决定的,每次妊娠都会出现胚胎延迟的现象。

研究发现诱导小鼠胚胎进入休眠的关键因素是胚胎植入前的卵巢雌激素合成分泌缺失。小鼠模型中,通过卵巢摘除的策略去除雌激素的分泌会导致正常的胚胎植入不能发生。如果从妊娠第5天给卵巢摘除的孕鼠补充孕激素,会一直维持子宫处于中性态和胚胎在子宫中的休眠;如果再给予少量的外源性雌激素,则能够重新诱发植入反应。这种模型的建立为认识和研究囊胚激活提供了重要的工具。向假孕小鼠移植胚胎,胚胎也可以完成植入和后续的发育过程,这种模型为分析胚胎植入过程中子宫或胚胎因素提供很大的便利。囊胚激活对于胚胎植入关键作用的确凿证据来自SK Dey实验室于20世纪90年代初开展的经典实验:向雌激素处理后的假孕延迟植入小鼠子宫中移植处于休眠或激活状态的囊胚,发现处于激活状态的囊胚比休眠的囊胚具有更好的植入能力。这些证据直接说明了胚胎植入过程中囊胚获得植入能力是一个独立的过程,胚胎植入的发生不仅是子宫获得容受性,囊胚也需要在功能上分化获得植入的能力。

延迟植入小鼠中的休眠囊胚在注射雌激素后能够开启胚胎植入,这体现了雌激素在介导子宫容受性建立和囊胚激活过程中的重要性。然而,雌激素受体ER的特异性拮抗剂不能阻止囊胚进入激活状态,而且雌激素不能激活体外培养的休眠囊胚,提示存在一种区别于经典核内雌激素受体信号的通路参与体内的囊胚激活。进一步研究显示内源雌激素的儿茶酚类代谢物4-羟基雌二醇(4-OH-E_2)能够通过刺激前列腺素合成来有效地启动囊胚激活。处于容受性的子宫在胚胎植入前表达可以将天然雌激素转化成为儿茶酚胺类雌激素的代谢酶,这有力地表明在生理情况下子宫局部产生的儿茶酚类雌激素可指导囊胚激活进而植入。

除雌激素相关的信号外,其他几种信号分子也被证实参与囊胚的激活过程,这主要包括内源大麻素信号和Wnt信号。致精神兴奋的大麻素是大麻中的主要成分,可通过激活G蛋白偶联的细胞表面受体发挥其主要效应,这类受体包括大麻素受体1(CB1)和大麻素受体2(CB2)。内源性大麻素配体主要是花生四烯酸乙醇胺(也称anandamide)和2-花生四烯酸甘油,妊娠早期的子宫也能合成这些配体。在围植入期,子宫anandamide配体和囊胚CB1受体的水平受到精确的调控。非容受性子宫中的配体和休眠囊胚中的CB1受体维持较高水平,但随着子宫进入容受态以及囊胚激活,它们同时被下调。进一步研究发现配体anandamide以浓度依赖性的方式,通过CB1受体激活有丝分裂原活化蛋白激酶(MAPK)信号或Ca^{2+}通道活性,从而调控囊胚植入的功能。子宫内产生的适当水平的内源性大麻素可促使囊胚激活与子宫进入容受态达到同步化,从而实现胚胎植入。值得注意的是,女性自发流产与anandamide水平升高存在联系,进一步巩固了内源性大麻素信号是植入期胚胎命运的一个重要决定因素。在研究Wnt信号对胚胎植入影响的过程中发现,过表达经典Wnt信号的抑制因子DKK会造成胚胎植入的失败,进一步的胚胎移植实验证实Wnt信号的阻断主要影响了囊胚获得植入能力的过程,而对于子宫容受性的建立没有影响。研究还发现经典Wnt信号和前列腺素信号通路可以协同促进囊胚获得着床能力。这与早期的发现是一致的,即前列腺素生物合成的限速酶环氧化酶2(COX-2)的表达在经儿茶酚类雌激素处理的激活囊胚中被大幅上调。

组学技术手段的发展对于全面鉴定囊胚激活过程中差异表达的分子和分泌因子起到了重要的推动作用。利用延迟植入模型收集雌激素诱导前的休眠囊胚或诱导后的激活囊胚,结合芯片技术分析发现了在休眠和激活囊胚中大量差异表达的基因,能够在分子水平上整体区分和认识这两种生理状态不同的囊胚。根据功能分类可以将表达变化的基因分为细胞周期、细胞信号以及能量代谢通路等相关通路基因。通过蛋白组学的技术证实了葡萄糖的有氧糖酵解、溶酶体激活等胞内事件参与囊胚激活的过程。

在人类的妊娠过程中是否有囊胚休眠现象目前还不确定,但是临床上有线索提示胚胎发育潜能的差异。因此对小鼠等模式动物中囊胚激活现象开展分子水平的研究,深入理解囊胚在获得植入能力的过程中关键的调控因子和差异标记分子,至少能够为辅助生殖实践中胚胎体外培养体系的优化、高质量移植胚胎的评价和选择提供一定的指导和借鉴。同时,近期对于mTOR相关信号参与调节囊胚进入和维持休眠的研究使得胚胎干细胞的保存可以不依赖低温冻存,只需加入相关抑制剂,使细胞进入一种类似休眠的状态,去除抑制剂后细胞可重新激活并且干细胞的性质没有受到影响。这也提示我们在临床辅助生殖的操作中是有可能通过对胚胎的处理使胚胎进入类似休眠的状态,在需要的时间重新激活,以克服内膜容受性与胚胎发育不同步造成的移植难题等。

二、子宫内膜容受性的建立

囊胚到达子宫腔后获得植入的能力,同时子宫内膜进入容受态,两者之间发生同步的互作反应,胚胎才能与子宫上皮发生黏附和侵入内膜。子宫在一个月经周期中不同时期不是一直处于可以接受胚胎植入的状态,只有在激素诱导后的特定时间段内才能接纳胚胎发生植入反应。能够接受胚胎并有利于其植入的子宫被定义为容受性子宫,而这段有限的时间被称为植入窗口(implantation window)。

"植入窗口"这一概念是20世纪60年代Dickmann等在进行大鼠胚胎移植技术的研究中首次提出的。子宫容受性可划分为三个阶段:容受态前期、容受态期和不应期。在容受态前期,子宫有利于胚胎发育但不能起始胚胎植入;在容受态期,如果有具有植入能力的胚胎存在,子宫就可以起始胚胎植入。但在不应期,子宫不利于胚胎的存活和发育。人月经周期中分泌期的前7天是容受态前期,分泌期第8~10天子宫进入容受态期,其他时间被认为是不应期。子宫容受态是决定妊娠成败的关键因素,因为具有植入能力的胚胎只能在处于容受态的子宫中才能发生植入反应。影响容受态的任何因素都会影响妊娠结局,如胚胎发育阻滞和妊娠丢失。从本质上来说,来自卵巢的两种主要类固醇激素——雌激素和孕激素,协同作用指导子宫进入容受态。子宫进入容受态的过程中上皮细胞和基质细胞会呈现出形态和功能上的改变。

(一)容受态子宫在形态上的改变

1. **微绒毛和胞饮突** 子宫从容受前状态进入容受态的一个标志是腔上皮细胞表面微绒毛的回缩。这些微绒毛是许多结构学研究的热点,在卵巢激素的影响下会发生动态的改变。当雌激素和孕激素同时作用使子宫进入容受态时,子宫腔上皮的规则微绒毛由突出变扁平,这是许多物种子宫容受态的形态学标志,上皮细胞微绒毛扁平化异常的子宫不能接受胚胎植入。另外,有研究表明子宫容受态过后不久,子宫腔上皮的规则微绒毛很快就恢复了,进一步表明子宫容受态和子宫腔上皮微绒毛变化之间的紧密关系。

子宫进入容受态时,子宫腔上皮的另外一个形态学标志是发育完全的胞饮突的出现,提示子宫从容受前状态进入了容受态。这种结构最早在大鼠和小鼠中通过扫描电子显微镜技术被发现,由于其胞饮作用而被命名为胞饮突;大鼠和小鼠中的研究表明,胞饮突是子宫腔上皮顶部表面的球状胞质突起,在子宫处于容受态时出现。子宫内膜胞饮突的动态变化也受到卵巢类固醇激素的调控。然而,对于人类子宫内膜胞饮突能否作为子宫容受态的标志仍存在争议,因为胞饮突在月经周期的整个黄体期都存在,但在子宫植入窗口期最明显,表明胞饮突出现可能提示子宫内膜进入容受态。

2. **子宫腔的闭合** 子宫腔的闭合是子宫容受态的另外一个形态学标志,这一事件是子宫腔上皮和胚胎紧密接触及胚胎的正确附着所必需的。已有研究证明,孕酮是子宫腔闭合所必需的,因为孕激素受体伴侣分子FKBP52缺失的小鼠对孕激素信号不敏感,不能发生子宫腔闭合。但胚胎对子宫腔的闭合不是必需的,因为假孕小鼠子宫也可以发生子宫腔闭合。另外，有证据表明子宫腔液体的分泌和重吸收对子宫腔闭合非常重要，而这些过程至少受到两种重要因子的调控：囊性纤维化穿膜传导调节蛋白（CFTR）和上皮Na^+通道（ENaC）（其具体作用机制见"三、胚胎植入"）。

（二）容受态子宫在功能上的改变

在子宫容受态建立的过程中，子宫除了形态上的改变外，功能上也发生了改变，而这些改变是由黏附分子、细胞因子和同源框蛋白等因子介导的，其中一些因子可作为鉴定子宫容受态的标志分子。例如，子宫腔上皮表达的糖蛋白被认为是抑制子宫腔上皮和胚胎相互作用的屏障，而植入位点糖蛋白的消失和胚胎黏附到子宫的过程是一致的；糖蛋白MUC1在小鼠胚胎植入前定位在子宫腔上皮顶部质膜，其表达随着子宫容受态的获得而降低。然而，MUC1在人植入窗口期的子宫中表达很高，对这种现象的一种解释是与兔子植入过程类似，人胚胎能够利用MUC1相关的葡聚糖，特异在植入位点下调MUC1。因此，人和小鼠的胚胎植入都需要在植入位点移除MUC1。

子宫容受态的建立受到激素调控，主要是卵巢雌激素和孕激素。小鼠模型中对这一方面的研究较为透彻。小鼠妊娠第1天（即受精后第1天），在卵巢雌激素的作用下，子宫上皮细胞大量增殖直到妊娠第2天。从妊娠第3天开始，来自新形成黄体的孕激素分泌增多，启动子宫基质细胞增殖。妊娠第4天早上，少量雌激素协同孕激素进一步诱导基质细胞大量增殖和上皮细胞的分化，这时子宫上皮细胞逐渐失去极性。第4天早上的少量雌激素对于子宫容受性的真正建立和囊胚激活都有重要作用，这也是小鼠延迟植入模型的重要理论基础。同样，基于植入前的激素调控网络，我们能通过外源性的雌激素和孕激素处理使卵巢摘除小鼠的子宫进入容受态。

雌激素和孕激素对子宫内膜的作用主要通过其各自的核受体ER和PR发挥。ER和PR主要各有两种亚型：ERα和ERβ及PRA和PRB。药理学和遗传学的证据发现ER和PR对子宫容受态的建立是必需的。例如，在小鼠胚胎植入前注射ER或PR的拮抗剂能有效抑制子宫容受态的建立；*ERα*或*PRA*的基因敲除小鼠模型研究显

示，缺失*Esr1*基因（编码ERα）的小鼠子宫发育不全，不能支持胚胎植入，但缺失*Esr2*基因（编码ERβ）的子宫能发生正常的胚胎植入反应；缺失*Pgr*基因（从不同的启动子编码PRA和PRB）的小鼠是不育的，但缺失PRB的小鼠是可育的，具有正常的卵巢和子宫反应性。

如前所述，雌激素和孕激素的协同作用指导子宫进入容受态，伴随着子宫上皮细胞明显的形态学和功能改变。子宫上皮细胞增殖和分化过程中卵巢雌激素和孕激素的相互作用见图3-6-1。利用缺失雌激素或孕激素受体的小鼠模型及上皮和基质重构实验证实，雌激素通过子宫基质中的受体ERα促进子宫上皮细胞增殖，主要依赖于基质产生的IGF1等旁分泌因子；而子宫上皮细胞的分化需要上皮和基质细胞中ERα共同作用。孕激素通过子宫上皮和基质细胞中的PR拮抗雌激素诱导的上皮细胞增殖，同时促进基质细胞增殖。通过雌、孕激素主导的上皮基质相互作用以及复杂调控网络，子宫逐步获得了接受胚胎植入的能力。

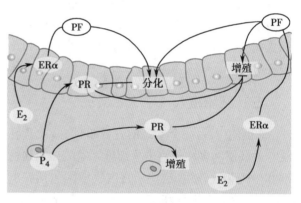

图3-6-1　卵巢雌孕激素对子宫容受态的调控模式图

（三）植入窗口期的伸缩性

1. **雌激素在决定子宫容受态窗口的长短方面起关键作用**　植入前雌激素的作用对于子宫容受态的建立和植入窗口的开放发挥重要作用。利用小鼠延迟植入模型研究不同剂量雌激素对子宫植入窗口期长度的影响，发现在生理范围内，低剂量雌激素可以延长植入窗口期，但高水平的雌激素会快速关闭植入窗口，使子宫进入不应期。在辅助生殖的促排卵操作中发现取卵周期中子宫胞饮突会比自然周期提前1~2天出现，表明植入窗口期可能出现了前移。可以推测，促排卵周期尤

其是卵巢过度刺激综合征中胚胎植入率的下降，可能是由于过量雌激素暴露而导致子宫容受态和囊胚之间的不同步。

2. 孕激素补充可以延长子宫植入窗口期 在小鼠中，囊胚可以在正常植入窗口期之外起始胚胎植入反应。例如，移植到妊娠第 5 天假孕小鼠子宫的正常囊胚可以起始胚胎植入过程，但当正常囊胚被移植到妊娠第 6 天的假孕子宫后不能发生植入。然而，补充外源性的孕激素可以把植入窗口期延长到妊娠第 6 天。尽管如此，在这种异常窗口期植入的小鼠胚胎在出生前有较高的死亡率，这与人类中发现的异常植入窗口植入的胚胎在后期发育中有较高的流产率一致。

尽管我们对模式动物的子宫内膜容受性建立的分子调控有了一定认识，部分研究结果也在人的子宫内膜中得到了验证，但在临床实践中尚无有效评价内膜容受性的标记分子。有报道综合分析了内膜容受性建立过程中的标记分子群，利用这些分子建立了评价内膜容受性的芯片 ERA（endometrium receptivity array），但该芯片是否能很好地用于临床还需要实践检验。同时，利用新的微量组学等手段开展人子宫内膜容受性建立的深入研究，可能是开发新的内膜容受性检测和评价等应用工具的重要途径之一。

三、胚胎植入

胚胎植入是一个动态的发育事件，涉及囊胚滋养外胚层和多种子宫内膜细胞之间的一系列物理和生理相互作用，这些子宫内膜细胞包括腔上皮细胞、腺上皮细胞和基质细胞等。胚胎植入过程可以分为三个阶段：定位期、黏附期和侵入期。在定位阶段，滋养外胚层靠近腔上皮。小鼠中的研究发现，随着子宫腔的闭合，滋养外胚层和腔上皮之间开始进行紧密的黏附。宫腔闭合现象是否也发生于人类的胚胎黏附过程，尚无明确证据。黏附反应之后，植入的胚胎开始侵入腔上皮并最终到达基质床。

（一）定位期

在啮齿类动物中发现子宫腔的闭合和胚胎的运动引起囊胚滋养外胚层和子宫上皮之间的相互作用，使胚胎最终分布在子宫中的特定位置，称为定位过程。人胚胎植入可能也存在类似的过程，使

胚胎一般植入于子宫宫体上段。如前所述，小鼠子宫腔的闭合在怀孕子宫或假孕子宫中都可以发生，孕酮在该过程中发挥着关键作用。虽然孕酮通过其受体对子宫腔闭合及胚胎定位有重要作用，但胚胎黏附反应的启动还必须同时有雌激素的参与。

作为胚胎 - 子宫信息交流过程中的一个早期信号分子，血清肝素结合性表皮生长因子（HB-EGF）所引发的信号通路在胚胎定位及黏附反应中的作用已有较多研究。对具有不同植入能力的胚胎进行全基因组分析，发现 HB-EGF 在囊胚激活的过程中表达升高；吸附了 HB-EGF 的琼脂糖珠子（与囊胚大小类似）移植到假孕小鼠子宫中能诱导珠子周围的子宫细胞表达 HB-EGF，增加血管的通透性，这些变化和正常胚胎诱导的子宫内膜细胞变化是一致的。有趣的是，胚胎附着位点子宫腔上皮在植入前 6 小时也表达 HB-EGF，同时伴随着具有植入能力的囊胚中 HB-EGF 受体表达的增加以及配体 - 受体结合活性的增强，而 HB-EGF 介导的信号在胚胎中激活黏附所必需的分化过程。这些研究表明，HB-EGF 信号通过旁分泌和近分泌的方式在胚胎和子宫之间形成了一个自我诱导的回路。在人容受态的子宫中也发现 HB-EGF 高表达，其受体 ErbB4 位于植入前囊胚的滋养外胚层表面，表明 HB-EGF-ErbB4 信号在人胚胎植入过程中也介导滋养外胚层和子宫上皮的相互作用。

（二）黏附期

在胚胎植入的黏附期需要有相应黏附信号系统的参与。事实上，有大量的糖蛋白、糖类配体以及它们的受体表达于围植入期的子宫上皮和囊胚滋养层表面。到目前为止发现的与植入过程相关的黏附分子包括：整合素（integrin）、选择素（selectin）、半乳凝素（galectin）、硫酸类肝素蛋白多糖（HSPGs）、黏蛋白 1（mucin-1）、钙黏着蛋白（cadherin）以及 trophinin-tastin-bystin 复合体等。整合素和选择素由于其功能独特而备受关注。在人类子宫中，integrin $\alpha_v\beta_3$ 的表达局限于容受态期的子宫内膜上皮，其表达紊乱与反复流产和女性不育有关。L-selectin 的寡糖配体表达于接受期子宫上皮时，L-selectin 分子则同时表达于囊胚滋养层细胞的表面；表面含有 L-selectin 配体的包被颗粒可以附着于囊胚滋养层细胞上，经分离的滋

养层细胞也能优先与容受态期的子宫上皮表面结合。这些发现表明 L-selectin 黏附信号系统在人类胚胎植入的起始阶段有重要的作用。

（三）侵入期

囊胚黏附及侵入位点处出现的子宫内膜血管通透性增加是植入过程中的一个典型标志，该过程中涉及各种前列腺素（PGs）的参与。*Ptgs1* 和 *Ptgs2* 基因编码的环氧化酶 COX-1 和 COX-2 蛋白是调控前列腺素生成的关键酶。*Ptgs2* 特异表达于囊胚黏附位点处的子宫内膜上皮及下方的基质细胞中。经 COX-2 生成的前列环素（PGI2）是植入位点合成的主要前列腺素；*COX-2* 基因缺失小鼠的植入障碍可以通过补充前列腺素得到改善；PGI2 在植入过程中通过激活过氧化物酶体增生物激活受体 δ（PPARδ）起作用。除小鼠外，COX-2 在其他多种物种（包括灵长类动物）的子宫和/或囊胚中都有表达，这提示 COX-2 在植入过程中的作用具有进化上的保守性。胞质型磷脂酶 A2（cPLA2α）是生成前列腺素前体的重要酶，缺乏该酶的小鼠生殖能力明显下降，这一发现进一步证明了前列腺素在植入中的作用。此外，属于溶血磷脂家族的溶血磷脂酸（LPA）也能通过激活 G 蛋白偶联的 LPA3 受体影响小鼠胚胎的黏附反应。

在胚胎向内膜的侵入过程中，主要是滋养层细胞与子宫上皮细胞之间发生互作。小鼠中已经发现植入过程中分化的滋养层细胞会通过内吞死亡（entosis）的细胞吞噬方式去除上皮细胞，同时也诱导部分上皮细胞凋亡，帮助胚胎侵入到子宫基质中。在人类中这一过程的发生伴随初级滋养层细胞的初级合体化，但由于伦理局限，对这一过程尚无在体研究信息。近年来发展的体外囊胚培养技术，使我们观察到滋养细胞的初级合体化分化，结合子宫细胞共培养，有可能成为研究该过程的一个重要体外模型。

四、子宫内膜 - 蜕膜转化

胚胎植入会诱导子宫内膜的基质细胞发生分化成为蜕膜细胞。"蜕膜（decidua）"的概念最早来自拉丁文，意思是退化消失。妊娠期蜕膜作为子宫组织的一部分，在妊娠结束后会伴随胎盘一起娩出。在啮齿类等物种中，子宫内膜的蜕膜分化需要胚胎植入的诱导或模拟胚胎植入过程的其他外界刺激（比如假孕小鼠中可以通过向容受态子宫腔中注射芝麻油的方法诱导子宫内膜的蜕膜分化），而在人类和部分灵长类动物中，蜕膜分化的起始不需要胚胎植入的诱导。在人类中，每个月经周期中都伴随着内膜的蜕膜分化，但蜕膜的进一步分化需要有胚胎植入的诱导。胚胎植入后产生人绒毛促性腺激素（HCG）等信号，维持黄体孕激素合成，使孕激素维持在较高水平，内膜基质细胞的蜕膜分化得以持续进行；而在非妊娠的月经周期中，由于孕激素的急速下降，分泌期起始分化的蜕膜就会从子宫中脱落，形成月经。内膜 - 蜕膜转化的过程伴随基质细胞形态、生化和分泌因子等特征的明显变化。基质细胞作为经典的成纤维细胞类型，在蜕膜分化中转变成类似上皮样的细胞，同时具有分泌多种因子的功能，对于调节血管发生和母胎界面的免疫豁免等起着举足轻重的作用。

蜕膜分化的过程受到了内分泌、旁分泌和自分泌的多重调控。其中内分泌来源的孕激素是最为关键的因素之一。孕激素发挥作用主要是通过经典的核受体 PR 发挥作用，*PR* 基因主要有 PRA 和 PRB 两种亚型。小鼠中已有遗传学的证据显示孕激素受体 PRA 主要在蜕膜分化中发挥作用，而在人的基质细胞体外蜕膜分化中，PRA 和 PRB 都发挥重要的作用，孕激素辅助因子 SRC 等也是蜕膜分化的重要调节因子。孕激素作用于基质细胞后会诱导基质细胞产生多种因子，其中一些分泌因子可作用于自身，协同孕激素受体一起调控蜕膜的分化过程，比如 IL11、BMP2 和 Wnt4 都可通过基质细胞本身表达的受体调控蜕膜分化。还有一些因子可以调控子宫血管发生、母胎界面免疫豁免和滋养层细胞行为，比如分泌的趋化因子等在特定免疫细胞的募集中发挥作用，细胞因子类可以调控内膜中免疫细胞的分化。此外，蜕膜细胞本身还可以表达免疫调节的辅助因子，比如蜕膜细胞上表达的 PDL-1 和 Gal1，都可以通过与免疫细胞表面的受体直接互作调节免疫豁免。除内分泌激素外，来自子宫上皮和胚胎的旁分泌信号对于蜕膜的分化也起到一定的调节作用。

小鼠蜕膜分化的过程伴随着细胞周期的转变，细胞进入一个多倍体分化的进程，细胞的

DNA进行复制,但细胞核不分裂,最终形成多倍体的蜕膜细胞,细胞核体积较大。特殊的周期相关蛋白CyclinD3等调控该过程的发生。在人类的蜕膜细胞分化中是否存在类似现象还有待确认。这种特殊类型的细胞周期可能与蜕膜细胞需要短期内合成大量的蛋白有关,基因组的多倍化可以提供更多的转录模板,满足蛋白产生的需求。

在研究蜕膜分化的过程中,主要依靠子宫内膜原代基质细胞或内膜基质细胞系诱导蜕膜分化的模型,通过检测标记分子PRL和IGFBP1的表达水平来评价蜕膜分化的程度。这种经典的体外研究模型给相关研究工作带来了便利,但仍不足以模拟体内复杂的蜕膜分化过程。从免疫学的角度,体内蜕膜分化早期是一个诱导急性炎症的起始过程,随后是抗炎的过程,再到正常月经周期中退化或妊娠后胚胎诱导的蜕膜消亡的过程,而体外细胞模型中单独检测标记分子的方式无法模拟这些事件,因此需要有新的研究体系和检测指标来模拟和研究体内的蜕膜分化过程,以便更深入地认识内膜-蜕膜转化的过程。

体内研究结果显示,子宫内膜-蜕膜转化过程具有时空顺序,主要是从植入胚胎周围的基质细胞开始,并逐步往外扩展,并且在螺旋动脉周围的基质细胞起始较早。但在人的蜕膜分化中这种现象受到哪些因素的调控还不清楚。

(王海滨 王雁玲)

第七节 妊娠建立

胚胎植入发生后,胚胎的滋养外胚层细胞与子宫内膜开始相互作用,并向子宫壁内侵润。而成功妊娠的建立有赖于滋养外胚层细胞的精细分化,及其与母体子宫内膜多种细胞的复杂互作,发育为功能完善的胎盘,并在母胎界面上建立免疫豁免微环境。

胚胎的滋养外胚层细胞是胚胎发育过程中最早表现出高分化潜能的细胞。在人类,滋养外胚层细胞可以通过两条路径发生分化:第一条路径是单核的细胞滋养层细胞(cytotrophoblast,CTB)通过合体化过程形成多核的合体滋养层细胞(syncytiotrophoblast,STB)。由此形成的漂浮绒毛表面覆盖一层STB,内层为CTB,漂浮绒毛浸泡在母体的血窦中。STB作用包括:①参与母胎界面上的气体、营养物质以及代谢废物的交换;②分泌人绒毛膜促性腺激素(HCG)、人胎盘催乳素(hPL)等妊娠相关激素,对妊娠的维持具有重要作用;③STB直接与母体血液相接触,参与母胎免疫豁免的建立。滋养层细胞的第二条分化途径是形成锚定于子宫壁上的锚定绒毛,锚定绒毛上滋养层细胞柱可进一步分化为绒毛外滋养层细胞(extravillous trophoblast,EVT),并向子宫蜕膜迁移;一部分EVT被称为间质滋养层细胞(interstitial EVT,iEVT),它们侵润至子宫内膜的深层直至子宫肌层的上三分之一,从而把胎儿锚定于母体子宫内;另一部分EVT被称为血管内滋养层(endovascular EVT,enEVT),它们侵入子宫螺旋动脉并获得血管内皮细胞样的特征,取代母体血管内皮细胞,从而将子宫螺旋动脉改建成低阻抗、高通量的子宫-胎盘动脉血管。改建后的血管可以向胎盘供给大量的血液,保证胎儿成长对营养物质的需求。

一、滋养层细胞合体化

合体滋养层细胞(合胞体)形成的过程称为合体化。合体化可分为初级合体化和次级合体化。

(一)初级合体化

胚胎植入起始后,主要通过胚胎外侧的一层多核细胞与母体建立联系,这种多核细胞是由胚胎的滋养外胚层细胞通过初级合体化途径形成的初级合体滋养层(图3-7-1),它们在胚胎植入前后形成,是最早与母体接触并建立母胎联系的胎儿细胞。大约在受精后第11天胚胎完全植入子宫壁,胚胎被合体滋养层细胞覆盖,这时初级合体化停止。对初级合体化最早的描述是基于对受精后第7天胚胎植入到子宫内膜的组织学切片的观察(图3-7-2)。由于伦理问题和实验方法的限制,对于人类初级合体化的形态发生和功能的研究都十分有限,基本上停留在简单的形态学描述阶段。

日趋成熟的人类胚胎体外培养技术已经使胚胎离体培养突破了10天以上,培养皿中胚胎经历的变化与在母体内发育的胚胎并无显著差异。同时,胚胎子宫内膜三维共培养模型已用于对胚胎植入机制的研究,应用这个模型能够在体外条件下观察到合胞体的形成。上述新技术的应用有望

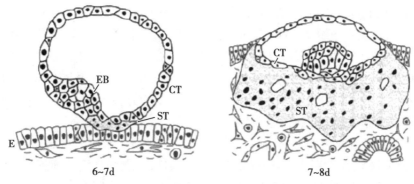

图 3-7-1 胚胎植入时，滋养外胚层形成初级合体滋养层的过程示意图
CT：细胞滋养层；ST：合体滋养层

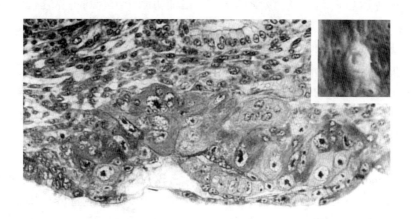

图 3-7-2 受精后第 7 天胚胎植入子宫的组织切片

为揭示初级合体化机制提供科学证据。

（二）次级合体化

人类滋养层细胞的次级合体化可持续整个妊娠过程，主要是通过滋养层细胞的膜融合来实现的。细胞融合发生在合体滋养层和紧贴合体滋养层的单核细胞滋养层细胞间，而不发生在相邻的单核细胞滋养层细胞间。STB 不具有增殖能力，因此需要其下层的 CTB 不断地融合以形成新的合体滋养层，同时老化的合体滋养层会不断脱落以实现自我更新。合体结节就是老化的合体滋养层细胞形成的。合体化的过程使绒毛表面积不断增大，极大地提升了漂浮绒毛的物质吸收与交换能力。滋养层细胞的融合受到精细调控，多种转录因子、膜蛋白、细胞因子、生长因子以及细胞骨架蛋白等均参与调节。

1. 介导次级合体化的融合分子（fusogen）——内源性逆转录病毒膜糖蛋白 Syncytin 是迄今发现的唯一介导胎盘滋养层合体化的融合分子。Syncytin 是人类内源性逆转录病毒家族（human endogenous retroviruses，HERVs）基因编码的膜糖蛋白。据报道，在 2 500 万~4 000 万年前，不同种系的逆转录病毒侵入灵长类动物的生殖细胞并整合到宿主的基因组中。在漫长的进化过程中，HERVs 经历反复扩增、转座等事件后，在基因组产生多拷贝和单拷贝的原病毒。HERVs 与目前的外源性逆转录病毒具有相似的基因结构，如人类免疫缺陷病毒（human immunodeficiency virus，HIV）、人 T 细胞白血病病毒（human T cell leukemia virus，HTLV），均由两个长末端重复序列（Long terminal repeats，LTRs）和中间的 gag、pol 和 env 区域组成。目前已知 *HERVs* 构成了人类基因组的 8%，并且已经鉴定出了超过 20 个 HERV 家族成员，尽管在编码序列中有突变、缺失和提前出现编码终止信号等缺陷，小部分 HERVs 还是有生产病毒产物和病毒类颗粒的能力。逆转录病毒包膜蛋白锚定于宿主病毒膜中，这些蛋白由两个亚基组成，一个是跨膜亚基（transmembrane，TM），主要负责膜融合，包含一个疏水肽段，在介导病毒与细胞膜融合时，能穿透靶细胞的细胞膜；另一个是细胞表面亚基（surface，SU），主要对靶细胞的细胞膜受体进行识别和黏附。在已检测的23种人体组织中，Syncytin在胎盘组织特异性高表达。

目前在人类基因组中发现了 *HERV-W* 和 *HERV-FRD* 基因，分别编码 Syncytin-1 和 Syncytin-2 两个亚型。Syncitin-1 定位于合体滋养层，并在整个妊娠过程中持续表达。滋养层细胞融合的体外模型中的研究表明，Syncytin-1 对细胞融合的启动具有决定性作用。Syncytin-2 定位在绒毛细胞滋养层细胞中，且在妊娠过程中表达逐渐降低。Syncytin-2 的受体是 MFSD2，属于跨膜碳水化合物转运蛋白超家族，该受体表达仅限于合体滋养层。对多种类型的细胞瞬时转染 Syncytin-2 发现也可以促使细胞融合，但 Syncytin-2 的表达在合体滋养层形成后会出现下调，这一点与 Syncytin-1 是不同的。

尽管 Syncytin-1 和 Syncytin-2 的结构和促融合的能力相似，但两种蛋白的调控机制可能不同。它们通过不同的受体调控滋养层细胞的分化；膜融合的起始需要由 Syncytin-1 与两个氨基酸转运蛋白（amino acid transporter1/2，ASCT1/2）结合来启动。近年来的研究还发现 HERVs 在滋养层细胞中可能有更加多样化的功能。例如，Syncytin-2 和 ERV3 在胎盘中的表达可能与母胎间免疫豁免有关。

2. **参与细胞融合的相关分子** 参与滋养层细胞融合调控的一个关键因子是蛋白激酶A（protein kinase A，PKA）。一般认为，cAMP 水平的升高是膜融合的起始信号，进而激活蛋白激酶A（PKA），随后激活重要转录因子胶质细胞缺失因子（glial cells missing homolog 1，GCM1）及其靶基因 *HERV-W/Syncytin-1* 的表达。GCM1 是第一个被发现参与滋养层细胞融合的转录因子，在人胎盘中 GCM1 可以激活 Syncytin-1 的转录。

丝裂原激活蛋白激酶（mitogen-activated protein kinases，MAPKs）信号中有两个经典的信号通路，即胞外信号调节激酶 1/2（extracellular regulated kinase 1/2，ERK1/2）和 p38，均在细胞分化和融合过程中发挥重要作用。特异性 ERK1/2 和 p38 抑制剂可以抑制原代滋养层细胞的自发融合。

氨基酸转运蛋白 CD98 对滋养层细胞融合也有重要作用，干扰 CD98 的表达或者 CD98 与其配体 galectin3 结合，均可导致滋养层细胞融合程度显著下降。此外，一些细胞间连接分子（如 connexin 43、ZO-1 等）、细胞骨架蛋白、细胞间黏附分子等均参与合体化过程，而 caspases 家族成员能特异参与细胞骨架和细胞间黏附分子的降解。

细胞膜上磷脂酰丝氨酸外翻是细胞融合的先决条件，这在细胞滋养细胞原代培养和绒毛外植体中都得到了证实。在 Forskolin 处理 BeWo 细胞发生融合时，加入与细胞外膜磷脂酰丝氨酸蛋白辅酶因子结合的单克隆抗体，阻滞了细胞融合的发生。有研究表明解整联蛋白 - 金属蛋白酶（a disintegrin and metalloproteinase，ADAM）家族蛋白可促使细胞膜脂质重组来完成磷脂酰丝氨酸外翻。静电吸引在这个融合过程中起着至关重要的作用，磷脂酰丝氨酸带负电荷，由 caspase 激活它的外翻，为细胞表面融合蛋白发挥作用提供负电荷环境。

3. **滋养层细胞合体化与细胞周期** 胎盘绒毛中只有单核细胞滋养层细胞具有 DNA 合成能力，比如，在妊娠第 6~9 周绒毛中，1.5%~2.9% 的细胞具有有丝分裂活性，而合体滋养层未检测到有有丝分裂活性，因此单核滋养层细胞的细胞周期调控对于其功能意义重大。CTB 细胞具有增殖能力，在保证自我更新的基础上提供分化所需的细胞库，而 STB 不能增殖，在 STB 中也未观察到具有分裂象的细胞核。基于此，一般认为 CTB 细胞需要退出细胞周期才能发生融合，在这一过程中需合成更多细胞器增加代谢活动。

4. **合体滋养层再生与脱落的平衡** CTB 不断地融合形成 STB，引发了关于 STB 再生与脱落平衡的争议。合体滋养层是否持续不断地累积细胞核，抑或老化的细胞核是否会选择性地通过凋亡途径脱落，这两方面的观点仍然存在很大争议。争议之一为是否需要通过老化的细胞核脱落、细胞滋养层细胞不断融合来维持合体滋养层脱落与再生间的平衡，实现合体滋养层的更新。有研究证实，合体滋养层中的一些细胞核会被膜包裹形成囊泡，最终产生合体结节，并释放至母体循环系统中；从正在不断更新的合体滋养层细胞中把衰老的核清除掉需要 3~4 周的时间。而反之，也有研究认为在整个妊娠过程中合体滋养层中的细胞核一直积累,合体层的异质性就是其中的细胞核处于不同分化阶段的表现。

该争议很大程度上集中在凋亡是否参与了滋养层更新。有观点认为从早期 CTB 融合到凋亡效应分子 caspase 的活化,再到接下来的细胞死亡是一连续过程,但具体机制还不清楚。有研究显示,在合体滋养层中凋亡的执行是受时空调控的,最终可导致合体结节的形成。然而,另有研究发现,CTB 凋亡的发生率远大于 STB;在妊娠晚期胎盘绒毛中,主要是 CTB 而不是 STB 发生了凋亡。因此,STB 更新和分化涉及的事件和机制仍有待深入阐释。

二、滋养层细胞向侵润途径的分化

人类胚胎植入后 14 天左右,单核细胞滋养层迅速生长,突破合体滋养层,形成滋养层细胞柱,进入绒毛外分化途径。滋养层细胞柱中的细胞滋养层细胞逐渐分化为具有强侵润能力的绒毛外细胞滋养层细胞(EVT),并进一步分化为血管内细胞滋养层细胞(enEVT)与间质细胞滋养层细胞(iEVT)(图 3-7-3)。

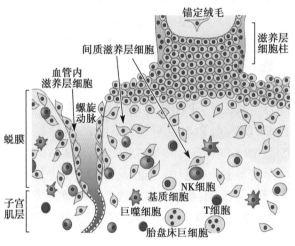

图 3-7-3　妊娠期母胎界面上滋养层
细胞沿侵润途径的分化示意图

(一)向子宫基质中侵润的间质滋养层细胞特性

滋养层细胞柱从其近端到远端,细胞的表型逐渐发生改变。绒毛基底膜近端的数层细胞为活跃增殖的极性上皮细胞,与绒毛细胞滋养层细胞的形态相似;至滋养层细胞柱远端,细胞不再发生分裂,且形态发生改变,成为较大的多角形侵润

性间质样细胞。这些细胞或侵润进入蜕膜化的子宫内膜直至子宫肌层的上三分之一,称为间质滋养层细胞(iEVT);或侵润进入子宫螺旋动脉,表现出血管内皮细胞的特性,称为血管内滋养层细胞(enEVT)。滋养层细胞柱中的细胞分化过程还不是很清楚,但体外的研究表明这种分化过程可能是一个以内源性因素为主的过程,涉及相关黏附分子的变化和几种蛋白酶的表达调控。

iEVT 有两种明显的表型:大的多角形 iEVT 和小的纺锤状 iEVT。大的 iEVT 存在于胎盘向蜕膜过渡的区域,其作用是把胎盘锚定到子宫壁,因为它们在妊娠过程中可以分泌由基质型的纤维蛋白构成的"滋养层胶"。相比之下,小的 iEVT 可以侵润到蜕膜的深层,甚至到子宫肌层的上三分之一。

iEVT 有独特的黏附分子和组织相容性抗原的表达谱。在滋养层细胞柱远端的细胞中整合素 α6β4 表达下调,而整合素 α5β1 的表达则明显上调。在侵润到蜕膜深层的 iEVT 中,整合素 α1β1 高表达。此外,在滋养层细胞柱远端的细胞中上皮钙黏素(E-cadherin)的表达下调,可能参与细胞间相互作用的降低和迁移性增加。iEVT 可分泌多种蛋白酶,降解蜕膜组织中的细胞外基质,包括尿激酶型纤溶酶原激活剂(uPA)、多种基质金属蛋白酶(MMPs)等。同时,这些酶的内源性抑制因子,如纤溶酶原激活因子抑制因子 1/2(PAI-1/2)、基质金属蛋白酶组织抑制因子 -1(TIMP-1)等也同时表达于 iEVT 中,表明 iEVT 的侵润是有节制性调控的。此外,与绒毛滋养层细胞不同的是,iEVT 高表达 HLA Ⅰ型主要组织相容性抗原,特别是 HLA-E、滋养层特异性的 HLA-G 和具有多态性的 HLA-C,这与其免疫豁免特性直接相关。

妊娠早期,在胚胎植入位点附近,蜕膜自然杀伤细胞(dNK)是蜕膜免疫细胞的主要组成部分。dNK 细胞上的受体识别 iEVT 所表达的三类 HLA 分子,对母胎界面免疫豁免的建立至关重要。HLA-E 可以和 dNK 抑制性受体以高亲和力相结合,从而抑制 dNK 细胞的细胞毒性;二聚化的 HLA-G 对 dNK 上抑制性白细胞免疫球蛋白样受体(LILR)有很高的亲和力,可以对母体免疫反应进行调节;HLA-C 和 dNK 细胞上的免疫球蛋白样受体（KIRs）的相互作用可能在胎儿生长和胎儿血液供给中发挥重要作用。

iEVT 的侵润涉及细胞增殖、基质降解、迁移与分化等过程，这些过程受到多种因素的严格调控。现已发现，iEVT 可应答多种自分泌与旁分泌因子信号，包括细胞因子、生长因子、蛋白酶等；促进性因子与抑制性因子的平衡调节 iEVT 的侵润。子宫肌层中 MMP-2、MMP-9 和 uPA 的表达水平低于蜕膜，可能控制 iEVT 向子宫肌层侵润的深度。许多激素对 EVT 侵润具有调节作用，包括 HCG、甲状腺激素、胎盘生长因子（PLGF）、促肾上腺皮质激素释放激素、GnRH 等。免疫细胞产生的多种细胞因子也对 iEVT 侵润起调节作用，其中 IL-1、IL-8、IL-15 等细胞因子促进侵润，而 IL-10、IL-12、IL-24 等细胞因子抑制侵润。上述内分泌、自分泌和旁分泌因子的时空精细调节，保证了滋养层细胞的侵润限制在整个子宫内膜与子宫肌层的上三分之一处。

iEVT 最终分化为胎盘床滋养层巨细胞。与 STB 类似的是，胎盘床巨细胞也可以分泌 hPL 和 HCG。这些细胞还产生多种蛋白酶抑制因子，防止 iEVT 过度侵润至子宫肌层的深部。

（二）间质滋养层细胞分化的调节

1. 氧分压对滋养层细胞侵润分化的调节 氧分压被认为是滋养层细胞增殖与分化平衡的一个关键调节因素。某些特定的转录因子作为氧感受器发挥作用，如缺氧诱导因子（hypoxia-induced factor, HIF）。缺氧或高氧可在大多数动物组织中诱导异常反应，因此适宜氧浓度对机体的健康十分重要。妊娠期间，绒毛内氧分压随母胎循环的逐步建立而发生改变。据估计，妊娠 8 周和 10 周时，绒毛内的平均氧分压分别为 $17.9\text{mmHg} \pm 6.9\text{mmHg}$ 与 $39.6\text{mmHg} \pm 12.3\text{mmHg}$。随着血管改建，母胎间的气体交换能力增强，氧分压水平随之增至 80~100mmHg。氧分压在妊娠阶段的变化不仅依赖于母胎界面血管发育，也对调节滋养层细胞行为、维持正常的胎盘发育起关键作用。

在原代培养的妊娠早期 CTB、锚定绒毛外植体、滋养层细胞系等多个模型中的研究发现，低氧浓度（2% 或 14mmHg）可刺激滋养层细胞进入细胞周期并活跃增殖，但阻止其向 iEVT 或 enEVT 的侵润途径分化。然而，也有报道显示低氧浓度可抑制滋养层细胞的增殖，或促进其侵润能力。这些有争议的结果也提出了问题，即体外模型中的低氧环境能否真实反映体内的生理与病理氧浓度。有学者指出，体外氧分压相关研究必须注意三个问题：①体外模型中缺乏血红蛋白作为氧载体；②缺少妊娠进程中体内真实氧分压的精确测量；③样品采集与细胞体外培养期间可能的组织缺氧和氧化应激。

2. 参与调控滋养层细胞侵润能力的信号通路 至今为止，已发现多个参与调控滋养层细胞侵润的信号通路，包括 MAPK、JAK-STAT、Wnt、FAK、Rho/ROCK 和 TGF-β 超家族信号通路等。

MAPK 信号是许多促侵润因子的下游通路。如 IGF-II、IGFBP-I、内皮素和前列腺素 E_2 等均可在人滋养层细胞中激活 ERK1/2，促进细胞的侵润与迁移；EGF 通过激活 MAPK 与 PI3K，诱导滋养层细胞 MMP-9 的生成，从而促进细胞迁移；HGF 通过 p42/p44 激活 MAPK 通路，LIF 通过激活 ERK1/2 与 STAT3 诱导滋养层细胞侵润；ERK 和 AKT 信号通路能够提高 MMP-2 水平，参与 HCG 介导的滋养层细胞侵润和迁移。

JAK-STAT 信号通路的多个成员都与滋养层细胞侵润有关，包括 STAT1、STAT3 与 STAT5。STAT1 与 STAT3 的激活参与 LIF 的促侵润作用；胎盘生长因子（PlGF）通过 JAK2 激活 STAT5，促进 EVT 侵润；EGF 也可通过 STAT5 诱导滋养层细胞增殖和侵润。值得注意的是，STAT3 表达于早孕期滋养层细胞中，但在足月胎盘滋养层细胞中难以检测到，提示 JAK-STAT 信号通路可能在人类胎盘发育早期的滋养层细胞行为调控中发挥作用。

Wnt 信号通路在 EVT 分化过程中上调促迁移基因的表达而促进滋养层细胞迁移和侵润。经典的 Wnt 信号与 PI3K/Akt 信号可独立地参与介导 Wnt3a 刺激的滋养层细胞迁移和 MMP-2 产生。

FAK 信号接受整合素、生长因子和 G 蛋白偶联受体的刺激，激活下游的激酶级联反应，磷酸化 Rho 家族 GTP 酶的正向调节因子 GEF 与负向调节因子 GAP，激活 Rho、Rac、Cdc-42 等，并级联激活 ROCK 和 PAK 等下游效应分子,调节细胞骨架蛋白等多种基因的转录。FAK-Src 信号参与环胞多肽 A 诱导的滋养层迁移与侵润,上调 MMP-2 和 MMP-9 活性,并抑制 E-cadherin 表达。IGF-Ⅰ和 IGF-Ⅱ可通过 RhoA、RhoC 与 ROCK 促进滋养层细胞的迁移。

TGF-β 超家族包括 40 余个成员,通过Ⅰ型和Ⅱ型丝/苏氨酸受体酪氨酸激酶传导信号。该家族的每一个成员都结合特定的Ⅰ型与Ⅱ型受体,自身磷酸化并随后激活 Smad,入核进行基因转录。TGF-β 超家族对滋养层细胞的侵润具有负向调节作用。例如 TGF-β1、Nodal、Nodal 受体及组成性激活 ALK7 均可抑制滋养层细胞迁移和侵润;TGF-β 信号通过 Smad2 下调细胞-细胞黏附分子 VE-cadherin 表达;Nodal 可提高 TIMP-1 表达水平,并下调 MMP-2 和 MMP-9,抑制 EVT 的迁移;而抑制 TGF-βⅠ型受体的表达,可增强滋养层细胞的迁移与侵润能力。

（三）血管内滋养层细胞分化和子宫螺旋动脉重铸

妊娠期间,绒毛浸没在绒毛间隙的母体血窦中,胎儿血管发育并分支进入绒毛,形成绒毛内毛细血管,在绒毛滋养层细胞的介导下进行母体和胎儿间的物质、营养和气体的交换。为了满足胎儿宫内发育日益增长的营养和物质供应,滋养层细胞通过重铸子宫螺旋动脉以增加其血流量并降低血流阻力,有效增强了母血通过子宫动脉向绒毛间隙的血流供应。

目前多种证据认为,子宫-胎盘血液循环的建立始于妊娠 8~12 周,至妊娠 20~22 周子宫螺旋动脉重铸完成,将子宫螺旋动脉从高阻抗、低流速的平滑肌型血管改造成低阻抗、高流速的血管。这一过程涉及不同细胞类型间的交叉会话,有研究者将其分为四个阶段。第一阶段,小动脉完整,血管周围具有完整的平滑肌层,内部覆盖完整的血管内皮层;第二阶段,平滑肌层开始瓦解,但动脉内并不出现血管滋养层细胞;第三阶段,平滑肌细胞和血管内皮细胞大量瓦解,血管周围出现间质绒毛外滋养层细胞,血管内出现血管内滋养层细胞（enEVT）;第四阶段,螺旋动脉完全改建,不再存在残余的平滑肌层,血管内滋养层细胞嵌入血管完全替代内皮细胞（图 3-7-4）。

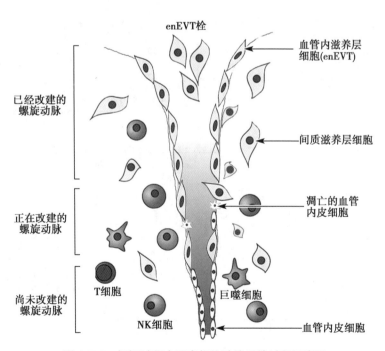

图 3-7-4　妊娠过程中子宫螺旋动脉重铸过程示意图

妊娠早期蜕膜化过程中,母体血管即开始发生改造,为 EVT 的侵润做好准备。这一血管改造过程是滋养层细胞非依赖性的,表现为血管平滑肌细胞的膨大和内皮细胞的空泡化。淋巴细胞,特别是 dNK 和巨噬细胞,在此改造过程中发挥作用;这一早期血管改建可能涉及 MMP 依赖的基质降解和细胞凋亡。紧接着,随着 iEVT 细胞对子宫蜕膜的侵润,蜕膜浅表层的子宫螺旋动脉被 iEVT 包围。这些 iEVT 沿着螺旋动脉分布,打乱血管平滑肌细胞的正常排布。这些 iEVT 侵润到动脉管腔中,呈现出血管内皮细胞样的表型。研究认为,从 iEVT 转变成 enEVT 仅发生在蜕膜浅表层的螺旋动脉,而深层的螺旋动脉重铸则涉及另外一种起源的 enEVT,即 enEVT 栓(enEVT plugs)。基于大量的组织学结构分析,有学者认为滋养层细胞可以沿着血管腔逆行迁入螺旋动脉,早期在动脉开口处形成栓样结构,称为 enEVT 栓;随后 enEVT 向管腔深部迁移,并导致血管内皮细胞发生凋亡。enEVT 进而取代母体血管的内皮细胞,此过程被称为伪血管形成或血管模拟。在重铸的这个螺旋动脉中,enEVT 以血管内皮细胞样的特性存在,其表面黏附分子由上皮细胞型转化为内皮细胞型,包括下调了上皮细胞特异的 E- 钙黏素和整合素 α6β4,而上调了内皮细胞特异的 VE- 钙黏素、血小板内皮细胞黏附分子(PECAM)、神经细胞黏附分子(NCAM)/CD56 以及整合素 α5β1、α1β1 和 αvβ3 的表达。

母体子宫螺旋动脉重铸可深达子宫肌层的上三分之一处。子宫螺旋动脉改建的发生并不均匀,主要发生在胎盘的中央部位,边缘区域相对较少。重铸完善的螺旋动脉长度有所增加,管腔直径也增加数倍,且对血管收缩药物不敏感。由此建立的低阻抗、高流速动脉血管可以向绒毛间隙中提供足够的母血灌注,维持妊娠过程中胎儿生长发育。

人胎盘中不同类型滋养层细胞的形态学特点以及特异性标志分子总结于图 3-7-5(见文末彩插)和表 3-7-1 中。事实上,当前对人类胎盘的认识还非常肤浅,滋养层细胞的谱系分化进程仍不清晰。这主要是由于伦理学的限制,无法对胎盘发育进程进行连续动态的取样分析。因此,亟待发展新的在体实时动态监测手段以及细胞体外诱导分化模型等,深刻揭示人类胎盘发育的奥秘。

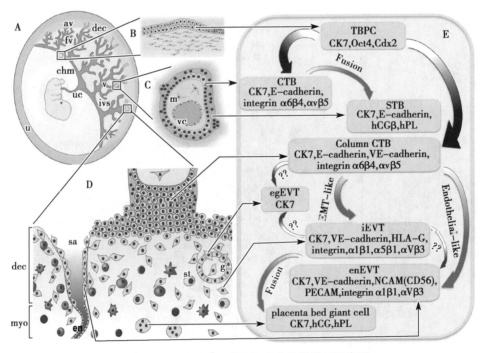

图 3-7-5　人类胎盘滋养层细胞分化及特征示意图

A、B. av: 锚定绒毛;fv: 漂浮绒毛;dec: 蜕膜;chm: 绒毛膜;uc: 脐带;v: 绒毛;ivs: 绒毛间隙;u: 子宫;C. m: 间充质干细胞;vc: 绒毛内毛细血管;D. dec: 蜕膜;myo: 子宫肌层;sa: 螺旋动脉;en: 血管内皮细胞;st: 基质细胞;g: 腺体;E. TBPC: 滋养层干细胞;CTB: 单核细胞滋养层细胞;STB: 合体滋养层细胞;egEVT: 腺体内滋养层细胞;iEVT: 间质滋养层细胞;enEVT: 血管内滋养层细胞;placenta bed giant cell: 胎盘床巨细胞;fusion: 融合;EMT-like: 内膜样;Endothelial-like: 内皮样

表 3-7-1 人胎盘各种类型滋养层细胞的特征标志分子

标志分子	细胞类型					妊娠阶段	参考文献
	STB	CTB	column CTB	iEVT	enEVT		
CK7	+	+	+	+	NA	1st	（Blaschitz et al., 2000）
vimentin	−	−	−	−	NA	1st	（Shorter et al., 1993）
VE-cadherin	−	−	−	+	+	2nd	（Damsky and Fisher, 1998）
E-cadherin	+	+	+	−	−	2nd	（Damsky et al., 1998）
PECAM	+	+	+	−	+	2nd	（Damsky et al., 1998）
NCAM（CD56）	−	−	−	−	+	2nd	（Damsky et al., 1998）
CD9	−	−	+	NA	NA	1st	（Blaschitz et al., 2000）
Fibulin-5	−	+	+	NA	NA	1st	（Gauster et al., 2011）
integrin α1β1	−	−	−	+	+	1st	（Damsky et al., 1992）
integrin α5β1	NA	-	−	+	NA	1st	（Damsky et al., 1992）
integrin α6β4	−	+	+	−	NA	1st	（Damsky et al., 1992）
integrin αvβ5	−	+	+	−	−	2nd	（Zhou et al., 1997）
integrin αvβ3	−	−	−	+	+	2nd	（Zhou et al., 1997）
hPL	+	−	+	+	NA	1st	（Damsky et al., 1992）
HCGα	+	+	+/−	+/−	+/−	1st	（Handschuh et al., 2007a）
HCGβ	+	+/−	−	−	−	1st	（Handschuh et al., 2007a）
EGF/TGF-α	+	+	+	+	NA	1st	（Lysiak et al., 1993）
EGFR	+	+	+	−	NA	1st	（Muhlhauser et al., 1993）
TGF-β	+	+	+	−	NA	1st	（Selick et al., 1994）
endoglin	+	−	+	−	NA	1st	（St-Jacques et al., 1994）
VEGF	+	NA	NA	+	NA	3rd	（Pietro et al., 2010）
FLT1	+	NA	NA	+	NA	3rd	（Pietro et al., 2010）
KDR	+	NA	NA	+	NA	3rd	（Pietro et al., 2010）
pro-renin	+	+	+	NA	NA	1st	（Pringle et al., 2011）
renin-R	+	−	+	NA	NA	1st	（Pringle et al., 2011）
IL-1R	+	−	+	+	NA	1st	（Simon et al., 1994）
IL-1β	+	+	+	+	NA	1st	（Simon et al., 1994）
HLA class Ⅰ	−	−	−	+	NA	1st	（Shorter et al., 1993）
HLA-G	−	−	−	+	NA	1st	（Shorter et al., 1993）
HIF-1	−	+	+	−	NA	3rd	（Genbacev et al., 2001）
pVHL	−	+	+	−	NA	3rd	（Genbacev et al., 2001）
galectin-8	+/−	+	+	+/−	NA	1st	（Kolundzic et al., 2011）
PAI-1	+	+	+	+	NA	1st	（Hofmann et al., 1994）
PAI-2	+	+	+	+	NA	1st	（Hofmann et al., 1994）
uPA	+	+	+	+	NA	1st	（Hofmann et al., 1994）
MMP-1	NA	NA	−	+	NA	1st、2nd、3rd	（Huppertz et al., 1998b）
MMP-2	NA	NA	+	+	NA	1st、2nd、3rd	（Huppertz et al., 1998b）
MMP-3	NA	NA	+	+	NA	1st、2nd、3rd	（Huppertz et al., 1998b）
MMP-7	+	+	+	+	NA	1st、2nd、3rd	（Vettraino et al., 1996）
MMP-9	NA	NA	+	+	NA	1st、2nd、3rd	（Huppertz et al., 1998b）
TIMP-1	NA	NA	+	+	NA	1st, 2nd & 3rd	（Huppertz et al., 1998b）
TIMP-2	NA	NA	−	+	NA	1st、2nd、3rd	（Huppertz et al., 1998b）
arginase Ⅰ	−	+	NA	NA	NA	1st、3rd	（Ishikawa et al., 2007）
arginase Ⅱ	+	+	NA	NA	NA	1st、3rd	（Ishikawa et al., 2007）

注：column CTB，柱状单核细胞滋养层细胞；NA，不可用；CK7，细胞角蛋白 7；vimentin，波形蛋白；VE-cadherin，血管内皮钙黏素；E-cadherin，上皮钙黏素；Fibulin-5，扣针蛋白 -5；integrin，整合素；endoglin，内皮联蛋白；FLT1，血管内皮细胞生长因子受体 1；KDR，血管内皮细胞生长因子受体 2；pro-renin，前肾素；renin-R，肾素受体；IL-1R，白介素 -1 受体；IL-1β，白介素 -1β；HLA class Ⅰ，人类白细胞抗原Ⅰ类；HIF-1，缺氧诱导因子 -1；pVHL，肿瘤抑制蛋白；galectin-8，半乳凝素 -8；arginase，精氨酸酶

三、母胎界面免疫豁免

免疫豁免（immunological privilege）又称免疫耐受（immunological tolerance），是指在特定部位或特定条件下，机体的免疫系统对外来抗原不产生免疫应答的现象。免疫豁免的作用在于保护机体自身组织尤其是重要器官不会因局部免疫应答反应而损伤，是一种重要的生理性自我保护机制。

母胎免疫豁免最早由英国免疫学家 Peter Medawar 于 1953 年提出，他意识到妊娠过程中存在一个重大的免疫学问题，即携带外来抗原的半同种异源胎儿如何在母体中长期生存而不遭受母体免疫排斥。经过数十年的探索，这一问题的研究取得了长足进展，尽管其精确的细胞互作和分子调控机制尚未完全阐明，但目前普遍的观点认为，母胎免疫豁免是由胎儿诱发，母体和胎儿共同调节适应实现的，而母胎界面是这一免疫豁免过程的核心部位。母体来源的多种细胞，包括蜕膜基质细胞和多种免疫细胞、胚胎来源的滋养层细胞，以及这些细胞产生的各种细胞因子、生长因子和激素等共同构成母胎界面特殊的免疫微环境，共同参与正常妊娠的维持。

（一）母体免疫环境与免疫豁免

母胎界面上母体免疫细胞大多集中于母体蜕膜组织。妊娠早期蜕膜局部聚集着丰富的免疫细胞群，其中含量最丰富的类群为蜕膜自然杀伤细胞（dNK；约占总淋巴细胞的 70%），其次为巨噬细胞（约为总淋巴细胞的 20%）和 T 细胞（比例变化较大，为总淋巴细胞的 10%~20%），而树突状细胞（DC）、B 细胞和 NKT 细胞的含量极少。这些蜕膜免疫细胞通过表达特殊活化标志和产生大量的细胞因子，在母胎界面局部发挥着不同于外周的免疫调控作用，并通过旁分泌作用调控滋养细胞的生长、分化和迁移，从而对妊娠的维持起重要的调节作用。

1. 辅助型 T 细胞（Th）与免疫豁免

（1）Th1/Th2 细胞平衡：Th 细胞是妊娠期间一类重要的免疫细胞类群，可以通过分泌多种细胞因子影响其他免疫细胞的功能和活性。根据分泌细胞因子的不同，可将其分为 Th1 细胞和 Th2 细胞。Th1 细胞主要分泌 TNF-α、IFN-γ 和 IL-2 等诱发细胞免疫的细胞因子，而 Th2 细胞则大量分泌 IL-4、IL-5、IL-9、IL-10 和 IL-13 等促进体液免疫的细胞因子。众多研究表明，Th1 细胞介导的细胞免疫反应严重影响胎儿生长，会引发流产等不良妊娠结局；而 Th2 细胞介导的体液免疫在很大程度上可以促进胎儿的生存和发育，维持妊娠正常进行。因而妊娠过程中，母体的免疫反应偏向 Th2 细胞主导的体液免疫，相对减少因细胞免疫造成的胎儿免疫排斥，进而实现母体免疫豁免。

（2）Th17/Treg 细胞：Th17 细胞是一类新发现的 CD4+ 辅助性 T 细胞亚群，可选择性分泌 IL-17A、IL-17F、IL-6 和 TNF-α 等炎性细胞因子，进一步动员、募集和活化中性粒细胞，同时活化补体反应，从而防止病原微生物的入侵。此外，机体 Th17 细胞的过度激活也会导致中性粒细胞自身免疫性疾病。由此可见 Th17 细胞是具有与 Th1 细胞相似功能的细胞类群，其过度增殖将激活母体的细胞免疫反应，不利于妊娠的维持。

Treg 细胞是一类控制体内自身免疫反应性的特殊 CD4+T 细胞亚群，高表达 CD25、CTL4、和 Foxp3，可选择性分泌 IL-10 和 TGF-β 等免疫调节因子。Treg 细胞具有抑制抗原呈递、T 细胞活化、促炎细胞因子产生与抗体分泌等重要免疫抑制功能，在母胎免疫豁免的维持中起着关键性作用。事实上，在胚胎植入前 Treg 细胞就已经在子宫中大量聚集，其中携带父本特异性抗原的 Treg 细胞可通过抑制母体的免疫反应介导免疫豁免的发生。这类父源抗原特异性 Treg 细胞来源于既往妊娠过程中的记忆性 Treg 细胞，并且可通过母胎屏障进入胎儿，形成微嵌合细胞，从而保证雌性后代在妊娠过程中具备同样的免疫豁免机制。

Th17 细胞与 Treg 细胞的免疫平衡也是母体免疫豁免和正常妊娠所必需的，并且有研究证实，这种免疫平衡是通过子宫内膜间质干细胞调控两者的分化而实现的。

2. 子宫蜕膜 dNK 细胞与免疫豁免

蜕膜中 dNK 细胞从妊娠第 6 周开始大量增殖，到 12 周数量达到顶峰，约占蜕膜淋巴细胞的 70%，妊娠第 20 周数量开始下降，至足月时消失。在妊娠过程中，dNK 一方面可直接作用于胎盘滋养层细胞，调控其分化和侵润活性，促进子宫螺旋动脉改建；另一方面，dNK 可产生一系列细胞因子和趋化因子调节母胎界面免疫微环境，确保胎儿生长发育和妊娠正常维持。

（1）dNK 细胞的特性：与外周的 CD56^{dim}CD16$^+$ NK（pNK）不同，dNK 不表达杀伤性受体 CD16，表现为 CD56^{bright}CD16$^-$。dNK 细胞表面还特异性高表达众多其他抗原标记和黏附分子，如 CD9、CD151、CD69、Galactin-1 和 CD49a（ITGα1）等；其激活性和抑制性受体的表达也显著区别于 pNK，如 dNK 细 胞 可 表 达 CD94/NKG2、KIR2DL4 和 CD313 等抑制性受体；在趋化因子受体的表达模式上，dNK 细胞呈现与 pNK 相似的特性，不同的是，CXCR3 和 CXCR4 在 dNK 细胞中分别高表达和中表达，但在 pNK 中则相反。

细胞表面标志分子表达模式的独特性决定了 dNK 功能的特殊性。不同于强杀伤低分泌的 pNK 细胞，dNK 细胞呈现极为显著的高分泌低杀伤特性。dNK 可高表达并分泌 IFN-γ、TNF、GM-CSF、IL-10、IL-8、VEGF、PlGF、IP-10 和 SDF-1 等，参与调节血管发生、螺旋动脉重铸和滋养层细胞侵润。然而，dNK 仍可以像 pNK 一样大量表达并分泌颗粒酶和穿孔素等杀伤相关因子，这可能是在子宫螺旋动脉改建过程中，dNK 细胞特异性杀伤血管平滑肌细胞和血管内皮细胞的基础，同时，dNK 细胞也可能在外来病原体入侵时，借此发挥清除病原菌和病变细胞等功能。

（2）dNK 细胞与滋养层细胞的互作：dNK 细胞的功能主要体现在与滋养层细胞互作。它们可通过受体和配体介导的直接互作以及分泌因子介导的间接互作等方式，促进滋养层细胞的生长分化和侵润迁移，参与螺旋动脉的重铸。

杀伤细胞免疫球蛋白样受体（KIR）家族是 dNK 细胞表达的一类重要膜受体，呈现高度多态性，根据激活型受体基因的存在与否可分为 KIR A 和 KIR B 两种单倍型。EVT 细胞表面表达 KIR 的经典 MHC-I 配体 HLA-C，配体受体的特异性识别介导了 dNK 与滋养层细胞之间的相互作用。比如，滋养层细胞表达的 HLA-C2 可以识别 dNK 细胞上的抑制型受体（如 KIR2DL1 等），特异性抑制 dNK 的活性，而当滋养层细胞的 HLA-C2 与 dNK 细胞的激活型受体（如 KIR2DS1 等）识别，则可以激活 dNK 细胞，促使其分泌 GM-CSF 等细胞因子，促进滋养层细胞的侵润。

滋养层细胞还表达两类非经典的 MHC-I 分子 HLA-E 和 HLA-G。HLA-G 可识别并结合 dNK 细胞的白细胞免疫球蛋白样受体（leukocyte immunoglobulin-like receptor B，LILRB），从而直接抑制 dNK 的杀伤活性。HLA-G 还可以特异性识别一种核内 KIR，CD158b/KIR2DL4，进而激活下游诱导 dNK 衰老的信号通路，免除 dNK 对滋养层细胞的杀伤。HLA-E 可以结合 dNK 细胞表面的抑制型受体 CD94/NKG2A，稳定并提呈 HLA-G 的核心肽段，间接抑制 dNK 的杀伤活性。

除了受体 - 配体介导的直接互作，细胞因子和趋化因子介导的间接互作也是滋养层细胞与 dNK 细胞在母胎界面发挥功能的重要方式。dNK 细胞可以通过分泌一系列细胞因子调控绒毛外滋养层细胞的侵润活性。与此同时，滋养层细胞也可以通过分泌细胞因子趋化因子作用于 dNK 细胞，调控其活性和功能。

（3）dNK 细胞的其他功能：dNK 细胞还是调控子宫螺旋动脉重铸的重要免疫细胞，参与血管重铸的各个阶段，包括平滑肌细胞隆起、血管内皮发生空泡化、绒毛外滋养层细胞侵入并取代血管内皮等环节。

dNK 细胞的重要功能还体现在与其他免疫细胞的互作。妊娠早期的蜕膜中，DC 细胞大多处在未成熟状态（iDC），且与 dNK 细胞有相邻的解剖学定位。蜕膜中 CD1a$^+$ 的 iDC 细胞比 CD83$^+$ 的成熟 DC 细胞（mDC）产生更多的 IL-15、IFN-γ 和 TNF-α，并且可以由此促进 dNK 细胞的增殖，以及穿孔素、FasL 和 TRAIL 蛋白的表达，实现对 dNK 细胞的调控。同时，dNK 细胞分泌 IL-10，MIC-1 等，调控 DC 细胞增殖和激活。

dNK 细胞对蜕膜 T 细胞的调控主要由 DC 和其他髓系单核细胞介导。dNK 细胞可以在自身分泌的 IFN-γ 的帮助下，上调 DC 和其他髓系单核细胞的吲哚胺 -2,3- 双加氧酶（IDO）表达水平，后者可以催化单核细胞内的色氨酸转化为 L- 犬尿素，L- 犬尿素一方面可以协同 TGF-β 诱导 T 细胞向 FOXP3$^+$ 的 T 细胞分化，另一方面也可以抑制 T 细胞的增殖，保护胎儿免受 T 细胞杀伤。

3. **子宫蜕膜巨噬细胞与免疫豁免** 蜕膜巨噬细胞（macrophage，Mφ）是妊娠早期母胎界面主要的免疫细胞之一，其数量在整个妊娠期保持稳定。滋养细胞表达的趋化因子募集单核细胞到达母胎界面,如 CD14+ 蜕膜 Mφ 可表达 CXCR6,与滋养细胞表达的 CXCL16 相互作用趋化到母胎界面局部;CCR1 和 CCR2 也介导蜕膜 Mφ 在母胎界面的富集。

(1)蜕膜巨噬细胞的特性:类似于 Th1/Th2 细胞,Mφ 按诱导条件、表型及功能的不同可分为 M1/M2。在 GM-CSF 和/或 IFN-γ 及脂多糖(LPS)诱导刺激下,巨噬细胞向 M1 分化;M1 高表达 CD80,可以产生更多的 IL-12、IL-23、NO 等,促进 Th1 型免疫反应;而 M-CSF 和/或 IL-1β 及 IL-4 或 IL-13 则可以诱导 M2 分化;M2 高表达 CD163、CD209 等,可以产生更多的 IL-10,促进 Th2 型免疫反应从而发挥免疫调节功能。蜕膜 Mφ 与 iEVT 密切接触,在母胎界面独特的微环境中形成了独特的表型,其可塑性强且难以归入传统的 M1 或 M2 型 Mφ 分类中。

蜕膜 Mφ 表型倾向于调节性的 M2,高表达 IL-10、IDO 等免疫调节性分子,低表达 CD86 等。早孕期蜕膜细胞和胎盘组织可以产生 M-CSF、IL-10,诱导 Mφ 向 M2 型分化。但近年来研究发现,蜕膜 Mφ 不能简单地认为是 M2 型,它们可以被 IL-10 和 M-CSF 而不是 IL-4 诱导分化,同时可以产生促炎性细胞因子 IL-6 和 TNF-α 等。2011 年 Houser 等发现在蜕膜局部存在 CD11cʰⁱMφ(约占蜕膜 Mφ 总数的 33%)和 CD11cˡᵒMφ(约 66%)两群细胞,这两群 Mφ 都可以产生促炎性及抗炎性细胞因子,吞噬能力也相当。CD11cʰⁱMφ 低表达 CD206 和 CD209,在脂质代谢、炎症反应及抗原提呈过程中发挥重要作用;而 CD11cˡᵒMφ 高表达 CD206 和 CD209,在调节平滑肌细胞功能、细胞外基质(ECM)和组织生长修复中发挥重要作用。类似的,蜕膜局部 CD209+Mφ 和 CD209⁻Mφ 在脂多糖(LPS)刺激下,可以产生相当水平的 IL-6 和 TNF-α,但 CD209+Mφ 低表达 CD11c,高表达 CD163、CD206 等 M2 型表面分子;CD209-Mφ 则为 CD11cʰⁱCD163⁻CD206⁻ 表型。

(2)蜕膜巨噬细胞的功能:蜕膜 Mφ 在诱导母胎免疫豁免、胎盘血管重塑、抵抗外来病原体侵袭中发挥重要作用。蜕膜 Mφ 上高表达的模式识别受体如 CD163、CD206、CD209 等在清除病原体中发挥重要作用。对凋亡滋养细胞碎片的及时吞噬也避免了母体免疫系统对滋养细胞的攻击。蜕膜 Mφ 可以产生大量 IL-10、IDO 直接发挥免疫调节功能;分泌的 IL-15 可以直接诱导内膜驻留 NK 向蜕膜 NK 表型分化,促使其毒性降低、分泌大量细胞因子。值得引起注意的是,蜕膜 Mφ 可以增加 dNK 细胞分泌的 IFN-γ,而 IFN-γ 可以反过来促进蜕膜 Mφ 表达 IDO,IDO 可以抑制 T 细胞活化,诱导 Treg 的产生,进而促进母胎免疫豁免;还可以通过协调刺激信号诱导母胎界面 Th2 型免疫优势和 Treg 扩增。也有研究推测蜕膜 Mφ 高表达炎性细胞因子、协同抑制分子 PD-1 以及免疫抑制分子 IDO,而 IL-1、IL-12、IL-8 等促炎性细胞因子、MHC Ⅱ 类分子、协同刺激分子、趋化因子和黏附分子等的表达则被抑制,故在这种缺乏炎性危险信号和协同刺激信号的微环境下,识别同种异体抗原的 T 细胞产生了耐受。

在滋养细胞侵入蜕膜的部位,聚积的大量蜕膜 Mφ 可以诱导细胞外基质降解,吞噬凋亡的血管平滑肌细胞,分泌多种细胞因子(IL-2、IL-8、TNF-α 等)、蛋白酶(MMP-9 等)、促血管生成因子(血管生成素、血管内皮生长因子等),以促进子宫血管重塑。MMP-9+ 蜕膜 Mφ 具有吞噬功能,可以侵入螺旋动脉并清除凋亡细胞,这一过程对滋养细胞侵袭及子宫血管重塑十分重要。蜕膜 Mφ 表达的 ILT2/4,可与 EVT 上的 HLA-G 结合,促进滋养细胞侵袭,同时产生调节性细胞因子,诱导对携带有父系抗原的滋养细胞的耐受。

妊娠晚期蜕膜 Mφ 产生 NO,且诱导型一氧化氮合酶(inducible NO synthase,iNOS)活性增强。分娩前巨噬细胞迅速在宫颈处聚积,并产生大量促炎性细胞因子,如 IL-1β 和 TNF-α 等。NO 和 iNOS 活性增强都与 M1 分化相关,因此认为分娩期间,蜕膜 Mφ 倾向于促炎性的 M1。而在产后小鼠模型中发现宫颈局部 Mφ 倾向于 M2,推测与产后组织修复相关。

(二)胎盘细胞介导的免疫豁免

1. MHC 分子与免疫豁免 主要组织相容性复合物(major histocompatibility complex,MHC)是介导细胞间免疫识别和向 T 细胞提呈抗原进而引发机体免疫反应的重要抗原分子,人类 MHC 分子又称人类白细胞抗原(human leukocyte antigen,HLA),也称移植抗原,是区分"自己"和"异己"的主要抗原。

在人胎盘中，STB 细胞表面不表达任何 MHC 分子，这可能是胎盘绒毛逃逸母体外周免疫细胞杀伤的重要原因。然而与 STB 细胞不同的是，EVT 细胞表面虽然不表达引发同种异体移植物排斥的 HLA-A 和 HLA-B 分子，却表达 HLA-C、HLA-E、HLA-F 和 HLA-G 等 4 种 MHC 分子，主要实现与 dNK 细胞的识别和免疫抑制；同时，HLA-G 也可与蜕膜髓系单核细胞表面的 LILRB 结合，抑制其向 T 细胞提呈抗原以及由此引发的免疫反应。

2. 孕激素　妊娠期间，持续稳定的高孕激素水平是维持妊娠的重要保证。孕激素可以通过与其受体结合抑制免疫细胞的活性，而且重要的是，妊娠过程中母体淋巴细胞大多高表达孕激素受体，这更促进了孕激素免疫抑制功能的发挥；孕激素还可通过孕激素诱导的封闭因子（progesterone induced blocking factor, PIBF），激活 JAK/STAT 信号通路，促进母胎界面细胞因子向 Th2 型转变，同时在多种细胞因子的协同下，抑制 NK 细胞的杀伤性。

3. 磷酸胆碱化蛋白　磷酸胆碱化蛋白的免疫抑制作用最早在线虫等寄生虫中被发现。通过向宿主分泌富含磷酸胆碱的蛋白，丝虫可以有效抑制宿主 T 细胞和 B 细胞的增殖，降低机体的免疫反应，保证自身存活。近年的研究发现，胎盘也可分泌多种磷酸胆碱化蛋白，如神经激肽 B、促肾上腺皮质激素释放激素（corticotropin releasing hormone, CRH）的前体、促肾上腺皮质激素、血红素激肽和卵泡抑制素等，这些被磷酸胆碱修饰的小肽或蛋白可能通过抑制母体对半同种异源胎儿的免疫反应参与妊娠过程中的免疫豁免。

4. 程序性死亡分子　程序性死亡 -1（programmed death-1, PD-1）是 T 细胞信号通路中重要的负调节共刺激分子，属于 CD28 免疫球蛋白家族，当与其配体 PD-L1/2 结合后可通过抑制 T 细胞增殖和分泌细胞因子以及诱导抗原激活的 T 细胞凋亡等途径，抑制 T 细胞介导的免疫反应。有趣的是，妊娠早期胎盘绒毛上的合体滋养层细胞表达 PD-L2，而妊娠过程中几乎所有的滋养层细胞都表达 PD-L1。母胎界面的滋养层细胞可能通过 PD-1/PD-L1 抑制 T 细胞的增殖，削弱机体的免疫反应，实现母胎界面的免疫豁免。

5. 吲哚胺 -2,3- 加双氧酶（indoleamine 2,3-dioxygenase, IDO）　IDO 是将色氨酸分解为犬尿氨酸的代谢酶，色氨酸的分解代谢一方面可抑制 T 细胞的增殖从而抑制机体的免疫反应，另一方面还可诱导原始 T 细胞向 FOXP3+ 的 Treg 细胞分化，加强机体的免疫抑制效应。正常健康状态下，机体大多数组织不表达 IDO，而胎盘是 IDO 的重要产生器官。胎盘中干扰素 γ 诱导表达的 IDO 可通过分解色氨酸抑制 T 细胞的增殖。尽管如此，IDO 在母体免疫豁免中的作用仍存在很大争议，有待深入探究。

6. 促肾上腺皮质激素释放激素　促肾上腺皮质激素释放激素（corticotropin releasing hormone, CRH）是调控下丘脑 - 垂体 - 肾上腺轴的重要肽类激素，主要由下丘脑室旁核合成分泌。妊娠过程中，胎盘也可分泌一定量的 CRH，而 CRH 在免疫反应调节中的作用也逐步被揭示。在胚胎植入期，子宫内高水平的 CRH 可参与诱导急性炎症反应，保证囊胚正常植入；在随后的妊娠过程中，胎盘分泌的 CRH 则可通过诱导绒毛外滋养层细胞高表达 FasL 作用于携带受体 Fas 的蜕膜免疫细胞，引发 Fas/FasL 介导的免疫细胞凋亡，从而使胎儿逃逸母体免疫系统杀伤。

7. 胎盘内源性逆转录病毒包膜蛋白　在多种生物中，逆转录病毒感染都伴随机体免疫功能下降，这主要由于逆转录病毒薄膜蛋白具有一段高度保守的氨基酸序列，称为免疫抑制区（immunosuppressive domain, ISD），可导致宿主的免疫系统失活。胎盘中高丰度表达内源性逆转录病毒包膜蛋白，如 Syncytin1/2 等，这些分子都包含 ISD。研究发现，ISD 的合成肽段可抑制小鼠细胞毒性 T 细胞的增殖，并诱导机体从 Th1 型细胞免疫反应向 Th2 型体液免疫反应转变，提示 Syncytin1/2 可能在免疫豁免中发挥重要作用。然而，Syncytin1 和 Syncytin2 的免疫抑制作用并不一致，后者具有更强的免疫抑制功能，但却表达于不与母体血液直接接触的绒毛 CTB 细胞。这些现象预示 Syncytin2 在母胎界面免疫豁免中的作用可能很有限。

（王雁玲）

第八节　生殖衰老

一、生殖衰老概述

生殖衰老（reproductive aging）是指随着年龄的增长，卵巢中的卵母细胞数量加速减少至耗尽，女性的生殖功能从成熟状态衰退至无功能状态的连续的进展过程。因此，生殖衰老的重点是卵巢功能的衰退。

从约30岁起生殖功能开始减退，35岁后加速。我国传统医学在《黄帝内经·素问·上古天真论》里对女性生殖功能的成熟和衰老做了总结：女子七岁，肾气盛，齿更发长；二七，而天癸至，任脉通，太冲脉盛，月事以时下，故有子；三七，肾气平均，故真牙生而长极；四七，筋骨坚，发长极，身体盛壮；五七，阳明脉衰，面始焦，发始堕；六七，三阳脉衰于上，面皆焦，发始白；七七，任脉虚，太冲脉衰少，天癸竭，地道不通，故形坏而无子也。也就是说，女性的生育功能在21~28岁间最旺盛，35岁后开始衰退，49岁停经，生育功能停止。这是对女性生殖衰老最朴素的实践总结。

近年来的很多临床研究证明，生殖衰老是一个渐进性的动态过程，虽有明显的个体差异，但也有规律可循。本节内容从生殖衰老过程中的卵巢表现、生殖内分泌变化、排卵及月经变化以及生殖衰老分期系统几个方面阐述生殖衰老的变化过程。

二、生殖衰老过程中卵巢表现

（一）卵泡数目减少

随着年龄的增长，卵巢内始基卵泡数逐渐减少，37~38岁是始基卵泡数减少速度加快的拐点，形成"折棍"现象，始基卵泡从出生时的大约100万进行性减少，青春期时约为40万个，到37岁时约为25 000个，绝经时减少到1 000个（大约51岁）。阴道超声可以帮助生殖医生简便、清晰地检测到卵巢上直径2mm以上的窦卵泡数（antral follicle count，AFC）。AFC和始基卵泡数高度相关，可以很好地反映卵巢的储备，是目前最常用、最简便的评估卵巢功能的重要指标。

（二）卵子质量的下降

随着年龄的增长，卵子生成过程中发生减数分裂错误的概率升高，而使胚胎非整倍体率升高，卵子质量下降，导致每枚卵子受精后获得的妊娠率降低、流产率升高，活产率下降。

造成生殖衰老过程中卵子质量下降的机制包括：

1. **氧化应激**　活性氧（reactive oxygen species，ROS）是人体内重要的自由基，主要由线粒体产生，是参与细胞生理和病理过程的重要的信号传导分子。ROS与抗氧化剂在体内保持平衡，保持细胞的正常生理功能。但生殖衰老过程中，抗氧化物质减少，活性降低，ROS与抗氧化失衡，过多的ROS引起细胞凋亡和坏死，即氧化应激。

2. **线粒体功能异常**　线粒体是除细胞核外唯一含有自己DNA的细胞器。人类线粒体DNA是一个有16 569碱基对的环形双链分子，它编码的13种蛋白质亚单位，构成线粒体氧化呼吸链的一部分，线粒体氧化磷酸化系统利用电子传递过程中产生的化学及电子驱动力将ADP转化为ATP，为人体正常生长发育提供能量。在所有细胞种类中，卵子拥有最多数量的线粒体和线粒体DNA，生殖衰老的过程中氧化应激破坏线粒体DNA，线粒体功能异常使卵母细胞内ATP含量降低，而ATP缺乏会导致染色体分离障碍。

3. **端粒长度缩短**　端粒是位于染色体末端的重复性DNA片段，它覆盖在染色体末端维持染色体长度。端粒长度随着细胞的分裂而缩短，是衡量细胞老化的标志。端粒酶可以维持端粒的长度。研究发现端粒酶活性不足与高龄女性卵泡的耗竭相关，随着年龄的增长，端粒酶逆转录酶的表达逐渐下降。端粒酶活性或许可以成为衡量卵巢功能的一种指标。

三、生殖衰老过程中的生殖内分泌变化

1. **抑制素B水平下降**　随着生殖衰老，卵泡数目的减少与卵泡中颗粒细胞数目的减少导致抑制素B水平降低。抑制素B是由小窦状卵泡的颗粒细胞分泌的，可以选择性抑制垂体FSH的产生和分泌。抑制素B是FSH最主要的负反馈调

节物质。

2. FSH 水平的变化　在生殖衰老的早期，由于抑制素 B 水平的降低，对垂体的负反馈作用减弱，导致早卵泡期 FSH 水平升高。在中卵泡期，已升高的 FSH 刺激卵泡生长，分泌 E₂ 增多，负反馈 FSH 的分泌，FSH 水平有所下降。在排卵期的 FSH 水平可达到和年轻妇女基本一致。当年龄继续增长，卵泡数量减少加速，抑制素 B 减少更为明显，FSH 水平可能在整个月经周期内都升高。卵泡基本耗竭，FSH 达绝经期水平，超过 40IU/ml。在绝经 2 年内，FSH 升高达到高平台，此后随着年龄增长，FSH 和 LH 水平逐渐下降。这可能与绝经后妇女的垂体对下丘脑 GnRH 的反应性降低有关。

3. 雌激素水平的变化　在生殖衰老的早期阶段，雌二醇的水平并未改变，卵泡早期甚至更高。可能与卵巢内卵泡数减少、抑制素 B 分泌减少，从而对垂体分泌 FSH 的作用减弱，同时与下丘脑 - 垂体对 E₂ 负反馈敏感性降低有关，较高的 FSH 水平刺激卵泡分泌更多的雌激素。优势卵泡的提前选择导致早卵泡期出现高水平的 E₂。在绝经过渡期，E₂ 水平变化大，失去正常周期性改变的模式，并且变化难以预测，可能低至难以测到，也可能高到年轻妇女基础水平的数倍。E₂ 的非常规分泌与黄体异相（luteal out of phase，LOOP）事件有关，E₂ 水平在黄体中期后不下降反而上升，在整个黄体期和下一周期的月经期，E₂ 水平均处于较高水平。LOOP 事件与卵泡募集波有关。月经周期中有 2~3 个募集波（卵泡早期：W1 波，月经中期：W2 波，黄体期：W3 波），在生育期峰期，只有 W1 波能发育成优势卵泡并排卵，在另外两个时点的卵泡通常不被募集，因为 FSH 受到负反馈抑制。生殖衰老过程中的卵泡数和抑制素 B 水平的下降使 FSH 在月经中期和黄体期处于高水平，刺激 W2 和 W3 的发生。LOOP 事件后周期 E₂ 水平随之降低，进入卵泡期的滞后期（lag phase），在滞后期，E₂ 水平低，FSH 水平高，直到新的卵泡期启动后，E₂ 水平再次升高。随着生殖衰老的进一步发展，卵泡的耗竭使排卵停止，雌激素水平呈现稳定低水平，提示即将绝经或已经绝经。

4. AMH 水平下降　抗米勒管激素（antiMüllerian

hormone，AMH）由卵巢内进入生长状态的窦前卵泡和小窦状卵泡（≤ 4mm）的颗粒细胞分泌，当卵泡继续增大，其表达量逐渐下降，当卵泡达到 8mm 以上时，AMH 表达逐渐消失。分泌的模式和数量不受促性腺激素的调控。AMH 在月经周期中的水平相对恒定，随着年龄的增长稳步下降。AMH 的下降是比 FSH、抑制素 B、E₂ 甚至窦卵泡数变化更早的生殖衰老的表现，目前认为是卵巢储备功能的最佳标志物。

四、生殖衰老过程中的排卵及月经变化

1. 卵泡期缩短、月经周期缩短　由于卵泡数量减少，卵子质量下降，雌孕激素水平下降，对 FSH 的负反馈抑制能力不足，FSH 在黄体期提前升高，高龄女性卵泡提前募集和优势化，卵泡期缩短，月经期出现优势卵泡甚至排卵，月经周期缩短。

2. 小卵泡排卵　LOOP 事件相关的多个卵泡募集波的出现。高龄女性排卵时的卵泡直径小于年轻女性。可能促性腺激素分泌峰减弱因子（gonadotrophin surge attenuating factor，GnSAF）活性降低。GnSAF 是 1978 年由 Goodman 和 Hodgen 发现，是由 FSH 刺激卵巢颗粒细胞产生的一种非类固醇因子，大小为 64kD，参与调节 HPO 轴。GnSAF 主要在小卵泡中产生，随着卵泡的发育 GnSAF 分泌逐渐减少，对垂体的抑制减弱，正反馈诱导 LH 峰而出现排卵。高龄女性小卵泡数量减少，GnSAF 分泌减少不能控制垂体 LH 分泌而发生小卵泡排卵。小卵泡排卵的卵母细胞核可能不成熟，导致受精障碍以及胚胎染色体异常。

3. 月经周期不规则　当卵巢内卵泡数继续减少，月经周期的长度发生明显改变，或长或短，或不规则。月经周期延长是由于卵泡膜细胞产生雄激素不足，不能诱导 LH 受体，使卵泡生长缓慢以及无法激发 LH 峰，卵泡持续存在，或由于 LOOP 事件后周期的滞后期长度不等，周期长度也不同程度延长。进入绝经过渡期的月经多为不排卵月经，月经延长至闭经。

4. 经期长度和经量的变化　研究表明，人群平均月经期的长度以及平均月经量与生殖衰老的阶段性无明显联系。但也有研究发现经期长度和经量的个体间差异与生殖衰老的阶段性有联系。

经期长度和经量的变异是在绝经过渡期的某些妇女中明显增大,并与 FSH 水平有关。可能与这些妇女在该阶段卵泡发育提前、月经期雌激素偏高、无排卵、黄体功能不全或器质性疾病相关。

五、生殖衰老分期系统

2001 年生殖衰老分期研讨会专家组提出了 STRAW 分期系统,2012 年更新为 STRAW+10 分期系统(表 3-8-1)。STRAW+10 分期系统不考虑年龄、人口学、体重指数(BMI)或生活方式的因素,提出女性生殖衰老的固定的、可预期的模式,是对女性生殖衰老更全面的认识,为研究和评估生殖衰老提供了更全面的依据,提高研究的可比性,有助于做出临床决策。

表 3-8-1　生殖衰老 STRAW+10 分期系统

分期	-5	-4	-3b	-3a	-2	-1	+1a	+1b	+1c	+2
名称	生育期				绝经过渡期		绝经期			
	早期	峰期	晚期		早期	晚期	早期			晚期
						围绝经期				
持续时间	可变				可变	1~3 年	2 年 (1+1)*		3~6 年	直至死亡
主要标准										
月经周期	可变到规律	规律	规律	月经周期轻微变化	周期长度变化	闭经时间 >60 天				
支持标准										
FSH			可变	可变	>25IU/L	可变	稳定			
AMH		低	低	低	低	低	极低			
inhibinB		低	低	低	低	低	极低			
AFC		低	低	低	低	低	低			
描述性特征										
症状					可能出现潮热	极可能出现潮热				泌尿生殖道萎缩等症状

注:*,+1a 期持续 1 年,+1b 期持续 1 年

1. 生育期晚期(-3 期)　-3 期是生育力开始下降的阶段,在月经周期性发生明显变化之前重要的内分泌激素已经改变,这些变化对评估生育力很重要。因此,STRAW+10 分期系统将 -3 期再细分为 -3a 和 -3b 两个亚期。在 -3b 期,月经周期依然规律,周期长度或早卵泡期 FSH 水平还没有改变;但是 AMH 水平下降,AFC 减少,抑制素 B 可能降低。-3a 期月经周期性有些细微改变,周期变短,早卵泡期 FSH 水平升高,可变性增加。

2. 绝经过渡期早期(-2 期)　此期特点是月经周期长度的可变性增大。定义为相邻周期长度之差 ≥ 7 天的改变持续,所谓持续是指这种周期长度变化在首次出现后的 10 个周期内再次发生。此期早卵泡期 FSH 水平升高,但是可变,AMH、

AFC 和抑制素 B 水平都是低的。

3. 绝经过渡期晚期(-1 期)　此期停经间隔 ≥ 60 天,随机采血 FSH 水平 >25IU/L,此期可能有血管舒缩症状。

4. 绝经后早期(+1 期)　此期 FSH 水平持续升高,E_2 水平持续降低,在绝经后两年达到高平台然后稳定。STRAW+10 分期系统将 +1 期细分为 +1a、+1b、+1c 三个亚期。+1a 和 +1b 分别持续 1 年,在 FSH 和 E_2 水平稳定的时间点结束。+1a 期止于停经 12 个月,也对应于围绝经期的结束。+1b 期为 FSH 和 E_2 水平快速变化的余下阶段。根据对激素水平变化的研究,+1a 期和 +1b 期总共持续约 2 年,很有可能出现血管舒缩症状,+1c 期为高 FSH 水平和低 E_2 水平的稳定阶段,持续

3~6 年。因此,整个 +1 期持续 5~8 年。

5. 绝经后晚期(+2 期) 该期生殖内分泌进入一个变化很小的阶段。泌尿生殖道萎缩症状增加。

(张学红)

第九节 人类性生理

人类性行为和性功能不只是性器官的生理本能反应,也是社会、心理因素与生物学因素相互作用的结果。性生活(sexual life/intercourse)是指为了满足自己性需要而进行的固定或不固定的性接触,包括拥抱、接吻、爱抚、性交等,需要指出的是,性生活不仅限于性交。性生活是夫妻生活的重要组成部分,是人类生存和繁衍的需要。

一、概述

性,是自然界中动植物普遍存在的一种属性、一种现象,是有性繁殖的生物学基础。人类的性,具有生物本能的性(sex),同时具有社会属性的性(gender),后者是人类自身进化的重要标志,也是人区别于其他动物的根本属性之一。

性,是指男女两性生物学上的差异。这种男女两性生物学的差异是从带有特定性染色体——X 染色体或 Y 染色体的精子与带有 X 染色体的卵子相结合那一刻起就决定了的,如果带有 Y 染色体的精子进入卵子形成的受精卵因 Y 染色体近着丝粒短臂上的性别决定基因将发育为男胎(male fetus),而带有 X 染色体的精子进入卵子形成的受精卵将自然发育为女胎(female fetus)。

生理性别是指雌雄在生理结构方面的差异,正常的生理性别为男 / 女两种性别,但是由于染色体的变异或者胚胎发育过程生殖器发育异常,可出现两性畸形。社会性别是后天形成的,是指基于生理性别的雌雄两性在社会文化的建构下形成的性别特征和差异。

二、性的生物属性

性的生物属性是男女在生理结构上的差异,是其他属性(精神属性和社会属性)的基础。性的生物属性包括第一性征、第二性征和性欲。

1. 第一性征 第一性征是指男女两性在生殖系统性器官结构功能方面的差异。例如男性的主要性器官为睾丸和阴茎,女性的主要性器官是卵巢、子宫和阴道。第一性征的不同是男女两性的根本区别,是两性的标志。

2. 第二性征 第二性征是指男女两性除生殖器官不同以外的身体外形外貌等其他方面的特征和区别。男性的第二性征主要表现:男性的体型、胡须的生长、声调的改变、喉结的突出等。女性的第二性征主要表现:女性的体型、乳房增大、皮下脂肪增多、臀部丰满、声调变细等。

3. 性欲 性欲和性活动是指人对异性的欲望和两性间与性相关的心理活动、言语表情和亲密行为。性激素是人产生性欲的物质基础,人的性欲高低与体内分泌的性激素水平呈正相关。在性欲支配下,经过男女两性性器官的交配,即性交活动,完成人类生殖繁衍的功能。

三、性的生理发展

性器官在胎儿期就逐渐形成,男胎在妊娠 6 周开始原始性腺分化,妊娠 9 周睾丸开始发育,17 周后外生殖器开始形成,怀孕 22 周的时候,胎儿的睾丸在腹部形成,里面已经包含有不成熟的精子。睾丸不久就会开始朝阴囊位置下降,到怀孕晚期时到达阴囊。有些男孩甚至要到出生之后睾丸才能就位。女胎在怀孕 7 周时胎儿两腿之间的生殖结节会发育成阴蒂,从 8~10 周开始原始性腺分化,11~12 周开始窦结节下方凹槽处的薄膜会分开,形成阴道、子宫、输卵管。

个体的性生理成熟标志是生殖器官生理功能的发育成熟和第二性征的出现。进入青春期后,性腺(睾丸、卵巢)开始迅速发育,通过分泌性激素,控制着其他性器官的发育和成熟,使其逐渐获得生殖功能,并维持正常的生理功能状态,也激发和维持人的第二性征。

1. 性激素的作用及其调节 男性的睾丸除产生生殖细胞——精子外,还分泌雄激素(主要是睾酮)及少量的雌激素。雄激素的生理作用是多方面的,一是促进男性附睾、输精管、精囊腺、前列腺、尿道球腺、阴囊和阴茎的发育,并维持其正常功能;二是激发促进并维持男性的第二性征;三是促进机体的合成代谢(特别是蛋白质的合成)和长骨骨骺的融合;四是对中枢神经系统特别是高级皮层功能的影响。

女性的卵巢除产生生殖细胞——卵子外，还分泌雌激素、孕激素和少量雄激素。雌激素由卵泡膜细胞和黄体细胞分泌；孕激素由黄体细胞分泌；女性的雄激素由卵巢门细胞和间质细胞分泌。雌激素能刺激女性青春期性器官的发育和第二性征的出现。此外，雌激素和孕激素共同调节月经周期，维持正常妊娠，刺激乳腺的发育。

研究表明，人的性在体内有一个从上到下相互影响、相互制约的调控轴，即下丘脑 - 垂体 - 性腺轴。中枢神经系统中下丘脑分泌促性腺激素释放激素，经血液运送到垂体前叶（亦称腺垂体），垂体前叶再分泌促性腺激素，即卵泡刺激素（FSH）和黄体生成素（LH）。FSH 促进女性卵泡的发育成熟及分泌雌激素，促进男性精子的生成。LH 促进女性卵巢的排卵和黄体生成，促进雌激素和孕激素的分泌；LH 还可促进男性睾丸间质细胞的增生，分泌雄激素（睾酮）。

2. **男性性器官的发育** 男性性发育包括男性生殖器的形态发育、功能成熟和第二性征发育。男性的生殖器在青春期前发育缓慢，几乎处于静止状态。10 岁前睾丸容积仅有 1~3ml，第二性征不明显。进入青春期后，在垂体分泌的 FSH 和 LH 及性腺分泌的雄激素的作用下，男性的生殖器迅速发育。

男性大多于 12~14 岁开始性发育，16~17 岁外生殖器发育达到成熟水平。与此同时，第二性征开始发育，表现为身材迅速长高、魁梧，喉结突出，声音变得低沉，体毛增多，胡须、腋毛、阴毛出现。

进入青春期后生殖系统迅速发育，睾丸每天能制造上亿个精子，到了 18~25 岁时，精子的产生率达到人一生中的最高峰。精子顺着输精管达到精囊，暂时贮存在此，如果精子聚积过多时，受到刺激后就会随着精液从阴茎流出，形成遗精。

勃起是指阴茎、阴蒂或乳头膨胀变硬的状态和过程，是青春期发育成熟的一种标志。一般指男性阴茎受刺激后，在短时间内松弛下来，并快速的充血，血液灌注到海绵体内的静脉血管，直到压力上升到一定的限度才停止。充满血液的阴茎海绵体会将阴茎撑起，令阴茎变硬和长，这时，勃起的阴茎就可以较自如地插入女性的阴道中进行性交。

3. **女性性器官的发育** 女性的性器官相对于男性发育较早，即在身体骨骼发育的同时，就有了相应的发育。女性生殖器在青春期前发育缓慢，基本处于幼稚状态。进入青春期后在性激素的作用下，内、外生殖器迅速发育。外生殖器从幼稚型变为成人型，阴阜隆起，阴毛出现，大阴唇肥厚，小阴唇变大，并出现色素沉着；出现月经初潮。女性发育成熟后外生殖器的个体间差异不如男性那样明显。女性一般在 12~16 岁开始皮下脂肪增多，乳房发育变大，臀部增大。即女性第二性征开始发育。

（1）乳房：女性乳房发育有早有晚，在 8 岁时就有 10％ 的女性乳房开始发育，多数在 13 岁以前开始发育，至 18 岁左右发育完成。青春期乳房发育可分为五个时期：

第一期（1~9 岁）：青春期前，乳房未发育。

第二期（10~11 岁）：乳房发育初期，乳头下的乳房胚芽开始生长，出现乳核，整个乳房逐渐呈明显的圆丘形隆起。

第三期（12~13 岁）：乳房继续发育增大变圆，似成人状，但仍较小。

第四期（14~15 岁）：乳房受卵巢激素影响而迅速增大，乳头乳晕向前突出，形如小球。

第五期（16~18 岁）：形成正常成人的乳房，乳头乳晕的小球与乳房的圆形融成一体。

（2）月经：进入青春期后，女性的卵巢逐渐发育成熟，具备了排卵功能。女性从具有排卵功能至排卵功能停止，其卵巢和子宫、阴道等在结构和功能上会出现有规律的周期性变化。表现为女性独有的生理现象——月经。月经是青春期女性发育中的重要生理现象。月经形成的过程是子宫内膜逐渐增厚，而后破裂脱落、出血，并从子宫腔里经宫颈顺阴道排出。一般每个月来 1 次，每次持续 4~7 天，故称月经。

月经初潮一般始于 13~14 岁，在开始行经后的一段时间通常会有月经不规律的现象，这是因为下丘脑 - 垂体 - 卵巢轴发育尚未完全成熟，排卵不规律造成的，是正常现象，经过半年至一年就会变得规律。健康成年女性卵巢功能正常，定期排卵，一般月经也较有规律。

四、性冲动

性冲动，即性欲，是人类性进化的产物，是人的一种本能反应。性冲动是指在一定刺激条件下产生的性交欲望，是人类为了种族延续和繁衍而形成的生物本能，是正常的生理现象。包括对异性的渴望，对性生活的向往，是完成正常性交的前提条件。性腺分泌性激素是性冲动产生的生物学基础，男性的性欲与睾丸的生精功能和精液的胀满程度呈明显的相关性。精子的生成受下丘脑 - 垂体 - 睾丸轴的调节和控制。总体上说，男性的生精功能和性激素的分泌是比较平稳的，没有周期性变化，故男性的性欲也基本上是平稳的，表现为随意性。

女性的性欲与性激素的关系比男性要复杂得多，在月经周期中女性的各种性激素水平呈现周期性的变化。女性的性欲高峰一般在排卵期前后，这有利于卵子受精，有利于生育，女性性欲的发生需要更广泛的性诱导过程。

（一）性欲形式分期

1. 口欲期　新生儿期最早的性欲冲动表现为吸吮活动。母亲的乳头是婴儿性本能的第一对象，吸吮中男婴的阴茎可能出现勃起，女婴可见其两腿缠绕搓动、阴道湿润，并伴有满意的微笑。口欲期的满足，将为孩子未来深挚的爱情，奠定基础；口欲期的挫折，可能会使情与欲发生错裂。

2. 肛欲期　1~3 岁的儿童可以从粪便的贮积与排放中体验到快感，他们本能地拒绝成人给予的大小便排放训练。儿童期的便秘是儿童有意拒绝排便造成的，这时性敏感区集中在肛门皮肤及直肠黏膜。有时对排便感兴趣的现象，可持续到青春期，这在女性中更为多见，一直要到性成熟后才消失。终生保持着肛欲的男女，表现在异性或同性恋的肛交中。

3. 性蕾期　4~6 岁的儿童对活跃的性器萌发出浓厚的好奇心，这时有了性心理认同，能分辨男女，对两性生殖器、性征、生育等会提出许多问题。男孩会对自己有阴茎感到骄傲，或出现害怕失去的焦虑；女孩对男孩悬垂于体外的附属器表现羡慕，存在感到欠缺的遗憾，会模仿男孩站立撒尿。性蕾期的儿童面临着对某些人的偏爱，男孩第 1 个爱情的对象是他的母亲（恋母情结），与母亲亲密接触时阴茎会出现勃起；女孩的第 1 个爱情对象是她的父亲（恋父情结），她会有效地使用女性的魅力让父亲抱她、吻她。性蕾期是性心理发展，人格成熟的关键时期，儿童必须顺利地解决这些情结，确立正确的社会性别，形成正常人格。

4. 性的雏形期　6~8 岁的儿童在解决恋父、恋母情结后，把对性器官神秘的好奇，扩大到外部世界其他事物的认知上，通过初识的图文获得许多知识。这时他们正处于小学阶段，喜欢与同性交往，男女各自活动。这种无形分隔，使性别角色意识更加纯化；两性心理上的疏远，酝酿着青春期对异性探索和主动追求的驱动力，为日后婚恋期的到来，提供了心理准备，如缺乏正确引导，会出现早恋。缺乏同性环境，长期生活在异性群中的儿童，有可能形成与异性心理认同的自我性别倒错。

5. 性的活跃期　性的活跃期即青少年时期，在 8~11 岁的某些时候，儿童的下丘脑、垂体分泌、肾上腺活动增强。垂体分泌的多种激素中 FSH 和 LH，以及肾上腺来源的雄激素使性腺发育成熟、性意识增强，性也开始活跃起来。性的活跃期包括预备青春期和青春期。

（1）预备青春期：在 8~14 岁的预备青春期中，男孩更爱拉帮结伙形成同性集团。青春期带来的生理、心理变化，使他们可能在团伙内相互炫耀性器，比较阴茎大小，竞赛撒尿的高度和撒尿的射程，似乎是同性恋行为但不是真正的同性恋。

预备青春期中的女孩，比男孩显得成熟，对他人或动物的两性关系特别感兴趣，喜欢成年人的裸体照；因为有了性羞惧，不愿意裸露自己，但在梦中常出现自己的裸体或半裸体，为此有了性兴奋。在性的雏形期停止了的性的自我刺激活动在预备青春期中又出现了，这是性激素分泌增多引起的性行为，除非过去因此受到过斥责或惩罚，她们很少感到自疚，也不彼此传授性刺激的经验。女孩在预备青春期中，可能出现性游戏；有些人会相互观看对方的性器，或彼此拍打屁股，这种情欲或许称得上同性恋，但确实是正常发育中的自然现象。

（2）青春期：15~22 岁的男女，是人生充满激情和希望的时期。由于性激素的大量分泌，男性阴茎突然增长，睾丸容积由 1~3ml 长到 12~25ml，第二性征相继出现。遗精是男性性成熟的重要标志，并从此开始有了生育力。20 岁左右男性的雄激素水平，是一生中最高的时期。

青春期少女的内外性器发育成熟，在性激素的调控下第二性征相继完善，并开始有了月经周期，同时有了生育力。尽管女性随青春发育而来的性意识比男性早，但性发育带给她们的性梦和性的自我刺激不如男性频繁；相反，她们的"爱欲白日梦"较男性多。

6. 性的成熟期 性的成熟期即壮年时期。从青春期性发育完成到年老退休，35~40 年是性的成熟期。由于性本能的需要，绝大多数男女都要恋爱、结婚和生育。但男人的爱情发展较女人晚，女人对爱情的崇拜早，一旦寻找到她认为满意的爱情，则希望尽早缔结婚约，使之有所归属。婚后的男女，开始了夫妻性生活；性生活是人生三大生活之一，与物质生活、精神生活并驾齐驱。有些夫妻的性生活不协调，其原因固然很多，而人们往往忽视这样一个事实：人如同其他灵长类动物一样，性的技艺大部分是后天习得的，无论男人或女人的性行为，不仅受基因控制，同时还是经验的产物。

7. 性的衰老期 性的衰老期即老年时期。生长、发育、生殖、衰老和死亡，是生命有机体的自然过程；衰老是不可避免的生理现象，其中也包括性功能的衰老。

尽管男性的促性腺激素释放激素和促性腺激素分泌可以持续终生，但自青春期雄激素分泌水平达到顶峰后，就大约以每年 1% 的速度递减，到 75 岁时其浓度只相当于 9 岁男孩的水平。雄激素分泌减少，使老年男性的性欲和性能力有所减弱，而几十年来性经验的积累，仍可使他们较少的依赖雄激素，而是依赖精神力量达到性唤起和维持性兴奋。老年女性在 50 岁前后开始绝经，这是卵巢功能丧失、停止排卵的信号。渡过更年期的妇女，和老年男性一样因有长期性生活的经验，其性欲唤起和性能力的发挥，多能摆脱对性激素的依赖，随心所欲地从事性活动。老年人的性生活是一种伴恋行为，通过相互依偎、拥抱、亲吻或性器的浅层接触，就可能达到性满足。

（二）正常性欲

每个人都有性生理需求，不管年轻人还是老年人，性生理需求都是很正常的，而且如果一个人有生理需求，那么说明身体是比较健康的。

影响性生活次数的原因不仅和性别有关，和年龄也有很大关系。一般来说，性交的次数与年龄基本成反比，即年龄越大，性生活的次数越少。

（三）性反应周期

性反应周期是指人类在性交过程中的生理及心理反应，从性欲开始唤起到性交结束的重新恢复，遵循着一个不同阶段的周期性规律。

1. 男性性反应周期

（1）兴奋期：男性的兴奋期标志着男性冲动的开始，兴奋可以由精神或身体上的性刺激所引起。

（2）持续期：是指如果有效刺激进一步强化所产生的一系列变化，包括全身性的肌强直、心动过速、呼吸增快和血压升高。有时在持续期男性尿道口有少量来自尿道球腺的黏液流出，有时候能观察到有活动的精子。

（3）高潮期：是性生活的巅峰，这个阶段是男性的射精阶段，夫妻能够得到极大的快感，高潮期在时间上非常短暂，射精冲动更加强烈，进入无意识状态，最后无法控制，完成射精。

（4）消退期：是指高潮期之后身体恢复原状的阶段，在高潮期出现的各种生理反应如全身肌肉颤抖、呼吸急促等都开始消退。

2. 女性性反应周期

（1）兴奋期：指从女性性欲被唤起，身体开始呈现性紧张的阶段。在这一阶段里，性系统的性器官出现相应的反应，同时心跳加快，血压有所上升，呼吸略有加快，全身肌肉普遍紧张等。心理上性欲明显，出现性唤起。女性与男性相比，性唤起较慢，兴奋需要的时间较长。

（2）持续期（平台期）：是指性高潮到来之前，性唤起或性紧张达到一个较高而恒定的水平。性系统的性器官出现相应反应，并且呼吸加快、心跳加快和血压升高更明显，全身肌肉紧张度加强。心理上进入兴奋与激动状态。此时期维持的长短不一。

（3）高潮期：指女性身心紧张的状态达到了顶峰和性发泄阶段。除了性系统的性器官出现相应反应外，身体许多部位出现性红晕，尤其以面、颈、胸及上腹部为甚。同时，全身的反应强烈，表现为全身的肌肉紧张收缩，肛门括约肌也出现节律性收缩。呼吸急促，心跳加快和血压升高更加明显，出现全身出汗现象。由于喉部肌肉痉挛，出现呻吟等。部分女性可以出现瞬间眩晕，从而出现非常短暂的意识丢失。

（4）消退期：是指性紧张状态逐渐松弛和消散的阶段。在这个阶段，性器官和全身的变化开始恢复，直至完全恢复到正常无性唤起状态。心理上满足，情绪趋于稳定，通常伴随着一种松弛和欣快感。女性消退期较慢。

尽管人的性冲动受身体内性激素的支配和影响，但还受中枢神经特别是大脑皮层高级神经活动的控制，这和其他高等动物的性冲动有显著的区别。

（四）性取向

性取向和性愉悦有关，但不等同于性行为，性取向就是对某个性别或两性的性欲和爱情，所以判断性取向，两个因素都需要具备。很多人仅仅通过机械摩擦，就能性兴奋甚至达到性高潮。一个异性恋者可能会发生同性性行为，一个同性恋者也可能会发生异性性行为，这一切的前提是特殊境遇。

性取向的出现并不一定需要有性行为或爱情经历。常见的性取向有五种：异性恋、同性恋、双性恋、无性恋以及泛性恋。

五、性功能障碍

性功能障碍是指正常的性兴趣和性反应的持续削弱，男女都可以发生。性功能障碍包括对性活动缺乏兴趣（性冷淡）或缺乏快感，没有能力体验或控制性欲高潮，或者患有某种妨碍顺利性交的生理障碍，如阴茎勃起障碍、早泄等。

人类的性反应包括心理和躯体两个过程。性功能障碍也分为功能性和器质性两大类。其中，功能性性功能障碍与心理因素密切相关。

根据世界卫生组织的国际疾病分类第 10 版（ICD-10），诊断功能性性功能障碍可采用以下几个标准：①患者不能参与本人所希望的性生活；②性功能障碍频繁发生，但在有些情况下却没有出现；③性功能障碍持续至少 6 个月；④性功能障碍不能完全解释为生理疾病、药物作用，或者其他精神和行为方面的障碍。许多患有性问题的人

并没有 ICD-10 中列出的明确的性功能障碍。他们只是在性生活的时间、频度、开始的方式等方面需要调节而已。有这种情况的人不需要强化治疗。简单的性教育，同时加强与性伴侣的交流就能见效，至于那些患有严重障碍的人，就需要看专科医生。

女性性功能障碍是指女性在性反应周期中的一个环节或几个环节发生障碍，以致不能产生满意的性交所必需的性生理反应和性快感。因此女性性功能障碍的规范化诊断分类都是依据女性性反应周期而划分。关于女性性功能障碍的分类，目前得到认可并普遍使用的主要有中国精神疾病分类与诊断标准（CCMD-2-R，1994）、WHO 国际疾病分类（ICD-101990）及美国精神病诊断统计手册（DSM-Ⅵ，1994）。1998 年美国泌尿系统疾病基金会（AUFD）第 95 次年会提出了新的女性性功能障碍分类方法，新方法的一个显著特征是扩展了性唤起障碍和性欲低下的概念，将女性性功能障碍分为心理性或器质性的性欲望障碍、性唤起障碍、性高潮障碍和性交疼痛障碍。

（一）女性性功能障碍

1. **性欲望障碍** 持续性或间断性发生的性幻想和性欲望低下或缺乏，以致引起患者痛苦，性生活被动，害怕甚至拒绝配偶的性接触，称为性欲望障碍。

2. **性唤起障碍** 持续性或间断性发生不能获得和维持足够的性兴奋并导致患者痛苦。表现为缺乏主观性兴奋或缺乏性器官反应、躯体其他部位的性反应。性唤起障碍包括阴道的湿润不足或干涩，阴蒂及阴唇的敏感性下降，阴蒂和阴唇充血降低，阴道平滑肌不松弛等。

3. **性高潮障碍** 经过足够的性刺激和性唤起后，发生持续性或反复发生的达到性高潮困难、延迟或根本没有性高潮的出现，引起患者的痛苦，称为性高潮障碍。

4. **性交疼痛** 泛指在性交时伴有的急性或反复发生的生殖器或盆腔的疼痛。性交痛的特点是性交时经常伴有下腹部疼痛、疼痛剧烈且反复发作，往往性交后数小时疼痛仍不能消失，有时不得不拒绝性交。

5. **阴道痉挛** 反复发作或持续存在的阴道外 1/3 的平滑肌不自主地发生痉挛性收缩，使阴

茎的插入受阻。

6. 非接触式性交痛 由非直接性交刺激引起的反复发作或持续存在的生殖器疼痛。

(二)男性性功能障碍

阴茎勃起异常 正常的性欲表现为阴茎勃起反应迅速,勃起持续时间可至射精或中断性交后消失,勃起硬度可自由置入阴道,性快感良好,性交频度没有明显改变,自慰勃起反应正常。阴茎勃起异常包括阴茎异常勃起和阴茎勃起功能障碍(ED)。阴茎异常勃起是指在非刺激条件下引起的阴茎持续勃起,或性高潮后也不疲软,这种状态持续时间超过6小时,常伴有疼痛。异常勃起可发生于任何年龄段,包括新生儿。而阴茎勃起功能障碍则是指阴茎勃起存在困难,根据勃起困难程度可分为以下三种:

(1)Ⅰ°(轻度):性欲要求基本正常,勃起反应迅速,勃起持续时间不稳定,有时出现不能持续现象,勃起硬度有时出现不能置入阴道的情况(偶然一两次则属正常,不在此例),性快感基本正常,性交频率较以往少,自慰勃起反应基本正常。对于此类程度的勃起困难,一般为暂时性心理刺激所致,只要心结得以排解,则可自行恢复。

(2)Ⅱ°(中度):性欲要求减弱,勃起反应减慢,经常出现不能持续地勃起,勃起硬度经常不足以插入阴道,性快感消退,性交频度明显减少,自慰勃起反应勉强。

(3)Ⅲ°(重度):性欲要求消失,勃起反应全无,因此也谈不上阴茎的勃起的持续,完全不能置入阴道,无性快感。

诊断有无勃起困难应以阴茎勃起反应的快与慢、持续的时间、阴茎勃起的硬度等几个参数进行判断。凡是这几方面出现困难的都可以认为是阴茎勃起功能不正常。

此外,应注重了解勃起困难的发生是突然的还是渐进性加重的,前者多为心理刺激所致,属心理性勃起功能障碍;后者多意味着存在器质性问题。了解发病缓急有利于鉴别ED的类型。Ⅰ°、Ⅱ°的勃起困难以心理性勃起功能障碍为主,也可能是器质性勃起功能障碍病变的早期。Ⅲ°者以器质性勃起功能障碍多见。

六、性欲异常

1. 性冷淡 性冷淡是指性欲缺乏,通俗地讲即对性生活无兴趣,也有说是性欲减退。性冷淡与性快感缺乏是两个不同的概念,两者可以同时出现,亦可不同时出现。

(1)性冷淡的症状表现体现在两个方面:生理症状和心理症状。

1)生理症状:主要体现在性爱抚无反应或快感反应不足;性交时阴道无黏液或少黏液分泌、干涩、紧缩、疼痛;无性爱快感或快感不足、迟钝、缺乏性高潮;性器官发育不良或性器官萎缩、老化、细胞缺水、活性不足等。

2)心理症状:主要体现在对性爱恐惧,厌恶及心理抵触;对性爱有洁癖症及严重的心理阴影;对性爱认识不足,投入程度不够;受传统观念影响,性爱时不主动,感觉羞耻,肮脏。

(2)引起性冷淡的内在因素

1)精神起因大体有以下几类:①慢性疲乏,工作紧张,或社会事物繁忙,或脑力劳动过分,影响高级神经系统的功能状态。②禁欲或纵欲过分,日久使脊髓中枢功能紊乱,逐渐厌恶,抑制了性欲。③夫妻关系不和或对性的见解不一样,或缺乏正确的性知识,或女士长期得不到高潮快感,从而厌倦了性生活。

2)器质性起因:几乎一切的慢性传播疾病都有可能引发性冷淡,其机制主要是影响神经、内分泌,降低血液中的性激素水平。

3)药物起因:口服某种药物可降低性欲。如抗组胺药、大麻、苯妥英钠、利血平、螺内酯及抗雄激素药类等。

4)过早开始性生活。

5)过度劳累:和谐美满的性生活,需要建立在身体健康、精力充沛的基础上。

6)避孕措施不当。

(3)引起性冷淡的外在因素影响

1)情绪:人在情绪不佳时,性欲容易暂时减退,尤其是在极度悲伤、恐怖、消沉和绝望等恶劣状态下,性欲会受到显著影响,甚至可完全丧失。

2)营养:营养是性爱的物质基础。

3)嗜烟酒:长期大量吸烟与不吸烟者相比,更容易引起勃起功能障碍。长期嗜酒可使性功能减退,性欲下降。

4)药物:长期或大量服用某些药物,可致性功能减退,甚至可以引起男子勃起功能障碍和女子性冷淡。

5）居住条件：居住在杂乱无章、通风不良、过于拥挤的环境里，不仅会引起心绪不佳，而且由于室内新鲜空气不足，导致大脑供氧不足，影响性功能，使性欲降低。

6）季节、气温：据调查，在气温偏低的冬春季节，多数人性欲较强，尤其是春季被认为是求爱季节，而汗流浃背的盛夏，性欲常暂时减弱。

7）年龄：这是影响性欲的重要因素。

8）诱因、性生活史：性欲的发生除了内在原因、性激素作用之外，外界的刺激也很重要。

9）感情：人类与其他动物不同，性欲的产生并不是单纯的生物本能，多由爱情所引发。

10）健康状况：健康状况对性欲的影响既重要又复杂。因为，只有身心都健康的人才能长期保持较高的性欲水平。

11）生理周期。

2. **性亢奋** 性欲亢进又称性欲旺盛，是指性欲望、性冲动过分强烈和旺盛的一种病症。临床特点为出现频繁的性兴奋，性行为要求异常迫切，同房频率增加，每天要求数次性活动（包括性交），同房时间延长，远远超出正常人所能接受的水平。性欲亢进多发生于青春期或成年初期。男女均可发生，性欲极度亢进的情况称为色情狂，见于男性者称男性色情狂（satyriasis），见于女性者称为女性色情狂（nymphomania）。

真正属于性欲亢进这种病态的身心疾病，在人群中发病率极低。其主要表现为频繁而强烈的性要求，每天可有数次性要求，甚至达到不避亲疏的程度或是经常更换性伙伴。这种亢进为强迫性性需求，影响个人的健康和正常的人际关系，多不考虑情境和规范的约束，当得不到满足时则哭骂吵闹，直至对方精疲力竭。这种情形似一种成瘾状态，他（她）的思维、意识、生活都受此支配，女性则同时伴有多疑、恍惚、易激动、易兴奋等亢奋表现。

（朱依敏）

参 考 文 献

［1］陈子江.生殖内分泌学［M］.北京：人民卫生出版社，2016.

［2］华克勤，丰有吉.实用妇产科学［M］.4版.北京：人民卫生出版社，2018.

［3］黄荷凤.现代辅助生育技术［M］.北京：人民军医出版社，2003.

［4］李力，乔杰.实用生殖医学［M］.北京：人民卫生出版社，2012.

［5］梁晓燕.辅助生殖临床技术实践与提高［M］.北京：人民卫生出版社，2018.

［6］谢幸，孔北华.妇产科学［M］.9版.北京：人民卫生出版社，2018.

［7］于传鑫，李诵纮.实用妇科内分泌学［M］.2版.上海：复旦大学出版社，2004.

［8］郁琦.绝经学［M］.北京：人民卫生出版社，2013.

［9］Benirschke K, Burton GJ, Baergen RN. Pathology of the Human placenta［M］. 6th ed. New York：Springer, 2012.

［10］Casado-Espada NM, de Alarcón R, de la Iglesia-Larrad JI, et al. Hormonal Contraceptives, Female Sexual Dysfunction, and Managing Strategies：A Review［J］. J Clin Med, 2019, 8（6）：908.

［11］Cha J, Sun X, Dey SK. Mechanisms of implantation：strategies for successful pregnancy［J］. Nat Med, 2012, 18（12）：1754-1767.

［12］Chadwick SB, Burke SM, Goldey KL, et al.Sexual Desire in Sexual Minority and Majority Women and Men：The Multifaceted Sexual Desire Questionnaire［J］. Arch Sex Behav, 2017, 46（8）：2465-2484.

［13］Coticchio G, Dal GM, Mignini RM, et al. Oocyte maturation：gamete-somatic cells interactions, meiotic resumption, cytoskeletal dynamics and cytoplasmic reorganization［J］. Hum Reprod Update, 2015, 21：427-454.

［14］Curry TJ, Osteen KG. The matrix metalloproteinase system：changes, regulation, and impact throughout the ovarian and uterine reproductive cycle［J］. Endocr Rev, 2003, 24：428-465.

［15］Deglincerti A, Croft GF, Pietila LN, et al. Self-organization of the in vitro attached human embryo［J］. Nature, 2016, 533（7602）：251-254.

［16］Erlebacher A. Immunology of the maternal-fetal interface［J］. Annu Rev Immunol, 2013, 31：387-411.

［17］Faddy MJ. Follicle dynamics during ovarian aging［J］. Mol Cell Endocrin, 2000, 163：43-48.

［18］Florman HM, Wassarman PM. O-linked oligosaccharides of mouse egg ZP3 account for its sperm receptor activity［J］. Cell, 1985, 41: 313-324.

［19］Gellersen B, Brosens JJ. Cyclic decidualization of the human endometrium in reproductive health and failure［J］. Endocr Rev, 2014, 35（6）: 851-905.

［20］Genbacev O, Zhou Y, Ludlow JW, et al. Regulation of human placental development by oxygen tension［J］. Science, 1997, 277（5332）: 1669-1672.

［21］Goldstein I, Kim NN, Clayton AH, et al. Hypoactive Sexual Desire Disorder: International Society for the Study of Women's Sexual Health（ISSWSH）Expert Consensus Panel Review［J］. Mayo Clin Proc, 2017, 92（1）: 114-128.

［22］Hale GE, Hughes CL, Burger HG, et al. Atypical estradiol secretion and ovulation patterns caused by luteal out-of-phase（LOOP）events underlying irregular ovulatory menstrual cycles in the menopausal transition［J］. Menopause, 2009, 16（1）: 50-59.

［23］Hertig AT, Rock J, Adams EC. A description of 34 human ova within the first 17 days of development［J］. Am J Anat, 1956, 98: 435-494.

［24］Hoffma BL, Schorge JO, Schaffer JI, et al. Williams Gynecology［M］. 2nd ed, New York: McGraw-Hill, 2012.

［25］Jaffe LA, Egbert JR. Regulation of mammalian oocyte meiosis by intercellular communication within the ovarian follicle［J］. Annu Rev PhysioL, 2017, 79: 237-260.

［26］Ji L, Brkic J, Liu M, et al. Placental trophoblast cell differentiation: physiological regulation and pathological relevance to preeclampsia［J］. Mol Aspects Med, 2013, 34（5）: 981-1023.

［27］Li W, Young JF, Sun J. NADPH oxidase-generated reactive oxygen species in mature follicles are essential for Drosophila ovulation［J］. Proc Natl Acad Sci U S A, 2018, 115: 7765-7767.

［28］Macklon NS, Fauser BC. Follicle development during the normal menstrual cycle［J］. MATURITAS, 1998, 30: 181-188.

［29］Messinis IE, MessiniC I, Dafopoulos K. Novel aspects of the endocrinology of menstrual cycle［J］. Reprod Biomed Online, 2014, 28（2）: 714-722.

［30］Miller DJ, Macek MB, Shur BD. Complementarity between sperm surface beta-1, 4-galactosyltransferase and egg-coat ZP3 mediates sperm-egg binding［J］. Nature, 1992, 357: 589-593.

［31］Moffett A, Loke C. Immunology of placentation in eutherian mammals［J］. Nat Rev Immunol, 2006, 6（8）: 584-594.

［32］Okamoto I, Patrat C, Thepot D, et al. Eutherian mammals use diverse strategies to initiate X-chromosome inactivation during development［J］. Nature, 2011, 472: 370-374.

［33］Plant TM, Zeleznik AJ. Knobil And Neill'S Physiology of Reproduction［M］. 4th ed, Amsterdam: Elsevier Inc., 2015.

［34］Reichmann J, Nijmeijer B, Hossain MJ, et al. Dual-spindle formation in zygotes keeps parental genomes apart in early mammalian embryos［J］. Science, 2018, 361（6398）: 189-193.

［35］Richards JS, Ascoli M. Endocrine, paracrine, and autocrine signaling pathways that regulate ovulation［J］. Trends Endocrinol Metab, 2018, 29: 313-325.

［36］Sahakyan A, Plath K. Transcriptome encyclopedia of early human development［J］. Cell, 2016, 165: 777-779.

［37］Strauss JF, Barbieri RL. Yen & Jaffe's reproductive endocrinology: physiology, pathophysiology, and clinical management［M］. 8th ed, Amsterdam: Elsevier, 2018

［38］Wang H, Dey SK. Roadmap to embryo implantation: clues from mouse models［J］. Nat Rev Genet, 2006, 7（3）: 185-199.

［39］Plant TM, Zeleznik AJ. Knobil And Neill'S Physiology of Reproduction［M］. 4th ed, Amsterdam: Elsevier Inc., 2015.

［40］Wassarman PM. The biology and chemistry of fertilization［J］, Science, 1987, 235: 553-560.

［41］HM Kronenberg, S Melmed, KS Polonsky, 等. 威廉姆斯内分泌学［M］. 向红丁, 译, 11 版, 北京: 人民军医出版社, 2011.

［42］Zhang S, Lin H, Kong S, et al. Physiological and molecular determinants of embryo implantation［J］. Mol Aspects Med, 2013, 34（5）: 939-980.

第四章　遗传与生殖医学

第一节　遗传学原理

一、遗传学的基本原理

生物体的子代与亲代之间,存在着相似与不相似的现象。子代与亲代之间性状的相似性称为遗传(heredity),而子代与亲代之间的差异称为变异(variation)。遗传学(genetics)是研究遗传与变异规律的科学。遗传的本质,是染色体和基因在亲代与子代间的传递。

(一)染色体

染色质(chromatin)是指细胞核内由DNA、组蛋白、非组蛋白及少量RNA组成的,易被碱性染料染色的一种丝状物质,是细胞分裂间期遗传物质在细胞内的存在形式。染色体(chromosome)是指处于细胞分裂期的呈高度螺旋化的染色质。同一物种的染色体数目相同,而不同物种的染色体数目一般不同。人类有46条染色体,其中23条来自父亲,23条来自母亲,为23对染色体,称为二倍体(2×23),精子和卵子则为单倍体。人类染色体按照其与性别决定的关系,可分为常染色体和性染色体两种,其中1~22号称为常染色体,剩下的一对染色体称为性染色体。男性性染色体为XY,女性性染色体为XX,图4-1-1为人类正常染色体核型图。

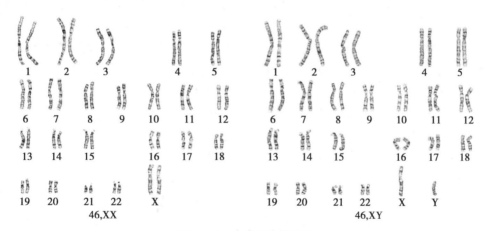

图 4-1-1　人类正常核型图
46, XX:正常女性;46, XY:正常男性

(二)基因

基因(gene)是一段由4种核苷酸按照一定顺序排列的DNA片段,储存功能性蛋白质或RNA序列信息,是最小的遗传单位(遗传因子),人类有2万~2.5万个基因。

按照基因表达及分布,基因可分为管家基因(housekeeping gene)和奢侈基因(luxury gene)。在生物体所有组织和细胞中均发生表达,对维持生物体细胞的正常结构和基本功能具有重要作用的基因,称为管家基因,如微管蛋白基因、糖酵解酶系等基因,约占人类基因的1/2;另外一些基因只在某种或少数几种细胞中表达,称为奢侈基因,如血红蛋白基因只在红细胞内表达,所以血红蛋白基因便是奢侈基因。奢侈基因又称为组织特异性基因(tissue-specific gene)。

按照基因的功能,人类基因可分为结构基

因（structural gene）与非结构基因。结构基因是能编码蛋白质或 RNA 的基因,由外显子和内含子组成,其中能转录并存在于成熟 mRNA 中的序列称为外显子（exon）;能转录但不存在于成熟 mRNA 中的序列称为内含子（intron）。

非结构基因是指对基因表达起调控作用的区域,位于基因转录区的前后,又称为"调控元件",包括启动子、增强子等。图 4-1-2 为基因的示意图。

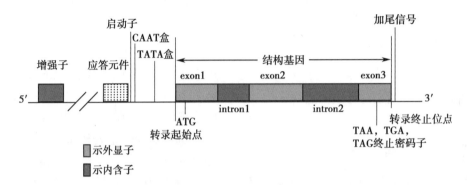

图 4-1-2 基因的示意图

（三）遗传学三大基本定律

生物体的"性状"/"表型"一般是由成对的基因决定的,称为等位基因（allele）。等位基因在作用上有强弱之分,在杂合状态下"性状"或"表型"能表现的,称为显性性状（dominant character）,不能表现的称为隐性性状（recessive character）,决定显性与隐性的基因在遗传中保持稳定,互不干扰。

1865 年,奥地利生物学家、遗传学奠基人雷戈尔·约翰·孟德尔（Gregor Johann Mendel）通过豌豆杂交实验提出了遗传因子（genetic factor）这一概念,并在 1866 年发表《植物杂交实验》,首次提出了著名的遗传分离定律和自由组合定律。1909 年,丹麦生物学家和遗传学家威尔赫姆·约翰逊（Wilhelm Johannsen）提议用"基因"（gene）这一概念代替遗传因子。1910 年,美国遗传学家托马斯·亨特·摩尔根（Thomas Hunt Morgan）通过果蝇杂交实验发现了基因连锁和互换定律。这三个定律被称为遗传学的三大基本定律,为遗传学研究奠定了理论基础。

1. 分离定律　有性生殖生物在形成配子时,同源染色体上决定生物体同一性状的等位基因彼此分开,分别进入不同的配子中,每个配子仅可获得成对因子中的一个,即分离定律（law of segregation）。分离定律又称为孟德尔第一定律。

2. 自由组合定律　决定不同性状的基因,位于不同对同源染色体上,在配子形成过程可自由组合进入到配子中,即自由组合定律（law of independent assortment）。自由组合定律又称为孟德尔第二定律,或独立分配定律。

3. 连锁和互换定律　分离定律是同源染色体上同一对等位基因的传递规律;自由组合定律是针对非同源染色体上不同对等位基因的传递规律。而摩尔根发现的连锁和互换定律（law of linkage and crossing-over）是同一条染色体上多个基因的传递规律。同一条染色体上的基因是相互连锁的,组成一个连锁群,在遗传过程中,作为一个整体进行传递,称为连锁定律。在生殖细胞形成过程中,一对同源染色体上的不同对等位基因之间可以发生交换而改变原有的连锁关系,使同源染色体上的等位基因产生新的排列,称为互换定律。

（四）遗传性疾病

遗传性疾病（inherited disease）,简称遗传病,是指由于生物体细胞内遗传物质的结构和功能发生改变而引起的疾病。目前遗传性疾病主要可分为五类,即染色体病、单基因遗传病、多基因遗传病、线粒体遗传病以及体细胞遗传病。此外,近年来随着基因组修饰等研究的深入,表观遗传性疾病也渐渐进入人们的视野。

1. 染色体病　染色体数目或结构异常所致的疾病称为染色体病（chromosome disorder）。染色体病由于涉及多个基因,因此常常不是单一的表型,而是表现为综合征。依据异常的染色体是常染色体还是性染色体,染色体病可分成常染色体病和性染色体病。常染色体病有精神发育迟缓(智力低下)和生长发育迟缓等共同的临床特征,并常伴有五官、四肢、内脏及皮肤等方面的异常。性染色体病一般不影响智力,但常导致性腺发育不全或性分化的异常。

(1)数目异常:包括多倍体、非整倍体和嵌合体三种情况。多倍体(polyploid)是指染色体数目为单倍体 23 的整倍数改变,包括三倍体(triploid)和四倍体(tetraploid)等。人类的全身三倍体和四倍体均是致死的,只有在流产组织或者在活体组织中以嵌合的形式存在。非整倍体是指比正常染色体数增加或者减少一条或者多条染色体,不呈 23 的整倍数,包括亚二倍体(hypodiploid,减少一条或几条染色体,主要是单体)、超二倍体(hyperdiploid,增加一条或几条染色体,主要是三体)、假二倍体(pseudodiploid,细胞中某些染色体有的增加,有的减少,结果染色体总数不变,但不是正常的二倍体核型)。嵌合体(mosaicism)是一种特殊的染色体数目异常,指由两种或多种不同核型的细胞系所组成的个体。嵌合体包括两种:来源于同一合子,由于有丝分裂异常导致的不同细胞系所组成的个体,称为同源嵌合体,简称为嵌合体;来源于不同合子的细胞系所组成的个体,称为异源性嵌合体,又称为开米拉(chimera)。

(2)结构异常:一条或多条染色体发生断裂后,断裂片段移动位置与其他片段重接或者丢失,发生异常染色体结构重排,从而导致染色体片段重复与缺失,形成染色体部分三体或者部分单体。迄今为止,已明确的染色体微缺失、微重复综合征有数百种,常见的包括 22q11.2 微缺失综合征(DiGeorge 综合征)、1p36 微缺失综合征、5p 末端缺失综合征(猫叫综合征)以及 7q11.23 微缺失综合征(Williams 综合征)等。高分辨染色体分带技术,以及近年来随着染色体芯片与新一代测序技术的发展,发现了许多以往核型分析无法检出的染色体拷贝数变异(copy number variation,CNV)。这种染色体拷贝数变异导致的疾病,称为基因组病(genomic disorder)。

(3)携带者:核型有染色体结构异常但表型正常的个体,通常包括易位携带者以及倒位携带者。携带者有不孕不育,自然流产、死产、新生儿死亡以及出生缺陷患儿的高风险。

2. 单基因遗传病

(1)单基因遗传病的概念:生物体细胞内核酸序列发生改变,并通过影响基因的表达和功能,有可能导致生物的遗传特征发生变化,这种核酸序列的变化称为基因突变(gene mutation)。单基因遗传病(single gene disorder,monogenic disease),简称单基因病,就是单个基因突变导致的疾病,又称孟德尔遗传病(Mendelian inheritance disease)。单基因病的本质是基因突变改变基因表达水平和/或蛋白质(酶)的结构与功能,使生物的遗传特征(如形态、结构、代谢途径和生理功能等)发生改变,从而导致的遗传性疾病。目前已发现近 4000 个单基因病的致病基因。

单基因病的遗传分析常用到系谱分析(pedigree analysis)。所谓系谱分析,是指从先证者入手,追溯调查其所有家族成员(直系亲属和旁系亲属)的数目、亲属关系及某种遗传病(或表型)的分布等资料,并按一定格式将这些资料绘制成图。

(2)单基因遗传病的主要遗传方式

1)常染色体显性遗传(autosomal dominant inheritance,AD):致病基因位于常染色体上,在杂合突变状态下即可致病,称常染色体显性遗传。其遗传特征包括:患病男女无差别,两性有均等的概率获得致病基因突变。通常患者的双亲中有 1 个患者,这种情况下,患者的同胞有 1/2 的可能也为患者,在系谱分析时,呈现疾病连续相传的现象;但若患者为新发生基因突变,双亲中则无一患病,这在相当一部分散发病例,尤其是在一些致死或者严重致畸致残的常染色体显性遗传病中较为常见。

2)常染色体隐性遗传(autosomal recessive inheritance,AR):致病基因位于常染色体上,纯合或者复合杂合突变的状态下才致病,称常染色体隐性遗传。其遗传特征包括:男女发病机会相等;患者的双亲通常不患病,但均为致病基因突变的携带者,患者同胞中,通常约 1/4 为患者,无表型的同胞中 2/3 为携带者;与非近亲婚配相比,近亲婚配的夫妇,由于来自共同的祖先,通常具有某种相同的遗传背景,可导致后代隐性遗传病的发病率增高。隐性遗传病的系谱分析中,患者通常散在分布,一般看不到连续遗传的现象,甚至只出现先证者一个患者。

3)X 连锁显性遗传(X-linked dominant inheritance,XD):致病基因位于 X 染色体上,女性杂合状态下致病,称 X 连锁显性遗传。其遗传特征包括:在人群中男女患病概率有差别,通常女性比男性多一倍,但女性患者由于有 1 条正常的 X 染色体,症状相对较轻;双亲中通常有 1 位为患者,在这种情况下,男性患者的女儿均为患者,儿子均正常;杂合子女性患者所生儿子和女儿均有 50% 可能患病,系谱分析中常可看到连续传递现象;此外,与常染色体显性遗传类似,若患者为新生基因突变,双亲中则无一患病,这在相当一部分散发病例中可被发现。

4)X 连锁隐性遗传(X-linked recessive inheritance,XR):致病基因位于 X 染色体上,女性杂合子不患病,称 X 连锁隐性遗传。其遗传特征包括:在人群中,男女患病概率不等,男性患者远超女性患者,系谱分析中通常表现为只有男性患者;若双亲不患病,儿子可能发病,女儿不发病;儿子若发病,则母亲通常为携带者;携带者女性生育时,其女儿有 1/2 的概率是无表型的携带者,其儿子有 1/2 的概率为患者;系谱图中男性患者的同胞兄弟、母亲的男性血缘亲属(如外祖父、舅父、姨表兄弟、外甥以及外孙等)均有可能为患者;若女性是患者,通常其父亲为患者,且其母亲为携带者。

5)Y 连锁遗传(Y-linked inheritance):致病基因位于 Y 染色体上,称为 Y 连锁遗传,其遗传特征呈现父子传递的现象。

(3)单基因遗传病非典型的遗传方式

1)基因组印迹:一些染色体特异位置上的同源基因,由于亲本来源不同,在子代中呈现出差异表达的现象称为基因组印迹(genomic imprinting)。如 Prader Willi 综合征(PWS)与 Angelman 综合征(AS),约 70% 的 PWS 患儿带有从父亲传递而来的有 15q11-q13 缺失的 15 号染色体;AS 与 PWS 相反,70% 的 AS 患儿带有从母亲遗传而来的有 15q11-q13 缺失的 15 号染色体。PWS/AS 致病机制就是由于基因组印迹。15q11.2 区域为基因组印迹区,位于该区域的母源 SNRPN 基因 CpG 岛高度甲基化,正常情况下不表达,只表达父源的未甲基化的 SNRPN 基因。当父源 15q11-q13 缺失时,就完全没有 SNRPN 基因的活性,从而致病,即 Prader Willi 综合征。而 Angelman 综合征正好相反,正常情况下,位于 15q11.2 区域的 UBE3A(泛素蛋白连接酶 E3A)只有母源的等位基因表达,而父源的不表达。当母源 15q11-q13 缺失时,就完全没有 UBE3A 基因的活性,从而导致 Angelman 综合征。

2)单亲二体:指两条同源染色体均来自同一亲本,而缺乏另一亲本来源,这种个体被称为单亲二倍体(uniparental disomy)。

3)嵌合体:与染色体异常的嵌合体类似,来源于同一受精卵(合子),但具有两种或两种以上的在基因构成上有差异的细胞系的个体,称为嵌合体(mosaicism)。包括体细胞嵌合体和生殖细胞嵌合体。

4)线粒体遗传:线粒体突变是通过卵子,而非精子遗传的,因而表现为母系遗传。

5)动态突变(dynamic mutation):指 DNA 中的碱基重复序列拷贝数发生改变而导致的突变,一般是三联体重复,重复序列拷贝数超过一定的范围就可能表现出病症,称为三联体重复病(triplet repeat diseases),如脆性 X 综合征。

3. 多基因遗传病

(1)多基因遗传:多基因遗传(polygenic inheritance)又称为多因子遗传(multi-factorial inheritance),是指生物体的表型、性状由多对等位基因共同作用决定,同时受环境因素影响,是遗传与环境共同作用的结果。

(2)微效基因:多基因遗传方式中,每对等位基因彼此间没有显、隐性的区别,而是共显性,这些等位基因对该遗传性状形成的作用微小,所以称为微效基因(minor gene)。

(3)多基因遗传病:多基因遗传病(polygenic inherited disease)是由两对或两对以上的微效致病基因突变共同累加作用所导致的疾病,如心血管疾病、癌症、卒中、抑郁症、精神分裂症、先心病、唇腭裂等。

多基因遗传病的特点通常包括:①是许多常见病和常见出生缺陷的病因;②其遗传基础是多个微效基因异常突变的叠加效应;③呈现家族聚集倾向;④有种族差异性,在不同种族中,同一种多基因病的发病率通常不同;⑤患者亲属随着亲缘关系级别的降低，其发病风险降低；近亲婚配可导致后代发病风险增高；⑥发生率的改变通常受众多流行病学危险因素的影响。

4. 线粒体病

（1）线粒体病：线粒体是细胞能量代谢最重要的细胞器，产生细胞生存所必需的能量，其功能包括使细胞产生能量用于呼吸链、产生反应性氧、参与程序化细胞死亡（凋亡）、参与营养物质包括脂肪和丙酮酸的代谢和氧化等。线粒体病（mitochondrial disease）是由于线粒体的功能异常而导致的疾病，可以由编码线粒体蛋白的细胞核 DNA 突变和线粒体 DNA（mitochondrial DNA，mtDNA）突变引起。线粒体具有特殊的线粒体 DNA，主要编码呼吸链及与能量代谢有关的蛋白。当 mtDNA 缺失、重复、插入及点突变使编码线粒体能量代谢氧化磷酸化过程必需的酶或载体发生障碍，糖原和脂肪酸等不能进入线粒体被充分利用和产生足够的 ATP，导致能量代谢障碍并引起复杂的临床症状，尤其是一些高度依赖有氧代谢的器官（如脑、骨骼肌、心脏、肾和内分泌系统等）首先受影响，且症状最严重。

由于受精卵的线粒体来自卵子，故线粒体基因突变导致的线粒体病呈现母系遗传方式。

（2）线粒体病分类

根据线粒体病变部位的不同，通常将线粒体病分为：

1）线粒体肌病：受累组织以骨骼肌为主。

2）线粒体脑肌病：受累组织同时包括骨骼肌和中枢神经系统等。

3）线粒体脑病：受累组织以中枢神经系统为主。

5. 体细胞遗传病 特异的体细胞遗传物质发生突变导致的疾病称为体细胞遗传病。目前体细胞遗传病研究较多的为实体肿瘤和白血病。恶性肿瘤通常是由控制细胞生长的基因发生突变导致细胞异常增生所致；此外一些肿瘤组织还表现出异常的染色体核型与染色体不稳定。

二、遗传的生殖基础

遗传与生殖均是生命的基本特征，是生物界中普遍存在的一种生命现象。生殖（reproduction）是指生物产生后代和种族繁衍，包括有性生殖（sexual reproduction）和无性生殖（asexual reproduction）两种方式。人类进行有性生殖，两性个体通过减数分裂产生配子，再通过受精作用使得两性生殖细胞结合，从而生成子代个体。来自亲代的遗传信息通过两性生殖细胞结合遗传给子代，是实现遗传的方式，因此生殖与遗传具有密不可分的联系。

减数分裂（meiosis）出现在有性生殖生物体的生殖细胞中，是在配子发生过程中形成精子和卵子的一种特殊分裂方式，表现为染色体复制一次，但细胞连续分裂两次，形成的配子只含有单倍体的染色体，遗传物质为母细胞的一半。减数分裂发生在配子形成的成熟期，故又被称为成熟分裂（maturation division）。减数分裂分为两个阶段，分别称为减数分裂 I 和减数分裂 II。根据染色体的形态和行为，两次分裂都可以划分为间期（interphase）、前期（prophase）、中期（metaphase）、后期（anaphase）和末期（telophase）。染色体（DNA）复制仅发生在间期 I。前期 I 可细分为细线期（leptotene）、偶线期（zygotene）、粗线期（pachytene）、双线期（diplotene）、终变期（diakinesis）。在偶线期，两条同源染色体通过联会复合体相互结合配对，此现象称为联会（synapsis）。在粗线期可发生同源染色体的非姐妹染色单体之间的互换（crossing over）。后期 I 在纺锤体的牵引作用下，成对的同源染色体分开，随机地移向细胞的两极，染色体数目减半。减数分裂 II 与有丝分裂大致相同，但染色体（DNA）不再进行复制，每条染色体的两条姐妹染色单体分离，分别移向细胞两极。减数分裂完成后，一个二倍体的初级精母细胞或初级卵母细胞产生四个单倍体的配子细胞。

精子和卵子都是高度特化的配子细胞，是将亲代遗传信息传给子代的载体。精子发生于男性睾丸的生精小管中，分为四个阶段：增殖期、生长期、成熟期和变形期。①增殖期，男性在性成熟之后，生精小管上皮中的精原细胞通过有丝分裂不断进行增殖；②生长期，部分精原细胞生长为初级精母细胞；③成熟期，一个初级精母细胞通过减数分裂产生四个单倍体的精子细胞；④变形期，精子细胞进行形态结构改变，形成精子。卵子发生于卵巢，成熟于输卵管，发生过程与精子发生大致相似，但不存在变形期。在增殖期，卵巢中的原始生殖细胞经过有丝分裂形成卵原细胞，卵原细胞再通过有丝分裂进行增殖；卵原细胞进入生长期，发育成初级卵母细胞；在成熟期中，一个初级卵母细胞通过减数分裂产生一个卵细胞和三个极体。但卵子发生中的减数分裂不是连续的。出生前，女性卵巢中的初级卵母细胞已停滞于减数分裂前期Ⅰ的双线期。性成熟后，在适宜的激素刺激下，每月有一个卵泡恢复第一次减数分裂，形成一个次级卵母细胞和一个第一极体，并停滞于减数分裂中期Ⅱ。若进行受精，次级卵母细胞迅速恢复第二次减数分裂，产生一个成熟的单倍体卵细胞和一个第二极体。

单倍体的精子和卵子通过受精作用，结合形成合子，即受精卵，融合了来自父方和母方的遗传信息，使得亲代的遗传信息都能传给子代。受精是一个复杂的过程，包括精子和卵母细胞的接触和识别、精子融入卵母细胞的调节、受精卵的激活、卵母细胞对精子的处理以及原核的形成，开始于精子穿透卵丘和透明带，以原核形成为结束标志。精子和卵子分别为受精卵提供了一半的染色体，此外，精子为合子提供了中心粒，卵子提供了胚胎早期发育的物质基础和线粒体，促进受精卵的分化与发育，在遗传物质和环境的共同作用下，最终发育形成一个完整的个体，实现亲代遗传信息到子代的传递。

理解减数分裂，是理解遗传学三大定律的基础。

由于控制性状的基因位于染色体上，因此染色体的行为与基因的行为具有一致性。减数分裂后期Ⅰ时，由于同源染色体彼此分离，分别进入不同的生殖细胞，使得在每个配子中只有每对同源染色体中的一条染色体。位于一对同源染色体上的等位基因会随着同源染色体的分开而分离，分别进入到两个配子中，独立地随配子遗传给后代，是基因分离定律的实质。

自由组合定律是指在减数分裂后期Ⅰ形成生殖细胞时，同源染色体上的等位基因彼此分离的同时，非同源染色体上的非等位基因可自由组合，以均等的机会自由组合到一个配子中，使不同对染色体上的不同对基因可以自由组合进入子细胞。在减数分裂形成配子的过程中，非同源染色体上的非等位基因自由组合进入生殖细胞，是基因自由组合定律的实质。

控制不同性状的基因有可能位于同一对同源染色体上。基因连锁和交换定律是指在形成生殖细胞时，等位基因随着同源染色体的分离而分离，不同对的等位基因由于位于同一对同源染色体上而常常不发生分离，进入同一个配子细胞中，但由于在减数分裂的前期Ⅰ可能发生同源染色体非姐妹染色单体之间的交叉互换，形成重组型的配子细胞。位于同一染色体上的基因相伴随而联合遗传称为连锁；同源染色体的非姐妹染色单体的等位基因之间可发生交换称为互换。减数分裂中，同一条染色体上的基因往往作为一个单位联合遗传是连锁定律的实质，而同源染色体发生联会和非姐妹染色单体之间的交叉互换是互换定律的实质。图4-1-3为通过减数第一次分裂中的染色体行为理解遗传学三大定律的示意图。

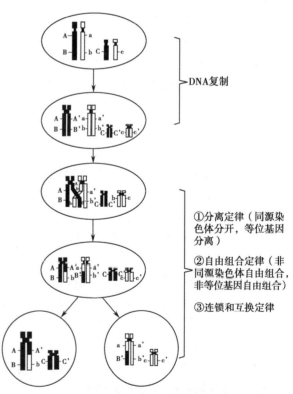

图4-1-3　通过减数第一次分裂中染色体行为理解遗传学三大定律的示意图

Aa、Bb、Cc为3对等位基因，随同源染色体的分开而分离；A（a）与C（c）随非同源染色体的自由组合而自由组合；B'与b随非姐妹染色单体的互换而交换；A与B、a'与b'为连锁遗传

性母细胞通过减数分裂产生单倍体的生殖细胞，精子和卵子再经过受精结合后，发育形成全数染色体的子代，保证了亲代和子代之间染色体数目的恒定，为子代的性状发育和性状遗传提供了物质基础，也保证了物种的相对稳定性。同时减数分裂作为有性生殖的中心和重要环节，在其过程中，非同源染色体上的非等位基因自由组合；同源染色体联会时，非姐妹染色单体之间可能发生片段互换，这些使得父源和母源染色体之间发生遗传物质的交换和自由组合，也使得染色体上的基因发生重组，使得配子多样化，产生物种遗传多样性。这也是可遗传变异的重要来源，为生物变异提供了物质基础，增加了生物的适应性，有利于生物的不断进化。

人类通过有性生殖，产生后代并繁衍种族。在配子形成过程中，通过减数分裂，遗传物质减半，产生多样化的单倍体配子细胞；再通过受精作用使受精卵中的遗传物质恢复为与亲代的数目一致，并且一半来自父方，一半来自母方。生殖过程中的种种事件不仅为遗传提供了基础，更保证了遗传的稳定性和多样性。

三、表观遗传与跨代遗传

表观遗传学（epigenetics）是指在细胞有丝分裂或减数分裂中基于非基因序列改变所引起的基因功能发生遗传学改变的学说。表观遗传学研究认为部分亲代获得的性状可遗传给后代，他们将环境介导的表观遗传信息传递给子代，使得子代对类似的环境产生相应的适应性。表型是基因和环境共同作用的结果，而表观遗传学是调控环境诱导表型的机器。所以，表观遗传学相关研究需在生殖医学领域中引起重视。近年来，在配子发生和胚胎形成过程中的研究包括 DNA 修饰（甲基化）、组蛋白修饰和非编码 RNA 等。配子发生与胚胎发育过程中表观遗传学的正确调控至关重要，不仅能够维持配子的正常功能，并且可以确保胚胎的正常发育。

（一）DNA 甲基化

DNA 甲基化（DNA methylation）是研究最多的一种表观遗传修饰，这一过程是指转运一个甲基基团至 CpG 双核苷酸胞嘧啶 5' 位置碳原子上。基因组的 CpG 序列中出现甲基化的占 60%~90%，CpG 双核苷酸主要成簇分布在启动子区，称为 CpG 岛。启动子区 DNA 甲基化参与基因沉默，DNA 甲基化也参与逆转录转座子和印记基因沉默。研究表明，DNA 甲基化能够引起 DNA 构象、DNA 稳定性及 DNA 与蛋白质相互作用方式等改变，从而控制基因表达。

在配子发生和胚胎发育过程中，DNA 甲基转移酶（DNA methyltransferase，DNMT）扮演着不可或缺的角色——从头甲基化（de novo methylation）和甲基化维持（maintenance methylation）。从头甲基化是指不依赖已有的甲基化 DNA 链，而是在一个新位点上将 DNA 链中的胞嘧啶 C5 甲基化，形成 5- 甲基胞嘧啶（5-methylcytosine，5mc）。直接负责从头甲基化的酶包括 DNMT3A（DNMT3a）、DNMT3B（DNMT3b）和 DNMT3L（DNMT3l）。

在配子中，DNMT 在 ICR（印记控制区域）上建立差异 DNA 甲基化，这种现象称为父系或母系印记，这取决于它发生在雄性或雌性生殖细胞中。这些 ICR 维持在胚胎中，意味着体细胞在少数位点存在父本或母本单等位基因甲基化模式，分别导致母本或父本单等位基因表达。这种现象仅涉及基因组的一小部分（迄今为止小鼠基因组中的 ICR 少于 30），但在发育方面具有重要意义。其中大多数是母系 ICR，在雄性精子中，只有少部分基因被发现具有父系印迹，包括 IGF2、RASGRFI 和 GTL2 位点。这些独特的性别依赖性 DNA 甲基化谱对于雄性配子发生是必不可少的，如报道的 DNMT3A 和 3B 的功能丧失导致减数分裂停滞，过量表达重复元素如 LINE（长散在的核元素）和 IAP（脑池内 A 粒子）使精子细胞通过细胞凋亡损失；而 DNMT3L 的功能丧失导致雄性不育，因为生殖细胞中不存在从头甲基化。在人类中，最近的一项研究表明，不同的 DNMT 基因中的单核苷酸多态性（SNP）变异可导致与精液参数异常相关的特发性男性不育症。

对于雌性来说，从头甲基化是在卵细胞进入卵泡发育生长阶段开始获得的，发生在初级卵泡至窦状卵泡时期,并且随着卵泡直径增加基因甲基化水平也相应增加。然后从受精后至桑葚胚前,母系基因组被动的发生去甲基化(demethylation)。同时卵细胞的发育成熟中,许多关键基因的表达是通过对 DNA 中 CpG 岛的甲基化和去甲基化实现的。

从头甲基化酶 DNMT 对胚胎的影响的研究主要以小鼠模型为依据:在小鼠原肠胚形成前或过程中,敲除小鼠的 *Dnmt1* 会导致 DNA 甲基化水平广泛降低,直至死亡;*Dnmt3* 中 *Dnmt3b* 在小鼠发育的囊胚期显著表达。敲除 *Dnmt3b* 基因将导致胚胎死亡,而 *Dnmt3a* 敲除却有部分胚胎可以存活。

(二)组蛋白修饰

在细胞有丝分裂和配子发生过程中,组蛋白修饰(histone modification)显得必不可少。它们帮助异染色质凝集或常染色质开放,组蛋白由球形结构域和延伸的氨基末端组成,组蛋白尾部的残基可被甲基化、乙酰化、磷酸化、泛素化和类泛素化。这些翻译后修饰(post-translational modification,PTM)能改变染色质结构从而使基因被激活或者抑制。组蛋白的修饰在精子发生、卵子发生和胚胎发育中都扮演重要的角色。

雄性生殖细胞通过核凝聚来更好地完成精子入卵过程,因此需要特定的修饰,这种严格的控制有利于父系 DNA 入卵的有效性和安全性。这一过程需要精子特异核蛋白——鱼精蛋白(protamine)来完成,它通过中和 DNA 的负电荷使染色质结合得更紧密。精子中组蛋白与鱼精蛋白的替换是一个渐进的过程。首先,一些典型的组蛋白被睾丸特异性组蛋白变体所代替;随后,大约 90% 的组蛋白被过渡蛋白(transition protein,TP)替代;最后,鱼精蛋白替代过渡蛋白完成整个替换过程,从而形成紧密装配的精子细胞核。在这一精子形成过程中,组蛋白变体(histone variant)的地位十分重要。然而,在组蛋白与鱼精蛋白的替换中,还需要进行大量的组蛋白乙酰化(acetylation)过程。值得注意的是,乙酰化可能也是睾丸蛋白降解的标志,有研究显示乙酰化的睾丸蛋白通过乙酰化依赖途径而不是泛素化(ubiquitination)依赖途径进行蛋白降解。精子形成中组蛋白的泛素化修饰与体细胞中的蛋白降解过程也不同。在精子形成中能够通过 RNF8(E3 泛素化连接酶)依赖途径沉默性染色体。*RNF8* 基因敲除的小鼠睾丸表现组蛋白泛素化抑制以及 H4K16 乙酰化的废除,由此可见,组蛋白泛素化和乙酰化是高度联系的过程。

而在卵子发生过程中,从卵细胞发育中期开始,转录逐渐降低,完全成熟的卵细胞几乎没有转录活性,对于卵细胞的发生,转录沉默(transcription silencing)是必要的,并且与 PTM 有关,以组蛋白乙酰化较为多见。组蛋白中赖氨酸乙酰化调节由组蛋白乙酰转移酶(histone acetyltransferase,HAT)和组蛋白去乙酰化酶(histone deacetylase,HDAC)协调完成。HDAC 可以对组蛋白和其他蛋白进行去乙酰化。HDAC2 是卵细胞发育中主要的组蛋白乙酰化调节酶,也是 H4K16 主要的去乙酰化酶。在 HDAC2 缺乏的卵细胞中,H4K16 乙酰化呈增加趋势并会损害着丝点即动粒的功能,因为突变卵细胞的动粒很少能形成稳定的微管连接,从而造成 M Ⅱ 期卵细胞染色体的分离障碍,这表明 HDAC2 在卵细胞的染色体分离中具有重要作用。HDAC1 和 HDAC2 都缺失时,卵泡发育就会停滞在次级卵泡期,H3K4 的甲基化明显降低,同时在突变的卵细胞中 TRP53 乙酰化也明显增加,凋亡率增高。

组蛋白修饰还会影响胚胎的发生和发育。如组蛋白乙酰化对于胚胎发育十分重要,敲除组蛋白乙酰化酶 HATS 家族的不同成员,小鼠胚胎发育会严重受阻,表现为严重的颅神经管闭合缺陷、心脏发育缺陷等特异性脊索中胚层和轴旁中胚层分化来的胚胎结构异常。在去乙酰化酶 HDAC 家族中,HDAC1、HDAC2 和 HDAC3 在小鼠胚胎发育后期均有较强表达,在植入前早期的胚胎中 HDAC1 表达更强,并且 HDAC 时序性规律的表达对小鼠肠以及胚胎心脏和骨骼肌的发生都有着重要作用。此外,组蛋白甲基化也在胚胎发生和发育中发挥着重要作用。

（三）非编码 RNA

遗传信息准确的时空表达对于胚胎的正常发生和发育极为重要，一般调控主要发生在表观遗传水平。

由于精子在染色质浓缩前也存在活跃的基因表达，其中的非编码 RNA 如 Dicer 酶依赖性微 RNA（Dicer-dependent miRNA）和 Dicer 酶无关的 piRNA（Dicer-independent Piwi-interacting RNA）也逐渐为人们所了解。性染色体上的基因通常在减数分裂 I 期时就随着性染色体失活而沉默，而 X 染色体上 miRNA 基因簇所编码的产物则被进化选择，从而能够逃逸失活而重新表达。对 piRNA 的研究表明，它是一类与 PIWI 蛋白联合发挥作用的 RNA，在精子形成中，PIWI 通路在沉默转座子方面具有特殊的作用。

微 RNA（miRNA，microRNA）主要在卵泡发育和成熟调节中扮演了重要的角色，如敲除雌鼠 Dicer1 基因后，可抑制 miRNA 生成，从而发现其在卵泡生长中发挥着特殊的作用。一些与卵子发生相关的 miRNA 已被研究：如 miR-133b、miR-21、miR-83 等。miR-133b 在卵细胞生长成熟中受到 IGF1 信号通路调控，并调节肌动蛋白 TAGLN2 的表达；miR-21 则可以阻断排卵前小鼠卵泡颗粒细胞凋亡，维持黄体功能，并通过着床前调节 Ptgs2 和 Reck 基因表达以调控雌激素和孕酮对子宫的作用，使着床的准确性增加；miR-83 通过靶向 Rbmsl 使 c-Myc 失活以促进类固醇激素的合成。

piRNA 作为生殖系统中特异表达的小分子非编码 RNA，通过沉默转座子、反转座子等自私型遗传元件，维持生殖细胞基因组的稳定性和完整性。在构建的基因敲除小鼠模型中发现，缺失 Piwi/piRNA 通路的多种因子，均能导致精子发生异常和雄性不育，从而提示 Piwi/piRNA 调控对哺乳动物精子发生和雄性生殖具有不可或缺的重要作用。目前已经发现 MitoPLD、MOV10L1、TDRKH 等蛋白在 piRNA 加工成熟中发挥着重要作用，这类蛋白发生异常或缺失会导致小鼠 piRNA 成熟受阻，转座元件启动子区甲基化减少，转座元件异常高表达等，从而使精子发生阻滞在减数分裂期。Piwi/piRNA 通路中 TDRD5、TDRD6、TDRD7 等蛋白是拟染色质小体结构完整所必需的，缺失这些蛋白后粗线期 piRNA 生成受阻或者拟染色质小体结构破坏，小鼠精子发生阻滞在球形精子阶段。另外还有研究通过人群筛查和敲除小鼠实验发现，控制 Hiwi（人 Piwi）蛋白泛素化修饰降解的关键元件 D-box 中存在的杂合性基因突变是导致人类男性不育或雄性小鼠不育的一个关键原因。

除了配子发生与非编码 RNA 相关，胚胎的正常发育需要广泛的基因转录激活和母源性转录产物 mRNA 的清除，这一过程与胚胎基因组的激活即母体至受精卵转化（maternal to zygote transition，MZT）相一致。miRNA 在此过程中发挥动态调节作用。研究表明，DNA 甲基化和组蛋白修饰作为表观遗传经典调节方式能够影响 miRNA 的表达。反之，miRNA 也可通过调节 DNMT 来调控 DNA 甲基化：miR-148a 和 miR-148b 以 DNMT3b 的 mRNA 某一编码区为靶点，使 DNMT3b 的表达受到抑制；而 miR-140 等与 HDAC4 基因的 3' 非翻译区结合，也可抑制其基因表达。

（四）跨代遗传

孟德尔定律和摩尔根定律表明，遗传的基础是基因。近年来的研究表明，获得性的适应性状可以通过表观遗传的改变传递给后代，即跨代遗传（transgenerational inheritance）。饮食、疾病或生活方式等环境因素调节的表观遗传机制通过开启和关闭基因在调节 DNA 中发挥着重要的作用。研究发现，亲代的饮食情况可影响后代代谢，Elizabeth 等（2014 年）发现父亲的前驱糖尿病（糖尿病前期）可导致子代出现葡萄糖耐量受损和胰岛素抵抗的表型。Carone（2010 年）和 Wei（2014 年）等人的研究均发现雄鼠的营养不良可影响子代小鼠胆固醇和脂质代谢。亲代的生活经历和一些习惯也可影响子代的性状。有多项研究表明产前和产后的早期阶段，暴露在尼古丁的环境可能会影响后代很多器官（如大脑）的发育，可能导致行为和心理的疾病，如注意力缺陷多动障碍、抑郁和焦虑，另外母亲孕期的饮酒和吸毒等行为对后代也会产生深远的影响。Iovino（2017 年）等人的研究证实遗传的 DNA 和表观遗传指令都会调节后代的基因表达。他们发现一些可遗传的表观遗传标记对胚胎的形成较为重要，如 H3K27me3 的表观遗传修饰是加工和正确转录胚胎中的遗传密码所必需的。这些研究开启了我们对表观遗传在发育中研究的大门,对于正确的配子发生和胚胎形成都具有重要意义。

（五）表观遗传在生殖医学中的应用

很多表观遗传的标记均可作为辅助生殖的评判指标,而且可用于研究配子发生中的表观遗传变化,使我们更好的模拟自然过程,增加辅助生殖的成功率,在减少风险的同时还能提高人口素质。其次,对于一些表观遗传关键过程的调控和维持还可为我们治疗某些生殖系统疾病提供思路。而相对影响较小的 miRNA,则能够应用于一些避孕药物的研发。

（六）展望

由于在配子发生中表观遗传的表现各有特点,因此对精子和卵细胞的表观遗传学研究也就各有重点。DNA 修饰、染色质组蛋白和相关标记以及非编码 RNA 构成特定的表观遗传景观,在受到破坏的情况下导致不孕不育,异常胚胎发育或跨代遗传。目前表观遗传和跨代遗传对生殖影响的研究除了广泛的探索和描述外,对其具体的环节还亟待完善,在未来的研究中将着力于阐明表观遗传学在配子发生和胚胎发育过程中的作用和潜在机制。

第二节 不孕不育的遗传学病因

由于环境污染、生活方式改变、不良性生活史、流产不当等原因,不孕不育症发生率越来越高,正成为仅次于肿瘤和心脑血管疾病的第三大疾病,成为一个全球性的公共卫生问题。不孕不育的病因复杂,与遗传缺陷、免疫、感染、内分泌、环境污染、高龄以及男性的精索静脉曲张和尿道下裂、女性的输卵管、卵巢和子宫病变等因素有关。当前辅助生殖技术已成为治疗不孕不育症的有效手段,其中遗传学缺陷是不可忽视的病因,但对于遗传缺陷所致的不孕不育症,需要选择合适的助孕方式避免将遗传缺陷传给下一代。此外,明确不孕不育的遗传学病因,特别是发现导致不孕不育的相应基因并明确其致病机制,对于遗传学和辅助治疗的发展都有巨大的促进作用。

一、染色体异常与不育症

人类染色体异常在男性或女性生育障碍中占有相当高的比例,是导致部分育龄夫妇不育症的重要原因。男性不育人群中染色体异常率为 18%~20%,复发性流产夫妇中染色体异常率为 3.2%~4.9%,明显高于一般人群 0.5% 的染色体异常率。染色体异常携带者即使表型正常,在生育过程中也可表现出不孕不育、自然流产等表型。因染色体异常而引起不孕不育的最常见疾病有先天性卵巢发育不全、先天性睾丸发育不全、罗伯逊易位、相互易位、臂间倒位、复杂易位、Y 染色体 AZF 微小缺失等。

（一）先天性卵巢发育不全

先天性卵巢发育不全是由 Turner 在 1938 年首先描述,又称 Turner 综合征（Turner syndrome）。在新生婴儿中发生率为 0.010 7%,在女婴中发生率为 0.022%,占胚胎死亡的 6.5%。临床表现为身材矮小（身高一般低于 150cm）、第二性征与生殖器不发育和躯体的发育异常。女性外阴发育幼稚,有阴道,子宫小或缺如。躯体特征为多痣、耳大位低、腭弓高、眼睑下垂、颈短而宽、后发际低、有蹼颈、胸廓盾形或桶状、乳头间距大、乳房及乳头均不发育、肘外翻、第 4 或 5 掌骨或跖骨短、掌纹通关手、下肢淋巴水肿、肾发育畸形、主动脉弓狭窄等。可伴心脏、肾脏畸形等,智力发育程度不一,寿命与正常人同。LH 和 FSH 从 10~11 岁起开始显著升高,且 FSH 的升高大于 LH 的升高。Turner 综合征患者骨密度显著低于正常同龄妇女。

Turner 综合征的染色体除典型的 45,X 外,可有多种嵌合体核型,如 mos.45,X/46,XX、mos.45,X/47,XXX 或 mos.45,X/47,XXX/46,XX 等。临床表现的严重程度根据嵌合体 X 单体细胞系占比多少而异。X 单体细胞系比例占多数,则异常体征较多且典型;反之,若 X 单体细胞系占比少数,则典型的异常体征较少。Turner 综合征也可由于 X 染色体结构异常,如 X 染色体等长臂 i（Xq）,等短臂 i（Xp）,短臂或长臂部分缺失（del（Xp）、del（Xq））,形成环状 r（X）或与常染色体发生易位 t（X；A）。临床表现的严重程度与 X 染色体片段的缺失多少或断点的位置有关。X 缺失片段小者仍可有残留卵泡而可有月经来潮，数年后闭经。

临床诊断实验室检查需进行激素水平检测、染色体检查、骨密度检查确诊。染色体异常本身目前无法治疗，治疗目的主要是促进身高，刺激乳房与生殖器发育，预防骨质疏松。Turner 综合征患者最终身高一般与同龄人相差约 20cm，并有种族差异。对有子宫的 Turner 综合征患者采用雌孕激素周期疗法，并从小剂量开始。早期经过治疗，可促进发育；对无卵者，可通过供卵体外受精而怀孕。但 Turner 综合征的生育是高危妊娠，必要时需要在妇产科、生殖、心血管等多学科团队下指导完成。

（二）先天性睾丸发育不全

先天性睾丸发育不全又称 Klinefelter 综合征（Klinefelter syndrome，克氏综合征），其他名称还有原发性小睾丸症、睾丸细曲小管发育不全、XXY 综合征，其核型为 47, XXY。1942 年由 Klinefelter 首次报道，克氏综合征占男性不育症的 10% 左右。其中 80% ~85% 的患者外周血核型为 47, XXY，也有 mos.47, XXY/46, XY、mos.47, XXY/46, XX、48, XXYY、49, XXXXY 的变异，但这类核型比较少见。大部分的患者是由于母源减数分裂过程中性染色体不分离导致的，小部分为父源减数分裂过程性染色体分离异常所致，其发生机制为减数分裂 I 期染色体不分离形成 XY 精子和缺性染色体精子，XY 精子与正常卵子受精便得到 XXY 受精卵。

克氏综合征患者外表为男性，儿童期一般无症状，20% 患儿表现精神发育迟缓。青春期开始后症状逐渐明显，患者有硬质小睾丸，睾丸组织可见细曲小管呈玻璃样改变，无精子或产生少量畸形精子。第二性征发育差，体毛稀少、阴毛分布似女性，稀少或无，无胡须或胡须稀疏、喉结不明显、皮下脂肪厚、皮肤细腻、其性情、体态趋向女性化、易发胖、身材高而不匀称、四肢长、男性乳房发育。精神发育迟缓、性别分化与性染色体数目密切相关。精神发育迟缓和发育畸形严重程度与 X 染色体数目密切相关，X 染色体数目越多就越严重。

克氏综合征患者睾丸功能下降是一个持续渐进的过程，在年龄越小患者的精液中获得精子的概率越大。对于精液中无法获得精子的患者，在术前评估后，可以考虑通过显微取精术获得精子。获取精子后，可通过体外受精（in vitro fertilization，IVF）或卵细胞质内单精子注射（intracytoplasmic sperm injection，ICSI）获得自己生物学上的健康后代。患者自 11~12 岁开始补充雄激素，促使男性化，但对中年后细曲小管的器质性病变无疗效。

（三）染色体易位

易位（translocation）是两条染色体（通常是非同源染色体）之间发生染色体片段的交换。平衡易位是指发生易位后没有染色体物质的丢失或增多的易位，反之称为不平衡易位。易位是人类染色体畸变最常见的一种，其在人群中发生的频率在 1/1 000~1/673。常见的染色体易位包括罗伯逊易位和相互易位两种。

1. **罗伯逊易位** 罗伯逊易位（Robertsonian translocation），简称罗氏易位，属于平衡易位的特殊类型，涉及 13、14、15、21 和 22 号染色体，这 5 条染色体之间任何两条非同源染色体间或两条同源染色体间长臂通过着丝粒融合在一起，短臂丢失。罗氏易位包含罗伯逊融合（Robertsonian fusion）和罗伯逊裂解（Robertsonian fission）两类，在不具体指明时，一般是指罗伯逊融合。大约 95% 的罗氏易位都是非同源染色体之间的易位，其中以 der（13;14）和 der（14;21）最常见，分别占 75% 和 10%。

（1）罗氏易位对生育的影响：罗氏易位由于其主要的基因没有发生丢失，携带者的表型多为正常，但男性携带者有可能表现为生精障碍而导致不育。因此，罗氏易位在男性不育人群中常见。罗氏易位携带者夫妇的流产率远高于一般人群的自然流产率。通常认为罗氏易位导致的单体型或三体型的胚胎是自然流产的主要原因。罗氏易位还易导致出生缺陷，主要为各种易位型三体，其中最常见的为 21- 三体。

（2）罗氏易位携带者的遗传咨询与生殖干预：同源的罗氏易位携带者与正常配子结合后，形成单体或三体型合子，理论上不能生育正常的孩子，所以对同源罗氏易位携带者应该劝其放弃自然生育，采用抱养或者供精或供卵方式。非同源罗氏易位减数分裂至少可以产生 6 种不同类型的配子，包括 1 种正常、1 种罗氏易位、4 种不平衡的配子（缺体或者二体），与染色体正常的配子受精后，可形成1种正常、1种罗氏易位、4种不平衡的胚胎。不平衡的胚胎在发育过程中容易自然流产或者导致出生缺陷。罗氏易位是易位型三体，特别是易位型唐氏综合征的重要原因。因此，罗氏易位携带者如自然妊娠，需进行宫内产前诊断，建议在妊娠中期抽取羊水进行羊水细胞培养及染色体分析，以防止缺陷儿的出生；也可胚胎植入前遗传检测助孕生育健康后代。

2. 相互易位 断裂发生后的两条染色体上的片段相互交换并在断裂的位置上重接，这种染色体重排称为相互易位（reciprocal translocation），图4-2-1为一个4号和15号染色体相互易位的示意图。由于相互易位不发生遗传物质的增减，所以其携带者通常无表型。相互易位携带者减数分裂的分离模式与易位染色体的类型以及断裂点的位置密切相关。减数分裂时，两条易位染色体与两条相应的同源染色体在减数分裂前期I的粗线期组成四射体，并以不同的组合方式进行分离。主要分离方式有交互分离、邻近I分离、邻近II分离和3：1四种，可形成至少18种不同类型的配子，其中只有交互分离形成的配子是平衡的，包括1种正常和1种携带者，其他16种均为不平衡的配子。由于产生不平衡配子的比例很高，容易发生反复自然流产、死胎、死产、新生儿死亡、生育畸形或精神发育迟缓的后代。目前植入前遗传学检测能有效降低患者流产的风险，并能排除染色体病患儿的出生。

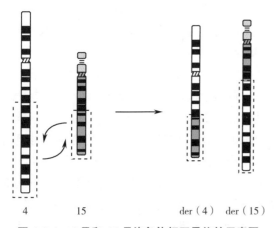

图4-2-1 4号和15号染色体相互易位的示意图
4：正常4号染色体；15：正常15号染色体；der（4）：衍生4号染色体；der（15）：衍生15号染色体

（1）相互易位对生育的影响：相互易位对于生育的影响非常复杂，与易位涉及的相关染色体、染色体本身的大小以及易位的断裂位置均有关系。常染色体之间的相互易位容易导致自然流产或者出生智力与发育迟缓的孩子，对于男性相互易位携带者，有时还伴有无精或严重少精，表现为男性不育。X与常染色体的易位女性，既要考虑X失活，又要考虑X染色体上有卵巢发育的关键区，可能导致卵巢早衰。X与常染色体的易位男性，常为无精子症表型。对于Y染色体与常染色体的易位，如果Y染色体易位断点为Yq12，一般生育不受影响，如果易位断点为Y染色体其他区域，往往为无精子或严重少精子症。

（2）相互易位携带者的遗传咨询与生殖干预：相互易位的遗传咨询，需要针对不同的易位类型，考虑不同的遗传风险。与罗氏易位类似，同源染色体间的相互易位，基本上没有生育健康孩子的可能性，建议抱养或者采用供精或供卵的方式。对于非同源染色体的相互易位，也要考虑有没有出生异常小孩的风险，风险有多大；出生的孩子是不是还有别的风险，比如无精子症或卵巢早衰。相互易位携带者的生殖干预，可以考虑产前诊断或者植入前遗传学检测，但选择生殖干预前和实施生殖干预后，遗传咨询非常重要。

3. 染色体倒位 染色体倒位是染色体畸变的一种类型，是指一条染色体上同时产生2个断裂点，中间片段颠倒180°在断裂点处重新连接，如果倒位片段包含着丝粒则称为臂间倒位，如果倒位片段不包含着丝粒则称为臂内倒位。倒位在人群中的发生频率估计为0.12%~0.7%（臂间倒位）以及0.1%~0.5%（臂内倒位）。发生臂间倒位的同源染色体在减数分裂过程遵循倒位环模型进行联会配对重组，倒位环内同源染色体间发生奇数次交换后，可形成倒位染色体长臂缺失合并短臂重复或短臂缺失合并长臂重复的配子，与正常配子结合形成的胎儿将存在倒位染色体远端片段的部分单体合并部分三体异常。倒位区域越短，交换越难，但相应的发生交换后染色体远端片段越大和所包含基因越多，表型将越严重，胎儿不能存活；反之则表型相对较轻，胎儿可存活，但出生先天缺陷患儿的风险越高。与臂间倒位不同，由臂内倒位产生的重组染色体通常是双着丝粒染色体或无着丝粒染色体,含这两种重组染色体的配子都属于致死性。因此,臂内倒位杂合子携带者生育染色体不平衡后代的风险低。

染色体倒位需要依据臂内倒位还是臂间倒位,以及倒位区域的大小,进行针对性的遗传咨询,评估生育风险,必要时采用产前诊断或者植入前遗传学检测的生殖干预方式,生出健康孩子。

4. 环状染色体 在染色体长臂和短臂各发生 1 个断裂,2 个无着丝粒的片段黏合成无着丝粒片段,往往会消失,包含着丝粒的片段可通过两断端的黏合形成环状染色体。环状染色体在有丝分裂过程中存在不稳定性,通常患者外周血淋巴细胞中包含丢失环状染色体、双环和重复环 3 种或更多不同核型的细胞系。有些环状染色体携带者男性一般精液常规显示为严重少弱精子症,通常不育。文献报道环状染色体患者总体分为两大类:一类患者由于有遗传物质的丢失而具有严重的表型异常,通常表现为综合征;另一类为无明显智力和发育迟缓等临床表型,仅表现为不孕不育。后者一般是由于减数分裂过程中环状染色体不稳定导致配子发生受阻而影响生育。

携带环状染色体的个体在生育时需要遗传咨询,评估生育风险,可考虑产前诊断或者植入前遗传学检测的生殖干预方式,生出健康孩子。

(四)Y 染色体 AZF 微缺失

Y 染色体上存在影响精子发生的无精子因子(azoospermia factor, AZF)区域,进一步可分为 AZFa、AZFb 和 AZFc 三个区域,该区域缺失称为 Y 染色体 AZF 微缺失,是导致男性不育非常重要的遗传因素。AZFa、AZFb 和 AZFc 三个区域全部缺失的患者,100% 表现为无精子症。AZFa 区域整段缺失通常导致纯睾丸支持细胞综合征(SCOS),临床表现为无精子症。AZFb 和 AZFb+c 整段缺失的典型睾丸组织学特征是 SCOS 或生精阻滞。当 AZFa 和 AZFb 缺失时,几乎不可能从睾丸中获得精子,不建议实施睾丸显微取精术获取精子。AZFc 缺失患者尚残存精子生成能力,但有研究发现 AZFc 区域缺失的少精子症患者,其精子数目有进行性下降的趋势,最后发展为无精子症。

Y 染色体 AZF 微缺失的严重少精子症患者,可通过 ICSI 技术助孕,但所生出的男孩均为 Y 染色体 AZF 微缺失,因此,结合植入前遗传学检测(PGT),选择女性胚胎移植,可避免遗传缺陷的传递,是非常有价值的优生手段。

(五)女性高龄妊娠

根据女性的生理规律分析,生育能力在超过 30 岁以后就开始缓慢下降,35 岁以后迅速下降,44 岁以后约 87% 的女性已经失去了受孕能力。因此,医学上认为女性年龄超过 35 岁怀孕可称为“高龄妊娠”。与适龄妊娠的女性相比,高龄妊娠发生各种疾病的比率增加了 2~4 倍,包括自然流产率升高、早产率增加、不孕症发生率增大以及出生先天性缺陷儿发生率增多等。女性在 35 岁以后,卵子的成熟过程延长,容易发生老化,导致染色体畸变概率升高,从而导致先天缺陷儿的发生率增多。资料显示,唐氏综合征的发病率在 25~34 岁孕妇中仅为 1/1350,而在 35~39 岁孕妇中则高达 1/260。因此高龄女性生育前进行全面优生优育评估指导将极为重要。

当前女性生育年龄比以往普遍推迟,建议高龄女性在生育前进行遗传咨询评估生育风险,自然妊娠者需加强产前监测,可采用无创产前筛查排除非整倍体,或者宫内产前诊断排除胎儿染色体异常,或者采用植入前遗传学检测的生殖干预方式,挑选染色体正常的胚胎移植,确保出生孩子染色体正常。

二、基因缺陷与不孕不育

不孕不育不但与染色体异常有关,而且与基因缺陷有关。近年来的研究表明,基因缺陷不但会导致无精子症、少精子症、弱精子症、畸形精子症等男性不育,导致卵巢早衰、多囊卵巢等女性不孕,而且还是受精失败、早期胚胎发育受阻的重要原因。

配子发生包括精子发生和卵子发生。精子发生(spermatogenesis)是在男性睾丸中完成的由精原细胞分化为高度特化精子的一个高度复杂的细胞分化过程。青春期开始后,历经精原干细胞不对称有丝分裂产生初级精母细胞(有丝分裂阶段)、初级精母细胞经过两次连续的减数分裂形成单倍体圆形精子细胞(减数分裂阶段)、圆形精子细胞经过变形形成长形精子(精子形成阶段)三个阶段。卵子发生(oogenesis)是指发生在女性卵巢中的由卵原细胞形成成熟卵细胞的过程,从胚胎发育早期开始,卵原细胞进行有丝分裂产生初级卵母细胞(有丝分裂阶段)、随后在胚胎期初级卵母细胞进入到第一次减数分裂,但停滞在第一次减数分裂前期的双线期,直至性成熟,在激素的刺激下恢复减数分裂过程,最终形成成熟的卵母细胞。

配子发生障碍包括精子发生障碍与卵子发生障碍。当精子发生或卵子发生过程中的任一环节受阻,均导致无法形成精子或者卵子,或者形成单倍体精子或者卵子功能异常,从而导致不孕不育症。

(一)基因缺陷与男性不育

1. **先天性低促性腺激素性性腺功能减退症** 先天性低促性腺激素性性腺功能减退症(congenital hypogonadotropic hypogonadism, CHH)是一种罕见的内分泌疾病,发病率为出生男婴的1/80 000。该病是由促性腺激素释放激素(GnRH)的合成、分泌或作用不足引起,若同时伴有嗅觉障碍则称为Kallmann综合征(Kallmann syndrome, KS)。CHH具有显著的临床和遗传异质性,主要有婴幼儿期隐睾和/或小阴茎,青年期性腺或第二性征完全不发育或发育不完全,同时成年不育。到目前为止,已经有超过35个基因被报道可以导致CHH,如GNRHR(OMIM 138850)、SOX10(OMIM 602229)、FGFR1(OMIM 136350)、FGF8(OMIM 600483)和GNRH1(OMIM 152760)等。

2. **无精子症** 无精子症(azoospermia)包括梗阻性无精子症(obstructive azoospermia, OA)和非梗阻性无精子症(non-obstructive azoospermia, NOA)。OA是指睾丸能产生精子,但由于输精管道受阻,精子无法排出体外。先天性输精管缺如(congenital absence of vas deferens, CAVD)是导致OA的主要原因,在男性不育中的发生率为1%~2%,在OA患者中的发生率可以高达25%。CAVD可以作为一个单独的生殖系统疾病出现,也可以作为囊性纤维化中的一个临床表现。到目前为止,已有CFTR(OMIM 602421)和ADGRG2(OMIM 300572)两个基因被报道为CAVD的致病基因。CFTR基因导致的CAVD呈常染色体隐性遗传,ADGRG2基因突变导致的CAVD呈X连锁遗传。

NOA指在精液中完全没有精子,是导致人类生殖健康最为严重的一类表型,目前缺乏使患者恢复生精功能的治疗手段,主要通过供精生育下一代,约占男性不育患者的12%。目前,通过模式动物已发现超过800个导致精子发生障碍的基因,已有约100个基因(OMIM数据库收录)被证实导致人类男性不育。随着新一代测序技术在临床上的广泛运用,越来越多的候选基因在患者临床样本中被证实,包括单纯无精子症的基因,无精伴随其他表型的综合征基因,以及与表观遗传有关的男性不育基因,为这类患者的基因诊断及遗传咨询提供了重要的参考价值。如MEIOB(OMIM 617670)、TEX14(OMIM 605792)、TEX11(OMIM 300311)、TDRD7(OMIM 611258)、SYCE1(OMIM 611486)等。其中,与piRNA信号通路有关的基因缺陷导致的男性不育,成为近年来研究热点。

3. **畸形精子症和弱精子症** 畸形精子症(teratospermia)和弱精子症(asthenospermia)与基因缺陷有关,常见的包括大头精子症、圆头精子症、断头精子症、精子鞭毛多发形态异常等。此外,原发性纤毛运动障碍也可伴有畸形精子症和严重的弱精子症。

大头精子症(macrozoospermia)是指大头精子或者多鞭毛精子,到目前为止,已明确AURKC(OMIM 603495)为大头精子症的致病基因。圆头精子症(globozoospermia)是指精子头部呈圆形、无顶体、不会发生顶体反应,从而不能使卵母细胞受精。DPY19L2(OMIM 613893)和SPATA16(OMIM 609856)是目前已知导致圆头精子症的致病基因。目前已知的断头精子症(decapitated and decaudated spermatozoa, DDS),又称为无头精子症(acephalic spermatozoon),是指精子的头尾连接段存在缺陷导致精子头尾分离,致病基因有SUN5(OMIM 613942)、PMFBP1(OMIM 618085)和TSGA10(OMIM 607166)。精子鞭毛多发形态异常(multiple morphological abnormalities of the sperm flagella, MMAF)包括无鞭毛、卷曲鞭毛、弯曲鞭毛、成角鞭毛、不规则鞭毛或短鞭毛,其致病基因有AKAP3(OMIM 604689)、AKAP4(OMIM 300185)、DNAH1(OMIM 603332)、CFAP43(OMIM 617558)和CFAP44(OMIM 617559)等。原发性纤毛运动障碍(primary ciliary dyskinesia, PCD)是一种罕见性遗传病,以慢性呼吸道感染、内脏易位、纤毛和鞭毛运动缺陷引起的严重或完全性弱精子症为特征。目前已知超过25个基因为该病的致病基因,如DNAH11(OMIM 603339)、DNAH5(OMIM 603335)和SPAG1(OMIM 603395)等。目前明确与男性不育相关的致病基因已超过70个,见表4-2-1。

表 4-2-1 明确与男性不育相关的致病基因

基因	定位	OMIM	不育表型
GNRHR	4q13.2	138850	CHH
SOX10	22q13.1	602229	CHH
FGFR1	8p11.23	136350	CHH
FGF8	10q24.32	600483	CHH
GNRH1	8p21.2	152760	CHH
CFTR	7q31.2	602421	OA
ADGRG2	Xp22.13	300572	OA
NPAS2	2q11.2	603347	OA
AURKC	19q13.43	603495	大头精子症
DPY19L2	12q14.2	613893	圆头精子症
SPATA16	3q26.31	609856	圆头精子症
SUN5	20q11.21	613942	无头精子症
PMFBP1	16q22.2	618085	无头精子症
TSGA10	2q11.2	607166	无头精子症
RNF220	1p34.1	616136	小头精子症
AKAP4	Xp11.22	300185	MMAF
DNAH1	3p21.1	603332	MMAF
CFAP43	10q25.1	617558	MMAF
CFAP44	3q13.2	617559	MMAF
CFAP251	12q24.31	618146	MMAF
CFAP69	7q21.13	617949	MMAF
QRICH2	17q25.1	618304	MMAF
TTC21A	3p22.2	611430	MMAF
AK7	14q32.2	615364	MMAF
DNAH2	17p13.1	603333	MMAF
SPEF2	5p13.2	610172	MMAF
DNAH17	17q25.3	610063	MMAF
ARMC2	6q21	618424	MMAF
SLC26A8	6p21.31	608480	弱精子症
GFPT2	5q35.3	603865	弱精子症
CATSPER1	11q13.1	606389	弱精子症
FSIP2	2q32.1	615796	弱精子症
CFAP65	2q35	614270	弱畸形精子症
FSIP2	2q32.1	615796	弱畸形精子症
FBXO43	8q22.2	609110	畸形精子症
NANOS1	10q26.11	608226	少弱畸形精子症
SEPT12	16p13.3	611562	少弱形精子症
KLHL10	17q21.2	608778	少精子症
USP9Y	Yq11.221	400005	少精/无精子症
SYCP3	12q23.2	604759	NOA

续表

基因	定位	OMIM	不育表型
TEX11	Xq13.1	300311	NOA
TAF4B	18q11.2	601689	NOA
ZMYND15	17p13.2	614312	NOA
SYCE1	10q26.3	611486	NOA
MEIOB	16p13.3	617670	NOA
TEX14	17q22	605792	NOA
TEX15	8p12	605795	NOA
SOHLH1	9q34.3	610224	NOA
FANCM	14q21.2	609644	NOA
TDRD9	14q32.33	617963	NOA
DMC1	22q13.1	602721	NOA
MEI1	22q13.2	608797	NOA
PIWI	12q24.33	605571	NOA
XRCC2	7q36.1	600375	NOA
TDRD7	9q22.33	611258	NOA
ZMYND10	3p21.31	607070	PCD,弱精子症
CCDC39	3q26.33	613798	PCD,弱精子症
DNAH5	5p15.2	603335	PCD,弱精子症
RSPH9	6p21.1	612648	PCD,弱精子症
RSPH4A	6q22.1	612647	PCD,弱精子症
DNAH11	7p15.3	603339	PCD,弱精子症
DNAAF4	15q21.3	608706	PCD,弱精子症
HYDIN	16q22.2	610812	PCD,弱精子症
DNAAF1	16q24.1	613190	PCD,弱精子症
DNAAF3	19q13.42	614566	PCD,弱精子症
DNAAF5	7p22.3	614864	PCD,弱精子症
LRRC6	8q24.22	614930	PCD,弱精子症
RSPH1	21q22.3	609314	PCD,弱精子症
PIH1D3	Xq22.3	300933	PCD,弱精子症
DNAI2	17q25.1	605483	PCD,弱精子症
C11orf70	11q22.1	618058	PCD,弱精子症
DNAJB13	11q13.4	610263	PCD,弱精子症
DNAI1	9p13.3	604366	PCD,弱精子症
GAS2L2	17q12	611398	PCD,弱精子症
DNAH9	17p12	603330	PCD,弱精子症

OMIM：online mendelian inheritance in man,在线人类孟德尔遗传；CHH：congenital hypogonadotropic hypogonadism,先天性低促性腺激素性腺功能减退症；OA：obstructive azoospermia,梗阻性无精子症；MMAF：multiple morphological abnormalities of the sperm flagella,多种精子鞭毛形态异常；NOA：non-obstructive azoospermia,非梗阻性无精子症；PCD：primary ciliary dyskinesia,原发性纤毛运动障碍

（二）基因缺陷与女性不孕

导致女性不孕的主要原因包括卵子成熟障碍、排卵障碍、输卵管疾病、卵子质量原因等。目前已发现与女性不孕有关的部分单基因疾病如下：

1. **先天性性腺发育不全**　先天性性腺发育不全（gonadal dysgenesis，GD）是一种罕见的遗传异质性疾病，其特征是缺乏自发性青春期发育、原发性闭经、子宫发育不全和条索状性腺等。GD可以作为综合征的一种临床表型，也可以是孤立的表型。GD的相关基因有 *PSMC3IP*（OMIM 608665）、*PPP2R3C*（OMIM 615902）、*HSD17B4*（OMIM 601860）等。

2. **早发性卵巢功能不全**　早发性卵巢功能不全（premature ovarian insufficiency，POI），以往被称为卵巢功能早衰（premature ovarian failure，POF），或原发性卵巢功能不全（primary ovarian insufficiency，POI），是指女性在40岁之前，出现月经稀发或闭经大于4个月，间隔4周以上检测2次 FSH 水平 >25IU/L，在女性人群中发生率约为1%，是女性不孕的重要原因。其主要临床表现为月经改变、生育力低下或不育、雌激素低下以及其他伴随症状。POI病因有高度的异质性，常见病因包括遗传缺陷、医源性损伤、免疫性和环境因素等，大多数为特发性，病因不明。遗传因素占POI病因的20%~25%，包括染色体异常和基因变异，其中明确与POI相关的致病基因有10多个，见表4-2-2。

表 4-2-2　明确与 POI（POF）相关的致病基因

基因	定位	OMIM 号	遗传方式	表型
FMR1	Xq27.3	309550	XL	POF1
DIAPH2	Xq21.33	300108	XLD	POF2A
POF1B	Xq21.1	300603	XLR	POF2B
FOXL2	3q22.3	605597	AD	POF3
BMP15	Xp11.22	300247	XL	POF4
NOBOX	7q35	610934	AD	POF5
FIGLA	2p13.3	608697	AD	POF6
NR5A1	9q33.3	184757	AD	POF7
STAG3	7q22.1	608489	AR	POF8
HFM1	1p22.2	615684	AR	POF9
MCM8	20p12.3	608187	AR	POF10
ERCC6	10q11.23	609413	AD	POF11
SYCE1	10q26.3	611486	AR	POF12
MSH5	6p21.33	603382	AR	POF13
GDF9	5q31.1	601918	AR	POF14
FANCM	14q21.2	609644	AR	POF15

OMIM：online mendelian inheritance in man，在线人类孟德尔遗传；AR：常染色体隐性遗传；AD：常染色体显性遗传；XL：X 连锁遗传；XLD：X 染色体连锁显性遗传；XLR：X 染色体隐性遗传

此外，由于精子发生和卵子发生都需要经历减数分裂过程，因此与减数分裂相关基因发生缺陷可能同时导致 NOA 和 POI，如 *DMC1*（OMIM 602721）、*XRCC2*（OMIM 600375）等。

3. **多囊卵巢综合征**　多囊卵巢综合征（polycystic ovary syndrome，PCOS）是育龄妇女中常见的一种由内分泌及代谢异常所致的复杂性疾病，以慢性无排卵（排卵功能紊乱或丧失）和高雄激素血症为特征，主要临床表现为月经周期紊乱、不孕、多毛和/或痤疮。PCOS的易感基因超过100个，包括 *FSHR*（OMIM 136435）、*LCGHR*（OMIM152790）、*THADA*（OMIM 611800）、*DENND1A*

（OMIM 613633）和 *INSR*（OMIM 147670）等。

4. 卵子质量相关遗传因素 人类卵子需经过 GV 期，M Ⅰ 期，M Ⅱ 期发育为成熟卵子。只有 M Ⅱ 期卵子才能与精子受精。人类卵子成熟经历复杂的结构与分子变化，是人类生殖及生命诞生的基础。20 世纪 90 年代起，国际上陆续报道了一系列不孕女性接受多次辅助生殖治疗，但均以失败告终。她们共同的特点是卵子成熟障碍，即始终无法获得成熟的卵子，从而导致受精失败。随着 NGS 技术的发展，越来越多的基因被确定与该过程有关，包括 *TUBB8*（OMIM 616768）、*ZP1*（OMIM 195000）、*ZP2*（OMIM 182888）、*ZP3*（OMIM 182889）、*PANX1*（OMIM 608420）、*PATL2*（OMIM 614661）、*WEE2*（OMIM 614084）、*MEI1*（OMIM 608797）、*NLRP2*（OMIM 609364）和 *NLRP5*（OMIM 609658）基因等。当临床上辅助生殖夫妇反复出现卵母细胞发育阻滞、受精失败时，应考虑对上述基因进行基因检测，特别是夫妇其中一方为近亲结婚后代时，应该更加注意遗传因素的影响。

（三）基因缺陷与早期胚胎发育受阻

早期胚胎发育受阻也是不孕不育的重要原因，关于此表型的遗传因素所知甚少。胚胎基因组激活（embryonic genome activation，ZGA）是胚胎正常发育的关键分子事件，目前发现 *PADI6* 基因（OMIM 610363）突变致胚胎基因组激活异常，从而导致人类胚胎早期停育。*PADI6* 基因是首个被发现的影响人类胚胎基因组激活过程的基因，但这个基因异常只能解释很少的早期胚胎发育受阻，提示还有更多的致病基因未被发现。

三、不孕不育的临床遗传学检测

通过对不孕不育症患者进行遗传学检测，不但可以明确患者的遗传学病因，而且可以为患者提供有效的生殖干预手段，如自然妊娠结合产前诊断、胚胎植入前遗传学检测等。早年的临床遗传学检测主要是核型分析，近年来分子诊断技术逐渐运用于临床，如聚合酶链反应（polymerase chain reaction，PCR）、荧光原位杂交（fluorescence *in situ* hybridization，FISH）、染色体微阵列分析（chromosome microarray analysis，CMA）和新一代

测序（next generation sequencing，NGS）技术等。这些技术的临床运用丰富了不孕不育的遗传学因素检测内容，为不育不孕的临床诊断和治疗提供参考。

（一）染色体核型分析

核型分析是不孕不育症的常规检测技术，在原发不孕患者中，染色体异常发生率高，如克氏综合征、无精子症、卵巢功能早衰等，这类患者中常见的染色体异常为性染色体数目与结构异常以及这类异常的嵌合体。在自然流产和严重少精子症等患者中也常见染色体异常，主要是各种平衡的结构异常，如相互易位与罗氏易位。

（二）聚合酶链反应

聚合酶链反应（PCR）是最常用的基因检测手段之一。对于一些明确的不孕不育症，如 Y 染色体 AZF 区域微缺失，通过 PCR 技术是最简单经济的检测手段。

（三）荧光原位杂交

荧光原位杂交（FISH）常用于染色体核型分析的辅助检测手段，对于核型分析不能明确的染色体异常，可利用 FISH 技术直观、准确的特点，帮助确诊。对于精子染色体的分析，FISH 技术可一次性分析大量的精子细胞，获得特定染色体的非整倍体率，在评估患者的生育风险中有重要的应用价值。

（四）染色体微阵列分析

染色体微阵列分析（CMA）是指通过高通量特异性核酸探针对染色体全基因组进行高分辨率检测，可检测染色体不平衡的拷贝数变异（CNV），在对染色体微缺失、微重复的检测上有突出优势，与传统核型分析相比具有较高的分辨率，是一种更精确、快捷的染色体分析技术。

（五）新一代测序技术

新一代测序（next generation sequencing，NGS）技术是目前筛查不育候选基因的最主要手段。对于临床上明确诊断为不育，且具有明确表型的不育患者可以针对其临床症状进行多个基因的基因包检测（panel 检测），也可以直接进行全外显子测序，或者全基因组测序。

第三节 遗传病的干预

一、遗传咨询和孕前筛查

（一）遗传咨询

1. **遗传咨询的概念** 遗传咨询（genetic counseling）是一种在正确分析和解读临床及实验室数据的前提下，所做出的遗传性疾病诊断，遗传咨询师或临床遗传学家告知患者或家属所患疾病的遗传学病因、再发风险评估，以及临床干预选项的一个过程。旨在帮助受影响和／或有风险的咨询者更好地了解遗传疾病的性质、诊断、预防、治疗及预后等相关信息，使患者可以在充分知情同意的基础上根据个人情况自主做出决定。

2. **遗传咨询的指征** 遗传咨询是优生和避免出生缺陷患儿的重要手段。接受遗传咨询的对象主要包括：先天性智力低下患者及其血缘亲属成员；原因不明的无精子症、严重少精子症或少弱畸形精子症患者；原发性闭经和原因不明的继发性闭经患者；原发性不孕不育夫妇；有过不良生育史的夫妇，包括原因不明的流产史、死胎史及新生儿死亡史的夫妇，以及生过一胎先天性畸形儿的夫妇；年龄在 35 岁以上的高龄孕妇；产前筛查高风险的孕妇；有致畸因素接触史的孕妇；已经明确有染色体异常、基因变异、线粒体缺陷导致的遗传性疾病患者及其家系成员；有肿瘤家族史，特别是遗传性肿瘤（如乳腺癌、卵巢癌、结直肠癌等）家族史；近亲结婚家系成员。

3. **遗传咨询的常见疾病** 传统上，遗传咨询的常见病种主要涉及染色体疾病和单基因疾病。常见的染色体疾病包括染色体数目异常导致的 21 三体综合征、18 三体综合征、13 三体综合征及性染色体数目异常疾病；染色体结构异常疾病包括染色体缺失、重复、倒位、各种平衡或不平衡结构重排等。单基因遗传病种类很多，已明确的有 4 000 多种，除了常见的 α- 地中海贫血、β- 地中海贫血、葡萄糖 -6- 磷酸脱氢酶缺乏症（G6PD）、红绿色盲、脆性 X 综合征、苯丙酮尿症、常染色体显性遗传多囊肾病（成人型多囊肾病）、进行性肌营养不良等外，大多数为罕见病，发生率在 1/10 000 以下，如常染色体显性遗传的亨廷顿病和结节性硬化症，常染色体隐性遗传的眼皮肤白化病及各种遗传代谢病，X 连锁遗传的血友病，Y 染色体连锁的外耳道多毛症等。

近年来，复杂性疾病和发育畸形的遗传咨询正逐渐成为遗传咨询的热点和难点。例如，心脏病、糖尿病、癫痫、精神分裂症、唇腭裂、肿瘤等。一方面，随着基因组医学的发展，许多复杂性疾病通过仔细分类，明确了致病基因，呈单基因遗传模式；另一方面，环境因素参与了复杂性疾病和发育畸形的发生，对于易感基因的风险评估显得越发重要。

4. **遗传咨询的基本原则** 为了保障遗传咨询者，特别是遗传缺陷人群及其家庭的合法权益，在遗传咨询过程中，必须遵守国际准则（如 1998 年世界卫生组织人类遗传学项目组通过的医学伦理学会议报告）以及国内《产前诊断技术管理办法》《人类辅助生殖技术规范》《人类精子库基本标准和技术规范》所规定的伦理准则。考虑到中国国情和咨询者的知识教育水平，在遗传咨询时结合相关临床诊断和遗传学检测结果对咨询者进行循序渐进地讲解和教育，主要包括遗传性疾病的临床症状、特征、病情发展史及严重范围；遗传性或易感性的基础及不同家系成员的再发风险；疾病的临床诊断、治疗、预防、改善和妊娠风险干预；对心理、家庭、社会的潜在影响以及针对相关疾病社会上广泛的求助机构和国家政府的救助政策。在此基础上，遗传咨询时还要特别注意以下几点：

（1）非指导性原则：遗传咨询师在对咨询者的讲解过程中，应该没有任何偏好地公开信息，介绍疾病的病因、后果、诊断、预后、再发风险和干预措施，拒绝任何鼓励性、功利性或带有生育目的而采取某种特别的干预措施。非指导性原则也是在遗传咨询中最基本原则，但是随着时间的发展，遗传咨询的需求更广泛，遗传检查技术也更为多样化，随之而来的是庞大的检测数据和复杂的遗传学／医学情况以及某些特殊的咨询情况，咨询师应该综合分析检查结果，指出关键问题，由咨询者根据个人意愿做出决策，或者根据相关国家法律法规给予咨询者指导性意见。

（2）尊重个人自主权原则：尊重咨询者的意愿，受检者及其家属在完全知情的前提下有权利自主做出决策,尤其是有关治疗方案和生育或再生育的问题,咨询者的选择应该是基于自身因素而不受任何外界压力和暗示所影响。进行任何检查或风险干预措施都应得到咨询者及其家属的知情同意,让受检者充分了解检查及风险干预的目的、风险及其必要性。

(3)有益原则与无害原则:在遗传咨询师的咨询过程中,应优先考虑咨询者个人的利益并尽可能避免造成对个人的损伤。在检测前,应该向咨询者公开遗传学检查的相关信息。但是对相关信息内容范围的界定,还存在一定的争议。遗传学家的一致观点认为应该告知全部的遗传学诊断结果,包括咨询者主观难以接受的结果。但是对其他方面的问题还存在一些争议包括:是否提供不影响遗传疾病诊治和风险干预的检查结果,如受检者的血缘关系;是否根据相关疾病的研究进展告知或提供所有可用的实验室检测;是否告知该疾病不相关的其他的遗传学检查结果及其潜在意义等可能对咨询者造成心理压力、恐惧和家庭矛盾的信息。但总而言之,遗传咨询师应该向咨询者公开所有咨询者能够理解并有助于其做出决策的相关信息。

(4)信任和隐私原则:遗传咨询师与咨询者建立良好的相互信任关系是遗传咨询顺利进行的基础之一,遗传咨询师要充分理解咨询者的自我认知和顾虑,尊重咨询者的意愿和个人选择,才能获得咨询者的信任,保证家系资料的完整性和检查结果的准确性。此外遗传咨询也涉及保护隐私的问题,一方面咨询者及其家系成员的疾病家族史、携带者状态、遗传性疾病的诊断和发病风险可能导致当事人受到社会的歧视;另一方面,遗传咨询师掌握了咨询者全部的社会背景、家系资料、教育程度、情感经历以及遗传学背景,要严厉防止出于某种私人诉求或商业目的信息泄露,尤其是检测结果数据库和DNA样本库的保存,存在遗传信息泄密的风险。可以预见的是,遗传信息的隐私问题将成为未来的重中之重。

5. 遗传咨询的过程

(1)建立诊断:建立诊断是遗传咨询的基础,遗传咨询首先需要保证对咨询者的疾病有明确的诊断,包括临床诊断和遗传学诊断。临床诊断是遗传学诊断的前提,需要获取的信息包括:

1)病史采集:体格检查、发育情况、发病年龄、出生缺陷、住院史、用药史、生育史、致病因子暴露情况以及相关疾病的临床专科医生的检查和诊断,其他有潜在遗传学意义的临床指征也应被考虑,如种族、近亲婚配、出生缺陷、不孕不育、智力障碍、肿瘤等。

2)家族史:家族史对于遗传评估有特别重要的意义,通常用家系图来记录和表达咨询者和其他家系成员的亲属关系和可能与遗传性疾病相关的临床症状。遗传学诊断是通过遗传学检查建立基因型/核型-表型相关性,明确疾病的遗传学致病因素,做出正确的病因诊断。遗传学诊断是临床诊断验证的重要方式,有时还需要根据不同疾病的特殊情况辅以其他辅助检查和实验室检查,也为后续的风险评估和干预奠定基础。

(2)风险评估:再发风险评估是遗传咨询的重要环节,大部分咨询者关注的中心问题是再次妊娠或个体患病风险。遗传咨询师需要根据临床检查结果结合咨询者家系情况在遗传学的角度对咨询者及其家系成员进行分析、计算,做出再发风险评估。在做出评估时,要充分考虑到其他影响因素,包括家族中发病和携带情况、人群携带频率、其他致病因子接触频率等。遗传学诊断和再发风险一旦被确认,需要及时与咨询者沟通交流,向其公开疾病的诊断、病程、遗传模式、再发风险、风险干预选项及社会救助政策等,使患者能够在自主决策之前充分理解疾病相关信息。需要指出的是,实际上许多咨询者进行遗传咨询的原因是由于自己有高危妊娠的因素,例如体检发现自己携带有致病的基因,但并没有家族史,既往并没有出生缺陷的孩子,这种情况下,评估的不是再发风险,但风险评估的方法仍然相同。

(3)风险干预:风险干预是遗传咨询达成最终目标的关键举措,是遗传咨询师提供给咨询者可选的风险规避选项之后,咨询者及其家属不受外界因素干扰根据自身情况自主做出选择的过程。遗传咨询师首先要给出所有可选的风险规避措施选项及各自的优缺点和局限性,以便咨询者能够做出最佳决策。根据个人情况差异,咨询者所采取的最优选择不尽相同如未婚者应予以婚前指导;已婚夫妇予以生育指导;病因明确的已孕或备孕夫妇予以植入前遗传学检测(PGT)或产前诊断以及供精、供卵等措施。最后还要对咨询者进行持续的交流和支持，以舒缓其来自家庭内部和社会外部的压力和消极情绪，消除因后代存在再发风险带来的心理负担和持续恐惧，并通过介绍社会医疗救助渠道的相关信息，在广泛的交流中得到精神支持。

（二）孕前筛查

1. 孕前筛查的发展　单基因病是先天缺陷和遗传性疾病的重要组成部分，孕前筛查即表型正常的夫妇为了生育健康后代主要针对常染色体隐性或 X 染色体连锁的单基因病的遗传因素所做的检查，又称为携带者筛查（carrier screening）。其目的主要是在孕前全面了解夫妻双方的遗传背景，以评估其后代罹患多种遗传疾病的风险，从而为选择最佳生育选项提供遗传学依据。

早期的携带者筛查主要是针对种族和地域性进行筛查，如德系犹太人的遗传病筛查和遗传病家族史的家系成员筛查如囊性纤维化和脊肌萎缩症等。随着测序技术的发展，扩展性携带者筛查（expanded carrier screening）发展迅速，逐渐成为主流的筛查模式，即不针对特定的疾病或人群，一次筛查可涵盖成百甚至上千的单基因病的携带者。但是这一筛查模式尚处于发展阶段，仍面临着一定的难度与挑战。

2. 携带者筛查的疾病筛选标准　扩展性携带者筛查所涵盖的病种可根据不同情况经临床医生与遗传学家讨论后订制，并可根据医疗机构检测结果进行周期性调整。疾病纳入标准包括：①大部分为常染色体隐性遗传，可包括部分 X 连锁隐性遗传和外显不全的显性单基因遗传病且致病基因和变异明确；②疾病可导致严重的表型，影响患者的生活质量或后期治疗，带来沉重的经济负担，如认知障碍、发育迟滞、先天性缺陷、寿命缩短、需要手术干预和专业护理等；③疾病应该以儿童期发病为主；④分子检测是最好的遗传学检测手段；⑤质控和验证符合美国医学遗传学与基因组学学会（American College of Medical Genetics and Genomics，ACMG）制定的"ACMG 遗传变异分类标准与指南"；⑥疾病应该可通过产前诊断或植入前诊断做出生殖决策。

3. 携带者筛查的方法　扩展性携带者筛查方式主要以订制相关致病基因包（panel）芯片

为主的 NGS 技术，出于医疗成本、结果解读和筛查策略的考虑暂时不推荐使用全外显子组测序（whole exome sequencing，WES）和全基因组测序（whole genome sequencing，WGS）的筛查方式。某些遗传病致病基因由于假基因和致病模式的特殊性包括脆性 X 综合征、血红蛋白病、戈谢病、先天性肾上腺皮质增生及脊肌萎缩症等还需要辅以补充实验如三联重复分析、拷贝数分析、毛细血管电泳等。

4. 筛查报告　根据美国医学遗传学和基因组学学会（ACMG）和美国妇产科学学会（ACOG）指南，扩展性携带者筛查结果报告应包括结果解读、风险评估和补充材料三部分内容。①结果解读：根据 ACMG 指南对筛查结果进行致病性评估和分类，进行筛查的实验室应报告所有致病或可能致病的变异，不建议报告意义不明变异。②风险评估：当携带者频率和发病率均为已知时，应在实验室报告中提供剩余风险评估。在相关疾病携带率/发病率不明的情况下，应在实验室报告中明确说明阴性筛查解释的局限性。③补充材料：在患者主动要求下，实验室应能够提供关于 panel 上任何疾病表型的信息。

5. 筛查前后咨询　在携带者选择筛查前后，都应对筛查者提供遗传咨询。

筛查前咨询包括：①任何携带者筛查都应出于完全自愿，接受或拒绝都合理；②基因检测结果是保密的，并在健康保险和就业方面受到保护；③怀孕风险评估取决于准确了解亲子关系，如果生物学父亲不能用于携带者筛查，那么隐性疾病的准确风险评估是不可能的；④阴性结果并不代表风险消除；⑤由于扩大的携带者筛查包括大量的疾病，因此通常确定为一种或多种疾病携带者，在大多数情况下，常染色体隐性病携带者没有临床后果，如果伴侣被确定为不同常染色体隐性病症的携带者，后代不可能受到影响；⑥所含疾病在严重程度上有所不同，许多与认知功能障碍、寿命缩短及需要重大医学干预有关。

筛查后咨询包括：①如果发现一方是一种常染色体隐性病症的携带者，另一方筛查结果为阴性，那么这对夫妇受到影响的可能性会大大降低，并且不应该对伴侣进行进一步检测。②通过对有关基因进行测序可以进一步降低风险，但这并不是常规推荐的方法,只能谨慎使用。③如果夫妻都被确定为具有相同常染色体隐性病症的携带者,那么他们的孩子受影响的风险为25%。遗传学专家进行遗传咨询,对怀孕的患者应提供产前诊断。④如果确定胎儿受影响,应讨论所有生殖选择,包括:产前管理,分娩计划和协调照顾儿童以及终止妊娠或收养计划。在孕前期,咨询还应包括植入前基因诊断和使用非携带者捐赠配子作为其他选择。⑤应向患者提供携带者筛查结果,咨询应包括对病情及其遗传的解释。对于其他可能也是携带者的家庭成员,测试后咨询还应包括此信息;应该提供患者与亲属分享携带者筛查可用性的书面信息。

二、胚胎植入前遗传学检测

目前人类对许多遗传性疾病尚缺乏有效的治疗手段,因此预防遗传病的发生至关重要。产前诊断是一个防止异常胎儿出生的有效方法,可控制多种遗传病的垂直传递,但终止妊娠会给孕妇带来身心上的痛苦。

近年来,随着分子生物学和辅助生殖技术的进步,胚胎植入前遗传学检测(preimplantation genetic testing, PGT)得到快速发展。PGT是指在胚胎植入前应用遗传学技术针对具有生育遗传疾病高风险的夫妇,通过体外培养的胚胎进行遗传学检测,诊断胚胎是否存在某些遗传物质异常,从而确定可移植的胚胎。其检测技术包括了聚合酶链式反应(PCR)、荧光原位杂交(FISH)、单核苷酸多态性检测和高通量测序技术等。PGT不但可对胚胎的染色体进行检测,包括染色体数目异常和某些结构异常,也可对胚胎进行单基因遗传病的位点突变进行检测。通过PGT,选择正常胚胎植入宫腔,避免了由于遗传物质异常导致的反复种植失败、反复流产或出生异常患儿,从而可达到提高着床率和活产率、降低流产率和出生缺陷的目的。关于PGT的详细描述,请见第九章第六节相关内容。

三、遗传病的产前诊断和筛查

遗传病的产前诊断和筛查是对出生前胎儿的发育状态进行评估,对某些遗传病进行诊断和筛查。我国是人口大国,也是出生缺陷高发的国家,每年新增出生缺陷患儿数约90万例。出生缺陷可由染色体异常、基因突变等遗传因素或环境因素引起,也可由这两种因素交互作用引起。出生缺陷是导致婴儿死亡的主要原因之一,也是一个世界性的公共卫生和社会问题。在遗传病的干预中遗传病的产前诊断和筛查是一项有效降低缺陷患儿出生的预防性优生手段(图4-3-1)。

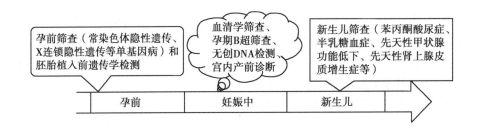

图4-3-1 遗传病的干预路径流程图

(一)遗传病的产前诊断

1. 概念 遗传病的产前诊断(prenatal diagnosis)也叫出生前诊断或宫内诊断,是以孕早中期的胎儿为对象,通过对受孕个体检测,以诊断胎儿是否患有某种遗传性疾病。通过妊娠期绒毛膜取材、羊膜腔穿刺和脐带穿刺等有创技术为主要手段,对获取的胎儿细胞进行遗传学分析,包括染色体核型分析和基因诊断。产前诊断是用于指导预防出生缺陷的一个重要手段。

2. 适应人群 产前诊断的指征可能因不同的国家或地区会略有不同,但目前公认的产前诊断指征包括:①母亲的年龄达到或超过35岁;②母亲血清学筛查提示有异常;③有不良孕产史,包括生育过染色体异常患儿,畸胎史,严重发育落后或智力障碍患儿生育史,2次流产、死胎或新生儿死亡;④夫妇一方已明确有染色体异常;⑤家族中有遗传病史或遗传病患儿生育史;⑥遗传性疾病基因携带者;⑦影像学检测提示妊娠胎儿有畸形或可疑畸形。

此外,对于广义的产前诊断对象还应该包括以下人群:①反复早孕期自然流产;②母亲妊娠合并Ⅰ型糖尿病、高血压、癫痫、哮喘等疾病人群;③孕期母亲曾暴露于药物、病毒、环境的危害;④父母近亲;⑤如超声检测提示胎儿生长受限、羊水过多或过少;⑥医生认为有必要进行产前诊断的其他情形。

3. 遗传病产前诊断的取材方法 产前诊断是现代医学科学的一个重大进步,主要依赖于取材技术和实验室检测技术的进步。产前诊断的取材方法根据获取胎儿遗传物质方式的不同分为侵入性(invasive)和非侵入性(noninvasive)两类。侵入性取材术也称为传统的产前诊断取材术,主要包括羊膜腔穿刺,绒毛活检术以及脐带血穿刺。该方法多年来为临床广泛应用,是一种主流的取材方式。非侵入性产前诊断主要包括超声波检测,母亲血液中胎儿细胞检测或 DNA/RNA 检测。

(1)侵入性取材方法

1)羊膜腔穿刺:羊膜腔穿刺(amniocentesis)也称为羊水穿刺术,自 20 世纪初期以来,羊水穿刺术就被应用于产前诊断。具体操作为在超声波探头的引导下,医生用一根细长的穿刺针穿过孕妇的腹壁、子宫肌层及羊膜进入羊膜腔,抽取羊水。由于羊水中含有一定数量的胎儿脱落细胞,以成纤维细胞和上皮细胞为主,羊水培养的成功率很高,因此可通过体外培养达到细胞增殖的目的,从而对胎儿进行生化检测、染色体核型分析、基因诊断或其他相关检测。羊膜腔穿刺一般选择在妊娠 16~20 周时进行,此时的羊水量较多,相对安全,另外孕早期羊水中胎儿细胞较少,而孕晚期羊水中胎儿细胞中死细胞数目增加。羊水穿刺操作过程简单,无论是对胎儿还是对母亲的安全性都较高:由直接外伤导致胎儿损伤或母亲并发症的报道很少,是目前临床上广泛采用的侵入性取材方法。虽然该方法相对安全,但仍然存在一定的并发症,以及导致胎儿流产的风险。

2)绒毛活检术:绒毛活检术(chorionic villus sampling, CVS)是指医生在 B 超的引导下将一特制导管经阴道或经腹送入胎盘绒毛部分,用空针管吸取少量绒毛进行遗传学检测。绒毛活检术是孕早期诊断的主要方式,通常在孕 10~11 周时进行,绒毛中包含外滋养层的胎儿细胞,故可以对早孕筛查提示存在染色体异常高风险病例,能通过对绒毛组织进行检测及早发现并诊断,一方面能缓解孕妇压力,另一方面,如需终止妊娠,损伤也相对较小。抽取的绒毛中含有大量的处于分裂期的细胞,故可以直接用于染色体分析,也可以 2~3 天的短期培养或长期培养(1 周左右)后再进行分析,多数实验室采用长期培养方法。与羊水细胞相比,绒毛组织存在嵌合的风险,故通过绒毛细胞的核型反映胎儿的核型,可能存在假阳性或假阴性,另外绒毛活检术导致的流产率比羊水穿刺高。

3)脐带血穿刺:脐带血穿刺(cordocentesis)又称经皮脐静脉穿刺取血,是指在 B 超的引导下,医生通过针管穿刺胎儿脐带取出脐带血,用于诊断胎儿是否有染色体病。脐带穿刺可在妊娠 18 周以后任何时间进行。根据胎盘的位置脐带穿刺部位的位置可以是在游离于羊水中的部分,也可是在胎儿侧的根部或在胎盘侧的根部。与羊膜腔穿刺相比,手术难度增大和并发症增高。脐带血穿刺的优点是,对于错过羊水检查时间的高风险病例和胎儿畸形病例、怀疑病毒感染病例、怀疑胎儿贫血病例以及对绒毛及羊水培养出现的假嵌合体或培养失败需要进行校正或补救诊断的病例可通过脐带血穿刺进行诊断,另外通过脐带血的检测可以诊断胎儿血液系统疾病。

(2)非侵入性取材方法:侵入性取材方法对胎儿和母体都有一定的创伤和风险,多数孕妇对侵入性产前诊断都有压力,因此相比之下孕妇更愿意接受非侵入性的产前检测(non-invasive prenatal testing, NIPT)。非侵入性的产前检测又称无创产前检测,这里所谓的无创并非完全无创,只是相对于羊膜腔穿刺、绒毛活检术及脐带血穿刺等侵入性取材方法而言,抽取母体外周血的创口较小容易被孕妇接受。随着 1997 年孕妇外周血中游离的胎儿 DNA(cell-free fatal DNA, cffDNA)的发现和提取,以及随着 NGS 技术的兴起,高通量测序技术已被应用于检测胎儿染色体非整倍体。

胎儿组织释放到母体循环系统中的两种重要细胞为有核红细胞和滋养层细胞,后者可以将胎儿 DNA 释放到母亲的血液中,并以游离 DNA 的形式稳定存在。分离和提取孕妇外周血中游离的胎儿 DNA 来进行遗传学检测,比对胎儿细胞进行检测有更大的优势,主要为无创性,成本低,因此 NIPT 目前作为胎儿染色体非整倍体筛查的一个重要手段,已在我国临床上广泛应用。

NIPT 主要是指通过采取孕妇静脉血,利用高通量测序技术对母体外周血浆中的游离 DNA 片段进行测序,并将测序结果进行生物学信息分析,从而得到胎儿的遗传信息,并得出染色体非整倍体的风险率。该技术在临床上主要用于胎儿性别检查,胎儿 Rh 血型检查,某些单基因疾病的产前诊断,染色体非整倍体包括 21 三体综合征、18 三体综合征、13 三体综合征的筛查。

(二)遗传病的筛查

出生缺陷是引起新生儿残疾或死亡的主要原因,每年我国出生缺陷新增患儿可达 90 万,而且目前很多遗传病都没有很好的治疗方法,因此通过产前遗传病筛查、新生儿筛查,可使得遗传疾病得以早诊断、早干预,减少残疾患儿和降低新生儿死亡率。

1. 产前遗传病筛查 产前筛查也称为出生前筛查(antenatal screening),指通过生化遗传学、分子细胞遗传学技术对孕早、中期孕妇进行筛查,从而发现高风险胎儿的检测。

(1)血清学产前筛查:血清学产前筛查是抽取孕妇外周血检测特异性的血清学标记物(如甲胎蛋白、人类绒毛促性腺激素、雌三醇等),并结合孕妇孕周、年龄、体重、种族等因素,针对胎儿染色体非整倍体异常进行的风险评估。血清学筛查因价格低廉、创伤较小、检测方便,目前仍广泛应用于临床当中。血清学产前筛选主要是针对唐氏综合征(21 三体综合征)、Patua 综合征(13 三体综合征)、Edwards 综合征(18 三体综合征)、开放性神经管畸形等疾病。常用的血清学筛查分为早孕期筛查、中孕期筛查和早中孕联合筛查。目前常用的血清标记物有:人绒毛膜促性腺激素 β 亚单位(β-HCG)、妊娠相关血浆蛋白 A(PAPP-A)、甲胎蛋白(AFP)、游离雌三醇(uE$_3$)、抑制素 A(InhA)等。其中游离的绒毛膜促性腺激素和妊娠相关血浆蛋白 A 等是孕早期血清学筛查的标志物,绒毛膜促性腺激素和抑制素 A 是中孕期血清学筛查的标志物。单独每一种血清学指标在使用时都可能出现假阳性结果或假阴性结果,且检出率低,因此目前采用血清指标联合检查。

(2)孕期 B 超筛查:产前超声检查是临床上产前筛查的一项重要内容,通过超声检测可以对胎儿颅脑发育、心脏四腔、脊椎连续性、胸腹部脏器、四肢等系统做出多切面实时观测的筛查。

孕早期一个重要的指标为胎儿颈后透明层厚度(nuchal translucency),也叫颈项透明层厚度或颈项透明层,颈后透明带厚度增加与唐氏综合征相关。Bekker 等人(2006 年)提出颈后透明带厚度增加的潜在原因是颈部区域的淋巴系统不规则发育引起的,这种发育易受染色体不平衡的影响。唐氏综合征超声检查的另一指标是胎儿鼻骨变短或缺失,这个指标在孕中期比孕早期更有用。B 超检查有很多优点,在妊娠早期经腹部或者阴道进行 B 超检查,既能核对孕期,还能尽早发现比较严重的外观结构异常,如无脑儿、脑积水等。另外在妊娠 11~14 周,结合相关血清学指标可以对胎儿相关结构畸形进行筛查。该方法具有方便快捷、安全可靠、无创重复检查的优点,特别是对先天性心脏病的产前诊断具有突出优势。因此,超声检测为产前筛查的首选方法。

2. 新生儿遗传病筛查 新生儿筛查(newborn screening)是对刚出生或出生不久还未发现症状的新生儿进行筛查,以便早期发现,早期治疗,尽可能地减少遗传病对患儿机体的危害。目前,国际上将苯丙酮酸尿症、半乳糖血症、先天性甲状腺功能减退症和先天性肾上腺皮质增生症等遗传性疾病作为新生儿筛查的首选病种。在我国出生缺陷人口中耳聋患儿占了很大比例,因此我国很多医院开展了除以上病种外,还包括耳聋基因的筛查,另外在我国南方地区,G6PD、地中海贫血也是常见的疾病,因此在这些疾病的高发地区还需对新生儿增加这些疾病的筛查。

第四节 遗传工程在生殖医学领域的应用

一、遗传工程的概念和技术进展

遗传工程(genetic engineering)有广义和狭义之分,广义的遗传工程包括细胞工程(cell engineering)

和分子水平的基因工程（gene engineering），而狭义的遗传工程就是指基因工程。遗传工程是一种遗传学技术，能够按照人类的需要将遗传的核心——基因组，进行改造和重建，并在导入某一受体细胞后稳定复制和表达，以获得数量可观的遗传重组体。理论上，遗传工程可跨越生殖隔离，在动植物、微生物之间互通有无，有计划地改变生物的遗传性状。如今，遗传工程已应用到了医学的很多领域，包括基因治疗、基因工程疫苗、基因工程药物等，对医学研究和发展带来了巨大影响。

（一）基因治疗

基因治疗（gene therapy）是指在基因水平上对遗传病进行治疗。有补其所缺和降其所余两种思路，前者用正常基因取代突变基因，从而表达所缺乏的产物；后者是降低或者关闭异常基因的表达。单基因病的基因治疗早在20世纪90年代就已有尝试，但在当时由于缺少精确的基因编辑手段且对病毒等载体研究不够充分，导致出现免疫排斥反应甚至脱靶、癌变等重大事故，使得基因治疗陷入低潮。近十年来，随着病毒转染技术（如AAV）的逐渐成熟和基因编辑技术的更新换代，基因治疗又开始逐渐回暖。基因编辑（gene editing）技术能够对目标基因实现特定DNA片段的敲除、加入等，是基因治疗的主要技术手段。

第一代基因编辑技术——锌指核酸酶（zinc finger nuclease，ZFN）技术，由两部分组成：一部分是用于识别和结合特定基因序列的锌指蛋白（zinc finger protein，ZFP）；另一部分是Fok Ⅰ核酸内切酶，可以特异地切割目的基因。但是在人类的基因组中，至少每隔500bp才能结合一个ZFN靶向限制酶，ZFN的脱靶切割会导致细胞毒性，这些问题对ZFN的应用产生了阻碍，尽管如此，ZFN依然在血液疾病、病毒性疾病等方面的研究中得到了应用。

第二代基因编辑技术——类转录激活因子效应物技术（transcription activator-like effector nuclease，TALEN），与ZFP相似，TALEN也由两部分组成，一部分是特异性识别和结合DNA区域的TALE蛋白，另一部分是与ZFN相同的ⅡS型的Fok Ⅰ核酸酶。TALEN基因组编辑技术从2009年发现至今已有10年时间，被应用于小鼠、大鼠、斑马鱼等动物，大米等作物以及病毒等，并且已经实现了定点突变。

第三代基因编辑技术——CRISPR/Cas核酸酶技术，成簇的规律间隔的短回文重复序列（clustered regularly interspaced short palindromic repeats，CRISPR）于1987年首次被发现，2002年正式命名。CRISPR/Cas是一种RNA-蛋白质复合物，目前基因编辑常用的Cas酶是Cas9核酸酶。CRISPR/Cas核酸酶技术由于识别和结合特定基因序列的是一段引导RNA，省去了蛋白分子的合成、组装、筛选这一系列复杂且成本较高的步骤，从而使操作难度和成本相较于前两种技术大幅降低，让大量研究机构都能够去实际应用。CRISPR/Cas9核酸酶技术2013年首次被用于基因编辑，是目前体外基因组编辑最常用的系统，被广泛用于医学研究及基因结构与功能研究中。而且近年来CRISPR/Cas技术也在不断地改进和升级，可以预见CRISPR/Cas技术系统将在技术和运用等方面获得更广阔的发展。

基因治疗技术已在超过30种遗传病中获得成功尝试，更多遗传病的基因治疗研究正在进行中。已成功实施基因治疗的疾病包括：腺苷脱氨酶缺乏症、嘌呤核苷磷酸化酶缺乏症、慢性肉芽肿病、碳酸酐酶Ⅱ缺乏症、地中海贫血、镰状细胞病、血友病、α_1-抗胰蛋白酶缺乏症、C_1脂酶抑制物缺乏症、氨甲酰磷酸合成酶缺乏症（高氨血症Ⅰ型）、鸟氨酸氨甲酰基转移酶缺乏症（高氨血症Ⅱ型）、精氨（基）琥珀酸合成酶缺乏症、精氨（基）琥珀酸裂解酶缺乏症、精氨酸血症、丙酰辅酶A羧化酶缺乏症、甲基丙二酸单酰CoA变位酶缺乏症、苯丙酮尿症、半乳糖血症、同型胱氨酸尿症、枫糖尿症、戈谢病、Fabry病、糖原贮积病、Lesch-Nyhan综合征、婴儿黑蒙性痴呆或Bielschowsky-Jansky病、家族性高胆固醇血症、1型糖尿病、垂体性侏儒症、甲状旁腺功能减退症、肌萎缩侧索硬化、胰腺囊性纤维性变、肌营养不良、家庭性结肠息肉、低丙种球蛋白血症、亨廷顿病、Wilson病等。

（二）基因工程药物

基因工程药物是选择功能性基因或基因产物，利用基因工程技术将其导入受体细胞，从而进行大规模生产。

基因工程药物生产的基本方法：将目的基因

用 DNA 重组的方法与载体结合,然后将载体导入靶细胞(微生物、哺乳动物或人体组织靶细胞),使目的基因稳定表达,最后将表达的目的蛋白质提纯,制成制剂,从而成为蛋白类药或疫苗。

1982 年在英国和美国首次批准生产使用基因工程药物——人胰岛素,1989 年我国批准了第一个自主研制的基因工程药物——重组人干扰素 α1b,并投入生产使用。截至目前,据不完全统计,全球已经上市的基因工程药物约有 150 种,进入临床研究阶段的约有 1 700 种,处于实验室研究中的有 2 000 多种,表 4-4-1 为我国目前临床常用的基因工程药物。

表 4-4-1　我国目前临床常用的基因工程药物

药物类型	作用机制	临床应用
干扰素 α 类	以白细胞为来源的抗炎药物	病毒性疾患、多种肿瘤、艾滋病的治疗
干扰素 γ 类	免疫调节剂	广泛用于肿瘤,如肝细胞瘤、卵巢子宫肿瘤、白血病等,以及免疫性疾病,如类风湿性关节炎等
白细胞介素 -2	参与免疫反应	提高化疗的疗效,对肿瘤转移和复发有一定的预防作用
粒细胞 - 巨噬细胞集落刺激因子	促进造血分化,增殖,刺激粒、单核巨噬细胞成熟、释放,增强白细胞的多种功能	防治多种原因引起的白细胞减少症、骨髓移植及骨髓异常增生综合征、治疗病毒性肝炎、艾滋病、恶性肿瘤等
表皮生长因子	促进靶细胞的 DNA 合成及有丝分裂	角膜损伤及角膜移植、严重烧伤及十二指肠溃疡
链激酶	间接激活纤溶酶原	静脉溶栓和冠脉溶栓
粒细胞集落刺激因子	促进中性粒细胞自骨髓释放入血	用于促进骨髓移植后中性粒细胞计数升高,急性白血病、恶性淋巴瘤及其他恶性肿瘤化疗引起的中性粒细胞减少症等

(三)基因工程疫苗

基因工程疫苗就是用基因工程的方法分离出病原的保护性抗原基因,并将其定向插入细菌、酵母菌或哺乳动物细胞中,使抗原充分表达,经纯化后制成疫苗;或者将病原的毒力相关基因删减、突变,使其转型为无毒力基因的缺失型、突变型疫苗,表 4-4-2 为目前常见的基因工程疫苗分类。

表 4-4-2　目前常见的基因工程疫苗分类

疫苗类型	制备方法	优点
重组亚单位疫苗	采用蛋白质水解法,获取细菌、病毒的某一蛋白质结构,并挑选出具备免疫活性的片段制得	安全性高,稳定;能够实现对普通疫苗难以消灭的病原进行有效打击;可以应用在无法培养的病原体上
重组活载体疫苗	把保护性抗原基因转移至载体内,在被接种的动物体中,免疫原基因可伴随重组载体的复制过程而做出适量表达	有效规避了常规疫苗的免疫缺陷;生产成本较低;接种效果优良,免疫时间较长
基因疫苗(核酸疫苗)	由保护性抗原基因的片段与载体组建而成	成本低廉;免疫期限较长;热稳定性优良,便于储存与运输;具备弱毒活疫苗的效果

(四)前景展望

目前,遗传工程技术及其应用已进入了人类生活的各个领域,例如工业、农业、环境、能源和医药卫生等,而以遗传工程技术驱动的新型医药生物技术则是生物技术领域最为活跃、发展最为迅速的部分。从人类发展角度看,这有利于人类战胜病魔,提高生活健康水平。相信随着生物技术的不断发展,基因工程药物的前景将会越来越广阔。

二、遗传性疾病的宫内基因治疗

产前诊断中羊膜腔穿刺诊断出生缺陷的应用已有 50 多年历史,但是宫内基因治疗却进展缓慢。1990 年美国威廉·弗兰奇·安德森(William French Anderson)医生团队首次成功地利用逆转录病毒载体对 1 例腺苷脱氨酶(ADA)缺陷导致重症联合免疫缺陷病的 4 岁患者行基因治疗,使人们认识到基因治疗的广阔前景。许多遗传性疾病在出生前即表现出症状(如重型 α- 地中海贫血等)或者出生后很快表现出明显的表型(如重型 β- 地中海贫血、戈谢病等),因此,在出生前进行基因治疗的效果理论上将优于出生后治疗。

宫内基因治疗(in utero gene therapy, IUGT)就是将基因治疗的时期提前到出生前(即胎儿期),故也称胎儿基因治疗(fetal gene therapy),即对出生前胎儿进行基因治疗。有两种基因导入的方式,一是通过一定手段将携带外源目的基因的载体直接注入子宫内的基因缺陷胎儿,二是先在体外将目的基因导入靶细胞,再将遗传修饰后的细胞输给异常的胎儿(图 4-4-1)。

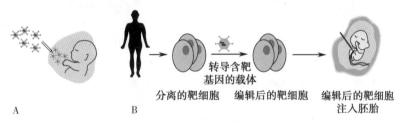

图 4-4-1　基因导入宫内的两种方式的示意图
A. 直接将携带目的基因的载体注入子宫;B. 目的基因体外导入靶细胞行遗传修饰后输给异常胎儿

(一)宫内基因治疗优势或合理性

相比产前诊断结合选择性流产的处理方式,宫内基因治疗的优势或合理性主要表现在以下几个方面:

1. 胎儿体积小,具有使基因进入所需治疗细胞的最佳窗口;可以以最优的病毒滴度获得最佳的治疗效率,降低了病毒载体对机体的影响。

2. 胎儿的免疫系统尚不成熟,输注载体或蛋白(比如用于 CRISPR/Cas9 基因组编辑的 Cas9 蛋白)不会引发免疫反应。

3. 宫内基因治疗的最大益处可能是胎儿体内有大量的快速增殖的干细胞群,而干细胞是基因治疗的最佳靶器官,因此可以产生大量带有治疗基因的细胞株。如果将治疗基因导入干细胞或祖细胞,那么治疗基因就会传递给下一代细胞。2018 年 Ricciardi 等发现,利用肽核酸(PNAs)纳米颗粒将供体 DNA(donor DNA)经卵黄静脉导入孕 15.5 天的胎鼠,成功靶向造血干细胞 / 祖细胞(hematopoietic stem/progenitor cells, HSCs),减轻了出生后小鼠 β- 地中海贫血的表型,说明宫内治疗对 β- 地中海贫血有很好的应用前景。

4. 宫内基因治疗的另一个优势是在器官出现损伤前对疾病进行干预,因此可以防止器官的持续性损伤。如囊性纤维化(cystic fibrosis, CF),CF 是一种主要影响肺功能的遗传性疾病。因为儿童或成年人的气道中充满了黏性黏液和瘢痕组织,因此对囊性纤维化患者的肺进行基因治疗是不现实的,而在胎儿发育过程中,羊水可以自由进出发育中的肺,故研究者认为将装载治疗基因的病毒载体注入羊膜腔内可以更容易实现囊性纤维化的治疗。

5. 胎儿的血脑屏障不健全,可以使治疗基因更容易进入到中枢神经系统。如严重的神经性戈谢病(neuronopathic Gaucher disease)是致死性疾病,酶(蛋白质)无法跨越血脑屏障,因此酶替代疗法不适用,儿童重度患者很少能活过 2 周岁。该病是 GBA 基因突变导致的遗传病,该基因编码的葡糖脑苷脂酶(glucocerebrosidase, GBA)能够在溶酶体中降解葡糖脑苷脂(glucocerebroside, GC),由于 GBA 基因突变导致体内 GBA 生成障碍或产生的 GBA 无活性,从而引起 GC 不能被有效水解,大量 GC 在肝、脾单核巨噬细胞中聚集导致肝脾肿大而致病。严重的戈谢病小鼠出生后 14 天死亡。2018 年 Massaro 等人将改造的病毒载体注射到妊娠 16 天的胎鼠颅内,这种改造的病毒载体可以表达戈谢病胎鼠所缺乏的葡糖脑苷脂酶。*Gba* 缺陷胎鼠接受该疗法后,与未接受治疗的对照组小鼠相比,脑部神经退化消除,神经性炎症有所缓解,生育力增强,存活期变长。该研究成果提示宫内基因治疗在人类严重戈谢病的治疗前景。

(二)宫内基因治疗所用的载体

载体(vector)指运载治疗性目的基因的工具,主要包括非病毒载体和病毒载体。

非病毒载体递送目的基因的方式多种多样,包括物理方法,如电穿孔、脂质体转染、磷酸钙沉淀、纳米颗粒,以及直接将目的基因注入细胞等。

然而,目前基于病毒载体的递送方式在体内临床应用的潜力更大。比较常见的主要是三种病毒载体,包括腺病毒(adenovirus, Ad)、逆转录病毒[包括反转录病毒(retrovirus)和慢病毒(lentivirus)]、腺病毒相关病毒(adenovirus associated virus, AAV),见表4-4-3、表4-4-4。

表 4-4-3　三种主要的病毒载体系统

病毒载体	优势	缺点	应用
腺病毒	基因组约为36kb;感染大多数细胞类型	较高的免疫原性,会造成细胞损伤;瞬时转染	肿瘤治疗,诱导血管生成,DNA疫苗(基于病毒引起的炎症反应和免疫特性)
逆转录病毒	基因组约为8kb;较低的免疫原性	病毒基因会随机整合到靶细胞基因组	血红蛋白病,HIV/AIDS
腺病毒相关病毒	基因组约为4.7kb;较低的免疫原性;可感染大多数细胞类型;可实现长期的转染	包装能力有限	遗传性疾病,肿瘤,神经性疾病,眼病,心血管疾病等

表 4-4-4　Ad, AAV, retrovirus 和 lentivirus 载体特性

特性	Ad	AAV	retrovirus	lentivirus
基因组	双链 DNA	单链 DNA	单链 RNA	单链 RNA
感染分裂期细胞	是	是	是	是
感染非分裂期细胞	是	是	是	否
基因组随机整合	否	是 / 否	是	是
包装能力	8~30kb	3.5~4.0kb	7~8kb	7~8kb
免疫反应	高	很低	低	中等
转导效率	高	中等	中等	中等

(三)递送或给药途径

给药途径包括羊膜腔内注射,子宫内经超声引导的胎儿静脉、颅内、肌肉或腹腔注入病毒载体。给药途径主要根据疾病的特征确定,如戈谢病影响到神经系统发育,因此可在超声引导下通过颅内给药;β- 地中海贫血是血液性疾病,可通过卵黄静脉给药。

(四)治疗窗口的选择

一个最佳的治疗窗口可以有效地治疗出生前就开始的疾病。如果治疗窗口过早,可能会编辑生殖细胞,影响到精子或卵子。如果治疗窗口过晚,可能不能有效地对某些组织干细胞进行编辑。

Glazer 等人的研究结果很好地说明了治疗窗口选择的重要性。他们在小鼠胚胎发育的第15.5天通过羊膜腔内注入纳米颗粒,3小时后未能在胎肺和肠道中检测到荧光信号,而在16.5天注入则可明显检测到信号,这说明宫内基因治疗的窗口会影响到基因治疗的效率。

(五)宫内基因治疗的疾病选择

产后基因治疗已经研究多年,目前有多个涉及产后基因治疗的临床试验正在进行中,如利用CRISPR/Cas9 治疗 β- 地中海贫血,但胎儿基因治疗尚未进入临床试验。胎儿基因治疗的进展或研究没有像产后基因治疗发展迅猛的关键原因在

于,一旦明确疾病可以在产后治疗,那么宫内基因治疗就没有意义了,除非有十分充足的理由需要进行宫内基因治疗。因此宫内基因治疗适用于哪类遗传疾病是首先要考虑的问题。

宫内基因治疗的疾病通常需具备以下特点:

1. 所选择的疾病是致命的、早发性遗传病。

2. 致病基因明确,临床表型明显,具有可观察的病理改变。

3. 产后基因治疗无效,没有其他替代疗法或者替代疗法有明显并发症。

4. 产前可以诊断,临床医生在检测出疾病时,对疾病的严重程度有充足的把握,以保证宫内基因治疗的必要性。

（六）风险及伦理

宫内基因治疗是一把双刃剑,该疗法在治疗出生前就受到不可逆损害并表现出症状的疾病或出生后很快表现出明显表型的疾病具有明显优势,但仍存在很多风险,如导入的基因能否在特定的时间到达特定的靶细胞或器官,载体的选择以及基因表达情况等。

宫内基因治疗的时间越早,基因到达靶细胞的概率就越大,越能靶向快速增殖的干细胞群,但是生殖细胞被编辑的可能性也越大,而这些细胞最终会发育为精子和卵子而遗传给后代,因此有科学家认为宫内基因治疗存在伦理问题。虽然Porada等在对羊的宫内基因治疗模型研究中没有在生殖细胞内发现病毒成分,但不能排除增加病毒滴度、改变病毒种类及注射孕龄是否会影响生殖细胞。

任何的产前干预对胎儿的影响都是复杂的,胎儿基因治疗可能也会影响母亲。Woo等人将重组腺病毒载体直接注射到小鼠胎盘以及Porada等人将细胞注射到胎羊腹腔的研究中,在母体中都检测到了病毒成分。病毒载体可能会不恰当地整合到母体基因组,有引发癌症的风险。

因此宫内基因治疗在临床试验的应用还有很长的路,需要在动物模型,特别是大型动物模型上对宫内基因治疗进行整体评估后,先在儿童患者身上试验,然后在婴儿患者身上试验,最后再在子宫内试验。相信随着基因治疗方法的不断完善,宫内基因治疗会有广阔的应用前景。

（林 戈）

参 考 文 献

[1] 陈竺. 医学遗传学[M]. 2版. 北京: 人民卫生出版社, 2010.

[2] 胡小丹, 游敏, 罗文新. 基因编辑技术[J]. 中国生物化学与分子生物学报, 2018, 34(3): 267-277.

[3] 李美姿, 姜梦迪, 黄楷. 表观遗传学与哺乳动物配子和胚胎发生发育的研究进展[J]. 中国男科学杂志, 2015, 29(1): 63-66.

[4] 龙晓宇, 乔杰. 精准医疗在生殖医学临床中的应用[J]. 实用妇产科杂志, 2017, 33(6): 13-16.

[5] 陆国辉, 徐湘民. 临床遗传咨询[M]. 北京: 北京大学医学出版社, 2007.

[6] 熊承良, 商学军, 刘继红. 人类精子学[M]. 北京: 人民卫生出版社, 2013.

[7] Bacman SR, Siôn L Williams, Pinto M, et al. Specific elimination of mutant mitochondrial genomes in patient-derived cells by mitoTALENs[J]. Nature medicine, 2013, 19(9): 1111-1113.

[8] Biesecker LG, Spinner NB. A genomic view of mosaicism and human disease[J]. Nat Rev Genet, 2013, 14: 307-320.

[9] Caburet S, Arboleda VA, Llano E, et al. Mutant cohesin in premature ovarian failure[J]. New Engl J Med, 2014, 370(10): 943-949.

[10] Carone BR, Fauquier L, Habib N. Paternally Induced Transgenerational Environmental Reprogramming of Metabolic Gene Expression in Mammals[J]. Cell, 2010, 143: 1084-1096.

[11] Coutton C, Escoffier J, Martinez G, et al. Teratozoospermia: spotlight on the main genetic actors in the human[J]. Hum Reprod Update, 2015, 21(4): 455-485.

[12] DeWeerdt S. Prenatal gene therapy offers the earliest possible cure[J]. Nature, 2018, 564(7735): S6-S8.

[13] Elizabeth JR, Mitsuteru I, Hui S, et al. In utero undernourishment perturbs the adult sperm methylome and intergenerational metabolism[J]. Science, 2014, 354: 733-734.

[14] Geurts AM, Cost GJ, Freyvert Y, et al. Knockout Rats via Embryo Microinjection of Zinc-Finger Nucleases

[J]. Science, 2009, 325 (5939): 433-433.

[15] Gou L, Kang J, Dai P, et al. Ubiquitination-Deficient Mutations in Human Piwi Cause Male Infertility by Impairing Histone-to-Protamine Exchange during Spermiogenesis [J]. Cell, 2017, 169 (6): 1090-1104.

[16] He WB, Tu CF, Liu Q, et al. *DMC1* mutation that causes human non-obstructive azoospermia and premature ovarian insufficiency identified by whole-exome sequencing [J]. J Med Genet, 2018, 55 (3): 198-204.

[17] Inhorn MC, Patrizio P. Infertility around the globe: new thinking on gender, reproductive technologies and global movements in the 21st century [J]. Hum Reprod Update, 2015, 21 (4): 411-426.

[18] Krausz C, Casamonti E. Spermatogenic failure and the Y chromosome [J]. Hum Genet, 2017, 136 (5): 637-655.

[19] MacKenzie TC. Future AAVenues for In Utero Gene Therapy [J]. Cell stem cell, 2018, 23 (3): 320-321.

[20] Manguso RT, Pope HW, Zimmer MD, et al. In vivo CRISPR screening identifies Ptpn2 as a cancer immunotherapy target [J]. Nature, 2017, 547 (7664): 413-418.

[21] Massaro G, Mattar CNZ, Wong AMS, et al. Fetal gene therapy for neurodegenerative disease of infants [J]. Nat Med, 2018, 24 (9): 1317-1323.

[22] Oud MS, Volozonoka L, Smits RM, et al. A systematic review and standardized clinical validity assessment of male infertility genes [J]. Human reproduction, 2019, 34 (5): 932-941.

[23] Porada CD, Tran N, Eglitis M, et al. In utero gene therapy: transfer and long-term expression of the bacterial neo (r) gene in sheep after direct injection of retroviral vectors into preimmune fetuses [J].

Hum Gene Ther, 1998, 9 (11): 1571-1585.

[24] Qian MX, Pang Y, Liu CH, et al. Acetylation-mediated proteasomal degradation of core histones during DNA repair and spermatogenesis [J]. Cell, 2013, 153 (5): 1012-1024.

[25] Ricciardi AS, Bahal R, Farrelly JS. In utero nanoparticle delivery for site-specific genome editing [J], Nat Commun, 2018, 9 (1): 2481.

[26] Strachan T, Read AP. Human Molecular Genetics [M]. 4th ed. London: Garland Science. 2011.

[27] Tan YQ, Tu C, Meng L, et al. Loss-of-function mutations in *TDRD7* lead to a rare novel syndrome combining congenital cataract and nonobstructive azoospermia in humans [J]. Genet Med, 2019, 21 (5): 1209-1217.

[28] Wei Y, Yang CR, Wei YP. Paternally induced transgenerational inheritance of susceptibility to diabetes in mammals [J]. Proc Natl Acad Sci USA, 2014, 111: 1873-1878.

[29] Woo YJ, Raju GP, Swain JL, et al. In utero cardiac gene transfer via intraplacental delivery of recombinant adenovirus [J]. Circulation, 1997, 96 (10): 3561-3569.

[30] Xu Y, Shi Y, Fu J, et al. Mutations in *PADI6* cause female infertility characterized by early embryonic arrest [J]. Am J Hum Genet, 2016, 99 (3): 744-752.

[31] Yatsenko AN, Georgiadis AP, Ropke A, et al. X-linked *TEX11* mutations, meiotic arrest, and azoospermia in infertile men [J]. New Engl J Med, 2015, 372 (22): 2097-2107.

[32] Zenk F, Loeser E, Schiavo R, et al. Germ line-inherited H3K27me3 restricts enhancer function during maternal-to-zygotic transition [J]. Science, 2017, 357 (6347): 212-216.

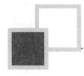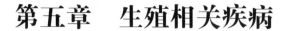

第五章　生殖相关疾病

第一节　生殖相关疾病概述及流行病学

世界卫生组织将生殖健康定义为"身体、心理和社会的完好状态中完成生殖过程，而不仅是生殖过程中没有疾病和紊乱"。这一定义内涵广泛，涵盖了人的生殖能力，妇女的安全妊娠和分娩，婴儿的存活与健康成长等多个范畴。然而，人类生殖健康长期以来始终受到生殖道畸形、排卵障碍、输卵管功能异常、子宫内膜异位症、生殖相关肿瘤等相关疾病的困扰，对生殖健康造成了严峻挑战。世界卫生组织 2010 年公布的 190 多个国家和地区的数据显示，全球 20~44 岁有怀孕意愿的女性中，有 12.4% 因生殖相关疾病而无法怀孕。1990 年至 2010 年，尽管不孕症患病率有下降趋势，但由于全球人口增加，受生殖相关疾病困扰的夫妇数量从 4 200 万对上升至 4 850 万对。因此，生殖相关疾病长期以来始终是生殖健康研究领域的核心挑战。本节内容将针对主要生殖相关疾病的流行病学现状、影响因素和研究方法作简要概述。

一、主要生殖相关疾病概述

1. **生殖道异常**　正常的生殖道解剖结构是具备生殖能力的基本前提。男女两性的生殖系统尽管有共同的发育起源，但在出生时其结构及功能已完全不同，因此男女生殖道先天畸形的表现也存在明显差异。女性生殖道发育异常是女性人群中较为常见的一类疾病，是导致女性不孕的重要因素之一，发病率为 0.1%~5.0%，在不孕和反复流产的妇女中发病率可高达 7%。不同研究所报道的发病率存在差异，但均处于较高水平。常见

的生殖道异常是导致女性不孕的重要因素，同时也可能引起妇科症状和其他严重生殖道问题。女性生殖道畸形，可能是遗传起源，也有可能是环境致畸化学物，或者环境因素与遗传因素交互作用的结果，但具体原因尚不明确。可以肯定的是，生殖道畸形是由多种基因参与调控，多种环境危险因素共同作用的一类疾病。男性生殖道异常较为少见，如阴茎发育不全者，约每 3 000 万活产中才会出现 1 例。造成阴茎发育不全的原因主要是生殖器结节未能够完全发育，这类畸形常与其他主要类型的组织器官畸形相伴发生。

2. **多囊卵巢综合征**　多囊卵巢综合征（polycystic ovary syndrome, PCOS）是育龄女性最常见的内分泌异常疾病。其定义尚未形成共识，目前主要参照 1990 年由美国国立卫生研究院（NIH）发布的诊断标准（NIH-NICHD）：PCOS 是以稀发排卵或无排卵、高雄激素或胰岛素抵抗、多囊卵巢为特征的内分泌紊乱的综合征。由于诊断标准并不完全统一以及可能的种族差异，世界范围内不同研究关于育龄女性 PCOS 发病率的报道差异较大，为 4%~21%。我国流行病学调查结果显示，中国社区育龄女性 PCOS 患病率为 5.6%。总体来看 PCOS 的病因尚未完全明确，目前认为其危险因素主要有肥胖症、缺乏运动、家族病史等。也有证据表明，PCOS 是一类 X 染色体显性遗传疾病，但其家庭聚集性所表现出的情况并不完全符合 X 染色体显性遗传的模式。

3. **卵巢功能早衰**　卵巢功能早衰（premature ovarian failure, POF）约发生在 1% 的妇女中，其定义为 40 岁前发生月经稀发或闭经，连续间隔两次检测均可检出显著上升的血清卵泡刺激素（FSH）。人群绝经时间平均为 50 岁左右，通常呈现正态分布，仅有 1%~2% 的人的绝经年龄高于 60 岁，还有 1%~2% 的人低于 40 岁就绝经，即

"卵巢功能早衰"。自 20 世纪下半叶以来，与月经初潮年龄的显著下降不同，绝经年龄始终保持平稳。绝经年龄主要由遗传因素决定，但也会受到环境因素的影响，例如吸烟等不良行为生活方式，此外还与感染以及自身免疫和代谢情况密切相关，也常发生在肿瘤的治疗和手术之后。卵巢功能早衰以窦卵泡计数减少为重要标志。

4. 输卵管性不孕 输卵管性不孕是指由于输卵管功能障碍或结构异常所引起的不孕。盆腔的输卵管阻塞或粘连是引起女性不孕的重要原因。不孕不育的夫妇中，大约 35% 不孕不育为输卵管因素，而女性不孕的原因有大约 50% 和输卵管因素有关。内毒素的破坏、输卵管阻塞、输卵管周围和卵巢周围的粘连等可抑制卵子的捡拾和转运，是最主要发病原因。通常由盆腔炎性疾病、不当的外科治疗，特别是盆腔手术和子宫内膜异位症引起。其中，盆腔炎长期以来被认为是输卵管不孕的首要原因。沙眼衣原体、淋球菌、厌氧病原体是最常见的引起女性盆腔感染的原因。据世界卫生组织数据估计，全球 2012 年新感染沙眼衣原体的人数超过 1.2 亿。此外，盆腔结核、盆腔手术导致的粘连、阑尾穿孔等均会增加输卵管性不孕的风险。

5. 子宫内膜异位症 子宫内膜异位症（endometriosis，EM）是常见的妇科疾病，其本质是一个病理性的盆腔炎症过程，可引起不孕。其患病率在育龄女性中为 0.8%~6.0%，而在不孕不育女性中，这一比例可能高达 20%~50%，不同研究间的差异可能是诊断标准不同而导致。也有证据表明，子宫内膜异位症在亚洲女性中更为高发，在不孕患者中，患中度和重度子宫内膜异位症患者的比例显著高于做腹腔镜绝育手术的正常妇女。目前其发生原因还不明确，可能有一定的遗传性。子宫内膜异位症引起不孕的机制包括解剖学的形态异常，常由粘连和纤维化导致，也常伴有内分泌异常和免疫失调。

6. 子宫内膜容受性异常 子宫内膜容受性是指子宫内膜对胚胎的接受能力，即子宫内膜处于一种允许囊胚定位、黏附、侵入并使内膜腺体间质发生改变从而导致胚胎着床的状态。当子宫内膜容受性异常，会影响受精卵的着床，导致不孕症或影响辅助生殖技术的成功率。常见的一些损伤子宫内膜的因素都可能影响子宫内膜的容受性，如宫腔黏连、子宫内膜炎、人工流产手术史等。此外，子宫内膜息肉可以导致子宫内膜容受性下降，进而降低胚胎种植潜能，增加早期妊娠丢失风险。子宫肌瘤可通过影响宫腔形态、子宫内膜容受性和性功能从而造成不孕。对于辅助生殖治疗而言，人绒毛膜促性腺激素给药日子宫内膜厚度作为子宫内膜容受性的重要标志，已经有大量研究表明，其与辅助生殖治疗的结局显著相关。有研究者认为厚度 7~14mm 的子宫内膜是较为理想的条件，但目前尚未形成广泛共识。

7. 无精子症 无精子症（azoospermia）是指 3 次以上精液检查均未发现精子者，大约 15% 的不育男性患有该疾病。无精子症分为梗阻性和非梗阻性两大类。梗阻性无精子症约占 40%，主要表现为输精管、射精管等管道系统的物理性梗阻，通常具有正常的内分泌和外分泌功能，以及正常的睾丸生精功能。非梗阻性无精子症是由原发性睾丸功能衰竭、继发性睾丸功能衰竭等病理因素引起，约占无精子症患者的 60%。目前认为无精子症是环境危险因素和遗传因素共同作用的结果。环境内分泌干扰物（EDCs）暴露、空气和水污染等因素已经被证明与不良的生精功能和降低的精液质量显著有关。此外，最近的研究也发现病原体感染能导致睾丸损伤进而引起精子发生障碍。在遗传因素方面，除了无精子症因子（*AZF*）Y 染色体区域的缺失，研究已表明基因的变异与突变也是人类精子发生障碍的重要遗传因素。我国研究团队也在国际上首次报道 *PRMT6*、*PEX10*、*SOX5* 等基因的遗传变异影响无精子症的遗传易感性。

8. 生殖系统肿瘤 生殖系统肿瘤是指发生在男、女性内外生殖器官的各个部位的良性和恶性肿瘤。这类肿瘤涵盖组织器官广泛，严重损害人群生殖健康。生殖系统肿瘤与生殖功能的关系主要体现在以下几个方面。首先，生殖器官肿瘤因器质性病变影响生殖功能。例如，睾丸癌发病率在过去的 40 多年间升高了一倍，为 3/10 万 ~ 10/10 万，大多数睾丸癌患者正处于育龄期，因此与不育密切相关。另外，肿瘤治疗措施是造成生殖功能损害的重要原因。一些肿瘤的外科治疗措施可直接导致生殖器官的摘除或者生育功能的丧失。化疗作为治疗恶性肿瘤的主要治疗方法之一，其对卵母细胞的毒性作用可严重影响生殖细胞功能，从而导致女性提前绝经；对于男性则造成生精功能障碍，进而引起少精子症甚至无精子症而造成不育。放射治疗对于青少年和儿童肿瘤，以及年轻的育龄期女性的生育能力有显著不良影响。精子对于放射线极为敏感，非常小剂量的放疗就会导致少精子症甚至无精子症。

9. **甲状腺疾病与生殖障碍** 甲状腺疾病是最常见的内分泌问题之一。主要表现为由碘缺乏、甲状腺自身免疫性疾病等导致甲状腺功能异常。甲状腺疾病在育龄妇女中发病率较高。因其对内分泌性腺轴的关键调控作用，对维持正常的生殖能力至关重要。一方面，甲状腺激素是性激素结合蛋白、催乳素、促性腺激素释放激素等合成的主要调控因子之一。另一方面，甲状腺激素可以通过直接作用于生殖器官而干扰正常的排卵周期。而且，黄体生成素和卵泡刺激素的功能可以被甲状腺激素增强，从而进一步在受精和胚胎发育中发挥调控作用。甲状腺功能异常能够导致月经失调，排卵障碍，进而引起不孕。有研究发现，与能够生育的女性相比，不孕症妇女甲状腺自身免疫性疾病的患病率增加。也有证据表明，不孕的女性甲状腺抗体水平显著高于对照组。此外，还有证据提示，甲状腺疾病患者接受辅助生殖治疗的成功率较低，但这些证据仍需进一步证实。

10. **自然流产** 自然流产（spontaneous abortion）是一种常见的不良妊娠结局，也是妇产科的常见疾病。10%~28%可识别的妊娠以自然流产告终。世界卫生组织对自然流产的定义为：宫内妊娠未满28周（从末次月经算起）的非故意妊娠终止，且胎儿在排出母体前已经死亡，我国也采用此定义。近年来研究显示，全球自然流产发生率维持在15%左右。从地区分布上看，自然流产的比例存在明显的地区差异，如美国2011年报道自然流产率约为13.5%，个别地区如埃及、肯尼亚等也曾有报道达到或超过20%。我国自然流产发生率基本与世界平均水平接近，近年来数据显示在6%~14%，而且呈现出城市低于农村的现象。自然流产的危险随妇女年龄的上升而增加，其上升趋势从30~35岁开始明显加大。此外，吸烟已经被证明与自然流产相关，能够增加30%~120%的

相对危险度，且与吸烟量有相关性。经常性的饮酒、流产史、职业危害也已经被大样本人群研究证明是自然流产的危险因素。染色体异常在自然流产中起着重要的作用，55%~65%的自然流产发生在有染色体异常的胎儿。

11. **早产和低出生体重** 早产（preterm birth）是指妊娠在满28周至不满37周间分娩者。分娩出的新生儿一般体重小于2 500g。早产占所有分娩数的5%~13%，早产儿约15%于新生儿期死亡。低出生体重是指出生体重小于2 500g的早产儿或宫内发育迟缓儿，后者又叫足月低体重儿。通常把出生体重小于1 500g者称为低出生体重，把出生体重小于1 000g者称为极低出生体重。早产是新生儿死亡的首要原因。全球每年有超过1 500万早产儿出生，60%以上发生在撒哈拉以南地区和亚洲。有一项欧洲的研究表明，自2008年金融危机以来，欧洲低出生体重的发生率有增加趋势；澳大利亚一项研究表明1986—2014年，早产发生率从5.1%上升至7.1%。胎儿宫内生长发育受母体与胎儿双重影响，既包括先天遗传因素，也包括后天环境因素，如孕妇的疾病史、妊娠期并发症、不良行为生活方式等。

12. **出生缺陷** 出生缺陷（birth defect）是指胚胎在宫内因遗传或环境危险因素而引起的先天性畸形或生理功能障碍，即形态结构的异常和功能、代谢、行为、精神、遗传的异常。出生缺陷不仅易造成胎儿早期夭折如流产、死胎等，也是导致婴儿期死亡的重要原因之一，存活者也会由于治疗困难而致终生病残。根据世界卫生组织最新数据显示，发达国家、中等收入国家和低收入国家的出生缺陷发生率分别为4.72%、5.57%和6.42%。我国出生缺陷发生率约为5.6%，与世界中等收入国家的平均水平接近，每年新增出生缺陷数约90万例，其中肉眼可见出生缺陷约有25万例。美国出生缺陷监测系统（MACDP）的历年监测资料可看出，高加索人的出生缺陷率显著高于尼格罗人，特别是非西班牙裔白人的发病率最高。分娩时母亲年龄在35岁及以上，所产婴儿患唐氏综合征的危险性增高。此外，有研究发现一些出生缺陷均存在明显的性别差异，如：神经管缺陷和围生儿畸胎瘤发生率均是女性胎儿明显高于男性。一般认

为,由染色体畸变、基因突变等遗传因素导致的出生缺陷占 20%~30%。营养膳食、孕期感染、药物暴露等也被认为能够影响子代出生缺陷发生风险。多数疾病都是遗传和环境共同作用的结果。

二、生殖相关疾病的主要影响因素

1. 人口学和社会因素 随着年龄的增长,女性卵巢储备功能下降,内分泌水平等变化都可造成女性受孕率下降,这种趋势在 35 岁后更加明显。年龄增长不仅影响受孕率,还影响其他生殖相关疾病的发生,包括子宫肌瘤、输卵管疾病以及子宫内膜异位症等。有报道指出不孕症发生率与文化程度也存在关系,这与高文化程度人群生育意愿的下降有关。美国的人群数据显示尼格罗人不孕率高于高加索人。我国的数据也指出汉族妇女不孕率较少数民族低。

2. 吸烟 许多病例对照研究和队列研究结果都表明吸烟者不孕的危险性增高。与不吸烟者比较,女性吸烟者生育时间显著推迟,且与吸烟量有相关性。吸烟可使 PCOS 患者的血清睾酮水平增加,从而加剧 PCOS 的严重程度。吸烟被认为也是男性不育的一个危险因素,研究发现男性吸烟可能会降低精子的密度、运动能力,影响精子的功能。

3. 感染因素 目前已知淋球菌、沙眼衣原体和支原体等可引起女性生殖道的急慢性感染,导致慢性盆腔炎,进而引起输卵管闭锁而造成不孕。尚未生育且有多个性伴的妇女可能增加感染机会,而导致其将来输卵管性不孕的风险增加。另外,在感染性传播疾病后,机体的器质性病变和免疫功能变化也可影响妇女的生育能力。在性传播感染中,沙眼衣原体感染被报道最多,约有 20% 的下生殖道沙眼衣原体感染的妇女发展为盆腔炎,3% 发生不孕,2% 导致不良妊娠结局。此外,淋病也被认为是引起继发不育和生育力低下的常见病因。近年来在非洲撒哈拉以南地区出现的人口显著下降,一方面是由于大量成年人感染 HIV,另一方面也与妇女感染 HIV 后的不孕有关。

4. 避孕和人工流产 队列研究结果显示,口服避孕药停用后会出现妊娠延迟的现象甚至不孕。另有研究表明,使用宫内节育器的妇女可能引起盆腔炎,继而产生妊娠延期及导致不育。人工流产尤其是非法人工流产,可造成子宫内膜损伤、子宫和盆腔继发感染等进而导致继发不育的危险性增加。

5. 职业危害因素 国内外学者对职业暴露与不育的关系进行了诸多研究,发现职业因素如高温、电离辐射、铅、无机汞、氯丙烷、甾酮类等可直接干扰精子形成或激素调节进而影响男性生育力。还有研究报道皮革制造工、接触放射线、接触有机溶剂等可通过影响精子功能进而增加男性不育的风险。

6. 遗传因素 男性和女性的生育能力都已被证明与遗传因素有关。大量研究已经证实多囊卵巢综合征(PCOS)、卵巢功能早衰(POF)等引起女性不孕的重要因素受到遗传变异或突变的密切影响,而男性无精子症或少精子症的发生也受到遗传因素的调控。

7. 其他 妇女体重过轻、慢性营养不良、激素和避孕药服用、毒品等均可能引起不孕。此外,剧烈的体育锻炼也可能改变激素水平和月经周期,从而导致不孕。

三、生殖相关疾病常用流行病学研究方法

生殖相关疾病的流行病学研究可用于评估生殖健康需求、监测生殖健康问题变化趋势、监测生殖保健项目执行情况、评价干预的效果和影响、衡量生殖健康水平的地区差异。要探索这类科学问题会涉及各类主要流行病学方法,包括描述性研究、分析性研究(病例对照研究和队列研究)和实验性研究。

1. 经典生殖流行病学研究方法

(1)描述性研究(descriptive study):横断面研究是最主要的一类描述性研究,主要用于调查一定时间内特定人群中生殖健康相关事件的分布及其影响因素,为进一步的分析性研究提供基础资料。医院和其他保健单位的常规统计资料也是进行描述性流行病学研究的重要数据资源,可以在较短的时间内总结出相关的流行病学信息。纵向研究是在一个比较长的时间内对特定人群进行连续多次调查,以观察某疾病或健康结局随时间改变的动态变化。例如:近期欧洲一项生育率趋势及其决定因素的纵向研究发现,1970—2010

年,总生育率已经从 3.4 下降至 1.9。而与此相对应的是女性参加工作的比例从 22.4% 上升至 40.2%,反映了生育率的改变与女性的职业选择关系密切。监测(surveillance)则可以通过长期、系统地收集与生殖健康有关的卫生事件资料并对其全面分析,进而对评估相关的预防、保健对策与措施的效果以及卫生服务质量评价和改进具有重要作用。

(2)病例对照研究:病例对照研究(case-control study)是发现生殖健康相关疾病影响因素的常用方法,已广泛应用于不孕不育、自然流产和出生缺陷等的病因研究。与传统的病例对照研究相比,生殖相关研究有其自身的特点。第一,在研究对象的选择上与传统病例对照研究不同,病例的选择单位可以是个人,可以是一对夫妻。第二,资料的收集涉及核心家系全部成员,而不局限于直接的观察对象。第三,病例的定义和选择往往受对象是否就医、是否有统一的诊断方法等影响,易造成选择偏倚。

(3)队列研究:从准备妊娠开始至队列研究(cohort study)所关注的结局产生时间较短,因此队列研究在生殖领域具有重要价值。在研究对象选择时,应尽可能从较早的阶段纳入研究对象,条件允许的话也可以从妊娠前就进行纳入,这样做的优点在于能够更好地分析研究对象在妊娠早期,甚至是妊娠前暴露对妊娠结局或子代健康的影响。在研究设计时,应充分考虑研究对象的既往孕产史,因为怀孕史通常与目前生殖相关疾病的危险性有关,如果以前的自然流产也是由此次研究的暴露因素引起的,那么调整既往自然流产史可能会严重扭曲对危险度的估计。

(4)实验性研究:流行病学实验已广泛应用于生殖健康相关研究中。特别是近年来辅助生殖领域的随机对照试验取得了一系列重要成果,对于辅助生殖治疗临床实践的发展产生了巨大推动作用。例如:我国研究团队在国际顶级杂志上发表的随机对照试验首次报道,对于那些多囊卵巢综合征患者,采用冻融胚胎移植相比于新鲜胚胎移植可以获得更高的活产率,并可以避免卵巢过度刺激征。随后的另一项在排卵功能正常女性中的随机对照试验进一步发现单囊胚冻融胚胎移植比新鲜胚胎移植具有更高的活产率和更低的流产

率。总之,实验性研究方法(experimental study)因其在消除偏倚、控制混杂方面的特有优势,已经在生殖健康领域广泛应用,是评价生殖健康干预策略和技术的有效方法。

2. 基于大型出生队列的生殖医学研究 当前,流行病学研究已经不再局限于宏观人群数据的分析和单一分子标志的检测。包括基因组学、转录组学、表观组学、蛋白组学、代谢组学、暴露组学、微生物组学等新兴组学研究领域正随着各种高通量检测技术的进展而蓬勃发展。在这样的时代背景下,出生队列无疑是应对生殖相关疾病挑战,迎接技术变革,顺应时代发展的最重要的生殖医学研究基础工程,原因体现在以下三个方面:

(1)生殖相关疾病表型的特点:生殖相关疾病是一个广泛的范畴。它既涵盖影响人类生殖能力的主要疾病,如女性的卵巢功能早衰、多囊卵巢综合征等,以及男性的少弱精子症、无精子症等,也涉及妊娠期间的各类妊娠结局,如妊娠丢失等和分娩之后的出生结局,如出生缺陷等。总结起来生殖相关疾病具有几个特点:①人群复杂性,生殖相关疾病从人群上看,涉及男、女双方及其子代,他们之间存在着遗传、表观遗传的代际传递和环境暴露上的共同经历,这就为相关疾病的危险因素和发生机制研究造成了一个重大挑战;②疾病发生时期的复杂性,生殖相关疾病从时间阶段上看,存在于妊娠前,妊娠过程中,以及分娩之后的多个时期,每个时期的疾病的临床表现、流行病学特征、病因和危险因素的认识以及相应的防控手段均有显著不同。目前,对于妊娠前和妊娠过程中的生殖相关疾病,即不孕不育相关和不良妊娠结局相关的疾病,对于分娩之后的不良结局较少,其中一部分原因是一些出生后的疾病结局往往发生比较隐匿且可能需要相当长的时间才会表现出来。

(2)暴露因素的复杂性和多样性:研究者已形成广泛共识,认为生殖相关疾病是由遗传因素和环境因素两方面的原因所致。过去的四十多年间,西方男性精子浓度和总数都出现了显著的下降,最高降幅近六成,这说明环境和行为因素的变化是精液质量下降的主要原因。二代测序技术的发展也发现了多个影响男性精子发生的关键基因。然而,生殖相关疾病的遗传和环境因素评估

面临着巨大挑战。遗传因素的评价需要同时考虑男女双方因素。环境因素则需要对孕前和孕期生活环境、职业环境、行为习惯、营养膳食等全面评估。此外，不同时期、不同类型之间的暴露，往往存在复杂的共线性关系，这就给关联研究和交互作用分析造成巨大挑战。

（3）出生队列的设计特点和优势：大型出生队列是一个综合的纵向人群研究策略和人群研究资源系统。出生队列通常从孕期或孕前期招募研究夫妇，采集双方各阶段暴露信息，以及各种类型的生物样本，进而对生殖结局、妊娠结局、出生结局和子代远期健康进行长期随访。这样的研究设计可以实现对更加广义的生殖健康相关暴露与结局进行准确的收集、整合与分析。从遗传学的角度，拥有双亲及子代的生物样本，可以全面探讨父源和母源遗传因素对于子代结局的影响。而从环境因素的角度，出生队列不仅能提供父母双方孕前及孕期各类环境和行为因素，而且基于不同阶段的各种生物样本能够开展多组学检测，能够更进一步明确环境暴露的作用机制。再结合遗传因素进行环境遗传交互作用分析，可为深入探讨各类环境暴露与遗传因素影响疾病的作用机制提供重要线索。

总体看来，我国出生队列建设与研究既有机遇也有挑战。近几年来，我国积极借鉴国外成功经验先后建立起多个特色鲜明的出生队列，目前已经初具规模，逐渐形成了对于生殖医学研究的重要支撑能力。此外，随着辅助生殖技术的快速发展，辅助生殖人口及其子代数量快速增加，辅助生殖技术的安全性、有效性和父母源性因素对子代健康的影响等都缺乏有效评估。因此，我国在2016年启动"中国人群辅助生殖人口及子代队列建立与应用基础研究"，以实现为我国生殖相关疾病和辅助生殖人群健康相关研究建立系统性的国家级研究平台，该项目同时也填补了国际和国内辅助生殖人口出生队列的空白。与此同时，我们也应该清楚地认识到所面临的挑战。出生队列研究需要在研究体系设计、队列成员关怀、资源开放共享、资金政策支持等多个方面寻求持续的改进和完善，才能实现服务生殖医学研究的根本初衷。

（胡志斌）

第二节　女性性发育障碍疾病合并不育的围孕期管理

人类生殖系统发育的每个阶段都有着精密、复杂的调控网络。生殖系统的主要器官（睾丸/卵巢）在胚胎发育过程中起源于胚胎间质中胚层及其后的尿生殖嵴。临床上，生殖系统相关的很多先天性疾病与遗传相关。青春期可能发生多种发育异常的情况，包括时间异常，如性早熟、青春期迟缓；性器官分化和躯体发育异常，统称"性发育异常"。

性发育异常属于性发育障碍疾病（disorders of sex development, DSD），是一类先天性的由于染色体异常、性腺发育异常、外生殖器解剖学异常等所致的性发育障碍疾病，新生儿发病率为 1/4 500。正常性腺发育主要涉及三个方面的作用：①性别染色体（XY 和 XX）；②宫内调节性器官分化发育的相关因子；③下丘脑 - 垂体 - 性腺轴功能，任何环节发生异常均可导致性腺及性器官异常发育分化，出现性发育异常。2006 年，美国和欧洲儿科内分泌协会众多专家在芝加哥会议中达成共识，摒弃原有界定混淆又加剧患者心理负担的诸如假两性畸形（pseudohermaphroditism）、真两性畸形（hermaphroditism）、阴阳人（intersex）、性反转（sex reverse）等命名方式，分为性染色体性发育障碍，即 46,XY 性发育障碍和 46,XX 性发育障碍（表 5-2-1，表 5-2-2）。

表 5-2-1　性发育障碍疾病新旧命名对比

以前命名	新命名
阴阳人（intersex）	性发育障碍
男性假两性畸形，男性女性化	46,XY 性发育障碍
女性假两性畸形，女性男性化	46,XX 性发育障碍
真两性畸形	卵睾性发育障碍
表现为男性外表的 XX 或 XX 性反转	46,XX 睾丸型性发育障碍
XY 性反转	46,XY 完全型性腺发育障碍

表 5-2-2　性发育障碍疾病新分类及常见疾病举例

性染色体异常	46,XY 性发育障碍	46,XX 性发育障碍
45,X(Turner 综合征和变体)	性腺(睾丸)发育异常:①完全的性腺发育不全(Swyer 综合征);②部分的性腺发育不全;③性腺退化;④卵睾性发育异常	性腺(卵巢)发育异常:①卵睾性发育异常;②睾丸性发育异常(如 SRY 阳性,SOX9 重复);③性腺发育不全
47,XXY(Klinefelter 综合征和变体)	雄性激素合成或功能障碍:①雄激素合成障碍(如 17 羟类固醇脱氢酶缺乏、5α 还原酶缺陷、StAR 变异);②雄激素功能障碍(完全/部分性雄激素不敏感综合征);③促黄体生成素受体缺陷(支持细胞发育不全);④抗米勒管激素(AMH)和 AMH 受体异常(持续性米勒管综合征)	雄激素过剩:①胎儿(如 21 或 11 羟化酶缺乏症);②胎儿胎盘(如芳香化酶缺陷,P450 氧化还原酶缺陷);③母体(如黄体瘤,服用雄激素类药物等)
45,X/46,XY(混合性腺发育不全,卵睾性发育异常)		其他[如泄殖腔外翻、阴道闭锁、米勒肾颈胸体节复合异常)、其他综合征]
46,XX/46,XY(嵌合体,卵睾性发育异常)		

在女性 DSD 中,有一部分患者没有自然生育力,比如先天性性腺不发育等;有一部分患者具有相对正常的生育力,比如性早熟、体质性和功能性青春期迟缓等;而有一部分患者需要相应的医疗干预方可生育。本节将主要阐述后一组人群合并不育的诊治。

一、遗传性青春期延迟

青春期延迟是指女孩生长发育至 13 岁仍无乳房发育,男孩至 14 岁仍无睾丸体积增大。按照其发病机制可分为 3 类:①体质性青春期延迟(constitutional delayed puberty, CDP),是正常青春发育的变异类型,为暂时性青春发育延迟,此类患者青春发育启动时间推后,但最终可以完成自身正常的青春发育。体质性青春发育延迟是由于下丘脑 GnRH 脉冲式分泌功能延迟发动,生长激素基础值较低,患者的直系亲属多有青春发育延迟的病史,因此推测体质性青春发育延迟和遗传因素有关。②功能性青春期延迟,一般与遗传因素无关,多与全身疾病有关,常因慢性系统性疾病或营养不良所致,在原发疾病和营养状态改善后,能恢复正常青春发育。③性腺功能减退症,包括低促性腺激素性性腺功能减退症(hypogonadotropic hypogonadism)和高促性腺激素性性腺功能减退症(hypergonadotropic hypogonadism),为遗传性青春期发育延迟,需要进行长期的性激素替代治疗,

若不经治疗,患者可终生无第二性征发育,为永久性青春发育延迟。低促性腺激素性性腺功能减退症是由于缺乏 GnRH 脉冲分泌使 FSH 和 LH 分泌不足所致性征发育延迟,可分为下丘脑性依赖性、垂体性依赖性和下丘脑-垂体性依赖性,常见疾病如 Kallmann 综合征。高促性腺激素性性腺功能减退症与原发性性腺功能缺乏和甾体激素产生或作用障碍有关,三者均引起性腺甾体激素对下丘脑和垂体两个水平上的负反馈抑制丧失,血清促性腺激素水平升高,包括性染色体异常导致的性腺分化障碍(性腺发育不全)、性腺缺如及性腺损伤等,常见疾病如 Klinefelter 综合征(先天性睾丸发育不全综合征)、Turner 综合征(先天性卵巢发育不全综合征)、Noonan 综合征(先天性侏儒痴呆综合征)等。

二、先天性肾上腺皮质增生症

(一)概述

先天性肾上腺皮质增生症(congenital adrenal hyperplasia, CAH)是一种常见的遗传性内分泌疾病,为常染色体隐性遗传。肾上腺是人体重要的内分泌器官,位于两侧肾脏的上方。腺体分为皮质和髓质,周围是皮质,内部是髓质。正常肾上腺皮质激素合成时,胆固醇在各种酶的作用下转变为皮质醇、醛固酮和性激素。当皮质激素合成过程中各类酶先天出现缺陷时,皮质醇、皮质酮

合成减少,导致垂体前叶分泌促肾上腺皮质激素（ACTH）增多,肾上腺皮质受 ACTH 刺激而增生,从而引起一系列临床症状。

目前可识别的 CAH 包括:21-羟化酶缺陷、11β-羟化酶缺陷、17α-羟化酶/17,20 侧链裂解酶缺陷、3β-羟类固醇脱氢酶缺陷、细胞色素 P450 氧化还原酶缺陷、皮质酮甲基氧化酶缺陷和先天性类脂质性肾上腺增生。21-羟化酶缺陷（21-hydroxylase deficiency, 21-OHD）是 CAH 最常见的类型,占 90%~95%,亦是女性性分化异常最常见的原因。21-OHD 在美国、英国等 30 余个国家已经是新生儿的常规筛查项目,发生率有人种差异,多数报道为 1/18 000~1/14 000,国内较多地区已开展 21-OHD 的新生儿筛查,研究报道发生率为 1/16 466~1/12 200。酶缺陷程度因基因型而异,基因型和临床表型呈现一定的相关性。酶活性丧失的比例不同,患者症状的严重程度不一,临床上可分为典型 21-OHD 和非典型 21-OHD（非典型先天性肾上腺皮质增生症 NCCAH）两大类。典型 21-OHD 按醛固酮缺乏程度分为失盐型和单纯男性化型,这类患者往往在出生后已有肾上腺醛固酮分泌不足甚至肾上腺危象、女性生殖器官男性化的临床表现,因而出生后已经在儿科和内分泌科诊治。2016 年中华医学会儿科学分会内分泌遗传代谢病学组发布了 21-OHD 的诊治共识,主要针对的是新生儿和儿童患者的诊治。NCCAH 患者出生时正常,多数至青春期前后才有症状,甚至部分完全无症状仅在家系调查中发现,人群发生率应更为常见。国外由基于单体型相关研究的报道预测 NCCAH 的发生率在普通白种人为 1/1 000~1/500,2018 年美国最近的基因型分析提示在美国人群中发生率约为 1/200,我国尚缺乏 NCCAH 人群发生率的研究。对于成人 21-OHD 在育龄女性及围孕期如何管理目前国内尚无指南或共识。

（二）21-OHD 的诊断

21-OHD 的诊断依靠临床表现、生化和激素检测综合判断,必要时应用基因诊断。

1. 临床表现 成年女性 21-OHD 的临床表现主要有两方面,即下丘脑-垂体-卵巢轴功能紊乱和雄激素过多,前者包括月经异常、闭经、排卵障碍、不孕、卵巢多囊样改变,后者包括多毛、痤疮、脱发、秃头、阴蒂肥大。NCCAH 通常在青春期

或更晚时期才出现症状,也有患者无明显症状。

2. 辅助检查

（1）血清 17-羟孕酮:17-羟孕酮（17-hydroxyprogesterone, 17-OHP）升高是 21-OHD 的特异性诊断指标,也是治疗的主要监测指标,要求在卵泡期早晨（8 点前）空腹和服药前采血。当 17-OHP<200ng/dl（6nmol/L）时,不支持 21-OHD;当 17-OHP>1000ng/dl（30nmol/L）时,诊断考虑 21-OHD。对于 NCCAH,临床症状不典型且 17-OHP 正常,需在卵泡期空腹进行 ACTH 激发试验。250μg ACTH 静脉用药后 60 分钟测血 17-OHP 水平,如超过 30nmol/L 以上则可诊断。参照 2018 年美国内分泌学会发布的 21-OHD 临床实践指南,17-OHP 测定指导 21-OHD 的诊断界值见图 5-2-1。

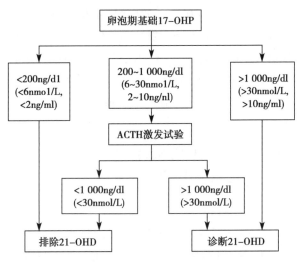

图 5-2-1 测定 17-羟孕酮诊断 21-OHD 的流程

（2）高雄激素血症:睾酮、雄烯二酮、脱氢表雄酮和硫酸脱氢表雄酮都有所升高,典型 21-OHD 较 NCCAH 患者激素改变更为明显。

（3）基础血清皮质醇和 ACTH:典型 21-OHD 血清皮质醇低下伴 ACTH 升高,而 NCCAH 患者皮质醇降低和 ACTH 升高不明显,两种激素基本在正常范围。

（4）影像学检查:肾上腺的 B 超或 CT 等影像学检查提示肾上腺皮质增生有助于诊断,但需与肾上腺肿瘤或其他肾上腺病变鉴别。

（5）*CYP21A2* 基因诊断:21-OHD 由 *CYP21A2* 基因突变引起,它编码 21-羟化酶（P450c21）。至今发现 *CYP21A2* 基因的突变类型百余种,80% 基因

型 - 表型有相关性。对于临床不能确诊的 21-OHD 或需与其他相关疾病鉴别时，需做基因诊断确诊。

（三）21-OHD 对女性生殖的影响

除了卵巢，肾上腺是女性合成并分泌甾体激素的重要器官。CAH 患者虽然性染色体和性腺无异常，但因性激素合成过程中各种酶的缺陷影响了性激素的产生和作用，导致性腺轴紊乱，造成女性生育力下降。不同分型的 21-OHD 生育力不同，失盐型显著降低，男性化型轻度降低，典型 21-OHD 经激素治疗后妊娠率可达 33%~60%。非典型患者生育力与普通人群基本相似，90% 可正常妊娠，其中超过 50% 的妊娠未进行不孕或 CAH 的治疗。

21-OHD 对女性生殖系统和生育潜能的影响：①因宫内受高雄激素作用，患者外生殖器出现不同程度的男性化，轻者阴蒂肥大，重者阴蒂增大似男性阴茎，阴道与尿道共同开口于泌尿生殖窦内；②外生殖器矫形手术后阴道挛缩狭窄，性交困难，阴道长度和阴蒂敏感性受影响，患者对性生活满意度下降；③肾上腺来源的高雄激素干扰促性腺激素释放激素（GnRH）/ 黄体生成素（LH）的脉冲分泌，抑制卵巢的卵泡发育；④肾上腺来源的高孕激素使宫颈黏液变黏稠，不利于精子穿透，抑制子宫内膜增长，影响内膜形态，干扰内膜容受性，抑制输卵管蠕动，同时也抑制卵泡发育；⑤异常的激素干扰下丘脑 - 垂体 - 卵巢轴的内分泌功能，常合并 LH 升高和卵巢来源的雄激素增多，引起卵巢多囊样（PCO）改变；⑥多种社会心理因素导致部分 21-OHD 患者无生育需求。因外生殖器性别模糊，少数患者选择男性社会性别；有些患者无性行为，有些是同性或双性性取向。

（四）21-OHD 的促生育治疗

1. 糖皮质激素治疗 21-OHD 采用糖皮质激素和盐皮质激素治疗的目的是恢复和维持水电解质平衡，抑制 ACTH 分泌，从而减少肾上腺来源的 19- 碳甾体激素合成，有效地抑制高雄激素血症和高孕酮血症。糖皮质激素治疗的具体用药见表 5-2-3。失盐型在妊娠前往往需要糖皮质激素联合盐皮质激素治疗。无排卵是导致 21-OHD 女性生育力低下的主要原因，21-OHD 患者经糖皮质激素治疗可以有效地控制疾病和恢复排卵，部分患者可正常怀孕。若有排卵而没有怀孕，建议检测卵泡期的孕酮水平，并增加糖皮质激素用量进一步抑制孕酮生成。对于治疗效果欠佳者，可适量补充盐皮质激素。治疗过程中需监测 17-OHP 和雄烯二酮来评估 21-OHD 的治疗效果，若 17-OHP 和雄烯二酮水平处于正常范围的高值或轻度升高，提示达到治疗效果；若 17-OHP 被完全抑制，提示过度治疗。

表 5-2-3 21-OHD 患者糖皮质激素治疗药物推荐

糖皮质激素种类	推荐剂量 /(mg·d⁻¹)	日次数
氢化可的松	15~25	2~3
泼尼松	5~7.5	2
泼尼松龙	4~6	2
甲泼尼龙	4~6	2
地塞米松	0.25~0.5	1
氟氢可的松	0.05~0.2	1~2

2. 抗高雄激素治疗 口服避孕药可以有效地抑制肾上腺和卵巢来源的雄激素合成，而不影响皮质醇、血压、肾素活性和血钾水平。对于典型 21-OHD，口服避孕药不能代替糖皮质激素治疗。但对于有症状的 NCCAH，优选口服避孕药治疗。螺内酯也可用于缓解高雄激素症状，但对于失盐型 21-OHD，螺内酯是相对禁忌的，因为它属于盐皮质激素拮抗剂，会引起血容量减少。

3. 促排卵治疗 对于糖皮质激素治疗后仍无排卵者，可予氯米芬或促性腺激素促排卵。氯米芬亦可作为拒绝糖皮质激素治疗的替代方案。

4. 手术治疗 对于上述治疗仍无效者，谨慎选择肾上腺切除术。手术治疗虽然可以有效地消除肾上腺来源的雄激素，但存在破坏皮质醇和醛固酮合成以及潜在肾上腺功能不全的风险。

（五）21-OHD 围孕期糖皮质激素治疗

1. 围孕期糖皮质激素治疗原则 21-OHD 女性患者妊娠期糖皮质激素治疗在医学伦理上存在争议，因为理论上一名 21-OHD 妇女生育罹患 21-OHD 的女婴概率仅为 1/8，也就是说，7/8 的婴儿（其中 1/4 为正常胎儿，1/2 为杂合子，1/8 为罹患 CAH 的男婴）接受了不必要的糖皮质激素治疗。对于准备怀孕的女性，卵泡期血清孕酮水平应控制小于 2.0nmol/L（0.6ng/mL），可换用长效的糖皮质激素如泼尼松、地塞米松。

NCCAH 女性采用糖皮质激素治疗的必要性还缺乏数据。文献报道 NCCAH 患者在明确诊断前妊娠的流产率可高达 25%，而明确诊断并采取相应治疗措施可明显降低妊娠丢失的风险。因此，对于未经治疗已自然怀孕者，妊娠后无需药物治疗；对于有不孕或流产史的患者，推荐采用不经过胎盘的糖皮质激素。

2. 围孕期糖皮质激素治疗的制剂和剂量　对于怀孕或正在尝试怀孕的女性，反对使用可经过胎盘的糖皮质激素，如地塞米松。地塞米松是长效制剂，对孕妇肾上腺的抑制作用强，易出现类似库欣综合征的副作用，且不被胎盘的 11β- 羟基类固醇脱氢酶灭活，通过胎盘后抑制胎儿的肾上腺。氢化可的松是妊娠期首选用药，它通过胎盘时失活，无胎儿暴露风险。

目前没有 21-OHD 妊娠期糖皮质激素剂量管理的数据或指南。妊娠时高孕酮水平会竞争盐皮质激素受体，理论上需增加糖皮质激素的剂量，但缺乏这方面的研究，另外临床实践中没有生化标记物或其他指标用于妊娠期的追踪随访，因此，妊娠后推荐继续孕前的糖皮质激素剂量，如果出现糖皮质激素不全的症状和体征，再进行药物剂量调整。2018 年美国内分泌学会推荐在妊娠中期或后期评估患者增加糖皮质激素药量的必要性，并在分娩时给予应激剂量。

3. 围孕期糖皮质激素治疗的监测　妊娠期因性激素结合蛋白和皮质激素结合蛋白增加，雄激素和皮质醇水平逐渐升高。孕妇 17-OHP 水平升高，不能用于糖皮质激素治疗的监测。因长期糖皮质激素应用会增加肥胖和妊娠期糖尿病的风险，建议在妊娠前进行初次评估，妊娠中期进行再次评估。应注意监测评估 21-OHD 患者肾上腺功能不全的表现（如体位性低血压）。因既往阴道手术史和头盆不称等原因，剖宫产是最常见的分娩方式。

（潘　萍　杨冬梓）

第三节　输卵管因素不孕

女性输卵管在早期卵子受精，胚胎运送中具有关键作用，参与多个生理步骤。由输卵管异常引起的不孕症称为输卵管性不孕，占女性不孕因素的 25%~35%，是导致女性不孕的最主要病因之一。多种病变如输卵管炎症等可引起输卵管通畅性改变，另有输卵管手术、输卵管畸形等因素也可导致输卵管结构的改变，以上异常均可影响输卵管拾卵和运送胚胎的功能，从而导致不孕。近 20 多年来，对于输卵管性不孕患者的治疗方案由既往传统的外科手术治疗逐渐被如今新兴的辅助生殖技术替代，输卵管性不孕患者的临床决策仍是生殖界广泛关注的问题。

一、输卵管的解剖与生理

（一）输卵管的形态与结构

1. 大体解剖　输卵管为一对细长而弯曲的肌性管道，为卵子与精子结合的场所，也是运送受精卵的通道。输卵管位于阔韧带上缘内，内侧与子宫角相连通，外端游离呈伞状，与卵巢相近，全长 8~14cm。根据输卵管的形态，由内向外分为 4 部分：

（1）间质部：潜行于子宫壁内的部分，长约 1cm，管腔最窄。

（2）峡部：在间质部外侧，细而较直，管腔较窄，血管分布少，长 2~3cm，输卵管结扎术多在此部施行。

（3）壶腹部：在峡部外侧，壁薄，管腔宽大且弯曲，长 5~8cm，内含丰富皱襞，血供丰富，约占输卵管全长的 2/3，受精常发生于此。

（4）伞部：在输卵管最外侧端，长 1~1.5cm，开口于腹腔，管口处有许多指状突起，有"拾卵"作用。

2. 组织学构造　输卵管的管壁由 3 层构成。外层为浆膜层，为腹膜的一部分即阔韧带上缘。中层为平滑肌层，输卵管肌层分为内环和外纵两层，壶腹部肌层较薄，峡部肌层最厚，输卵管肌肉活动呈节段性收缩和蠕动，该层肌肉的收缩协助拾卵、有助于生殖细胞和受精卵的输送，并在一定程度上阻止经血逆流和宫腔感染向腹腔扩散。内层为黏膜层，由单层高柱状上皮细胞覆盖。上皮细胞又分为纤毛细胞、无纤毛细胞、楔形细胞和未分化细胞 4 种。纤毛细胞在伞部和壶腹部最多，峡部最少，纤毛细胞的纤毛摆动，能协助运送受精卵；无纤毛细胞有分泌作用，又称分泌细胞，分泌细胞越接近峡部越多，管腔中有分泌细胞分泌的液体潴留,为卵、精子及受精卵提供了维持生命的必要环境;楔形细胞可能是无纤毛细胞的前身,两者随月经周期变化;未分化细胞又称游走细胞,是上皮的储备细胞。输卵管肌肉的收缩和黏膜上皮细胞的形态、分泌及纤毛摆动,均受性激素的影响而有周期性变化,但不如子宫内膜明显。

(二)输卵管的位置和毗邻

输卵管行于阔韧带上缘,前后叶两层之间。在输卵管与卵巢系膜之间有输卵管系膜,系膜内含有输卵管的血管、淋巴管和神经。输卵管为腹膜内位器官,移动度大,其位置随子宫位置和大小变化。左侧输卵管与直肠和乙状结肠毗邻,右侧输卵管与小肠、阑尾和右输尿管盆段相邻。

(三)输卵管的血管、淋巴和神经

1. **血管**　输卵管的动脉来自子宫动脉的输卵管支、峡支和卵巢动脉的伞支。各分支间相互吻合,并发出 20~30 支小支分布于管壁。输卵管的静脉与同名动脉伴行,一部分入卵巢静脉丛,一部分入子宫阴道丛。动 - 静脉间毛细血管网分布于输卵管黏膜、肌层和浆膜层。

2. **淋巴**

(1)输卵管的器官内淋巴管:在输卵管的黏膜层、肌层及浆膜层均有毛细淋巴管网。黏膜层毛细淋巴管网位于上皮下结缔组织内。在黏膜皱襞处,毛细淋巴管密集;肌层的毛细淋巴管网位于肌纤维束间的结缔组织内;浆膜层纤维组织内也存有毛细淋巴管网,其在网的深侧吻合成淋巴管丛,并发出集合淋巴管,与来自肌层的集合淋巴管汇合,注入局部淋巴结。输卵管各层间毛细淋巴管网互有交通,并存在年龄上的差异,以黏膜层毛细淋巴管网最明显。

(2)输卵管的淋巴回流:集合淋巴管注入腰淋巴结是最恒定的淋巴流向。由输卵管系膜层淋巴管丛发出 3~5 条集合淋巴管,走向输卵管系膜内,与卵巢的集合淋巴管汇合后沿卵巢动脉走行,经卵巢悬韧带上行至肾下极水平,转向内侧注入腰淋巴结。其中左侧输卵管的集合淋巴管注入主动脉外侧及主动脉前淋巴结;右侧输卵管的集合淋巴管注入主动脉腔静脉间淋巴结、腔静脉前及外侧淋巴结。

3. **神经**　输卵管由来自卵巢神经丛及子宫阴道丛的交感神经和副交感神经支配。

二、输卵管性不孕症的病因及病理

多种因素均可导致输卵管通畅性改变及结构异常,从而影响输卵管的功能。现阶段研究发现,导致输卵管性不孕症的病因主要包括:

(一)盆腔炎

盆腔炎(pelvic inflammatory disease,PID)是输卵管性不孕症的主要病因,可导致输卵管黏膜炎和输卵管周围炎,影响输卵管通畅性,从而导致不孕。

引起 PID 的病原体主要有两个来源:

1. **内源性病原体**　主要来源于寄居阴道内的微生物群,由需氧菌和厌氧菌组成,常见需氧菌有大肠埃希菌、金黄色葡萄球菌和溶血性链球菌等,常见厌氧菌有消化球菌、脆弱类杆菌和消化链球菌等。这些病原体在阴道抵抗力下降或外界环境改变时失去平衡,会损伤输卵管黏膜,导致输卵管的炎性充血、渗出、输卵管纤毛受损及输卵管积水,侵犯盆腔导致盆腔不同程度的黏连。

2. **外源性病原体**　主要为性传播疾病的病原体,包括梅毒螺旋杆菌、淋病奈瑟球菌(NG),以及非淋性疾病如沙眼衣原体(CT)、解脲支原体(UU)、人型支原体(MH)等。淋病奈瑟球菌、沙眼衣原体、支原体感染寄居在泌尿系统或生殖道黏膜上,继而上行感染、蔓延,导致输卵管管腔狭窄、黏连,损伤输卵管的形态,破坏蠕动功能及通畅度,导致输卵管的不通畅甚至阻塞,影响精卵结合而引起女性输卵管性不孕。

慢性输卵管炎引起输卵管部分黏膜缺失,管壁厚度异常,甚至局部断裂,大量纤维组织增生及形成肉芽组织,长期严重的慢性炎症可使管腔大量积液、黏膜萎缩消失,形成输卵管积水表现。有文献报道,因输卵管因素接受 IVF-ET 治疗的妇女有 25% 存在 B 超下可见的输卵管积水。荟萃分析发现,伴有输卵管积水者较无积水者胚胎移植术后临床妊娠率降低 50%,且自然流产率增加。B 超下可见的输卵管积水者比未见积水者胚胎移植术后妊娠率下降更为显著。即使是单侧输卵管积水,IVF-ET 的妊娠率也明显下降。输卵管积水者如行手术治疗可提高胚胎移植术后妊娠率和活产率。因此,推荐输卵管积水患者胚胎移植术前先行处理输卵管积水。由于输卵管积水为中重度输卵管炎性改变,管腔积液中含有大量的炎细胞,而积液倒流造成子宫内膜容受性降低,同时大量致炎因子及炎细胞产生胚胎毒性作用,以及输卵管积水的机械冲刷作用,均为导致输卵管积水患者胚胎移植成功率降低的可能机制。轻度输卵管远端梗阻,腹腔镜下表现为输卵管轻度积水、输卵管管腔扩张轻微(≤3cm)、管壁柔软、黏膜皱襞存在且输卵管内膜丰富、周围粘连疏松的轻度损害。重度输卵管远端梗阻,腹腔镜下表现为输卵管管腔明显扩张、管壁增厚纤维化、伞端纤毛缺失和管周广泛致密粘连。应用 Puttemans 分类方法可评估输卵管腔内壶腹部黏膜的病理改变,检查包括:黏膜嵴有无分离、变平,黏膜嵴之间有无局部或广泛粘连,黏膜嵴是否消失,管壁颜色,有无充血或管壁苍白,管腔内有无炎性渗出物。病理检查对输卵管病变严重程度的判断标准如下:

(1)正常输卵管:输卵管壁、黏膜形态正常,未见炎细胞浸润。

(2)轻度炎性改变:输卵管壁、黏膜形态大致正常,炎细胞每高倍镜视野<10个。

(3)中度炎性改变:输卵管壁稍增厚或扩张变薄,黏膜层轻度充血,部分黏膜缺失,炎细胞散在分布或仅在局部聚集,每高倍镜视野10~30个。

(4)重度炎性改变:输卵管壁明显增厚,黏膜充血水肿,血管破裂出血,可见大量含铁血黄素,上皮细胞肿胀,大量淋巴细胞、中性粒细胞及浆细胞浸润,炎细胞每高倍镜视野>30个,输卵管管腔充满积液、黏液或脓性液体,长期性炎症还可出现输卵管黏膜间质纤维化,黏膜层萎缩。

(二)输卵管妊娠史或者手术史

可导致输卵管损伤的主要原因包括输卵管妊娠破裂或手术史。输卵管部位妊娠物种植可直接破坏输卵管,导致输卵管形态及功能受损,影响精卵结合及胚胎输送。如输卵管妊娠行药物保守治疗时,疗程较长,机体对胚胎死亡病灶的吸收较缓慢,容易诱发输卵管炎症及免疫反应,影响输卵管通畅程度,导致其功能障碍。当输卵管妊娠行手术治疗,在行妊娠病灶切除术中因需彻底清除妊娠组织以及术中需尽快止血,可致输卵管术后存在不同程度的损伤;若手术切除患侧输卵管,则因患侧输卵管缺失导致患侧功能完全丧失。所

以,输卵管妊娠可损害甚至毁灭输卵管,从而导致输卵管性不孕。并且,输卵管妊娠治疗后再次妊娠,重复性异位妊娠发生率也明显增加。另外,既往行输卵管绝育或输卵管部位相关手术,尤其是腹腔镜下电凝输卵管及硅胶环套术绝育,同样可造成输卵管损伤导致输卵管性不孕。

(三)输卵管发育不良

高等脊椎动物的雌性生殖系统包括卵巢、输卵管、子宫、阴道和外生殖器。雌性生殖道来源于胚胎期的中胚层间质细胞,经历间质上皮转化形成早期的管状结构,称为米勒管。随后米勒管逐渐延伸分化,形成包括输卵管、子宫、宫颈和部分阴道在内的完整雌性生殖道。输卵管借由伞部与卵巢相通,后部则与子宫相连,是完成受精和早期胚胎发育的主要场所。

先天因素主要为输卵管发育不良,较为罕见,输卵管发育异常可分以下几种情况:

1. **输卵管长度过长或过短** 大于14cm 称为输卵管过长,小于6cm 称为输卵管过短,无论输卵管过长、过短均易导致输卵管功能异常,影响精卵的结合。

2. **输卵管系膜囊肿** 输卵管系膜内囊肿可压迫输卵管,使输卵管管腔狭窄或因输卵管受压扭曲,影响其通畅度及其蠕动功能,导致输卵管不孕。

3. **输卵管副伞** 因输卵管末端存在副伞,与正常输卵管竞争卵子及精子的运输,故精子和卵子无法在正常的输卵管管腔相遇结合,导致不孕。

4. **伞端发育异常** 输卵管伞端因发育异常导致其位置异常或结构缺损影响拾卵功能,导致输卵管性不孕。

5. **输卵管缺失** 缺失者常伴有子宫先天性发育异常,常需借助辅助生殖技术。

6. **输卵管憩室** 输卵管憩室常因受精卵着床于憩室内引起输卵管妊娠以及破裂出血。

7. **输卵管肌层发育不良、无管腔或管腔不通等。**

(四)子宫内膜异位症

子宫内膜异位症(endometriosis,EM)是妇科较常见的一种疾病,也可以导致女性输卵管性不孕症的发生。发生在输卵管及其周围的子宫内膜异位可导致正常生殖器官的正常解剖结构遭到破

坏,从而影响输卵管的蠕动功能或者引起输卵管的管腔闭塞,同时也可引起盆腔内生殖器官及其周围组织的粘连。但 EM 通常不导致输卵管黏膜层的损伤。有报道指出,1/3~1/2 的不孕症女性同时患有 EM;另外,1/3~1/2 的 EM 女性同时也合并不孕症。

(五)其他

子宫肌瘤或肿瘤压迫输卵管,使输卵管管腔狭窄或因输卵管受压扭曲,影响其通畅度及蠕动功能,导致输卵管不孕。

三、输卵管性不孕的检查与诊断

目前临床上用来评估输卵管通畅性的检查有许多种,常用子宫输卵管造影(hysterosalpingography, HSG)评价输卵管通畅性,但其敏感性只有 65%,特异性为 83%。腹腔镜和宫腔镜联合手术可以明确不孕原因,并同时进行治疗,但当腹腔镜用于不孕症检查时,有 41%~70% 的患者无阳性发现或仅有轻微病变。下面详细论述目前临床常用的评估输卵管通畅性的检查:

(一)子宫输卵管造影

HSG 是诊断输卵管通畅性的首选检查。HSG 方便、廉价,同时也有一定的治疗作用。HSG 可以检查并反映输卵管通畅性,判断输卵管梗阻部位,并有助于评估输卵管周围炎症情况。一项 2011 年的荟萃分析发现,HSG 的敏感性和特异性分别为 53% 和 87%,随后 2014 年的一项荟萃分析报道其敏感性和特异性高达 95% 和 93%。如果 HSG 提示输卵管通畅,则输卵管梗阻的可能性很小。HSG 的缺点主要为对输卵管近端梗阻有较高的假阳性率(50%)。因此,对于 HSG 提示输卵管近端梗阻的患者可进一步检查排除由于黏液栓、组织碎片堵塞或子宫输卵管口痉挛导致的假阳性。

(二)超声子宫输卵管造影

超声子宫输卵管造影(hysterosalpingo-contrast sonography, HyCoSy)评估输卵管通畅性有一定价值,该技术的推广尚待进一步验证。HyCoSy 是近 20 年来新兴的检查手段,2016 年的荟萃分析发现,HyCoSy 对输卵管通畅性诊断的敏感性和特异性为 92% 和 91%。2014 的一篇回顾性研究指出 HyCoSy 敏感性和特异性较 HSG 高,但 HyCoSy 较 HSG 检查结果为"不确定"(无法确定输卵管是通畅还是堵塞)的比例更高(8.8% vs 0.5%),且 HyCoSy 检查准确程度对超声检查医生的依赖性很大,其推广和普及有待进一步验证。与 HSG 相比,HyCoSy 无放射性,可发现子宫和卵巢病变,对子宫黏膜下肌瘤、宫腔息肉、宫腔粘连等病变的诊断有更高的敏感性。对于怀疑有子宫内膜病变的患者,或患者对 HSG 的放射性有顾虑时,可选择有经验的超声医生行 HyCoSy 检查。

(三)宫腔镜下插管通液可作为排除假性近端梗阻的一种检查方式

2015 年美国生殖医学学会(ASRM)关于女性不孕诊断的共识中指出,宫腔镜下插管通液可以对 HSG 提示的输卵管近端梗阻进行确认和排除。宫腔镜可直接观察到患者的宫腔情况,并在检查的同时给予治疗,故合并有宫腔病变的患者可选择宫腔镜下插管通液评估输卵管通畅性。

(四)腹腔镜下亚甲蓝通液

腹腔镜下亚甲蓝通液是目前评估输卵管通畅性最准确的方法,但因操作复杂、价格昂贵等原因,不作为首选。腹腔镜检查可作为其他检查手段发现可疑输卵管病变的确诊方法,对同时合并生殖系统病变需要腹腔镜手术处理者,可直接选择腹腔镜下亚甲蓝通液作为检查手段。但腹腔镜诊断也有 3% 左右的假阳性率,且因价格昂贵、需要住院及可能面临手术相关的并发症,腹腔镜检查只能作为输卵管性不孕的二线诊断方法。

(五)经阴道注水腹腔镜

经阴道注水腹腔镜(transvaginal hydrolaparoscopy, THL)是一种由内镜经阴道后穹隆穿刺进入盆腔,以生理盐水作为介质直接观察盆腔的检查方法。THL 与传统腹腔镜的主要区别有:

1. **手术入路不同**　传统腹腔镜由腹壁进入盆腔,距离盆腔器官距离远,视角由上而下,不便于在自然生理位置观察输卵管及其伞端结构(需要输卵管钳抓持和牵拉);而 THL 由阴道后穹隆进入盆腔,是观察盆腔器官生理位置的最佳视角。

2. **膨腹介质不同**　传统腹腔镜由 CO_2 膨腹,盆腹腔压力大;而 THL 由生理盐水膨腹,总灌流量不足 300ml,盆腹腔压力小,输卵管及伞端黏膜漂浮在液体中更便于准确观察细微结构。

3. **操作环境不同**　传统腹腔镜需住院在全

身麻醉下实施,术后仍需住院观察数日;而 THL 在门诊局部麻醉下即可完成,术后门诊观察 2 小时即可离院。

综上所述,该方法既有宫、腹腔镜直视检查的准确性,又有子宫输卵管碘油造影(HSG)和超声子宫输卵管造影(HyCoSy)无创检查的简便快捷、经济方便的优点,也可同时在检查过程中对某些病变进行治疗(ER 5-3-1)。

ER 5-3-1 注水腹腔镜

(六)输卵管镜

输卵管镜可作为评估输卵管功能的补充手段,但作为常规诊断手段证据不足。输卵管镜可了解输卵管内部的黏膜情况,可配合腹腔镜更全面地评估输卵管功能。有研究发现输卵管镜检查结果对患者的生育结局有较好的预测作用,在输卵管病损程度的评估方面,腹腔镜和输卵管镜检查有很高的吻合度,但因为输卵管镜检查需要腹腔镜配合进行,对设备要求高,价格昂贵,且缺乏统一的对于输卵管镜下输卵管病变程度的评价标准,目前临床应用较少,循证医学证据不足。

四、输卵管性不孕的治疗与预防

(一)保守治疗

目前保守治疗方式多采用中医治疗。中医认为输卵管积液积水属中医所说的"带下病""少腹痛""腰痛""经病疼痛"等范畴。中医辨证多属下焦湿毒下注,寒邪侵袭,气血瘀滞,经脉不通,气机不畅。下焦为肝肾二脏与冲任二脉所居之地,湿毒稽留,湿毒,寒邪内侵,气机阻滞,血脉瘀阻,致使肝失泄泄,肾不化水,任脉不利,冲脉不固,诸症渐致而成,引发诸多不适症状和病理表现。因此,中医治疗输卵管积液积水以解毒祛湿、驱寒,暖宫,利水,消炎,化痛,通络,散结,活血,化瘀,兼顾扶正固本为基本法则。给药方式包括口服中药、中药外敷、中药灌肠等。

(二)手术治疗

1. 介入治疗 介入治疗主要适用于输卵管

近端梗阻的患者。主要手术方式是输卵管插管疏通术。如果插管疏通术后 6 个月未孕推荐行 IVF-ET。不推荐行宫腔镜下插管通液(GPP)。

输卵管近端阻塞占输卵管性不孕的 10%~25%,阻塞原因包括黏液栓、不规则碎片和子宫输卵管口痉挛,也可以是峡部结节性输卵管炎(SIN)和盆腔炎性疾病或内异灶引起的纤维化造成的真正解剖意义上的梗阻。除了 HSG 清晰显示 SIN 引起的近端梗阻,其他阻塞可以尝试行选择性输卵管插管通液和导丝疏通术。荟萃分析提示输卵管插管疏通的复通率约为 85%,但术中输卵管穿孔的发生率为 3%~11%,且约 1/3 的输卵管会在疏通术后半年内重新阻塞。输卵管插管疏通可在 X 线透视、超声引导或宫腹腔镜联合下完成。经 X 线透视下插管疏通术后妊娠率为 23%~29%,而腹腔镜监视下插管疏通术后妊娠率为 26%~37%,究其原因可能是腹腔镜直视下插管疏通损伤较小,且可同时处理盆腔及输卵管远端病变。输卵管疏通术后 6 个月妊娠率进入平台期。曾有报道显微输卵管子宫角植入术后可获得一定的活产率,但手术操作较复杂,异位妊娠率高达 20%,且有妊娠期子宫角破裂的风险,故不推荐采用。

2. 腔镜治疗或 ART 助孕 输卵管梗阻是患者接受 IVF-ET 治疗的最主要病因之一,其中最常见的临床病变是输卵管积水。对于存在输卵管积水的患者,为了减轻积水对宫腔的冲刷作用,降低胚胎毒性,输卵管切除和近端阻断术都是胚胎移植术前输卵管预处理的首选,但输卵管切除术应用更为广泛。其他治疗方式也各有利弊。输卵管栓塞术可作为特殊病例的选择性处理方式。输卵管积水穿刺抽吸也可提高胚胎移植术后妊娠率,但仅限于无积水复发的患者。输卵管腔内注射硬化剂也可作为治疗输卵管积水的方法之一。

(1)输卵管切除术:多个研究证实胚胎移植术前行输卵管切除术可提高妊娠率,是临床上开展最广泛的预处理方式。输卵管切除时应紧贴输卵管肌层外围进行,尽量保留输卵管浆膜层及卵巢供应血管(图 5-3-1,见文末彩插)。当卵巢及输卵管伞端粘连明显时,可酌情保留少许输卵管伞端组织以避免对骨盆漏斗韧带内的卵巢血管的损伤。手术中对盆腔粘连的分离应适可而止，不追求脏器的解剖复位，如手术异常困难或出现腹茧症，可改变手术方式为输卵管近端阻断或栓塞术。

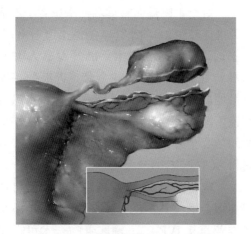

图 5-3-1　输卵管抽芯切除术示意图

（2）输卵管近端阻断术：输卵管近端阻断术通过离断或者缝扎输卵管间质部与峡部之间，以阻断积液反流宫腔，也是常用的胚胎移植术前的预处理方式。其优点是既达到了阻断的目的又避免了输卵管切除可能造成的对血供的影响，手术操作相对简单。输卵管近端阻断术后同样可以提高胚胎移植术后的妊娠率。但单纯阻断后，输卵管远端积液仍然存在，患者腹胀，腹痛等症状无法消除，理论上近端阻断术后积水无法经宫腔排出，将加重输卵管积水，因此对于有条件的患者可行输卵管近端阻断加远端造口术以减少远端积水的不良影响。多数研究指出，使用结扎和电凝近端阻断的方法对卵巢储备功能都没有影响。一项随机对照试验（randomized control trial, RCT）研究发现，电凝后卵巢体积缩小，窦卵泡数减少。目前的证据显示，输卵管近端切除和阻断手术的并发症、术后异位妊娠发生率和远期影响与未行手术者相比没有显著性差异。

（3）输卵管栓塞术：Essure 宫内节育器从 2005 年开始陆续被用于治疗无法进行腹腔内手术患者的输卵管积水栓塞。Essure 宫内节育器在宫腔镜下进行放置，放置成功率为 91%~99%，输卵管堵塞率为 93%~100%，放置后 IVF-ET 妊娠率为 31%~47%、分娩率为 21%~36%。荟萃分析发现，胚胎移植术前行 Essure 栓塞，术后妊娠率为 34%~36%，较未行治疗的输卵管积水患者明显

增高，但低于采用输卵管切除或近端阻断的患者。目前栓塞术应用的患者多数为不宜手术者，且操作相对简单，局麻下即可进行，故作为特殊病例的选择性处理也有可取之处。但是，Essure 栓堵后流产率达到 25%~38%，可能与宫腔内的卷尾线圈有关，同时也有少数患者因为子宫位置异常导致操作失败。因此，不推荐用于所有输卵管积水患者的预处理。

（4）输卵管积液穿刺抽吸：既往一些回顾性研究表明，输卵管积液穿刺抽吸可提高胚胎移植后的妊娠率，同时两项 RCT 研究进一步重现了这个结果。然而，这两项 RCT 研究都显示，穿刺后 2 周内有 20%~30% 的积水复发率，而积水复发患者的妊娠率显著低于无复发者。因此，对有手术顾虑、胚胎又较多的患者可先尝试输卵管积液穿刺抽吸术。近来有病例对照研究报道，穿刺抽吸积水后注射 98% 的乙醇硬化输卵管黏膜可提高胚胎移植术后的妊娠率，与其他不孕因素和输卵管切除患者的术后 IVF-ET 结局无差异。硬化剂造成的腹痛是术后主要副作用，但类似报道数量较少，有待更多的前瞻性研究去证实其安全性和有效性。

3. 不同类型输卵管异常的处理方式

（1）初发双侧输卵管梗阻：选择体外受精（in vitro fertilization, IVF）或手术治疗前需要对患者夫妇的生育能力进行充分评估，尤其是卵巢储备功能及男方精子质量。高龄、卵巢储备功能低下或合并其他不孕因素的患者推荐 IVF-ET。双侧输卵管近端梗阻推荐直接 IVF-ET。双侧输卵管远端梗阻可选择 IVF-ET 或手术治疗。采取治疗前需与患者夫妇充分知情同意，医生的技术特长和患者的意愿都应纳入考虑范畴。

IVF-ET 技术已经日趋成熟，女方各种因素导致的配子运输障碍是 IVF-ET 的主要适应证。据报道，IVF-ET 治疗每移植周期的妊娠率为 50%，输卵管性不孕患者 IVF-ET 后的异位妊娠率为 2.3%~3.7%。输卵管远端梗阻手术治疗后的总体妊娠率为 25%~29%、异位妊娠率为 9%~11%、活产率为 22%~28%。存在卵巢储备功能低下者，自然妊娠率降低，年龄大于 38 岁的女性，活产率小于 19.2%，故对高龄、卵巢储备功能低下或合并其他不孕因素者强烈建议 IVF-ET。输卵管近端梗阻插管疏通术后的总体妊娠率为 25%~30%、异位妊

娠率为 3%~5%。荟萃分析显示对于峡部结节性输卵管炎（SIN）和输卵管纤维化性阻塞，93% 的患者无法再通。故对输卵管近端梗阻的患者推荐直接 IVF-ET。

IVF-ET 的优点是具有较高的成功率，创伤小，但存在卵巢过度刺激、多胎妊娠、费用相对较高、需要注射的药物较多等弊端。手术的优势是患者术后无需反复就诊，且每个月均可试孕，但其缺点是手术有可能会被缺乏经验的医生实施，也面临出现出血、感染、脏器损伤和麻醉反应等相关并发症的风险。同时，输卵管术后异位妊娠的风险也相对增高，且手术无法同时兼顾其他影响妊娠的因素。因此，选择 IVF-ET 或手术治疗前需要充分考虑患者的年龄、卵巢功能、男方精子质量、是否合并其他不孕因素、输卵管病变位置及程度、手术医生的经验以及每种治疗的并发症、成功率、异位妊娠的风险、费用及患者的意愿等。

（2）复发性双侧输卵管梗阻及有输卵管妊娠病史的输卵管梗阻：复发性输卵管梗阻推荐直接 IVF-ET。有输卵管妊娠病史的输卵管梗阻推荐直接 IVF-ET（2C）。队列研究发现，二次输卵管整形手术的妊娠率明显低于初次手术。另有研究报道，既往输卵管手术史是异位妊娠的高危因素，且输卵管梗阻治疗术后积水复发率较高，故不建议患者反复进行输卵管整形术。有输卵管妊娠史者行输卵管整形，术后妊娠率较无输卵管妊娠史者明显降低，术后异位妊娠率高达 10.5%。异位妊娠保留输卵管的患者术后异位妊娠率为 8.75%。故有输卵管妊娠史的输卵管梗阻患者推荐直接行 IVF-ET 治疗。

（3）单侧输卵管梗阻：卵巢储备功能正常、不合并其他不孕因素的单侧输卵管近端梗阻患者可先选择促排卵人工授精（controlled ovarian stimulation/intrauterine insemination, COS/IUI），3 个周期未妊娠者可推荐行 IVF-ET；单侧输卵管远端梗阻患者可选择 IVF-ET 或手术治疗。

单侧输卵管梗阻患者的理想治疗方案尚无定论。多项病例对照研究报道，单侧输卵管梗阻患者行单周期 COS/IUI 的妊娠率为 15.9%~17.3%，3 个周期 COS/IUI 的累积妊娠率 15.2%~30.9%，与不明原因不孕患者相当。其中单侧输卵管近端梗阻患者单周期 COS/IUI 妊娠率为 21.7%~25%，

3 个周期 COS/IUI 累积妊娠率为 21.8%~38.2%；单侧输卵管远端梗阻患者单周期 COS/IUI 妊娠率为 12.5%~13.9%，3 个周期 COS/IUI 累积妊娠率仅 7.4%~19%。上述研究的对象均为年龄小于 40 岁患者。对于单侧输卵管远端梗阻患者手术治疗的相关报道较少，一项小样本病例报道指出，单侧输卵管远端梗阻行整形术后的妊娠率为 43.5%，术后平均妊娠时间为 13.4 个月。近期的一项小样本量的队列研究发现，单侧输卵管积水患者行腹腔镜下输卵管切除术后妊娠率达 52%，平均妊娠时间 2~3 个月，然而该结果有待于进一步数据积累和 RCT 研究。

（4）输卵管绝育术后：绝育术后患者可选择输卵管吻合术或 IVF-ET。高龄、合并其他不孕因素者推荐直接 IVF-ET。输卵管吻合术可在腹腔镜下实施。

一项针对 10 689 例患者的荟萃分析研究显示，输卵管绝育术后实施吻合术可获得 42%~69% 的妊娠率，异位妊娠率为 4%~13%。在一些病例报道中，腹腔镜下输卵管吻合术的妊娠率也可达到 69%~81%，疗效并不低于开腹手术。术后妊娠率与年龄、绝育方式及吻合后的输卵管长度均有关。很多研究认为，随着年龄的增长，术后妊娠率下降，37~40 岁是转折点。银夹结扎患者吻合术后宫内妊娠率明显高于接受结扎、电凝阻断或其他不明方式绝育手术的患者。输卵管吻合术需要医生具有较高的手术技巧，术前应该充分告知患者输卵管吻合手术和 IVF-ET 各自的成功率和风险。若术中发现输卵管长度 <4cm，或有明显的输卵管卵巢粘连，或合并 Ⅲ～Ⅳ期子宫内膜异位症，建议放弃手术直接 IVF-ET。

（5）输卵管远端病损严重程度分级

输卵管远端病损严重程度分级的主要评定项包括：输卵管扩张程度、管壁厚度、伞端皱襞存在比例、周围粘连范围和致密程度。推荐采用美国生育协会的输卵管远端梗阻评分系统。病损分级对于治疗策略的选择和手术治疗的预后评估非常重要。目前输卵管病损的严重程度主要采用术中所见分级。常用的是美国生育协会提出的输卵管远端梗阻评分系统，该评分系统根据腹腔镜所见对输卵管远端病变和盆腔粘连情况进行评分（表 5-3-1）。

表 5-3-1 美国生育协会输卵管远端梗阻评分表

远端壶腹部直径		<3cm	3~5cm	>5cm
	左	1	4	6
	右	1	4	6
输卵管管壁厚度		正常 / 薄	中等厚度 / 水肿	厚 / 僵硬
	左	1	4	6
	右	1	4	6
造口处黏膜皱襞		正常 />75% 存在	35%~75% 存在	<35% 存在
	左	1	4	6
	右	1	4	6
粘连范围		无 / 小范围 / 轻度	中度	广泛
	左	1	3	6
	右	1	3	6
粘连类型		无 / 膜状	中度致密	致密
	左	1	2	4
	右	1	2	4

轻度 1~8 分；中度 9~10 分；重度 >10 分

（6）输卵管远端梗阻：输卵管远端梗阻手术方式的选择须根据手术治疗的预后情况决定。轻度输卵管远端积水或伞端粘连者可选择输卵管造口或输卵管伞端扩大整形术。重度输卵管远端梗阻者推荐行输卵管切除或近端阻断，后续 IVF-ET。输卵管病变手术治疗后 1 年未妊娠者推荐行 IVF-ET。

轻度输卵管远端梗阻，腹腔镜下表现为输卵管轻度积水、输卵管管腔扩张轻微（≤3cm）、管壁柔软、黏膜皱襞存在且输卵管内膜丰富、周围粘连疏松的轻度损害。文献报道，轻度的输卵管周围粘连或伞端缩窄，经粘连分离和伞端整形后自然妊娠率可达 50%，因而对于此类患者，输卵管伞端整形术仍体现出一定的价值。重度输卵管远端梗阻，腹腔镜下表现为输卵管管腔明显扩张、管壁增厚纤维化、伞端纤毛缺失和管周广泛致密粘连，术后宫内妊娠率仅 0~22%，此类患者可建议行输卵管切除或近端阻断后行 IVF-ET。对于中度输卵管损害患者，术后妊娠率的报道极少，目前尚无推荐性意见，可与患者夫妇充分沟通后获得倾向性意见。综上，术中对输卵管病损程度的评估至关重要，由专业的医生选择合适的患者可以达到比较理想的术后妊娠率。输卵管手术后的累积妊娠率在 1 年内上升最快，2 年内到达平台期，因此术后尝试自然妊娠最佳时机为 1 年内，超过 1 年仍不孕者可推荐 IVF-ET，2 年仍不孕者强烈推荐 IVF-ET。

对于输卵管远端梗阻，推荐使用腹腔镜手术而非开腹手术。术中减少能量器械的使用以预防术后粘连的形成。目前尚无证据证明术中使用防粘连材料可以提高妊娠率。输卵管远端梗阻的手术治疗包括盆腔粘连分离、输卵管伞端整形及造口术。建议采用腹腔镜下手术矫治，原因是腹腔镜手术后妊娠率不低于开腹手术，且具有术后粘连少、恢复快的优点。术中尽量用冷刀锐性分离粘连，利用输卵管加压通液在远端薄弱溢液处钝性加锐性扩大，输卵管伞端黏膜外翻后行缝合或浆膜面烧灼固定。为了减少术后粘连发生，术中应尽可能减少能源设备使用，并间断性用生理盐水或乳酸林格液湿润术野。在前瞻性随机对照试验中，未发现使用防粘连药物、水剂或低分子右旋糖酐有助于提高术后妊娠率，但有一些证据表明使用类固醇激素可以减少术后粘连发生并降低粘连程度。

（7）输卵管微小病变的识别、手术治疗：输卵管微小病变可能影响妊娠，腹腔镜下微小病变手术后可提高妊娠率。输卵管微小病变可能与子宫内膜异位症相关。

输卵管微小病变指输卵管解剖结构的细微变化，包括输卵管伞端缩窄、输卵管副伞、附属输卵管、输卵管憩室、输卵管副开口、输卵管卷曲、输卵管系膜囊肿等。不孕症患者输卵管微小病变发生率较正常人高。大部分输卵管微小病变无法通过常规子宫输卵管造影明确，多在腹腔镜探查术中发现。既往认为输卵管微小病变是输卵管先天性变异，临床意义不大。但近期有文献报道，输卵管微小病变常与盆腔子宫内膜异位症同时存在，故认为可能与子宫内膜异位症相关。腹腔镜是治疗微小病变的首选推荐方式，可以根据不同的输卵管微小病变采取不同的治疗方式。对于微小病变手术治疗的预后证据较少，有研究表明输卵管副伞术后的妊娠率为66.7%，这种改善可能与内异症病灶的处理有关。

（8）输卵管积水对辅助生殖治疗的影响及治疗：输卵管积水降低胚胎移植术后妊娠率，推荐输卵管积水的患者胚胎移植术前先行处理输卵管积水。

4. 输卵管切除术是否影响卵巢功能 恰当的输卵管切除术后卵巢储备功能不受影响。卵巢储备功能不良的患者可先行IVF-ET冻存胚胎，再处理输卵管，以避免手术可能损伤卵巢血供带来的不良影响。

输卵管切除术对卵巢储备功能的影响一直存在争议。有文献报道，输卵管切除术有损伤卵巢血供的可能，输卵管切除术后同侧卵巢窦卵泡数和卵巢血供减少，促排过程中卵巢反应性降低。但2016年发表的一篇荟萃分析发现，输卵管切除与未切除的患者相比，使用促排卵药物剂量和获卵数都没有显著差异。输卵管功能不良者，为尽量避免手术损伤卵巢血供带来的不良影响，可考虑先行IVF-ET治疗冻存胚胎，之后再行输卵管手术，但目前缺少相关研究。

5. 输卵管梗阻治疗术后的输卵管妊娠 输卵管术后输卵管妊娠者优先推荐腹腔镜下输卵管切除术。输卵管间质部妊娠推荐选择于宫角部位沿输卵管走行线型切开取胚后宫角修复术，也可选择甲氨蝶呤（MTX）局部注射或穿刺减胎治疗。

输卵管妊娠患者行保守手术不增加术后妊娠率，且持续性异位妊娠率升高，既往输卵管手术史是输卵管异位妊娠的最大危险因素，有输卵管手术史者发生异位妊娠的概率是无输卵管手术史者的4倍。因此对输卵管术后的输卵管妊娠，推荐行输卵管切除术。

输卵管间质部妊娠是比较少见的异位妊娠类型，但随着辅助生殖技术的广泛开展，其发生率有增高趋势，常见于同侧的输卵管切除或阻断术后，约占异位妊娠的2.5%，其死亡率是其他部位异位妊娠的10~15倍。间质部妊娠宫角楔形切除术后，后续妊娠宫角破裂的概率升高。现在越来越多的学者倾向于行腹腔镜下或开腹宫角部位沿输卵管走行线型切开，取尽胚胎组织后，兜底缝合创面修复宫角，在腹腔镜下施行该手术以安全高效获得认可。间质部妊娠也可尝试MTX局部注射或穿刺减胎治疗。但不管采用手术治疗还是非手术治疗，均需在有开腹手术条件的医院进行。

（三）输卵管性不孕的预防

女性应注意自己的外阴卫生及个人清洁卫生，注意防止来自洁具及卫生间的感染。应注意自身的营养保健，加强月经期、人工流产后、分娩后的营养。增强自身体质，增加抵抗力、免疫力，减少患病的机会。需进行人工流产术、分娩术、取放宫内节育器术及其他宫腔手术时，应进行严格消毒，避免经手术将病菌带入阴道及子宫，造成医源性感染。患有急性输卵管病症的女性患者，要取半卧位休息，防止和限制炎性液体因体位变化而流动。进食高营养、易消化，富含维生素的食品。应遵守治疗原则，采取积极态度，彻底治疗，尽快控制病情，防止转为慢性。

（王晓红）

第四节 排卵障碍与不孕

一、多囊卵巢综合征

（一）多囊卵巢综合征的认识历程

多囊卵巢综合征（polycystic ovary syndrome, PCOS）是最常见的妇科内分泌疾病之一。与PCOS相关的文献，最早可追溯到公元前5世纪，希波克拉底或他的学生记录过2个长胡须的闭经女性。Antonio Vallisneri在1721年曾记录过1

个乡下的年轻不孕女性,中度肥胖,2个卵巢均增大,表面光滑、光亮。1844年Aquiles Chereau描述了卵巢表面的小囊肿,并且认为这种情况很常见,不太可能是病理性的。1924年至1928年也有卵巢多囊样改变、排卵障碍性不孕、月经稀发的报道,但这些作者没有把这些临床表现关联起来,认为这都是相互孤立的临床症状。直到1935年,Stein和Leventhal首次把多囊卵巢、高雄激素临床表现和月经稀发这三者关联起来,尝试用一种病因来解释这种综合征,因此PCOS又称Stein-Leventhal综合征。

Stein采用经腹充气造影技术来观察卵巢形态,并采用卵巢楔形切除术来治疗PCOS,从20世纪60年代开始随着氯米芬用于PCOS患者的诱导排卵治疗,卵巢楔形切除术的临床应用才逐渐减少。在当时,肾上腺被认为是女性主要的,甚至是唯一的雄激素来源,直到1960年才有卵巢能分泌包括睾酮在内的雄激素的确切证据。此后,随着黄体生成素(luteinizing hormone,LH)、卵泡刺激素(follicle stimulating hormone,FSH)和雄激素放射免疫测定技术的发展以及超声技术的临床应用,LH、LH与FSH比值、高雄激素、超声下的多囊卵巢(polycystic ovary,PCO)、高胰岛素血症(hyperinsulinemia)和胰岛素抵抗(insulin resistance,IR)等指标都曾经尝试被作为PCOS的诊断标准。PCOS的认识经历了从临床表现,到与实验室血清学检查和超声学检查相结合的过程。近年来,随着超声仪器的发展,基于最新的超声技术,有文献认为单侧卵巢内直径2~9mm的卵泡数≥25个才可诊断为PCOS;众所周知随年龄增加,卵巢储备会逐渐下降,不同年龄段的女性均采用不同的卵泡数诊断界值可能更能准确的诊断PCOS。

2013年我国发表十省市流行病学调查研究,包含16 886名社区育龄期妇女的调查,发现群体中PCOS患病率为5.61%,PCOS高雄激素症临床标准选择多毛评分(F-G≥5),高雄激素症及高雄激素血症占PCOS患者的88%。PCOS的患病率随人种不同也不相同,目前的大多数研究是在白种人中进行的,其他人种中患病情况的报告较少。我国PCOS患病率相关研究很少,山东大学的非随机抽样调查,按2003年PCOS诊断标准诊断,发现调查群体中PCOS患病率为6.46%,检出的PCOS中稀发排卵、卵巢多囊样改变(PCO)、高睾酮血症、临床高雄激素(F-G≥6、多毛和痤疮)分别占89.4%、72.94%、57.65%、38.8%(1.18%和38.8%),不孕占7.06%,肥胖占8.23%。所以,为了更好地了解PCOS在人群中的患病率,还需要更多的大样本、多中心的流行病学研究结果来说明。

关于PCOS的诊断,欧美学者先后提出了3个标准,即1990年美国国立卫生研究院(National Institutes of Health,NIH)标准、2003年欧洲人类生殖与胚胎协会(European Society for Human Reproduction and Embryology,ESHRE)和美国生殖医学学会(American Society for Reproductive Medicine,ASRM)在Rotterdam会议制定的标准和2006年美国雄激素过多协会(Androgen Excess Society,AES)标准。3个标准均围绕PCO、排卵异常和高雄激素来制定,均强调需排除其他可能导致排卵异常和高雄激素的疾病,但侧重点不尽相同。NIH标准包括慢性无排卵和高雄激素的临床或生化表现,并不要求有PCO,最为严格;Rotterdam标准满足PCO、排卵异常和高雄激素的任意2条即可,最为宽泛;AES标准中高雄激素是必需条件,强调对雄激素的重视。

大量研究表明,PCOS的临床特征具有人种差异,亚洲人种和欧美人种的高雄激素、代谢异常情况具有明显的不同。因此,2011年中华医学会妇产科学分会内分泌学组提出了中国的PCOS诊断标准,把月经稀发或闭经或不规则子宫出血作为必需条件,同时具有PCO或高雄激素临床表现或高雄激素血症,可诊断为疑似PCOS,进一步排除可能引起高雄激素和排卵异常的其他疾病,可确诊为PCOS。2018年制定的《多囊卵巢综合征中国诊疗指南》延用2011年诊断标准,根据中国人群特点更强调排卵异常的病理作用,即月经稀发或闭经或不规则子宫出血。

PCOS的临床表现复杂,影响贯穿女性一生,是生育障碍、代谢紊乱和心理问题。有研究提示PCOS可能是宫内起源的疾病;PCOS女性从青春期就开始出现相关症状,但青春期PCOS的诊断较育龄期复杂,存在诊断过度或诊断不足的可能。正常的青春期女性也可以出现包括痤疮、月经紊乱、肥胖、高胰岛素血症、高雄激素血症等 PCOS 的主要临床特征,两者难以区分。青春期 PCOS 的诊断必须同时符合以下 3 个指标:①初潮后月经稀发持续至少 2 年或闭经;②高雄激素临床表现或高雄激素血症;③超声下卵巢 PCO 表现。同时应排除其他疾病,但近年的国际指南则建议初潮后 8 年内的女性不建议超声诊断 PCO。育龄期 PCOS 面临排卵异常导致的异常子宫出血和生育障碍,胰岛素抵抗和代谢综合征风险升高,长期无孕激素对抗的雌激素刺激和代谢综合征等临床特征增加子宫内膜癌风险,多毛、痤疮、肥胖等外貌改变使女性自觉性别诱惑力丧失以及不孕等可造成患者生活质量的降低和心理压力增加。

PCOS 的临床表现具有高度异质性,病因亦非常复杂。从早期的肾上腺功能早现学说、下丘脑 - 垂体 - 卵巢轴调节异常学说,到后来观察到 PCOS 的家族聚集性,单卵双胎姐妹患 PCOS 的一致性是双卵双胎的 2 倍,于是提出遗传因素在 PCOS 发病中具有重要作用。近年来,人们在表观遗传学、环境内分泌干扰物、肠道菌群以及胎源学说等方面对 PCOS 进行了广泛的研究,日益加深了对 PCOS 的认识,但仍未明确 PCOS 的确切病因。

（二）多囊卵巢综合征的诊断和鉴别诊断

1. 排卵异常的诊断　询问月经情况是评估排卵最简单的办法。正常的排卵性月经周期是规律稳定和可预测的,但月经规律和排卵正常并不完全一致。PCOS 的排卵异常引起的月经异常可表现为月经不规律、频发、稀发或闭经。

动态 B 超监测可以判断有无优势卵泡发育和排卵,并有助于未破卵泡黄素化综合征（luteinized unruptured follicle syndrome, LUFS）的诊断。PCOS 患者连续 B 超监测多仅见直径 2~10mm 的小卵泡,偶尔可见排卵后的黄体,可提示近期有排卵。血清孕酮水平升高也是排卵的证据,但单次孕酮的具体临界值（cut-off 值）仍有争议。基础体温的测定也有助于判断是否排卵。

2. 高雄激素的诊断　高雄激素的临床体征和生化检测都可以用于诊断。临床体征主要有四个:多毛、反复发作的痤疮、雄激素性脱发和男性化。任何一个指征都提示可能有高雄激素血症,其中以多毛最为常见,其次是反复发作的痤疮和

雄激素性脱发,男性化非常少见。生化高雄激素的诊断需有血雄激素水平的升高,临床常用的是总睾酮,测定雄激素时需避免可能影响雄激素水平的药物。但有时临床高雄激素和生化高雄激素并不一致。

3. 多囊卵巢的诊断　首选经阴道超声,患者无性生活或拒绝经阴道超声时可选择经腹部超声。目前 PCO 的诊断标准为一侧或双侧卵巢内直径 2~9mm 的卵泡数 ≥ 12 个和 / 或卵巢体积 ≥ 10ml。选择经腹部超声,尤其患者腹部脂肪较厚时,测量卵巢体积诊断 PCO 的准确性可能更高。超声检查时应考虑患者近期有无使用可能影响卵泡数目的药物。

PCO 并非 PCOS 所特有。正常育龄妇女中 20%~30% 可有 PCO。PCO 也可见于下丘脑性闭经、高催乳素血症及分泌生长激素的肿瘤等。如果月经正常,排卵正常,没有临床或生化高雄激素,仅仅超声发现 PCO,一般不认为是异常的。

PCOS 也不一定有 PCO。例如按照中国的标准,仅有月经异常和临床或生化高雄激素,并没有 PCO,也可能是 PCOS。

4. 鉴别诊断　排除其他可能导致排卵异常和高雄激素的疾病是诊断 PCOS 的必要条件。临床上对 PCOS 的排除诊断,必须建立一个系统而实用的诊断程序和临床路径,完成病史的采集和基本体检,制订一套包括诊断和排除诊断的实验室检查流程,争取在初筛的程序中鉴别非 PCOS 的持续性无排卵、高雄激素血症,以及卵巢多囊性改变的其他疾病。排除疾病主要包括:①排除伴高雄激素血症的疾病,如先天性肾上腺皮质增生症、分泌雄激素的肿瘤（多来源于肾上腺和卵巢）、Cushing 综合征等;②排除伴持续性无排卵的疾病:如低 Gn 低性腺激素性性腺功能不良、甲状腺疾病、高催乳素血症等。

（三）多囊卵巢综合征的糖脂代谢异常筛查

PCOS 既是妇科内分泌异常疾病,也是糖脂代谢紊乱疾病,常表现为胰岛素抵抗（IR）、高胰岛素血症、高血脂以及糖尿病。因此,对诊断为 PCOS 的患者,应重视糖脂代谢异常的筛查,争取早诊断、早干预治疗,以降低远期糖尿病、心血管疾病的风险。

肥胖和非肥胖的 PCOS 患者糖脂代谢紊乱的

风险都会升高,肥胖者更为显著。因此,体重正常的 PCOS 患者也应该进行相关筛查。推荐所有患者测量身高、体重、腰围,进行口服葡萄糖耐量试验(OGTT)、血脂系列、肝功能,酌情可增加胰岛素检查。

(四)多囊卵巢综合征的诊断分型

根据 PCOS 的临床特点(稀发排卵或无排卵、高雄激素的临床表现或生化指标、PCO)可以对其进行分型,包含排卵异常和高雄激素的称为经典型,仅有高雄激素和 PCO 的称为排卵型,仅有排卵异常和 PCO 的称为非高雄型。各种分型在不同人种的发生率不一样,临床表现的严重程度和远期并发症的发生风险也不尽相同。对 PCOS 患者进行诊断分型,有助于个体化治疗,指导治疗方案侧重点,预测卵巢反应和助孕结局,指导孕期管理和远期随访。

经典型 PCOS 患者的病情最为严重,高雄激素临床或生化表现、LH 升高、IR、血脂紊乱更为显著,非高雄型 PCOS 患者病情最轻,排卵型的居中。但要注意,PCOS 的分型并非一成不变,体重变化的干预治疗可以改变分型。

(五)多囊卵巢综合征的治疗

不以"治愈"为目的,以对症治疗为主,需长期甚至终生管理。需要根据患者的年龄、主诉需求、临床特征,采取个体化对症治疗,以缓解临床症状、解决生育问题、改善生活质量、降低远期并发症。

1. 生活方式干预 生活方式干预是 PCOS 患者首选的基础治疗,尤其是超重、肥胖或糖脂代谢异常的患者。生活方式干预应在所有的药物治疗开始前或和药物治疗的同时进行,包括饮食控制、规律运动和行为干预。重点是体重管理,体重正常者防止体重的增加,超重或肥胖者减轻体重,并达到长期维持正常体重的目的。生活方式干预是最重要的基础治疗,可以使药物治疗事半功倍甚至避免药物治疗,对患者的症状改善、妊娠结局、生活质量以及长期健康具有重要的意义。

虽然减轻体重可以通过生活方式干预实现,但患者依从性差,长期维持很困难。通过行为临床医师、心理医师、营养学家、家属亲友的指导监督和帮助,正确认识减重和 PCOS 的关系,纠正不良饮食生活习惯,改善心理状态,使饮食控制和运动措施能持久,更有效果。

2. 调整月经周期 调整月经周期需要在生活方式干预基础上进行。但注意并非所有的 PCOS 患者均需调整月经周期,如月经稀发的有排卵患者,周期长度若小于 2 个月,可随诊观察,无需用药;调整周期时也不苛求控制周期在 1 个月左右,不超过 2 个月即可。

(1)周期性孕激素:青春期、围绝经期患者首选,有生育要求的育龄期患者也可以用。月经稀发或闭经患者,排除妊娠前提下,用药前子宫内膜超声检查不是必须的;注意不同孕激素的使用时间,口服制剂一般 10~14 天,肌注黄体酮可 3~5 天。

(2)短效复方口服避孕药(combined oral contraceptive, COC):可作为无生育要求的育龄期女性首选,还可以预防子宫内膜增生、降低雄激素水平和改善高雄激素症状。青春期患者可酌情使用,围绝经期也可用,但应慎用。用药时需注意禁忌证。

(3)雌孕激素周期序贯治疗:少数患者 IR 严重,雌激素水平低,子宫内膜薄,单用孕激素无撤药出血,可用雌孕激素周期序贯治疗。

3. 高雄激素的治疗 高雄激素的治疗也应在生活方式干预的基础之上。肥胖患者减体重 5%~10% 即可改善高雄激素相关的临床症状。常用的药物是 COC,但见效慢,一般 3~6 个月方可见效。多毛、痤疮等症状还可以到皮肤科,采用脱毛剂、激光等物理治疗以及局部药物治疗。

4. 糖脂代谢异常的治疗 生活方式干预效果差的患者可以使用药物治疗,包括二甲双胍、吡格列酮、阿卡波糖、奥利司他、肌醇、利拉糖肽和他汀类药物等。

5. 促进生育 PCOS 患者生育前需要纠正可能的不良因素,如超重、肥胖、糖脂代谢紊乱等,生活方式干预也是最终的基础治疗。纠正这些不良因素后,PCOS 患者可能会恢复自发排卵,未能恢复自发排卵者,可考虑诱导排卵治疗。

(1)诱导排卵:诱导排卵前需排除其他导致不孕的因素和不宜妊娠的疾病,但子宫输卵管造影检查不是必须的,尤其是不孕时间较短,没有输卵管病变高危因素的年轻 PCOS 患者,可以先尝试行诱导排卵。枸橼酸氯米芬(clomifene citrate,

CC）是传统的一线药物,来曲唑是新兴一线药物,且来曲唑可能比 CC 具有更高的妊娠率。促性腺激素是诱导排卵的二线治疗方案,或与 CC 或来曲唑配合使用,但卵巢过度刺激综合征（ovarian hyperstimulation syndrome, OHSS）和多胎妊娠的风险会增加,注意进行超声和雌激素的监测,必要时取消周期,如 >3 个优势卵泡发育或 OHSS 风险显著升高时。

经典的服药时间是从自然月经或撤退性出血的第 2~5 天开始,连用 5 天,然后监测卵泡发育情况。但有研究认为与月经第 2~5 天开始 CC 相比,在非经期开始用药可能获得更好的内膜容受性,从而获得更高的妊娠率和活产率。

（2）腹腔镜卵巢打孔术:因手术潜在的盆腔粘连、卵巢储备受损等风险,不常规推荐,主要适用于 CC 抵抗、来曲唑治疗无效、顽固 LH 分泌过多和因其他疾病需腹腔镜探查的 PCOS 患者。

（3）体外受精胚胎移植术:体外受精胚胎移植术（in vitro fertilization and embryo transfer, IVF-ET）是三线治疗方案,用于上述治疗均无效或者合并其他不孕因素（如高龄、输卵管因素或男性因素等）的 PCOS 患者。

PCOS 是 OHSS 的高危因素,控制性卵巢刺激时需采取相应措施降低 OHSS 风险。近年来的促性腺激素释放激素拮抗剂（GnRH-antagonist）方案 +GnRH-agonist 扳机 + 全胚冷冻方案,可显著降低 OHSS 风险。全胚冷冻可以有效地避免鲜胚移植妊娠后内源性 HCG 加重或诱发的 OHSS。2016 年,陈子江教授引领的多中心大样本 RCT 研究发现,在拮抗剂方案中,与鲜胚移植相比,全胚冷冻后冻胚移植不仅可以显著降低 PCOS 患者 OHSS 的发生率,还可以显著降低流产率和提高活产率,PCOS 患者全胚冷冻后冻胚移植的临床结局显著优于鲜胚移植。因此,为了提高 PCOS 不孕患者妊娠成功率和降低 OHSS 的发生率,全胚冷冻后行冻胚移植是一种安全有效的策略。

目前临床实践中,经常使用 COC 或孕激素来安排启动控制性卵巢刺激方案,但 COC 或孕激素预处理对 IVF-ET 治疗结局的影响尚存争议。PCOS 患者使用 COC 预处理后的拮抗剂方案,鲜胚移植的妊娠率和活产率均有明显下降,与 COC 抑制 LH 水平,影响子宫内膜容受性可能有关。

6. 孕产期管理 PCOS 患者妊娠期糖尿病、妊娠期高血压疾病、巨大儿、小于胎龄儿的发生率明显升高,且肥胖和 IR 可能会加重产科并发症及合并症风险,妊娠期需密切随访。PCOS 患者高发并发症和合并症的机制尚不明确,与 PCOS 本身的临床特点可能相关,如高雄激素、排卵异常、IR、糖脂代谢异常、慢性低级别炎症等;另外,不孕症和不孕症的相关治疗也可能会增加风险。

目前管理策略尚无相关的指南推荐,大致可从以下几点入手:

（1）孕前评估识别高危因素,做好宣教咨询,孕前纠正高危因素。

（2）减轻和控制体重增长,生活方式干预是基础,必要时药物干预,包括孕前的体重控制和孕期的体重管理。

（3）孕期密切监测,及早识别、处理并发症和合并症。

7. 降低远期并发症 青春期和育龄期 PCOS 患者面临的是月经紊乱、高雄激素、生育问题,进入围绝经期后,糖尿病、代谢综合征、心血管疾病的内科问题,长期无孕激素对抗的雌激素作用导致的子宫内膜恶性病变问题则凸显出来。大型队列研究发现 PCOS 和多种恶性肿瘤相关,尤其是子宫内膜癌、卵巢癌、胰腺癌、肾癌等。因此,远期随访除了关注糖尿病、代谢综合征、心血管疾病的内科问题,恶性肿瘤的预防筛查也很重要,也再次强调年轻 PCOS 患者的生活方式干预和个体化治疗干预的重要性,不仅是有助于解决其当前问题,更有助于降低远期并发症。

（石玉华）

二、早发性卵巢功能不全

（一）早发性卵巢功能不全概念演变

随着女性年龄的增长,卵巢功能逐渐衰退,表现为卵巢储备功能下降和生育能力降低。卵巢储备功能取决于卵巢内存留的卵泡数量和质量。妊娠第 20 周胚胎卵巢中形成（6~7）× 10^6 个原始卵泡,之后卵泡不断闭锁,出生时约剩余 2 × 10^6 个卵子。从青春期开始卵泡不断募集、闭锁,整个生育期仅 400~500 个卵泡发育成熟并排卵,当卵泡基本耗竭（1 000 个）时发生绝经。初始卵泡池过小,卵泡耗竭加速或功能障碍都会导致卵巢功能不全和卵巢过早衰老。"卵巢功能不全"这一术语最初于1942年由著名内分泌学家Fuller Albright提出,之后该疾病被赋予不同的概念和定义,目前临床较常用的术语是卵巢功能早衰(premature ovarian failure, POF)、原发性卵巢功能不全(primary ovarian insufficiency, POI)和早发性卵巢功能不全(premature ovarian insufficiency, POI)。

1. **卵巢功能早衰** 卵巢功能早衰(POF)是既往被临床广泛采纳和应用的术语,是指女性40岁之前因卵巢功能衰竭出现闭经,伴促性腺激素水平升高、雌激素水平降低等内分泌异常及生殖器官萎缩等围绝经期表现。诊断标准包括原发性闭经或40岁前继发性闭经>4个月,伴间隔1个月以上的至少两次血清基础FSH水平>40IU/L。POF在40岁前女性中的发病率约为1%,30岁前约0.1%,20岁前约0.01%,在原发性闭经和继发性闭经中分别占10%~28%和4%~18%,是导致女性不孕的重要生殖内分泌疾病。近年来随着女性生育年龄延迟、社会压力增大、带瘤生存期延长等因素,POF发病率呈明显上升趋势。

除了导致不孕,因性激素缺乏而引起的更年期样生理和心理变化,如神经、代谢、心血管系统异常及骨质疏松等症状严重影响女性健康和生活质量。POF代表卵巢功能衰竭的终末阶段,由于目前临床缺乏可靠的预测指标,绝大多数患者就诊时卵巢功能已丧失,无有效措施改善或挽救卵巢功能,通常需要长期依赖激素替代治疗维持月经周期,多数患者最终需借助赠卵试管婴儿解决生育问题。

2. **原发性卵巢功能不全** 随着病因研究的深入和临床病例的积累,国际学者认为"卵巢功能早衰(POF)"的概念存在明显的局限性。POF仅代表卵巢功能衰退的终末阶段,无法体现疾病的进展性和多样性,且"衰竭(failure)"一词易造成患者较大的精神压力和创伤。临床观察发现,不孕通常是卵巢功能下降最早期的表现,之后逐渐出现内分泌异常、稀发排卵、月经不规律,最终发展为闭经。事实上,不同于自然绝经,不是所有的患者卵巢功能是永久性、不可逆转性丧失。文献报道约50%的患者会出现间歇性卵泡发育和排卵,甚至5%~10%的患者在确诊多年后仍可自

然妊娠,因此不是严格意义上的卵巢衰竭。

2006年Nelson教授等在NIH/ASRM多学科小组会议上建议用原发性卵巢功能不全(primary ovarian insufficiency, POI)替代POF。POI可以代表不同程度的卵巢功能减退的疾病谱,以基础FSH水平、生育能力和月经情况为参数,可将POI疾病进程分为正常、隐匿期(occult)、生化异常期(biochemical)和临床异常期(overt)4个阶段(表5-4-1)。隐匿期FSH正常、月经规律,但生育力开始降低;生化异常期月经尚规律,但FSH开始升高,生育力显著降低;临床异常期出现月经紊乱甚至闭经,FSH明显升高,生育力丧失,进入POF阶段。也有学者将隐匿期和生化异常期合并,将POI分为隐匿性原发性卵巢功能不全(occult primary ovarian insufficiency, occult POI)和临床性原发性卵巢功能不全(overt primary ovarian insufficiency, overt POI)。POI这一新概念对卵巢功能衰退进程的诠释更为全面,符合疾病表型复杂、高度异质的特征;最重要的是让临床医生更多关注、识别早期POI患者,通过早期干预和生育咨询,帮助部分患者实现生育愿望。但是这一POI分期并没有得到广泛采纳,主要原因是各阶段的界定缺乏明确指标或阈值,如生育力下降如何诊断,生化异常期FSH升高如何界定,影响了这一概念在临床的普及和应用。

表5-4-1 原发性卵巢功能不全临床分期

临床分期	生育力	基础FSH水平	月经情况
正常	正常	正常	规律
隐匿期	下降	正常	规律
生化异常期	下降	升高	规律
临床异常期	下降	升高	紊乱或闭经

3. **早发性卵巢功能不全** 2015年欧洲人类生殖及胚胎学会(ESHRE)发布了"早发性卵巢功能不全的管理指南"。该指南建议在基础研究和临床诊疗中应用早发性卵巢功能不全(premature ovarian insufficiency, POI)这一术语,并对POI重新定义:指女性在40岁前出现卵巢功能减退,表现为月经异常(闭经、月经稀发或频发),伴促性腺激素水平升高、雌激素水平降低。其诊断需同时具备月经异常和生化指标异常:月

经稀发或闭经至少 4 个月；两次血清基础 FSH 水平 >25IU/L（间隔 >4 周）。这一概念革新性地将 FSH 诊断阈值由 40IU/L 降至 25IU/L。2017 年中华医学会妇产科学分会内分泌学组专家组发布了"早发性卵巢功能不全的临床诊疗中国专家共识"，该共识沿用 ESHRE 指南中 POI 的定义和诊断标准，根据是否曾经出现自发月经，将 POI 分为原发性 POI 和继发性 POI。此外，该共识将亚临床期 POI 的 FSH 诊断阈值界定为 15~25IU/L。FSH 诊断阈值的降低及亚临床期患者 FSH 阈值的明确界定，为 POI 的早期诊断、早期预警和预后评估提供了重要依据。

POI 新诊断标准的提出能够让早期阶段 POI 患者得到充分的重视和必要的干预，但亦增加了疾病的表型异质性和病因的混杂性。此外，对于卵巢功能不全疾病的发生发展过程仍需要长期的随访观察和研究，才能为 POI 疾病转归、生育结局预测以及远期并发症的防治提供循证医学证据。

（二）病因和致病机制

POI 病因具有高度异质性，卵泡发育各阶段的异常均可导致疾病发生，如始基卵泡池过小、卵泡闭锁加速及卵泡募集或功能异常等。目前已报道的病因涉及遗传、免疫、医源性、环境及其他因素等。但半数以上 POI 患者病因不明，称为特发性 POI。

1. 遗传因素　遗传因素一直被认为是 POI 的重要致病因素，占 POI 病因的 20%~25%，包括染色体异常和基因变异。10%~15% 的 POI 患者存在染色体数目或结构异常，散发性 POI 患者的染色体异常率高于家族性患者，原发性 POI 患者染色体异常率显著高于继发性 POI 患者。POI 染色体异常多集中于 X 染色体，45，XO 及其嵌合体、X 染色体长臂或短臂缺失、X- 常染色体易位是 POI 患者常见的异常核型。Xq 存在维持卵巢功能和生殖寿命的关键区域 Xq13.3-q26/q27，此区域又分别被命名为 POFl（Xq26-q28）和 POF2（Xq13-q21）。POI 致病基因的发现研究进展缓慢，目前已确定的致病基因突变仅能解释不足 10% 的病例。基于基因卵巢表达或功能特性及动物模型表型，通过候选基因测序发现一系列致病基因，包括卵泡发生相关基因（FIGLA、NOBOX、NR5A1、WT1、FOXL2、BMP15、GDF9、FMR1、

NANOS3）和生殖内分泌相关基因（PGRMC1、FSHR、AMH、AMHR2）等。但由于所发现的突变多为杂合变异，且缺乏父母及其他家系成员基因型验证，这些突变的遗传模式和致病性存在一定争议。

近年来，随着高通量测序技术的发展，尤其是外显子组测序（whole exome sequencing, WES）技术在家族性 POI 患者中的应用，POI 致病基因研究取得突破性进展，发现一系列新基因，包括 STAG3、SYCE1、SPIDR、PSMC3IP、HFM1、MSH4、MSH5、MCM8、MCM9、CSB-PGBD3、NUP107 和 eIF4ENIF1 等。值得注意的是，这些基因多富集于 DNA 损伤修复通路，与原始生殖细胞产生及卵母细胞减数分裂密切相关。靶向新一代测序（targeted next generation sequencing, targeted NGS）及全基因组测序（whole genome sequencing, WGS）等高通量遗传检测技术的成熟和应用，将有助于发现更多的 POI 新基因，从而系统、全面地阐释 POI 的发病机制，为疾病诊疗提供靶点，为临床遗传咨询和生育指导提供依据。

2. 免疫性因素　研究认为自身免疫异常可能参与 POI 的发生，所占比例 4%~30% 不等。POI 的免疫学病因包括伴发其他自身免疫性疾病、存在自身免疫性抗体和免疫性卵巢炎，但自身免疫失调诱发卵巢功能不全的具体机制目前尚不清楚。POI 伴发或继发的自身免疫性疾病以自身免疫性甲状腺疾病和原发性肾上腺功能低下（Addison 病）最为常见。在合并 Addison 病的 POI 患者中，血清抗类固醇生成细胞自身抗体（steroid cell antibody, SCA）多呈现阳性，卵巢有自身免疫性卵巢炎表现，推测卵巢和甲状腺、肾上腺可能存在共同抗原，导致交叉免疫反应，攻击卵巢。此外，既往关于其他抗卵巢抗体及其相应卵巢抗原靶点的研究众多，但其特异性和临床意义尚不明确，无法在临床普及应用。

3. 医源性因素　随着医疗技术的提高和治疗手段的改善，在肿瘤治愈率和长期生存率显著提高的同时，医源性损伤导致的不孕和卵巢功能不全的发生率亦呈现增高趋势。卵巢手术、放化疗、严重自身免疫性疾病等的免疫抑制治疗对性腺的损伤受到越来越多的关注。手术引起卵巢组织缺损或局部炎症、影响卵巢血液供应而导致

POI。化疗及免疫抑制剂药物可诱导卵母细胞凋亡或破坏颗粒细胞功能，其对卵巢功能的损害与药物种类、剂量及年龄有关。放疗对卵巢功能的损害程度取决于剂量、照射部位及年龄。年龄越大放疗的耐受性越差，越易发生POI。

4. 其他因素 腮腺炎病毒、水痘-带状疱疹病毒、巨细胞病毒、单纯疱疹病毒、结核分枝杆菌及疟原虫等感染可能伴发卵巢炎而导致POI发生，但病毒感染与POI的致病关系仍待进一步证实。吸烟或被动吸烟，长期暴露于环境毒物，如重金属、有机溶剂、杀虫剂、塑化剂、工业化学制剂等，滥用外源性激素，不合理膳食及生活方式，营养不良等都可能增加罹患POI的风险。

（三）诊断标准

根据ESHRE发布的《POI管理指南》及《早发性卵巢功能不全临床诊疗中国专家共识》推荐，POI的诊断标准为：①年龄<40岁；②月经稀发或者停经至少4个月；③至少2次血清基础FSH水平升高>25IU/L，（间隔>4周）；④亚临床期POI，FSH水平在15IU/L~25IU/L，属POI高危人群。

（四）临床管理

POI患者生育能力降低或近乎丧失，长期低雌激素状态使患者患骨质疏松、心血管疾病等风险增加。目前尚无有效的方法恢复卵巢功能，主要依赖激素补充治疗，以维持月经周期，预防远期并发症；有生育要求者在适当纠正内分泌异常后进行自卵或供卵体外受精胚胎移植术助孕。

1. 心理及生活方式干预 进行情绪安抚，缓解患者的心理压力，建议健康饮食、规律运动、戒烟、定期体检、保证钙和维生素D的摄取等。

2. 遗传咨询和远期随访 由于POI存在家族聚集性的特点，遗传因素在POI病因中占20%~25%，因此有必要根据家族史和遗传学检测结果进行遗传风险评估，进而制订生育或生育力保存计划，预测绝经年龄及远期疾病风险。对有POI或早绝经家族史的女性，可借助高通量基因检测技术筛查致病基因。对家系中携带遗传变异的年轻女性建议尽早生育，或在政策和相关措施允许的情况下进行生育力保存。此外，由于部分POI致病基因与肿瘤易感基因存在交叉，如*BRCA2*等DNA损伤修复基因缺陷，需请肿瘤专家会诊，评估肿瘤发生风险，为患者激素替代治疗或促排卵方案的选择提供指导，同时加强远期随访。

3. 激素替代治疗 激素替代治疗（hormone replacement therapy, HRT）不仅可以缓解低雌激素症状，而且对心血管疾病和骨质疏松等远期并发症起到一级预防作用。若无禁忌证，POI患者均应给予HRT。由于诊断POI后仍有妊娠的机会，对有避孕需求者可以考虑HRT辅助其他避孕措施，或应用短效复方口服避孕药（combined oral contraceptives, COC）；有生育要求者则应用天然雌激素和孕激素补充治疗。治疗期间需每年定期随访，以了解患者用药的依从性、满意度、不良反应，必要时进行调整。鼓励成年人使用标准剂量，持续治疗至自然绝经的平均年龄（中国妇女一般为50岁左右），之后可参考绝经后激素补充治疗方案继续进行。

4. 非激素治疗 对于存在HRT禁忌证或其他原因不能HRT治疗的POI患者，可选择其他非激素制剂来缓解低雌激素症状。①植物类药物：包括黑升麻异丙醇萃取物、升麻乙醇萃取物，作用机制尚未完全明确；②植物雌激素：主要为杂环多酚类，其雌激素作用较弱，长期持续服用可能降低心血管疾病风险、改善血脂水平、改进认知能力；③中医药：包括中成药、针灸、耳穴贴压、按摩、理疗等，其辅助治疗作用仍有待临床证据证实。目前，POI非激素治疗的临床证据非常有限，仅作为辅助治疗或暂时性的替代治疗。

5. 不孕症治疗 目前尚无最佳的用药方案。增加促性腺激素剂量、促性腺激素释放激素拮抗剂方案、促性腺激素释放激素激动剂短方案、微刺激及自然周期方案在一定程度上可改善ART治疗的结局，但均不能证实确切有效。多种预处理方案及辅助抗氧化制剂的疗效仍有待进一步证实。亚临床期POI患者接受ART治疗时，卵巢低反应的发生率、周期取消率增高，妊娠率降低。赠卵IVF-ET是POI患者解决生育问题的可选途径。赠卵IVF-ET的妊娠率可达40%~50%。治疗前应根据病因进行系统评估，有化疗、纵隔放疗史或Turner综合征患者，需行心血管系统和超声心动图检查；自身免疫性POI应检测甲状腺功能、肾上腺抗体；有肿瘤史的患者应接受肿瘤专科评估,排除复发的可能。

6. 生育力保存 对POI高风险人群或因疾病或治疗可能损伤卵巢功能的女性,可根据患者意愿、年龄和婚姻情况,考虑合适的方式进行生育力保存。①胚胎冷冻:目前临床最常用的生育力保存方式。胚胎冷冻及复苏技术成熟,是ART中常用的技术手段,其安全性和有效性存在显著优势,但由于胚胎的形成需丈夫精子,所以该技术仅适用于已婚女性。②成熟卵母细胞冷冻:是较为成熟的临床技术。研究证明,成熟卵母细胞冻存时,玻璃化法优于慢速冷冻法。美国生殖医师协会共识认为,成熟卵母细胞冷冻对于高POI风险的单身女性是一项有效选择。该技术为未婚女性提供了生育力保存途径,但仍存在法律、管理、伦理等方面的问题。③未成熟卵母细胞体外成熟:其有效性和安全性等方面仍待进一步证实,建议培养成熟后冻存。④卵巢组织冷冻:卵巢组织冻存后复苏可用于自体移植或进行体外卵泡/卵母细胞成熟。对于需立即接受肿瘤治疗或无法接受促排卵的肿瘤患者而言,卵巢组织冷冻存在优势。但目前卵巢组织冷冻存在管理、技术、伦理、安全性的问题,尚未常规应用于临床,仍属于研究领域,或需在伦理委员会的严格监管下进行临床应用。⑤促性腺激素释放激素激动剂:利用促性腺激素释放激素激动剂减少生殖毒性药物造成的卵巢损伤似乎是一条可行途径。然而研究发现,在恢复月经周期、排卵功能,改善妊娠率等方面,促性腺激素释放激素激动剂均无明显作用,故该方法的有效性仍待进一步确证。

7. 其他治疗 传统POI助孕方案多利用卵巢原位募集的优势卵泡,适用于卵巢功能尚存的患者,而对仅残存少量始基卵泡的终末期患者疗效甚微。近年来,国内外学者不断探索新的治疗技术。①卵泡体外激活(*in vitro* activation,IVA):IVA技术将含残存卵泡的卵巢皮质组织机械性切成小条块,给予体外药物处理,破坏Hippo信号通路并激活Akt信号通路,实现原始卵泡的激活和小卵泡的生长,组织自体移植后部分患者出现明显的卵泡发育现象,再配合辅助生殖技术可成功妊娠,现已有多例临床妊娠和活产的报道。此外,在不使用体外药物处理情况下,单纯卵巢原位切割或体外切割片段化后再自体移植也可实现卵泡

的激活。目前,IVA技术激活效率及临床妊娠率较低,存在药物远期安全性问题,仅适用于卵巢残存始基卵泡的POI患者,仍处于探索阶段;但同时也为癌症患者及青春期前儿童患者生育力保存提供了新思路。②间充质干细胞(mesenchymal stem cells,MSCs)治疗:MSCs来源于中胚层的成体干细胞,且广泛存在于全身结缔组织和器官间质中,可以通过归巢到损伤部位、旁分泌改善微环境、免疫调节及细胞间物质传输等机制发挥作用。动物实验中多种MSCs被尝试应用于POI治疗,可增加卵巢各级卵泡数,促进颗粒细胞生长,恢复卵巢功能。同时,小样本的临床研究发现干细胞可以改善卵泡和卵母细胞质量,并有临床妊娠和活产的报道。但仍需循证医学高等级的临床试验来证明其有效性和安全性;同时如何保证稳定的MSCs来源、维持其体内活性亦存在一定的挑战。此外,免疫治疗、基因编辑等前沿治疗方法为POI治疗提供了希望,但尚处于研究阶段。

(陈子江)

三、卵巢低反应

(一)卵巢低反应的概念

自然月经周期中卵泡被募集、优势化选择后,多数发生闭锁,通常仅一个卵泡发育成熟并排卵。随着辅助生殖技术(ART)的发展和体外受精胚胎移植技术(IVF-ET)的广泛应用,优化控制性超促排卵(controlled ovarian hyperstimulation,COH)方案,获得充足数量的优质卵子,是影响妊娠结局的重要环节。在COH过程中卵巢对外源性促性腺激素(gonadotropin,Gn)的反应简称"卵巢反应性",对妊娠结局的预测以及干预措施的选择具有重要的指导意义。

卵巢低反应(low ovarian response,LOR)是在COH过程中,卵巢对Gn刺激反应不良的病理状态,又称为卵巢反应不良(poor ovarian response,POR),主要表现为卵巢刺激周期发育的卵泡少、血雌激素峰值低、Gn用量多、周期取消率高、获卵数少和临床妊娠率低。在辅助生殖促排卵过程中POR人群占9%~24%。早在1983年Garcia等首次提出POR的概念并引起人们重视。近年来尤其是在我国新的生育政策实施后,女性生育年龄延后,依赖辅助生殖技术助孕的高龄再生育女性

增加,POR 的发生率呈上升趋势。如何准确预测 POR 发生、如何最大程度提高患者的卵巢反应、改善其临床结局是当今辅助生殖领域亟待解决的热点和难点。

（二）病因和病理基础

卵巢储备是指女性始基卵泡池的储备力,代表女性的生殖潜能。POR 的主要病理基础是卵巢储备功能的下降,表现为卵巢内存留的可募集卵泡数目的减少和 / 或卵母细胞质量下降,导致女性生育能力降低。POR 可能是卵巢储备功能减退、卵巢衰老的早期征象,与早发性卵巢功能不全（premature ovarian insufficiency,POI）可能存在相似的病因和致病机制：相似的遗传易感性基础上在不同的环境或外因下,表现出不同的疾病进程和发病年龄。此外,对于卵巢储备正常的 POR 患者,各种因素导致的卵巢对外源性促性腺激素不敏感是主要原因。目前 POR 的致病机制尚未阐明,已知病因包括：

1. **年龄**　年龄是卵巢反应性最重要的影响因素。随年龄增长,卵子数量减少、质量下降,POR 发生率增加。高龄可影响线粒体功能、增加氧化应激损伤和细胞凋亡等。大于 40 岁的女性行 IVF 助孕时 POR 发生率超过 50%。但是,年龄的影响不是绝对的,部分高龄女性仍可产生足够的卵子,而部分年轻女性则不能避免 POR 发生。因此,高龄仅作为 POR 相关的重要危险因素。

2. **遗传因素**　①染色体数目或结构畸变；② Gn 受体缺陷：如存在 FSHR 突变,卵巢 FSHR 受体减少、结构功能异常或受体后信号转导异常,或 FSH 受体表达不足,卵巢对 FSH 的反应低下；③易感基因多态性：既往报道 FSHR、LHR、LHβ、FMR1 等基因多态与 POR 相关。FSHR 基因多态 Ser680Asn 是研究最多、最具临床应用前景的 POR 相关遗传标记。相较于 NN 基因型（680Asn）,SS 基因型（680Ser）基础 FSH 水平偏高,对 Gn 反应低下,所需 Gn 总量偏高。另外,卵巢反应性也可能是多基因相互协同或拮抗作用的结果。因此,建立卵巢反应性的遗传预测模型,对临床 COH 过程中的个体化用药有指导意义。

3. **获得性因素**　卵巢手术、自身免疫性疾病、盆腔感染、化疗及盆腔放疗等通过毒性作用、直接破坏卵泡、减少卵巢皮质或血供进而影响卵巢功能和卵巢反应性。

4. **既往促排卵用药不当**　包括未正确评估卵巢储备功能以及促排卵方案使用不当,过度的降调节以及 Gn 的使用量不足。

5. **环境因素**　长期接触有害物质、辐射、不良生活习惯等可直接或间接影响卵巢储备,导致卵巢低反应。

6. **原因不明**　部分患者,常规卵巢功能检测提示储备正常,但在超促排卵过程中出现卵巢低反应,又称为未预期的卵巢低反应（unexpected poor response）,可能与遗传因素相关。

（三）诊断标准

既往 POR 缺乏国际公认的定义和诊断标准,研究对象均质性差,难以进行荟萃分析及评估各种治疗方案的有效性。直至 2011 年欧洲人类生殖和胚胎学会（ESHRE）讨论制定了 POR 共识——博格尼亚标准（Bologna criteria）,是目前国际上 POR 研究普遍采纳的标准,为 POR 研究的均一性和规范性提供了指引。2015 年中华医学会生殖医学分会发布了《卵巢低反应专家共识》,亦沿用了博洛尼亚共识的诊断标准。

至少满足以下 3 条中的 2 条即可诊断为 POR：①高龄（≥ 40 岁）或具有卵巢反应不良的其他危险因素,如遗传缺陷、盆腔感染、手术史等；②前次 IVF 周期出现 POR,常规方案获卵数 ≤ 3 个；③卵巢储备下降（AFC<5~7 个或 AMH<0.5~1.1μg/L）；如果年龄 <40 岁或卵巢储备功能检测正常,患者连续 2 个周期应用最大化的卵巢刺激方案仍出现 POR 也可诊断。此外,对于年龄 ≥ 40 岁患者,卵巢储备功能检查异常,即 AFC 或 / 和 AMH 异常,未曾接受过 IVF 治疗,可诊断为预期（疑似）POR。

POR 博格尼亚共识统一了 POR 人群的诊断标准,从而使临床数据更准确和可靠,对规范 POR 的临床诊疗和临床研究的评价具有重要意义。但博格尼亚标准亦存在一定局限性：①纳入的 POR 人群具有高度异质性,存在不同的病因混杂、基线特征和助孕预后,从而稀释了治疗策略的有效性；②仅强调卵子数目,忽略了对卵子质量的评估,卵巢储备指标 AMH 和 AFC 主要反映卵子数量而非质量,即使获卵数相同,年龄相关的胚胎非整倍体率不同严重影响临床结局；③低反应不完全等于卵巢储备低下。卵巢储备正常的女性可能由于对促性腺激素的敏感性和反应性差而表现为卵巢低反应,尤其是 Gn 受体基因突变或易感基因多态导致的卵巢源性对 Gn 不敏感或抵抗。

鉴于上述原因,2016 年来自 8 个国家的生殖内分泌和生殖医学领域的专家学者成立 POSEIDON(Patient-Oriented Strategies Encompassing Individualized Oocyte Number)小组,对 COH 过程中低反应或不良预后患者(low prognosis patient)的界定提出了新的、更为细致的 POSEIDON 分类标准。该标准基于年龄和预期的非整倍体率、卵巢储备(AMH 和 / 或 AFC)、卵巢反应性(前次卵巢刺激周期获卵数)将 POR 或预后不良患者分为 4 组:①组 1 低龄、卵巢储备正常组,年龄 <35 岁,卵巢储备正常(AFC ≥ 5,AMH ≥ 1.2ng/ml),卵巢反应不良。根据前次卵巢刺激周期获卵数分为两个亚组:亚组 1a<4 枚,亚组 1b 4~9 枚。②组 2 高龄、卵巢储备正常组,年龄 ≥ 35 岁,卵巢储备正常(AFC ≥ 5,AMH ≥ 1.2ng/ml),卵巢反应不良。根据前次卵巢刺激周期获卵数分为两个亚组:亚组 1a<4 枚,亚组 1b 4~9 枚。③组 3 低龄、卵巢储备不良组,年龄 <35 岁,卵巢储备不良(AFC<5,AMH<1.2 ng/mL)。④组 4 高龄、卵巢储备不良组,年龄 ≥ 35 岁,卵巢储备不良(AFC<5,AMH<1.2ng/mL)。POSEIDON 标准区分了不同卵巢储备状态:正常卵巢储备(组 1 和组 2,未预期的卵巢低反应)和卵巢储备不良(组 3 和组 4,卵巢低反应)两类。POSEIDON 标准强调每位患者至少获得 1 枚供移植的整倍体胚胎所需的获卵数目,提出以获得相应卵子数的能力作为 ART 治疗成功的评估指标;同时,该标准对 POR 进行了更为详细的亚群分层,并提出了相应的治疗策略。该标准降低了纳入人群的异质性,有助于识别和细化特异治疗策略的受益人群。但是其准确性及临床效用价值仍待设计严谨的前瞻性 RCT 研究验证。

(四)评估预测指标

通过准确评估患者卵巢反应性,选择适合的促排卵方案,获取理想数目的优质卵子,将有助于提高 IVF/ICSI-ET 的成功率。目前常用的卵巢储备评估指标包括年龄、基础卵泡刺激素(bFSH)、抑制素 B、基础窦卵泡数(AFC)、抗米勒管激素(AMH)、卵巢体积等。就单个指标而言,AMH 预测 POR 的敏感度和特异度均较高,且与年龄呈负相关;FSH 和 AFC 特异度高,敏感度低。年龄、AMH 结合 AFC 可更好地预测卵巢低反应(曲线下面积 AUC=0.80),明显优于其他单指标或联合指标。博格尼亚标准和中国卵巢低反应专家共识建议将 AMH(<0.5~1.1ng/ml)联合 AFC(5~7 个)作为评价卵巢储备功能的指标。POSEIDON 标准以 35 岁为界限分为低龄和高龄亚组,从而更为准确地诊断和预测 POR。值得注意的是,目前的评估指标仅与生长中的窦前卵泡有关,只反映短期内卵子的生长情况,无法代表非生长周期中的始基卵泡池。此外,AMH 和 AFC 更多反映的是卵子数目,对卵子质量的预测价值不高,而卵子数量少不代表质量差。对于卵巢储备正常的低反应患者,目前尚无可靠指标预测和评估其卵巢对 FSH 的敏感性。2011 年 Genro 等提出将卵泡输出率(follicular output rate,FORT)用于评估卵巢反应性,并认为 FORT 评估卵巢反应性优于其他指标,其临床效用仍有待进一步证实。临床实践中往往需要联合多个指标指导用药方案。

(五)助孕策略

卵巢低反应和卵巢储备不良女性是发生早发性卵巢功能不全的高风险人群。对于具有 POR 危险因素及明确诊断为 POR 的患者,应尽早评估卵巢储备功能,及时制订生育计划,合理进行诱导排卵和辅助生殖治疗,以期改善临床妊娠结局。

1. ART 助孕

(1)COH 方案和用药选择:对于 POR 人群,各种常规的促排卵方案(长方案、短方案、拮抗剂方案)的获卵数和临床妊娠率无绝对优劣,对 POR 的治疗均无显著差异。非降调方案中,自然周期是年轻 POR 患者的有效方案,至少与其他 COH 方案同样有效;微刺激方案效益与常规促排方案类似,但周期取消率较高。增加 Gn 剂量可一定程度上提高卵巢的反应性、增加获卵数,但是过高的 Gn 剂量对 POR 患者临床结局无明显改善。LH 添加能够提高 POR 患者获卵数、卵成熟率和临床妊娠率,但较大规模的 RCT 研究及荟萃分析认为添加 LH 对 POR 患者无明显获益。因此,对于 POR 患者的最佳促排卵方案,尚无确凿询证医学证据,主要遵循个体化原则。

（2）COH 辅助用药和预处理

1）生长激素：生长激素（GH）可通过增加胰岛素样生长因子 -1 表达，调节 FSH 对颗粒细胞的作用，促进雌激素合成及卵泡成熟；提高卵母细胞 DNA 修复能力，改善卵母细胞质量等。既往研究发现添加 GH 能有效改善 POR 患者的卵巢反应性，提高临床妊娠率和活产率。但最近的 RCT 研究和荟萃分析结果存在争议，部分认为添加 GH 有效，也有研究认为并不能提高其临床妊娠率及活产率。鉴于既往研究对于 POR 患者的定义、COH 方案及 GH 剂量等存在较大异质性，且纳入的多是小样本研究，证据级别不足，仍需要大样本、统一诊断标准的 RCT 研究验证 GH 添加的有效性。

2）雄激素：雄激素在卵泡微环境的适量积聚，可增加颗粒细胞对 FSH 反应性，促进颗粒细胞的增殖，刺激早期卵泡的生长，增加窦前和窦卵泡的数量。衰老的卵巢雄激素水平下降。早期研究显示增加卵泡微环境雄激素浓度的治疗可以改善 POR 患者卵巢反应性，减少 Gn 用量，缩短 Gn 刺激时间，增加获卵数和临床妊娠率，包括脱氢表雄酮（DHEA）或经皮睾酮给药增加外源性雄激素、添加芳香化酶抑制剂减少雄激素向雌激素的转化、添加 LH、HCG 等增加 LH 活性。而近年来的研究结论存在争议，RCT 和荟萃分析显示雄激素预处理对 POR 患者获卵数、妊娠率和活产率无改善作用。因此 POR 患者 COH 前雄激素预处理的有效性及安全性仍有待进一步证实。

3）黄体期雌激素预处理：在 COH 前一周期黄体期应用雌激素抑制黄体末期 FSH 过早升高，避免卵泡过早募集，促使卵泡同步生长；同时抑制循环 FSH，上调颗粒细胞 FSH 受体，增加卵泡对 FSH 的反应性。有研究认为雌激素预处理能降低 POR 患者周期取消率，增加获卵数，提高临床妊娠率。

总体而言，不同辅助用药和预处理对于 POR 临床结局未发现明显效益，可能跟样本数不足、POR 定义和纳入标准不统一等因素有关，不同标准界定的不同亚群 POR 可能适合不同的治疗方案，目前尚无最佳有效治疗策略可以明确改善 POR 临床结局。

2. 中医治疗　大量研究表明，在西医辅助生殖技术助孕的基础上辅以中医药治疗，能够改善 POR 患者内分泌激素水平，提高对促性腺激素的反应性，同时可优化着床环境，从而降低周期取消率，提高临床妊娠率。POR 在中医古籍中并无记载，根据其临床症状，将其归属于中医学中"不孕""经断前后诸证""血枯""闭经"等病证范畴。POR 的治疗原则为补肾养血、活血化瘀、疏肝理气，以补肾为主。目前中医治疗 POR 的常用方法有中药、针灸、按摩、耳穴、药膳等，应用这些方法已经取得了一定的临床疗效，并在进一步探索和论证中。中药调理可改善卵巢反应，提高女性生育能力，常用方药有归肾丸加减，中成药有胎宝胶囊、复方阿胶浆、左归丸、坤泰胶囊等。同时也可以根据辅助生殖期进入周期前后进行治疗，进入周期前以辨治相关病证及护卵养膜调理为主，经期以调血理血、祛瘀兼清热解毒为主，经后以益肾健脾、护卵养泡、助膜长养为主；进入周期后促排卵期以益肾助卵、温阳通络为主，移植期以健脾滋肾、益气摄胎为主。针灸作为祖国传统医学瑰宝之一，发展至今主要有毫针刺、电针、经皮穴位神经电刺激、穴位埋线、灸法等多种方法。针刺信号可以通过穴位经外周神经传入中枢，调整下丘脑 - 垂体 - 卵巢轴，促进卵泡发育成熟、提高卵母细胞质量、从而提高卵巢功能。有研究表明，POR 治疗选用经皮穴位神经电刺激子宫、关元、天枢、中极、肾俞、命门、腰阳关、三阴交穴位，或毫针刺肾俞、百会、神庭、本神、关元、子宫、足三里、三阴交、太溪、太冲穴，均可改善基础内分泌激素、AMH 水平，提高窦卵泡数量。盆底肌按摩会阴穴、会阳穴、长强穴、腰俞穴、八髎穴，可改善 POR 患者基础内分泌激素及卵巢血供情况。

（陈子江）

四、未破卵泡黄素化综合征

未破卵泡黄素化综合征（luteinized unruptured follicle syndrome，LUFS）是指在没有卵泡破裂和卵母细胞释放的情况下，未破裂卵泡在 LH 的作用下发生黄素化，导致排卵失败。LUFS 在月经周期的任何时间点都会出现，但更多出现在卵泡期的早期和晚期。由于卵泡持续存在、LH 峰值后 48 小时卵泡仍然不能破裂排出卵母细胞，故超声检查和血孕酮水平测定可确立诊断。

（一）病因

LUFS 被认为是一种难治性排卵障碍,通常在排卵诱导周期中被发现。1975 年由 Jewelewicz 首次报道并命名。1978 年 Marik 等用腹腔镜直接观察卵巢表面,发现有些病例其早期黄体无排卵裂孔,提示黄体形成并非均需要经过排卵过程,从而证实 LUFS 这一排卵异常现象并不少见。LUFS 在月经周期正常的妇女中发生率为 12.5%,在不孕症妇女中发生率为 25%~43%,且其复发率为 79%~90%,促排卵药物增加 LUFS 的发生率。在不明原因不孕妇女中,接受枸橼酸氯米芬治疗第 1 周期 LUFS 的发生率 25%,第 2 周期 LUFS 的发生率 56.5%,其中复发率为 78.5%。青少年特发性关节炎患者 LUFS 的发生率显著增高。

目前,LUFS 被视作一种无排卵性月经的特殊类型,其发生不受年龄、体重指数、口服避孕药使用史、吸烟、胎次等因素的影响。

LUFS 可能与诸多情况有关,如不明原因不孕、子宫内膜异位症、盆腔粘连和使用非甾体抗炎药(NSAID)等,其病理生理机制尚未得到彻底阐明,可能与内分泌异常、机械刺激及药物应用等有关。

1. 内分泌异常 LUFS 生长和内分泌动力学研究发现,与正常卵泡发育相比,未受刺激周期的 LUFS 发育较早,且生长速度较快,持续时间较长。在 LUF 发育的早期和最大直径时,低水平 LH 可能导致 LH 受体的上调;卵泡过早黄素化,引起孕酮提前升高,与卵泡发育相偏离。LUFS 患者常合并有子宫内膜异位症(EM)、多囊卵巢综合征(PCOS)、高催乳素血症(HPRL)、高雄激素血症(HA)等。EM 患者其排卵前卵泡颗粒细胞对 LH 敏感性降低,且盆腔内激活大量巨噬细胞可引起多种非类固醇因子释放,如前列腺素(PG)、内皮素(endothelin,ET)等,产生相应受体,导致排卵前 LH 分泌不足,发生排卵障碍。催乳素(PRL)影响排卵,其机制在于促进黄体功能和维持 LH 受体数量。就 HPRL 患者而言,其血 PRL 水平异常升高,对下丘脑的反馈作用增强,抑制促性腺激素释放激素(GnRH)分泌及释放,使 LH 峰无法形成,故卵泡中期性激素合成及分泌下降,影响卵泡发育、成熟和排卵。同时,PRL 增高可降低卵巢对 GnRH 的反应性,改变雌激素对 LH 的正反

馈调节作用,引起卵泡发育受阻及无排卵。卵泡发育成熟及排卵精细而又复杂,排卵需有黄体生成素(LH)高峰形成,当下丘脑 - 垂体 - 卵巢轴调节紊乱,则 LH 分泌或者 LH 峰形成异常,可影响到卵巢内环磷酸腺苷,导致孕酮分泌减少,对于卵泡成熟、破裂与排卵形成干扰。因此,精神心理因素诸如焦虑、紧张和敏感的情绪也可导致 LUFS。

2. 卵巢局部内分泌紊乱及活性因子改变 卵巢微环境至关重要,其局部调控可受到诸如 PG、抑制素(INH)、激活素(activin)、白细胞介素(IL)、血管内皮生长因子(VEGF)、胰岛素样生长因子(IGF)等影响。LUFS 发生与上述各类细胞因子的作用和影响有关。比如,INH 的两种亚基(INHα 和 INHβ)通过二硫键连接,可反馈性抑制垂体卵泡刺激素(FSH)的分泌,但其旁分泌以及自分泌调节又可用于调节 E_2 产生。再如,前列腺素 E2(PGE2)诱导多种排卵相关基因,增加卵泡内 cAMP 水平,在卵丘扩张、卵泡破裂时可以发挥作用。此外,有报道 LUFS 患者在月经周期中期,其卵泡内雌激素水平不足,因而面对 FSH 的负反馈要较比正常周期弱。如此,FSH 在升高 2 日之后依旧维持较高的水平,可持续多日。

3. 局部机械性因素 EM、输卵管梗阻、盆腔手术及盆腔炎、有人工流产史的患者容易伴有 LUFS。盆腔炎症可导致纤维粘连、增厚;若发生于卵巢组织,则可使卵巢表面增厚,卵子因之无法排出。EM 病灶可附着于卵巢及盆腔,引起盆腔组织粘连,包裹卵巢,即使卵泡破裂,卵子排出时仍可为纤维素粘连带所包裹。

4. 药物诱发 当应用药物诱导排卵时,LUFS 发生则会明显上升。其有关药物包括枸橼酸氯米芬(CC)、人绒毛膜促性腺激素(HCG)和人绝经期促性腺激素(HMG)等。此外,应用环氧化酶抑制剂吲哚美辛(非甾体抗炎药)、选择性环氧化酶 -2(COX-2)抑制剂后,可诱发卵泡不破裂或形成黄素化囊肿;肿瘤标记物糖链抗原 125(CA125)浓度增加以及自然杀伤细胞(NK)功能下降,均可导致黏附分子(AM)的脱落,进而发生 LUFS。值得一提的是,最近发现使用粒细胞集落刺激因子(G-CSF)能够降低引发排卵过程中出现的 LUFS。

（二）诊断和鉴别诊断

1. **LUFS的诊断** LUFS患者的月经史等均可能与一般正常妇女相似，产生能够正常排卵的假象，易被忽视。大多LUFS病例其临床表现并无特殊，月经周期可正常，基础体温可呈现"双相"，宫颈黏液测试可显示"黄体期改变"。而且，子宫内膜有分泌期改变，只是发育比较迟缓，黄体期也短。

诊断主要依据超声。目前的经阴道彩色多普勒超声用于诊断LUFS，简便、有效、无创，对指导临床非常具有实际意义。

超声观察LUFS，可见卵泡大小在24小时内有明显快速增大趋势或者囊壁增厚现象，卵泡壁完整。其内部回声有多种形式：①布满细密的点状回声，呈中、低或较高回声；②无回声；③散在分布线状回声；④呈筛状或者散在带状分布混合回声。在LUFS患者，子宫内膜可显示为"三线"模糊，回声略增强，较正常发育略迟缓。

总之，采用超声形态观察，结合生殖内分泌评估，可以快速、准确地判断LUFS发生。而且，通过动态和连续的观察，能够为临床治疗提供及时而有意义的信息。

2. **LUFS的鉴别诊断** 对首次来诊时发现的LUFS，应与下列卵巢肿物做鉴别诊断。

（1）囊性肿瘤：卵巢浆液性囊腺瘤多呈单房肿物；黏液性囊腺瘤多呈多房性肿物；卵巢EM可表现为厚壁囊性肿物，其内虽亦可见密集点状回声，但结合临床一般可明确诊断。

（2）实性良性肿瘤：卵巢纤维瘤和成熟畸胎瘤一般呈圆形，边界清晰，呈较高回声及中等回声肿物，但中央或周围可探及血流信号。而LUFS内无此血流信号。

（3）卵巢癌：由于卵巢癌具侵袭性生长特性，病灶卵巢结构不清晰，且一般其实性部分大而不规则，部分实性肿物内血流信号杂乱且丰富，常伴有腹水。而LUFS卵泡壁完整，周围有正常卵巢组织，内无血流信号。

（三）LUFS的治疗

1. **心理治疗** 有研究者认为，首次发现LUFS时，可行期待疗法；部分因精神焦虑紧张或者长期不孕所导致心理压力过大者，可同时进行心理干预，改善心理状态，使其保持心情愉悦。

2. **积极治疗原发病** 对反复发生LUFS的患者，首先应排除常见病因并积极治疗原发疾病，如LUFS伴有HPRL等垂体功能异常，或者伴有EM，均应先明确诊断后以药物或手术治疗原发病。

3. **药物治疗** 月经周期不规律或PCOS等排卵障碍者，可适当应用FSH序贯HMG小剂量递增方案；监测卵泡发育成熟后，则给予人绒毛膜促性腺激素（HCG）或促性腺激素释放激素（GnRH）激动剂。对于采用自然周期助孕者，如若表现出卵泡周期延长、无LH峰出现，或者在第一周期治疗中发生LUFS，同样可以适时给予大剂量HCG肌内注射（事先须测定血清激素水平，或尿LH半定量试纸测试）。

排卵作为炎症反应的过程，中性粒细胞在炎症反应中起中心作用，在月经周期的排卵期渗透到膜层。粒细胞集落刺激因子（G-CSF）通常被认为是一种诱导炎症反应的细胞因子，从而增强中性粒细胞功能，而已知G-CSF及其受体是由颗粒细胞产生的。G-CSF信使RNA水平在卵泡前期或卵泡膜细胞中较月经周期的其他阶段至少增加了10倍，提示G-CSF在卵泡后期排卵机制中发挥重要作用。因此，粒细胞集落刺激因子（G-CSF）在HCG注射前24~48小时应用，可以显著预防排卵诱导过程中的LUFS的发生。

4. **超声引导下卵泡穿刺** 若注射HCG后48小时卵细胞依旧没有发生塌陷或者消失，可采阴道超声引导下刺破卵泡，而后可行宫腔内人工授精方式助孕。这种方法快捷有效，需要注意的是创伤和感染。

5. **腹腔镜手术以及体外受精胚胎移植术** 严重EM或者盆腔粘连等机械因素导致LUFS者，如药物治疗无效，则可通过腹腔镜手术改善盆腔环境，也可于术后同时使用小剂量促排卵药物并适时注射HCG诱发排卵。但须注意腹腔镜手术治疗有一定局限性，结核或重度EM之盆腔广泛粘连，或卵巢功能下降、术后将要加剧卵巢供血不足者当慎用。

通过上述各项治疗依旧无效，或者仍然反复发生LUFS者，可考虑采用体外受精胚胎移植术（IVF-ET）助孕，解决生育问题。其中，对于反复发生LUFS者，可应用短效口服避孕药或丙氨瑞林进行预治疗,既可改善患者对促排卵药的反应,降低卵巢过度刺激综合征和流产的发生,又有助于减少 LUFS。

6. **借助中医药配合 LUFS 的治疗** 最近,在我国中医学界对于 LUFS 治疗亦给予了非常积极的配合,故这里简要介绍中医药与 LUFS。有中医认为,LUFS 主要病机为肾虚血瘀兼气郁痰结,主张分期辨证用药,并辨病辨证相结合,灵活运用调经以及促排卵药方,即经后期补肾填精、活血调经,经间期活血化瘀、行气通络,经前期补肾健脾、助孕安胎。

(谭季春)

五、卵巢不敏感综合征

卵巢不敏感综合征(insensitive ovary syndrome)又称卵巢抵抗综合征(resistant ovary syndrome,ROS)或 Savage 综合征,是一种罕见的内分泌疾病,以高促性腺激素、低雌激素为特征,有正常卵巢储备(AMH 和抑制素 B 水平正常,阴道 B 超和腹腔镜卵巢组织学检查均见正常数量的始基卵泡),患者对外源性促性腺激素缺乏反应,极少数能发育到窦状卵泡期,染色体核型正常。1967 年由 Jones 和 Ruehsen 首先报道并命名。患者多表现为原发性闭经或年龄 <30 岁的继发性闭经,在高促性腺激素性闭经患者中占 11%~20%,常被误诊为卵巢功能早衰的亚型或特异性卵巢功能早衰。不孕症是育龄期 ROS 患者的常见症状,治疗对临床医生和患者都是一个巨大的挑战,患者很难用自己的配子获得子代。曾有研究报道,在极少数情况下,卵巢活检后月经恢复正常,卵巢功能恢复正常,激素替代治疗后自然怀孕。由于卵泡内源性或外源性 FSH 没有反应,ROS 患者通常必须接受卵子捐赠。随着辅助生殖技术的突破,卵母细胞体外成熟(IVM)成为治疗 ROS 的一种新的手段,已经有利用此技术使 ROS 患者获得活产的报道。

(一)发病机制

ROS 的病因迄今尚未阐明。可能的原因为:

1. **卵泡促性腺激素受体缺陷或受体后信号缺陷** 卵泡促性腺激素受体(FSHR)被认为是卵巢功能早衰的主要候选基因。FSHR 缺陷可能降低受体结合 FSH 或激活信号转导通路的能力,从而成为卵巢功能障碍的一个可能原因。Aittomaki 等人(1995)首次报道 *FSHR* 基因第 7 外显子的 C566T 错义突变。已报道 ROS 原发性闭经的患者 *FSHR* 基因失活突变位点有:C566T、T479C、C1717T、A671T、C1801G、C1043G、G1255A、A1556C 和 T662G,ROS 继发性闭经的患者 *FSHR* 基因失活突变位点有 Arg573Cys(C1717T)和 Ile160Thr(T479C),其中 C566T 突变仅见于芬兰人。He 等首次报道 3 个 ROS 汉族家系 *FSHR* 基因存在功能失活突变,在 *FSHR* 信号肽编码区有移码突变和错义突变,新发突变为 c.419delA、c.1510C>T 和 c.44G>A。Gerard 等在英国未发现 POF 或 ROS 患者有 *FSHR* 基因失活突变。Victoria 等在 5 例 ROS 阿根廷人中也未查到 *FSHR* 基因失活突变;*FSHR* 基因失活突变可能具有种族差异。

2. **自身免疫异常** Victoria 等 1982 年报道两例 ROS 伴重症肌无力患者在外周血中存在循环免疫球蛋白,推断通过阻断 FSH 受体(FSHR)本身或受体相关的膜域,抑制 FSH 与其受体(Ig-FSHR)结合。2014 年又在 23 例 ROS 患者检测到循环免疫球蛋白,此抗体的存在可以解释这些患者对促性腺激素的抵抗,故可能是诊断促性腺激素抵抗性卵巢综合征的工具。ROS 体内产生一种对抗自身卵巢颗粒细胞促性腺激素受体位点的抗体,故认为与免疫功能异常有关。由于 FSH 及其受体相互作用的缺陷,主要继发于自身免疫性活动。Rogenhofer 采用 LH、FSH、HMG 处理 ROS 颗粒细胞后,发现雌激素受体 β(ERb)和孕激素受体 A(PR-A)上调,而血清中存在大量抗 HMG 抗体。

3. **卵巢局部某些调控因素异常**,致使卵巢对内源性和外源性促性腺激素的敏感性降低,从而阻断卵泡发育。

(二)诊断及鉴别诊断

1. **诊断**

(1)化验检查:卵泡刺激素(FSH)水平显著升高,≥ 40IU/L;黄体生成激素(LH)升高或正常高值,雌二醇(E_2)呈低水平或正常低值。为排除暂时性 FSH、LH 升高,有必要间隔 1 个月后重复测定 1 次。AMH 或抑制素 B 正常水平;染色体核型分析 46,XX。

（2）超声检查：可见卵巢大小正常，有多个小卵泡，髓质回声均匀，髓质与皮质面积比例正常。阴道超声检查无损伤，且图像较清晰，临床上较常作为该病的辅助诊断。

（3）腹腔镜或剖腹探查手术：可见卵巢形态饱满，大小正常，表面光滑，包膜较厚。卵巢活检可见大量形态正常的始基卵泡，偶尔可见极小的窦状卵泡，无淋巴细胞和浆细胞浸润。

2. 鉴别诊断　ROS 可能被误诊为原发性卵巢功能不全（POI），ROS 和 POI 的主要区别在于 ROS 中存在正常数量的窦滤泡，而 POI 中很少或没有滤泡。在过去，卵巢活检被要求明确 ROS 的诊断，但现在，许多非侵入性方法有助于证明存在窦卵泡，通过高分辨率经阴道超声显示小到直径 2mm 的窦滤泡。此外，抑制素 B、AMH 等激素生物标志物对女性 ROS 具有诊断作用。

（三）管理策略

根据年龄、生育要求制定治疗方案。对于青春期女性，主要目的是促进第二性征发育，建立月经周期，保护卵巢功能；对育龄期无生育要求的女性，基本原则是进行生理性补充，防止其他系统因激素缺乏导致的疾病；对于育龄期有生育要求的女性，进行辅助生育技术治疗。

1. 一般治疗　指导患者正确认识疾病，针对患者的不同年龄和需求制定明确的治疗方案。指导患者积极参加体育运动和社会交往，加强营养，并应定期随访，尤其对需长期补充性激素者更要注意随访。

2. 无生育要求患者的管理　对于青春期及育龄期无生育要求的女性，通常先用激素替代治疗建立正常月经周期，雌孕激素周期疗法（HRT），雌激素（如戊酸雌二醇片 1~2mg/d）连用 22~28 天，后 10~14 天加用孕激素，停药后 3~7 天出现撤退性出血，于月经第 5 天进行下一周期治疗，一般连续治疗 3 个周期为 1 疗程。

也可以用复方口服避孕药（COC）建立人工周期。目前临床上常用的短效复方口服避孕药（COC）有屈螺酮炔雌醇片（优思悦）、去氧孕烯炔雌醇片（妈富隆）、炔雌醇环丙孕酮片（达英 35）等，COC 可抑制促性腺激素，可能使卵泡膜细胞上 FSH 受体逐渐增多，对内源性或外源性促性腺素敏感性增加，使得卵泡对促排卵药物敏感或自发性排卵而受孕。

3. 有生育要求患者的管理　对于处于生育年龄的 ROS 患者来说，不孕是一个难题，用自己的卵母细胞生育的机会难以预测。通常在人工周期的基础上（通常 ≥ 3 个月）进行超促排卵治疗或其他辅助生育技术。

HMG 促排卵或使用 GnRH-a 抑制内源性促性腺激素水平，当 FSH 降调节至 5~10IU/L 时，加用 HMG 及 HCG 促卵泡发育及排卵。如果对外源性大剂量 HMG 没有反应，可以未成熟卵母细胞体外成熟（IVM）技术助孕，2013 年和 2016 年各报道一例 ROS 患者借助 IVM 技术获得活产，Galvão A 等报道利用此技术给 9 例 ROS 妇女助孕，5 例妇女获得活产。

在 ROS 患者长期使用促排卵药物反应不佳、IVM 及所有其他治疗失败的情况下，ROS 的唯一选择是使用捐献者的卵母细胞进行体外受精胚胎移植术。

（谭季春）

六、Kallmann 综合征

Kallmann 综合征（Kallmann syndrome，KS）也称为嗅觉缺失综合征，是一种以下丘脑 GnRH 先天性分泌缺陷同时伴有嗅觉缺失或减退为特征的罕见遗传性疾病，表现为性幼稚和促性腺激素水平低下，伴有嗅觉缺失或减退。1944 年，Franz Jozef Kallmann 首次报道描述了腺功能减退症伴嗅觉丧失的 3 个家系，并进行了研究，认为此病为遗传性疾病，故将其命名为 KS。20 世纪 50 年代，瑞士解剖学家 de Morsier 报道了几个男性性腺功能减退伴嗅球发育不足或缺失的病例。患者的性腺功能低下来自性腺激素释放激素（GnRH）缺乏，其头颅 MRI 通常显示嗅球嗅束未发育或发育欠佳。按照 KS 的发病原因分为自发性和遗传性两种。KS 的发病率男性为 1/10 000，女性为 1/50 000，男女比例从 4 : 1 到 5 : 1 不等，其发病率可能被低估，尤其是在女性中。KS 患者的预期寿命被认为是正常的。

（一）KS 的发病机制

下丘脑脉冲性分泌 GnRH，脉冲释放进入垂体门脉循环,刺激垂体促性腺激素 LH 和 FSH 的生物合成和分泌,LH 和 FSH 刺激性腺功能,包括配子生成和类固醇激素合成。GnRH 脉冲分泌紊乱可能与功能、器官和遗传因素有关。

Whitlock 根据解剖学位置关系将 GnRH 神经元分为 GnRH-1 神经元(下丘脑型)、GnRH-2 神经元(中脑型)和 GnRH-3 神经元(神经终末-端脑型)。胚胎发育时 GnRH-1 神经元由嗅基板迁移至下丘脑,作用于垂体前叶控制促性腺激素的释放。Wray 等发现 GnRH-1 神经元迁移障碍导致 KS 的发生,这与胚胎时期嗅球、嗅束的异常发育有关。KS 导致 GnRH 分泌障碍,从而引起 FSH 和 LH 分泌不足,最终发生性腺功能减退,影响第二性征发育,并因嗅球和嗅束的形成障碍而常伴有嗅觉障碍或缺失。

KS 发病呈散发型和家族型两种,其中散发型占约 2/3。KS 的遗传形式有 X 连锁隐性遗传、常染色体显性遗传、常染色体隐性遗传 3 种方式,具有明显的遗传异质性。目前,有 6 个基因被认为是 KS 的致病基因,这些基因按时间顺序排列:*KAL1*、*FGFR1*、*FGF8*、*CHD7*、*PROKR2* 和 *PROK2*,仅 30% 的 KS 具有明确的发病基因。在先前研究显示,影响 GnRH 神经元发育和迁移的基因包括 *KAL1*、*NSMF*、*FGFR1*、*FGF8*、*FGF17*、*IL17RD*、*PROK2*、*PROKR2*、*HS6ST1*、*CHD7*、*WDR11*、*SEMA3A*、*TUBB3*、*SOX10* 等。干扰正常的 GnRH 分泌的基因包括 *GNRH1*、*KISS1*、*KISS1R*、*TAC3*、*TACR3*、*LEP*、*LEPR*,*GnRH* 基因突变包括 chr4:g.68619942G>A,c.112C>T,p.Arg38 等。

(二)临床表现

KS 患者的主要特征是性腺功能减退和嗅觉缺失或嗅觉减退,并可伴有其他先天缺陷,如面中线发育不良或肢体畸形等。据疾病的遗传形式,一些非生殖、非嗅觉症状也可能存在。

1. 青春期缺失是性腺功能减退症最典型的表现之一,第二性征不发育或不完全性发育,性幼稚体型,无阴毛和腋毛。骨龄可延迟,骨质减少或骨质疏松症;女患者原发性闭经,男患者有隐睾或睾丸萎缩。

2. 嗅觉缺失或嗅觉减退。X 连锁 KS 患者几乎均有不同程度的嗅觉缺陷,女性携带者也可部分甚至完全丧失嗅觉功能。

3. 部分 KS 患者存在中线颅畸形(唇裂、腭裂、融合不完全)、牙齿发育不全、视力问题(色盲或视神经萎缩)等。KS 患者最典型的症状是上肢的镜像运动(对侧肢体的联带运动)。单侧或双侧肾发育不全和较常见的双手运动共济失调、先天性心脏病等。

(三)诊断

1. **临床表现** 缺乏第二性征、性欲减退、不孕、女性闭经。乳房发育和阴毛的评估是诊断 KS 的必要条件。

2. **激素分析** 血清促性腺激素(FSH、LH)和雌二醇水平低;抑制素 B 和 AMH 低。

3. **磁共振成像(MRI)** 大部分垂体/嗅区 MRI 图像正常,部分患者无嗅球和嗅管,并存在不同程度的大脑嗅沟非对称性发育不良。

4. 嗅觉丧失、低氧血症的鉴别对 KS 的诊断具有重要意义。嗅觉可以通过病史和诊断性嗅觉测试来评估,评估识别 40 种微胶囊气味的能力。

(四)治疗与预后

KS 迄今尚无根治方法,主要取决于患者的治疗目的,诱导和维持性别特征及或生育能力;同时要注意心理疏导,提高生活质量。

1. 促进性器官发育,改善第二性征表现,采用天然雌孕激素序贯疗法;补充钙、维生素 D 等。

2. 有生育要求者,女性患者给予周期性雌孕激素替代疗法,促使子宫卵巢发育后,给予人绝经期促性腺激素(HMG)促排卵,以获得妊娠。男性患者治疗的主要方法是采用 GnRH 肌内注射法、GnRH 脉冲式皮下注射、HCG 和 FSH 或 HMG 联合治疗,诱发精子产生。辅助生殖技术应用也是 KS 患者的一个选择。

3. 对于患者嗅觉障碍问题临床上尚无有效治疗方法。

KS 是一种导致生殖障碍和低嗅觉或嗅觉丧失的一种罕见遗传病,其遗传方式非常复杂,尚未被完全阐明,检查手段有限。因此,KS 的发病率有可能被低估。寻找新的候选基因是诊断 KS 的新挑战。早诊断、早治疗对 KS 患者的生育和健康管理至关重要。

(谭季春)

第五节 子宫内膜容受性与子宫因素不孕

一、子宫内膜容受性

子宫内膜是胚胎着床部位,胚胎着床过程受多方面因素的影响,其中影响成功着床的两大因素是胚胎发育潜能和子宫内膜对胚胎的容受性。低胚胎种植率是生殖医学领域尚未解决的难题之一,也是限制人类辅助生殖技术发展的瓶颈问题。体外受精技术可以得到优质的胚胎,但子宫内膜生理学特点、子宫内膜容受性的评估指标以及如何改善子宫内膜容受性始终是生殖医学关注的热点问题。

(一)子宫内膜的周期性变化

1. 子宫内膜的胚胎发育 女性生殖道于妊娠第 10 周由双侧米勒管融合,形成输卵管、子宫、宫颈及阴道上部。子宫腔表面被覆单层立方上皮,之后逐渐变成柱状或假复层上皮。上皮下是致密的间充质组织,发育为子宫内膜间质与子宫平滑肌。到妊娠 20 周子宫内膜层的分化完成,妊娠 22 周子宫内膜被覆柱状上皮,少许腺体受雌激素刺激,妊娠 32 周子宫内膜部分腺体出现分泌功能,糖原沉积及间质水肿。在女婴出生后 1 个月,离开母体后体内雌、孕激素水平下降,子宫内膜萎缩,腺体变少,被覆立方上皮、间质血管减少。子宫内膜的基础状态维持至青春期发育前。

2. 正常子宫内膜的组织学形态 自青春期始,子宫内膜受卵巢雌、孕激素的影响,表面的 2/3 层发生周期性功能变化,称为功能层。功能层由表面的致密层及其下的海绵层组成。内膜的下 1/3 层直接与子宫肌层相连,称为基底层,不发生周期性变化。子宫内膜功能层周期性变化包括增殖期、分泌期和月经期。

(1)增殖期:正常增殖期一般持续约 2 周,月经稀发时可长达数月。在生长卵泡分泌的雌激素作用下,增殖期早期(第 4~7 天 /28 天)内膜薄,厚度 1~2mm,腺体呈小直管状,腺上皮和表面上皮为低柱状,间质疏松细胞为小梭形。此期腺上皮和间质细胞的有丝分裂活动均很明显,上皮细胞的胞质含大量核糖体,但内质网和高尔基复合体未完全发育。增殖期中期(第 8~11 天 /28 天)腺体伸长并开始弯曲,腺上皮呈柱状,拥挤成假复层,并有核分裂,间质水肿。增殖期晚期(第 12~14 天 /28 天)腺体的弯曲和腺上皮的拥挤更为明显,可出现假复层,细胞核增大,可见核仁和较多核分裂;间质细胞增大,核分裂增多,而间质水肿不比增殖中期明显。

(2)分泌期:排卵后的子宫内膜在雌、孕激素的共同影响下,腺体和间质继续发育成熟,为胚胎着床做准备。由于腺上皮细胞比间质细胞更敏感,组织学的变化第一周以腺上皮为主,第 2 周则间质的改变较明显。分泌期早期(排卵后 2~4 天),腺上皮出现细胞核下空泡,超微结构研究,空泡是细胞底部聚积的糖原颗粒。此时上皮细胞内质网丰富,线粒体大,有明显突嵴。细胞核内出现相互交织的微管群,为核仁管道系统,它们可能是细胞质与细胞核连接的基本结构,以运转 mRNA 到达细胞质。核仁管道系统对孕酮发生反应,是早期分泌期超微结构的标志。分泌期中期(排卵后第 5~9 天)腺体进一步弯曲,腺腔内有大量分泌物充填,核下空泡移至核上,细胞核回到基底部;间质高度水肿,利于胚胎着床。分泌期晚期(排卵后第 10~14 天),内膜继续增厚。腺体弯曲呈锯齿状,如未受孕,黄体开始萎缩,雌、孕激素分泌下降,腔内分泌物减少,分泌功能开始衰竭;螺旋动脉持续发育,其长度增长远快于内膜厚度的增长,因此变得更加屈曲。血管周围的间质出现早期蜕膜样变。至经前 2~3 天间质蜕膜样变融合成片并伴有淋巴细胞浸润。

(3)月经期:月经期出血是黄体萎缩后孕激素和雌激素撤退的最后结果。出血前 4~24 小时,小动脉收缩引起缺血,当小动脉舒张后发生出血,导致缺氧、重新灌流障碍,子宫内膜的浅层腺体由于形成血肿而肿胀,后形成裂隙,组织碎片剥离出血。第 2 天功能层广泛出血并脱落形成月经,此后第 3~4 天腺体和间质开始再生。

(二)子宫内膜容受性

1. 子宫内膜容受性及着床窗的概念 子宫内膜容受性(endometrial receptivity)是指子宫内膜接受胚胎并容许胚胎诱导内膜间质发生一系列变化,最后植入内膜的一种能力。在正常月经周期中,排卵后的6~8天或受精后的5~7天为子宫内膜允许胚胎植入的最佳时期,称为"种植窗"(window of implantation, WOI),此时子宫内膜对胚胎具有最大的容受性。胚胎植入是胚胎和母体子宫内膜相互识别、相互容纳并相互作用的过程,子宫内膜与胚胎发育的同步性是保证胚胎成功植入的必要条件。

2. 子宫内膜容受性的评估指标

(1)子宫内膜容受性形态学评估指标

1)子宫内膜的超微结构——胞饮突:早在1958年,Nilsson通过电子扫描显微镜观察了大鼠子宫内膜,发现子宫内膜腔上皮细胞表面存在微绒毛,且微绒毛在胚胎着床期融合消失,形成膨大的光滑质膜突起,这种结构具有胞饮功能称为"胞饮突"。随后逐渐在其他动物及人类子宫内膜中均发现类似结构。胞饮突通常出现在正常月经周期第20~21天(即排卵后1周左右,也即胚胎

发育至囊胚期并从透明带孵出的时间)。胞饮突的出现与子宫内膜种植窗口期完全一致,可作为良好的子宫内膜容受性标志物。

子宫内膜由子宫内膜上皮腺体和基质两部分组成。子宫内膜腺体上皮是由纤毛细胞和微绒毛细胞两种细胞构成,两者比例为1∶30~1∶20,分布于子宫内膜表面。微绒毛细胞在黄体期起始阶段慢慢膨大,表面附着的微绒毛变短、变细,随后微绒毛慢慢融合消失形成"胞饮突"结构。根据胞饮突在子宫内膜表面所占丰度的百分比,分为丰富(>50%)、适中(20%~50%)和微量(<20%)3个等级。根据形态的变化将胞饮突分为发育中、发育完全和衰退3个阶段。发育完全的胞饮突呈"水泡样"肿胀的质膜状态,表面光滑无附着或附着少许短细微绒毛,顶部可有细微褶皱,是子宫内膜容受性最佳时期的标志(图5-5-1)。

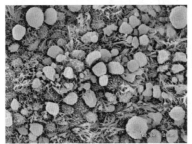
正常对照组
子宫内膜胞饮突的丰富度(SEM×2 000)

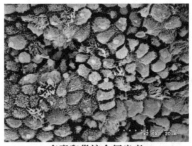
多囊卵巢综合征患者
子宫内膜胞饮突的丰富度降低(SEM×2 000)

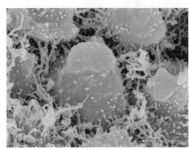
正常对照组
子宫内膜胞饮突圆润饱满
(SEM×10 000)

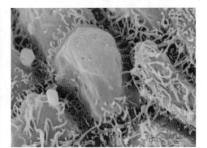
多囊卵巢综合征患者
子宫内膜胞饮突无发育或低小
(SEM×10 000)

图5-5-1 子宫内膜胞饮突示意图

虽然胞饮突是子宫内膜容受性的重要标志,但在临床实际工作中需通过子宫内膜活检经扫描电子显微镜观察,为有创性检查;而且胞饮突的形态判断具有一定主观性,子宫内膜活检组织量难以均衡、组织块之间异质性较大,难以评估其准确性。此外,胞饮突对内膜容受性影响的荟萃分析结果显示,胞饮突在黄体期持续时间超过5天,

不能精确地描述人类种植窗。因此,胞饮突对评价内膜容受性的价值尚需要进一步验证。

2)超声下子宫内膜容受性评估

①子宫内膜形态与厚度:超声测量子宫内膜是无创子宫内膜评估的重要方法。超声下将子宫内膜分为3型:A型内膜表现为一种多层的"三线样"子宫内膜,包含回声较强的内膜外层和宫

腔中线,以及两者之间的低回声区域,是卵泡期雌激素作用的表现;B型内膜表现为中等回声的中间层以及回声偏低的宫腔中线,是排卵后黄体期雌、孕激素作用的表现;C型内膜全层表现为较强同等回声,宫腔中线不清,较多见于非排卵型内膜或月经前子宫内膜的表现(图5-5-2)。自然月经周期中,子宫内膜的增长通常是连续性的,平均少于1mm/d,于增殖晚期可能会增至2mm/d。围排卵期子宫内膜厚度≥10mm为适合胚胎着床的最佳内膜厚度。

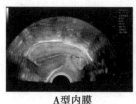 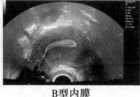 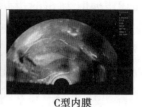

| A型内膜 | B型内膜 | C型内膜 |

图5-5-2 子宫内膜分型示意图

②子宫内膜蠕动:子宫是一种腔体结构,子宫平滑肌会有非自主性收缩,同时带动子宫内膜的相对运动,在超声下清晰可见,称为子宫内膜蠕动(ER 5-5-1)。子宫内膜蠕动表现为从宫底朝向宫颈和从宫颈朝向宫底的两种相对运动。月经期为宫底朝向宫颈的波动有利于月经血的排出;排卵期宫颈向宫底的蠕动有利于精子游向输卵管,受精后在孕激素的作用下抑制子宫收缩,减少子宫内膜蠕动,有利于胚胎的黏附与着床。排卵前以雌激素作用为主,子宫平滑肌敏感而有张力,蠕动频率最高,每分钟3~4次,见于30%~40%的自然周期患者。研究发现子宫内膜蠕动波的频率与辅助生育技术妊娠结局相关,可用来预测子宫内膜容受性。胚胎移植前子宫内膜蠕动波频率≤2次/min预示着较好的妊娠结局。文献报道胚胎移植日子宫内膜蠕动者,给予催产素受体拮抗剂可显著提高妊娠率,但另有文献报道总结上述治疗无显著差异,因此子宫内膜蠕动的影响及治疗尚存在争议。

ER 5-5-1 子宫内膜蠕动波

③子宫内膜血流:子宫的血液供应来自子宫动脉,子宫动脉上行支沿子宫侧缘迂回上行,进入肌层的称弓形动脉。弓形动脉分为基底动脉和螺旋动脉,基底动脉供应内膜基底层,螺旋动脉供应近宫腔面2/3内膜。在月经周期与子宫内膜有同步变化的为螺旋动脉,增殖期螺旋动脉数量少,螺旋度轻;分泌期螺旋度增加,小动脉扩张充盈。子宫内膜血流分型采用Applebaum法,Ⅰ型:内膜内及内膜下均未见血流灌注;Ⅱ型:内膜下可见血流信号;Ⅲ型:内膜内及内膜下均可见血流信号(图5-5-3,见文末彩插)。Ⅲ型子宫内膜血流是子宫内膜容受性良好的指标。三维能量多普勒超声用于评估低流速血管的血流较彩色多普勒超声敏感,能发现小血管血流灌注的检出,但其应用价值尚需进一步研究。

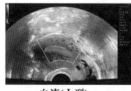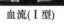 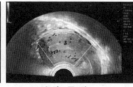 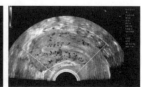

| 血流(Ⅰ型) | 血流(Ⅱ型) | 血流(Ⅲ型) |

图5-5-3 子宫内膜血流示意图

(2)子宫内膜容受性的分子标志物:参与胚胎着床的功能蛋白及编码基因众多且复杂,目前有关子宫内膜容受性的分子标志物有白血病抑制因子(leukemia inhibitory factor,LIF)、整合素、选择素、钙黏蛋白与细胞间黏附分子-1、Th1/Th2细胞因子比例等。

1)LIF:是一种多生物学功能的细胞因子,胞饮突可分泌LIF,且促进胞饮突表面LIF受体（LIFR）表达。在黄体中期 LIF 和 LIF 受体（LIFR）表达量与胞饮突的出现相关,其表达水平可作为判断子宫内膜容受性的分子标志物。

2）整合素:是一种跨膜糖蛋白家族,由 α 和 β 两个亚基非共价连接组成。研究发现在黄体中期存在整合素 α1β1、α4β1 和 αvβ3 共同表达,而 αvβ3mRNA 亚基的相对表达量在黄体中期特异性升高,认为整合素 αvβ3 与胚胎种植关系最密切。整合素在围着窗期的表达具有时间和组织特异性,参与滋养细胞的黏附,并具有诱导其分化的作用,被认为是子宫内膜容受性的标志分子之一。

3）选择素:是一种糖蛋白,属于细胞黏附分子家族,包括 P、L、E- 选择素。研究发现,母胎交界面有选择素黏附系统,在胚胎的囊胚面 L- 选择素染色呈强阳性;在母体面,选择素寡糖配体 MECA-79 或 HECA-452 在种植窗期表达上调。L- 选择素配体 MECA-79 在整个月经周期的腔上皮和腺上皮都有表达,但在分泌中期的表达加强。选择素在胚胎着床过程中发挥重要作用。

4）钙黏蛋白与细胞间黏附分子-1:钙黏蛋白是一组介导 Ca^{2+} 依赖性的细胞黏附机制的糖蛋白,分 E、P 和 N- 钙黏蛋白 3 个亚类。在胚胎着床方面的研究主要集中在 E- 钙黏蛋白,是一种表面跨膜糖蛋白。在最初阶段,钙黏蛋白表达于细胞表面,确保胚胎的黏附,之后其表达量下降,促使上皮细胞分离和囊胚侵入。E- 钙黏蛋白在内膜容受性的建立中发挥重要作用。细胞间黏附分子 -1（intercellularadhesion molecule-1, ICAM-1）是一种跨膜糖蛋白,ICAM-1 可能通过机体的免疫调节过程参与早期的胚胎着床。

5）Th1/Th2 细胞因子:研究发现 Th1 细胞功能与 Th2 细胞功能在正常妊娠中处于动态平衡,成功妊娠与 Th2 细胞因子升高有关。Th1 细胞因子家族包括 IL-2、INF-γ、TNF-α 等,主要参与细胞介导的细胞性免疫,在免疫杀伤中发挥主要作用,Th2 细胞因子家族包括 IL-4、IL-5、IL-6、IL-10 等,在妊娠期发挥免疫保护和营养支持作用。

6）同源异型框（homeobox, HOX）基因:是一种转录调节基因,通过与 DNA 结合激活或抑制目标基因的表达发挥生物学作用,作为一种多效性核内转录因子参与胚胎着床及发育的多个环节,是子宫内膜容受性的标志物之一。

（三）子宫内膜容受性的调节

1. **雌激素及雌激素受体** 雌激素对子宫内膜的作用是促进子宫内膜腺体、间质细胞以及上皮细胞的增生。雌激素受体分为雌激素受体 α、雌激素受体 β 两个亚型,雌激素促进子宫内膜腺细胞和间质细胞雌激素受体 α 及 β 的表达,于增殖晚期达到高峰,随后降低。雌二醇可通过雌激素受体 α 信号通路促进子宫内膜细胞孕激素受体表达,为排卵后孕激素作用提供基础。近期研究发现雌激素受体 α 在黄体中期表达水平升高与不明原因不孕、PCOS、子宫腺肌症有关。子宫内膜血流在一定程度上受雌激素的影响,子宫内膜螺旋小动脉的平滑肌细胞亦含有雌激素受体,并呈周期性变化,黄体期表达水平最高。

2. **孕激素及孕激素受体** 孕激素可诱导子宫内膜腺体向分泌期转化和间质蜕膜样变,即正常分泌期子宫内膜的典型改变。孕激素对子宫内膜容受性起至关重要的作用,孕激素水平的高低及作用时间均影响子宫内膜种植窗的开放与关闭。胚胎植入成功依赖于子宫内膜间质蜕膜化,孕激素激活子宫内膜间质细胞环腺苷酸（cAMP）及孕激素受体信号通路,抑制雌激素信号转导作用,从而促进子宫内膜间质蜕膜化发生一系列形态学和生化的转化,包括腺体分泌,大范围血管重塑、子宫内膜间质淋巴细胞的浸润等,促进胚胎着床。孕激素 / 雌激素比值较孕激素、雌激素的绝对值对于胚胎着床更为重要。超促排卵周期中雌孕激素水平的改变可能影响子宫内膜与胚胎的同步发育,降低了胚胎着床概率。

3. **雄激素及雄激素受体** 除了雌激素受体和孕激素受体外,人子宫内膜腺细胞、间质细胞中存在雄激素受体表达。在人类月经周期中,雌二醇可上调雄激素受体水平,孕激素和表皮生长因子可下调雄激素受体水平。因此,雄激素受体在增殖期表达最高,并在分泌期逐渐下降。此外,正常子宫内膜细胞存在 5-α 还原酶表达,5-α 还原酶将睾酮转化为生物活性形式——双氢睾酮（DHT）,DHT、睾酮均为雄激素受体的配体。睾酮浓度在胚胎植入子宫内膜时达到峰值,提示雄激素参与子宫内膜分化过程。敲除雄激素受体小鼠（AR KO 小鼠）与子宫内膜相关的生育力低下和胎盘功能异常有关。此外研究发现雄激素受体参与子宫内膜间质成纤维细胞的细胞骨架形成和细胞周期调控,促进子宫内膜间质蜕膜分化。最近的一项荟萃分析发现 IVF-ET 中反应不良患者应用 DHT 治疗可提高其活产率,但是其有益效果是否与改善卵泡发育或是直接改善子宫内膜功能有关,尚需进一步研究证实。但过高的雄激素水平可能会导致内膜间质细胞中生长因子受体表达增加,上皮细胞活性下降,抑制胎盘蛋白的生成和内膜腺体细胞的功能,增加流产的概率。

4. 生长激素及生长激素受体 生长激素(GH)是由垂体前叶分泌的一种肽类激素,呈脉冲式分泌,在全身的生长和代谢中发挥重要作用。IVF-ET 过程中使用生长激素能够通过增加卵母细胞的数量,提高卵母细胞的质量,增加体外受精与胚胎移植的临床妊娠率。生长激素也可直接或通过胰岛素样生长因子 -1 间接影响黄体功能。然而生长激素对子宫内膜容受性的影响仍然没有定论。研究发现使用外源性重组生长激素可增加子宫内膜 IGF-1 及 VEGF 的表达,进而增加子宫内膜血流,从而提高 FET 的临床妊娠率。然而生长激素对子宫内膜容受性的具体作用及机制仍不明确,仍需进一步研究。

5. 其他激素及其受体 糖皮质激素受体有两个亚型 GRα 和 GRβ,在子宫内膜间质成纤维细胞、内皮细胞、淋巴细胞中表达。糖皮质激素可调节前列腺素产生,前列腺素在子宫内膜间质蜕膜化过程中有助于增加血管通透性。关于糖皮质激素及其受体在子宫内膜容受性中发挥的作用及机制仍需进一步探讨。子宫内膜腺上皮存在 HCG 受体的表达,HCG 可增加基质成纤维细胞功能,还可调节 IGF-1 及 VEGF 的表达,促进子宫内膜上皮生长,扩大子宫内膜种植窗,改善子宫内膜容受性。子宫内膜腺上皮存在 LH 受体的表达,但功能尚不清楚。

(四)子宫内膜容受性的研究进展

1. 基因组学 传统方法检测病理学免疫组化染色观察分子标志物表达情况。西班牙学者 Patricia 在 2011 年构建了一种基因芯片,即子宫内膜容受性芯片(endometrial receptivity array,ERA),包含 238 种基因,使用生物信息学的预测程序评估子宫内膜容受性的转录印记,进而确定胚胎种植窗,且重复性好,提示通过该种方法检测基因表达谱变化可能作为子宫内膜容受性的评估方法。

2. 蛋白组学 目前对于子宫内膜容受性评估和胚胎种植窗的研究在多个领域皆有进展。有学者通过比较子宫内膜从增生期到分泌期、从种植前期到种植窗期的分泌蛋白谱动态变化过程,发现一系列表达有显著差异的蛋白,例如膜联蛋白 Ⅳ、Rho-GDIα、CLIC1、PGRMC1 等,并从中鉴定了一些与子宫内膜容受性相关的蛋白,从而希望能够为临床上提供判定子宫内膜种植窗的方法和指标。

3. 微生态 以往认为,正常女性盆腔和上生殖道为无菌状态,近年有学者通过 16S rRNA 基因扩增测序分析技术研究发现在无感染的健康状态下,女性的子宫、盆腔及输卵管都存在微生物,无论女性是否有过性行为,这些微生物均有定植。子宫腔内以乳杆菌为优势菌,其他还包括大肠埃希菌、厌氧菌等,菌群与子宫内膜间存在炎症因子、细胞因子平衡,这种平衡对于调节胚胎与子宫内膜的黏附可能发挥一定作用。最近的国外研究报道,与乳杆菌主导的子宫内膜菌群相比,子宫内膜腔内的非乳杆菌与植入失败密切相关。非乳杆菌主导的微生物群可能会引起子宫腔炎症,损害子宫内膜容受性。对于子宫腔微生物群的研究以及其意义尚属于起步水平,宫腔微生态变化对子宫内膜容受性的影响意义以及子宫内膜菌群移植是否可用于治疗反复种植失败患者仍有待探讨。

(五)改善子宫内膜容受性的临床干预措施

目前改善子宫内膜容受性主要有增加子宫内膜厚度、增加子宫内膜血流、降低子宫内膜蠕动等。常用药物有雌孕激素、血管活性药物、生长激素、HCG、抗氧化剂等;子宫内膜微创术、宫腔内灌注如粒细胞集落刺激因子、HCG 或生长激素等方法也可有一定效果。抑制子宫平滑肌收缩药物、催产素受体拮抗剂等药物降低子宫内膜蠕动,可提高部分患者的临床妊娠率。近期的研究发现辅助生育技术的黄体支持方案中添加 GnRH-a 可促进胞饮突的发育成熟,改善子宫内膜容受性,可提高临床妊娠率。此外,子宫内膜再生医学在治疗薄型子宫内膜及子宫内膜瘢痕化(Asherman 综合征)的修复中也有积极的效果,如子宫内膜干细胞、骨髓间充质干细胞宫腔内种植等。然而多种医疗手段的实施并未显著增加临床胚胎着床率,如何改善子宫内膜容受性仍需多因素、多方面的深入研究。

(宋学茹)

二、子宫因素不孕

子宫因素不孕主要包括子宫发育异常、子宫体病变、子宫内膜病变、宫颈发育异常及宫颈病变等使子宫腔形态发生改变或内膜容受性受到影响,从而使受精卵着床受到影响或使精卵不易结合,导致女性不孕。子宫性不孕占女性不孕症的30%~40%。子宫性不孕常用的诊断方法是B超检查、磁共振检查、子宫输卵管碘油造影术、宫腔镜检查、腹腔镜检查等,治疗手段依病因而定。

(一)病因

1. **子宫发育异常** 在胚胎发育第7周,中肾旁管起源于中胚层,与中肾管同步发育,最终形成输卵管、子宫、宫颈和阴道上段。胚胎发育第8周,两侧中肾旁管迁移至中肾管内侧并在中线处汇合,中段宫腔融合和再吸收形成子宫,其中的中胚层部分形成了子宫内膜和肌层。在融合的最初阶段,子宫腔内存在一纵隔,一般在胎儿20周吸收消失。在胚胎发育阶段出现异常会导致子宫畸形的发生。子宫畸形在一般人群中的发生率约为5.5%,在不孕症女性中发生率约8%,在复发性流产史的女性中可达13.5%。有研究表明,米勒管间质的CTNNB1的稳定化可能导致女性生殖道异常甚至不孕,而且CTNNB1的稳定化还可以导致子宫内膜与子宫肌层发育不全和子宫腺体发育的延迟。

(1)子宫未发育或发育不良:子宫未发育或发育不良包括先天性无子宫、始基子宫(primordial uterus)和幼稚子宫(infantile uterus)。始基子宫的子宫极小,多数无宫腔或为肌性子宫。幼稚子宫可有宫腔和内膜。

(2)单角子宫与残角子宫:单角子宫(uterus unicornis)为一侧中肾旁管正常发育形成,同侧卵巢功能正常,另一侧中肾旁管完全未发育,卵巢输卵管和肾脏往往同时缺如(图5-5-4,见文末彩插)。若另一侧中肾旁管中下段发育缺陷则形成残角子宫(rudimentary horn of uterus),有正常的输卵管及卵巢,但常伴有该侧的泌尿器官发育畸形。

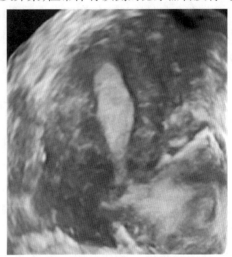

图 5-5-4 三维超声下的单角子宫

(3)双子宫和双角子宫:双子宫(uterus didelphys)为两侧中肾旁管未融合,形成两个子宫及两个宫颈,双子宫可伴有阴道纵隔或斜裂(图5-5-5,见文末彩插)。双侧中肾旁管融合不良形成双角子宫(uterus bicornis),分为完全双角子宫和不完全双角子宫(图5-5-6,见文末彩插)。

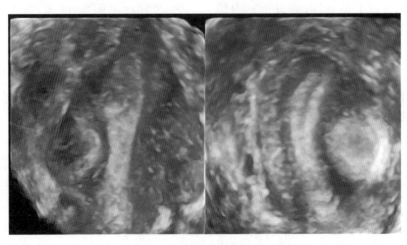

图 5-5-5 三维超声下的双子宫

Herlyn-Werner-Wunderlich 综合征是一种罕见的先天性异常,其特征是双子宫伴盲性半阴道和同侧肾发育不全。

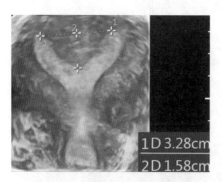

图 5-5-6　三维超声下的双角子宫

(4)纵隔子宫:纵隔子宫(septate uterus)是双侧中肾旁管融合后纵隔吸收受阻所致,是最常见的子宫畸形,约占子宫畸形的35%。纵隔终止于宫颈外口为完全纵隔子宫,纵隔终止在宫颈内口以上为不全纵隔(图 5-5-7,见文末彩插)。

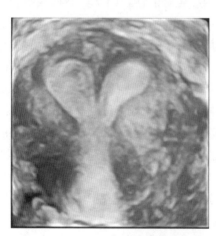

图 5-5-7　三维超声下的纵隔子宫

(5)弓形子宫:弓形子宫(arcuate uterus)又称鞍状子宫,为宫底部发育不良,中间凹陷,宫壁向宫腔突出。

(6)己烯雌酚药物相关的畸形:"T"形子宫及各种变异形状的"T"形子宫,孕早期中肾旁管发育过程中口服己烯雌酚,女性胎儿可产生泌尿生殖道畸形。

2. 子宫体病变　临床中最常见的子宫体病变包括子宫肌瘤(uterine myoma)和子宫腺肌病(adenomyosis)等。子宫肌瘤和子宫腺肌症是育龄妇女中常见的子宫良性病变,两者经常共存。虽然两者的病理生理学和临床特征截然不同,但均与不孕有关。

(1)子宫肌瘤:子宫肌瘤是女性生殖道最常见的良性肿瘤,占育龄女性的20%~25%,与不孕相关。子宫肌瘤由平滑肌及结缔组织构成,但其发病机制尚不明了,有研究揭示MED12基因或位于12号染色体长臂上的HMGA2基因的点突变,导致子宫内膜细胞突变成为平滑肌瘤干细胞。在平滑肌瘤中有3种细胞:高分化细胞、中分化细胞和纤维干细胞。当肿瘤中纤维干细胞占比高时,肿瘤生长更快。激素的高敏感性是肌瘤发生的重要因素之一。子宫肌瘤的危险因素包括肉类的过多摄入、肥胖、家族易感性、种族、初潮和初产年龄小等。

按肌瘤与子宫肌层的关系可将子宫肌瘤分为肌壁间肌瘤(图 5-5-8)、浆膜下肌瘤(图 5-5-9)及黏膜下肌瘤(图 5-5-10,见文末彩插)。肌瘤的位

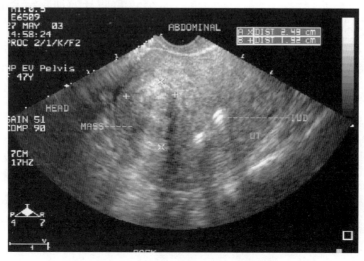

图 5-5-8　超声下的子宫肌壁间肌瘤

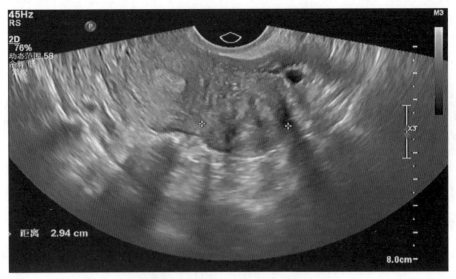

图 5-5-9　超声下的浆膜下肌瘤

置和大小是导致不孕的决定因素。浆膜下肌瘤及小的肌壁间肌瘤不影响受孕,但较大的肌壁间肌瘤或肌瘤突向宫腔或黏膜下肌瘤,使宫腔变形,可能会影响子宫内膜的血运,不利于精子的游动,影响着床,导致不孕,亦能导致流产的发生。直径大于 4cm 的肌壁间肌瘤降低妊娠率,而直径小于等于 4cm 的肌壁间肌瘤则无明显影响。肌瘤通过异常的子宫收缩、子宫内膜细胞因子表达的紊乱、异常血管的形成及慢性子宫内膜炎症导致胚胎种植失败。其分子机制是 BMP-2 受体的下调和由子宫内膜附近的平滑肌细胞产生的 TGF-β3 继发的 BMP-2 抵抗。有证据表明,黏膜下肌瘤患者 HOXA-10 水平在子宫内膜中表达下降,而且在妊娠期间肌瘤发生变性、坏死亦能导致流产和感染。

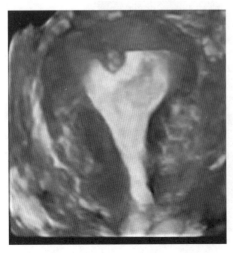

图 5-5-10　超声下的黏膜下肌瘤

(2)子宫腺肌病:子宫腺肌病(adenomyosis)是一种非肿瘤性子宫良性疾病,其特征为子宫内膜侵及子宫肌层,伴随周围肌层细胞的代偿性肥大和增生,常见于育龄妇女。子宫腺肌病通常以弥漫性模式占据子宫的大部分,使其体积增大,被称为弥漫型(子宫腺肌病)。本病的病因及发病机制尚不清楚,可能与遗传、雌激素过多、免疫及炎症等有关。主要的假说:子宫内膜基底层内陷学说,子宫内膜浸润,穿过子宫肌层结合带(myometrial junctional zone, MJZ),超过 2.5mm;异位胚胎多潜能米勒管残迹化生学说;成体干细胞的分化学说。其中以基底内膜内陷学说最广为认可,该学说认为子宫腺肌病患者的在位内膜和异位内膜存在雌激素水平升高(雌激素产生增加,代谢降低)和孕激素抵抗,导致缩宫素调节的子宫蠕动增加,子宫肌层结合带受损。子宫腺肌病患者 CYP1A1 基因的 C 等位基因、T/C 和 C/C 基因型及 CYP1A2 基因的 A 等位基因、C/A 和 A/A 基因型以及 CYP19 基因的 T 等位基因和 C/T 和 C/C 基因型的频率增加。

子宫腺肌病病灶有弥漫型及局限型两种。临床表现包括经量过多、痛经、慢性盆腔痛及不孕。在 IVF/ICSI 助孕的不孕妇女中子宫腺肌病发生率 6.9%~34.3%。关于子宫腺肌病对体外受精结果影响的系统综述和荟萃分析显示对生殖结局有负面影响。子宫腺肌病导致不孕的机制可能是:异常的子宫运动影响精子运输;种植窗期的特异性关键性蛋白分子及炎症因子的改变,如整合素、雌激素受体、αvβ3 整合素、基质金属蛋白酶（MMP2 和 MMP9）、缺氧诱导因子 1（HIF-1）、白细胞介素、VEGF、LIF、同源框基因 A10（HOXA10）的表达变化，改变子宫内膜的容受性影响胚胎植入。最近发现组蛋白去乙酰化酶 3（HDAC3）在子宫内膜异位症患者的子宫内膜中下调，HDAC3 的缺失与异常的激素信号传导、子宫内膜纤维化和子宫内膜容受性受损有关（图 5-5-11）。

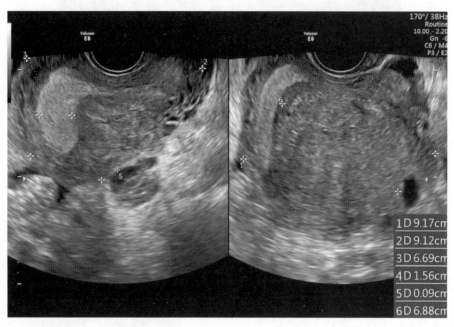

图 5-5-11　三维超声下的子宫腺肌症

3. 子宫内膜病变

（1）子宫内膜增生：子宫内膜增生根据 WHO 分类可分为不伴有不典型的增生（hyperplasia without atypia）和不典型增生（atypical hyperplasia，AH）。

不伴有不典型的增生又包括单纯性增生（simple hyperplasia）和复杂性增生（complex hyperplasia），是子宫内膜腺体过度增生，大小和形态不规则，腺体和间质比例高于增殖期子宫内膜，但无明显的不典型细胞，是长期的雌激素作用而无孕激素拮抗所致，癌变的风险极低。

不典型增生又称子宫内膜上皮内瘤变（endometrioid intraepithelial neoplasia，EIN），是子宫内膜的增生伴有细胞不典型性，发生子宫内膜癌的风险较高，属癌前病变。有研究结果显示，不孕症女性的子宫内膜病变发生率高，且多见于卵巢储备功能下降的患者。PTEN 基因突变可以导致卵巢储备减少，并可能引发子宫内膜癌和癌前病变。在不孕症检查过程中应同时评估卵巢功能和子宫内膜病变。

（2）子宫内膜息肉：息肉是子宫内膜的局部过度增生，通常突出于宫腔内，大部分为良性。常表现为单发或多发、无蒂或有蒂，多数位于宫角近输卵管开口处。其形成与雌激素水平过高、长期的宫内炎症或机械刺激密切相关。经组织病理学证实有息肉的女性中 82% 是无症状的，可出现的症状有月经间期出血、经期延长和经量增多。25% 不明原因不孕妇女在宫腔镜检查中发现子宫内膜息肉，但其导致不孕的机制尚不清楚。可能的机制为机械性梗阻引起精卵结合障碍及干扰胚胎植入；子宫内膜生化改变，如 HOXA10 和 HOXA11 mRNA 及胎盘蛋白水平明显降低、基质金属蛋白酶（MMPs）和细胞因子（如干扰素 γ 和糖苷）水平升高及降低，影响着床等（图 5-5-12）。

（3）慢性子宫内膜炎：慢性子宫内膜炎（CE）是子宫内膜内微生物与宿主免疫系统失衡。大部分的 CE 病例没有明显的症状或仅有轻微的症状，CE 的患病率约为 10%，常被忽视，近年因反复种植失败和复发性流产而成为研究热点。CE 常见的病原体有粪球菌、大肠埃希菌、葡萄球菌、支原体 / 脲原体、变形杆菌、肺炎克雷伯菌、铜绿假单胞菌、阴道加德纳菌、棒状杆菌和酵母菌（酿酒酵母菌和念珠菌）及结核分枝杆菌。其病理特征为子宫内膜间质浆细胞浸润。

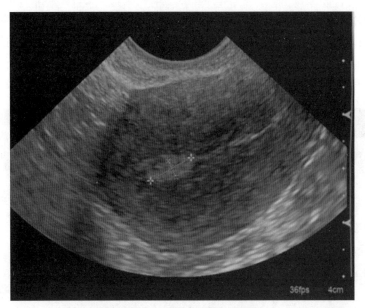

图 5-5-12　超声下的子宫内膜息肉

CE 导致不孕的机制:改变子宫内膜细胞因子的产生,损伤子宫内膜功能,导致子宫内膜中淋巴细胞亚群出现异常,并诱导旁分泌因子的改变,最终可能降低子宫内膜中胚胎的植入。

(4)宫腔粘连:宫腔粘连(intrauterine adhesion, IUA)又称 Ashman 综合征,是指损伤后子宫内膜纤维化增生伴随子宫内膜部分或完全功能障碍,子宫腔(包括子宫颈)出现部分或完全粘连,宫腔容积缩小甚至消失。IUA 主要的临床表现为月经异常、子宫内膜薄、盆腔疼痛、不孕、胎盘发育异常、复发性流产或其他产科并发症等。

子宫内膜基底层损伤是宫腔粘连形成的必要条件。约 90% 的 IUA 与宫腔内手术操作相关。此外,流产后感染、产褥感染、子宫内膜结核和雌激素缺乏等导致子宫内膜基底层破坏的因素也可导致宫腔粘连。妊娠期刮宫术是 IUA 最重要的危险因素,人工流产后 1 周 ~8 周 IUA 患病率为 20%~25%,反复扩宫和刮宫术者 IUA 发病率可高达 40%~50%。此外,宫腔粘连的易感性可能与年龄、种族、营养状况和感染过程等非特定因素有关(图 5-5-13,见文末彩插)。

子宫内膜纤维化及子宫内膜变薄是宫腔粘连的主要病理表现。子宫内膜功能层被大量纤维组织取代,血管减少消失或出现无效腔,内膜腺体由激素不敏感型柱状上皮取代。IUA 患者的子宫内

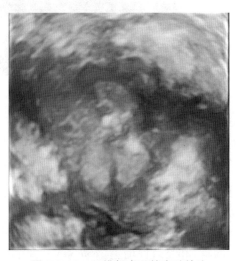

图 5-5-13　三维超声下的宫腔粘连

膜含有 50%~80% 的纤维组织,而正常子宫内膜中的纤维含量仅为 13%~20%。在子宫内膜纤维化形成过程中,1 型胶原蛋白沉积显著增加,细胞外基质中 1 型、3 型胶原比例增加,并出现子宫内膜结构紊乱,功能层基底层相互交结形成子宫内膜瘢痕。严重情况下,粘连病灶可形成纤维状或肌性胶原束,形成跨腔纤维带,造成宫腔容积缩小甚至消失。

目前 IUA 的发生机制尚不清楚,可能的机制包括子宫内膜纤维母细胞功能异常;子宫内膜基底层破坏,干细胞过度缺失或功能障碍;血管缺失及血管再生不足,使子宫内膜血流灌注不足和雌激素反应降低。

（5）宫颈疾病：包括子宫颈炎、子宫颈息肉、子宫颈粘连以及子宫颈肿瘤，也是造成不孕的因素。

子宫颈炎（cervicitis）包括急性子宫颈炎和慢性子宫颈炎，是病原菌感染所致，大部分患者无症状，部分有分泌物性状的改变或尿路感染症状。慢性子宫颈炎若子宫颈管腺体和间质局限性增生，向子宫外口突出，可形成宫颈管息肉。息肉术后或慢性宫颈炎行物理治疗后愈合不良可能加重感染，导致子宫颈狭窄，造成不孕。

子宫颈肿瘤包括良性肿瘤和恶性肿瘤，宫颈癌是最常见的妇科恶性肿瘤，宫颈肌瘤是最常见的良性子宫颈肿瘤，宫颈占位导致生殖道梗阻和局部的炎症刺激，导致不孕的发生。

（二）诊断和鉴别诊断

1. 诊断

（1）详细询问病史，行体格检查和妇科检查，注意第二性征发育、营养情况、身高体重、体脂分布特征、乳房发育情况、甲状腺情况等。

（2）血液指标的测定：性激素测定评估卵巢储备功能、排卵、黄体功能等。血清 CA125 的水平有助于对子宫腺肌症的诊断。通过染色体检查可判断是否有染色体的异常。反复种植失败的患者，建议血液检测遗传的易栓症，一旦检测出则需要详细咨询血液与结缔组织病方面的专家使用低分子肝素，但对血栓形成试验阴性的女性经验性使用低分子肝素、阿司匹林或皮质类固醇是无效的。

（3）超声检查：经阴道超声检查是诊断子宫病变的重要方法，操作简单、无创，目前临床应用率最高。经阴道超声可更好地明确子宫和卵巢的位置大小及形态，是否有占位性病变及病变的性质，评估卵巢的储备功能，监测排卵及子宫内膜的厚度和形态分型。三维超声可以评估子宫内膜血流、宫腔容积、子宫腔整体形态及子宫内膜连续性，可更全面的评估宫腔粘连程度及子宫内膜容受性。生理盐水灌注超声是诊断子宫内膜息肉的"金标准"，子宫内膜最薄的时候，成像效果最好。

子宫腺肌病典型的超声表现为球形子宫，肌层回声不均，子宫内膜及肌层界限不清，子宫内膜线性回声增强及子宫前壁与后壁不对称，肌层间有囊腔。通过震动弹力显像可以评估子宫的弹性，可以区别不同类型的子宫腺肌病（局灶性或弥漫性）。

超声下宫腔部分粘连常表现为宫腔内膜显示清晰，内膜线部分不连续，为内膜缺损，在缺损区可见低回声带与子宫肌层相连，广泛粘连患者超声下子宫内膜显示不清晰、菲薄，与子宫分界不清，甚至有宫腔分离发生。

超声下子宫肌瘤通常是局限性隆起的球形实质性肿块，边界清晰。

子宫内膜息肉的超声影像特征：高回声光团，呈圆形或椭圆形，边界清，无包膜，蒂部子宫内膜线多较完整。

子宫内膜病变超声特点为子宫内膜增厚，回声不均匀，有散在的小无回声；卵巢内见囊肿。

（4）磁共振检查：MRI 对于盆腔占位性病变具有诊断意义，磁共振更有利于评估盆腔占位的病变范围和侵袭程度。作为目前国际上最广泛认可的诊断子宫腺肌症的影像学方法，其诊断的准确性最高，能提供多维度的影像图像，全面了解病灶的部位和分布特点，提供分型，指导治疗。子宫腺肌症典型的磁共振表现为子宫内存在界线不清、信号强度低的病灶，多位于子宫后壁，T_2 加权影像可有高信号强度的病灶，内膜与肌层结合区增厚大于 12mm（正常 <5mm）。

2012 年 Kishi 等按磁共振下子宫腺肌病病灶的位置将其分为 4 个亚型：Ⅰ型为子宫腺肌病病灶浸润位于子宫的内层，而不会影响子宫的外部结构；Ⅱ型为子宫腺肌病病灶浸润位于子宫的外层，但不影响子宫的内部结构；Ⅲ型为局部浸润性子宫腺肌病病灶包括子宫腺肌瘤与囊性子宫腺肌病，但不影响整体子宫的结构；Ⅳ型为子宫腺肌病病灶呈现不符合上述 3 种类型诊断标准的子宫腺肌病。

2. 鉴别诊断　子宫性不孕与其他因素不孕通过详细的病史询问和完善的辅助检查可鉴别。子宫内膜增生应与子宫内膜癌相鉴别，子宫腺肌瘤需与子宫肌瘤、子宫肉瘤或其他子宫恶性肿瘤相鉴别，子宫内膜息肉与子宫黏膜下肌瘤相鉴别。

（三）治疗

1. 药物治疗　子宫内膜息肉的治疗取决于症状、恶性肿瘤的风险和生育问题。直径小于 1cm 的息肉若无症状，1 年内自然消退率约为

27%,恶变率低。激素联合治疗可减少子宫内膜息肉的发展,如替勃龙、口服避孕药、达那唑及左炔诺孕酮宫内节育器(LNG-IUD)等。

子宫腺肌病的保守治疗可用于缓解症状和有生育需求者。GnRH-a 药物治疗是弥漫性子宫腺肌症最敏感的治疗药物,子宫腺肌症患者经 GnRH-a 治疗后子宫弹性增高,妊娠率增加;目前,常用于 IVF-ET 助孕前预处理。此外,芳香化酶抑制剂、左炔诺孕酮宫内节育器、达那唑宫内节育器以及持续使用雌激素 - 黄体酮口服避孕药均为可选的治疗方案。

慢性子宫内膜炎可以口服多西环素(14 天,每天 200mg),也可以联合氧氟沙星或甲硝唑治疗。子宫内膜结核需抗结核治疗。

子宫内膜增生病变常需要用高效孕激素或口服避孕药治疗。如果肥胖或伴有胰岛素抵抗需要减重及给予胰岛素增敏剂等。

2. 手术治疗

(1)子宫畸形:子宫纵隔患者行体外受精胚胎移植助孕的妊娠率及活产率较低。子宫纵隔在超声引导下行宫腔镜手术切除隔膜,提高自然受孕率。对于弓状子宫的不孕症患者建议进行人工助孕。

(2)肌壁间肌瘤:对于体积较大,严重影响宫腔形态的肌壁间肌瘤可考虑经腹或腹腔镜手术方式切除,但切除术后计划妊娠子宫破裂的风险加大,需较长时间方可妊娠,故年龄较大,不适宜自然受孕的女性建议在病变位置及性质不影响辅助生殖技术操作的前提下,在手术前行体外受精并冷冻胚胎,待子宫修复后适时行胚胎植入。腹腔镜手术较经腹手术相比,出血相对少,恢复快,可以减少疼痛、术后粘连以及住院天数。但对于肌瘤过大或数目过多的患者,经腹手术可能会优于腹腔镜手术,但经腹手术术后腹腔粘连的风险更大。

(3)子宫黏膜下肌瘤和子宫内膜息肉:宫腔镜下息肉切除已被推荐为子宫内膜息肉切除的最佳治疗方法。术后孕激素治疗以预防子宫内膜息肉的复发。刮宫术简便,但易遗漏。

子宫黏膜下肌瘤宫腔镜手术切除后可放置球囊或防粘连凝胶预防粘连。

切除黏膜下肌瘤或息肉,可以提高不孕妇女的妊娠率和活产率。另有研究报道,不同部位的息肉切除可获得不同的妊娠率,在子宫输卵管结合部、后壁、前壁、侧壁及多发性息肉切除后分别获得 57.4%、28.5%、14.8%、18.8%、40.3% 的妊娠率。

(4)子宫粘连:宫腔镜下宫腔粘连分离术(transcervical resection of adhesion, TCRA)为宫腔粘连的标准疗法,具有操作简单、诊断准确程度高、损伤小等优势。术者可在直视下对宫腔粘连进行分度,明确粘连的部位,粘连程度及周围血管的分布,并可评估轻、中度宫腔粘连患者未粘连部分的子宫内膜状态;对正常子宫内膜损伤较小不易形成术后瘢痕,但术后不除外粘连复发的可能。术后使用子宫腔形态的非球形球囊(intrauterine suitable balloon, ISB)和 Foley 球囊(Foley balloon, FB)、宫内节育器(intrauterine device, IUD)及羊膜可预防术后再粘连。同时使用超生理剂量的雌激素可使残存的子宫内膜迅速增长,阻止新的损伤形成,恢复正常的宫腔形态。口服阿司匹林和中药可通过增加子宫血运和血管生成来增强子宫内膜容受性,可能有助于改善生育预后。

(5)子宫腺肌病:保守手术主要适用于局限性子宫腺肌病,包括腹腔镜或宫腔镜下的局部病灶切除,特别注意保留子宫功能,术后联合 GnRH-a 治疗可使患者的临床妊娠率远高于单用 GnRH-a 治疗。但手术切除子宫腺肌症病灶与子宫肌瘤剔除术和剖宫产相比,术后胎盘植入的发生率更高,子宫破裂的风险也更高。病灶完全切除者术后妊娠率和分娩率明显高于病灶部分切除者。

子宫动脉栓塞术可以使异位子宫内膜坏死,缓解痛经,使子宫缩小、变软、经量减少,术后 1 年部分患者复发;因其对子宫内膜和卵巢的损伤,目前不推荐有生育要求的患者使用。

3. 辅助生殖技术 子宫腺肌病严重者,可直接采用体外受精胚胎移植技术助孕。若病变轻微、排卵正常、男方轻度弱精,可以考虑人工授精助孕,尽早怀孕。子宫内膜异位症的患者通常处于生育后期,卵巢储备减少,如果生育治疗延迟,则会产生负面影响。在这些女性中,应尽早进行人工助孕,获得足够的冷冻胚胎。选择长方案或超长方案,也可以在长效 GnRH-a 预处理 3~6 个月后移植冻融胚胎。对于卵巢储备功能正常的子宫腺肌症女性，可以尝试用长效 GnRH-a 预处理 3 个月或直接进行新鲜胚胎移植。而对于卵巢储备功能不良的女性，可适当减少长效 GnRH-a 的剂量（1/2 或 1/3）降调 1.5~3 个月。对于反复种植失败者，建议切除腺肌瘤。

4. 干细胞移植 近年来干细胞治疗技术应用于子宫损伤性疾病逐渐进入人们的视野。间充质基质细胞（mesenchymal stromal cells, MSCs）是一种成体干细胞，在人体多种组织均有分布，具有易于体外分离培养，体外增殖能力强和遗传稳定性高等特性，具有损伤趋向性、低免疫原性及抗炎调节组织微环境等突出优点，是各种组织中细胞或基因治疗和再生医学的最佳选择。目前在子宫内膜修复治疗中较为常用的有骨髓间充质干细胞、经血来源间充质干细胞、脐带间充质干细胞。

应用成体干细胞移植治疗人宫腔粘连的方法在 2011 年首次应用并发表。随后 3 项临床研究结果显示将间充质干细胞移植给宫腔粘连的患者，可明显促进子宫内膜下血管生成，增厚内膜，使月经量和频率得到改善，降低粘连部位纤维化程度，重塑宫腔形态，恢复生育力。干细胞修复 IUA 可能的机制包括促进细胞增殖，修复受损组织细胞；定植于受损伤部位补偿或替代修复；免疫调节作用；抑制胶原纤维生成，改善子宫内膜纤维化；促进血管生成，提供营养支持和调节机体及局部微环境。

5. 其他方法 宫腔灌注生长激素：生长激素灌注联合替代周期改善子宫内膜容受性，提高冻胚周期中薄型子宫内膜患者的临床妊娠与胚胎种植水平。国外有荟萃分析结果表明，宫腔灌注重组生长激素能让子宫内膜增厚，改善妊娠率，使辅助生殖助孕女性的周期取消率下降。另外，自体富血小板血浆（PRP）用于子宫内膜生长不良的患者中，也可改善妊娠率和活产率。

（谭季春）

第六节 子宫内膜异位症

子宫内膜异位症（endometriosis, EM）是指具有生长功能的子宫内膜组织（腺体和间质）在子宫腔被覆内膜和宫体肌层以外的部位。该病临床表现多样，虽然组织学水平上是良性疾病，却具有增生、浸润、转移及复发等恶性行为，是生育年龄女性最常见疾病之一。近年文献报道其临床发病率为 10%~15%。

一、发病机制

子宫内膜异位症（内异症）自 1860 年首次被 Von Rokitansky 描述以来，其发病机制迄今未完全阐明，目前有下列学说。

（一）经血逆流及种植学说

Sampson 在 1921 年最早提出经血逆流及种植学说（retrograde menstruation and implantation theory），认为经血中所含子宫内膜细胞可随经血经输卵管流入腹腔（即经血逆流）种植于卵巢和邻近的盆腔腹膜，并在该处继续生长和蔓延，以致形成盆腔子宫内膜异位症。许多临床和实验数据均支持这一学说：① 70%~90% 妇女有经血逆流，在经血或早卵泡期的腹腔液中，均可见存活的内膜细胞；②动物实验将经血中的子宫内膜移植于猕猴腹腔内，异位内膜可在腹腔内存活生长；③先天性阴道闭锁或宫颈狭窄等经血排出受阻者子宫内膜异位症发病率高。经血逆流是一种常见的生理现象，但仅少数女性（10%~15%）发病。目前研究认为，内膜异位症患者在位子宫内膜在黏附、侵袭及血管形成等多方面有别于正常子宫内膜，其根源可能是基于基因表达的差异，如细胞周期蛋白、糖基化蛋白、同源框基因 A-10（HOXA-10）、基质金属蛋白酶（MMPs）等表达的差异，可能是逆流经血中内膜细胞发生黏附、侵袭和生长的关键因素。此外内异症患者腹腔内环境也与正常人存在差异，各种血管生成因子、生长因子、酶及酶抑制因子的表达差异，使逆流入腹腔的子宫内膜细胞能够早期种植、浸润形成异位病灶。因此，子宫内膜异位症是否发病主要取决于患者的在位内膜及腹腔内环境的特性，经血逆流只是实现这一潜能到发病的桥梁。

（二）淋巴及静脉播散学说

一些学者在盆腔淋巴管和淋巴结中发现镜下内膜组织，有些学者在盆腔静脉中亦发现有子宫内膜组织，所以提出子宫内膜细胞可以通过淋巴或静脉转移种植，即淋巴及静脉播散学说（lymphatic and vascular metastasis theory），远离盆腔部位的器官如肺、胸膜、四肢骨骼肌肉等处的子宫内膜异位症可能是这种播散种植的结果。

（三）体腔上皮化生学说

卵巢表面上皮、盆腔腹膜都由胚胎期具有高度化生潜能的体腔上皮分化而来。Meyer认为这些由体腔上皮分化而来的组织当受到经血、慢性炎症或持续性激素刺激后，均可被激活而化生为子宫内膜样组织，导致子宫内膜异位症的发病，即体腔上皮化生学说（coelomic metaplasia theory），但迄今为止，该学说尚无充分的临床或实验依据。

（四）免疫学说

Weed等发现在子宫内膜异位症患者的宫腔内膜组织中有淋巴细胞和浆细胞浸润以及补体C3沉积，在1980年提出子宫内膜异位症的发病与免疫有关。由于子宫内膜异位症患者自身抗体的检出率较高，且不少患者合并各种自身免疫性疾病，有学者认为它是一种自身免疫病，而近年研究也证实了子宫内膜异位症患者细胞免疫及体液免疫功能的异常，包括：①子宫内膜异位症患者外周血及腹水中自然杀伤细胞及细胞毒性T细胞的活性降低；②子宫内膜异位症患者腹水中巨噬细胞明显增多且高度活化，释放大量具有不同生物活性的细胞因子；③子宫内膜异位症患者血清及腹水中免疫球蛋白IgG、IgA及补体C3、C4水平增高，出现抗子宫内膜抗体及抗卵巢组织抗体等多种自身抗体。虽然研究表明子宫内膜异位症与机体免疫异常相关，两者的因果关系仍待进一步明确。

（五）遗传因素

流行病学研究发现，子宫内膜异位症患者中7%~10%有家族史，直系亲属中有患子宫内膜异位症者，其发病的危险性明显增高，是正常人的7倍以上，提示本病具有遗传倾向。目前研究认为子宫内膜异位症可能与卵巢癌类似，是一种多基因遗传病。近年来，人们试图寻找出和子宫内膜异位症发病有关的基因，但至今尚无明确结论。

虽然子宫内膜异位症发病机制的学说甚多，但尚无一种可以解释全部子宫内膜异位症的发病，不同部位内膜异位病灶可能有不同的发病机制，很可能是包括基因遗传在内许多因素共同作用的结果。

二、病理

内异症的基本病理变化为异位子宫内膜随卵巢激素变化而发生周期性出血、增生和囊肿、粘连形成，在病变区出现紫褐色斑点或小泡，最终发展为大小不等的紫褐色实质性结节或包块。内异症根据发生的部位不同，分为不同病理类型。

（一）大体病理

1. 腹膜型内异症　腹膜内异症（peritoneal endometriosis）分布于盆腔腹膜和各脏器表面，以子宫骶韧带、直肠子宫陷凹和子宫后壁下段浆膜最为常见。在病变早期，病灶局部有散在紫褐色出血点或颗粒状散在结节。随病变发展，子宫后壁与直肠前壁粘连，直肠子宫陷凹变浅，甚至完全消失。输卵管内异症多累及管壁浆膜层，累及黏膜者较少。输卵管常与周围组织粘连，可因粘连和扭曲而影响其正常蠕动，严重者可致管腔梗阻，是内异症导致不孕的原因之一。腹膜型内异症亦分为两型：①色素沉着型，即典型的蓝紫色或褐色腹膜异位结节，术中较易辨认（图5-6-1，见文末彩插）；②无色素沉着型，为异位内膜的早期病变，较色素沉着型更常见，也更具生长活性。表现形式多种多样，依其外观又可分为红色病变（早期病变）和白色病变（陈旧病变）。无色素沉着型病灶发展成典型的病灶需6~24个月。

2. 卵巢子宫内膜异位囊肿（ovarian endometriosis）　卵巢最易被异位内膜侵犯，约80%病变累及一侧，累及双侧占50%。卵巢的异位内膜病灶分为两种类型：①微小病变型，位于卵巢浅表层的红色、蓝色或棕色等斑点或小囊，病灶只有数毫米大小，常导致卵巢与周围组织粘连，手术中刺破后有黏稠咖啡色液体流出。②典型病变型，又称囊肿型。典型情况下，陈旧性血液聚集在囊内形成咖啡色黏稠液体，似巧克力样，俗称卵巢巧克力囊肿（chocolate cyst of ovary）。因囊肿周期性出血，囊内压力增大，囊壁易反复破裂，破裂后囊内容物刺激腹膜发生局部炎性反应和组织纤维化，导致卵巢与邻近器官、组织紧密粘连，造成囊肿固定、不活动，手术时囊壁极易破裂（图5-6-2，见文末彩插）。临床上又根据囊肿大小和粘连情况分为Ⅰ型和Ⅱ型：A. Ⅰ型，囊肿直径多<2cm，囊壁多有粘连、层次不清，手术不易剥离；

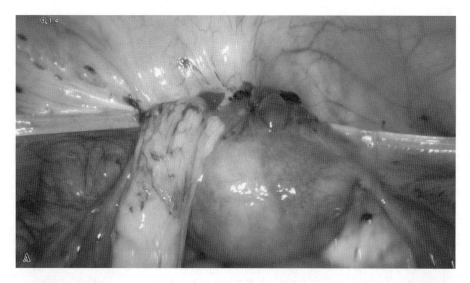

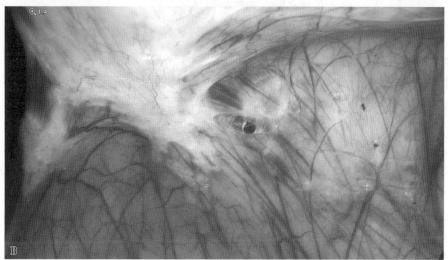

图 5-6-1　腹腔镜术中所见,腹膜异位结节

A. 大网膜粘连于异位病灶处; B. 白色病变

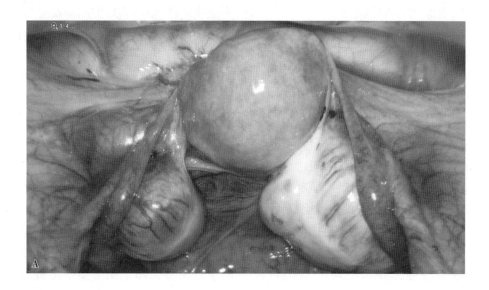

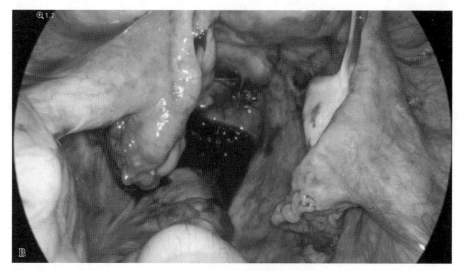

图 5-6-2 卵巢子宫内膜异位囊肿

A.右卵巢巧克力囊肿；B.术中破裂

B.Ⅱ型，又分为 A、B、C 3 种。ⅡA：卵巢表面小的内异症种植病灶合并生理性囊肿如黄体囊肿或滤泡囊肿，手术易剥离；ⅡB：卵巢囊肿壁有轻度浸润，层次较清楚，手术较易剥离；ⅡC：囊肿有明显浸润或多房，体积较大，手术不易剥离。

3. **深部浸润型内异症** 深部浸润型内异症（deep infiltrating endometriosis，DIE）指病灶浸润深度 ≥ 5mm，包括位于宫骶韧带、直肠子宫陷凹、阴道穹隆、阴道直肠隔、直肠或者结肠壁的内异症病灶，也可以侵犯至膀胱壁和输尿管。

4. **其他部位的内异症** 包括瘢痕内异症（腹壁切口及会阴切口）以及其他少见的远处内异症，如肺、胸膜等部位的内异症。

（二）镜下检查

典型的异位内膜组织在镜下可见子宫内膜腺体、间质、纤维素及出血等成分。无色素型早期异位病灶一般可见到典型的内膜组织，但异位内膜反复出血后，这些组织结构可被破坏而难以发现。若临床表现和术中所见大体病理改变很典型，即使镜检仅能在卵巢的囊壁中发现红细胞、含铁血黄素或含铁血黄素的巨噬细胞等出血证据，也应视为子宫内膜异位症。肉眼正常的腹膜组织镜检时发现子宫内膜腺体及间质，称为镜下内异症，发生率 10%~15%。异位内膜组织可随卵巢周期变化而有增殖和分泌改变，但其改变与在位子宫内膜并不一定同步，多表现为增殖期改变。异位子宫内膜可出现不典型增生，少数发生恶变，多为卵巢子宫内膜样癌或透明细胞癌。

三、临床表现

（一）症状

子宫内膜异位症的临床表现根据其病变部位和程度而有不同，临床上最常见的症状是慢性盆腔痛、不孕和盆腔包块。

1. **疼痛** 痛经是子宫内膜异位症的主要症状。约 2/3 患者有痛经，多为继发性，呈进行性加重。疼痛多位于下腹及腰骶部，可放射至肛门、会阴、阴道或大腿，通常月经来潮前 1~2 日即开始，也可贯穿整个月经期。疼痛的程度和病灶大小不一定成正比，而与病灶的部位及浸润深度有关，腹膜型及深部浸润型子宫内膜异位症可能导致严重的疼痛，而卵巢型所致的疼痛则较轻微。偶有周期性腹痛出现稍晚而与月经不同步者。此外还有非经期下腹痛、深部性交痛、经期肛门坠痛等。当子宫内膜异位囊肿破裂时还可出现急腹痛，伴恶心、呕吐和肛门坠胀。身体其他任何部位有内膜异位种植和生长时，也可在病变部位出现周期性疼痛、出血或肿物增大。目前认为子宫内膜异位症相关疼痛可能存在以下机制：

（1）炎症反应：子宫内膜异位症是一种炎症性疾病，异位内膜组织可以直接分泌促炎因子，也能通过招募巨噬细胞等免疫细胞分泌炎症介质参与炎症过程。子宫内膜异位症患者盆腔中高表达的神经生长因子（nerve growth factor，NGF）、肿瘤坏死因子（tumor necrosis factor-α，TNFα）和前列腺素（prostaglandin，PG），均是重要的疼痛刺激因子，可直接通过受体刺激神经末梢，也可通过调节神经末梢的敏感性降低触发阈值，受刺激分泌的神经递质如 P 物质、降钙素基因相关肽（calcitonin gene-related peptide，CGRP）和神经肽可以调节疼痛的中枢传导过程。

（2）神经纤维：疼痛感觉刺激神经末梢后，需由神经纤维传至大脑方能感知疼痛。异位内膜组织及活化的免疫细胞分泌的 NGF 等因子具有神经营养作用，可刺激神经轴突向病灶部位生长。研究发现，腹膜型及深部浸润型子宫内膜异位病灶中具有丰富表达的新生神经纤维，伴随新生血管存在，且后者神经纤维密度明显高于前者，与临床表现的痛经程度相关。然而，卵巢子宫内膜异位症囊肿中并未发现神经纤维，其痛经症状可能与盆腔粘连所致的机械牵拉有关。

（3）雌激素作用：子宫内膜异位症病灶内芳香化酶活性水平较高，局部雌激素合成增多、降解减少，导致局部的高水平雌激素状态，虽然其对疾病的发生及发展的确切机制仍不明，目前认为，雌激素能够通过上调 NGF 水平并刺激 PG 的产生间接导致疼痛。

2. 月经失调 约 15% 患者伴有经量增多或经期延长，少数出现经前点滴出血。月经失调可能与卵巢不排卵、黄体功能不足，也可能与同时合并的子宫腺肌病或子宫肌瘤有关。

3. 侵犯特殊器官的内异症常伴有其他症状 肠道内异症常有消化道症状如便频、便秘、便血、排便痛或肠痉挛，严重时可出现肠梗阻。膀胱内异症常出现尿频、尿急、尿痛甚至血尿。输尿管内异症常发病隐匿，多以输尿管扩张或肾积水就诊，甚至出现肾萎缩、肾功能丧失。如果双侧输尿管及肾受累，可有高血压症状。

4. 不孕 子宫内膜异位症与不孕关系密切，临床研究表明子宫内膜异位症可发生于 5%~10% 育龄女性，25%~50% 不孕女性合并子宫内膜异位症，30%~50% 的子宫内膜异位症患者合并不孕。子宫内膜异位症引起不孕的原因和机制尚不明确，目前倾向于认为是多因素作用的结果。

（1）盆腔解剖结构的改变：子宫内膜异位症可引起盆腔粘连的发生，这种粘连往往范围大而致密，容易使盆腔内器官的解剖功能异常，如输卵管及卵巢周围粘连，可干扰卵巢排卵及输卵管对卵子的捕获及转运。

（2）盆腔微环境改变：子宫内膜异位症妇女腹腔液增多，其中活化的巨噬细胞、前列腺素、蛋白酶、细胞因子如 IL-1、IL-6、IL-8、TNF-α、血管内皮生长因子含量均增加。由于腹腔液可经输卵管伞端进入输卵管和子宫，卵巢与腹腔液体直接接触，故腹腔液的异常可直接影响生殖器官的生理功能，影响生殖过程的多个环节。其中，前列腺素的增加可引起输卵管自身蠕动的增强及收缩节律的异常，高浓度 IL-6 对输卵管纤毛的摆动具有抑制作用，两者共同干扰卵子和胚胎在输卵管内的正常运行；此外，含量增加的 IL-1、IL-6、TNF-α 及活化巨噬细胞所致的高浓度自由基对胚胎的毒性作用也在动物实验中被广泛证实，体外细胞实验中还发现，子宫内膜异位合并不孕患者的腹腔液对精子运动及精子形态学均有损害作用。

（3）内分泌异常：子宫内膜异位症患者常存在内分泌异常，包括卵泡发育异常、排卵异常、未破卵泡黄素化综合征、黄体功能不全等。目前研究认为可能与卵泡期低雌激素水平、黄体期低孕激素水平有关。

（4）对卵巢及卵泡的影响：子宫内膜异位症临床上主要表现为卵巢子宫内膜异位囊肿，通过占位挤压效应或局部反应破坏卵巢正常上皮组织，从而减少窦卵泡数量及质量，影响卵巢储备功能。此外，手术剥离卵巢子宫内膜异位囊肿过程中造成的卵巢组织丢失，及术后卵巢创面的炎症反应，也可能进一步降低卵巢储备。临床研究发现子宫内膜异位症患者卵子质量较低，表现在卵母细胞形态异常及受精率的下降，推测这与颗粒细胞中芳香化酶低表达导致甾体激素合成异常、卵泡液中氧化应激代谢产物淤积，以及促炎性细胞因子含量增加等因素有关。临床研究还发现来源于子宫内膜异位症患者的胚胎发育速度较输卵管因素患者慢，供卵周期将内异症患者胚胎移植于非内异症患者后胚胎着床率降低，提示子宫内膜异位症患者胚胎质量也受到影响。

5. 其他表现 肺及胸膜内异症可出现经期咯血及气胸。剖宫产术后腹壁切口、会阴切口内异症表现为瘢痕部位结节、与月经期密切相关的疼痛。

（二）体征

怀疑为子宫内膜异位症时要做三合诊检查。典型者子宫多后倾固定，直肠子宫陷凹、子宫骶骨韧带、子宫后壁下段等部位扪及触痛性硬结，单侧或两侧附件处扪及与子宫相连活动差的囊性偏实性包块，常有轻压痛。有时可在阴道后穹隆部扪及结节或包块，甚至可看到隆起的紫蓝色结节，破裂后流出咖啡色液体。

四、诊断

育龄妇女有进行性痛经和不孕史，妇科检查时扪及盆腔内有触痛性硬结或子宫旁有不活动的囊性包块，可做出初步诊断。临床常用的辅助检查如下。

1. **影像学检查** 经阴道、经直肠或腹部超声检查对卵巢子宫内膜异位囊肿及膀胱、直肠内异症具有一定诊断价值，典型子宫内膜异位囊肿的超声影像为无回声区内有密集光点，囊壁多厚而粗糙，超声检查可确定子宫内膜异位囊肿的位置、大小、形状及与周围脏器的关系。盆腔 CT 及 MRI 对内异症的诊断价值与超声相当，但费用较昂贵。其中 MRI 检查对浸润直肠或阴道直肠隔的深部病变以及盆腔外内异症的诊断和评估有一定意义（图 5-6-3）。

2. **血清 CA125 测定** 轻度子宫内膜异位症血 CA125 水平多正常，有异位囊肿、病灶浸润较深、盆腔有明显炎症反应或粘连广泛者血 CA125 多升高，一般为轻度升高，不超过 200U/ml。定期测定血 CA125 可用于疗效观察或追踪随访。需注意，妇女月经期血清 CA125 会明显升高，子宫内膜异位症患者升高幅度更大。此外，CA125 升高值在卵巢癌与子宫内膜异位症两者间有一定重叠，故不能单独依靠此测定值将两者加以鉴别。

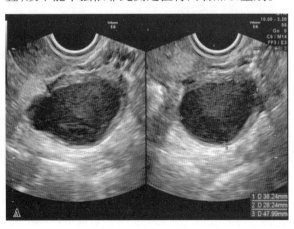

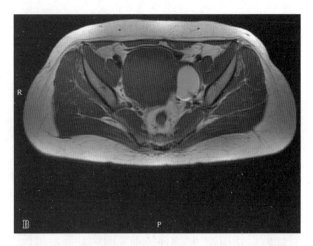

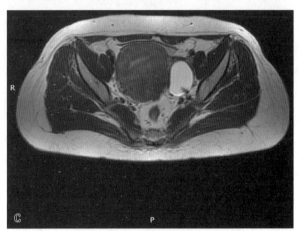

图 5-6-3 卵巢子宫内膜异位囊肿影像
A. 经阴道彩超；B. 盆腔 MRI 轴位 T_1WI；
C. 盆腔 MRI 轴位 T_2WI

3. **腹腔镜检查** 是目前国际公认的内异症诊断的最佳方法，除了阴道或其他部位可直视的病变外，腹腔镜检查是确诊盆腔内异症的标准方法。在腹腔镜下见到典型病灶或对可疑病变进行组织病理学检查即可确诊，术中所见也是临床分期的重要依据。对于可疑内异症所致不孕的患者、妇科检查及超声无阳性发现、血清 CA125 升高的慢性腹痛或痛经进行性加重者可将腹腔镜作为首选确诊方法。

4. 可疑膀胱内异症或肠道内异症，术前应行膀胱镜或肠镜检查并行活检，以除外器官本身的病变特别是恶性肿瘤。活检诊断内异症的概率为 10%~15%。

五、临床分期及内异症生育指数

1. **ASRM 分期** 目前采用美国生殖医学学会（American Society for Reproductive Medicine，

ASRM）1996 年第 3 次修订的 r-AFS 标准，即借助腹腔镜或开腹手术对腹膜、卵巢病变的大小及深浅，卵巢、输卵管粘连的范围及程度，以及直肠子宫陷凹封闭的程度进行评分。共分为 4 期：Ⅰ期（微小病变），1~5 分；Ⅱ期（轻度），6~15 分；Ⅲ期（中度），16~40 分；Ⅳ期（重度），>40 分。评分方法见表 5-6-1。其在评估疾病严重程度、选择治疗方案、评价疗效等方面有一定作用，主要缺陷是对患者的妊娠结局、疼痛症状、复发无很好的预测性。

表 5-6-1 内异症 ASRM 分期评分表（分）

类别	异位病灶					粘连				直肠子宫陷凹封闭的程度	
	位置	大小 /cm			程度	范围					
		<1	1~3	>3		<1/3 包裹	1/3~2/3 包裹	>2/3 包裹		部分	完全
腹膜	表浅	1	2	3	—	—	—	—		—	—
	深层	2	4	6	—	—	—	—		—	—
卵巢	右侧,表浅	1	2	4	右侧,轻	1	2	4		—	—
	右侧,深层	4	16	20	右侧,重	4	8	16		—	—
	左侧,表浅	1	2	4	左侧,轻	1	2	4		—	—
	左侧,深层	4	16	20	左侧,重	4	8	16		—	—
输卵管	—	—	—	—	右侧,轻	1	2	4		—	—
	—	—	—	—	右侧,重	4	8	16		—	—
	—	—	—	—	左侧,轻	1	2	4		—	—
	—	—	—	—	左侧,重	4	8	16		—	—
直肠子宫陷凹封闭	—	—	—	—	—	—	—	—		4	40

注：如果输卵管伞端完全粘连，评 16 分；如果患者只残留 1 侧附件，其卵巢及输卵管管的评分应乘以 2； – ：无此项；内异症：子宫内膜异位症；ASRM：美国生殖医学学会

2. 内异症生育指数 内异症生育指数（endometriosis fertility index，EFI）主要用于预测内异症合并不孕患者腹腔镜手术分期后的自然妊娠情况，评分越高，妊娠概率越高。预测妊娠结局的前提是男方精液正常，女方卵巢储备功能良好且不合并子宫腺肌病。见表 5-6-2、表 5-6-3。

表 5-6-2 内异症生育指数（EFI）的评分标准（分）

类别	评分
病史因素	
年龄 ≤ 35 岁	2
年龄 36~39 岁	1
年龄 ≥ 40 岁	0
不孕年限 ≤ 3 年	2
不孕年限 >3 年	0

续表

类别	评分
原发性不孕	0
继发性不孕	1
手术因素	
LF 评分 7~8 分	3
LF 评分 4~6 分	2
LF 评分 0~3 分	0
ASRM 评分（异位病灶评分之和）<16 分	1
ASRM 评分（异位病灶评分之和）≥16 分	0
ASRM 总分 <71 分	1
ASRM 总分 ≥71 分	0

注：EFI 评分 = 病史总分 + 手术总分；内异症：子宫内膜异位症；LF：参考最低功能评分标准；ASRM：美国生殖医学学会

表 5-6-3 最低功能（LF）评分标准

器官	功能	描述	分值/分
输卵管	正常	外观正常	4
	轻度	输卵管浆膜层轻微受损	3
	中度	输卵管浆膜层或肌层中度受损，活动度中度受限	2
	重度	输卵管纤维化或轻中度峡部结节性输卵管炎，活动度重度受限	1
	无功能	输卵管完全阻塞，广泛纤维化或峡部结节性输卵管炎	0
输卵管伞端	正常	外观正常	4
	轻度	伞端轻微损伤伴有轻微的瘢痕	3
	中度	伞端中度损伤伴有中度的瘢痕，伞端正常结构中度缺失伴轻度伞内纤维化	2
	重度	伞端重度损伤伴有重度的瘢痕，伞端正常结构大量缺失伴中度伞内纤维化	1
	无功能	伞端重度损伤伴有广泛的瘢痕，伞端正常结构完全缺失伴输卵管完全性梗阻或积水	0
卵巢	正常	外观正常	4
	轻度	卵巢体积正常或大致正常，卵巢浆膜层极小或轻度受损	3
	中度	卵巢体积减小 1/3~2/3，卵巢表面中度受损	2
	重度	卵巢体积减小 2/3 或更多，卵巢表面重度受损	1
	无功能	卵巢缺失或完全被粘连所包裹	0

注：指单侧（左侧或右侧）输卵管、输卵管伞端、卵巢 3 个部位各自进行评分，两侧均取单侧评分最低者，两者相加即为 LF 评分，以此纳入最后的统计

六、治疗

子宫内膜异位症的治疗目标是消除病灶，减轻和消除疼痛，改善和促进生育，减少和避免复发。治疗方法以手术为主，辅以药物治疗。应根据患者年龄、病情轻重、生育要求、既往治疗史、病变范围及患者意愿等综合考虑。对于盆腔疼痛、不孕及盆腔包块的治疗要分别对待。原则上症状轻微者采用期待疗法，轻度伴不孕的患者可先行药物治疗，病变较重者行保守性手术，无生育要求的重度患者可采用子宫切除术辅以药物治疗，症状和病变均严重、年龄较大、无生育要求者可行根治性手术。

（一）药物治疗

适用于病情较轻、无明显子宫内膜异位囊肿者。目前尚无标准化方案，主要分为非甾体抗炎药（NSAID）、口服避孕药、高效孕激素、雄激素衍生物以及促性腺激素释放激素激动剂（GnRH-a）五大类。

1. 对症药物治疗 多采用 NSAID 缓解慢性盆腔疼痛及痛经，但并不能阻止病情进展。

2. 性激素抑制治疗 造成体内低雌激素环境，阻止内异症内膜的生长，使异位内膜萎缩、退化、坏死而达到治疗目的。但是药物不能提高内异症合并不孕患者的自然妊娠率。若作为手术前后的辅助治疗，疗程为 3~6 个月。雌孕激素类药物因可导致盆腔充血，一般不术前使用。

（1）复方口服避孕药：复方口服避孕药（combined oral contraceptives，COC）可降低垂体促性腺激素水平，抑制排卵，并直接作用于子宫内膜和异位内膜，导致异位内膜萎缩。COC 还具有降低 PG 的生成从而缓解疼痛的额外收益。与周期性给药的方式相比，COC 连续或长周期用药效果更好，可造成类似妊娠的人工闭经，故称假孕疗法。COC 副作用较少，偶有消化道症状或肝功能异常。40 岁以上或有高危因素（如糖尿病、高血压、血栓史及吸烟）的患者，要警惕血栓的风险。

（2）促性腺激素释放激素激动剂：促性腺激素释放激素激动剂（GnRH-a）为人工合成的 10 肽类化合物，作用与体内 GnRH 相似，稳定性好，半衰期长，活性是体内 GnRH 的 80~100 倍。长期连续使用 GnRH-a 后，通过对垂体产生降调作用（down regulation），使垂体分泌的促性腺激素减少，患者血雌、孕激素水平下降达到绝经期水平，出现闭经，故此疗法又称假绝经疗法，或药物性卵巢切除（medical oophorectomy）。常用 GnRH-a 有戈舍瑞林（goserelin）、醋酸亮丙瑞林（leuprorelin acetate）和曲普瑞林（triptorelin）。自月经期第1~5天内开始注射，每4周1针，疗程6个月。每次变换注射部位。用量一般无需调整。用药后2周内可因短暂血雌激素水平上升引起一过性疼痛加重和乳房胀痛，此后副作用主要为低雌激素引起的类似更年期的症状，如潮热、出汗、性情急躁、头痛、失眠、阴道干涩、性欲改变、抑郁、乳房缩小等。雄激素作用少见，体重一般不增加，对血脂及肝功能一般无影响。患者用药后第2个月开始闭经，停药后70天左右恢复月经。用药超过6个月时，要注意骨质丢失。

基于"雌激素窗口剂量"学说，现多主张从用药第2~3个月开始补充小剂量雌激素和孕激素，将体内雌激素的水平维持在不刺激异位内膜生长而又不引起围绝经期症状及骨质丢失的范围（雌二醇水平在146~183pmol/L），即所谓的反向添加疗法（add-back therapy）。

（3）高效孕激素：机制同口服避孕药，孕激素制剂有多种形式，包括口服的孕激素、注射用的孕激素以及宫内节育器，对于有雌激素使用禁忌的女性更为合适。常用孕激素类药物包括甲羟孕酮、甲地孕酮等，副作用包括乳房胀痛、体重增加、消化道症状以及肝功能异常，长期应用还可能导致不规则阴道出血。地诺孕素作为新一代合成孕激素，除了经典的负反馈抑制HPO轴、拮抗雌激素等机制外，还可通过其独特的抗炎、抗血管生成、抑制瘢痕形成等药理作用直接抑制异位病灶的发生和发展，是内异症患者长期用药的新选择。

（4）雄激素衍生物：可通过抑制垂体促性腺激素的合成及分泌抑制卵泡发育，降低雌激素水平，还可通过与雌激素受体结合导致在位及异位的子宫内膜萎缩。常见药物中，孕三烯酮是19-去甲睾酮的衍生物，达那唑是人工合成的17α-乙炔睾酮的衍生物，两者均具有轻度雄激素活性，前者半衰期较长，故不必每天服药。其副作用包括雄激素样作用如痤疮、多毛症、声音加粗、体重增加。此外，还可能影响脂蛋白代谢及肝脏功能。由于副作用的出现主要与口服相关，目前正在进行达那唑阴道环和宫内节育器的替代途径的研究，以获得更好的耐受性。

3. **新型分子靶向性治疗药物** 尽管上述激素类治疗药物的临床治疗效果已得到认可，但是

在控制症状、消退病灶、停药复发和不良反应等方面尚存在一定的局限性。近年来，随着对内异症发病机制的深入研究，研究者发现了许多内异症的分子治疗靶点，一些具有很好治疗前景的分子靶向治疗药物开始应用于临床。

（1）芳香化酶抑制剂：由于子宫内膜异位症患者局部高雌激素环境与异常高表达的芳香化酶密切相关，研究者逐渐认识到芳香化酶可能是内异症的一个重要的分子治疗靶点。由于芳香化酶抑制剂能同时阻断外周和卵巢中雌激素的合成，对于绝经后的子宫内膜异位症也有治疗意义。目前相关药物包括阿那曲唑和来曲唑等，可口服给药，具有可逆性、更有效并且起效更快的特点，已进入临床试验阶段。然而，它们的副作用包括长期使用导致的卵巢滤泡囊肿和骨质流失。

（2）孕激素拮抗剂和选择性孕激素受体调节剂：孕激素拮抗剂（progesterone antagonist，PA）可以直接拮抗孕激素受体，其代表药物为米非司酮，既往多在终止妊娠时应用。近来研究发现其可以减缓子宫内膜异位症患者的盆腔疼痛并抑制病灶的扩散，但另一方面，由于其抗孕激素作用可能导致子宫内膜暴露于雌激素环境下，继而导致的子宫内膜增生问题限制了其长期使用。而选择性孕激素受体调节剂（selective progesterone receptor modulators，SPRM）与孕激素受体结合后可表现出高度的受体和组织的选择活性，呈部分激动或部分拮抗作用，可起到更具特异性的治疗效果。其代表药物乌利司他已被批准用于子宫肌瘤的治疗，在子宫内膜异位症中，动物实验已揭示其致子宫内膜萎缩的作用，同时可以抑制雌激素依赖性子宫内膜的生长。vilaprisan作为新型的SPRMS药物，其结合亲和力受体的特异性更高，目前已经进入内异症治疗的二期临床试验阶段。

（3）其他：选择性雌激素受体调节剂（selective estrogen receptor modulator，SERM）、TNF-α拮抗剂、抗血管生成药物等理论上均可特异性作用于子宫内膜异位症发展过程中的相应靶点，并已在动物模型中初步证实对内异症病灶的消退作用，亟待临床层面的进一步探索。

（二）手术治疗

1. **手术方式** 腹腔镜手术具有创伤小、恢复快和术后盆腔粘连少等优点，术后症状缓解率及

妊娠率亦达到开腹手术的效果。对有条件和技术的医院，首选腹腔镜手术治疗。对巨大子宫内膜异位囊肿、估计有广泛肠粘连、需行肠切除术或术者判定为腔镜手术下难以完成的手术以开腹手术为宜。

2. 手术种类及选择原则

（1）保守性手术：保留卵巢和子宫，仅切除子宫内膜异位病灶。适用于年轻、要求保留生育功能的各期子宫内膜异位症患者。手术包括：①分离盆腔粘连；②剥除或切除子宫内膜异位囊肿；③去除子宫内膜异位症病灶；④对中下腹痛经明显者，可行子宫神经去除术或骶前神经切除术；⑤对不孕者同时行输卵管亚甲蓝通液，了解输卵管是否通畅。

（2）子宫切除术：切除异位病灶的同时切除子宫，至少要保留部分卵巢。子宫切除后异位症复发机会减少。适用于无生育要求，症状重或复发后经保守性手术或药物治疗无效，但年龄较轻希望保留卵巢内分泌功能者。

（3）根治性手术：切除两侧卵巢，同时常切除子宫。适用于年龄较大，无生育要求、症状重或复发后经保守性手术或药物治疗无效者。卵巢切除后即使体内有残余子宫内膜异位症病灶，也将逐渐萎缩退化甚至消失。

（三）子宫内膜异位症合并不孕患者的治疗

1. 基本治疗策略

（1）按照不孕的诊疗路径进行全面的不孕症检查，排除子宫内膜异位症以外的其他不孕因素。

（2）不推荐单纯使用激素药物治疗，不提高患者自然妊娠率。

（3）腹腔镜手术可提高妊娠率。在手术中需评估患者内异症类型、分期及 EFI 评分，术后需给予相应生育指导。术中可同时进行输卵管通液术，了解输卵管的通畅情况；也可同时行宫腔镜检查，了解宫腔情况。

（4）对 ASRM Ⅰ/Ⅱ 期、年轻、EFI 评分高且男方精液正常者，术后 6 个月可尝试自然妊娠，或可行宫腔内人工授精临床妊娠率。

（5）对 ASRM Ⅲ/Ⅳ 期、合并高危因素（年龄≥35 岁、EFI≤4 分、输卵管不通者），以及男方严重少弱精子症或无精症的患者，可积极行 IVF-ET 助孕。

（6）子宫内膜异位症复发或卵巢功能下降者，建议根据情况积极辅助生殖技术助孕。

2. 治疗建议

（1）药物治疗：目前没有证据证明药物治疗可以提高子宫内膜异位症合并不孕患者的生育力。由于所有的治疗药物都可以抑制卵巢功能，所以在治疗期间生育力常被抑制。

（2）手术治疗：卵巢子宫内膜异位囊肿的手术治疗，需谨慎判断患者术前的卵巢储备功能，并选择适宜的手术方式。虽然多数临床研究表明，对于 ASRM Ⅰ/Ⅱ 期内膜异位症妇女，腹腔镜手术有助于改善患者的妊娠率，临床选择还需考虑手术并发症的影响。对于重度子宫内膜异位症，观察性研究发现，ASRM Ⅲ/Ⅳ 期的子宫内膜异位症合并不孕的患者，如无其他不孕因素，腹腔镜手术或者开腹保守治疗可以提高生育力。对此，欧洲生殖医学学会指南推荐对 ASRM Ⅲ/Ⅳ 期的子宫内膜异位症合并不孕的患者行腹腔镜手术治疗，而非单纯期待治疗。对于无症状的卵巢内膜异位囊肿，如患者拟行 IVF/ICSI 助孕，无证据表明先行手术剥除囊肿能够增加 IVF-ET 成功率。对于复发的卵巢内膜异位囊肿，不推荐二次手术。目前尚无卵巢子宫内膜异位囊肿大小对妊娠率的影响的研究，但是当卵巢子宫内膜异位囊肿直径大于 4cm，或者不能排除为恶性时，应首选手术治疗，明确组织病理学性质。术式首选子宫内膜异位囊肿剥除术，术中注意保护正常卵巢组织，如采用缝合术止血代替电凝止血，其他影响因素包括手术医生的经验及囊肿体积，研究表明，囊肿越大者术后卵巢储备功能下降可能性越大，不除外较大子宫内膜异位症囊肿本身对卵巢功能的影响。

研究显示 40%~60% 子宫内膜异位症合并不孕患者存在子宫内膜微小息肉、异常子宫出血等情况，因此对于子宫内膜异位症合并不孕患者，建议行腹腔镜检查的同时，必要时行宫腔镜检查，及时发现并治疗子宫内膜的病变。

（3）期待治疗或配合宫腔内人工授精：目前主要根据内异症生育指数评分建议患者自然妊娠还是进行辅助生殖技术。EFI 分值高可期待自然妊娠，分值低应该尽早进行干预。对于期待妊娠者术后是否进行 GnRH-a 治疗，目前的基本共识认为，术前及术后使用辅助激素药物治疗均不能提高子宫内膜异位不孕患者的自然妊娠率。手术诊断并治疗后的 ASRM Ⅰ/Ⅱ期内异症患者，如果患者输卵管通畅，或合并轻微男方因素可考虑行宫腔内人工授精（intrauterine insemination，IUI）治疗。有研究显示，诱导排卵配合 IUI，有益于患者获得妊娠。如 IUI 治疗 3~4 个周期未孕，建议 IVF-ET 助孕。

（4）体外受精胚胎移植术：研究表明，子宫内膜异位症相关不孕患者的体外受精胚胎移植术（in vitro fertilization and embryo transfer，IVF-ET）的成功率显著低于输卵管因素不孕患者，随着内异症分期的提高，获卵率、受精率、种植率及临床妊娠率均下降。尽管子宫内膜异位症会影响 IVF-ET 的结果，但 IVF-ET 治疗可以帮助子宫内膜异位症妇女最大化周期生殖率，特别对那些因中重度内异症而改变盆腔结构的患者。因此，对于合并 IUI 治疗 3~4 周期未孕、年龄 35 岁以上、卵巢储备功能下降、ASRM Ⅲ/Ⅳ期子宫内膜异位症、既往采用过卵巢抑制性药物治疗无效、子宫内膜异位症伴有输卵管功能受损及其他男性因素、遗传性疾病等患者，可建议行 IVF-ET 治疗。合并卵巢子宫内膜异位囊肿患者，取卵时增加盆腔感染风险，应加强预防感染治疗。对于复发的囊肿是否在实行试管婴儿前进行抽吸，目前尚无定论。

七、预防

因病因不完全清楚，预防困难，但若注意以下几点，可起到一定的预防作用。

（一）减少医源性子宫内膜种植的机会

腹部和侧切伤口的子宫内膜异位症是手术中子宫内膜种植造成的。因此，术中应注意保护伤口，术毕应彻底冲洗伤口。宫颈手术应在月经干净后 3~7 天内进行。人工流产最好不做或少做，要正确使用负压。

（二）积极治疗高危因素

应注意发现并积极治疗宫颈狭窄、生殖道梗阻。积极治疗重度原发性痛经和过多月经对子宫内膜异位症也可能有预防作用。

（三）其他

规律体育运动有可能减少子宫内膜异位症的发生。长期服用避孕药亦可能有一定预防作用。

（薛　晴）

第七节　生殖免疫与免疫性不孕

免疫是机体的一种自身稳定功能，免疫系统通过各免疫组织和细胞的密切协作，识别"自己"和"非己"成分，清除、排斥和/或抑制进入人体的抗原物质（如病原生物）、人体本身损伤细胞和变异细胞，以维持人体的健康。免疫紊乱可引发针对生殖组织和细胞的免疫反应而导致生殖功能的紊乱和障碍。本章讨论免疫系统对女性生殖性腺与生殖细胞的直接损伤所导致的不孕问题，主要包括女性自身抗卵巢免疫、女性抗精子免疫。女性抗胚胎免疫将在第十一节"复发性流产"中讨论。与不孕有关、免疫机制参与其发病（如子宫内膜异位症发病的免疫机制）的相关疾病将不在本章论述。

一、女性自身免疫性卵巢炎与卵巢功能低下

与男性睾丸不同，卵巢不是免疫豁免器官。如果卵巢特殊抗原耐受机制失衡，或出现交叉免疫反应，将导致妇女卵巢生殖功能和内分泌功能障碍。自身免疫性卵巢炎是自身免疫性内分泌疾病之一，直接导致卵巢储备降低，引发原发性卵巢功能不全（primary ovarian insufficient，POI）乃至卵巢功能早衰（premature ovarian failure，POF），导致不孕。文献报道，在 POF 的患者中 3%~66% 具有免疫机制参与，主要表现为抗卵巢抗体、淋巴细胞浸润卵巢炎和与其他自身免疫性疾病关联。报道免疫因素参与 POF 的差异如此大，说明该群体复杂，病因多样。研究还发现 POF 患者的巨噬细胞和树突状细胞异常，$CD4^+/CD8^+$ 比例改变，颗粒细胞表达 HMC Ⅱ类分子异常。

作为一种自身免疫性疾病，可能只累及卵巢，也可以是其他自身免疫性疾病的一部分。10%~55% POF 与其他内分泌疾病和自身免疫性疾病相关，如 Addison 病、自身免疫性多内分泌腺综合征（APS）、甲状腺功能减退等。

（一）抗卵巢抗体

这些抗体与多种细胞结合，包括甾体激素产生细胞、促性腺激素和受体、透明带、卵母细胞和黄体。抗心磷脂抗体和抗核抗体与卵巢自身免疫

的关联也有报道。抗原多样性提示多机制参与了卵巢的损伤。

抗卵巢抗体与 POF 关联度有待于研究。抗卵巢抗体（antiovary antibody，AOA）与疾病的严重程度关联性不高，假阳性率高，在相当多的正常对照人群中也可以检测到。目前没有较准确的标记诊断卵巢自身免疫。有人认为用 AOA 来诊断自身免疫性 POF 应当谨慎。

1. 抗类固醇细胞抗体　自身免疫性 POI 或 POF 常常伴随其他的自身免疫性疾病，最受关注的是 Addison 病和血液中出现与肾上腺相关的自身抗体。直接抗产生类固醇细胞的抗体称为类固醇细胞抗体（steroid cell antibody，StCA），可结合肾上腺皮质、胎盘合体滋养细胞、睾丸间质细胞、卵泡内膜和黄体细胞。在早发性卵巢功能低下的患者中，大约 4% 的患者涉及这类自身抗体。在 Addison 病患者中有约 80% 的患者存在针对肾上腺皮质的抗体，在组织学表现为自身免疫卵巢炎的妇女中，几乎都存在抗肾上腺皮质抗体。虽然自身免疫性卵巢炎的标记尚未达成统一，但一致认为抗肾上腺皮质抗体对自身免疫性卵巢炎的预测具有较重要的价值。另外也提示我们，如果早发性卵巢功能低下的患者伴有抗类固醇抗体，也应当关注肾上腺功能。StCA 主要指以下抗体：

（1）抗 21- 羟化酶抗体：抗 21- 羟化酶是 Addison 病的重要抗体，在一些 POI 或 POF 患者中呈阳性，但 21- 羟化酶（CYP21A2）在卵巢并没有表达。

（2）抗 CYP11A1 和 CYP17 抗体：卵巢表达 CYP11A1（P450scc）和 CYP17，它们分别将胆固醇转化为孕烯醇酮，将孕酮转化为 17- 羟孕酮。这些抗原可能是卵巢自身免疫的目标抗原。

（3）3β- 羟类固醇脱氢酶抗体：一些学者认为 3β- 羟类固醇脱氢酶也是 StCA 的目标，但意见尚不统一。

2. 颗粒细胞抗体与促性腺激素抗体

（1）抗颗粒细胞抗体：早期的研究发现 POF 患者颗粒细胞结合有自身抗体，并认为其目标分子为促性腺激素受体。自身抗体通过抑制卵巢对促性腺激素的敏感性而临床致病。但这个解释不被后来的研究所支持。实际上这些抗体的临床价

值还有待确定。

（2）抗 β-FSH 抗体、抗 LH 抗体：Gobert 等研究者在 POF 患者血液中发现了抗 β-FSH 抗体，但其临床意义和诊断价值还需要进一步研究。

3. 抗透明带抗体　人类透明带由糖蛋白构成，抗原性强。透明带抗体在避孕与节育中研究较多，在部分特发性 POF 患者中也有发现。对抗透明带抗体的认识较为一致，其干扰生育的机制推测为其干扰了卵母细胞与颗粒细胞的交流。目前对其在 POF 发病作用缺乏深入研究，所以其重要性还有待进一步明确。

4. 抗卵母细胞抗体　POF 患者存在抗卵母细胞胞质抗体，可能是多数自身免疫性 POF 的免疫目标。有关抗原的确切性质尚不明确，可能是胚胎需要的母体抗原（maternal antigen that embryo requires，MATER），它是一种分子量为 125KD 的蛋白。也有学者认为该抗原是醛脱氢酶（aldehyde dehydrogenase 1A1，ALDH1AI）、硒结合蛋白（selenium binding protein 1，SBP1）、α- 烯醇酶或热休克蛋白（heat shock protein 90，HSP90）。要说明的是，抗卵母细胞抗体也存在于健康个体、肿瘤患者和自身免疫性疾病患者中。

（二）卵巢病理特征

尽管临床上难以获取卵巢组织，病理判断仍然是诊断自身免疫性卵巢炎的"金标准"。在临床实际工作中，患者常基于发现相关抗卵巢抗体诊断 POI 和 POF。

在核型正常的高促性腺激素 POF 中，9%~11% 的卵巢活检标本组织学上存在自身免疫的相关依据。有些特发性 POF 的卵巢病理与 Addison 病相关自身免疫性卵巢炎相似，巨噬细胞、NK 细胞、T 细胞、浆细胞和 B 细胞浸润，类固醇产生细胞是主要的受累对象；有些患者可见卵巢上皮细胞异常活跃，颗粒细胞稀少，纤维化；卵巢中始基卵泡和初级卵泡稀少，发育中的生长卵泡内膜淋巴细胞浸润。这种情况下，超声可见卵巢体积正常或增大。如果不是最后阶段，可见发育不同阶段的卵泡。

超声显像和生殖内分泌激素（FSH、LH、E_2、抑制素 B）不能有效预测正常核型 POF 患者是否存在卵泡，卵巢活检可有效判断这一情况，它是判断这一问题的"金标准"。活检是否能判断整个

卵巢的情况也存在疑问。由于卵巢活检为有创性检查，StCA可作为活检筛选指标和判断自身免疫性卵巢炎的参考指标。

（三）临床表现与诊断

除了合并其他自身免疫性疾病的相关症状外，自身免疫性卵巢炎本身并没有明显的临床主观症状，生殖上主要表现为高促性腺激素性POI或POF，不孕症。

1. **原发性POI与不孕症** 卵巢功能不全导致不孕和月经紊乱是患者初期就诊的主要原因。即使是较年轻的妇女，月经初期促性腺激素升高，常常超过10mIU/ml，月经周期第2~3天双卵巢窦卵泡数量减少，常常少于6个；血检查AMH下降，低于1.0ng/ml。在不孕症治疗中，特别是体外受精胚胎移植术的控制性卵巢刺激中，卵巢储备低下，反应不良。

2. **卵巢功能早衰** 病情可进一步发展为POF，表现为高促性腺激素性卵巢功能早衰。患者出现绝经等相关表现，如性情变化、潮热、阴道干涩、躯体不适、疼痛等与围绝经有关的症状。

3. **其他表现** 继发于其他自身免疫性疾病，在生殖功能异常的情况下，可同时伴有相关症状。如Addison病，患者可出现面部、颈部、手背、坐骨结节等暴露部位和压迫部位皮肤以及口腔、眼睑等黏膜色素沉着，全身乏力，食欲不振、恶心、呕吐、腹痛等。体重明显下降。血压常在正常低限，重者低于正常，并有直立性低血压。

4. **诊断** 除了卵巢病理"金标准"外，临床诊断自身免疫性卵巢炎缺少其他明确的指标。在临床工作中，月经紊乱或不孕患者38岁以前发现POI或40岁以前闭经者，在排除遗传等因素后，出现以下情况者应当注意自身免疫性卵巢炎问题。

（1）卵巢储备下降：患者常常AMH降低，月经周期2~3天窦卵泡减少、FSH升高。早发性绝经者，AMH可低于0.2ng/ml以下，月经周期2~3天窦卵泡消失，FSH高于40mIU/ml，雌激素低于50pg/ml。

（2）其他自身免疫性疾病如Addison病等。

（3）卵巢自身抗体或相关抗体阳性：包括抗21-羟化酶抗体、抗CYP11A1抗体、CYP17抗体、3β-羟类固醇脱氢酶抗体、颗粒细胞抗体与促性腺激素抗体、抗透明带抗体。

（4）排除其他原因导致的卵巢功能低下或卵巢功能早衰，如遗传、化疗、盆腔放疗、手术等。

以上这些征象不能作为最后确诊的依据，确诊自身免疫性卵巢炎需要卵巢病理检查。POI或POF患者伴有卵巢、类固醇受体抗体等，可能与自身免疫有关。如果同时患有自身免疫性疾病，特别是Addison病、ASP Ⅰ型或Ⅱ型，极有可能为自身免疫问题。如果卵巢病理提示卵巢相关抗体导致的卵巢炎并淋巴细胞浸润，可诊断。由于卵巢病理活检具有创伤性，临床实施有限，所以最终得到明确诊断的患者不多。

（四）治疗

1. **免疫抑制治疗** 免疫抑制的目的是通过解除淋巴细胞对卵泡的浸润，恢复卵巢功能，主要方案是使用糖皮质激素抑制细胞介导或体液介导的免疫反应。是否在使用免疫治疗前进行卵巢活检尚有争议，主要是因为活检的临床价值难以评估和手术风险。有学者认为卵巢自身抗体检测可作为是否免疫抑制治疗的依据。

绝大多数随机对照研究发现应用免疫抑制治疗不能逆转卵巢对促性腺激素的敏感性。大剂量长时间糖皮质激素有较大的副作用。

2. **助孕治疗** 自身免疫导致POI的患者受孕治疗效果不佳。这些妇女对促性腺激素的反应差，非辅助生殖技术（ART）治疗的受孕概率累计为4%~8%。ART治疗也难以改善结局。除了卵巢储备下降，获卵少，卵母细胞质量下降，卵泡液内抗卵母细胞胞质抗体、抗透明带抗体等多种自身免疫因素对治疗不利。POI或POF经治疗后仍未能妊娠者，卵母细胞捐赠或收养都是可选择的方案。

二、女性抗精子免疫

抗精子抗体与不孕已经研究了百余年，其对生殖的影响和在不孕症中的作用已经为大家充分认识。ASA存在于女性身体的许多部位，包括血液、卵泡液、宫腔分泌液、宫颈黏液，IgA、IgG、IgM型抗体都有出现。抗精子抗体可以导致不孕，这里就抗体产生、生殖评价和治疗的有关问题进行介绍。

（一）女性抗精子抗体产生与流行病学

1. **流行病学** 由于实验方法的差异和由此对结果的解释差异，加上没有大样本的调查，目前没有被各方接受的女性 ASA 阳性数据，估算人群中的 ASA 发生率十分困难。Haas 等根据放射标记凝集素检测报道，大于 7% 男性和 13% 女性 ASA 阳性。Nip 使用 ELISA 方法报道，人群妇女中血清 ASA 阳性率约 5%，而不明原因不孕妇女为 77%，子宫内膜异位症妇女为 75%，输卵管原因不孕为 60%。他们认为 ASA 可能干扰 IVF-ET，因为在对照组患者中卵泡液 ASA 阴性，而不明原因不孕妇女为 13%，子宫内膜异位症妇女为 30%，输卵管原因不孕为 20%。我国尚缺乏相关的人群资料。

2. **抗精子抗体产生病因** 精子作为异体细胞进入到女性体内产生抗体是可以理解的，但是，女性对精子的免疫豁免是生育乃至物种延续的基本要求。女性产生 ASA 有两个理论假说：

（1）精子与微生物存在交叉抗原：研究发现 75% 含有抗精子抗体的男性血清与 1，6 酵母甘露聚糖有特异性反应。年轻妇女中，衣原体抗体与抗精子抗体存在关联。Cunningham 等报道，56% 患有盆腔炎症的妇女可以检测到血液中存在 ASA。但也有一些不支持这个假说的意见。有关女性抗精子抗体产生是否与微生物的交叉反应有关，还需要深入研究。

（2）γ 干扰素（interferon-γ，IFN-γ）介导的精子免疫反应增强：女性产生 ASA 有两个特征，一是丈夫多存在 ASA，二是 ASA 多针对丈夫精子而非精子特有抗原。Witkin S 发现，抗体包被的精子体外更能刺激女性淋巴细胞 IFN-γ 的合成。认为 IFN-γ 上调巨噬细胞表面表达 MHC I 类分子，导致精子抗原与 MHC I 类分子并置，促进 Th 细胞的募集，继而通过 B 细胞产生 ASA。这个假说是一个建立在实验基础上的推测，还需要经过其他实验室严格的验证和重复。

（二）抗精子抗体的生殖评价

女性 ASA 常常使用 ELASA 方法从血清中检测。尽管在身体的许多部位都有存在 ASA 的报道，但精子与卵子结合涉及输卵管、子宫腔、宫颈的黏膜等精子通道和卵母细胞受精部位，特别是子宫颈。从理论上讲，只有 ASA 存在于精子通道和受精部位才能对生殖构成影响。在血液中检测到 ASA 并不预示着生育一定受到影响。在生育能力正常的妇女血液中测到 ASA 正说明这一情况。凡是在精子通道和受精部位（特别是宫颈黏液）证实有结合精子功能的抗体存在，或者直接证实 ASA 干扰到受精功能者，具有较大的临床价值。

女性可产生 IgA、IgG 和 IgM 抗体，都可进入精子通道和受精部位，分泌型 IgA 被分泌到精子通道和受精部位的可能性大，对生殖的影响的意义更大。

1. **精液 - 宫颈黏液穿透实验、精液宫颈黏液混合实验** 对于 ASA 生殖影响的评价具有较大的意义。精子穿透宫颈黏液障碍，或精液宫颈黏液混合后精子运动受到限制，提示 ASA 的影响较大。这个检查中需要注意的是宫颈黏液必须是接近排卵期的宫颈黏液才符合实验的要求。

2. **ASA 的免疫珠实验** 免疫珠实验可以用来直接判断宫颈黏液是否存在有结合精子能力的抗体存在（图 5-7-1）。将洗涤的无 ASA 精子与待检标本孵育后，加入乳胶微粒标记的兔抗人 Fc 抗体，显微镜下观察精子覆盖乳胶微粒情况。

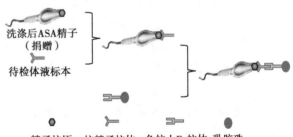

洗涤后 ASA 精子（捐赠）

待检体液标本

精子抗原　抗精子抗体　兔抗人 Fc 抗体　乳胶珠

抗精子抗体免疫珠实验

图 5-7-1　抗精子抗体免疫珠实验原理

3. **透明带黏附实验** 将洗涤无 ASA 精子与宫颈黏液孵育后可以进行人透明带附着实验。透明带黏附通过观察精子与透明带的相互作用，直接判断 ASA 对精子穿透透明带能力的影响。方法是将 ICSI 受精失败的卵母细胞保存于高盐溶液（4℃）待用。用前将透明带切为两半，去除退化的卵胞质后分别置于矿物油覆盖的培养液滴内 4℃平衡过夜。将平衡好的半透明带放入 100μl 分离好的、与待检标本孵育后精子悬液，37℃孵育 4 小时，计数结合到透明带内的精子数量并与对照精子比较,计算精子附着指数(图 5-7-2)。

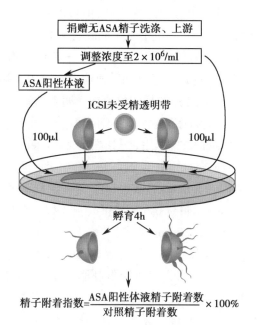

精子附着指数=$\dfrac{\text{ASA 阳性体液精子附着数}}{\text{对照精子附着数}}\times 100\%$

图 5-7-2　透明带黏附实验

(三)抗精子抗体阳性的治疗

女性 ASA 治疗有两个方案,降低 ASA 和 ART。

1. 降低抗精子抗体的产生

(1)避孕套:理论上,减少与精子的接触,是降低抗体滴度的重要措施。早期的报道提示具有一定的效果。该措施无创伤,可作为基础治疗。通常的做法是使用避孕套 3~6 个月后,监测卵泡发育,在排卵期不用避孕套同房以期获得受孕或与其他方法结合使用。

(2)糖皮质激素:较温和的糖皮质激素也可以使部分患者收益但效果不肯定,且有发生药物性库欣综合征的风险,临床应用不多。方法:月经周期 1~10 天泼尼松 20mg/d,第 11~12 天 5mg/d 后停药。

2. 辅助生殖技术助孕

(1)宫腔内人工授精:IUI 可以克服 ASA 在宫颈对精子运行的阻断作用,使精子进入宫腔、到达输卵管受精部位。如果宫腔或输卵管内仍然存在 ASA,则难以克服它们的影响。女性 ASA 阳性患者 IUI 临床妊娠率明显低于单纯男性精液异常者行 IUI 的妊娠率。IUI 术后未能妊娠的患者,可考虑 IVF-ET 助孕。

(2)体外受精胚胎移植术:ASA 阳性妇女实施体外受精胚胎移植术可以得到较满意的临床妊娠结局。但要关注的是,女性 ASA 滴度增加,IVF-ET 治疗受精率下降,这应引起重视。女性 ASA 阳性实施 IVF-ET 一般采用常规受精。如果伴有受精障碍,可以选择 ICSI。

(黄元华)

第八节　不明原因不孕

一、概述

有规律正常性生活的夫妇,没有采用任何避孕措施,超过 12 个月仍未受孕,称为不孕症(infertility);如果女性 ≥ 35 岁,超过 6 个月未受孕即可考虑进行不孕症相关的诊疗评估。这种不孕状态可能是暂时的生育延后,也可能是永久性不孕,经过不孕症相关的基本检查评估后无法确定具体病因的,称为不明原因不孕(unexplained infertility, UI)。UI 是一个排除性诊断,依赖于所采用的各种检查范围和精确度,一般经过精液分析、子宫输卵管通畅度、排卵监测检查后仍未能明确不孕病因的情况,可称为 UI;也有观点认为需进行卵巢储备评估,排除卵巢储备下降者。

不孕症的可能原因包括:卵子因素(排卵障碍、卵子数量异常、卵子质量或功能异常)、精卵或胚胎运输因素(输卵管、子宫、宫颈、盆腔异常)、胚胎着床异常(胚胎发育、子宫内膜容受性)、男性因素(无精子症、严重少弱精子症等)、其他(免疫因素等)。这些病因当中,有些是确定因果关系的(cause-effect),比如男方无精子症;有些是相关(association),而并非确定的因果关系,比如轻度的子宫内膜异位症。在临床实践中,准确界定不孕症的可能影响因素是因果关系还是相关关系是困难的,对不孕症潜在病因的筛查是基于观察性研究、理论假设,而非精准的科学依据,且大多数的"病因"是相关关系,而非因果关系。

20 世纪 70 年代《临床妇科内分泌学与不孕》首次总结了不孕症检查评估内容,包括详细的病史和体格检查、性交后试验、子宫输卵管造影、排卵监测、黄体期子宫内膜活检、腹腔镜探查、抗精子抗体和精液常规分析等,但有些检查项目已逐渐不再列为常规筛查项目,比如性交后试验的可重复性差,不同操作者之间的差异性大。随着循证医学的发展和不孕症诊疗相关临床证据的丰富,不孕症的基本检查评估内容逐渐缩小到女方排卵监测、输卵管通畅性检查和男方精液常规分析这三个方面。经过这三方面的检查评估,大部分不孕夫妇可能找到潜在的致病因素,未能发现潜在不孕因素的称为 UI。有些 UI 的夫妇可能存在多个潜在因素,这些因素单个存在时,不一定显著降低妊娠概率,但当多个因素同时存在时,可能会降低妊娠概率,轻度的卵泡发育异常、排卵异常、卵子功能异常、黄体期异常、精子异常等。

诊断 UI 时需要注意几个"误区":

1. 虽然年龄是影响卵巢储备最重要的因素,即随着年龄增加,卵巢储备逐渐下降,但部分月经规律的年轻女性也可能存在卵巢储备下降,而且可能是不孕的潜在因素。因此,对拟诊断 UI 的年轻女性,需进行卵巢储备评估排除卵巢储备下降。

2. **具有正常排卵激素特征和临床表现的排卵异常** 例如未破卵泡黄素化综合征(luteinized unruptured follicle syndrome,LUFS),有孕激素水平的升高、子宫内膜分泌期改变、正常的黄体期持续天数,具体病因尚不明确,自然周期和卵巢刺激周期都可能发生,一般通过连续超声监测来诊断。

3. **输卵管通畅的输卵管功能异常** 子宫输卵管造影(HSG)可以检查输卵管是否通畅,但不能评估输卵管功能和输卵管周围病变;腹腔镜探查术是评估输卵管的"金标准",但不能观察输卵管管腔内部结构,也不一定能诊断子宫内膜异位症的微小病变。衣原体感染女性的输卵管可能是通畅的,但功能可能受限。

4. 阴道微生态异常可能影响阴道内精子活力;手术、炎症等导致宫颈解剖结构或宫颈黏液分泌异常,影响精子从阴道到宫腔的运输。

5. 部分各种不孕症的病因筛查结果均正常的 UI 患者在体外助孕过程中可能发现受精障碍或胚胎发育异常。

6. 子宫内膜容受性在 UI 的病因中也有一席之地,目前用于评价子宫内膜容受性的有形态学检查、生物标记物和基因检测。

(1)形态学检查:排卵前子宫内膜在超声下表现为低回声、三线征,排卵后回声增强,三线征消失,有三线征的子宫内膜更容易着床。子宫内膜厚度也是重要的影响因素,虽然多数以 <7mm 或 8mm 来诊断薄型子宫内膜,但可以着床的子宫内膜厚度下限并无定论,有 4mm 左右内膜仍可妊娠的报道。另外,子宫内膜容积、子宫内膜血流、子宫肌层收缩以及子宫动脉血流也有应用于临床或研究,但对妊娠的预测价值尚无明确结论。

(2)生物标记物:多种细胞因子在胚胎植入过程中发挥重要作用,例如白介素(interleukin,IL)-1、白介素 -6(IL-6)、白血病抑制因子(leukemia inhibitory factor,LIF)、集落刺激因子(colony stimulating factor,CSF)、肿瘤坏死因子(tumor necrosis factor,TNF)等。IL-1 是促炎因子,在子宫内膜和母胎界面有表达,IL-1 受体拮抗剂阻断其作用后可以显著降低胚胎着床率。LIF 在排卵期的子宫内膜低表达,排卵后逐渐升高,并在黄体中期达到峰值,囊胚上有 LIF 受体表达,这提示胚胎植入过程 LIF 在胚胎和内膜"对话"中发挥作用。但细胞因子相关的治疗是否改善妊娠结局仍需临床研究证实。

(3)基因检测:种植窗的子宫内膜基因表达可能对评价子宫内膜容受性更有预测价值。对大量的基因表达进行研究分析后,仅有小部分可能具有预测价值,但由于不同的研究设计方案、数据分析方法、检测平台,不同研究得到的目标基因不尽相同。经过设计良好、严格纳入排除标准的临床随机试验有可能获得更好的用于指导临床的目标基因。

UI 并非没有原因,由于对精子和卵子发育、受精过程、胚胎着床、早期胚胎发育等人类生殖过程的医学知识认识和检查措施的局限性,精确评估影响生育功能的潜在影响因素是困难的。

对经过排卵监测、输卵管通畅性检查和男方精液常规检查后仍未能明确病因的 UI,是否增加更多的检查来寻找其他潜在病因,比如输卵管功能异常、卵子或精子发育或功能障碍、受精障碍、胚胎发育异常、子宫内膜容受性降低、黄体功能不足等,仍存在争议。因为部分 UI 夫妇可能是生育延迟,扩大检查范围,势必增加诊疗成本和负担,但是否可以提高受孕机会,如何评估诊疗效果,以及如何避免过度诊疗,目前国内外仍无共识。在临床实践中,可根据患者个体化情况酌情增加相应的检查措施,如女方存在子宫内膜异位症的症

状和 / 或体征,有输卵管病变的高危因素,超声或子宫输卵管造影提示宫腔或盆腔异常,可考虑宫腔镜检查和 / 或腹腔镜探查术;但如果为了明确病因,对所有 UI 女性均采用宫腹腔镜检查可能会导致过度检查。另外,40 岁以上女性 UI 的潜在病因可能主要在于年龄相关的卵巢储备降低,卵子数量和质量的下降。

对诊断为 UI 的夫妇,面临的问题是继续尝试自然试孕,还是需要积极采取治疗措施,比如腹腔镜探查术、宫腔内人工授精、体外受精胚胎移植术等,这取决于这对夫妇自然试孕的妊娠预后如何。但准确预测其自然试孕的妊娠预后是困难的,根据女方年龄、不孕时间、卵巢储备评估(基础 FSH、窦卵泡数、AMH)、月经情况、输卵管情况、女方 BMI、既往妊娠史、男方精液检查结果、既往治疗情况等因素建立预测模型,预测自然试孕的妊娠结局较好的夫妇可以期待治疗,反之则可建议采用积极的治疗措施。女方年龄和不孕时间是影响期待治疗成功妊娠的重要因素,女方年龄大于 30 岁和不孕时间超过 3 年的夫妇,期待治疗的妊娠率会明显下降。

总之,随着循证医学的发展和对受精及胚胎发育新的研究结果出现,UI 的筛查策略逐渐由繁到简,由临床诊断到基因诊断,治疗措施需考虑基于个体化的阶梯化方案。

二、治疗

不明原因不孕的治疗措施应该采用阶梯式方案,从花费低、风险小的措施逐渐过渡到花费高、风险大的措施,如先试行生活方式改变、监测排卵指导同房、诱导排卵、宫腔内人工授精(IUI)等,必要时采用宫腹腔镜探查术、IVF-ET 等。每一个措施是否值得尝试以及尝试时间长短,需要个体化,根据女方年龄、不孕时间、原发或继发不孕、患者的意愿等因素综合考虑。

(一)期待治疗

期待治疗的难点在于患者没有信心,认为期待治疗是在浪费时间;医师不能准确预测期待治疗的妊娠率。因此,医师根据患者夫妇的详细信息进行评估,做好宣教,让患者正确认识期待治疗和积极治疗的利弊(包括花费、时间、风险及妊娠率等),充分讨论,并尊重患者的意见。

流行病学调查研究提示生活方式改变可以提高妊娠概率,包括维持正常 BMI、停止吸烟、避免酗酒和大量咖啡摄入、减少压力、避免高强度运动、纠正不良饮食习惯、增加排卵前性交次数等。生活方式改变对女性影响更大,但双方都应该要进行改变。通过改变生活方式的期待治疗,每月 1%~4% 的夫妇可以自然妊娠。期待治疗比较适合小于 32 岁的年轻女性、不孕时间小于 2 年、继发性不孕、男方精液检查正常的 UI 夫妇。

体重异常(BMI>25 或 <17)女性的 GnRH 和促性腺激素的分泌紊乱,进而影响排卵,即便是排卵正常的肥胖女性,其生育能力也会下降。超重或肥胖女性通过饮食运动等生活方式调整,减轻体重后可能会恢复或改善排卵并自然妊娠。

吸烟或被动吸烟者中,不孕症的患病率会升高,需要更长的时间获得妊娠,且吸烟对妊娠的不良影响通过体外助孕技术也不一定能够逆转。吸烟会加快卵子衰退,诱导配子或胚胎基因突变。自然妊娠和体外助孕妊娠的吸烟者,流产率都会升高,可能和烟草中的尼古丁、二氧化碳和氰化物导致胎盘功能异常有关。

越来越多的研究提示内分泌干扰物(endocrine disrupting chemical, EDC)可能具有生殖毒性。虽然 EDC 和 UI 两者之间尚无明确因果关系,但仍建议有接触二噁英、多氯联苯、杀虫剂、除草剂、邻苯二甲酸、铅、双酚 A 等物质的夫妇脱离接触环境。

(二)诱导排卵

诱导排卵(ovulation induct, OI)可以增加每个周期的排卵数,纠正潜在的排卵异常,改善潜在的黄体功能不足,从而提高妊娠概率,潜在排卵异常的 UI 患者可能受益。常用的药物有枸橼酸氯米芬(clomifene citrate, CC)、来曲唑和促性腺激素。CC 和来曲唑诱导排卵后妊娠率没有显著区别,来曲唑更适合于有雌激素依赖性肿瘤、乳腺肿瘤的患者,但现有的临床研究显示 CC 和来曲唑诱导排卵与期待治疗相比,并不能显著提高 UI 患者的妊娠率;促性腺激素诱导排卵可以提高 UI 患者的妊娠率,但卵巢过度刺激综合征(ovarian hyperstimulation syndrome, OHSS)和多胎妊娠的风险也会显著增加。

（三）宫腔内人工授精

人工授精通过对精液的优化处理,并将精液注射到宫腔内,克服了部分潜在的男方因素及精子运输因素异常导致的不孕,可能会提高妊娠率。尤其是促排卵周期的宫腔内人工授精,增加每个周期的排卵数或改善排卵情况,也可能会增加妊娠概率,但同时也增加多胎妊娠风险。但英国国家健康和保健优化研究院(The National Institute for Health and Care Excellence, NICE) 在 2013 年的指南中,基于比较弱的证据,不推荐不孕时间超过 2 年的 UI 患者采用人工授精,建议直接考虑 IVF-ET 助孕。2016 年的 Cochrane 系统评价也不支持宫腔内人工授精比期待治疗可以显著提高妊娠率。2018 年 Farquhar 等人的 RCT 研究则认为对自然试孕妊娠结局预后较差的 UI 患者,与期待治疗相比,3 个周期的促排卵 IUI 可以显著提高累计活产率。不同的研究结果之间的差异可能来源于入组患者异质性大,干预措施不同(促排卵药物和剂量、治疗周期、取消周期等)等原因,例如 UI 的诊断是基于什么样的排除措施,Farquhar 的研究入组患者包括经腹腔镜诊断的轻度子宫内膜异位症和基于鹿特丹标准的多囊卵巢综合征患者。

IUI 治疗几个周期后可考虑进一步治疗没有定论,有人建议 3~4 个周期,也有人认为 6 个周期。一般来说,年轻 UI 夫妇经 4~6 个周期 IUI 仍未孕,可以考虑 IVF-ET。IUI 预后较好的因素包括年轻(小于 30 岁)、不孕时间短(<2 年)、继发性不孕等,具有这些预后较好因素的 UI 可适当增加 IUI 周期。

（四）体外受精胚胎移植术

与期待治疗、诱导排卵和 IUI 相比,虽然花费高且属于有创治疗,体外受精胚胎移植术(IVF-ET)是治疗 UI 的最有效措施,并且能评价卵子和精子质量,观察受精情况和胚胎发育情况,能发现部分卵子成熟障碍、精卵结合障碍、胚胎发育异常等常规检查无法明确的病因。虽然有指南建议超过 2 年的 UI 患者可以直接考虑 IVF-ET,但 IUI 仍是临床实践中的医师和患者首选治疗措施,有研究显示 3 个促排卵周期 IUI 和 1 个 IVF-ET 周期的单胎活产率没有显著差异。众所周知,年龄是影响生育的重要因素,对年轻的、卵巢储备正常的预后较好 UI 夫妇,如患者能接受,采用阶梯式的措施,即先期待治疗,后尝试诱导排卵或诱导排卵 +IUI,如仍未孕再考虑 IVF-ET 可能是比较好的选择;而高龄的 UI 患者,直接考虑 IVF-ET 可能是更明智选择。

受精障碍可能是 UI 的病因之一,因此,理论上卵细胞质内单精子注射(intracytoplasmic sperm injection, ICSI)可以降低受精失败的概率,可能会是更有效的治疗措施,且对卵子部分采用常规受精,部分采用 ICSI,还可能明确 UI 病因。但临床研究结果并不一致,ICSI 是否比常规受精有更好的妊娠结局仍需 RCT 研究进一步证实。另外,即便是 ICSI 后仍有 1%~5% 出现完全受精失败。

三、配子或胚胎因素

目前通过影像学、体液指标等检测尚不能检查配子或胚胎有无异常,多数是在体外助孕治疗过程中发现诸如空卵泡、卵子成熟障碍、体外受精障碍等异常。此类患者多为原发性不孕且不孕时间较长,排卵监测、输卵管通畅性检查和男方精液常规分析常无异常。促排卵和取卵过程的细节把控不善也可能会导致上述异常,比如取卵操作不当、HCG 注射剂量不足或注射途径不当、HCG 注射和取卵时间间隔不当、胚胎培养条件不良等;排除促排卵和取卵过程中的环境和人为因素后,可考虑遗传因素或基因突变所致。

早在 1990 年已有关于卵子成熟障碍的报道,包括 GV 期阻滞、极体排出障碍、空卵泡。众多临床研究提示遗传因素或基因突变是潜在病因,提示部分 UI 是符合孟德尔遗传的单基因病。近年来已经发现多种基因突变导致的配子或胚胎异常,如表 5-8-1。但目前已知的这些基因突变仍不能解释所有的配子或胚胎因素的 UI,可能还有更多未知的基因突变发挥作用。

卵子激活在妊娠过程的作用至关重要,不仅关系到受精成功,还影响后续的胚胎发育。精子通过诱导卵母细胞内钙离子的振荡来激活卵子。卵子辅助激活是受精失败后的补救措施,但不是对所有的受精失败均有效果,对精子因素的效果比卵子因素的效果要显著。卵子辅助激活有物理和化学办法,但目前尚无确切证据证明其安全性。

表 5-8-1　部分导致配子或胚胎异常的基因

基因	临床表现
IZUMO1R	受精失败、多精受精
LHCGR	空卵泡综合征
PADI6	胚胎发育停滞
PANX1	卵子死亡
PATL2	GV 期阻滞、M I 期阻滞、受精失败、胚胎发育停滞
TLE6	胚胎发育停滞
TUBB8	M I 期阻滞、受精失败、胚胎发育停滞、着床失败
WEE2	受精失败、胚胎发育停滞
ZP1	无透明带
ZP1、ZP2、ZP3	空卵泡综合征、无透明带或薄透明带的卵子
PLCZ1	卵子激活异常

（石玉华）

第九节　生殖系统肿瘤与生殖障碍

中国每年新发的恶性肿瘤超过 400 万例，在年轻恶性肿瘤患者中，70% 有生育意愿。随着肿瘤治疗学的发展，患者的长期生存率得到了很大的提高，年轻肿瘤患者的生育需求也日益凸显。近 10 年，辅助生殖技术在生育力保存上取得了长足的进展。用于生育力保护的辅助生殖技术主要包括已正式临床应用的胚胎、卵母细胞冷冻技术，及实验性的卵巢组织冷冻技术等。以上技术使肿瘤患者的生育能力保留成功落地，但也给生殖医学临床带来了新的挑战。

一、外阴肿瘤

外阴肿瘤分为外阴良性肿瘤、外阴上皮内瘤变（vulvar intraepithelial neoplasia，VIN）和外阴恶性肿瘤。

（一）外阴良性肿瘤

临床少见，可分为上皮来源的外阴乳头瘤、色素痣和汗腺瘤，以及中胚叶来源的纤维瘤、脂肪瘤等。此外，还包括前庭大腺囊肿、尿道肉阜等外阴瘤样病变。外阴良性肿瘤一般无症状，出现临床症状（疼痛、压迫、出血、感染、性交困难等）时常

以局部手术切除为主要治疗手段。当发生的外阴良性肿瘤位置距离阴道口过近，或肿瘤过大影响性交时会造成无法怀孕，需行局部手术切除，手术应注意保护外阴结构及功能，一般对生育力不造成影响或影响极小。

（二）外阴上皮内瘤变

指与人乳头瘤病毒（HPV）感染相关的临床和病理改变，或有进展为浸润癌潜在风险的局限于外阴鳞状上皮的一组病变。多见于 45 岁左右妇女，近年来其发生率在性生活活跃的年轻女性患者中有增加趋势，发病年龄趋于年轻化（<35 岁）。50% 的患者伴有其他部位的上皮内瘤变，约 38% 患者的病变可自行消退，仅 2%~4% 进展为浸润癌。根据 LAST（2012 年下生殖道 HPV 相关鳞状病变的命名标准化计划）的分级标准，将外阴鳞状上皮内瘤变分为：低级别鳞状上皮内病变（low-grade squamous intraepithelial lesion，LSIL）、高级别鳞状上皮内病变（high-grade squamous intraepithelial lesion，HSIL）和分化型外阴上皮内瘤变（differentiated-type vulvar intraepithelial neoplasia）。

对生育的影响及生育力保护策略

1. **低级别鳞状上皮内病变（LSIL）**　病变常常自愈，进展为浸润癌的风险极低。对生育影响不大，有生育要求者若无明显症状可暂不予治疗，妊娠前及分娩后定期随访；有症状者，可选择局部用药，如咪喹莫德软膏、5- 氟尿嘧啶软膏、1% 西多福韦，建议停药后 3 个月开始备孕，分娩后定期随访。激光治疗适用于病灶广泛的年轻患者。

2. **高级别鳞状上皮内病变（HSIL）**　若不治疗进展为浸润癌的风险很高。若病灶局限可采用病灶局部浅表切除术，切缘超过病灶外至少 0.5cm；较大融合病灶、病变较广泛或为多灶性，尤其疑为浸润癌时，可考虑行外阴皮肤切除术；病变累及阴蒂周围或肛周可采用 CO_2 激光消融术。有生育要求者的 HSIL 治疗应注意保护阴道口开放，以备后期通过自然方式妊娠或辅助生殖技术助孕。HSIL 患者病灶局部完全切除后复发率为 15%；若切缘受累，则复发率高达 50%，多病灶者复发率也较高，因此，一旦发现，需彻底治疗，治疗后需随访 6~12 个月确认无复发才可考虑妊娠。

3. **分化型外阴上皮内瘤变**　由于病变会迅

速发展为浸润癌,因此,一旦发现,需彻底切除病灶,手术切除范围包括外阴皮肤及部分皮下组织,不切除会阴筋膜。治疗后需随访6~12个月确认无复发才可考虑妊娠(参考HSIL)。合并外阴浸润癌者,生育力保护原则按外阴癌处理。

(三)外阴恶性肿瘤

占女性生殖道原发恶性肿瘤的3%~5%,以鳞状细胞癌最常见,其他包括恶性黑色素瘤、基底细胞癌、前庭大腺癌、疣状癌、肉瘤等。大约15%的外阴癌发生在40岁以下的育龄期。有生育要求的育龄期女性在外阴癌确诊后及治疗前应于生殖肿瘤专科咨询生育力保存相关事宜。早期肿瘤以手术为主,局部晚期肿瘤手术结合放化疗,转移病例姑息、对症及支持治疗。根据国际妇产科联盟的手术病例分期(FIGO,2009年),ⅠA期及ⅠB期单侧病变手术范围相对较小(可仅行外阴局部扩大切除术或局部广泛切除术),术后仍然可保留自然妊娠的机会。ⅠB期双侧病变、局部晚期肿瘤或远处转移肿瘤由于手术范围过大,手术或放、化疗可能导致自然妊娠机会丧失,可于治疗前采用卵子冷冻、胚胎冷冻、卵巢组织冷冻保存等技术手段行生育力保存,肿瘤治疗结束并达到随访时间后可行辅助生殖技术助孕治疗。

二、阴道肿瘤

(一)阴道良性肿瘤

有平滑肌瘤、纤维肌瘤、乳头状瘤、神经纤维瘤、血管瘤等。其中以平滑肌瘤最常见。阴道良性肿瘤与生育力的关系少见报道。根据临床经验,肿瘤本身分泌的某些生化因子,或肿瘤凸向阴道腔生长,与阴道黏膜摩擦导致局部炎症影响阴道微环境,或肿瘤较大影响性交时可能导致不孕。治疗以局部手术或药物治疗为主,一般不影响生殖功能。

(二)阴道恶性肿瘤

原发性阴道恶性肿瘤少见,约占妇科恶性肿瘤的2%。阴道鳞状上皮癌占多数,为阴道恶性肿瘤的93%;腺癌次之,占4%~5%;其他如恶性黑色素瘤、葡萄状肉瘤、内胚窦瘤、纤维肉瘤、平滑肌肉瘤、淋巴肉瘤和血管肉瘤等更为罕见。不同细胞类型的阴道恶性肿瘤,其年龄分布不同。生育年龄妇女发生率高的为平滑肌肉瘤。

对生育的影响及生育力保护策略

1. 阴道上皮内瘤变(vaginal intraepithelial neoplasia,VAIN)是局限于阴道上皮层内的不同程度的不典型增生病灶,是阴道浸润性癌的癌前病变,VAIN病变本身可能分泌某些生化因子导致阴道微环境改变,从而影响生育。VAIN可能有自行消退的现象,因此治疗采用期待、局部病灶切除或药物治疗,以及定期性细胞学或阴道镜复查。局部治疗对生育功能无影响。若手术切除范围过大,术后阴道缩窄严重,影响性交,可考虑辅助生殖技术助孕治疗。

2. 有生育要求患者的阴道鳞状上皮癌的治疗以放疗为主,阴道平滑肌肉瘤需做局部广泛切除术,切口边缘与肿瘤需有一定距离。以上患者术前或者术后辅助化疗时需咨询生育力保存事宜。

三、子宫颈肿瘤

子宫颈肿瘤包括良性肿瘤和恶性肿瘤。子宫颈良性肿瘤以肌瘤常见。恶性肿瘤中,宫颈癌最常见为高危型HPV持续感染所致。

1. 宫颈鳞状上皮内病变(cervical squamous intraepithelial lesion,SIL)是与宫颈浸润癌密切相关的一组子宫颈病变,常发生于25~35岁的育龄期妇女。大部分低级别鳞状上皮内病变(low-grade squamous intraepithelial lesion,LSIL)可自然消退,但高级别鳞状上皮内病变(high-grade squamous intraepithelial lesion,HSIL)具有癌变潜能。疫苗接种和筛查是预防宫颈癌的有效措施。子宫颈细胞学检查是SIL及早期宫颈癌筛查的基本方法,HPV检测可与细胞学检查联合应用作为宫颈癌初筛或分流。筛查检查发现有异常者建议行阴道镜检查。子宫颈活组织检查是确诊宫颈鳞状上皮内病变的可靠方法。

对生育的影响及生育力保护策略:LSIL约60%会自然消退,细胞学检查为LSIL及以下者可仅观察随访,不影响生育。在随访过程中病变发展或持续存在2年者宜进行治疗。细胞学为HSIL,阴道镜检查充分者可采用冷冻和激光等消融治疗;若阴道镜检查不充分或不能排除HSIL、或宫颈搔刮术(ECC)阳性者采用子宫颈锥切术。

HSIL 可发展为浸润癌，需要治疗。阴道镜检查充分者可用子宫颈锥切术或消融治疗；阴道镜检查不充分者宜采用子宫颈锥切术，包括子宫颈环形电切除术（loop electrosurgical excision procedure, LEEP）和冷刀锥切术。

关于 LEEP 术后对患者生育的影响主要包括：①术中切除宫颈组织，术后可能造成宫颈功能不全，导致流产率增加；②手术造成宫颈管瘢痕挛缩，影响精子通过导致不孕，或阻碍月经血流出，可能导致经血逆流增加，进而发生子宫内膜异位症，间接发生不孕；③术后宫颈组织的愈合过程需要一定时间，因此 LEEP 术后至患者妊娠时间的间隔延长可能也对生育功能有一定的影响，尤其对卵巢功能低下的患者影响更甚；④术中破坏了宫颈黏膜完整性，使得天然免疫屏障减弱，易使病原菌沿下生殖道逆行感染，进而发生输卵管炎性梗阻；⑤高级别的 HSIL 患者由于病变组织范围更大，浸润更深，术中对宫颈完整的破坏越大，可能对生育能力影响更大。当 LEEP 术后考虑妊娠患者来诊时，建议妊娠前行宫颈功能评估，对于宫颈功能不全者妊娠期选择预防性宫颈环扎降低流产率。另外，LEEP 术不增加剖宫产率，但会增加阴道助产率，同时会增加早产、胎膜早破及低出生体重儿的发生率；级别越高的 SIL 患者更易产生不良妊娠结局。延长 LEEP 术后妊娠间隔，可能有助于降低流产率、早产率及阴道分娩中手术助产率。

妊娠合并 SIL 大部分妊娠期患者为 LSIL，仅约 14% 为 HSIL。妊娠期间，增高的雌激素使柱状上皮外移至子宫颈阴道部，转化区的基底细胞出现不典型增生改变，因此，妊娠期 SIL 诊断应注意妊娠时转化区的基底细胞可有核增大、深染等表现，在细胞学检查时易误诊。上述情况往往在产后 6 周可恢复正常。故妊娠期 SIL 仅作观察，产后复查后再处理。

2. 宫颈癌（cervical cancer）是最常见的妇科恶性肿瘤。高发年龄为 50~55 岁。宫颈癌主要组织学类型是鳞癌，腺癌次之。直接蔓延和淋巴转移是宫颈癌的主要转移途径。接触性出血是外生型宫颈癌的早期症状。按照宫颈细胞学检查和/或 HPV 检测、阴道镜检查、子宫颈活组织检查的"三阶梯"程序进行诊断，确诊依据为组织学诊断。宫颈癌的分期采用 FIGO 临床分期选择治疗方法。一般早期采用手术治疗，晚期采用放射治疗。

对生育的影响及生育力保护策略：宫颈癌能否行生育力保存手术及其手术方式取决于临床分期，对于微小浸润 I A1 期宫颈癌可行保留生育功能的宫颈锥切术。研究发现 I A1 期宫颈癌行宫颈锥切术和全子宫切除术的患者 5 年生存率并无显著差异。

肿瘤直径 ≤2cm、无区域淋巴结转移、临床分期在 I A2~I B1 期宫颈癌，美国国家综合癌症网络（NCCN）指南推荐的保存生育功能标准治疗方案为根治性宫颈切除术。荟萃分析发现对于 I A2~I B1 期宫颈癌（肿瘤直径 ≤ 2cm），广泛宫颈切除术患者，与广泛全子宫切除术患者相比，5 年无复发存活率或 5 年总生存率也无显著差异。虽然广泛宫颈切除术不影响患者生育力，但是值得注意的是，广泛宫颈切除术后可能并发宫颈狭窄，可使用防狭窄器械降低狭窄率。如发生宫颈狭窄，可后期行辅助生殖技术助孕，分娩方式可选择剖宫产。广泛宫颈切除术还可能引发宫颈功能不全导致早产和流产风险增加，建议所有患者同时接受宫颈环扎，环扎后仍需预防宫颈狭窄。

对于肿瘤直径 >2cm 的 I B2 及更高级别的宫颈癌，行辅助化疗加广泛子宫颈切除术的安全性和有效性尚无足够资料，应被视为实验性治疗。接受生育力保存手术治疗的宫颈癌患者，若术后需行盆腔放疗，应同时考虑行卵巢移位或术前行卵子冷冻、胚胎冷冻、卵巢组织冷冻等行生育力保存。宫颈癌患者行放疗，还需特别关注放疗对子宫体和妊娠结局的深远影响：当全身放疗剂量超过 12Gy 时，流产、早产和低出生体重儿发病率增加；子宫体承受放疗剂量在儿童时期超过 25Gy，成年期超过 45Gy，这些患者不建议再生育。

宫颈癌合并妊娠较少见。因子宫颈锥切术可能引起出血、流产和早产，只有在细胞学和组织学提示可能是浸润癌时，才进行子宫颈锥切术。治疗方案的选择取决于患者期别、孕周和本人及家属对维持妊娠的意愿，采用个体化治疗。对于不要求维持妊娠者，其治疗原则和非妊娠期宫颈癌基本相同。对于要求维持妊娠者，妊娠 20 周之前经锥切确诊的ⅠA1期可以延迟治疗,一般不影响孕妇的预后,其中锥切切缘阴性可延迟到产后治疗;妊娠20周之前诊断的ⅠA2期及其以上患者应终止妊娠并立即接受治疗。妊娠28周后诊断的各期宫颈癌可以延迟至胎儿成熟再行治疗。对于妊娠20~28周诊断的患者,可以根据患者及家属的意愿采用延迟治疗或终止妊娠,立即接受治疗,延迟治疗至少不明显影响ⅠA2期及ⅠB1期宫颈癌的预后。ⅠB2期及以上期别决定延迟治疗者,建议采用新辅助化疗来延缓疾病进展。延迟治疗期间,应密切观察病情,如肿瘤进展,应及时终止妊娠。除ⅠA1期外,延迟治疗应在妊娠34周前终止妊娠。分娩方式一般采用子宫体部剖宫产。

四、子宫肿瘤

(一)子宫肌瘤

子宫肌瘤(uterine myoma)是女性生殖器最常见的良性肿瘤,由平滑肌及结缔组织组成,常见于30~50岁妇女,20岁以下少见。

1. 分型 子宫肌瘤分型与治疗方式的选择和对生育的影响密切相关。

(1)按肌瘤与子宫肌壁的关系分为3类(图5-9-1)。

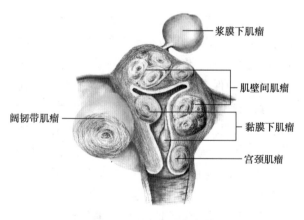

图 5-9-1 子宫肌瘤分型

1)肌壁间肌瘤:肌壁间肌瘤(intramural myoma)占60%~70%,肌瘤位于子宫肌壁间,周围均被肌层包围。

2)浆膜下肌瘤:浆膜下肌瘤(subserous myoma)约占20%,肌瘤向子宫浆膜面生长,并突出于子宫表面,肌瘤表面仅由子宫浆膜覆盖。

3)黏膜下肌瘤:黏膜下肌瘤(submucous myoma)占10%~15%,肌瘤向宫腔方向生长,突出于宫腔,表面仅为子宫内膜覆盖。

子宫肌瘤常为多个,各种类型的肌瘤可发生在同一子宫,称为多发性子宫肌瘤。

(2)根据国际妇产科联盟(FIGO)标准,子宫肌瘤按位置分为9型。

0型:完全位于宫腔内,黏膜下肌瘤;

Ⅰ型:无蒂黏膜下肌瘤,向肌层扩展≤50%;

Ⅱ型:无蒂黏膜下肌瘤,向肌层扩展>50%;

Ⅲ型:肌壁间肌瘤,位置靠近宫腔,瘤体外缘距子宫浆膜层≥5mm;

Ⅳ型:肌壁间肌瘤,位置靠近子宫浆膜层,瘤体外缘距子宫浆膜层<5mm;

Ⅴ型:肌瘤贯穿全部子宫肌层;

Ⅵ型:肌瘤突向浆膜;

Ⅶ型:肌瘤完全位于浆膜下(有蒂);

Ⅷ型:其他特殊类型或部位的肌瘤(子宫颈、宫角、阔韧带肌瘤)。

2. 临床表现 多无明显症状,仅在体检时发现。症状与肌瘤部位、大小和有无变性相关,而与肌瘤数目关系不大。常见症状有:异常子宫出血、下腹包块、白带增多、压迫症状以及不孕和流产。

3. 诊断 根据病史、体征和超声检查,诊断多无困难。影像学检查还可选择对软组织分辨率较高的MRI,有助于进一步明确肌瘤的位置、大小及与周围组织和器官的相对位置关系。MRI结合宫腔镜检查有助于子宫黏膜下肌瘤的准确分型。

对生育的影响及生育力保护策略

(1)子宫肌瘤影响妊娠的机制:①子宫肌瘤邻近宫角部,堵塞输卵管开口,影响精子和受精卵的输送;②子宫肌瘤可引起无规律宫缩,从而对精子、卵子的运送、受精卵着床产生一定的干扰,并增加流产可能;③肌壁间肌瘤对宫腔的形态产生影响,子宫肌层供血不足,子宫内膜血流改变影响内膜生长,使受精卵的着床受阻、影响发育导致流产;④肌瘤伴随的高雌激素环境使子宫肌瘤周边的内膜表现出腺体增生和息肉形成,影响受孕。

文献报道显示黏膜下子宫肌瘤可降低辅助生殖技术(ART)过程中的种植率、临床妊娠率、继续妊娠率/活产率,增加流产。因此,在不孕相关的系列检查中,排除其他不孕原因后,对黏膜下肌瘤的处理应持积极态度,可作为子宫肌瘤剔除术的手术指征。

肌壁间子宫肌瘤过大可使宫腔变形或内膜供血不足引起流产,其对 ART 的影响存在一定的争议,但目前倾向于可明显降低种植率、临床妊娠率和活产率,增加流产率。生长位置较低的肌瘤可妨碍胎先露下降,使妊娠后期及分娩时胎位异常、胎盘早剥、产道梗阻等。胎儿娩出后易因胎盘附着面大或排出困难及子宫收缩不良导致产后出血。不孕症合并肌壁间肌瘤患者的手术指征选择需结合患者的具体情况综合考虑,包括肌瘤部位、大小、数目、对宫腔大小和形态的影响、既往妊娠情况、患者年龄等。若肌壁间肌瘤已有月经过多、贫血、压迫膀胱或直肠等症状,建议行手术剔除;若无症状,并不推荐积极手术治疗。

浆膜下子宫肌瘤对于 ART 结局无影响,但可影响分娩方式。妊娠合并子宫肌瘤多能自然分娩,但应预防产后出血。若肌瘤阻碍胎儿下降应行剖宫产术,术中是否同时切除肌瘤,需根据肌瘤大小、部位和患者情况而定。不孕症合并浆膜下肌瘤若未引起明显的临床症状,不是手术的指征;如有明显的临床症状,如子宫肌瘤压迫引起尿频尿急、由压迫引起的肾盂积水、不除外带蒂肌瘤引起的急腹症等,建议先行肌瘤剔除后再妊娠。

(2)妊娠合并子宫肌瘤的影响:肌瘤合并妊娠占肌瘤患者 0.5%~1%,占妊娠 0.3%~0.5%,肌瘤小、无症状者常被忽略,实际发病率高于报道。妊娠对子宫肌瘤的影响主要表现在两个方面:①妊娠期间,雌、孕激素水平明显增高、子宫平滑肌细胞肥大、血液循环增多等因素,引起子宫肌瘤体积增大。超声监测发现,子宫肌瘤体积增大在孕 20 周内约占 45%;之后仅占约 25%,而约 75% 的肌瘤体积缩小。②由于妊娠期间子宫肌瘤快速增大,肌瘤内血液循环障碍,容易引起子宫肌瘤变性。子宫肌瘤确实增加了难产率、剖宫产率和早产率。尤其是大的黏膜下肌瘤和胎盘附着处的肌瘤会导致并发症,例如疼痛(肌瘤变性)、阴道出血、胎盘早剥、胎儿生长受限和早产。

子宫肌瘤合并妊娠应按高危孕妇进行管理。绝大多数孕妇无需特殊处理,但应定期监测肌瘤大小、与胎盘的关系及母儿状况。当发生子宫收缩时,应卧床休息并应用宫缩抑制剂。妊娠期肌瘤性疼痛综合征是妊娠合并子宫肌瘤最常见的并发症,包括肌瘤红色变性、无菌性坏死、恶变及出血梗死。子宫肌瘤红色变性首选保守治疗,包括卧床休息、补液及一般支持治疗,应用抗生素预防感染。有宫缩者给予宫缩抑制剂,必要时给予镇静剂、止痛剂。国内也有报道小剂量肝素(25mg)治疗妊娠期子宫肌瘤红色变性取得良好疗效,用药 3 天后有效率达 95%。若保守治疗失败或诊断不清楚时,可考虑手术探查。妊娠期子宫肌瘤手术的适应证:①肌瘤短期增长迅速,高度怀疑恶变者;②肌瘤红色变性,经保守治疗无效;③浆膜下子宫肌瘤发生蒂扭转、继发感染等,经保守治疗无效;④肌瘤压迫邻近器官,出现严重症状。术前应告知孕妇手术的相关风险,做到充分知情同意。手术宜在孕 24 周前进行,并根据孕妇及胎儿情况决定是否终止妊娠。术后给予宫缩抑制剂和抗生素,加强胎儿监护。

无论是开腹手术还是腹腔镜手术,对妊娠结局的影响均缺乏循证医学证据。妊娠合并子宫肌瘤的分娩方式应根据肌瘤大小、部位及母儿情况而定。子宫肌瘤小,不影响产程进展,可选择阴道分娩。如子宫肌瘤位于子宫下段、子宫颈等位置,影响胎先露衔接和入盆,阻碍胎儿下降及娩出,应在足月后择期行剖宫产术。关于剖宫产术中是否行子宫肌瘤剔除术的问题,目前尚存争议,应根据肌瘤大小、部位、孕妇的情况、术者的技术熟练程度、医院的输血急救条件等而定。对于直径 >8cm、多发性肌瘤、不易暴露的肌瘤(如子宫下段、子宫颈、黏膜下肌瘤),以及靠近子宫动静脉、输卵管间质部的大肌瘤应谨慎对待。对危重孕妇,不主张在剖宫产术同时行子宫肌瘤剔除术。

(3)与生育相关子宫肌瘤的预处理

1)药物治疗

子宫肌瘤术前可辅助药物治疗以达到如下目的:①缩小肌瘤以利于妊娠;②术前用药控制症状、纠正贫血;③术前用药缩小肌瘤,降低手术难度,或使经阴道或腹腔镜手术成为可能。治疗子宫肌瘤的药物可以分为两大类:一类只能改善月经过多的症状,不能缩小肌瘤体积,如激素避孕药、氨甲环酸、非甾体抗炎药(NSAID)等。另一类既可改善贫血症状又能缩小肌瘤体积,如促性腺激素释放激素激动剂(gonadotropin-releasing hormone agonist, GnRH-a)和米非司酮

（mifepristone）等。具体用药种类及方案如下：

Ⅰ. NSAID：子宫内膜的前列腺素受体可促进异常血管和新生血管形成，导致异常子宫出血；NSAID 抑制环氧合酶，在子宫内膜水平减少前列腺素的合成，减少月经出血。Cochrane 系统评价结果推荐 NSAID 可作为治疗月经过多的一线药物，同时能缓解痛经。不同类型 NSAID 的疗效无差异，控制与月经相关的贫血和疼痛的同时不影响肌瘤或子宫大小。

Ⅱ. 止血药：氨甲环酸能与纤溶酶和纤溶酶原上与纤维蛋白亲和的赖氨酸结合吸附，抑制纤溶酶、纤溶酶原与纤维蛋白结合，从而达到止血效果。氨甲环酸用于治疗月经过多疗效确切，也适用于子宫肌瘤合并月经过多。用法为静脉滴注，一般成人 0.25~0.50g/ 次，必要时可每日 1~2g，分 1~2 次给药。应用本品要监护患者以降低血栓形成并发症的可能性，有血栓形成倾向及有心肌梗死倾向者慎用。常见的不良反应有胃肠道不适，如恶心、呕吐、腹泻。对缺铁性贫血者止血还应使用铁剂，同时服用维生素 C 可提高铁的吸收率。重度贫血者可肌内注射或静脉点滴右旋糖酐铁或蔗糖铁注射液。

Ⅲ. 复方口服避孕药：复方口服避孕药（COC）不能缩小子宫肌瘤的体积，但可以减少月经量，控制月经周期，治疗子宫肌瘤相关的点滴出血和月经过多。尚无证据表明低剂量 COC 促进肌瘤的生长，WHO 推荐子宫肌瘤患者可以使用 COC。

Ⅳ. 左炔诺孕酮宫内缓释节育系统：左炔诺孕酮宫内缓释节育系统（LNG-IUS）通过使子宫内膜萎缩，可以有效治疗子宫肌瘤相关的月经过多，提高血红蛋白含量，但缩小子宫肌瘤体积的作用不明显。LNG-IUS 不适合黏膜下肌瘤，子宫腔过大者放置 LNG-IUS 容易脱落。

Ⅴ. 米非司酮：米非司酮为抗孕激素制剂，与孕激素受体的相对结合力是孕酮的 5 倍，具有抗排卵、抗着床、诱导月经及促进子宫颈成熟等作用。米非司酮可使肌瘤组织中的孕激素受体数量明显降低，影响肌瘤组织中表皮生长因子受体（EGFR）、血管内皮生长因子（VEGF）的表达，减少子宫动脉血流，并且可以使子宫肌瘤出血缺氧、变性坏死以致肌瘤体积缩小。米非司酮缩小肌瘤

及子宫体积的作用虽稍逊于 GnRH-a，其最大的优势是廉价、优效且不良反应较少。米非司酮可以快速达到止血、提高血红蛋白含量、缩小肌瘤体积的目的。国家食品药品监督管理总局 2014 年正式批准米非司酮（10mg 剂型欣赛米）用于治疗子宫肌瘤，用量为 10mg/d，疗程为 3 个月。

应用米非司酮期间患者可能会出现停经、潮热出汗、头痛、头晕、恶心、呕吐、乏力、乳房胀等，停药后，这些症状会逐渐消失。长期以来人们一直关注米非司酮治疗可能会导致子宫内膜的增生及其抗糖皮质激素作用。文献报道使用米非司酮 10mg 治疗子宫肌瘤 12 个月，子宫内膜单纯性增生的发生率为 10%，无不典型增生。国内多中心、大样本量的临床研究显示，用米非司酮 10mg 治疗子宫肌瘤 3 个月未发现子宫内膜不典型增生出现。因此，使用米非司酮 10mg 治疗 3 个月是安全的。一些研究发现米非司酮用量达到 50mg/d 以上，其抗糖皮质激素的作用较为明显，10mg/d 使用 6 个月时部分患者可出现轻度抗糖皮质激素效应伴随血清皮质醇的波动。因此，米非司酮用药半年甚至更长时间的安全性还需要进一步研究。严重的心、肝、肾疾病患者及肾上腺皮质功能不全者禁用米非司酮。

Ⅵ. GnRH-a：促性腺激素释放激素激动剂（gonadotropin-releasing hormone agonist，GnRH-a）采用大剂量连续或长期非脉冲式给药，可抑制 FSH 和 LH 分泌，降低雌激素至绝经后水平，以缓解症状并抑制肌瘤生长使其萎缩，但停药后又逐渐增大。用药后可引起绝经综合征，长期使用可引起骨质疏松等副作用，故不推荐长期用药。GnRH-a 自月经期第 1~5 天内开始下腹部皮下注射（戈舍瑞林埋植剂，3.6mg/ 支）、皮下注射（醋酸亮丙瑞林，3.75mg/ 支）或肌内注射（曲普瑞林，3.75mg/ 支），每 4 周 1 针。GnRH-a 是国外最常用的治疗子宫肌瘤的有效药物。近年来，国内的应用也明显增多，疗程为 3~6 个月，超过 6 个月时必须行反向添加。GnRH-a 治疗停止后 3~6 个月，随着卵巢功能的恢复子宫肌瘤往往会 "反弹" 到治疗前的大小，因此，子宫肌瘤剔除术应在停药 6 个月内实施。

Ⅶ. 中医药：中医药治疗子宫肌瘤以化瘀消症为主，辨证论治，药方众多。中药治疗子宫肌瘤

的文献结果多以症状改善为疗效指标。荟萃分析表明，桂枝茯苓胶囊配伍米非司酮治疗子宫肌瘤可获得更明显的疗效，米非司酮联合宫瘤清也可以有效治疗子宫肌瘤，降低复发率。但是，由于这些研究的样本量较小，设计有缺憾，中药治疗子宫肌瘤的确切疗效尚不能肯定；此外，中西药联合应用是否在增强疗效的同时增加了不良反应，也需要多加关注。

2）手术治疗

手术适应证：①因肌瘤导致月经过多或异常出血，致继发贫血；②严重腹痛、性交痛或慢性腹痛、有蒂肌瘤扭转引起的急性腹痛；③肌瘤体积大压迫膀胱、直肠等引起相应症状，经药物治疗无效；④因肌瘤造成不孕或反复流产，子宫肌瘤患者准备妊娠时若肌瘤直径≥4cm建议剔除；⑤疑有肉瘤变。

手术禁忌证：由于手术方式和手术途径不同，禁忌证也不尽相同。通用的绝对禁忌证包括：生殖道或全身感染的急性期；严重内科疾患如心、肝、肾功能衰竭的急性期；严重的凝血功能障碍及血液病；存在其他不能耐受麻醉及手术的情况；膈疝患者禁行腹腔镜；子宫肌瘤生长较快、影像学提示有恶性倾向者不适合行子宫肌瘤剔除术。

术前准备：①充分的术前准备及评估，通过妇科病史、查体、超声检查及相关的实验室检查可以初步判定症状的轻重、是否存在贫血，子宫大小、肌瘤数目、肌瘤大小、肌瘤分型及定位、肌瘤血流情况，了解手术的难度及风险。更为精准的评估可以行MRI检查，进一步了解肌瘤数目、位置、有无变性和恶变以及与周围器官的关系。②术前的常规检查包括血尿常规、出凝血时间、肝肾功能、血型以及血清电解质等检查。③阴道准备，检查阴道分泌物，排除阴道炎症情况，必要时用药。术前阴道消毒2~3天，经阴道手术和宫腔镜手术时更需进行充分的阴道准备。④肌瘤预处理，合并贫血时应先行纠正贫血（Ⅱ2A级证据）并除外其他病因；对于肌瘤体积过大、经宫腔镜检查评估，一次手术难以切除或肌瘤血液供应丰富的Ⅰ型、Ⅱ型黏膜下肌瘤或壁间内突肌瘤均需要酌情预处理，缩小肌瘤体积及减少瘤体血液供应，减少手术并发症的发生。具体参考前文的子宫肌瘤药物治疗，疗程一般为2~3个月。⑤子宫颈预处

理（针对宫腔镜手术），肌瘤未脱出子宫颈管者，手术前晚插子宫颈扩张棒或海藻杆，或阴道后穹隆放置卡前列甲酯或米索前列醇软化子宫颈，充分的子宫颈扩张便于手术。⑥子宫颈肌瘤或阔韧带肌瘤压迫输尿管出现肾积水者，术前可放置双J管。⑦手术时机，手术宜在月经周期的前半期实施。⑧应让患者及家属充分理解、认知和知情同意手术的风险、手术损伤及术后复发的可能。尤其是对于选择腹腔镜手术或开腹手术，应详细交代利弊、对生育结局的可能影响、妊娠时子宫破裂的风险、盆腔粘连等的可能性。

手术方式：希望保留生育功能的患者选择肌瘤切除术以保留子宫。黏膜下肌瘤和突向宫腔的肌壁间肌瘤宫腔镜下切除，肌壁间和浆膜下肌瘤可选择经腹或经腹腔镜子宫肌瘤剔除术，突入阴道的黏膜下肌瘤阴道内摘除。各种术式术后均有残留或复发可能。手术途径具体如下：

Ⅰ.宫腔镜手术：适合于0型黏膜下肌瘤；Ⅰ、Ⅱ型黏膜下肌瘤，肌瘤直径≤5.0cm；肌壁间内突肌瘤，肌瘤表面覆盖的肌层≤0.5cm；各类脱入阴道的子宫或子宫颈黏膜下肌瘤；宫腔长度≤12cm；子宫体积<孕8~10周大小，排除子宫内膜及肌瘤恶变。除常规手术禁忌证外，子宫颈瘢痕致子宫颈坚硬不能充分扩张者为宫腔镜手术的禁忌证。手术可在宫颈局部神经阻滞、硬膜外阻滞或全身麻醉下实施。常规外阴、阴道消毒，子宫颈扩张至Hegar扩张器10~12号，经子宫颈置入宫腔电切镜，全面探查宫腔，明确肌瘤位置及类型，同时注意子宫内膜的情况以及双侧输卵管的开口。可用单极或双极环形电极进行电切割，也可用宫腔镜双极气化刀行气化切割手术。0型肌瘤通常有根蒂，肌瘤体积较小时，直接切断瘤蒂钳出瘤体，若肌瘤体积较大不能直接钳出时，以环状电极于肌瘤左侧及右侧交替从上至下纵行电切瘤体两侧面，将肌瘤切成"沟槽状"，以卵圆钳钳夹瘤体取出。Ⅰ型肌瘤瘤体附着部位，酌情于瘤体上下或左右侧方切割缩小肌瘤体积，待肌瘤切成"沟槽状"形态后，以卵圆钳钳夹瘤体取出。对Ⅱ型及肌壁间内突肌瘤，通常可用电极切开肌瘤最突出部位的子宫内膜组织，使瘤核外突，以环状电极电切瘤体组织；肌瘤体积较大时，也可用卵圆钳钳夹突入宫腔的瘤体组织。对于有生育要求的患

者注意保护肌瘤周边的正常子宫内膜。多发性黏膜下肌瘤处理时应按照宫腔内肌瘤的数量、部位和大小逐一进行切除,通常情况下首先切除较大体积的肌瘤以使手术视野清晰,肌瘤的切除方法与上同。子宫颈黏膜下肌瘤切除以环状电极于子宫颈肌瘤根蒂与子宫颈管交界处稍下方,环绕肌瘤根蒂,分次电切根蒂,使根蒂变细、切断,以卵圆钳钳夹捻转瘤体并去除,注意肌瘤根蒂部的出血及止血。

手术并发症:①出血及子宫穿孔,Ⅰ型、Ⅱ型肌瘤由于瘤体向子宫肌层内扩展,施术中容易损伤到子宫肌壁引起肌壁组织损伤、大出血甚至子宫穿孔。因此,在施术中提倡B超监护,通过超声影像能够提示宫腔镜切割电极作用的方向和深度,提示并能够及时发现子宫穿孔。②子宫颈损伤,多由于肌瘤体积过大、术前没有充分进行子宫颈预处理,因此,提倡施术前充分的子宫颈预处理,避免施术中暴力扩张子宫颈。③灌流液吸收与稀释性低钠血症是宫腔镜手术特有的并发症,宫腔镜子宫肌瘤切除术更易发生。施术中应注意观察灌流液的入量和出量,警惕低钠血症的发生。

Ⅱ.经腹手术(包括腹腔镜和开腹两种术式):经腹子宫肌瘤剔除术适用于有生育要求、期望保留子宫者。具体选择腹腔镜还是开腹手术,取决于术者的手术操作技术和经验,以及患者自身的条件。对于肌瘤数目较多、肌瘤直径大(如>10cm)、特殊部位的肌瘤、盆腔严重粘连手术难度增大或可能增加未来妊娠时子宫破裂风险者宜行开腹手术。此外,对于可能存在不能确定恶性潜能的平滑肌肿瘤甚至平滑肌肉瘤者,肌瘤粉碎过程中可能存在肿瘤播散的风险(ⅢB级证据),应选择开腹手术。术中应充分暴露手术视野:首先要辨认盆腔解剖,如有粘连应先行分离粘连,充分显露肌瘤,并避免对邻近器官如肠管和输尿管的损伤。如果肌瘤较大,腹腔镜第1穿刺孔的位置可选择在脐上。子宫切口的选择应尽可能从1个切口取出更多的肌瘤,并避开宫角、输卵管和宫旁等。开腹子宫肌瘤剔除术的子宫切口为纵切口,即平行于外层子宫平滑肌走向;腹腔镜手术时子宫切口的选择应考虑手术操作的便利性,考虑缝合的角度和难度,根据肌瘤的位置、肌纤维及血管的走行选择合适的切口位置。对于有生育

要求的患者,尽量使用功率较小的电切模式或者剪刀切开肌层,以减少及避免热损伤对肌层愈合的影响。尽可能剔除所有肌瘤。对于有生育要求者要尽量减少对正常肌层的破坏。术中可使用子宫颈环扎带、缩宫素或垂体后叶素局部注射以减少术中出血,缩短手术时间(ⅠA级证据)。对于出血多但未进宫腔者可选用自体血回输。缝合要注意分层缝合,保证子宫肌层的良好对合,不留死腔。应彻底止血并在手术完毕时反复冲洗盆腹腔。对于腹腔镜手术前未能发现而术中发现肌瘤组织可疑恶变,建议使用标本袋并在标本袋内粉碎肌瘤以免播散,必要时转开腹手术。美国食品药品监督管理局(FDA)2014年4月发表声明:因"子宫肌瘤"行子宫切除术或肌瘤剔除术时子宫肉瘤的发生率为0.28%。电动旋切器粉碎肌瘤可能使隐匿的恶变组织播散,降低患者的生存时限。由于术前缺乏有效鉴别子宫肌瘤与肉瘤的方法,不建议继续使用肌瘤电动旋切器,医患双方应充分考虑其他治疗方案。我国30个省市30家医院的33 723例子宫肌瘤剔除术中子宫肉瘤的发生率为0.18%。恶性风险与是否绝经后、肌瘤生长快和超声检查显示肌瘤血流丰富(尤其是中心部位血流丰富)相关。因为不高的恶变发生率而简单禁用电动旋切器不免有失偏颇,不过若使用,在使用前应向患者充分知情告知并签字。推荐术后子宫创面应用防粘连制剂以减少粘连,有助于减少再次手术的难度,但在改善生育及妊娠结局方面尚无足够的数据证实。术后3个月常规行超声检查,若发现仍有肌瘤为肌瘤残留;若此后检查出有肌瘤,为复发。远期随访子宫肌瘤的术后复发率接近50%,约1/3的患者最终需要再次手术治疗。

Ⅲ.经阴道手术:无开腹探查指征者均可考虑经阴道子宫肌瘤剔除术。经阴道手术通过人体自然的腔道进行,能保持腹部皮肤及腹壁组织的完整性,与开腹手术相比,具有减少围手术期并发症、缩短住院时间、减少疼痛、改善生命质量、恢复快、无需昂贵的医疗设备、医疗费用低等特点(Ⅰ级证据)。尤其是对于伴有肥胖、糖尿病、高血压、肺心病等内科合并症,不能耐受开腹或腹腔镜手术的患者是理想术式。对合并盆腔器官脱垂的患者,可同时进行盆底修复手术。但经阴道手术

也有一定的局限性,由于阴道手术视野小,操作空间受到局限,手术难度大,若有盆腔粘连、子宫体积大等会更增加手术难度,操作不当易损伤邻近器官,增加感染机会,对术者的操作技巧有较高要求。提高术者的手术熟练程度至关重要,术前充分评估是保证手术成功的重要基础。

手术适应证:同经腹手术。子宫肌瘤剥除术应选择子宫活动好的已婚患者、肌瘤数目≤2个、肌瘤直径≤6cm,位于子宫颈、子宫颈峡部、子宫下段、子宫前后壁的子宫肌瘤。术前充分掌握患者的病情,严格选择适应证并做好中转开腹的准备。

手术禁忌证:①阴道炎症、阴道狭窄、阴道畸形无法暴露手术野者;②盆腔重度粘连,子宫活动度受限,有可能伤及盆腔器官者;③2次或2次以上妇科腹部手术史,尤其是不能排除子宫体部剖宫产术史,有增加手术难度、中转开腹可能者;④年老不能耐受手术或不能取膀胱截石位者;⑤盆腔恶性肿瘤及有开腹探查指征者。手术在全身麻醉下进行。采取充分的膀胱截石位。子宫肌瘤剥除术根据肌瘤的部位选择阴道穹隆切口,前壁肌瘤取阴道前穹隆横切口,后壁肌瘤取阴道后穹隆横切口,若子宫前后壁均有肌瘤,则可同时打开阴道前后穹隆。手术操作过程中向下牵拉子宫肌瘤,使子宫切口嵌顿在阴道切缘上,血管受压血流受阻,能明显减少术中出血。术中合理应用智能双极电凝等能量器械处理子宫韧带、血管,可以减少缝扎操作,有效缩短手术时间。对于有生育要求的患者尤其要注意分层缝合,不留死腔。有盆腔粘连或同时行卵巢输卵管手术者,要与腹腔镜联合手术。缝合子宫切口时,仔细检查有无膀胱和直肠的损伤,一旦损伤必须立即修补。需留置引流管者可经阴道穹隆切口引出体外。

术后处理:经腹及经阴道手术后应注意监测患者的体温、引流、腹部体征及排气的情况。嘱患者术后勤翻身,尽早下床活动,避免下肢深静脉血栓形成。宫腔镜术后建议患者多卧床,避免过度活动导致宫腔出血增多,卧床同时可给予双下肢气压治疗预防静脉血栓形成。对于术后发热要注意区别吸收热和感染等因素。经腹及经阴道手术后应根据子宫肌瘤分型指导术后避孕时间:0型、Ⅰ型和Ⅶ型避孕3个月;Ⅱ~Ⅵ型及Ⅷ型为6~12个月。对于卵巢功能差的不孕症患者应考虑术前通过卵子冷冻、胚胎冷冻等技术行生育力保存,以免术后等待过程中卵巢功能丧失,导致终生失去妊娠机会。

3)其他治疗:为非主流治疗方法,主要适用于不能耐受或不愿手术者。与传统的子宫肌瘤剥除术相比,这些方法多数通过缩小肌瘤体积或破坏子宫内膜达到缓解子宫肌瘤症状的目的,不易取到肌瘤组织进行病理检查,但是多数更加微创甚至无创,其治疗方法各有其优势及局限性。

Ⅰ.子宫动脉栓塞术:子宫动脉栓塞术(uterine artery embolization, UAE)通过阻断子宫动脉及其分支,减少肌瘤的血供,从而延缓肌瘤的生长,缓解症状。但该方法可能引起卵巢功能减退并增加潜在的妊娠并发症的风险,对有生育要求的妇女一般不建议使用。

Ⅱ.高强度超声聚焦:高强度超声聚焦(high intensity focused ultrasound, HIFU)通过物理能量使肌瘤组织坏死,逐渐吸收或瘢痕化,但存在肌瘤残留、复发,并需要除外恶性病变。类似治疗方法还有微波消融等。

适应证基本同手术治疗,适用于要求保留子宫者,尤其适合于不能耐受或不愿意手术治疗者。禁忌证:①无安全声通道的肌瘤及无有效声通道的肌瘤,多见于部分位置低和深、最大直径<3cm的子宫颈肌瘤;②不能被焦域有效覆盖的肌瘤;③合并胶原结缔组织病史;④合并盆腔或生殖道急性或亚急性期感染;⑤合并子宫及附件的非良性病变;⑥不能俯卧1小时者;⑦治疗相关区域存在皮肤破溃或感染时;⑧治疗相关区域皮肤接受过45Gy以上放疗者;⑨有重要器官功能衰竭的患者;⑩有严重凝血功能障碍的患者。并发症有皮肤损伤、发热、水肿、消化道症状、泌尿道症状、腹壁水肿、疼痛、阴道出血或血性分泌物(常见于黏膜下肌瘤)等,多与治疗超声的热效应和机械效应导致的无菌性炎症反应有关,通常在数周内恢复。

Ⅲ.子宫内膜切除术(transcervical resection of endometrium, TCRE)不适合有生育要求的患者。

(二)子宫肉瘤

子宫肉瘤(uterine sarcoma)少见,恶性程度高,占子宫恶性肿瘤的2%~4%,占女性生殖道恶性肿瘤的1%。来源于子宫肌层、肌层内结缔组织和内膜间质,也可继发于子宫平滑肌瘤。子宫肉瘤复发率高,预后差,5年生存率为40%~71%,预后与肉瘤类型、恶性程度、肿瘤分期、有无转移及治疗方法有关。

因子宫肉瘤恶性程度高,一经发现积极手术治疗,即使Ⅰ期和Ⅱ期患者也需行筋膜外子宫及双侧附件切除术,因此子宫肉瘤患者无法行保存生育力手术。妊娠合并子宫肉瘤更为罕见,诊断方法与非妊娠期间的子宫肉瘤相似,临床症状一般为出现妊娠期间腹部增大的包块。

子宫肉瘤对妊娠影响主要有胎位异常、胎儿生长受限。终止妊娠后治疗肉瘤是多数病例的治疗方式,而某些高分化或低度恶性案例,有适当延长孕周至胎儿可存活而终止妊娠。在进入围产期后,建议积极终止妊娠,治疗肉瘤。而产时及产后发现的肉瘤治疗与非妊娠期子宫肉瘤相似。

(三)子宫内膜增生症

子宫内膜增生(endometrial hyperplasia)是一种非生理性、非侵袭性的内膜增生,由于腺体结构(大小和形态)的改变、腺体和间质比例的改变(>1∶1)导致子宫内膜量增多。不同程度及不同类型的增生最终发展为子宫内膜癌的风险不同。

2014年WHO分类根据是否存在细胞不典型性将子宫内膜增生分为两类:①子宫内膜增生不伴不典型增生(endometrial hyperplasia without atypia,EH);②子宫内膜不典型增生(atypical hyperplasia,AH)。另一分类方式是子宫内膜上皮内瘤变(endometrial intraepithelial neoplasia,EIN)分类。EIN分类将内膜增生分为:①良性,良性子宫内膜增生(benign or endometrial hyperplasia,BH/EH);②恶性前期,子宫内膜内皮瘤样变(EIN),对应WHO 2014年分类系统的AH;③恶性,子宫内膜腺癌(endometrial cancer)。

EH是指子宫内膜腺体过度增生伴腺体大小和形态不规则,腺体和间质比例增加,不伴有细胞的不典型性变化。EH在不孕妇女中常见,尤其是高龄妇女,而且常与多囊卵巢综合征(PCOS)共存,据报道其患病率为23%~36%。其中有80%通过治疗会转为正常,3%~10%的病例进展为非典型,1%~5%的病例进展为子宫内膜癌。

AH/EIN指过度增生的子宫内膜腺体存在细胞异型性,但缺乏明确浸润的证据。平均发病年龄53岁,25%~40%子宫内膜不典型增生患者同时存在子宫内膜癌。1/4~1/3的AH/EIN患者在诊断后立即行子宫全切手术时或诊断后1年内发现有子宫内膜癌。子宫内膜不典型增生患者患子宫内膜癌的长期风险增加14~45倍。

育龄妇女罹患子宫内膜增生的主要临床表现为不规则子宫出血、月经周期延长或缩短、出血时间长、出血量时多时少,有时表现为经间出血,月经周期规律但经期长或经量过多。其他症状包括阴道异常排液、宫腔积液、下腹疼痛等。

B超及MRI对内膜增生具有一定的筛查作用,确诊需要进行诊断性刮宫(诊刮)或宫腔镜获取子宫内膜进行病理学检查。诊断性宫腔镜在获取内膜标本的准确性及敏感性方面优于单纯诊断性刮宫。

对生育的影响及生育力保护策略

1. EH在20年内发展为子宫内膜癌的风险小于5%,通过观察随诊,超过80%患者可以自动转归正常。对存在长期异常子宫出血、肥胖、应用孕激素受体拮抗剂等高风险患者,建议长期、规律使用孕激素治疗,单纯孕激素口服或局部治疗为首选。治疗目的是控制异常子宫出血、逆转子宫内膜及防止少数患者发展为子宫内膜癌。有生育要求的EH患者需要在逆转子宫内膜后积极助孕。

可以选择如下方法:①孕激素后半周期序贯治疗,推荐的药物包括醋酸甲羟孕酮10~20mg/d、黄体酮胶囊300mg/d、醋酸甲地孕酮80mg/d、炔诺酮5mg/d、地屈孕酮10~20mg/d,月经周期第11~16天起始,每个周期用药需至少12~14天,连续用药3~6个周期。孕激素后半周期治疗的内膜逆转率可达80%。②孕激素连续治疗,近年来更推荐孕激素连续治疗,如甲羟孕酮10~20mg/d,连续用药3~6个周期。③左炔诺孕酮宫内缓释节育系统(LNG-IUS)研究认为LNG-IUS的疗效更好,有报道其内膜逆转率高达100%。植入后持续用6个月至5年。因其是在子宫局部起作用而全身副作用少,被国外推荐为治疗无不典型增生的子宫内膜增生的首选方案。

药物治疗的随访:国内外对EH合适的随访

和活检间隔时间尚无共识。大部分文献采用治疗 6 个月后行内膜活检 1 次。我们推荐治疗过程中至少 6 个月复检 1 次，在至少有连续 2 次间隔 6 个月的组织学检查结果为阴性后，可考虑终止随访，但对于内膜增生风险依然存在的患者，如长期无排卵或稀发排卵、肥胖、胰岛素抵抗、用孕激素拮抗剂等，建议 2 次转阴后改为每年活检随访 1 次。如果发生 AH/EN、子宫内膜癌，应予以恰当治疗。

2. AH/EIN 患者有 14%~30% 的概率发展为子宫内膜癌，同时合并子宫内膜癌的比例也很高，因此，如果患者没有生育要求，全子宫切除术是该病的治疗首选，不建议内膜切除术。绝经前女性是否同时切除双侧卵巢应个体化处理，但推荐双侧输卵管切除，可减少以后发生卵巢癌的风险。对于有生育要求的患者，孕激素是其主要治疗方法。内膜完全逆转的中位时间是 6~9 个月，如果治疗 9~12 个月病灶持续存在或进展，应进行手术治疗。

AH/EIN 保留生育力的治疗适应证：①强烈要求保留生育能力；②年龄小于 45 岁；③无药物禁忌证或妊娠禁忌证；④有良好的依从性，能及时随访并进行定期病理检查。此外，对于希望保留生育功能的女性，应充分告知保留生育能力治疗可能的获益及风险。AH/EIN 存在潜在恶性和进展为内膜癌的风险，活检病理诊断为 AH/EIN 的患者中同时合并子宫内膜癌的比例高达 19%~45%。在进行保守治疗之前，应进行全面评估，以除外子宫内膜浸润癌和可能合并存在的卵巢癌，并签署知情同意书。应进行多学科会诊，结合组织学、影像学特征和肿瘤标志物表达情况，制定管理和随访方案。鉴于保守治疗有较高的复发率，一旦患者放弃保留生育力，应手术切除子宫。

AH/EIN 患者保留生育力的治疗方案首选大剂量孕激素治疗。可以选择如下方法：①醋酸甲地孕酮（MA）160mg，每天 1~2 次，口服；②醋酸甲羟孕酮 250mg，每天 1~2 次，口服；或者 1 000mg/ 周，肌注；③左炔诺孕酮宫内缓释节育系统（LNG-IUS）研究认为 LNG-IUS 对 AH/EIN 的逆转率为 90%；④其他方法，如宫腔镜切除病灶及其周围组织 +MA 160mg，6 个月；对于存在胰岛素抵抗或糖尿病的患者采用二甲双胍联合炔雌醇环丙孕酮（达英 35）的治疗方法，但目前报道的病例数较少；GnRH-a 也是治疗内膜增生的药物选择之一，多用于肥胖、肝功能异常等孕激素治疗有禁忌或孕激素治疗无效的患者，可单独使用或联合 LNG-IUS/ 芳香化酶抑制剂使用，用法为 3.5~3.75mg/ 周，3~4 个月后进行评估，一般连续使用不超过 6 个月。但资料报道治疗停止后 1.5~2 年复发率为 19%~25%，所以其作用需更多临床研究支持。

药物治疗的随访：①评估疗效，治疗期间 3 个月进行 1 次内膜检查，可以在用药过程中或撤退性出血后进行诊刮或宫腔镜联合诊刮评估疗效，据对药物的反应情况调整治疗剂量或方案，直到连续 2 次内膜活检阴性；对保留子宫、无症状、活检已经连续 2 次转阴的妇女，建议每 6~12 个月进行 1 次内膜活检；治愈后每 3~6 个月 B 超随访内膜情况，必要时内膜活检；②去除风险因素，治疗期间应积极去除导致内膜增生的危险因素，如肥胖、胰岛素抵抗等；③不良反应监测，长期大剂量孕激素的应用可能发生体重增加、水肿、头痛、不规则阴道出血、肝肾功能受损及血栓风险，要定期随访并监测相应指标；④生育调节，内膜病变逆转后（至少 1 次内膜活检转阴）要尽快考虑妊娠，由于内膜增生患者很多存在排卵障碍，自然妊娠率较低，建议积极进行促排卵或辅助生育治疗。完成生育的患者国外建议产后尽快手术切除子宫，国内对此处理尚有争议，建议长期随访、观察。

（四）子宫内膜癌

子宫内膜癌（EC）是发生于子宫内膜的一组上皮性恶性肿瘤，以来源于子宫内膜腺体的腺癌最常见，也称子宫体癌。子宫内膜癌在发达国家是女性生殖系统最常见的恶性肿瘤，在我国为三大恶性肿瘤之一，占女性全身恶性肿瘤 7%，占女性生殖性肿瘤 20%~30%，仅次于宫颈癌。据 2015 年国家癌症中心统计，我国子宫内膜癌发病率为 63.4/10 万，死亡率为 21.8/10 万。近年来发病率呈上升趋势，特别是中国发达地区，如北京、上海，子宫内膜癌已占据妇科恶性肿瘤中的第一位，平均发病年龄为 60 岁，其中 75% 发生于 50 岁以上妇女。

发病的相关危险因素包括高水平的雌激素（可能由肥胖、糖尿病、高脂肪饮食引起）、初潮早、未育、绝经延迟、林奇综合征（Lynch Syndrome）、高龄（55岁以上）、应用激素替代及他莫昔芬等。此外，约有5%与遗传有关。

不规则阴道流血是子宫内膜癌患者的主要临床表现，发生率高达90%，最常发生在绝经后。中晚期肿瘤侵犯宫颈及宫旁甚至阴道，可扪及宫旁增厚结节或阴道病灶。子宫内膜癌通过子宫内膜活检确诊，分段诊刮、宫颈管搔刮及宫腔镜辅助检查有助于判断子宫内膜病变的良恶性以及减少漏诊。影像学检查可有助于确定其他部位是否扩散以及临床分期，包括胸、腹部CT和盆腔MRI，必要时选择正电子发射计算机断层显像（PET/CT）。对于有子宫外病变的患者，血清CA125有助于监测临床治疗效果，但不能预测复发。此外，我国及美国妇产科医师学会（ACOG）指南推荐保守治疗前需行孕激素受体检测。

1. 病理类型 子宫内膜癌主要病理类型根据《第4版WHO女性生殖器官肿瘤组织学分类》分类分为8类：①单纯内膜样癌，A. 鳞状分化；B. 绒毛腺型；C. 分泌型；②黏液癌；③浆液性癌，A. 浆液性子宫内膜上皮内癌；B. 浆液性乳头状癌；④透明细胞癌；⑤癌肉瘤亦称为恶性米勒管混合瘤；⑥神经内分泌肿瘤，A. 低级别神经内分泌肿瘤；B. 高级别神经内分泌癌；⑦混合细胞腺癌；⑧未分化癌。

子宫内膜癌根据《第4版WHO女性生殖器官肿瘤组织学分类》分型：I型子宫内膜癌又称雌激素依赖型，绝经前及围绝经期妇女多见；II型子宫内膜癌又称非雌激素依赖型，发生在绝经后妇女，与高雌激素无关。

2. 治疗 手术治疗是子宫内膜癌的标准治疗方案，全面确定分期手术包括全子宫切除术和双侧输卵管卵巢切除术，适当进行盆腔冲洗和淋巴结清扫。手术治疗后的5年生存率约为94%。

3. 对生育的影响及生育力保护策略 近5%的子宫内膜癌妇女年龄在40岁以下，她们大多数为分化良好的子宫内膜样雌激素依赖性肿瘤。如果强烈希望保留生育能力，可考虑采用保守治疗方法，保留子宫和卵巢。

（1）保留生育功能指征：目前国内外指南一致认为，只有高度分化的子宫内膜样腺癌、MRI检查或经阴道超声检查发现病灶局限于子宫内膜，影像学检查未曾发现可疑的转移病灶、子宫肌层未受累、有强烈生育要求的患者可考虑行保守治疗。仅我国指南指出，保育治疗的EC患者应≤40岁。

（2）治疗方案的选择：国内外均推荐高效孕激素甲羟孕酮或甲地孕酮为EC保育治疗首选方案。目前两种孕激素对EC疗效仍存争议，大剂量孕激素治疗对逆转内膜癌变有利，同时增加不良反应，如肝肾功能的损害、血栓栓塞性疾病、水钠潴留等，因此应确定个体化最佳剂量。目前醋酸甲羟孕酮（MPA）的推荐剂量为400~600mg/d。MA的推荐剂量一般为160~320mg/d，长期口服大剂量孕激素，副作用大，在一定程度上限制其使用并降低患者的依从性。现有研究显示，左炔诺孕酮宫内缓释节育系统对早期EC患者的治疗疗效与口服大剂量孕激素相当，故LNG-IUS也作为EC保育治疗可供选择的方案之一。但除了我国指南明确指出其应与其他药物联用外，国外指南均未明确指明LNG-IUS应单用还是联用。LNG-IUS联合孕激素对癌灶逆转有利，且LNG-IUS宫内局部释放孕激素，增加宫内孕激素的浓度及生物利用度；当两者联用时，口服孕激素的剂量是否应减少以降低其副作用，同时不影响治疗疗效，需进一步深入研究。也有研究应用促性腺激素释放激素激动剂（GnRH-a）联用LNG-IUS治疗。对伴有全身内分泌代谢异常的患者，有研究者主张根据情况联合用药，如来曲唑、二甲双胍、短效口服避孕药等，其疗效及妊娠结果是否更好，有待临床验证。

4. 治疗后评估及处理 在治疗期间每3~6个月经分段诊刮或子宫内膜活检行内膜评估。若子宫内膜癌持续存在6~12个月，则行全面确定分期手术（全子宫+双附件切除+淋巴结清扫）；若6个月后病变完全缓解，鼓励患者受孕，孕前持续每6个月进行内膜取样检查；有不孕病史（如肥胖、多囊卵巢综合征、无排卵、糖尿病等）的患者，可考虑行辅助生殖技术助孕，以期待肿瘤复发前尽快完成生育。无不孕史患者可自然妊娠，因大剂量激素治疗后内膜薄化使妊娠率较低，加之肿瘤复发率高，自然妊娠不易等待过长时间，建议积极助孕，但自然备孕期限目前指南无明确界定。研究发现，自然妊娠与使用促排卵药物的

EC 保育患者的 5 年无瘤生存率相当,表明促排卵药物对 EC 的预后没有影响。若患者暂无生育计划,予孕激素维持治疗及定期监测。完成生育后或内膜取样发现疾病进展,建议行全面确定分期手术。

五、卵巢肿瘤、输卵管肿瘤及原发性腹膜肿瘤

卵巢肿瘤是常见的妇科肿瘤,可发生于任何年龄。其中恶性肿瘤早期病变不易发现,晚期病例缺乏有效的治疗手段,致死率居妇科恶性肿瘤首位。输卵管恶性肿瘤曾被认为是罕见的,但近年来的组织学、分子遗传学的证据表明,曾被归类于卵巢癌或原发性腹膜肿瘤中 40%~60% 可能起源于输卵管,将卵巢、输卵管和原发腹膜肿瘤归于一类疾病更为合理。对于能确认原发部位者,按原发部位命名,而对于无法确认者,归类为"未确定部位肿瘤"。

卵巢肿瘤组织学类型繁多,不同类型的肿瘤有不同的生物学行为。根据世界卫生组织(WHO)制定的《第 4 版 WHO 女性生殖器官肿瘤组织学分类》,卵巢肿瘤分为 14 大类,其中主要组织学类型为上皮性肿瘤、生殖细胞肿瘤、性索间质肿瘤及转移性肿瘤。

1. 上皮性肿瘤是最常见的组织学类型,占 50%~70%。可分为浆液性、黏液性、子宫内膜样、透明细胞、移行细胞(Brenner 瘤)和浆黏液性肿瘤 5 类,各类别依据生物学行为进一步分类,即良性肿瘤、交界性肿瘤(不典型增生肿瘤)和癌。

2. 生殖细胞肿瘤为来源于生殖细胞的一组肿瘤,占 20%~40%。可分为畸胎瘤、无性细胞瘤、卵黄囊瘤、胚胎性癌、非妊娠性绒癌、混合型生殖细胞肿瘤等。

3. 性索间质肿瘤来源于原始性腺中的性索及间叶组织,占 5%~8%。可分为纯型间质肿瘤、纯型性索肿瘤和混合型性索 - 间质肿瘤。

4. 转移性肿瘤为继发于胃肠道、生殖道、乳腺等部位的原发性癌转移至卵巢形成的肿瘤。

卵巢肿瘤并发症包括蒂扭转、破裂、感染和恶变。肿瘤的诊断需要结合病史和体征,辅以超声、MRI、CT、PET 等影像学检查,血清 CA125、AFP、HCG、性激素及 HE4 等肿瘤标志物检查,以及腹腔镜下病灶病理活检和腹腔积液的细胞学检查等必要的辅助检查确定肿块来源、性质、良恶性、组织学类型及转移范围。手术是主要治疗手段。恶性肿瘤术后应根据其组织学类型、手术病理分期等决定辅助性化疗。恶性肿瘤分期采用国际妇产科联盟(FIGO)的手术病理分期。

(一)对生育的影响及生育力保护策略

卵巢肿瘤一经发现,应行手术。良性肿瘤应行腹腔镜下卵巢肿瘤剔除术。术前应结合患者年龄、血清 AMH 及双侧卵巢窦卵泡数充分评估卵巢功能,对于卵巢功能下降的患者,应于术前充分告知患者术后卵巢功能减退甚至衰竭的风险。卵巢储备功能正常的患者也应告知手术对卵巢储备功能损害的可能。手术应注意保护卵巢功能,具体做法可选择由有经验的手术医生完成手术,以及术中应尽量减少电灼止血等损害卵巢功能的操作。术中应做冰冻切片组织学检查以明确诊断。合并不孕症的卵巢良性肿瘤患者可同时于术中行输卵管通液术,评估输卵管通畅性,以指导后期助孕方式的选择。常见的卵巢良性肿瘤包括:浆液性囊腺瘤(serous cystadenoma)、黏液性囊腺瘤(mucinous cystadenoma)、成熟畸胎瘤(mature teratoma)、卵泡膜细胞瘤(theca cell tumor)(大多为良性,恶性极少见)、高分化的支持细胞 - 间质细胞瘤(Sertoli-leydig cell tumor)又称为睾丸母细胞瘤(androblastoma)。

交界性肿瘤主要采用手术治疗。交界性肿瘤生长缓慢、预后较好,即使有卵巢外肿瘤种植,也可行保留生育力手术。保留生育力手术是指患侧附件切除,适用于有生育要求且手术病理分期确定为 I 期的单侧卵巢交界性肿瘤患者。术中应仔细探查盆腔及上腹部,留取腹水及腹腔冲洗液行细胞病理学检查。交界性肿瘤保留生育力手术是否需要行对侧卵巢活检目前存在争议。一般做法是先行患侧附件切除,当术中冰冻病理检查为交界性肿瘤时,应剖视对侧卵巢并送病理检查。有学者认为,若对侧卵巢外观无异常,一般活检镜下分析也无异常,因此对侧卵巢活检的价值尚存在争议。若术中冰冻切片病理检查不能确定交界性或恶性,则应进行淋巴结清扫。术前应告知患者术后卵巢功能减退的风险。术后一般不选择辅助性化疗,只有对卵巢外浸润性种植者才考

虑化疗。化疗前应行生育力保存咨询。常见的卵巢交界性肿瘤包括：交界性浆液性肿瘤（serous borderline tumor）和黏液性交界性肿瘤（mucinous borderline adenoma）。既往认为卵巢交界性肿瘤患者完成生育后应行根治性手术，但目前也认为可继续保留子宫及对侧附件。

卵巢癌保留生育功能的手术即保留子宫和对侧附件，其余手术范围同全面分期手术，即需行大网膜大部切除、盆腔及副主动脉旁淋巴结清扫术及阑尾切除术。卵巢癌手术方式仍然推荐开腹手术。因为精准的手术分期对预后有极大影响，并且对于卵巢癌而言，越早期越应手术切除，切除应越彻底，开腹手术更利于手术的彻底性。卵巢癌保留生育功能手术的患者应严格选择，尤其对上皮性卵巢癌患者。

上皮性卵巢癌患者保留生育功能的手术原则是：①年轻，有生育要求；②Ⅰa期；③对侧卵巢外观正常，活检阴性；④腹腔细胞学检查阴性；⑤高危区，如子宫直肠陷凹、大网膜、肠系膜、结肠侧沟、横膈和腹膜后淋巴结等，探查活检均阴性；⑥可按要求随访。此术式亦适合于需要生育的Ⅰa期性索间质细胞肿瘤和各期恶性性索间质细胞肿瘤。

卵巢恶性生殖细胞肿瘤包括卵黄囊瘤、未成熟畸胎瘤、无性细胞瘤、胚胎癌、原发绒癌以及混合型生殖细胞肿瘤。这一组肿瘤好发于育龄期女性。除了无性细胞瘤外，其余各类均高度恶性，大多数患者在手术后短期死亡。因此，传统治疗方法为全子宫双附件切除，术后患者及时获得痊愈，却因此永远丧失了生育可能。但这一组肿瘤对化疗非常敏感，手术联合化疗后，治愈率不断提高，死亡率稳步下降。人们开始尝试为患者保留子宫和正常卵巢组织，使大多数渴望生育的妇女经治疗后获得了妊娠。关于在什么情况下适合实施保留生育功能的手术，迄今仍无明确观点。北京协和医院的经验为：对年轻需要生育的患者，除非对侧卵巢或子宫已受累，均可作为保守手术的对象。手术方式应采取一侧附件切除，而不宜行单纯肿瘤剔除。对于Ⅱ期以上的病例，在切除一侧附件的同时，需行包括大网膜切除和淋巴清扫的肿瘤细胞减灭术，以求尽可能地将转移瘤切净，为术后化疗提供有利条件。

有生育要求且合并不孕者的单侧卵巢交界性肿瘤患者、Ⅰa期卵巢癌、各期恶性性索间质细胞肿瘤患者，可于保留生育力手术中行输卵管通液术，评估输卵管通畅性，以指导术后助孕方式的选择。若患者卵巢功能差，或想尽可能缩短术后至妊娠时间，可建议患者术后尽快行辅助生殖技术助孕。卵巢恶性生殖细胞肿瘤患者若生育意愿强烈，可于术后尽快行辅助生殖技术助孕，分娩后行卵巢癌根治术。但需告知患者辅助生殖技术是否会促进肿瘤复发或进展的风险尚不明确。卵巢恶性肿瘤患者生育完成后可根据情况行二次手术切除子宫及对侧附件。

（二）卵巢恶性肿瘤合并妊娠

卵巢恶性肿瘤仅占妊娠合并卵巢肿瘤的5%，而在非妊娠时卵巢肿瘤有20%为恶性。虽然少见，但其危害性较良性卵巢肿瘤更严重。由于肿瘤早期常无症状，直到因有肿物而开腹时方发现已为恶性。妊娠3个月以内应与妊娠黄体鉴别，后者很少大于5~6cm，多为囊性；妊娠黄体于妊娠16~18周逐渐变小最后消失。在妊娠中期或晚期腹部异常增大时，除有葡萄胎、多胎妊娠或羊水过多的可能性外，也应考虑是否有卵巢恶性肿瘤。

年轻孕妇常见为无性细胞瘤，约占卵巢恶性肿瘤合并妊娠的3%。其次为胚胎癌、未成熟畸胎瘤及内胚窦瘤等。如孕妇年龄接近40岁，则以上皮性卵巢癌较多。手术时最重要的是明确分期，而处理原则与非妊娠期相同。

生殖细胞肿瘤Ⅰa期可做保守性一侧附件切除，但文献报道了Ⅰ期仍有10%~30%的复发率，而大多数在术后2年内复发。所以分娩结束后，一般可在产后进行必要的检查，需要时可再次进行腹腔探查术以决定应否进一步手术，然后辅以化疗或放疗。

任何合并症如扭转、破裂、出血或感染出现时，均应立即手术。处理时应以母亲为第一位，胎儿为第二位，是否剖宫产应以产科情况决定。若肿瘤在此时方发现，则应同时手术切除，根据分期决定手术范围。

（三）预防

遗传咨询和相关基因检测对高风险人群的卵巢癌预防有一定意义。有10%~15%的卵巢癌患者可检测到 BRCA1 或 BRCA2 基因的胚系突变，而高级别浆液性癌者携带的突变比例更高。携带 BRCA1 或 BR2C42 基因胚系突变妇女卵巢癌的终身发病风险分别为 39%~46% 和 12%~20%，乳腺癌发病风险为 65%~74%，被称为遗传性乳腺癌 - 卵巢癌综合征。建议有卵巢癌、输卵管癌、腹膜癌或乳腺癌家族史的妇女，需遗传咨询、接受 BRCA 基因检测，对确定有基因突变者，美国国家综合癌症网络（NCCN）建议在完成生育后实施降低卵巢癌风险的预防性双附件切除。对有非息肉结直肠癌、子宫内膜癌或卵巢癌家族史的妇女行 Lynch Ⅱ 型综合征相关的错配修复基因检测，有突变的妇女进行严密监测。对于有基因突变家族史的育龄期女性的助孕方式可考虑胚胎植入前遗传学检测（PGT），以阻断突变基因向子代的传递。

六、滋养细胞疾病

妊娠滋养细胞疾病（GTD）是一组来源于胎盘滋养细胞的疾病，包括良性的部分性葡萄胎和完全性葡萄胎，以及恶性侵蚀性葡萄胎和转移性葡萄胎、绒癌、胎盘部位滋养细胞肿瘤（PSTT）和上皮样滋养细胞肿瘤（ETT）。葡萄胎排空后可能发生人绒毛膜促性腺激素（HCG）持续升高（完全性葡萄胎 15%~20%，部分性葡萄胎 0.1%~5%），也可能进展为绒癌。恶性 GTD 也称为妊娠滋养细胞肿瘤（GTN）。

从流行病学来看，葡萄胎在我国及亚洲一些地区较常见，发病率高达 2/1 000 次妊娠；欧洲和北美发病率通常小于 1/1 000 次妊娠。绒毛膜癌（绒癌）的发病率低，难以估算，为（1~9）/40 000 次妊娠，由于临床上缺乏组织病理学证据，发生于葡萄胎后的绒癌难以与侵蚀性葡萄胎相区分；胎盘部位滋养细胞肿瘤（PSTT）和上皮样滋养细胞肿瘤（ETT）比绒癌更为罕见。

（一）葡萄胎

葡萄胎是一种良性滋养细胞肿瘤，是绒毛滋养细胞异常增生所致。葡萄胎的特点是病变局限于子宫腔内，不侵入肌层，亦不发生远处转移。根据肉眼标本和显微镜下特点、染色体核型分析及临床表现，可将葡萄胎妊娠分为完全性葡萄胎及部分性葡萄胎两种类型。完全性葡萄胎组织学特征为滋养细胞呈不同程度增生，绒毛间质水肿，间

质血管消失或极稀少。部分性葡萄胎在水肿间质可见血管及红细胞，是胎儿存在的重要证据。染色体核型检查有助于完全性葡萄胎和部分性葡萄胎的鉴别诊断。完全性葡萄胎的染色体核型为二倍体，部分性葡萄胎为三倍体。当早孕期出现阴道流血或剧烈呕吐时，行超声检查，有助于鉴别葡萄胎、多胎妊娠或胎儿畸形。无胎心及 HCG 高于 80 000U/L 有助于诊断葡萄胎。

对生育的影响及生育力保护策略

临床诊断为葡萄胎时，应进一步进行血清 HCG 定量测定和胸片或肺 CT 检查。后者是为了排除转移和为将来随访建立基础。葡萄胎一经诊断，应尽快予以清除。有必要对有恶变高危因素的葡萄胎患者进行预防性化疗。

对于有生育要求的妇女，行清宫术应尤为注意：①充分扩张宫颈管，从小号依次扩至 8 号以上，避免宫颈管过紧操作，并可减少创伤；②由于葡萄胎子宫极软，易发生穿孔，故第 1 次清宫时，如果子宫较大，并不要求一次彻底完成，常在第 1 次清宫后 1 周左右行第 2 次清宫术。一般不主张进行第 3 次清宫，除非高度怀疑有残存葡萄胎必须再次清宫；目前主张对子宫小于妊娠 12 周者，应争取 1 次清宫干净。

对于葡萄胎排除后的随访，每周应随访血 HCG 或 β-HCG，正常后再随访血 HCG 3~4 次，之后应该每个月监测 1 次，至少 6 个月。葡萄胎随访期间应可靠避孕，避孕方法首选避孕套或口服避孕药。不选用宫内节育器，以免穿孔或混淆子宫出血的原因。葡萄胎后 6 个月若 HCG 已降至阴性者可以妊娠，即使发生随访不足 6 个月的意外妊娠，只要 HCG 已阴性，也不需考虑终止妊娠。若葡萄胎后再次妊娠，应在早孕期间行超声和 HCG 测定，以明确是否正常妊娠。分娩后也需随访 HCG 直至阴性。

（二）妊娠滋养细胞肿瘤

1. 侵蚀性葡萄胎　侵蚀性葡萄胎又称恶性葡萄胎，其与良性葡萄胎不同之处为：侵蚀性葡萄胎的病变已侵入肌层或转移至近处或远处器官，甚至在肌层内子宫外的葡萄组织继续发展。肌层葡萄组织可以穿破子宫壁，引起腹腔内大出血，也可侵入阔韧带内形成宫旁肿物。主要经血液循环转移至阴道、肺，甚至脑部；根据转移部位的不同，

引起相应症状,造成不良预后。

阴道流血为侵蚀性葡萄胎最常见的症状。子宫病灶增大明显时,可出现下腹疼痛及腹部包块。血HCG过高者,伴有妊娠期高血压疾病;若出现痰中带血或咯血,应警惕肺转移的发生;脑转移患者可有剧烈头痛、恶心呕吐,甚至偏瘫等神经系统症状;膀胱转移者可出现血尿。

2. 绒毛膜癌 绒癌是一种高度恶性的滋养细胞肿瘤,其病理特点为滋养细胞高度增生并大片侵犯子宫肌层和血管,伴有明显和广泛的出血坏死,常伴有远处转移,显微镜下见不到绒毛结构。绝大多数绒癌继发于正常或不正常的妊娠之后,称为"妊娠性绒癌",主要发生于育龄妇女,是由妊娠滋养细胞恶变所致。

绒癌可继发于葡萄胎,也可继发于流产、足月产或异位妊娠。常见症状为阴道持续不规则流血,出现远处转移后,因转移部位不同而产生不同的症状,如肺转移者,可出现咯血、胸痛及憋气等症状;发生脑转移后可表现为头痛、呕吐、抽搐、偏瘫甚至昏迷等。血HCG水平是临床诊断GTN的主要依据,影像学证据不是必要的。若在子宫肌层内或子宫外转移灶组织中见到绒毛或退化的绒毛阴影,则诊断为侵蚀性葡萄胎;若仅见成片滋养细胞浸润及坏死出血,未见绒毛结构,则诊断为绒癌。绒癌分期采用2000年FIGO审定并通过的GTN分期及预后评分标准,该评分系统更加客观地反映了GTN患者的实际情况,在疾病诊断的同时更加简明地指出了患者除分期之外的病情轻重及预后危险因素。

对生育的影响及生育力保护策略

侵蚀性葡萄胎和绒癌的治疗原则以化疗为主,辅以手术和放疗等其他治疗手段。治疗方案的选择根据FIGO分期、年龄、对生育的要求和经济情况综合考虑,实施分层或个体化治疗。

(1)低危滋养细胞肿瘤的治疗:低危GTN治疗方案的选择主要取决于患者有无子宫外转移灶和保留生育功能的要求。妊娠滋养细胞肿瘤的治疗以国际妇产科联盟(FIGO)的预后评分系统为基础,其中评分≤6分者为低危型妊娠滋养细胞肿瘤,采用单药化疗为主,对耐药患者则采用联合化疗、辅以手术治疗。低危型高评分(5~6分)、病理类型为绒癌以及高水平血人绒毛膜促性腺激素

β亚单位(β-HCG)患者可直接采用联合化疗以避免其耐药。手术治疗多用于辅助化疗从而提高治愈率。二次清宫术及全子宫切除术作为初治手段价值尚有争议,其可取得一定缓解率并可避免化疗毒性作用,但需严格掌握其适应证,如治疗失败,及时予以补救化疗。但全子宫切除术不作为有生育力要求患者的初始治疗手段。

(2)高危滋养细胞肿瘤的治疗:治疗原则以联合化疗为主、结合手术等其他治疗的综合治疗。

1)化疗方案:高危GTN化疗方案首推EMA-CO方案(放线菌素D、依托泊苷、甲氨蝶呤、长春新碱、环磷酰胺药物组成的联合化疗方案)或以5-氟尿嘧啶(5-FU)为主的联合化疗方案。EMA-CO方案初次治疗高危转移病例的完全缓解率及远期生存率均在90%以上。根据现有报道,EMA-CO方案耐受性较好,最常见的毒副作用为骨髓抑制,其次为肝肾毒性。由于粒细胞集落刺激因子(G-CSF)骨髓支持和预防性抗吐治疗的实施,EMA-CO方案的计划化疗剂量强度已可得到保证。我国是GTN的高发地区,在治疗高危病例方面也取得了丰富的经验,以5-FU为主的联合化疗方案治疗高危和耐药GTN的完全缓解率也达80%以上。停止化疗的指征为HCG正常后再巩固化疗3~4个疗程。

2)手术:主要作为辅助治疗。对控制大出血等各种并发症、消除耐药病灶、减少肿瘤负荷和缩短化疗疗程等方面有一定作用,在一些特定的情况下应用。

子宫切除术主要适用于大病灶、耐药病灶或病灶穿孔出血时,应在化疗的基础上给予手术。手术范围一般为全子宫切除术,育龄妇女应保留卵巢。对于有生育要求的年轻妇女,若血HCG水平不高、耐药病灶为单个及子宫外转移灶已控制,可考虑行病灶切除术。

肺叶切除术主要适用于多次化疗未能吸收的孤立耐药病灶。其指征为:全身情况良好;子宫原发病灶已控制;无其他转移灶;肺部转移灶孤立;HCG尽可能控制接近正常水平。

3)放射治疗:主要用于脑、肝转移和肺部耐药病灶的治疗。放疗为局部治疗,因肿瘤对放疗敏感,在某些情况下可作为辅助治疗,但必须与化疗密切配合才能起效,以单个病灶放疗效果最好。

（3）极高危滋养细胞肿瘤的治疗

1）诊断：极高危滋养细胞肿瘤指的是预后评分≥13分及对一线联合化疗反应差的肝、脑或广泛转移的高危病例。低危GTN患者的总体生存率接近100%，高危患者为80%~90%，但是部分极高危GTN患者的总体治疗效果差，死亡率高。

2）治疗：可直接选择EP-EMA（依托泊苷、顺铂、氨甲蝶呤和放线菌素D）等二线化疗方案，但这类患者一开始采用强烈化疗，可能引起出血、败血症，甚至器官衰竭，可在标准化疗前先采用低剂量强度化疗，如依托泊苷$100mg/m^2$和顺铂$20mg/m^2$，每周1次共1~3周，病情缓解后，转为标准化疗。

3）耐药和复发GTN的处理：推荐的化疗方案为EP-EMA、ICE（异环磷酰胺、卡铂和依托泊苷）、VIP（依托泊苷、异环磷酰胺和顺铂）、TE/TP（紫杉醇、依托泊苷联合紫杉醇、顺铂）、VCR+FUDR+Act-D+VP-16（长春新碱、氟脲苷、放线菌素D和依托泊苷）等。动脉灌注化疗可提高耐药、复发患者的疗效。停止化疗指征为HCG正常后再巩固化疗3~4个疗程。耐药GTN患者的手术指征为：患者一般情况好，可耐受手术；转移灶为孤立的可切除病灶；无手术切除部位以外的活跃性转移灶；术前血清β-HCG应尽可能接近正常水平。

3. 胎盘部位滋养细胞肿瘤 PSTT源于胎盘床侵入子宫肌层的母系单核中间型滋养细胞。大小和外观不一，可能是棕褐色或淡黄色坏死灶，平均长径约5cm。肿瘤细胞有不规则的核膜，核深染，强嗜酸性或双染性细胞质，无绒毛结构。肿瘤细胞对人胎盘催乳素（HPL）有强烈而广泛的反应，对HCG只有局灶性反应。可以从放大胎盘部位反应与良性区分开来，Ki67指数较低。

对生育的影响及生育力保护策略

（1）手术：是首选的治疗方法，手术范围为全子宫切除术。年轻妇女若病灶局限于子宫，卵巢外观正常，可保留卵巢。对于非高危PSTT患者，手术后不必给予任何辅助治疗。

（2）化疗：主要作为高危患者子宫切除后的辅助治疗，应选择联合化疗，首选的化疗方案为EMA-CO，实施化疗的疗程数同高危滋养细胞肿瘤。

（3）保留生育功能治疗：对年轻、渴望生育、低危且病灶局限的PSTT患者，可在充分知情同意的前提下，采用彻底刮宫、子宫病灶切除和/或联合化疗等方法。病变弥漫者不适用保守性治疗。保守性治疗后若出现持续性子宫病灶和HCG水平异常，则应考虑子宫切除术。

（4）随访：内容基本同滋养细胞肿瘤，但由于HCG水平常常不高，影像学检查更为重要。有条件的医疗单位可选择MRI检查。

4. 上皮样滋养细胞肿瘤 ETT是中间型滋养细胞的绒毛膜型损伤。通常显示为一个独立、出血、固体和囊性病变。病变可能会在基底部、子宫下段、宫颈甚至阔韧带中找到。组织学上，中间型滋养细胞的岛屿被广泛坏死包围，合并有玻璃样变基质。肿瘤对HPL、HCG、细胞角蛋白和抑制素-α呈局灶免疫反应。可以通过p63免疫染色阳性与PSTT区分。ETT可以与绒癌或PSTT共存。新出现的数据表明，非典型胎盘部位结节（APSN）可以共存和/或先于ETT和PSTT，这表明至少APSN不能被视为良性。

对生育的影响及生育力保护策略

ETT是一类罕见的恶性GTN，对其了解很不充分。虽然生长缓慢，但相比PSTT而言，ETT的恶性程度明显升高，一旦出现转移或复发，常常治疗效果较差。手术对于疾病的治疗有重要作用，术后辅助化疗仍无规范可寻。子宫内多发病灶、出现子宫外病灶、距离前次妊娠间隔时间>4年，可能是不良预后因素。在ETT治疗中，手术是目前比较公认的有效治疗方式，这不同于绒癌（以化疗为主）。对于局限于子宫的病灶，全子宫切除或广泛性全子宫切除完整切除病灶后，疾病可完全缓解。对于有转移的患者，手术切除所有病灶仍然对改善预后有积极意义。对于卵巢是否保留，文献尚无相关讨论，理论上认为该肿瘤并非激素依赖性疾病，卵巢转移的发生率不高，故不考虑常规切除卵巢，可根据患者年龄决定。对于保留生育功能的手术，目前无相关报道，对于子宫存在病灶但保留子宫的报道很少，有随访结局的更少，虽然有宫腔镜病灶切除后保留子宫随访16个月无复发的病例报道，但并未追踪后期生育结局。考虑到ETT具有较强的侵袭性及对化疗的不敏感性，目前不常规推荐保留生育功能的手术。

（王晓红）

第十节　全身性疾病与生殖障碍

生殖是人类得以繁衍与进化的一项基本过程。卵巢内卵母细胞发育、成熟卵泡排卵、受精卵着床等一系列生殖过程都需要适宜的生殖系统与全身各系统、各器官的缜密配合。当机体罹患全身性疾病，如甲状腺疾病、肾上腺疾病、糖尿病及胰岛素抵抗等，可导致下丘脑-垂体-卵巢轴异常调控，引发性激素分泌异常、卵泡发育和排卵障碍、受精和胚胎发育异常、子宫内膜容受性异常等生殖障碍性疾病。

一、甲状腺疾病与女性生殖障碍

（一）育龄期女性罹患甲状腺疾病的流行病学

甲状腺是合成和分泌甲状腺激素的内分泌腺体。甲状腺激素对于机体生长、神经细胞迁移和髓鞘形成、生殖功能的调控均至关重要。各种甲状腺疾病，甲状腺功能减退症（hypothyroidism）和甲状腺功能亢进症（hyperthyroidism）均是机体较常见的内分泌疾病，而育龄期女性是甲状腺疾病的高发人群，对其生殖健康产生重大影响。

1. **备孕及妊娠、哺乳期女性的碘摄入量**　碘元素是合成甲状腺激素（thyroxine）的主要原料，构成了甲状腺细胞生存和工作的微环境。碘摄入量是甲状腺疾病发生风险的关键因素，碘摄入过多或过少都可以危害甲状腺健康。世界卫生组织（WHO）预估，目前全球有 20 亿人处于碘缺乏状态，碘的相对缺乏使甲状腺肿的发生率升高，碘的严重缺乏则导致甲状腺功能减退症和克汀病；而食用富含碘的食物或食物添加剂导致碘摄入过多又与自身免疫性甲状腺病的发生率上升有关。2001 年 WHO、国际防治碘缺乏病理事会（ICCIDD）、联合国儿童基金会（UNICEF）联合颁布了不同人群的碘摄入量推荐意见：0~6 岁 90μg/d；6~12 岁 120μg/d；>12 岁 150μg/d；妊娠或哺乳期女性 200μg/d。此外，美国卫生部建议备孕女性碘摄入量是 150μg/d，妊娠期碘摄入量是 220μg/d，而哺乳期碘摄入量是 290μg/d。

2. **育龄期及不孕女性罹患甲状腺疾病的流行病学**　碘缺乏和自身免疫病是原发性甲状腺功能减退症（甲减）的主要病因。Graves 病、桥本甲状腺炎、产后甲状腺炎，均以循环中产生甲状腺激素特异性自身抗体为特征，属于自身免疫性甲状腺病。各种甲状腺疾病的患病率和发病率可能受到年龄、性别、种族和碘摄入量等多种因素的影响，不同人群中有所差异。据 2017 年 Lancet 报道，包括亚临床甲减在内的甲减总患病率高达 15%，其中美国甲减患病率为 0.3%~3.7%，欧洲是 0.2%~5.3%。甲亢的患病率略低于甲减，据报道美国的患病率是 0.5%，欧洲为 0.5%~0.8%。2016 年发表的《中国十城市碘营养和甲状腺疾病调查》数据显示：甲减患病率为 1.1%、亚临床甲减患病率为 16.7%；甲亢患病率为 0.9%，亚临床甲亢患病率为 0.7%；Graves 病患病率为 0.6%，而甲状腺过氧化物酶抗体（TPO-Ab）阳性的患病率为 11.5%。各种甲状腺疾病在女性中的患病率均显著高于男性。2011 年 Vanderpump 等报道女性甲减的患病率是男性的 10 倍。育龄期女性罹患各种甲状腺疾病直接影响妊娠结局和子代生长及神经发育状况。育龄期女性甲减的患病率为 2%~4%，而自身免疫性甲状腺病的患病率高达 5%~10%。虽然甲减女性发生不孕风险的相关研究较少，但 2007 年 Abalovich 等报道，不孕女性中亚临床甲减的患病率为 13.9%，较对照组明显升高。尽管数据仍不完善，但多数研究支持各种甲状腺疾病可引起生殖功能障碍。女性在备孕期和妊娠中及早发现并治疗各种甲状腺疾病，对女性生殖功能和子代安全起重要作用。

（二）甲状腺激素合成和分泌的调控机制

甲状腺激素来源于大分子的碘化糖蛋白（甲状腺球蛋白，Tg），包括甲状腺素（3，5，3'，5'-tetraiodothyronine，T_4）和三碘甲状腺原氨酸（3，5，3'-triiodothyronine，T_3）。甲状腺激素的合成和分泌受下丘脑-垂体-甲状腺轴调控（hypothalamic-pituitary-thyroid axis，HPTA）及自身调节。生理状态下，来源于中枢神经系统的信号刺激，促使下丘脑分泌促甲状腺激素释放激素（thyrotropin-releasing hormone，TRH）作用于腺垂体，TRH 调控腺垂体促甲状腺细胞分泌促甲状腺素（thyroid stimulating hormone，TSH），TSH 调控甲状腺细胞合成和分泌甲状腺激素。当机体甲状腺激素分泌达高峰，负反馈抑制下丘脑 TRH 以及腺垂体

TSH 的合成和释放,进而抑制甲状腺激素的分泌;但当机体甲状腺激素水平下降时,则解除对中枢的抑制作用,TRH 和 TSH 分泌增加,促进其分泌。

除了 HPTA,血清结合蛋白也参与了甲状腺激素分泌的调控过程。T_4 分泌量是 T_3 的 20 倍,均与甲状腺结合球蛋白(TBG)、甲状腺素视黄质运载蛋白(TTR)和白蛋白结合。游离激素对组织发挥生物活性,维持游离激素的正常浓度是调节甲状腺轴的稳态机制。

(三)各种甲状腺疾病与女性生殖功能

甲状腺激素可通过核受体直接作用于卵巢、子宫和胎盘组织,调节其新陈代谢和发育,也可间接通过交互作用调控其他激素和生长因子的分泌,对女性生殖功能至关重要。此外,甲状腺激素影响下丘脑 - 垂体 - 卵巢轴(hypothalamic-pituitary-ovarian axis,HPOA)促性腺激素释放激素(gonadotrophin-releasing hormone,GnRH)的分泌。甲减和甲亢均可引起人和动物的低生育力或不孕,导致不良生殖结局,影响子代发育。

1. 甲状腺疾病对女性性激素合成和分泌的影响 各种甲状腺疾病所导致的女性生殖功能失调与性激素及其转运蛋白的生物利用度和代谢变化有关。甲状腺激素可通过肝细胞核因子 4α(HNF4α)影响性激素结合球蛋白(sex hormone binding globulin,SHBG)的生成,从而干扰性激素的转运。当机体患有甲减时,血清 SHBG 水平低下,游离性激素水平升高;而当机体患有甲亢时,血清 SHBG 水平升高,游离性激素水平下降,负反馈促进垂体促性腺激素(gonadotropin,Gn)分泌。甲状腺激素不仅影响性激素的转运和清除,还影响性激素的合成。

2. 甲状腺疾病对女性卵泡发育和排卵的影响 女性生殖功能依赖于生殖器官充分发育,卵母细胞发育、成熟,颗粒细胞的增殖和分化,自分泌、旁分泌、内分泌因子直接或间接作用于卵泡发育的各个阶段,介导其生长、分化和闭锁。1991年 Maruo 等提出 T_3 可作为 Gn 作用于颗粒细胞的生物放大器,1993年 Wakim 等在人类卵泡液中鉴定出 T_3 和 T_4,继而发现卵母细胞、颗粒细胞、卵巢间质细胞和卵丘细胞持续表达甲状腺激素受体(thyroid hormone receptor,THR),故甲状腺激素分泌紊乱可引起 HPOA 反馈功能失调,影响卵泡发育、卵母细胞质量和排卵过程,导致月经周期紊乱和排卵障碍,降低成功受孕率。Zhang 等研究发现,大鼠窦前卵泡的生长、发育及排卵与人类相同,均受甲状腺激素的调控。体外试验显示,T_3 可协同卵泡刺激素(follicle-stimulating hormone,FSH)通过 PI3K/Akt 信号通路促进大鼠颗粒细胞增殖并抑制其凋亡。1998年 Tamura 等和 2004年 Hatsuta 等报道,接受丙基硫氧嘧啶(propylthiouracil,PTU)处理或甲状腺切除的甲减大鼠,其排卵前黄体生成素(luteinizing hormone,LH)和 FSH 的峰值下降,而 2010年 Hapon 等却得到相反的研究结果。

甲状腺功能紊乱对卵巢生理功能的影响,目前研究多集中在动物实验,由于实验诱导甲减和甲亢的方案及时间不同和 / 或结果评价的方法不同,研究结果尚有争议。1996年 Dijkstra 等和 2004年 Silva 等观察到,经 PTU 诱导的甲减大鼠卵巢重量下降,原始卵泡及初级卵泡数量减少,卵泡闭锁增加。推测甲减可抑制大鼠窦前卵泡颗粒细胞的增殖,而抑制程度取决于卵泡发育的阶段,可能与卵巢的氧化应激作用相关。进一步研究发现,经 PTU 诱导的甲减大鼠经左旋甲状腺素补充治疗,使存活窦滤泡数量增加。因此,多篇研究结果支持,甲状腺功能紊乱可影响人类及动物的卵巢功能,还影响大鼠孕期及子代出生后的卵巢发育状况。

甲状腺球蛋白抗体(TgAb)和甲状腺过氧化物酶抗体(TPO-Ab)是临床中甲状腺自身免疫的指标。自身免疫性甲状腺病患者的卵泡液中可检出 TPO-Ab,推测其进入卵泡产生细胞毒作用,可影响卵母细胞的质量和发育潜能,但两者的相关性仍有争议。有研究数据显示,不明原因生育力低下的女性超促排卵后的获卵数和 TPO-Ab 是否阳性并无关系。

3. 甲状腺疾病对卵母细胞受精和胚胎发育的影响 目前仅有一篇文献报道了甲状腺激素紊乱对卵母细胞受精的影响。1999年 Bernal 等研究发现,经 PTU 诱导的甲减奶牛受精率显著下降。甲状腺激素的转运体和受体,如脱碘酶(deiodinase,DIO),均在着床前胚胎表达,因此甲状腺激素紊乱可能影响胚胎质量。2011年 Monteleone 等研究发现,人类血清及卵泡液中 TPO-Ab 阳性组的受精率、优胚率及妊娠率低于阴性组,但该结果仍有争议。另一研究显示,对于不明原因生育力低下患者,TPO-Ab 阳性和阴性组的优质胚胎数目无差异。而 2011 年 Kim 等报道,亚临床甲减人群经 T_4 替代治疗后可提高其优胚率和活产率,但 TPO-Ab 阳性患者经 T_4 替代治疗并未增加活产率。迄今为止,TPO-Ab 对胚胎质量的影响尚缺乏病理生理相关机制研究,证据有限,存在争议。

4. 甲状腺疾病对子宫内膜的影响　T_4 在 DIO 的作用下转化为最具生物活性的 T_3。起于 1999 年的多项研究证实,DIO2 和 DIO3 在人类月经周期不同阶段的子宫内膜均表达,其活性与孕酮水平呈负相关。除 DIO 外,子宫内膜腺上皮表达甲状腺素受体 α(THRA)和甲状腺素受体 β(THRB),并在分泌中期达高峰。因此,DIO、THR 在子宫内膜表达,可动态调节组织局部 T_3 浓度。子宫内膜容受性是内膜对胚胎的接受能力,而内膜体积是评价内膜容受性的重要参数。2008 年 Kilic 等报道,对于甲状腺激素紊乱的不明原因不孕患者,TPO-Ab 阳性组和 TPO-Ab 阴性组间内膜体积无差异,但 TPO-Ab 阳性组妊娠率较低。理论认为 TPO-Ab 对子宫内膜不发挥直接的病理生理效应,因此该研究尚有争议。

5. 甲状腺疾病对胚胎着床的影响　胚胎着床是一个复杂的涉及众多生物机制的程序化过程,其中胚胎质量和子宫内膜容受性是影响胚胎着床的两项重要因素。孕激素作为女性主要的性激素,使子宫内膜由增生期转化为分泌期,降低母

体免疫应答,在胚胎着床过程起重要保护作用。早在 1995 年体外研究发现,当胰岛素和 Gn 联合使用时,T_4 可刺激人颗粒细胞中产生孕酮,因此甲状腺激素可作为中介在上述过程发挥作用。白血病抑制因子(LIF)是子宫内膜容受性重要标志物之一,研究表明在胚胎植入和蜕膜化过程中,TSH 可显著上调子宫内膜 LIF 的表达,提示 TSH 可能具有潜在调控胚胎着床的作用。

6. 甲状腺疾病对胎盘形成的影响　甲状腺激素直接作用于人类胎盘绒毛的特定核受体,参与滋养细胞的增殖、分化、侵袭及内分泌功能,影响胎盘形成。2004 年 Oki 等研究发现,T_3 可增加体外培养的孕早期绒毛外滋养细胞的基质金属蛋白酶(MMP-2 和 MMP-3)、胎儿纤维连接蛋白和整合素的表达,提示甲状腺激素对调节绒毛外滋养细胞的侵袭潜能起重要作用。绒毛外滋养细胞向子宫螺旋动脉的迁移控制母胎界面的血管重塑,甲减大鼠的胎鼠及胎盘重量减少,胎鼠体内血管减少及胎盘迷路的静脉窦扩张,可能与绒毛外滋养细胞侵袭潜能下降、血管内皮生长因子(VEGF)和胎盘生长因子(PIGF)等表达下降有关。然而,甲亢大鼠的活产率较高,胎鼠体重无影响,说明其绒毛外滋养细胞具有更强的增殖活性。甲状腺功能紊乱对人类和动物胎儿、胎盘发育的影响程度与紊乱的发生时间及严重程度密切相关。尽管 TPO-Ab 在妊娠晚期通过胎盘屏障扩散,但没有证据表明 TPO-Ab 直接影响胎盘的形成过程(图 5-10-1)。

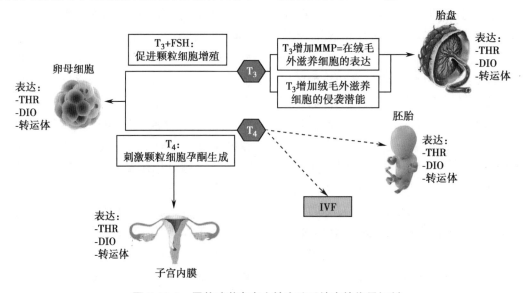

图 5-10-1　甲状腺激素在女性生殖系统中的作用机制

（四）不孕女性的甲状腺激素紊乱诊治指南解读

2011年，美国甲状腺协会（ATA）首次发布了《妊娠期和产后甲状腺疾病的诊断和管理指南》。随后，ATA组建临床指南修订小组，由成人和儿童内分泌、产科、母胎医学、内分泌外科、碘营养和流行病学的专家组成。2017年1月ATA发布了新版《妊娠期和产后甲状腺疾病的诊断和管理指南》（以下简称指南），将主题扩展到哺乳期甲状腺疾病、不孕和/或接受辅助生殖技术（ART）女性及新生儿甲状腺疾病的治疗。指南提出了11类共计111项问题和97条推荐意见。按推荐强度和证据质量进行评述。

指南第六节针对"甲状腺疾病对不孕和辅助生殖技术的影响"，提出9项问题和9条推荐意见。基于较强的循证依据，指南强烈推荐：①对于合并甲减的备孕女性，推荐给予左甲状腺素（levothyroxine，LT$_4$）治疗。②亚临床甲减女性，体外受精胚胎移植术（IVF-ET）或卵细胞质内单精子显微注射（ICSI）助孕时应给予LT$_4$治疗，治疗目标是控制TSH浓度<2.5mU/L。此外，基于较弱的循证依据，指南建议：①对所有不孕女性的血清TSH进行评估。②没有充足证据表明LT$_4$治疗能够改善患有亚甲减且甲状腺自身抗体阴性的自然备孕女性的生育能力。然而，服用LT$_4$可能防止其早孕后发展为更显著的甲减。低剂量LT$_4$治疗（25~50μg/d）的风险最小。③没有充足证据确定LT$_4$治疗是否能改善TPO-Ab阳性但甲状腺功能正常女性的ART妊娠成功率。考虑到对该人群进行LT$_4$治疗的潜在益处，可考虑LT$_4$治疗，起始剂量是25~50μg/d。④甲状腺自身抗体阳性且甲状腺功能正常的女性进行ART助孕，不推荐使用糖皮质激素治疗。⑤可能的情况下，应在控制性超促排卵前或1~2周后进行甲状腺功能测试。⑥对于控制性超促排卵后怀孕的女性，TSH升高应根据指南第七节中的建议进行治疗。对于控制性卵巢刺激后TSH轻度升高的非孕女性，血清TSH测量应在2~4周内重复。此外，指南指出：目前没有充足证据确定LT$_4$治疗是否能提高甲状腺自身抗体阳性且甲状腺功能正常女性的生育能力，因此不推荐进行LT$_4$治疗。该推荐意见被两项最新的RCT研究所支持；2017年我国北京大学第三医院发表在 JAMA 的RCT研究结果显示，中国TPO-Ab阳性且甲状腺功能正常并接受IVF-ET助孕的女性，LT$_4$治疗并未提高其活产率并降低流产率。2019年新英格兰杂志最新发表的RCT同样显示，TPO-Ab阳性且甲状腺功能正常女性，使用LT$_4$并没有取得比安慰剂组更高的活产率。

指南在第七节中对"妊娠期间母体甲减状态的评估和治疗"，给出推荐和建议：

1. 推荐在妊娠期间治疗母体甲减。

2. 若孕妇TSH>2.5mU/L，需评估其TPO-Ab状态。

3. 关于妊娠期亚临床甲减的治疗原则，指南建议如下：

（1）TPO-Ab阳性，TSH高于妊娠特定参考范围；TPO-Ab阴性，TSH>10mU/L，以上情况推荐LT$_4$治疗。

（2）基于较弱的证据等级，指南建议以下情况可考虑使用LT$_4$治疗：TPO-Ab阳性，TSH>2.5mU/L但并未超过妊娠特定参考范围上限；TPO-Ab阴性及TPO-Ab阴性且TSH超过妊娠特定参考范围而低于<10mU/L。

（3）LT$_4$治疗不推荐用于以下情况：TPO-Ab阴性，TSH在妊娠特定参考范围内或<4mU/L。一般人群，指南建议将母体TSH控制在低于2.5mU/L，口服LT$_4$是母体甲减的推荐治疗。使用LT$_4$治疗的甲减患者在备孕过程中，需评估血清TSH并调整LT$_4$剂量，使TSH在较低妊娠特定参考范围限定值和2.5mU/L之间。接受LT$_4$治疗并怀疑或证实怀孕的甲减女性，应增加其LT$_4$剂量的20%~30%（图5-10-2）。

（五）展望

尽管研究证据有限，但近年来，涉及甲状腺激素紊乱状态和相关治疗与生殖结局的回顾性和前瞻性研究不断涌现，利用体内动物模型和/或体外实验对各种甲状腺疾病与生殖障碍的具体机制深入探讨，均证实甲状腺激素在生殖功能、妊娠维持及子代发育中发挥重要作用。近年来，ATA最新版指南针对自然备孕及IVF-ET助孕患者各种甲状腺疾病的筛查及治疗，以及妊娠期甲状腺疾病的长期管理提出基于循证的推荐建议。近期欣喜地看到两篇RCT在世界权威杂志发表，更强有力地验证了指南的推荐意见。总之，相信在不久

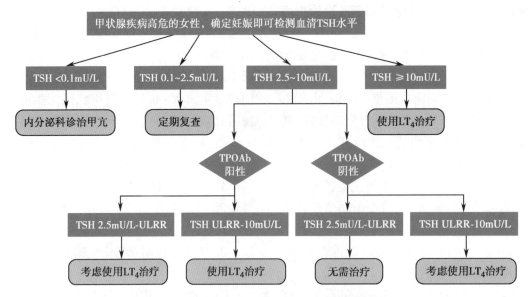

图 5-10-2　妊娠期甲状腺功能不全的测定及治疗

的未来,通过更多潜在病理生理机制的深入挖掘,使我们能够更清晰地理解甲状腺疾病所导致的甲状腺激素功能紊乱和 TPO-Ab 表达异常对人类生殖功能各环节的精确影响机制,期待更多的 RCT 临床干预研究及指南的推荐,将甲状腺疾病对女性生殖结局的危害降到最低。

二、肾上腺疾病与生殖障碍

(一)肾上腺疾病流行病学

肾上腺皮质产生 3 大类类固醇激素:糖皮质激素(如皮质醇)、盐皮质激素(如醛固酮)和肾上腺雄激素前体(如脱氢表雄酮)。糖皮质激素和盐皮质激素通过特定核受体发挥作用,调节生理性的应激反应及血压和电解质稳态。肾上腺类固醇激素以条带特异性的模式合成,盐皮质激素在外侧球状带合成,糖皮质激素在束状带合成,雄激素在内侧网状带合成,所有类固醇激素合成途径都需要胆固醇进入线粒体,通过一系列酶发挥作用。女性体内的雄激素主要来源于肾上腺和卵巢,雄激素前体在卵巢和外周靶器官被转化为类固醇激素,然后通过核内雄激素和雌激素受体发挥作用。

(二)育龄期及不孕女性罹患肾上腺疾病的流行病学

糖皮质激素和肾上腺雄激素的合成由下丘脑-垂体-肾上腺轴(hypothalamic-pituitary-adrenal axis, HPAA)通过正负反馈机制调控。库

欣综合征(Cushing syndrome, CS)和先天性肾上腺皮质增生症(congenital adrenal hyperplasia, CAH)是影响女性生殖功能的最常见肾上腺疾病。

肾上腺性库欣综合征属于促肾上腺皮质激素(adrenocorticotropic hormone, ACTH)非依赖性,指由于肾上腺皮质肿瘤或增生导致自主分泌过量皮质醇,引起蛋白质、脂肪、糖、电解质代谢紊乱的临床综合征。据 2015 年 *Lancet* 报道,CS 的年发病率为(0.2~5)/100 万人,男女发病比例为 1:3;美国流行病学数据显示该病的年发病率为(10~15)/100 万人。CS 在女性高发,但目前育龄女性流行病学的相关数据尚未见报道。

CAH 是皮质醇合成障碍的一组常染色体隐性遗传病,由于编码参与糖皮质激素合成的类固醇激素合成酶类(CYP21A2,CYP17A1,HSDB2,CYP11B1)的基因突变,或是向 CYP21A2 和 CYP17A1 提供电子的辅助因子酶 P450 氧化还原酶突变所致(图 5-10-3)。*CYP21A2* 突变导致的 21-羟化酶缺乏症(21-hydroxylase deficiency, 21-OHD)是 CAH 最常见的病因,占据了所有 CAH 病例的 90%~95%。CAH 患者均表现为糖皮质激素缺乏,皮质醇水平降低会刺激垂体分泌 ACTH,ACTH 长期升高导致肾上腺皮质增生。其中,各型 CAH 的临床表现由受累的酶、残余酶活性、最终产物是否缺乏以及前体物质的堆积所影响。患有高雄激素血症的女性中,CAH 患病率增加

至 2.2%~5%，其中非经典型肾上腺皮质增生症（non-classical adrenal hyperplasia, NCAH）的全球患病率为 4.2%。经典型 21-OHD 的发病率为 1/15 000~1/5 000，非经典型 21-OHD 的全球发病率在 1/2 000~1/1 000，而在犹太人及中东、印度部分地区该比例可达 1：100。经典型 21-OHD 患者的不孕症患病率为 33%~50%，而非经典型 21-OHD 女性的不孕症患病率高达 65%~91%。

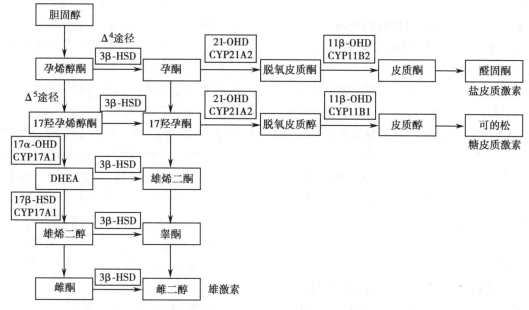

图 5-10-3 肾上腺类固醇激素合成过程

（三）肾上腺疾病对女性生殖系统的影响

在胚胎发育的早期阶段，肾上腺起源于尿生殖嵴，与性腺原基邻近，两者均由体腔上皮的囊胚层发育而来，胚胎 6 周时，肾上腺与性腺和肾分离。肾上腺和性腺拥有共同的物质来源和激素前体即胆固醇和孕烯醇酮，因各腺体的酶系统和细胞类型不同，从而合成不同的类固醇激素。各种肾上腺疾病，如 CS 和 CAH 均可引起育龄期女性性激素生成障碍，影响女性生殖功能。

1. CS 对女性生殖功能的影响 目前相关机制仍不明确。近年来研究发现，人体卵巢、子宫内膜中均表达特异性促肾上腺皮质激素释放激素（corticotropin releasing hormone, CRH）受体。在卵巢内，CRH 主要位于黄体细胞、卵泡膜细胞以及不同发育阶段的窦卵泡中。CRH 可直接作用于上述细胞，影响女性卵母细胞发育和排卵。此外，2018 年 Ciechanowska M 研究发现，GnRH 的神经元上有皮质醇受体的表达，当女性罹患 CS，皮质醇分泌过多可直接抑制 GnRH 释放，从而间接抑制 FSH、LH 的分泌，导致性腺功能减退和闭经，表现为月经周期延长、排卵障碍等。同样，对患有 CS 的女性进行促黄体素释放激素（luteinizing hormone-releasing hormone, LHRH）兴奋试验，结果显示 LHRH 作用后，FSH、LH 水平显著低于正常人群，过多的皮质醇分泌可能抑制垂体对 LHRH 兴奋的敏感性，从而影响 Gn 的分泌。

端粒酶与女性生殖功能紧密相关。早在 2003 年，Russo、Wright DL 等就已发现，端粒酶在生殖细胞、颗粒细胞、早期胚胎、干细胞中均有表达。在哺乳动物（包括小鼠、牛和人类）的原始卵泡到窦状卵泡的卵泡发生过程中，端粒酶表达、活性以及端粒长度的调节均影响到卵子的发育成熟。端粒酶活性的改变可影响卵母细胞及早期胚胎的生长发育，从而影响女性生殖功能。2013 年 Anna Aulinas 等报道，对于患有 CS 的女性，长期暴露于高糖皮质激素水平，使端粒缩短，端粒酶活性下降，从而导致卵母细胞过早衰老及影响早期胚胎发育，影响女性生殖功能。

患有 CS 的女性生育力低下，其妊娠期并发症、合并症及子代发育异常的风险较同龄健康女性显著增加。2016 年 Francisca C 等报道，CS 女性与同龄健康女性相比，自然流产发生率（34.8%）和胎儿丢失率（10.1%）分别高 2 倍和

10 倍,而其妊娠期糖尿病发生率高 2~3 倍(11.6% vs 4%),子痫前期发生率高 6 倍(13% vs 2.2%)。同时指出,育龄期女性尽早识别该疾病,对该疾病积极诊断和治疗,将使女性妊娠期及胎儿异常的整体风险降低 3~4 倍。

2. 21-OHD 对女性生殖功能的影响 正常女性的雄激素来源于肾上腺和卵巢,适量的雄激素可促进女性骨骼、肌肉及生殖系统的发育。21-OHD 是 CAH 最常见的病因,其 21- 羟化酶缺乏可阻断糖皮质激素和盐皮质激素的合成,对 HPAA 的负反馈消失,垂体 ACTH 释放增加,肾上腺雄激素产生过多。较大的 CYP21A2 功能缺失型突变可导致结合型的糖皮质和盐皮质激素缺乏,严重程度较轻的突变仅仅影响糖皮质激素合成,上述两型 21-OHD 为新生儿期起病。最为轻微的突变常成人期起病,称为非经典型 21-OHD,常见于临床不孕女性中,需要和多囊卵巢综合征相鉴别。

患有经典型 21-OHD 的女性,胎儿期在性别分化的关键阶段长期暴露于高雄激素如睾酮和雄烯二酮等的环境下,出生时外生殖器发生男性化:如大阴唇阴囊化、阴唇融合、阴蒂肥大等表现,面临着解剖因素的生殖障碍。其中阴道狭窄,无论是在重建手术之前还是在未达最佳标准的手术和 / 或扩张之后,均可导致性交困难,降低女性生育力。

此外,由于 21- 羟化酶缺乏,孕酮及 17- 羟孕酮在肾上腺转化为盐皮质激素和糖皮质激素受阻,导致孕酮及 17- 羟孕酮堆积,而雄烯二酮、睾酮、脱氢表雄酮合成增多,反馈影响 HPOA 的 GnRH 脉冲分泌频率,使垂体 LH 的脉冲频率和幅度增加,导致卵巢卵泡膜细胞雄激素分泌增加和卵巢呈多囊状态。雄激素水平超过卵泡发育所需要的阈值窗,导致卵泡闭锁和排卵障碍。而卵泡期的高孕酮水平,不仅使宫颈管分泌的黏液稠厚,影响精子穿透和获能,并且降低子宫内膜容受性,影响胚胎着床。

尽管 21-OHD 女性体内性激素合成紊乱,影响女性生殖功能的各个环节,但对该疾病合并不孕尚未得到充足的重视。针对该疾病合并不孕,需要及时内分泌科会诊,及早识别和治疗原发疾病,并对该类疾病患者进行妊娠期长期管理。研究结果显示,21-OHD 合并不孕女性如及时诊断和糖皮质激素替代治疗,其单胎活产率、异位妊娠率、多胎妊娠率、早产等妊娠结局与同龄健康女性无显著差异。

3. 17α- 羟化酶缺乏症对女性生殖功能的影响 17α- 羟化酶缺乏症是一种罕见的 CAH,目前国内外文献中描述该病例少于 300 例。P450c17 在人类固醇合成过程中作为定性调控因子,发挥重要作用。CYP17 编码的酶有两种不同的活性:17α- 羟化酶和 17, 20- 裂解酶。影响 17α- 羟化酶活性的缺陷会导致盐皮质激素生成过多,皮质醇和性激素的生成障碍;17, 20- 裂解酶活性缺陷时皮质醇可以合成。17α- 羟化酶缺乏症不仅累及肾上腺且累及性腺类固醇激素的合成。人类肾上腺和性腺中 P450c17 编码同一基因,肾上腺 P450c17 活性丧失会破坏皮质醇和 DHEA 的合成,而性腺 P450c17 缺陷则影响雄激素和雌激素的生成。除高血压和低钾血症,由于性激素生成障碍,17α- 羟化酶缺乏症女性常表现为第二性征幼稚型,低水平的雌激素可负反馈促进垂体 FSH 分泌,影响卵泡发育和排卵,并且卵巢体积增大及多发囊肿形成可导致卵巢囊肿扭转、破裂而发生急腹症。多数 17α- 羟化酶缺乏症女性无规律月经周期或闭经,生育力低下。然而,2018 年 Breder ISS 报道,虽然卵泡分泌雌激素水平低下,患者排卵障碍,但通过 IVF-ET 技术取卵,体外培养形成胚胎,经糖皮质激素治疗降低孕酮水平,外源性雌孕激素准备内膜后进行冻融胚胎移植,仍然有活产的可能。

(四)展望

尽管各种肾上腺疾病与女性生殖障碍密切相关,但目前仍缺乏相关流行病学的数据和临床及基础机制研究发现。由于各种肾上腺疾病的早期识别及规范化治疗与妊娠期并发症发病及子代生长发育密切相关,但目前尚缺乏权威指南针对自然备孕及 IVF-ET 助孕患者罹患各种肾上腺疾病的筛查及规范治疗,以及妊娠期肾上腺疾病的长期管理提出基于循证的推荐建议。非经典型 CAH 的研究在近年来越来越受到重视。育龄期非经典型 CAH 女性患者临床表现不典型,常因高雄激素血症与多囊卵巢综合征混淆,导致误诊。加强生殖内分泌医生对内分泌疾病的专业功底,加强和内分泌医生的专业沟通,提高非经典型 CAH 在不孕女性中的诊断率。CAH 女性的治疗涉及日常生活,帮助其怀孕、维持妊娠及子代安全,时间漫长,如何选用糖皮质激素,如何在治疗不足和治疗过度之间寻找微妙平衡,更是我们需要不断思考和总结的话题。

(管一春)

第十一节 复发性流产

复发性流产(recurrent abortion, RA)或反复妊娠丢失(recurrent pregnancy loss, RPL)有不同的定义,美国生殖医学学会的标准是2次或2次以上妊娠失败;英国皇家妇产科医师协会(Royal College of Obstetricians and Gynaecologists, RCOG)则定义为与同一性伴侣连续发生3次或3次以上并于妊娠24周前的胎儿丢失;而我国通常将3次或3次以上在妊娠28周之前的胎儿丢失称为复发性流产,但大多数专家认为,连续发生2次流产即应重视并予评估,因其再次出现流产的风险与3次者相近。连续2次自然流产约见于5%的育龄女性,连续3次或以上约见于1%的育龄女性。RA病因复杂多样且缺乏特异性临床表现,主要有遗传因素、子宫解剖异常、内分泌因素、免疫因素和血栓前状态、感染因素等。因此,在病因诊断过程中需要进行一系列针对性的筛查,并针对病因予以治疗。

一、复发性流产常见病因

(一)遗传因素

1. **夫妇外周血染色体异常** 人群中染色体异常发生率约为0.5%,染色体异常包括染色体易位、倒位、缺失或嵌合体等。2%~5%复发性流产夫妇至少一方存在染色体片段的平衡易位(包括罗氏易位和相互易位)。平衡易位指携带者表型正常,但由于在减数分裂过程中可导致部分染色体的重复或缺失而导致妊娠失败,包括反复自然流产、死产或生育畸形后代。再次怀孕流产的风险依涉及易位的染色体类型而异。在复发性流产的夫妇中,其他平衡结构染色体异常(例如染色体倒位)的比例较小。

2. **胚胎染色体异常** 胚胎或胎儿染色体异常是早期流产最常见的原因。约60%的早期自然流产组织存在随机的染色体异常,主要是染色体非整倍体,与孕妇的年龄相关,女性年龄35岁以上发生风险明显增加。在同一年龄段,复发性流产组织的非整倍体发生率低于或相当于偶发流产者。

(二)子宫解剖异常

子宫解剖异常包括先天性子宫异常(纵隔子宫、单角子宫、双角子宫、双子宫、弓形子宫等)和后天性子宫异常(子宫腔粘连、子宫内膜息肉、子宫肌瘤及子宫腺肌症等)。示意图、分类及三维超声图见图5-11-1~图5-11-3(见文末彩插)和表5-11-1。除了自然流产之外,子宫异常还容易导致其他的生殖障碍,例如不孕症、早产和异常胎先露等。

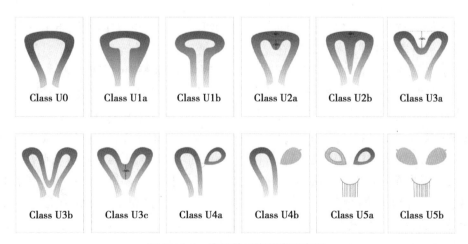

Class U0　Class U1a　Class U1b　Class U2a　Class U2b　Class U3a

Class U3b　Class U3c　Class U4a　Class U4b　Class U5a　Class U5b

图 5-11-1　先天性子宫异常示意图

表 5-11-1 先天性子宫异常的分类（ESHRE-ESGE）

	一级分类	二级分类
Class 0	正常子宫	
Class 1	畸形子宫	a.T 型子宫
		b. 幼稚子宫
Class 2	纵隔子宫	a. 不全纵隔
		b. 完全纵隔
Class 3	双子宫	a. 部分双宫体
		b. 完全双宫体
Class 4	单角子宫	a. 有宫腔的残角子宫（与单角子宫宫腔相通或者不通）
		b. 无宫腔的残角子宫 / 始基子宫（无宫角）
Class 5	发育不良子宫	a. 有宫腔的发育不良子宫（单侧 / 双侧）
		b. 无宫腔的发育不良子宫（单侧 / 双侧）/ 始基子宫
Class 6	未分类的子宫畸形	

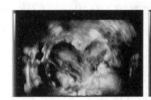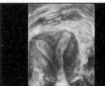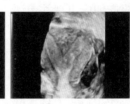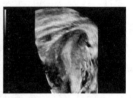

图 5-11-2 先天性子宫异常三维超声图

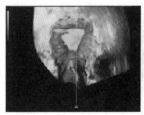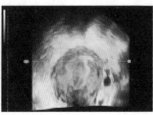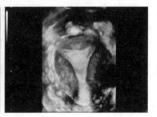

图 5-11-3 后天性子宫异常三维超声图

1. **先天性子宫异常** 有自然流产史的先天性子宫异常发生率明显高于非选择人群。在复发性流产中纵隔子宫是最为常见的先天性子宫异常类型。双子宫、纵隔子宫及单角子宫复发性流产发生率是总人群的至少 2 倍。子宫发育异常可导致子宫血供的缺失或改变，以及宫腔变形及容积缩小而导致流产。纵隔子宫中若胚胎种植在纵隔上，因纵隔表面内膜发育不良而致血供不足、平滑肌含量增加使子宫不协调收缩而流产。

2. **后天性子宫异常** 与复发性流产相关的后天性子宫异常包括子宫腔粘连、子宫肌瘤、子宫内膜息肉及子宫腺肌症。子宫腔粘连多源于宫腔操作、感染等对子宫内膜的损伤。子宫腔粘连导致复发性流产的原因可能与子宫内膜受到损伤、宫腔变形、宫腔容积减少、子宫肌层血流减少、子宫内膜异常等影响胚胎着床、子宫内膜蜕膜化不良、胎盘形成障碍。子宫肌瘤导致复发性流产与肌瘤部位、大小和数目有关，影响最大的是直径大于 4cm 肌壁间肌瘤和黏膜下肌瘤。子宫肌瘤使宫腔形态变形、子宫肌层不规则收缩造成流产，发生率是非肌瘤孕妇的 2~3 倍。子宫内膜息肉也是复发性流产患者行宫腔镜检查时比较常见的问题，息肉导致宫腔异常干扰胚胎着床。在体外受精胚胎移植术（IVF-ET）的过程中发现子宫腺肌症的患者胚胎种植率下降而妊娠丢失率升高，可能的原因有子宫容积增大、高蠕动子宫收缩、巨噬细胞和 NK 细胞增加、炎性介质和氧化应激增加及子宫内膜类固醇激素受体表达改变等。

3. 宫颈功能不全 宫颈功能不全是指由于先天或后天性宫颈内口形态、结构和功能异常引起的非分娩状态下宫颈病理性松弛和扩张，不能维持妊娠至足月。典型的临床表现为妊娠中晚期在没有宫缩的情况下，宫颈过早的缩短甚至扩张，同时伴有妊娠囊膨出，随后发生胎膜破裂，不成熟的胎儿过早娩出。在孕中晚期流产或早产的患者中宫颈功能不全发生率为 8%~15%，是引起胎儿中晚期丢失的重要原因。

（三）内分泌因素

妊娠的建立及维持依赖于内分泌系统的协调作用，内分泌异常是引起复发性流产的病因之一，包括：黄体功能不全、高催乳素血症、胰岛素抵抗及糖尿病、甲状腺功能异常、高雄激素血症等。

1. 黄体功能不足 黄体功能不足（inadequate luteal function）是指排卵后黄体发育不良或过早退化，合成、分泌甾体激素不足以维持分泌期内膜的功能，从而导致不孕或流产。妊娠后，黄体在人绒毛膜促性腺激素（HCG）作用下转变为妊娠黄体，继续分泌孕激素、雌激素等物质维持妊娠。孕激素在维持妊娠中发挥重要作用：与雌激素共同作用于子宫内膜，刺激内膜发生蜕膜样改变，有利于胚胎着床发育；抑制子宫平滑肌兴奋性及增加血流灌注，维持妊娠；促进母胎界面免疫豁免。若妊娠黄体分泌孕激素不足，容易造成流产。在妊娠的 7~9 周，胎盘逐渐取代黄体产生甾体激素，即黄体与胎盘功能转换，在这一过程中若妊娠黄体过早退化而胎盘功能尚未建立，则会产生孕激素水平波动而造成流产。

2. 高催乳素血症 高催乳素血症（hyperprolactinemia）主要通过干扰下丘脑 GnRH 脉冲式分泌，抑制 LH 和 FSH 分泌，致使卵泡发育不良、排卵障碍和黄体功能不足，导致早期流产。此外，高催乳素血症还可通过引起妊娠期母胎界面免疫豁免平衡紊乱，增加流产风险。

3. 胰岛素抵抗及糖尿病 胰岛素抵抗患者体内过高的胰岛素水平一方面可以导致高半胱氨酸血症，进而增加血管内皮的氧化应激反应，并促进血浆纤溶酶原激活物抑制剂（PAI-1）的表达，促进母胎界面血栓形成，导致流产。另一方面，高胰岛素血症可以使母胎界面促炎因子增加，增加流产风险。糖尿病患者除胰岛素抵抗致流产的高风险因素外，其高血糖水平所导致的血管病变加重子宫血运不良，进一步增加流产风险。

4. 甲状腺功能异常 甲状腺功能减退与甲状腺功能亢进均对妊娠有影响。轻度甲状腺功能亢进对妊娠无明显影响，但中、重度甲状腺功能亢进患者循环中过高的甲状腺激素可增加神经、肌肉兴奋性，同时使去甲肾上腺素和血管紧张素分泌增加，引起血管痉挛、宫缩加强，易发生流产。甲状腺功能减退及亚临床甲状腺功能减退均导致流产风险增加，其机制可能与伴有催乳素增高导致黄体功能不足，甲状腺抗体及甲状腺自身免疫性疾病引起的免疫失衡有关。

5. 其他因素 ①卵巢储备功能下降：卵巢储备功能下降患者循环中 FSH 水平升高，残存卵泡 FSH 受体下调，颗粒细胞对 FSH 敏感性下降，引起卵泡发育不良、黄体功能不足。此外，导致卵巢储备功能下降的基础病因，如高龄、免疫因素、不良生活方式等，亦可影响卵母细胞质量，增加流产风险。②多囊卵巢综合征（PCOS）：英国皇家妇产科医师学院（RCOG）指南认为 PCOS 可增加自然流产的发生率，可能与胰岛素抵抗、高胰岛素血症及高雄激素血症有关。高雄激素水平通过影响卵母细胞发育及减数分裂，进而影响胚胎质量和正常黄体功能建立，并且降低子宫内膜容受性，影响胚胎着床或导致早期流产。

（四）免疫因素

1. 自身免疫型复发性流产

（1）组织非特异性自身抗体产生：抗磷脂抗体（antiphospholipid antibody，aPL）、抗核抗体（antinuclear antibody，ANA）、抗 DNA 抗体等。

最常见的自身免疫型复发性流产主要指抗磷脂抗体所致的流产，实际上属于抗磷脂综合征（antiphospholipid syndrome，APS）范畴。APS 是一种非炎症性自身免疫病，临床上以动脉、静脉血栓形成，病态妊娠（妊娠早期流产和中晚期死胎）和血小板减少等症状为表现。aPL 可以介导血管内皮抗凝功能障碍以及补体激活调控机制失调，从而导致易栓倾向，引起胎盘绒毛间隙纤维蛋白的沉积和胎盘血管小血栓形成，胎盘灌注量下降甚至梗死，从而导致流产、妊娠高血压疾病、胎儿生长受限、胎儿宫内窘迫甚至死胎等不良妊娠的发生。

继发于系统性红斑狼疮（systemic lupus erythematosus，SLE）或类风湿性关节炎（rheumatoid arthritis，RA）等自身免疫性疾病的抗磷脂抗体综合征，称为继发型APS，常伴有ANA、抗dsDNA抗体阳性等。

（2）组织特异性自身抗体产生：抗甲状腺抗体、抗精子抗体等。

1）抗甲状腺抗体，自身免疫性甲状腺疾病（autoimmune thyroid disease，AITD）是指机体免疫状态异常，出现甲状腺过氧化物酶抗体（TPO-Ab）、甲状腺球蛋白抗体（TgAb）、促甲状腺素受体抗体（TRAb）等甲状腺自身抗体，是女性最常见的自身免疫性疾病，甲状腺功能正常但甲状腺抗体阳性的孕妇流产风险增加3倍。AITD患者常常伴有其他自身抗体阳性如抗心磷脂抗体（ACA）等，母-胎局部免疫功能改变，加上抗体自身对胎盘有直接损害作用，从而增加流产风险。

2）抗精子抗体、抗卵巢抗体、抗子宫内膜抗体等，研究表明与RA关系不明确，与免疫性不孕、卵巢功能早衰、子宫内膜异位症可能相关。

2. 同种免疫型复发性流产

（1）固有免疫紊乱：包括自然杀伤（NK）细胞数量及活性升高、巨噬细胞功能异常、树突状细胞功能异常、补体系统异常等。

（2）获得性免疫紊乱：包括封闭抗体缺乏、T、B淋巴细胞异常、Th1/Th2细胞因子异常、调节性T细胞（Treg）/Th17细胞失衡，共刺激/抑制途径异常等。

（五）血栓前状态或易栓症

血栓前状态或易栓症（thrombophilia）包括遗传性和获得性两种类型。妊娠期高凝状态使子宫胎盘部位血流状态改变，易形成局部微血栓甚至引起胎盘梗死，使胎盘组织的血液供应下降，胚胎或胎儿缺血缺氧，最终导致胚胎或胎儿的发育不良而流产。

1. 遗传性血栓前状态是由于与凝血和纤溶（纤维蛋白溶解）有关的基因突变所造成，如在高加索人群凝血因子V（G1691GA，Leiden突变）和凝血因子Ⅱ（G20210 GA）基因突变，但在我国汉族人群中罕见。在我国最常见的3种抗凝蛋白缺陷：抗凝血酶（AT）、蛋白S（PS）和蛋白C（PC）缺陷。此外，由于亚甲基四氢叶酸还原酶基因 MTHFR 突变（C677T）使同型半胱氨酸（homocysteine）代谢障碍导致高同型半胱氨酸血症，血管内皮损伤和增加血小板聚集。

2. 获得性血栓前状态主要包括抗磷脂综合征（APS）、获得性高同型半胱氨酸血症以及其他各种引起血液高凝状态的因素。

（六）感染因素

生殖道感染会造成不孕和增加流产风险，常见的生殖道感染病原体有解脲支原体（Ureaplasma urealyticum，UU）、人型支原体（Mycoplasma hominis，MH）、沙原衣原体（Chlamydia trachomatis，CT）、单核细胞性李斯特菌（Listeria monocytogenes）、革兰氏阴性菌和厌氧菌。严重的生殖道感染可引起早期流产、中晚期胎膜早破及早产。细菌性阴道病是晚期流产及早产的高危因素，但与早期流产的关系仍不明确。全身性感染如弓形虫（Toxoplasma gondii，TOX）、风疹病毒（rubella virus，RV）、巨细胞病毒（cytomegalovirus，CMV）感染可能会造成不同程度的胎儿畸形，严重者引起流产或胎死宫内。任何能够造成菌血症或毒血症的严重感染均可以导致流产，但没有令人信服的数据表明无论是生殖道感染或全身性感染会导致RA。因此，在复发性流产的评估中，没有明确的证据支持对这些生物体进行常规测试。

（七）男方因素

近年来，逐渐关注男方因素对于女方复发性流产的影响，对男方精子质量、职业暴露、生活方式及遗传等多方面的研究表明，精子的DNA损伤被认为是目前相关性最大的因素。荟萃分析的研究结果显示，精子DNA损伤明显升高的男性与精子DNA损伤低的男性相比较，其配偶妊娠后自然流产率明显增加。吸烟、肥胖、过度运动等不健康的生活方式导致的氧化应激可引起精子DNA损伤。

（八）其他因素

妊娠期孕妇过度紧张或者心理压力明显增加与复发性流产有着一定的关联，但是目前的研究并不能证实精神心理因素可以直接导致患者复发性流产。有研究表明复发性流产的患者,血清中硒、铅、镉等重金属的水平升高,而锌、铜、维生素E等营养素的水平下降。有小样本的研究显示,复发性流产患者中有机氯杀虫剂的浓度较正常妊娠妇女高。母亲肥胖(BMI>30kg/m^2)是引起复发性流产的危险因素,系统性的综述分析显示,与正常BMI的孕妇相比,肥胖的孕妇有更高的自然流产发生率,可能与肥胖患者存在胰岛素抵抗有关。过度吸烟及过量咖啡因的摄入是自然流产的高风险因素,但对复发性流产的影响的研究证据目前尚不充分。

(九)原因不明的复发性流产

尽管目前对于复发性流产病因的研究有了明

显的进展,但是近一半的复发性流产患者经过上述病因的筛查仍无法明确病因。

二、复发性流产的诊断

(一)遗传因素的诊断

1. RA夫妇双方外周血 染色体核型分析可明确染色体数目和结构异常,但由于常规显带技术分辨率的局限,对<10MB的片段异常无法诊断,可采用高分辨核型分析技术或荧光原位杂交(FISH)技术检测亚显微结构的异常。

病例:顾某某,女,28岁,自然流产2次,夫妇双方染色体核型分析未发现异常(图5-11-4)。

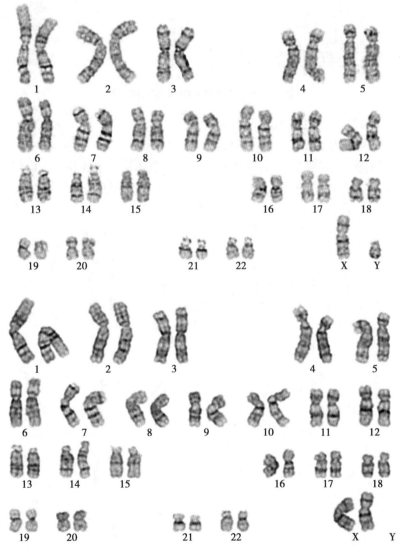

图 5-11-4 夫妇双方外周血核型分析(400条带)

第3次怀孕后,孕2个月胚胎停育,流产绒毛染色体核型分析未见异常,微阵列比较基因组杂交(array-CGH)示:4q部分三体,6p部分单体(图5-11-5,见文末彩插)。

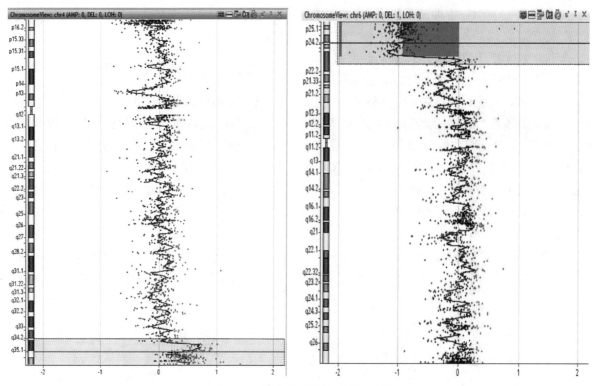

图 5-11-5 流产绒毛组织 aCGH 分析

流产组织存在涉及 2 条染色体末端的重复和缺失,提示夫妇双方可能存在平衡易位。对夫妇双方做进一步的检测,女方高分辨染色体核型分析(550 条带 +)结果显示 46,XX,t(4;6)(q34.3;p22.3)(图 5-11-6)。

FISH 结果显示 46,XX,ish t(4;6)(q34.3;p22.3)(6pter+,cep4+;6pter-,4qter+),证实其 4 号染色体长臂末端和 6 号染色体短臂末端存在小片段的相互易位(图 5-11-7,见文末彩插)。

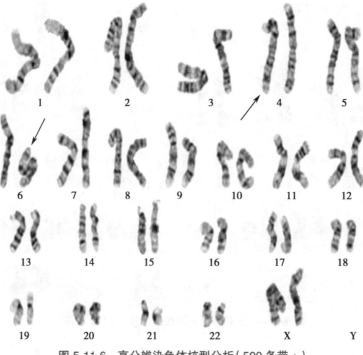

图 5-11-6 高分辨染色体核型分析(500 条带 +)

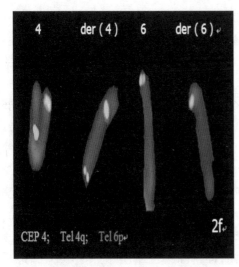

图 5-11-7　FISH: 46, XX, ish t (4 ; 6) (q34.3; p22.3)
（ 6pter+, cep4+; 6pter−, 4qter+ ）

2. 流产组织染色体分析的方法有核型分析、FISH、array-CGH 和新一代测序（NGS）等。核型分析的局限性是组织需要无菌培养后进行，存在母体组织污染的可能。ESHRE 2017 指南推荐用 array-CGH 技术，以鉴别是否存在母体组织污染。

（二）子宫解剖异常的诊断

评估子宫解剖异常与复发性流产的关系，明确诊断是基本前提，目前用于诊断子宫解剖异常的方法很多，各有其特点和局限性。

1. **子宫输卵管造影术**　子宫输卵管造影术（hysterosalpingography, HSG）自 1910 年开始使用至今已经成为评估输卵管通畅度和子宫腔的经典方法，但是 HSG 不能评估子宫外形、轻度的子宫解剖异常，如果存在双宫颈容易漏诊，因此不能鉴别先天性子宫解剖异常的类型。

2. **超声子宫造影术**　超声子宫造影术（sonohysterography, SHG）是一种安全的方法，它比单纯的 HSG 或超声检查提供更多关于子宫解剖异常的信息。SHG 在诊断和分类先天性子宫解剖异常方面更加准确，对后天性子宫解剖异常的诊断也有帮助。其敏感性和特异性都较高。

3. **二维超声**　经阴道二维（2D）超声评价子宫解剖异常有一定的价值，费用低廉，但是其敏感性低，特异性高的特点要求操作医师应具有丰富的经验。在诊断子宫解剖异常方面并非最优选择，可作为筛查手段。

4. **三维超声**　经阴道三维（3D）超声可以显示子宫内外轮廓，具有较高的灵敏度和特异性，并且是无创的。其成像更充分地描述了子宫解剖异常的诊断和分类，准确度高，可以成为评估有复发性流产病史妇女子宫腔的首选。

5. **磁共振**　磁共振（magnetic resonance imaging, MRI）被认为是一种诊断先天性子宫解剖异常的最佳检查方式，可以同时评估子宫腔和宫底，并且可以将检查扩展到腹部，有助于检测经常与先天性子宫解剖异常相关的肾畸形。

6. **宫颈功能不全的诊断**　病史是诊断宫颈功能不全的关键。典型病史是多次中晚期流产或早产史，多表现为无痛性宫颈管变短甚至消失、宫口开大、羊膜囊膨出、早期破膜，所娩出的胎儿有生机、无畸形。非孕期诊断试验包括 8 号扩宫条试验、黄体期 HSG 试验、宫颈球囊牵引试验、超声测量非孕期宫颈内口水平的宫颈管宽度 >6mm 等方法，这些试验受主观因素影响大，没有经过严格的科学研究验证其诊断的有效性。因此，都不能作为诊断宫颈功能不全的标准。基于孕中期宫颈长度和宫颈管缩短等超声标志进行诊断是近年来尝试使用的方法，宫颈缩短常见于孕 18~22 周，宫颈长度的临界值为 25mm。但宫颈管缩短或宫颈内口扩张不都是宫颈功能不全，需要根据病史和动态观察以明确诊断。

（三）内分泌因素的诊断

通过生殖激素水平测定（包括基础 FSH、LH、雌激素、催乳素、雄激素等）及甲状腺功能测定，不难诊断高催乳素血症、高雄激素血症及甲状腺功能异常。

糖代谢水平检测包括空腹血糖、空腹胰岛素及糖耐量试验 / 胰岛素释放试验。部分复发性流产患者可表现为空腹血糖、胰岛素正常，在葡萄糖刺激下胰岛素释放呈现过度反应。

目前对于黄体功能不足的诊断尚无统一、准确的标准。应根据病史、临床表现及实验室检查结合进行。临床比较常用的判定方法有：基础体温（BBT）测定、子宫内膜活检以及黄体中期孕酮水平的测定。BBT 高温相 <10 天、子宫内膜活检分泌反应程度比预期滞后 2 天或以上提示可能存在黄体功能不足。因孕激素分泌受 LH 调控呈脉冲式分泌，黄体期孕酮水平波动范围大，一次测定难以反映黄体分泌孕酮的功能。可在黄体中期 3 次测定孕酮水平，其平均值 <15ng/ml 或总和

<30ng/ml 诊断为黄体功能不足,但因其临床应用不便较少使用。

(四)免疫因素的诊断

1. 典型的 APS

(1)至少有以下一项临床症状(3次或3次以上小于妊娠10周的流产;1次或1次以上大于妊娠10周的流产;1次或1次以上妊娠34周前的胎盘功能不全性疾病)和一项 aPL 阳性实验室指标。

(2)目前常用的3种 aPL 检测指标为:抗心磷脂抗体(anticardiolipin antibody, ACA);抗 β2-糖蛋白1抗体(β2-glycoprotein 1, β2-GP1);狼疮抗凝物(lupus anticoagulant, LA)。阳性诊断标准是指出现2次以上 aPL 阳性,其间隔时间12周或以上;ACA 或抗 β2-GP1 抗体中高滴度阳性(>第99百分位数)。

2. 非典型的 APS

(1)aPL 阳性,但临床表现不典型(如2次小于妊娠10周的不明原因流产;3次或3次以上非连续不明原因的流产)。

(2)有典型 APS 临床表现,但 aPL 间歇性阳性。

(3)aPL 实验室指标不满足中高滴度阳性(>第99百分位数),仅是低滴度阳性(第95~99百分位数)。

3. 实验室检查

(1)LA 是一种 IgG/IgM 型免疫球蛋白,作用于凝血酶原复合物(Xa、Va、Ca^{2+} 及磷脂)以及 Tenase 复合体(因子IXa、VIIIa、Ca^{2+} 及磷脂),在体外能延长磷脂依赖的凝血试验时间。因此检测 LA 是一种功能试验,有凝血酶原时间(PT)、活化部分凝血酶原时间(APTT)、白陶土凝集时间(KCT)和蛇毒试验(dRVVT)。其中以 KCT 和 dRVVT 较敏感。

(2)ACA:用酶联免疫吸附测定(ELISA)法检测,持续中高滴度的 IgG/IgM 型 ACA 与血栓密切相关,IgG 型 ACA 与中晚期流产相关。

(3)抗 β2-GP1 抗体:用 ELISA 法检测,与血栓的相关性比抗心磷脂抗体强,假阳性低。

(4)SLE 相关抗体:抗核抗体(ANA)、抗双链 DNA 抗体(dsDNA)、抗组蛋白抗体、抗 ENA 抗体(包括抗 RNP 抗体、抗 SM 抗体、抗 SSA 抗体、抗 SSB 抗体、抗 Scl-70 抗体)等。单纯 ANA 阳性与 RA 关系报道不大一致,只有当 ANA(特别是 ENA)上升到 SLE 病情活跃水平才与妊娠结局有关。

4. 甲状腺抗体　可用 ELISA 法检测,同时应检测甲状腺功能。当血清 TSH> 妊娠期参考值的上限(97.5th),血清游离甲状腺素(FT4)< 妊娠期参考值下限(2.5th)或者血清 TSH>10mIU/L,无论 FT4 是否降低,均应按照临床甲状腺功能减退处理。

5. 同种免疫型 RA　该型流产的诊断是排除性诊断,即排除染色体、解剖、内分泌、感染、易栓症以及自身免疫等方面的病因,未能发现其他导致流产的原因,称为同种免疫型,既往原因不明复发性流产中约一半可归因于此。实验室特殊检查:封闭抗体常用检测方法是微量抗丈夫淋巴细胞毒试验和单向混合淋巴细胞培养及其抑制试验。

(五)血栓前状态或易栓症的筛查

1. 凝血相关检查　凝血酶时间(TT)、活化部分凝血酶原时间(APTT)、凝血酶原时间(PT)、纤维蛋白原(Fg),但这种常规筛查对出血性疾病较为敏感,对血栓性疾病不敏感。

2. D-二聚体和纤维蛋白原降解产物检测　D-二聚体(D-dimer, D-D)和纤维蛋白原降解产物(FDP)同时升高提示血栓形成并继发纤溶。

3. 血小板计数及血小板聚集试验。

4. 同型半胱氨酸(Hcy)检测。

5. 相关自身免疫性抗体检测　抗心磷脂抗体(ACA)、抗 β2-糖蛋白1(β2-GP1)抗体及狼疮抗凝物(LA)。

6. 抗凝蛋白 AT、PS、PC 活性检测。

7. 凝血因子 V 和凝血因子 II 基因突变检测在我国人群中罕见。

三、复发性流产的治疗

复发性流产病因复杂,根据病史和临床检查结果,针对不同的病因给予相应治疗。

(一)遗传因素

1. 夫妇染色体异常　包括常染色体相互易位、非同源染色体罗氏易位携带者及倒位携带者。染色体异常的夫妇应于孕前进行遗传咨询以确定是否可以妊娠、再次怀孕流产的风险以及可以阻断异常胎儿的措施。植入前遗传学诊断(PGD)可有效诊断出胚胎是否为正常核型或携带者,以避免反复流产。此外也可通过产前诊断后终止妊娠。同源染色体罗氏易位因不能产生正常的配子而无法生育正常健康的后代,因此建议严格避孕以避免反复流产。

2. 胚胎染色体异常　复发性流产胚胎非整倍体率高达60%,可通过PGD降低复发性流产患者的流产率。

(二)子宫解剖异常的治疗

纵隔子宫可接受宫腔镜手术矫正,对于单角或双子宫,没有手术矫正的选择。Cochrane没有关于复发性流产患者宫腔镜子宫成形术与期待治疗评价的随机对照研究,2014年一项荟萃分析(并非专门针对复发性流产)报告,与未接受治疗的妇女相比,接受宫腔镜子宫纵隔切开术的妇女自然流产风险显著降低。对于没有其他任何已知原因的复发性流产妇女,大于1cm的子宫内膜息肉可考虑宫腔镜手术切除。对于宫腔粘连患者行宫腔镜粘连分离术,术后可周期性使用雌激素及人工周期治疗,促进内膜生长,或放置宫内节育器,预防再次粘连。子宫黏膜下肌瘤患者行宫腔镜肌瘤切除术,影响妊娠的肌壁间肌瘤可考虑行剔除术。局限性子宫腺肌症可以考虑手术治疗以改善妊娠结局,但是对于弥漫性子宫腺肌症需慎行手术治疗,因术后妊娠子宫破裂的发生风险增加。子宫腺肌症患者在IVF-ET助孕过程中胚胎移植前使用长效GnRH激动剂(GnRH-a)预处理可以改善助孕结局。宫颈功能不全应在妊娠12~14周行预防性宫颈环扎术,目前的研究证实,宫颈环扎对于短宫颈包括宫颈功能不全患者均有益处。

(三)内分泌因素的治疗

1. 对于合并有甲状腺功能异常、糖尿病的RA患者,应在再次妊娠前积极治疗,待甲状腺功能、血糖水平纠正后再考虑妊娠。妊娠后定期监测,争取孕期内甲状腺功能、血糖水平控制平稳,以减少流产及妊娠期并发症的发生。

2. 对于肥胖、胰岛素抵抗、PCOS的RA患者,首先建议生活方式干预,包括饮食、运动和行为干预等以改善代谢问题。胰岛素抵抗的患者可以使用胰岛素增敏剂治疗,研究表明孕期使用二甲双胍能够显著降低PCOS患者的妊娠丢失风险,且孕期用药安全。

3. 对于高催乳素血症患者妊娠前开始溴隐亭治疗,小剂量开始,当催乳素(PRL)水平降至正常后可以维持使用最低有效剂量。

4. 考虑存在黄体功能不足的RA患者,治疗首先纠正引起黄体功能不足的潜在病因(如下丘脑功能异常、甲状腺功能异常、高催乳素血症等),如未发现潜在病因,则只能进行经验性治疗。包括:①诱导排卵:通过促排卵药促进卵泡发育、成熟,从而改善排卵后的黄体功能。②孕激素补充:排卵后开始应用,孕激素的给药途径可分为口服、阴道用药、肌内注射等,可酌情合并用药。孕激素补充至孕12~16周或前次流产的孕周后1~2周,若无先兆流产表现,超声检查正常,可予以停药。③人绒毛膜促性腺激素(HCG):黄体早期开始使用,HCG可以与黄体细胞上的LH受体结合,刺激黄体产生雌、孕激素。同时,HCG可刺激子宫内膜产生血管内皮生长因子(VEGF)、胰岛素样生长因子结合蛋白(IGFBP-1)等生长因子,有利于胚胎着床和胎盘新生血管生成。对于卵巢过度刺激综合征(OHSS)高风险的患者,禁止使用HCG以防发生OHSS。④对于雌激素用于黄体支持,目前尚有争议。

(四)免疫因素及易栓症的治疗

1. 自身免疫型RA及易栓症的治疗

(1)对于典型APS的RA患者应给予抗凝治疗,不建议给予激素或免疫抑制剂治疗。肝素是未分层的混合物,相对分子质量在3 000~57 000,低分子肝素(LMWH)是指用化学和酶学方法将肝素裂解并提纯的一组相对分子质量在4 000~6 000的葡胺糖。LMWH与肝素相比有以下特点:①半衰期长,肝素为1小时(0.4~2.5小时),而LMWH是它的2倍;②抗血栓的作用强,而抗凝作用弱;③对血小板作用小;④不易引起骨质疏松。在确诊妊娠后可给予LMWH 5 000U皮下注射,2次/d,直至分娩前停药;对于有血栓病史的RA患者,应在妊娠前就开始抗凝治疗,并持续至产后6~12周,在产后2~3周内可以把肝素改用为华法林。

对非典型APS的RA患者进行抗凝治疗,

应按个体化处理。孕期低剂量的阿司匹林（50~75mg/d）是安全的，抑制血小板的黏附、聚集和释放功能，防止和抑制血栓形成，无明确证据显示增加母亲或胎儿的出血风险。

华法林的抗凝机制是抑制维生素 K 依赖的凝血因子合成，本药有致畸作用，妊娠期禁忌，产后可用。

羟氯喹可以减少 aPL 的生成，有抗血小板聚集作用，近期有研究提示它可以保护患者不发生血栓。不良反应有头晕、肝功能损害、心脏传导系统抑制、眼底药物沉着等，但不良反应比氯喹轻，发生率低。用法为 0.2~0.4g/d。

（2）遗传性凝血因子 V 和 MTHFR 突变的 RA 患者采用肝素与阿司匹林的联合治疗是安全且有效的。

（3）高同型半胱氨酸血症可以通过补充叶酸、维生素 B_6、维生素 B_{12} 减轻或纠正。

2. 自身免疫抗体的治疗

（1）对于合并 SLE 等自身免疫性疾病的患者需要在与风湿免疫科医师的共同指导下进行，给予免疫抑制剂和 / 或肾上腺皮质激素治疗。

（2）对甲状腺自身抗体阳性的 RA 患者，可采用小剂量免疫抑制剂治疗，口服泼尼松 5~10mg/d；同时随访 TSH，若 TSH 大于妊娠早期上限，可考虑使用小剂量左甲状腺素治疗。静脉注射免疫球蛋白和含硒制剂可降低甲状腺自身抗体滴度和流产率，目前尚无足够的循证医学证据，不应作为一线用药。

3. 同种免疫型 RA 和不明原因 RA 的治疗

（1）荟萃分析表明，与安慰剂或无治疗对照相比，补充孕激素的孕妇出现流产的数量可能会有所减少（相对危险度（RR）为 0.69），对有 3 次或 3 次以上流产经历的女性效果更为显著。可能的机制是孕酮诱导的封闭因子（PIBF）的产生，抑制母体淋巴细胞对胚胎的排斥，有利于 Th2 型免疫偏倚，还能抑制子宫平滑肌收缩，促进子宫血流灌注。

（2）研究发现对于不明原因 RA 患者，无论是 LMWH 或阿司匹林还是两者结合均无益处。

（3）丈夫淋巴细胞主动免疫治疗及静脉注射免疫球蛋白治疗，对不明原因 RA 的活产率没有改善，且风险高、价格贵。

（4）免疫抑制剂环孢素可纠正 Th1/Th2 型免疫偏移，促进 Treg 优势，正向调节绒毛滋养细胞的侵袭和增殖能力，但尚缺乏大规模临床随机对照数据支持。

（5）糖皮质激素免疫抑制可以调节 Th1/Th2 比率，转向 Th2 优势，也有获得成功的经验，但缺乏大样本高质量的循证依据。

（6）采用抗肿瘤坏死因子 α（TNF-α）或脂肪乳可抑制 NK 细胞活性，尚处于小规模临床试验阶段，有待深入研究。

（7）研究认为维生素 D_3 有免疫调节功能，缺乏维生素 D_3 的 RA 患者补充后可下调炎性细胞因子和 Th17 细胞。

复发性流产病因复杂多样，临床医生应详细询问病史，结合必要的实验室检查进行病因筛查，针对病因给予个体化治疗，对于不明原因的 RA 患者，可慎重开展试验性治疗。RA 患者再次妊娠后应加强监护和管理。

（李　红）

参 考 文 献

［1］Kurscheidt FA, Mesquita CSS, Damke GMZF, et al. Persistence and clinical relevance of Zika virus in the male genital tract［J］.Nat Rev Urol, 2019, 16（4）: 211-230.

［2］Lizneva D, Suturina L, Walker W, et al. Criteria, prevalence, and phenotypes of polycystic ovary syndrome［J］. Fertil Steril, 2016, 106（1）: 6-15.

［3］Marci R, Mallozzi M, Di Benedetto L, et al. Radiations and female fertility［J］. Reprod Biol Endocrinol, 2018, 16（1）: 112.

［4］Yuan L, Jingying H, Xiujuan C, et al. Predictive value of a modified classification of fallopian tube status on prognosis of tubal factor infertility after laparoscopic surgery［J］. Medicine（Baltimore）, 2019, 98（13）: e14952.

［5］Vander Borght M, Wyns C. Fertility and infertility:

Definition and epidemiology[J]. Clin Biochem, 2018, 62: 2-10.

[6] Hu Z, Xia Y, Guo X, et al. A genome-wide association study in Chinese men identifies three risk loci for non-obstructive azoospermia[J]. Nat Genet, 2011, 44(2): 183-186.

[7] Hu Z, Li Z, Yu J, et al. Association analysis identifies new risk loci for non-obstructive azoospermia in Chinese men[J]. Nat Commun, 2014, 5: 3857.

[8] Shi Y, Sun Y, Hao C, et al. Transfer of Fresh versus Frozen Embryos in Ovulatory Women[J]. N Engl J Med, 2018, 378(2): 126-136.

[9] Wei D, Liu JY, Sun Y, et al. Frozen versus fresh single blastocyst transfer in ovulatory women: a multicentre, randomised controlled trial[J]. Lancet, 2019, 393 (10178): 1310-1318.

[10] 杨冬梓. 生殖内分泌疾病检查项目选择及应用 [M].2 版, 北京: 人民卫生出版社, 2016: 44-58.

[11] Luo H, Zheng R, Zhao Y, et al. A dominant negative FGFR1 mutation identified in a Kallmann syndrome patient[J]. Gene, 2017, 621: 1-4.

[12] Speiser PW, Azziz R, Baskin LS, et al. Congenital Adrenal Hyperplasia Due to Steroid 21-Hydroxylase Deficiency: An Endocrine Society Clinical Practice Guideline[J]. J Clin Endocrinol Metab, 2018, 103 (11): 4043-4088.

[13] 宋文惠, 杨孜. 先天性肾上腺皮质增生症对生殖生育及妊娠的影响[J]. 现代妇产科进展, 2015, 24 (4): 311-314.

[14] 黄禾, 田秦杰. 性发育异常女性表型患者的生殖潜力及相关诊治[J]. 生殖医学杂志, 2016, 25(12): 1116-1121.

[15] Carmina E, Dewailly D, Escobar-Morreale HF, et al. Non-classic congenital adrenal hyperplasia due to 21-hydroxylase deficiency revisited: an update with a special focus on adolescent and adult women[J]. Hum Reprod Update, 2017, 23(5): 580-599.

[16] Speiser PW, Arlt W, Auchus RJ, et al. Congenital Adrenal Hyperplasia Due to Steroid 21-Hydroxylase Deficiency: An Endocrine Society Clinical Practice Guideline[J]. J Clin Endocrinol Metab, 2018, 103(11): 4043-4088.

[17] Gomes LG, Bachega TASS, Mendonca BB. Classic congenital adrenal hyperplasia and its impact on reproduction[J]. Fertil Steril, 2019, 111(1): 7-12.

[18] Mishra VV, Nawal R, Aggarwal RS, et al. Salpingoscopy: An Adjuvant to Laparoscopy in Evaluation of Infertile Women[J]. Journal of Obstetrics &Gynaecology of India, 2017, 67(1): 1-5.

[19] Daniilidis A, Balaouras D, Chitzios D, et al. Hydrosalpinx: Tubal surgery or in vitro fertilisation? An everlasting dilemma nowadays: a narrative review[J]. J Obstet Gynaecol, 2017, 37(5): 550-556.

[20] De Silva PM, Chu JJ, Gallos ID, et al. Fallopian tube catheterization in the treatment of proximal tubal obstruction: a systematic review and meta-analysis[J]. Hum Reprod, 2017, 32(4): 836-852.

[21] Selçuk S, Küçükbaş M, Yenidede L, et al. The outcomes of controlled ovarian hyperstimulation/intrauterine insemination in patients with unilateral tubal occlusion on hysterosalpingograph[J]. Turkish journal of obstetrics and gynecology, 2016, 13(1): 7.

[22] Yetkin YG, Orta KA, Köroğlu N, et al. The Relations Between HSG Proven Tubal Occlusion, Stimulated Intrauterine Insemination and Pregnancy Rate[J]. Balkan Medical Journal, 2017, 34(1): 60.

[23] AS Farhan.Laparoscopic Versus Hysteroscopic Tubal Disconnection in Unilateral Hydrosalpinx and it's Value on Occurrence of Spontaneous Pregnancy[J]. International Invention Journal of Medicine and Medical Sciences, 2016, 3(8): 153-158.

[24] Jacoba AH, van Seeters, Su Jen, et al.Tubal anastomosis after previous sterilization: a systematic review[J]. Human reproduction update, 2017, 23(3): 358-370.

[25] Berger GS, Thorp JM, Weaver MA. Effectiveness of bilateral tubotubal anastomosis in a large outpatient population[J]. Hum Reprod, 2016, 31(5): 1120-1125.

[26] Xu B, Zhang Q, Zhao J, et al. Pregnancy outcome of in vitro fertilization after Essure and laparoscopic management of hydrosalpinx: a systematic review and meta-analysis[J]. Fertility & Sterility, 2017, 108(1): 84.

[27] Wang J, Huang D, Lin X, et al. Incidence of Interstitial Pregnancy After In Vitro Fertilization/Embryo Transfer and the Outcome of a Consecutive Series of 38 Cases Managed by Laparoscopic Cornuostomy or Cornual Repair[J]. J Minim Invasive Gynecol, 2016, 23(5): 739-747.

[28] Daniilidis A, Balaouras D, Chitzios D, et al. Hydrosalpinx: Tubal surgery or in vitro fertilisation? An everlasting dilemma nowadays: a narrative review[J]. J Obstet Gynaecol, 2017, 37(5): 550-556.

[29] Azziz R, Adashi EY. Stein and Leventhal: 80 years on [J]. Am J Obstet Gynecol, 2016, 214(2): 247.e241-247.e211.

[30] 陈子江. 孕激素类药物的规范化临床应用[M]. 济南: 山东大学出版社, 2018.

[31] 中华医学会妇产科学分会内分泌学组及指南专家

组.多囊卵巢综合征中国诊疗指南[J].中华妇产科杂志,2018,53(1):2-6.

[32] Chen ZJ, Shi Y, Sun Y, et al. Fresh versus frozen embryos for infertility in the polycystic ovary syndrome[J]. N Engl J Med, 2016, 375: 523-533.

[33] 陈子江,田秦杰,乔杰,等.早发性卵巢功能不全的临床诊疗中国专家共识[J].中华妇产科杂志,2017,52:577-581.

[34] 刘嘉茵.未破裂卵泡黄素化综合征[J].中国实用妇科与产科杂志,2006,22(5):334-336.

[35] He WB, Du J, Yang XW, et al. Novel inactivating mutations in the FSH receptor cause premature ovarian insufficiency with resistant ovary syndrome[J]. Reprod Biomed Online, 2019, 38(3): 397-406.

[36] Galvão A, Segers I, Smitz J, et al. In vitro maturation (IVM) of oocytes in patients with resistant ovary syndrome and in patients with repeated deficient oocyte maturation[J]. J Assist Reprod Genet, 2018, 35(12): 2161-2171.

[37] 陈子江.生殖内分泌学[M].北京:人民卫生出版社,2016.

[38] Li Y, Pan P, Yuan P, et al. Successful live birth in a woman with resistant ovary syndrome following in vitro maturation of oocytes[J]. J Ovarian Res, 2016, 9(1): 54.

[39] 陈子江,田秦杰,黄荷凤,等.月经异常[M].北京:人民卫生出版社,2019.

[40] Hussain HMJ, Murtaza G, Jiang XH, et al. Whole Exome Sequencing Revealed a Novel Nonsense Variant in the GNRHR Gene Causing Normosmic Hypogonadotropic Hypogonadism in a Pakistani Family[J]. Horm Res Paediatr, 2019, 91: 9-16.

[41] Stamou MI, Georgopoulos NA. Kallmann syndrome: phenotype and genotype of hypogonadotropic hypogonadism[J]. Metab Clin Exp, 2018, 86: 124-134.

[42] Bry-Gauillard Hélène, Larrat-Ledoux Florence, Levaillant Jean-Marc, et al. Anti-Müllerian Hormone and Ovarian Morphology in Women With Isolated Hypogonadotropic Hypogonadism/Kallmann Syndrome: Effects of Recombinant Human FSH[J].J Clin Endocrinol Metab, 2017, 102: 1102-1111.

[43] Georgopoulos Neoklis A, Armeni Anastasia K, Stamou Maria, et al. Gonadotropin-releasing hormone(GnRH) deficiency under treatment: psychological and sexual functioning impacts[J]. Hormones(Athens), 2018, 17: 383-390.

[44] 田秦杰,葛秦生.实用女性生殖内分泌学[M].2版.北京:人民卫生出版社,2018.

[45] 黄荷凤.实用人类辅助生育技术[M].北京:人民卫生出版社,2018.

[46] 梁晓燕.辅助生育临床技术实践与提高[M].北京:人民卫生出版社,2018.

[47] 宋学茹,赵晓徽,白晓红,等.缩宫素受体拮抗剂阿托西班在解冻胚胎移植中的应用[J].中华妇产科杂志,2013,48(9):667-670.

[48] Moreno I, Codoñer FM, Vilella F, et al. Evidence that the endometrial microbiota has an effect on implantation success or failure[J]. Am J Obstet Gynecol, 2016, 215(6): 684-703.

[49] Díaz-Gimeno P, Horcajadas JA, Martínez-Conejero JA, et al. A genomic diagnostic tool for human endometrial receptivity based on the transcriptomic signature[J]. Fertil Steril, 2011, 95(1): 50-60.

[50] Munro MD. Uterine polyps, adenomyosis, leiomyomas, and endometrial receptivity[J].Fertility and Sterility, 2019, 111(4): 629-640.

[51] Tan J, Li P, Wang Q, et al. Autologous menstrual blood-derived stromal cells transplantation for severe Asherman's syndrome[J]. Human Reproduction, 2016, 31(12): 2723.

[52] Orlowski HLP, Mellnick VM, Dahiya N, et al. The imaging findings of typical and atypical genital and gynecologic infections[J]. Abdominal Radiology, 2016, 41(12): 2294-2309.

[53] Dasrilsyah RA, Shan LP, Kwang NB, et al. Spontaneous conception following GnRHa and progestogen therapy in adenomyosis[J]. Hormone Molecular Biology & Clinical Investigation, 2016, 27(2): 77-79.

[54] Dueholm M, Aagaard J. Adenomyosis and IVF/ICSI treatment: clinical considerations and recommendations[J]. Expert Review of Endocrinology & Metabolism, 2018, 13(4): 177-179.

[55] Bazot M, Darai E. Role of transvaginal sonography and magnetic resonance imaging in the diagnosis of uterine adenomyosis[J]. Fertil Steril, 2018, 109(3): 389-397.

[56] Osada H. Uterine adenomyosis and adenomyoma: the surgical approach[J].Fertil Steril, 2018, 109(3): 406-417.

[57] Vlahos NF, Theodoridis TD, Partsinevelos GA. Myomas and Adenomyosis: Impact on Reproductive Outcome[J]. BioMed Research International, 2017, 2017: 1-14.

[58] Di SSA, Calagna G, Scognamiglio M, et al. Prevention of intrauterine post-surgical adhesions in hysteroscopy. A systematic review[J]. Eur J Obstet Gynecol Reprod Biol, 2016, 203: 182-192.

[59] Mouhayar Y, Yin O, Mumford SL, et al. Hysteroscopic polypectomy prior to infertility treatment: A cost

analysis and systematic review [J]. European Journal of Obstetrics & Gynecology and Reproductive Biology, 2017, 213: 107-115.

[60] Guo SW. Genesis, genes and epigenetics of endometriosis-associated infertility [J]. Nat Rev Endocrinol, 2019, 15 (5): 259-260.

[61] Kim TH, Yoo JY, Choi KC, et al. Loss of HDAC3 results in nonreceptive endometrium and female infertility [J]. Sci Transl Med, 2019, 11 (474): eaaf7533.

[62] Kitaya K, Takeuchi T, Mizuta S, et al. Endometritis: new time, new concepts [J]. Fertil Steril, 2018, 110 (3): 344-350.

[63] Dunselman GAJ, Vermeulen N, Becker C, et al. ESHRE guideline: management of women with endometriosis [J]. Human Reproduction, 2014, 29 (3): 400-412.

[64] Jerome FS, Robert LB, Antonio RG, et al. Yen & Jaffe's Reproductive Endocrinology: physiology, pathophysiology, and clinical management [M].8th ed. Amsterdam: Elsevier, 2018.

[65] Johnson NP, Hummelshoj L, Adamson GD, et al. World Endometriosis Society consensus on the classification of endometriosis [J]. Human Reproduction, 2017, 32 (2): 315-324.

[66] Hoffma BL, Schorge JO, Schaffer JI, et al. Williams Gynecology [M]. 2nd ed. New York: McGraw-Hill, 2012.

[67] 华克勤, 丰有吉. 实用妇产科学 [M].4 版. 北京: 人民卫生出版社, 2018.

[68] Giudice LC, Kao LC. Endometriosis [J]. Lancet, 2004, 364 (9447): 1789-1799.

[69] Zhang T, De Carolis C, Man GCW, et al. The link between immunity, autoimmunity and endometriosis: a literature update [J]. Autoimmunity Reviews, 2018, 17 (10): 945-955.

[70] Yang C, Geng Y, Li Y, et al. Impact of ovarian endometrioma on ovarian responsiveness and IVF: a systematic review and meta-analysis [J]. Reproductive Biomedicine Online, 2015, 31 (1): 9-19.

[71] Sallam HN, Garcia-Velasco JA, Dias S, et al. Long-term pituitary down-regulation before in vitro fertilization (IVF) for women with endometriosis [J]. Cochrane database of systematic reviews, 2006, 1 (1): CD004635.

[72] Ebrahimi M, Asbagh FA. The role of autoimmunity in premature ovarian failure [J]. Iran J Reprod Med, 2015.13 (8): 461-472.

[73] Sarkar S. Carbohydrate antigens of human sperm and autoimmune induction of infertility [J]. J Reprod Med, 1974, 13: 93-99.

[74] Silva CA, Yamakami LYS, Aikawa NE, et al. Autoimmune primary ovarian insufficiency [J]. Autoimmunity Reviews, 2014, 13: 427-430.

[75] Takamizawa S, Shibahara H, Shibayama T, et al. Detection of antizona pellucida antibodies in the sera from premature ovarian failure patients by a highly specific test [J]. Fertil Steril, 2007, 88: 925-932.

[76] Van Kasteren YM, Braat DDM, Hemrika DJ, et al. Corticostroids do not influence ovarian responsiveness to gonadotropins in patients with premature ovarian failure: a randomized, placebocontrolled trial [J]. Fertil Steril, 1999, 71: 90-95.

[77] Warren BD, Kinsey WK, McGinnis LK, et al. Ovarian autoimmune disease: clinical concepts and animal models [J]. Cellular & Molecular Immunology, 2014, 11: 510-521.

[78] Schüring AN, Fehm T, Behringer K, et al. Practical recommendation outcomes with progestin therapy in women by the FertiPROTEKT network.Part I: Indications for fertility preservation [J].Arch Gynecol Obstet, 2018, 297 (1): 241-255.

[79] Practice Committee of the American Society for Reproductive Medicine. Removal of myomas in asymptomatic patients to improve fertility and/or reduce miscarriage rate: a guideline [J]. Fertil Steril, 2017, 108 (3): 416-425.

[80] Vlahos NF, Theodoridis TD, Myomas and Adenomyosis: Impact on Reproductive Outcome [J]. Biomed Res Int, 2017, 2017: 592647.

[81] 马彩虹, 乔杰. 子宫肌瘤与不孕症相关性评估 [J]. 中国实用妇科与产科杂志, 2012, 28 (12): 898-901.

[82] Donnez J, Dolmans MM. Uterine fibroid management: from the present to the future [J]. Human Reproduction Update, 2016, 22 (6): 665-686.

[83] Ali M, Al-Hendy A. Selective progesterone receptor modulators for fertility preservation in women with symptomatic uterine fibroids [J]. Biology of Reproduction, 2017, 97 (3): 337-352.

[84] 子宫肌瘤的诊治中国专家共识专家组. 子宫肌瘤的诊治中国专家共识 [J]. 中华妇产科杂志, 2017, 52 (12): 703-800.

[85] 周琦, 吴小华, 刘继红, 等. 子宫内膜癌诊断与治疗指南 (第四版)[J]. 中国实用妇科与产科杂志, 2018, 34 (8): 880-886.

[86] Sanderson PA, Critchley HO, Williams AR, et al.New concepts for an old problem: the diagnosis of endometrial hyperplasia [J].Hum reprod Update, 2017, 23: 232-254.

[87] 全国卫生产业企业管理协会妇幼健康产业分会生殖内分泌学组. 中国子宫内膜增生诊疗共识 [J]. 生

殖医学杂志, 2017, 26（10）: 957-960.

[88] Wang Y, Zhou R, Wang H, et al. Impact of treatment duration infertility-preserving management of endometrial cancer or atypical endometrial hyperplasia[J]. Int J Gynecol Cancer, 2019, 29（4）: 699-704.

[89] Chaker L, Bianco AC, Jonklaas J, et al. Hypothyroidism[J]. Lancet, 2017, 390（10101）: 1550-1562.

[90] Silva JF, Ocarino NM, Serakides R. Thyroid hormones and female reproduction[J]. Biol Reprod, 2018, 99（5）: 907-921.

[91] Wang H, Gao H, Chi H, et al. Effect of Levothyroxine on Miscarriage Among Women With Normal Thyroid Function and Thyroid Autoimmunity Undergoing In Vitro Fertilization and Embryo Transfer: A Randomized Clinical Trial[J]. JAMA, 2017, 318（22）: 2190-2198.

[92] Dhillon-Smith RK, Middleton LJ, Sunner KK, et al. Levothyroxine in Women with Thyroid Peroxidase Antibodies before Conception[J]. N Engl J Med, 2019, 380（14）: 1316-1325.

[93] Gomes LG, Bachega T, Mendonca BB. Classic congenital adrenal hyperplasia and its impact on reproduction[J]. Fertil Steril, 2019, 111（1）: 7-12.

[94] Speiser PW, Arlt W, Auchus RJ, et al. Congenital Adrenal Hyperplasia Due to Steroid 21-Hydroxylase Deficiency: An Endocrine Society Clinical Practice Guideline[J]. J Clin Endocrinol Metab, 2018, 103（11）: 4043-4088.

[95] New MI, Rosenwaks Z. Introduction: Contemporary perspectives on congenital adrenal hyperplasia: impacts on reproduction[J]. Fertil Steril, 2019, 111（1）: 4-6.

[96] Reichman D, Rosenwaks Z. The impact of genetic steroid disorders on human fertility[J]. J Steroid Biochem Mol Biol, 2017, 165（Pt A）: 131-136.

[97] White PC. Update on diagnosis and management of congenital adrenal hyperplasia due to 21-hydroxylase deficiency[J]. Curr Opin Endocrinol Diabetes Obes, 2018, 25（3）: 178-184.

[98] Grimbizis GF, Di Spiezio Sardo A, Saravelos SH, et al. The Thessaloniki ESHRE/ESGE consensus on diagnosis of female genital anomalies[J]. Hum Reprod, 2016, 31（1）: 2-7.

[99] Stanekova V, Woodman RJ, Tremellen K. The rate of euploid miscarriage is increased in the setting of adenomyosis[J]. Hum Reprod Open, 2018, 2018（3）: 1-8.

[100] Haas DM, Hathaway TJ, Ramsey PS. Progestogen for preventing miscarriage in women with recurrent miscarriage of unclear etiology[J].Cochrane Database of Systematic Reviews, 2018, 10: CD003511.

[101] 中华医学会妇产科学分会产科学组, 复发性流产诊治的专家共识[J]. 中华妇产科杂志, 2016, 51（1）: 3-9.

[102] 林其德. 自然流产[M]. 北京: 人民卫生出版社, 2015.

第六章　生育调控及影响生育力的因素

第一节　女性生殖调控

女性生殖调控充分体现了女性的生殖权利和生育的自愿选择权,主要通过药物对下丘脑-垂体-性腺轴进行干预和控制。在过去几十年间,计划生育工作在女性生殖调控方面取得了很大进步。遵循WHO的建议,通过充分的咨询,帮助服务对象了解和掌握避孕、节育知识,根据自身情况,自主地选择适合自己的安全、有效的避孕方法,并在希望生育时可以顺利妊娠并得到相应帮助。

一、女性类固醇药物避孕

1. **复方短效口服避孕药**　大多是由人工合成的孕激素和雌激素配伍而成。1956年美国Pincus和美籍华人张明觉利用人工合成的孕激素作为抑制排卵的避孕药获得成功后,发现只含孕激素的制剂突破性出血发生率较高。在避孕药中加入雌激素,不仅控制了突破出血,还改善了避孕效果。避孕药的问世改变了整个生殖调控的形势,是人类生育控制史上的一次革命性发明。据WHO估计,目前有1.5亿妇女正在使用此类制剂,据统计欧美国家使用复方短效口服避孕药占其育龄妇女的10%~30%,而我国选用避孕药的妇女约占育龄妇女的3%。

对避孕药的研究在过去几十年内有许多突破性进展,在适应证和使用限制方面得到不断更新,使其得到更为广泛的应用。口服避孕药效果好、安全、可逆、与性生活无关,尤其对未婚有性生活和婚后暂不生育的妇女更为适用,以避免非意愿妊娠,做到调控生殖。

（1）口服避孕药的研究发展趋势

1）降低雌激素剂量:低剂量指雌激素含量在50μg以下。自20世纪60年代炔诺酮和甲地孕酮避孕药研制成功后,我国老一辈专家就进行了多次减量研究,将复方炔诺酮片由原先每片含炔诺酮2.5mg和炔雌醇0.05mg分别减量为0.625mg和0.035mg(1/4剂量);复方甲地孕酮由原先每片含甲地孕酮4.0mg和炔雌醇0.05mg,分别减量为1.0mg和0.035mg(1/4剂量),避孕效果与全量相同。

2）合成新型高活性的孕激素:理想的孕激素是具有强孕激素活性及抗雌激素作用,并且无雄激素活性、抑制排卵作用强。新型孕激素主要来源于19-去甲基睾酮。其中炔诺酮为第一代,左炔诺孕酮为第二代,去氧孕烯、孕二烯酮、诺孕酯为第三代。环丙特龙除孕激素作用,还有抗雄激素作用,尤其在生殖医学调节高雄激素血症、排卵障碍患者月经周期和激素状态中应用广泛。屈螺酮来源于17-α螺内酯,是一种新型孕激素,除了孕激素及抗雌激素活性特点,还具有抗盐皮质激素活性和抗雄激素活性,对妇女健康有更多的益处。

3）改变用药途径和剂型:各种缓释系统如皮下埋植剂、阴道药环、含药宫内释放系统、长效混悬剂和微囊剂避孕针等制剂既可达到长效作用,又可减少每日药物剂量,提高了安全性。

（2）复方短效口服避孕药作用原理

1）抑制排卵:孕激素的作用是抑制下丘脑-垂体-卵巢轴功能,使FSH(卵巢刺激素)和LH(黄体生成素)维持在低水平,进而抑制卵泡生长发育,抑制排卵或干扰GnRH的分泌与释放,或通过更高一级神经中枢影响下丘脑-垂体。避孕药还可能阻断GnRH对卵巢的作用,从而抑制排卵,也可能通过干扰GnRH与卵巢受体的结合,或是干扰卵巢的生物合成过程达到抑制排卵的目的。

2）宫颈黏液改变:孕激素使宫颈黏液的黏

稠度增加,细胞数增加,拉丝度降低,羊齿状结晶消失或不典型,不利于精子穿透。

3)子宫内膜变化:使子宫内膜不利于受精卵着床。

4)输卵管蠕动改变:改变输卵管收缩的节律、振幅、强度及输卵管内液体差,造成子宫内膜与受精卵的发育在时间上不同步,干扰受精卵着床。

(3)复方短效口服避孕药适用人群及禁忌证

1)适用人群:凡是健康育龄妇女均可选用,包括新婚期、生育后,以及接受辅助生殖技术实施过程中需要调节和辅助用药的女性。WHO指南指出:从月经初潮至40岁以前妇女、不吸烟、血压正常、血糖正常、不肥胖(BMI正常),无静脉血栓史及家族史均可使用。目前应用范围还有逐渐扩大趋势。

2)禁忌证

根据WHO避孕方法选择的医学标准,对某避孕方法的适用和禁忌情况分为4级:①在任何情况下均可使用此方法;②通常可以使用此种方法(使用利大于弊);③除非其他方法不能提供或不被接受,一般不推荐使用此种方法(使用弊大于利);④不能使用此种方法。

其中第4级相当于禁忌证,第3级相当于相对禁忌证。

第3级包括:年龄在35岁以上,吸烟<15支/d;产后6周至6个月内,母乳喂养;高血压140~159/90~99mmHg;高血脂;偏头痛(年龄<35岁);乳腺癌史,5年内无复发迹象;糖尿病有并发症;轻度肝硬化;胆囊疾病药物治疗中。

第4级包括:年龄在35岁以上,吸烟>15支/d;产后6周内,母乳喂养;高血压病史,血压≥160/100mmHg;血管疾病;深静脉血栓;长期不能活动;已知与凝血相关的突变;缺血性心脏病;脑血管意外史;心脏瓣膜病有并发症(肺动脉高压、房颤、亚急性心内膜炎史);偏头痛(年龄≥35岁,有局灶性神经症状);现患乳腺癌;其他血管病变或糖尿病20年以上;病毒性肝炎活动期;肝硬化重度;肝脏肿瘤。

(4)复方短效口服避孕药服药方法

1)开始服药时间及服药方法:第1次开始于月经第1~5日(早卵泡期)均可,每日1片连续服完一盒(21或22日),停药7日,开始下一周期。此后依此规律,服药21日,停药7日,28日为一周期。停药7日中一般有月经,即使无月经也无需等待,第8日开始下一盒药。

第1周期使用者如果已超过月经5日,在排除妊娠的可能后,也可以开始服用,但必须在服药的第1~7日禁欲或使用避孕套以避免妊娠。

流产后的妇女,无论是自然流产、手术流产,还是药物流产,均可在流产后即开始服用复方短效口服避孕药。

产后未哺乳的妇女,最早可于分娩后3周开始服药。如果已恢复月经,服用方法同月经规律妇女;如果尚未恢复月经,则需确定未受孕以后开始服用,同时在服药的第1~7日期间禁房事,或使用避孕套。产后哺乳妇女,在产后6个月婴儿添加辅食后可考虑开始服用复方短效口服避孕药。

2)复方短效口服避孕药如果漏服,原则是一旦发现马上补服1片,同时继续服用当天的1片,这1日可能在同一时间服2片药,以后继续每日按时服药。在1个周期中如果漏服1~2片药问题不大,及时补服,无需加用其他方法。如果连续漏服药片比较多,可能导致避孕失败。

3)避孕效果:正确、坚持使用,避孕效果高效、可靠,成功率为99.9%。

(5)复方短效口服避孕药的副作用:少数人在服药后有不同程度的症状,由于各类避孕药所含成分或剂量各有不同,以及服药者对药物的反应与耐受性存在个体差异,用药后出现的副作用也因人而异。如果在服药期间发生严重的头痛、胸痛、腹痛、下肢痛、视物模糊等,且症状持续存在,应立即停药并及时诊治。

1)月经改变情况:月经期间在26~30日者占多数,经期较前稍有缩短,经量无明显变化或减少,于健康无害,无需处理。月经失调妇女服用药物后,月经多转为规律。月经过多者经量可转为正常。使痛经减轻或消失。服药5年以上,经量减少发生率增加。

2)类早孕反应(胃肠道情况):于服药第1~2周期少数人有轻度恶心、食欲减退,个别人有呕吐,一般无需处理。随着用药时间的延长,可自行消失。若严重者,可对症处理。

3)头晕、乏力、嗜睡:较少见,一般发生在服药初期,随着服药时间延长,其发生率下降。

4）不规则阴道出血：少数人于服药期间有不规则阴道出血，表现为点滴出血或月经样出血。可继续用药，或添加少量雌激素以助改善症状。

5）体重：体重增加一般是暂时性的，在服药最初几个月较明显，也有少数人体重降低。引起体重增加的原因可能包括：食欲增加，而活动量未相应增加；19-去甲基睾酮类避孕药的蛋白质同化作用，雌激素促进钠、氯从肾小管再吸收而使体液潴留。

6）皮肤：个别妇女有皮肤瘙痒，偶见过敏性皮疹，表现为丘疹或出血性红斑，也有个别妇女面部有色素沉着，呈蝶形或雀斑状。停药后可消退、减轻或不变。

7）情绪改变：存在不同看法，有学者认为有副作用，既往有抑郁症或经前期紧张症病史者，服药后易于发生。发生抑郁症可能与其干扰色氨酸和磷酸吡哆醛代谢，改变单胺类递质代谢有关。也有学者认为妇女妊娠的顾虑消除，生活质量提高，而感到愉悦。

8）性欲改变：少数人主诉性欲增加或减退。性欲减退的原因不清，可能与心理或药理作用有关。而对部分妇女对怀孕有恐惧、担心的妇女，解除发生妊娠的顾虑，性欲可能增加。

（6）复方短效口服避孕药的安全性

1）代谢方面：可能对糖、脂、蛋白质代谢存在影响，引起血糖紊乱、血脂异常，对蛋白质代谢影响主要通过干扰色氨酸和磷酸吡多醛代谢，改变单胺类递质代谢从而引起情绪和心境障碍。

2）与静脉血栓的关系：深静脉血栓的危害大，血栓栓塞性疾病史是禁忌证。目前认为，深静脉血栓发生相关的因素主要包括种族、遗传、基因突变、吸烟、年龄、糖尿病、高血压及家庭因素，肥胖等；与雌激素剂量和孕激素种类也可能有关。

3）对生育的影响

①避孕药对生育的影响是可逆的，即服药期间可避免妊娠，停用后可恢复生理周期和生育能力。避孕药本身无致畸作用，对停药后的妊娠无影响。停药后第1个月经周期就可以恢复排卵及生育功能。关于生育力，还必须考虑年龄因素，年龄对生育的影响是不容忽视的，受孕能力随着年龄的增长而降低。

②在使用避孕药期间对生育力有保护作用。第一，具有可靠的避孕效果，可减少意外妊娠（宫内和宫外妊娠），从而减少了因流产、异位妊娠导致的各种并发症及对生育的影响；第二，避孕药可调节月经，使妇女免于因月经失调导致的疾病；第三，避孕药还能降低盆腔感染的发生，从而使输卵管的功能得到保护。

③对子代健康：避孕药本身无致畸作用，我国曾对应用口服避孕药1号的妇女及对照组进行外周血淋巴细胞培养，分析其姐妹染色单体互换率，未发现致突变或致癌效应。

4）肿瘤风险：健康的妇女使用口服避孕药不增加疾病风险。长期服药甚至可能降低一些癌症的风险，如卵巢癌的风险降低50%~80%，子宫内膜癌的风险降低50%，还可能减少结肠癌风险。低剂量口服避孕药不增加肝细胞腺瘤或肝癌风险，不增加乳腺癌风险。

关于子宫内膜癌与卵巢上皮癌风险的结论是一致的，主要的争议是关于乳腺癌。早期雌激素剂量高可能增加乳腺癌的风险，停药后此风险消失，与不服药妇女相似；而目前低剂量口服避孕药不增加乳腺癌的风险。

关于宫颈癌，90%以上的宫颈癌与人乳头瘤病毒（HPV）感染有关，口服避孕药并不增加HPV感染的发生率。而对HPV感染人群，长期口服避孕药可能有促进宫颈恶变的作用。

5）与心血管疾病的关系

①高血压：国内报道血压正常妇女，长期服用复方口服避孕药可能引起少数人收缩压与舒张压稍升高，多无临床意义，绝大多数停药后可恢复正常。导致血压升高的主要原因可能是避孕药刺激肝脏合成较多的肾素底物（血管紧张素原）从而引起肾素-血管紧张素-醛固酮的活动增加有关。但由于肾脏负反馈机制，可使血浆肾素活性降低，因此，大多数服药者的血压是正常的。缺乏负反馈调节者才导致血压升高。雌激素还可直接作用于肾小管，产生水、钠潴留，进而使细胞外液量增加，导致循环血量及心排出量增加，当心排出量增加持续存在，使血管平滑肌受到过度牵拉，血管收缩，外周阻力增加，使血压升高。另外，避孕药还可能引起交感神经系统活性增加，动脉血压增高者往往伴随血浆中多巴胺β羟化酶活性增高。总之避孕药引起高血压的机制可能是多条通路共同作用的结果，还有待进一步深入探讨。

②心肌梗死：据 WHO 报道，无高危因素女性，如吸烟或患高血压、糖尿病、高血脂等，服用低剂量避孕药不增加心肌梗死的风险，但如吸烟妇女服用避孕药，其发生心肌梗死的相对风险增加 10 倍。

③卒中：低剂量口服避孕药与卒中无关。一项包括 6 个病例对照研究的荟萃分析显示，服药妇女发生卒中的总体比值比（OR）为 0.96（95% 置信区间 0.70~1.31），其具体机制还有待更深入的研究报道。

除复方短效口服避孕药，药物生殖调控方式还包括长效口服避孕药、避孕针、皮下埋植避孕、阴道环、复方避孕贴剂等不同激素种类、含量和剂型的应用。总之，女性生育调控依赖于生殖内分泌轴及外源性激素调节，更多药物种类、用药方法和方便程度逐渐改善。在辅助生殖技术发展迅速的今天，应用药物进行月经周期生殖调控、激素水平调节等辅助治疗的应用也更加广泛。

二、宫内节育器

包括宫内节育器（intrauterine contraceptive device, IUD）及宫内缓释节育系统（intrauterine system, IUS），可以做到可逆性的生育调节。

1. **宫内节育器** 1969 年 Tatum 和 Zipper 合作，证明铜能增加避孕作用。继之以节育器为载体，运用硅橡胶为释放系统加入孕激素药物，即宫内缓释节育系统，可改善避孕效果、减少月经量。带铜或激素等活性物质的节育器称为活性节育器，也被称为第二代节育器。近 60 年来 IUD 也不断发展和改进，尽管 IUD 还有少数避孕失败而妊娠、脱落、出血、疼痛等，但是其安全、有效、简便、经济、不影响性生活，且是可逆和长效的生育调节方式。

2. **宫内节育器的避孕机制**

（1）抗着床：①铜离子能抑制黏液表面使其缺乏黏着性，影响胚胎和子宫内膜的有效接触，抑制着床过程；②铜离子可以抑制 α 淀粉酶的活性，糖原的周期性增加消失，降低子宫内膜细胞中微量元素（如锌、锰含量），从而使锌酶系统（碱性磷酸酶和碳酸酐酶）活性降低，影响子宫内膜的分泌功能，阻碍胚胎的着床和囊胚的发育。

（2）抗受精：①阻止精子穿透宫颈黏液；②宫腔黏液白细胞的杀精作用，长期小剂量向宫腔内释放铜离子，可增加子宫内膜的炎症反应和前列腺素的产生，宫腔内产生更多的白细胞，具有吞噬精子作用；③铜离子的杀精作用，宫腔和宫颈黏液的有效含铜量具有精子头尾分离的毒性作用，使精子不能获能；④大量吞噬细胞被覆于子宫内膜表面，可吞噬精子，影响受精。

三、屏障避孕

1. **阴道隔膜** 是一种女用完全可靠的避孕工具，起机械性屏障作用，阻断精子进入宫颈，避免精卵结合而起避孕作用。由薄乳胶膜制成，外形扁圆似帽子，俗称子宫帽。

2. **宫颈帽** 是一种类似小型阴道隔膜的女用避孕工具，套在宫颈上起机械性屏障作用，阻断精子进入宫颈管，避免精卵结合而避孕。

3. **女用避孕套** 是一种新型预防性传播性疾病的屏障方法，也是妇女自行控制使用的避孕工具，其优点在克服阴茎套的不足，可避免外阴和阴茎根部直接接触，克服阴茎套需在阴茎勃起时才能使用，也可防止滑脱和破裂。

四、外用避孕药物

在性交前将外用杀精子药物放入阴道内起到杀伤精子，达到避孕作用。目前常用的有壬苯醇醚、辛苯聚醇等，杀精作用强。

常用的杀精子剂有两种成分：一是化学杀精子剂，起杀精作用；另一种是惰性基质（如泡沫剂、霜剂、胶冻）作为支持剂，放入阴道后利用物理作用消耗精子能量，或在宫颈口形成薄膜或泡沫，阻止精子进入子宫腔。

五、女性自然避孕

自然避孕法是应用日程表法（日历节律法）、基础体温法、宫颈黏液法等，是一种安全、有效、经济、不用任何器具、符合正常生理的避孕方法，由于它是利用自然生理现象的一种节育方法，传统也称为安全期避孕法，但安全期并不安全。

1. **日期计算避孕法** 只适用于月经正常的妇女，有时因环境改变、情绪波动使排卵期提前或推迟，不够准确，避孕失败率较高。

2. **基础体温避孕法** 一般宫颈黏液高峰日早于基础体温升高日，两者结合提高避孕效果。有些妇女在排卵期有腹痛、少量阴道出血、乳房胀痛、水肿等症状，也可作为配合观察的指标。

3. **比林斯自然避孕法** 20世纪70年代，澳大利亚的约翰和伊芙莲比林斯两位医生根据妇女生殖系统周期性生理变化的特点，首创宫颈黏液观察法来测定排卵期，用以指导避孕。这种方法称为"比林斯自然避孕法"亦称宫颈黏液观察法，并已得到WHO推荐。

六、紧急避孕

1. **激素类药物** ①阻止或延迟排卵；②改变输卵管肌层收缩，干扰受精；③改变子宫内膜，阻止着床；④受精卵如已着床，则紧急避孕无效。

2. **带铜宫内节育器** 改变子宫内膜环境，影响胚胎着床；影响精子运动，降低受精机会。

七、输卵管绝育术和复通术

输卵管绝育术是一种永久性避孕方法，是主要的节育措施之一，也称为女性绝育术。包括输卵管切断并结扎、环套、钳夹、电凝及切除等手术。也有采用化学药物、高分子聚合物堵塞输卵管管腔的方法，以达到阻断精、卵相遇。

输卵管结扎后夫妇要求再生育时，或因输卵管阻塞性不孕或要求恢复生育能力而无禁忌证者，可行输卵管复通术。但复通术的成功率仅为30%~50%，与结扎手术的方法、部位和术后并发症有关。复通术后约4%可能发生宫外孕，随着辅助生殖技术的广泛应用，近年此类手术病例少，且多数患者即使检查输卵管复通成功仍然不孕，需要借助辅助生殖技术助其成功妊娠。

八、辅助生殖技术

见第八章辅助生殖技术。

（李 蓉）

第二节 卵巢储备功能评估与高龄生育

一、卵巢储备功能评估

（一）评估内容

目前临床上常用的卵巢储备功能评估指标包括：①年龄；②生化指标：血清生殖激素水平测定；③影像学指标，超声检查卵巢大小、基础窦卵泡数目和卵巢间基质血流等；④卵巢刺激试验。前3项为卵巢的被动性检查方法（静态评估），卵巢刺激试验为诱发性检测方法（动态评估）。

（二）评估指标解读

1. **年龄** 年龄是评估女性生育力最常用、最直接、最关键的指标。高龄女性生育力随年龄增长而下降。女性生育力从35岁开始明显减退，37岁后减退更为迅速。35岁以上女性生育力低下的发生率可达30%~50%。但是单纯年龄因素并不能完全反映卵巢功能的真实状态，例如在多囊卵巢综合征和卵巢功能早衰患者。因此，需要借助其他指标准确评估卵巢储备功能。

2. **生化指标**

（1）基础FSH水平：指月经第2~3天的血清FSH水平，基础FSH（bFSH）随年龄的增长而升高。不同实验室之间bFSH的参考值范围略有差异，通常认为bFSH水平≤10IU/L，提示卵巢储备功能正常；连续两个周期bFSH水平>10~15IU/L，预示卵巢功能不良；bFSH值连续两个周期>20IU/L提示卵巢功能衰竭隐匿期；bFSH值连续两个周期>40IU/L，提示卵巢功能衰竭。bFSH检测简单易行，但是单用bFSH不能预测卵巢反应性及妊娠结局，应结合其他指标评估。有研究发现bFSH升高的患者体外受精（IVF）周期取消率显著增加，获卵率、临床妊娠率及活产率均明显降低，对bFSH>20IU/L的患者一般不建议直接进行IVF治疗。

（2）基础FSH/LH比值：指月经第2~3天的血清FSH/LH比值。高龄女性由于卵巢储备功能下降，FSH升高早于LH升高，即出现LH相对降低，可导致基础FSH/LH比值升高，预示卵巢储备降低、卵巢低反应，可能较bFSH、基础雌二醇（E_2）更为敏感。一般认为FSH/LH比值>3时提示卵巢储备功能及反应性下降，周期取消率增加。基础FSH/LH比值升高，LH水平降低提示卵巢对促性腺激素的反应性下降，在促排卵过程中可适量添加LH。在年龄≥35岁的人群中，基础FSH/LH≥3的女性进行IVF治疗时，优胚率和临床妊娠率都会降低。在年龄<35岁的人群中，基础FSH/LH≥3的预测价值不大。FSH/LH比值对预

测 IVF 周期临床妊娠率的价值还有待研究。

（3）基础 E_2 水平：系月经第 2~3 天的血清 E_2 水平。E_2 水平在生育力下降早期保持正常或轻度升高，随着年龄增加、卵巢功能衰退，E_2 水平逐渐下降。基础 $E_2>80pg/ml$，无论年龄与 FSH 如何，均提示卵泡发育过快和卵巢储备功能下降。基础 E_2 水平升高而 bFSH 正常的阶段是卵巢储备明显降低的早期，如 bFSH 和 E_2 水平均升高，提示卵巢储备降低。如基础 E_2 下降而 FSH≥40IU/L 提示卵巢功能衰竭。基础 $E_2>100pg/ml$ 时进行 IVF 会出现因卵巢低反应或无反应而造成的周期取消率升高，临床妊娠率下降。

（4）抑制素 B：由窦卵泡的颗粒细胞分泌的糖蛋白激素抑制素 B（INH-B）是一项可直接预测卵巢储备功能的指标。高龄妇女血清 FSH 可能正常，但其 INH-B 水平已降低，故 INH-B 是比 FSH 更敏感的反映卵巢储备功能的标记物。随年龄增加，INH-B 的释放逐渐降低，从而减少对 FSH 释放的负反馈调节，导致 FSH 逐渐升高，INH-B 与 FSH 呈负相关。目前 INH-B 尚无统一的检测标准，一般认为 <40~56ng/L 提示卵巢储备功能减退。INH-B 是否能有效预测 IVF 妊娠结局目前仍存在争议。

（5）血清抗米勒管激素检测：血清抗米勒管激素（AMH）随年龄增加而下降，至绝经前和绝经期不能测及，是预测卵巢储备功能的标记物。相对于年龄或其他血生化指标如 bFSH、E_2 和 INH 等，AMH 是反映卵巢储备更好的标志物。AMH 是唯一的在月经周期任何时间都能检测的卵巢储备功能指标。目前认为 1.0~1.5ng/ml 可以作为 AMH 预测卵巢储备功能降低的阈值，且其有良好的敏感度（80%）和特异度（85%）。ART 治疗中，AMH 可以预测控制性超促排卵中卵巢的低反应和高反应。但是参考值范围尚无统一标准，AMH 的界值在 0.99~3.65ng/ml（7.07~26.06pmol/L）的范围内均有报道。国内学者认为，AMH 在 0.5~1.1ng/ml（3.57~7.85pmol/L）可以作为卵巢低反应的参考范围。AMH 受种族、检测试剂盒、吸烟等影响，因此对其准确的预测价值仍需进一步研究确定。

3. 影像学指标

（1）窦卵泡数目（AFC）：早卵泡期阴道超声下检测到的直径 2~8mm 的卵泡数目，窦卵泡数在 37 岁以前以每年 4.8% 的速度下降，37 岁以后则以 11.7% 的速度下降，AFC 与年龄呈负相关。目前以 AFC<5 个作为预示卵巢储备降低的标准。AFC 也可预测 bFSH 正常患者的卵巢反应性与妊娠结局。若 AFC<2~6 个同时伴 bFSH>10IU/L，无论年龄大小，均提示卵巢反应低下、妊娠结局差。

（2）卵巢体积：卵巢体积大小与卵巢内窦卵泡数目有关，卵巢的正常体积为 4.0~6.0cm^3，卵巢体积明显减小者卵巢储备功能下降。卵巢体积 >3cm^3 提示卵巢反应性好；卵巢体积 <3cm^3 提示卵巢储备功能下降。卵巢体积小于 3cm^3 组的周期取消为 52.8%，体积 >3cm^3 组的周期取消 8.9%，卵巢体积与卵巢反应不良及周期取消高有关。

（3）平均卵巢直径：平均卵巢直径（MOD）系任一侧卵巢两个相互垂直平面最大径线的均值，因为测量方法简单易行，可替代卵巢体积的测量，以 20mm 作为 MOD 的界值，MOD<20mm 预示 IVF 治疗结局较差。

（4）卵巢基质内动脉收缩期血流速度峰值：卵巢基质内动脉收缩期血流速度峰值（PSV）低提示卵巢储备功能下降。卵巢基质血流速可能与运送到刺激卵泡生长的靶细胞的促性腺素有关。

4. 刺激试验

（1）枸橼酸氯米芬刺激试验：枸橼酸氯米芬刺激试验（clomifene citrate challenge test, CCCT）检测 CC 刺激后卵巢的反应能力。卵巢储备功能与反应性正常的女性，其生长发育的卵泡可产生足量的 INH-B 和 E_2，从而能抑制 CC 诱发的 FSH 水平过度上升。CC 刺激试验操作简单、经济，能有效预测卵巢低反应性，敏感性优于 bFSH 和卵巢体积等指标。测定方法为检测月经第 3 天 bFSH 及 E_2 水平，在月经周期第 5 天开始每天口服 CC 100mg 持续 5 天，检测月经周期第 10 天的血清 FSH 及 E_2 水平。若周期第 10 天 FSH ≤ 10IU/L，提示卵巢储备功能良好；FSH 水平 >10IU/L 或给药前后血清 FSH 之和 >26IU/L，为 CC 刺激试验异常，提示卵巢储备下降和卵巢低反应。

（2）促性腺激素释放激素激动剂刺激试验：GnRH-a 的生物活性为天然 GnRH 的 50~300 倍，

其与垂体的 GnRH 受体特异性结合,刺激垂体在短期内释放大量的促性腺激素,使外周血 FSH、LH 浓度急剧升高,即点火效应(flare up)。在外周血中高浓度的促性腺激素刺激下,卵巢分泌的 E_2 升高,若卵巢储备功能降低,卵巢内存留的卵泡数量减少,则 E_2 的合成、分泌减少。促性腺激素释放激素激动剂刺激试验(GnRH agonist stimulation test, GAST)能够很好预测正常月经周期妇女的卵巢低反应性,其准确性与基础窦卵泡数目(bAFC)相当。具体方法为月经周期第 2~3 天检测 bE_2 水平,随后皮下注射 GnRH-a 短效制剂 1 次,24 小时后,检测血 E_2 水平,如较注射前基础值增加 1 倍或 1 倍以上者为 E_2 有反应。如增加不足 1 倍提示卵巢储备功能降低。

(3)促性腺激素刺激试验:促性腺激素(Gn)刺激试验包括外源性 FSH 卵巢储备试验(exogenous FSH ovarian reserve test, EFORT)和尿促性素(HMG)刺激试验,机制与 GAST 类似,是临床使用较久的卵巢功能检测试验。刺激试验直接反映卵巢对 FSH 的敏感性,大剂量 FSH 作用于卵巢,刺激卵巢内的卵泡合成,分泌 E_2,若卵巢储备功能下降,卵巢内存留的卵泡数量减少,质量下降,卵巢对 FSH 的敏感性下降,则 FSH 刺激后的 E_2 上升幅度较小,甚至无改变。具体方法为在月经周期第 3 天给予重组 FSH 或 HMG 150~300IU,并在 FSH 给药前、后 24 小时测量血清 E_2 水平。若 FSH 刺激 24 小时后血清 E_2 水平的升高 <30pmol/L 为异常,预示卵巢储备功能下降。

二、高龄生育

(一)高龄生育的定义

目前对女性晚生育年龄(高龄生育)尚无确切定义,但女性不孕在 35 岁后发生率逐渐增加,经典的关于女性年龄对生育能力影响的报道指出,未采取避孕措施而一直未妊娠妇女的百分比随着女性年龄增加而逐渐升高:不孕症发生率在 20~24 岁已婚妇女中占 6%,25~29 岁为 9%,30~34 岁为 15%,35~39 岁为 30%,40~44 岁为 64%。宫腔内人工授精(IUI)的临床研究和体外受精胚胎移植术(IVF-ET)临床资料均显示,即使应用辅助生殖技术(ART),随着女性年龄增加临床妊娠率仍逐渐下降,尤其是高龄女性妊娠率急剧下降,且发生自然流产的风险随其年龄增加而增加,表明 ART 治疗亦不能改变年龄导致的生育力降低。医学界定义女性超过 35 周岁属于高龄孕妇或高龄产妇,其中隐含了母亲的健康风险和生育畸形儿的风险增加。

(二)高龄女性生育特点

据统计,1991—2001 年,美国每 1 000 个女性中初产年龄为 35~39 岁的比例上升了 36%,而初产年龄在 40~44 岁的比例上升了 70%。同美国类似,我国一项包含 460 余家医院的数据显示,1996—2007 年,我国高龄产妇的比例为 5.62%,且呈逐年增长趋势。高龄女性生育特点为:卵子老化、卵母细胞质量改变;卵巢储备功能减退;胚胎种植率下降;染色体分离错误,染色体异常概率增加等。

1. **高龄与不孕** 近 40 年来,随着人类寿命的增加、女性进入职场以及高效避孕手段的普及,越来越多的育龄夫妇推迟其生育计划,高龄父母的比例逐渐增加。此外,随着我国计划生育政策的改变,"二孩政策"全面放开,可预见高龄父母的比例将进一步上升。高龄女性通常是指年龄 >35 岁的妇女。发生不孕症的百分比随着女性年龄增加而逐渐升高,20~24 岁为 6%,25~29 岁为 9%,30~34 岁为 15%,35~39 岁为 30%,40~44 岁为 64%。

年龄是引起高龄妇女生育力下降的重要因素,主要影响因素包括:①卵巢储备功能下降,卵子的非整倍体率增加,是造成高龄妇女,尤其是 40 岁以后妇女生育力下降的主要因素;②盆腔炎症、输卵管炎症的可能性增加;③输卵管内膜的功能因年龄增加而下降;④子宫内膜血流减少;⑤子宫肌瘤、子宫内膜异位症的机会增加,病情加重;⑥子宫内膜的容受性下降。有研究表明,女性年龄可以作为一个独立的因素影响最终的妊娠结局。

2. **高龄与妊娠结局** 高龄女性妊娠能力下降的同时自然流产率升高,死胎发生率增加,活产率降低。根据美国 1999 年 ART 年度报告,获得临床妊娠(超声下见到卵黄囊)却无活产的百分比随着女性年龄的升高而升高:患者年龄 <35 岁为 14%,35~37 岁为 19%,38~40 岁为 25%,40 岁以上为 40%。根据 2007 年美国 CDC 报告,

38 198 个 ART 临床妊娠周期的流产率与年龄密切相关：女性年龄 <35 岁流产率为 14%，40 岁为 28%，44 岁为 59%。即使近 10 年来 IVF 治疗方案有改变和更新，但其对流产率的影响很小。

大部分的常染色体非整倍体是母源性的。随着母亲年龄的增高，唐氏综合征（DS）及其他染色体非整倍体的风险均逐渐增高。大量的核型分析及分子遗传学研究表明，人类中有 15%~20% 的卵母细胞存在染色体异常，而减数分裂 I 期及 II 期的染色体不分离在人类卵母细胞非整倍体中均起到了重要的作用。研究显示，随着年龄的增高，卵母细胞非整倍体的比例亦增加。

随着年龄增大，女性内科的合并症发生率明显增加。Timofeev J 等对 12 个产科中心共 302 517 名单胎妊娠的 20~45 岁孕妇妊娠结局及并发症进行回顾性分析后发现，45 岁左右的孕妇慢性高血压、糖尿病合并妊娠、妊娠期糖尿病和妊娠期高血压的发病率分别较 25~29 岁的孕妇高 2.7、3.8 倍、10 倍和 1.89 倍。

随着女性年龄的增加，妊娠期代谢性疾病的发生日趋加重，这不仅在心理上给高龄产妇造成压力，在生理上也面对诸多挑战。高龄产妇流产率明显增加，发生死胎、低出生体重、早产等风险增加，妊娠期糖尿病、高血压的发病风险同时增高。

孕妇高龄是早产、围产儿死亡的独立危险因素，与胎儿功能受限的发生密切相关。研究表明孕妇 30~34 岁、35~39 岁和 ≥ 40 岁的胎儿早产风险分别为 4.5%、5.6% 和 6.8%。高龄显著增加胎儿宫内死亡及围产儿死产率，孕妇年龄 >35 岁胎儿宫内死亡的发生概率显著提高（RR 为 1.20~4.53），具体机制不明。35~39 岁和 ≥ 40 岁年龄组与 25~29 岁年龄组相比，发生胎儿生长受限的 OR 值分别为 1.6 和 2.3。

在子代精神障碍、认知神经障碍、智商研究过程中发现，高龄父母的子代易患精神分裂症、双向障碍、自闭症和强迫症。与 25~29 岁父母的子代相比，30~34 岁和 ≥ 35 岁父母子代精神分裂症和强迫症的发生风险分别是其 2.660 倍和 10.183 倍。研究提示父母高龄可能通过多基因遗传、病毒感染、自身免疫、围产期并发症及孕妇精神等因素增加子代自闭症的发生风险。高龄孕妇子代认知神经障碍较年轻孕妇发生率高。此外，瑞典一项涉及 565 433 人的大样本研究显示，母亲年龄与子代智商有关，年龄 40~44 岁孕妇子代智商较年龄 25~29 岁孕妇子代智商低 0.07 个标准差。

（李　蓉）

第三节　生活方式的影响

一、体重

成人体重常与其饮食习惯及运动量相关，体重指数（body mass index，BMI）常被用作评判体重的指标。BMI= 体重（kg）/ 身高（m^2），WHO 于 1997 年提出以 BMI 分别为 18.5kg/m^2、25kg/m^2、30kg/m^2 作为消瘦、超重、肥胖的界值。后续研究提示界值特别是肥胖的判断应具有人种差异性。2000 年国际肥胖特别工作组提出了亚太地区诊断超重和肥胖标准，即 BMI 界值分别为 23kg/m^2、25kg/m^2。体重对于健康如心血管疾病、糖尿病、不孕症等具有重要的影响。

（一）肥胖

肥胖被定义为过多的脂肪聚集于身体，以致健康和良好的状态不可避免受到损害的状态，其是一种多因素共同作用导致的疾病。随着人们生活水平的提高，超重和肥胖人群数量显著增多，已成为全球普遍关注的公共健康问题。肥胖与多基因遗传、环境、膳食和行为等因素相关，可以干扰全身各个系统的功能，引起相应并发症，还会累及生殖系统，引起女性内分泌改变，导致月经紊乱、排卵障碍、流产等不良结局。与此同时，肥胖也与男性生育力下降密切相关。

1. **肥胖对女性生育力的影响**　虽然肥胖女性多数亦能自然妊娠，但肥胖会严重影响女性的生殖健康。肥胖导致的生育力降低是多因素影响的结果，月经异常和排卵障碍是其影响生育力的主要因素。

（1）月经异常和排卵障碍：超重和腹型肥胖的女性月经异常的风险增加，而相比体重正常的女性，其不孕概率增加 15%。在女性生理过程中，正常月经的维持依赖下丘脑 - 垂体 - 卵巢轴的调节，肥胖妇女体重增加，体内脂肪大量堆积，引起体内激素分泌的异常，比如促性腺激素、胰岛素、雄激素以及其主要运输载体蛋白——性激素结合球蛋白（SHBG）的变化，进而影响HPO轴的反馈调节，导致生殖功能异常。胰岛素具有促性腺激素样作用，可以增加垂体对促性腺激素释放激素（GnRH）的敏感性，胰岛素抵抗刺激卵巢雄激素的产生，并促进雄激素在外周经芳香化酶的作用转化为雌激素，从而干扰卵泡发育。而脂肪细胞本身也可产生一些代谢信号，特别是瘦素。下丘脑、垂体、卵巢、子宫内膜等均有瘦素受体的表达。肥胖症者体内存在瘦素抵抗，使这些内分泌器官不能发挥正常生物学效应，使体内雄激素不能完全转化为雌激素而使血清睾酮偏高。高雄激素血症又通过抑制下丘脑-垂体功能或直接对抗雌激素作用而抑制卵泡发育、成熟、排卵，促其闭锁。体重指数（BMI）超过 $25kg/m^2$ 可致卵泡期延长、月经期缩短和生育力降低，而当 $BMI>27kg/m^2$ 时，女性罹患排卵障碍性不孕的概率增加了3.1倍。

（2）降低卵巢对促排卵药物的反应性和卵母细胞质量：除了导致月经异常和排卵障碍外，肥胖还可降低卵巢对促排卵药物的反应性。在辅助生育技术（ART）的控制性卵巢刺激过程中，肥胖患者对比体重正常的患者需要更大的促性腺激素启动剂量，更长的卵巢刺激时间，面临着更高的周期取消率以及更少的获卵数。患者的BMI每增加 $1kg/m^2$，活产率下降2%。此外，肥胖女性与正常体重女性相比，卵母细胞的平均数量并没有差别，但卵子受精率显著下降，说明超重或肥胖状态可能对卵子质量存在负面的影响。动物实验也证实了这一不利影响，肥胖小鼠的卵子受精能力降低，受精后胚胎发育延缓直至囊胚期，胚胎发育潜能受损，影响囊胚植入过程，种植率降低。超重和肥胖对IVF中卵子和胚胎质量的不利影响可能与以下机制有关：肥胖女性对外源性FSH的反应性降低，导致卵泡和成熟卵母细胞减少。有研究证实，超重和肥胖患者成熟卵泡数及获卵率下降，在相同扳机条件下相同数目生长卵泡患者中，超重和肥胖患者的获卵数及成熟卵子数减少。肥胖是造成卵子成熟障碍相对独立的危险因素。来自超重和肥胖患者卵母细胞的直径、卵丘直径和透明带厚度，均小于正常体重患者。这部分卵母细胞在受精后比正常BMI女性的胚胎更快到达桑椹胚阶段。这部分胚胎的葡萄糖消耗减少，内源性甘油三酯水平升高，并且在滋养外胚层中含有较少的细胞。通过对比囊胚形成率发现，超重/肥胖患者的囊胚形成率明显低于正常体重对照组，这可能是超重/肥胖患者IVF结局较差的一个重要因素。肥胖女性细胞骨架组织重塑事件的缺陷或缺失可能影响减数分裂纺锤体的形成，导致胚胎核解体或染色体异常，从而引起胚胎质量的下降。

（3）流产风险升高：肥胖是早期妊娠流产的一个独立的危险因素，无论是自然受孕还是辅助生育，肥胖患者妊娠后流产的风险均增加，这可能与卵子、胚胎质量下降及子宫内膜容受性降低有关。

（4）妊娠并发症及分娩期并发症风险升高：除流产外，超重及肥胖女性妊娠并发症及分娩期并发症发生率也增高。肥胖合并的妊娠并发症包括妊娠期高血压、子痫前期、子痫、妊娠糖尿病、血栓栓塞、巨大儿等。同时胎位异常、头盆不称、胎膜早破、剖宫产、过期妊娠等病理妊娠的发生率增高。且肥胖带来的风险不仅局限在妊娠，在产后的很长一段时间内，肥胖女性胰岛素抵抗和心血管疾病的发病风险都显著上升。

2. 肥胖对男性生育力的影响 BMI正常的女性，如果其男性配偶存在超重或肥胖，将同样面临自然受孕时间延长的风险，提示肥胖对于男性生育力亦有不利影响。研究发现肥胖的不育症患者其精液量、精子浓度、精子总数及活动精子总数显著降低。肥胖男性患少精子症的风险是BMI正常男性的3.5倍。

精子的发生是一个高度复杂且精细的过程，受到生殖内环境以及下丘脑-垂体-性腺（HPG）轴的严格调控。睾酮水平对精子成熟的过程至关重要。BMI的升高与血清睾酮的下降之间具有显著的相关性。睾酮（T）可在细胞色素 P450 芳香化酶（cytochrome P450 aromatase，P450 arom）的催化作用下转化为雌二醇（E_2），肥胖患者白色脂肪中 P450 arom 活性高于正常水平，使得 T 向 E_2 的转化增加，造成 T/E_2 比例失调。肥胖可能导致高胰岛素血症，从而减少肝脏产生的 SHBG，导致更多游离睾酮被转化成 E_2。高水平的 E_2 负反馈于下丘脑，导致 GnRH-LH/FSH 脉冲幅度减少，FSH、LH 分泌降低，造成睾丸间质细胞功能受损，进一步降低睾酮水平,导致精子发生、成熟障碍,最终导致男性生育力下降。肥胖还可导致体内一系列脂肪因子水平的改变,肥胖的少/弱精子症患者中,血清瘦素水平明显增高。瘦素是调节能量稳态的关键脂肪因子,在睾丸间质细胞上有表达。其可改变睾丸重量和体积、生精小管直径,还可影响精原细胞精母细胞、精子和间质细胞的数量,其水平与机体的脂肪含量正相关。瘦素受体主要分布在下丘脑弓状核、腹内侧核、背内侧核、室旁核和下丘脑外侧区等,而弓状核正是控制食欲与生殖的中枢。瘦素可透过血脑屏障直接作用于下丘脑内的瘦素受体,将外周能量存贮相关信号反馈至下丘脑弓状核神经元,进而影响机体能量代谢及生殖。已有研究表明肥胖男性血清中高水平的瘦素可降低精子活力。另外,精子的发生对温度较为敏感,BMI 的增加可导致全身脂肪组织的增加,尤其是阴囊区域(下腹部、大腿、臀部)脂肪组织的增加,可能会升高性腺局部的温度从而导致精子发生异常。肥胖患者 DNA 损伤指数显著增高、线粒体功能显著降低,可能与 BMI 增高导致氧化应激水平增高密切相关。

(二)体重不足与饮食失调

肥胖并不是体重影响生育能力的唯一方式。对于女性来说,体重不足和体脂含量极低均可能导致卵巢功能不全和不孕,其中 BMI 低于 17kg/m² 的女性患排卵障碍性不孕的风险增加。体重不足的女性常合并神经性厌食、排卵异常、月经稀发等。GnRH 产生的减少可引起促性腺激素水平过低,从而无法维持卵巢的正常功能。体重严重不足的女性体内循环中瘦素的浓度很低,可能是GnRH 分泌减少的因素之一。极低的 BMI 也与神经性厌食等饮食失调有关。女性神经性厌食的终生患病率仅为 0.9%,平均发病年龄为 19 岁。尽管不常见,但其会对月经、生育能力以及孕产妇和胎儿的健康产生负面影响。体重不足的男性也有生育能力降低的风险,精子浓度往往低于正常体重男性。由于大多数现有文献都关注肥胖的影响,因此需要对体重不足可能对男性生育能力产生影响进行更多研究。

二、吸烟

据 2015 年中国成人烟草调查报告显示我国吸烟者总数达 3.16 亿,其中男性吸烟率为 52.1%,女性为 2.7%。尽管我国女性吸烟者比例较美国 15.3% 显著较低,但男性吸烟比例远超美国20.5%,且我国人口基数庞大,生育年龄段男女吸烟者绝对数不少。同时在非吸烟人群中仍有超过一半承受着二手烟的困扰。尽管吸烟有害健康已成为宣传口号,但调查显示民众对吸烟导致肺癌、心肌梗死和卒中的认知比例仅为 26.6%,可预期其对于吸烟与生育的影响认知度更低。吸烟与不孕的相关性在多项研究中已得到证实,且在不同研究中结论相对一致,吸烟对生育力的影响呈现剂量依赖性,女性即使每天半包香烟的频率均会降低其生育力,且被动吸烟依旧会产生不利影响。而停止吸烟后,对生育力的不利影响能够得到逆转。然而目前该类研究存在部分缺陷,如混杂其他不孕症因素降低了结论的特异性,且相关研究多为回顾性研究数据,缺乏暴露-效应的直接证据。尽管如此,在卵巢、卵泡液中能够检测到多种烟草代谢产物,为吸烟对生育力不利影响提供了生物学合理性依据。

与不吸烟女性相比,吸烟女性不孕症的发生率显著增高,生育力降低,实现妊娠的时间延长。吸烟是不孕症的独立危险因素,每日吸烟支数与成功怀孕的时间呈正相关,即每日吸烟越多,怀孕时间越久。不孕症的风险在主动吸烟妇女、被动吸烟妇女、不吸烟者中依次降低。吸烟能够加速卵泡的耗竭,吸烟女性较不吸烟女性提前 1~4 年绝经。烟草燃烧所释放的烟雾含有超过 4 000 种化学物,其中的成分如多环芳烃等已经在机制研究中证实可加速卵泡耗竭降低生育潜能。临床研究也发现吸烟女性中卵巢储备功能指标异常,如基础 FSH 水平升高、AMH 水平降低、AMH 随年龄减退的速率增加、氯米芬刺激试验异常比例增加等。对吸烟女性尿液检测可发现黄体期雌激素水平低下,孕酮水平降低,黄体-卵泡转换期 FSH 水平升高,这与临床观察吸烟女性月经周期缩短相吻合,提示吸烟对卵巢储备、卵泡生长发育过程均有不利影响。吸烟能够干预输卵管拾卵及纤毛运输功能,从而导致异位妊娠发生率增加;影响子宫内膜容受性,降低种植率。因不孕症接受辅助生殖技术治疗的吸烟女性,卵巢刺激所需总促性腺素总量增加、雌激素峰值降低、雄激素增加、获卵数降低、透明带增厚、取消周期率增加、种植率降低等。据统计,吸烟女性获得成功妊娠需要比非吸烟女性增加 2 倍治疗周期数,且每增加一年吸烟历史,辅助生殖技术助孕失败概率增加 9%。吸烟对孕妇也会产生不利影响,导致自然流产率增加、胎儿染色体异常比例增加、胎儿生长受限、早产、男性子代生育力降低等不良产科结局。相关机制可能与烟草烟雾及其中间代谢产物对生殖细胞致突变作用、DNA 损伤、线粒体功能异常、细胞骨架功能异常、减数分裂不分离、促血管收缩、抗代谢特性等相关。

吸烟对于男性生育力的不利影响较女性更难被觉察。来自精液的检查提示吸烟能够降低精子的密度、活力、正常形态比例等,并且与吸烟量呈正相关关系,然而尽管较不吸烟男性指标降低,但大多指标仍处于正常值范围,从而增加了迷惑性。进一步的研究显示吸烟能降低精子与透明带结合的能力、损害线粒体功能、影响 DNA 完整性。同时吸烟也会对男性内分泌造成影响,增加血清 FSH、LH 水平,降低睾酮水平等。需要注意的是由于多种混杂因素存在,目前吸烟对于男性生育力的影响仍缺乏足够直接证据。

三、饮酒

酒精饮料作为全球最广泛的娱乐休闲品之一,其消费总量和受众数目十分庞大。我国素有"酒文化"传统,因此酒精对生育力的影响值得探索。然而目前已有的数据尚无法做出结论性意见,大量长期的酗酒对男女双方生育力都具有肯定的不利影响,然而对于少量、轻度饮酒的影响,大样本的流行病学研究结论存在不一致。且需要重视的是缺乏"安全剂量"的报道,如何定量界定饮酒量仍缺乏统一标准。

由于缺乏高质量研究报道,关于酒精对女性的生理影响尚无结论性意见。长期的饮酒会对排卵及月经周期的规律性产生影响,然而相关研究中缺乏酒精消耗总量的清晰界定。狂欢式饮酒(2 小时内摄入大于 4 杯酒)会导致女性内分泌激素的变化,如雌激素、雄激素、LH 水平升高,然而这些变化对月经周期无明显改变。如果过去 1 个月内出现大于 5 天狂欢式饮酒则可被定义为酗酒,长期酗酒可对女性卵巢储备功能造成不利影

响,表现为 AMH 降低、绝经年龄提前等。另外,有节制的饮酒(每天少于 1 杯)、轻度的饮酒对于女性生育力的影响仍不确切。多数研究结论认为轻度、有节制的饮酒与妊娠结局无相关性。而来自大型流行病学调查研究结论不一,结论包括少量饮酒缩短怀孕时机、饮酒与怀孕概率负相关、饮酒量与不孕风险呈剂量递增关系等。尽管目前的结论尚不一致,但是对于寻求不孕症治疗的女性建议减少酒精摄入量。

饮酒对于男性生育力同样存在不利影响,长期酗酒可以引起促性腺激素减少、睾丸萎缩、降低睾酮水平及精液产生。摄入的酒精需要在肝脏进行代谢,因此酗酒可导致肝脏功能的损伤,从而影响激素分解代谢途径,造成内分泌激素的异常。酗酒对精液参数的影响在各个研究中也相对一致,甚至会导致偶发的无精子症。对男性性功能亦会产生不利影响,降低性欲,导致勃起、射精障碍等。而少量、有节制的饮酒暂未发现对男性生育力有不利影响。因此对于适度饮酒的男性更应从个体健康角度进行管理,而不是从影响生育力角度出发过多限制。

对于进行辅助生殖技术助孕的夫妇而言,饮酒对即将开始的治疗周期会有不利影响。研究显示女性在进行周期治疗摄入每日 1 杯酒会降低一成获卵数,妊娠失败机会增加近 3 倍,流产风险增加 2 倍;而男性特别是在取精前一周饮酒会降低活产率。其具体机制尚未阐明,推测与激素分解代谢异常、影响卵泡生长发育及损害内膜容受性有关。因此对进行助孕治疗的女性建议在治疗开始前减少酒精摄入量,而男性则至少在取精前一周避免酒精摄入。

四、吸毒

毒品对生育力的影响报道较有限,且相关研究受到道德、社会因素限制,调查人群存在漏报、选择偏倚等状况。尽管毒品对生育力不利影响较为肯定,但仍需要更多深入细致的研究。

大麻是全球常见的毒品,其可作用于中枢和外周系统进而干扰生育功能。大麻中所含的大麻素可通过自身受体结合作用于子宫、输精管等器官。在男性大麻素受体可在垂体前叶(腺垂体)、支持细胞、间质细胞及睾丸组织中表达,吸食大麻

可通过干扰下丘脑-垂体-性腺轴功能,干扰精子产生,影响精子功能。在女性吸食大麻增加原发性不孕机会,对激素代谢产生影响,短期吸食大麻可降低 LH 水平,同时其可抑制输卵管蠕动,影响胎盘功能、胎儿发育,甚至导致死产。

另一类比较常见的毒品可卡因可刺激中枢、外周神经系统造成血管收缩、镇痛等作用,其可影响神经递质的重吸收,对行为和情绪具有影响。长期服用可卡因可降低性刺激,导致男性出现勃起、射精障碍;其通过增加催乳素水平、降低睾酮水平影响精液生成。其在女性中的影响报道较少,可降低卵巢对促性腺激素的反应性。

阿片类药物如美沙酮、吗啡等,可通过影响神经递质发挥镇静剂、减轻疼痛反应的作用。可作用下丘脑-垂体,减少 GnRH 脉冲式分泌,从而导致低促性腺激素状态,精液的数量和质量受到损害。但其长期作用仍有待观察。

五、营养摄入

饮食结构的健康多样化是维持机体健康状态的关键环节,其中,有一些维生素及特定食物种类的摄入可能对生育力产生较大影响。女性的饮食结构可影响其生育力,这种影响主要体现在排卵功能方面。研究证实,在日常饮食中,用动物蛋白替代碳水化合物的女性更容易出现排卵障碍。然而,用植物蛋白替代碳水化合物则显示出保护作用。与摄入单一不饱和脂肪相比,摄入反式脂肪酸大大增加了排卵障碍性不孕的发病风险。若以反式脂肪代替碳水化合物,排卵障碍风险则增加73%。多种维生素和补充剂的使用也被认为可以降低排卵障碍性不孕的发病率。所以,对于女性而言,"高分生育饮食"包括高单一不饱和脂肪/反式脂肪比、高植物蛋白/动物蛋白比、高脂肪乳制品、降低血糖负荷、增加铁和多种维生素摄入。而男性食用富含碳水化合物、纤维、叶酸和番茄红素的食物以及蔬菜、水果被认为可改善精液质量。活性氧(reactive oxygen species, ROS)是自由基和氧的非自由基衍生物的集合,如超氧阴离子、过氧化氢、羟基等。此类物质还包括来自氮的自由基,称为活性氮,如一氧化氮、二氧化氮、过氧亚硝酸盐等。这些物质是细胞呼吸的副产物,是某些细胞活动所必需的,包括精子获能;然而过多的

ROS 可能会影响精子功能,包括降低精子活力、损伤精子 DNA 和膜完整性。抗氧化剂的摄入可清除体内过多的 ROS,被认为对男性生育力有着潜在的好处,特别是在弱精子症患者中,抗氧化剂的摄入可增加妊娠率及活产率。

六、过量运动

对于特定人群而言,比如超重或肥胖女性,适量运动对生育能力具有保护作用,然而,过度的体育运动将改变人体内的能量平衡而对生育功能产生负面影响。当能量需求超过膳食能量摄入量时,身体可能会出现负能量平衡,并导致下丘脑功能障碍和促性腺激素释放激素(GnRH)脉冲式分泌的改变,从而导致月经异常、排卵障碍,这一现象在女性运动员身上较为常见。研究提示,运动的频率、强度、持续时间的增加均可导致女性生育力下降。比起参加轻柔运动的女性,运动到疲乏的女性患不孕症的风险显著增加。对男性而言,适度的运动同样是有益于健康及生育的,每周至少锻炼 3 次,每次 1 小时的男性几乎在所有精子参数中的得分都较高。而每周骑自行车超过 5 小时却被证明与总运动精子数和精子浓度负相关。

总体来说生活方式对生育力的影响错综复杂,对男女生育力都有或多或少的影响。然而这方面的证据还不够充分、有力,具体机制尚有待进一步研究,许多其他因素对女性生育力的影响还不是很清楚,需要后续的研究。

(张清学 杨冬梓)

第四节 环境化学物质暴露对生殖健康影响

人类在 20 世纪经历了工业的迅速发展,每年约 500 种新化学物质被推向市场,迄今为止,已有 5 万~6 万种化合物进入我们的日常生活,许多种化学物质的职业性或环境性接触会影响人类的生殖功能,使人类的生育能力特别是卵巢的功能、精子的质量和数量发生显著改变。很多实验室证据也证明环境化学物质均在不同程度上造成对实验动物的生殖毒性、妊娠毒性以及对子代的毒性影响。目前,日益增多的 IVF 治疗为环

境化学物质对胚胎质量和在生殖过程中许多关键性事件比如排卵、受精、移植的影响提供了可能的证据。

一、环境化学物质的分类

环境化学物质广泛存在于人类的日常生活中,其中包括邻苯二甲酸酯类和双酚 A 等内分泌干扰物、有机磷和有机氯农药、常用有机溶剂(如苯、甲苯、二甲苯、二硫化碳)和常见金属(如铅、镉、汞、锰)、PM2.5,以及抗癌化疗药物等。

(一)内分泌干扰物

内分泌干扰物(endocrine-disrupting chemicals,EDCs)是环境中持续存在的可干扰人类内分泌系统结构和功能、影响激素代谢并产生不良效应的化学物的总称。EDCs 可使多囊卵巢综合征发病率增加、精子数目与质量下降、隐睾和尿道下裂发病率上升、睾丸癌和妇女乳腺癌发病率增多。并且环境内分泌干扰物的暴露和失败的 IVF 结局具有很大关系,能减少窦卵泡的数量、降低卵子质量、移植后临床妊娠率和活产率。目前,关于内分泌干扰物和环境雌激素对生殖系统的影响研究已成为国际性热点问题。在众多的内分泌干扰物中,研究报道比较多的是邻苯二甲酸酯类和双酚 A。

1. 邻苯二甲酸酯类(phthalicacidesters,PAEs) PAEs 是一类脂溶性化合物,包括邻苯二甲酸二(2-乙基己基)酯(DEHP)、邻苯二甲酸二丁酯(DBP)、邻苯二甲酸丁基苄基酯(BBP)、邻苯二甲酸二己基酯(DnHP)和邻苯二甲酸二乙酯(DEP)等几十种。PAEs 作为增塑剂常用于柔化塑料制品的合成化学品,广泛存在于日常的消耗品中,如化妆品、香水、食品、医疗器具、儿童玩具、清洁剂建筑材料等。PAEs 能够干扰雌激素和雄激素的形成,影响男性和女性的生育能力。PAEs 对雌性生殖内分泌的影响主要表现在对卵巢功能的毒性作用,主要作用于卵巢颗粒细胞,通过影响卵泡生成和类固醇激素的生成。动物实验也证实,经口给予 SD 大鼠 DEHP 可显著抑制排卵前期颗粒细胞产生雌二醇(E_2)、引起自然排卵周期改变。有流行病学证据证实胎儿发育时期暴露在 PAEs 的环境中,会影响产生睾酮的睾丸间质细胞以及抑制生长因子-3(GF-3)的水平,导致

包括隐睾症和精子生成受损的睾丸生殖障碍综合征,PAEs 可选择性地诱导精母细胞凋亡,引起睾丸萎缩,导致生物(包括人类)繁殖能力下降和生殖器官畸形。动物实验也表明,PAEs 引起雄性动物生殖腺损害,精子减少,睾丸组织锌含量与酶活力改变,且对胚胎发育有一定毒作用。PAEs 的代谢物同样影响着生殖健康,有研究发现女性尿 PAEs 代谢物中 DEHP 和卵母细胞的数量、临床妊娠、活产率负相关,男性尿中 PAEs 代谢物,比如邻苯二甲酸单羧基辛酯(monocarboxyoctyl phthalate,MCOP)和邻苯二甲酸单羧丙酯(mono-3-carboxypropyl phthalate,MCPP)和 IVF 移植、活产率的降低有关。有前瞻性研究对 599 对夫妇进行跟踪证实进行 IVF 的夫妻暴露在 PAEs 不利于 IVF 的结局,尿液中的 PAEs 代谢物,尤其是邻苯二甲酸单乙酯(MEP)和邻苯二甲酸单(2-乙基己基)酯(MEHP),与临床失败的妊娠和死产率具有关联性,生化妊娠率 >50%,失败的临床妊娠率 >70%,死产率 >60%。围产期暴露是 PAEs 影响生殖系统分化和发育的最敏感时期。雄性大鼠在围产期暴露于 PAEs 可影响性分化,主要表现为生殖器与肛门距离(AGD)减小、乳头保留、尿道下裂、隐睾、睾丸间质细胞增生或出现腺瘤和附睾发育不全等。另外,PAEs 具有抗雄激素的活性可能与女性乳房提前发育有关。

2. 双酚 A 双酚 A(bisphenol A,BPA)作为典型的非持久性内分泌干扰物之一,普遍应用在诸如聚碳酸酯塑料和环氧树脂等制造业,如食品和饮料容器以及医疗设备等。生物监测数据显示在人们的日常生活广泛暴露在 BPA 的环境中,在美国的人群检测中检测到在尿中浓度为 >90%,在中国的成人中为 85%。有研究证实 BPA 在结构上与雌二醇类似,因此干扰了类固醇信号传导,具有明显的生殖毒性。BPA 影响精子发生和精子质量,并可能影响后代的繁殖能力。动物实验显示双酚 A 可使雄性小鼠精囊重量降低,使精子的运动能力降低,对大鼠和小鼠具有生殖发育毒性。用双酚 A 染毒大鼠睾丸 Leydig 细胞,可见随双酚 A 浓度的增加,细胞存活率及睾酮分泌量逐渐减少;浓度达 1.00mmol/L 时,睾酮分泌量与对照组比较有显著性差异。

BPA 影响卵巢功能,胚胎发育和配子成功

率,体内和体外受精的质量。有研究证明女性尤其是高龄女性尿中 BPA 的浓度和受精能力下降有关,人群流行病学调查发现,长期接触高浓度双酚 A 的男性尿中睾酮含量存在降低趋势,也有检测到 IVF 夫妻尿中的 BPA 浓度和血清中雌二醇高峰、获卵数、卵子成熟、受精率负相关。BPA 在尿中的浓度升高和移植率的降低具有相关性,许多流行病学研究发现经过 IVF 治疗的女性中,BPA 不利于受精率和移植率的成功,近几年实验研究也发现 BPA 能诱发女性不孕,BPA 通过抑制卵母细胞减数分裂和生殖细胞的功能影响女性的生育能力,损害卵泡形成的过程和成熟,通过干扰下丘脑-垂体-性腺轴来改变卵巢的类固醇生成,并且导致异常的子宫形态和功能。在高龄妇女中 BPA 暴露通过干扰卵子和卵泡发育和成熟可能导致卵巢储备能力下降,能进一步增加不孕的概率。动物模型也显示 BPA 对生殖器官以及生殖相关过程(月经周期、移植和激素分泌)的不利作用影响女性的生育能力,暴露在 BPA 的小鼠活产数量下降。BPA 的暴露也导致不规则的动情周期和囊胚抑制失败。

(二)农药

最近 50 年,随着农药使用的增加,人类接触农药的机会也越来越多,农药对人类生殖功能的毒性危害也日益受到重视。当前对其生殖毒理研究较多的农药是有机磷类农药和有机氯农药(organochlorine pesticides, OCPs)。

1. 多氯联苯(polychlorinated biphenyls, PCBs)来源于污染的食物、职业暴露、环境暴露以及室内暴露。PCBs 和农药被称为外源性物质,这些外源性物质对人类生殖功能具有毒性作用,在人类卵泡液、卵巢组织、子宫、羊膜、胎盘和母乳都能检出,这些化合物具有干扰内分泌的作用,它们能进入细胞和芳香烃(Ah)受体结合,可能和细胞的基因组发生作用,进而激活或者抑制基因组的功能。它们能改变细胞膜的功能,并且能产生氧自由基。有些有机氯杀虫剂被报道通过细胞膜增加钙的通透性。丙草胺和氟氯氰菊酯会影响取卵的数量、受精率和胚胎卵裂率。PCBs 和 OCPs 通过在卵泡液中累积能影响 IVF 的结果;PCB28 和 PCB52 分别影响取卵的数目和植入数目;暴露于农药和 PCBs 不利于子宫内膜厚度、取卵、早期卵裂、ICSI 中的移植率、生育结局和 IVF 结局。

有机磷类农药可对性腺和附睾产生影响,如磷胺可导致睾丸萎缩,精子数目减少,生精小管管腔内会有脱落的生精细胞和残余精子,细胞核皱缩,胞质消失,精子的能量代谢障碍。喹硫磷可抑制生精过程,降低睾丸甾体激素合成酶 3-羟基类固醇脱氢酶和 17-羟基类固醇脱氢酶的活性,其原因可能是影响了垂体促性腺激素释放水平。乐果可对睾丸产生直接细胞毒作用而影响睾酮的生成,降低血浆睾酮水平。有机磷类农药对雄性生育力和子代生长发育也产生影响。二嗪磷使雄性大鼠附睾精子数、精子活力下降,精子畸形率增加,从而导致雌鼠受孕率降低。

2. 有机氯化合物(organochlorine chemicals, OCCs)是一系列的有机化合物包括对人类健康不利影响的氯化芳香族分子,如二噁英(polychlorinated dibenzo-p-dioxins, PCDDs)、二苯并呋喃(dibenzofurans, PCDFs)、多氯联苯(PCBs)以及有机氯农药(OCPs)。OCCs 在食物链中具有高亲脂性、稳定以及生物蓄积的特性,所以 OCCs 一直在人类的血液和脂肪组织中广泛存在。一些流行病学研究报道 PCDD/Fs、PCBs 以及其他的 OCCs 和子宫内膜异位具有正相关,越来越多的实验证明 OCCs 可能在子宫内膜的病理中发挥作用,有机氯农药的化学结构多为氯代多环芳烃(PAH),研究认为 PAH 具有拟雌激素样作用,可影响下丘脑-垂体-睾丸轴的正常调节作用,造成雄性生殖系统的发育和功能障碍。六六六(HCH)会引起睾丸特异细胞标志酶活性的改变,同时血浆睾酮水平下降,精子数减少、活力降低及精子异常率增高。电镜检查发现睾丸支持细胞明显受损,如出现空泡形成、染色体断裂和细胞器完全消失等。滴滴涕(DDT)的异构体,是雄激素受体的拮抗剂。雄性大鼠在子宫内和哺乳期接触 DDT 会导致生殖器官的发育异常、乳头发育及雄激素受体表达改变等。虽然目前绝大多数国家已逐渐停止使用有机氯杀虫剂,但由于其化学性质稳定,可长期残留在土壤和生物体内达数十年,因此有机氯农药的雄性生殖毒性仍应高度重视。

(三)有机溶剂

有机溶剂广泛使用于工农业生产中,如制鞋、油漆、涂料等行业。长期接触苯系物导致月经异常、痛经、妊娠恶阻、先兆流产、自然流产、妊娠贫血、早产、死产、过期产的发生率明显提高。甲苯使血浆黄体生成素（LH）和睾酮（T）水平随之下降，低水平甲苯可通过对垂体促性腺激素分泌的影响而影响睾酮的分泌，苯乙烯使血清睾酮和卵泡刺激素（FSH）明显降低（$p<0.05$）。人群流行病学调查发现接触苯乙烯男性的精子异常，出现性功能障碍，其妻子的妊娠并发症增多等，都表明苯乙烯具有明显的睾丸毒性和对雄性内分泌的影响。苯系物对睾丸生殖功能也有影响。苯对染毒小鼠可致性腺毒作用，诱发小鼠生殖细胞突变，表现为精子畸形率增加，初级精母细胞畸变、精原细胞姐妹染色单体交换（SCE）增加。雄性大鼠的生殖系统对苯乙烯很敏感，短期内苯乙烯染毒可引起睾丸生化和组织形态的改变，表现为某些酶活性的增加或降低、精子数减少、输精管变性及管腔内精子稀少。

（四）金属

金属原始存在于自然环境中以及人类活动的排放，广泛分布在环境中，人类通过补充剂自觉地暴露在金属环境中，或者通过不自觉地摄入金属污染的水和食物。

研究发现生殖系统对金属及其化合物的作用非常敏感，往往在其他系统尚无反应时，即出现了生殖功能障碍。很多动物和人类研究证实高水平的金属暴露会损害精子质量，由于被损害的生殖过程所处阶段不同，其后果亦各异，表现为不育、死胎、后代发育迟缓、结构异常、功能障碍以及儿童期肿瘤等。人和动物研究证实铝（aluminum, Al）、砷（arsenic, As）、镉（cadmium, Cd）、锑（antimony, Sb）、铊（thallium, Tl）、铅（lead, Pb）和铀（uranium, U），这些人体非必要的外源性物质在较低的水平可能对男性生殖健康产生不利影响，其他人体特定生理功能必需的金属，例如铬（chromium, Cr）、铜（copper, Cu）、铁（iron, Fe）、锰（manganese, Mn）、锌（zinc, Zn）、硒（selenium, Se）以及钼（molybdenum, Mo）过多的暴露也会损害男性生殖健康。在人群中的研究一般用尿中金属浓度作为暴露的生物标志物，在男性生殖系统中精浆中的金属含量被认为是更直接的标志物。

目前研究报道比较集中的是铅、镉、汞、锰。铅对睾丸有直接的毒性作用，使生精系统代谢障碍，精子生成减少，形态发生改变。男性的血铅水平与其精子浓度几何均数和精子总数几何均数呈负相关；男性近期血铅水平、精子浓度、精子总数和活动精子总数与长期铅暴露呈负相关。重金属镉是分布广泛的环境毒物，并且广泛应用在很多行业中，包括电镀、焊接、采矿、镉镍电池、塑料制造等行业，镉能影响女性生殖功能，其生殖毒性反应表现为破坏成人的卵巢和子宫功能，导致不孕、流产、早产和婴儿死亡。动物实验也证明，镉能影响成熟雌鼠性激素的产生、子宫的发育和卵泡的数量。镉在母亲血液中增加的水平和在胎盘里的累积会潜在的影响胎儿基因组的 DNA 甲基化等表观遗传修饰。镉的生殖毒性主要表现在对后代的生殖毒性，在妊娠妇女的子宫和胎盘组织中频繁发现镉，损害胎盘的发育。几个流行病学研究证明，妊娠期金属镉的暴露和胎儿发育受阻有关，母亲暴露镉通过激活 cAMP/PKA 通路和增加类固醇相关蛋白 StAR、P450ssc、3β-HSD 和 CYP19A1 表达，显著增加女性后代类固醇的生物合成，高水平的类固醇激素有助于性早熟、促进卵泡的分化和成熟、子宫内膜的增殖和子宫增加重量。最终增加的窦卵泡数量导致大的同胎生仔数。子宫中镉的暴露能使激素改变进而影响后代，镉对哺乳动物生殖系统产生毒性。镉能明显损害睾丸，使精子数、精子密度及其精子活动率下降，以致影响生殖能力；镉对卵巢的影响虽不如睾丸敏感，但可引起卵巢病理组织学改变，造成卵泡发育障碍；可干扰排卵、转运和受精过程，引起暂时性不育。关于镉的胚胎毒性，大多数报道胎盘对镉有一定的屏障作用，大部分镉可被阻留而沉积于胎盘中，蓄积在胎盘的镉对胎盘有较强的毒性，主要损害血管，使小血管容积减少，进而产生胚胎毒作用。汞及其化合物可影响生精过程，使精子数量减少、活力降低、畸形率增高。不论是有机汞还是无机汞，均能影响雄性动物的生育力。有机汞对睾丸损害较大，影响早期精子细胞，并可导致不育，无机汞主要影响精原细胞和精子细胞，使生育力降低。有关人群流行病学调查资料显示汞可导致女性月经周期紊乱，无排卵期延长，并影响卵巢功能（排卵、黄体生存）等，同时认为汞可干扰神经内分泌调节功能。

锰对男性性腺及内分泌均有影响，它使睾酮分泌减少。可使睾丸间质水肿、充血，生精小管损害，生精上皮细胞解离、脱落等变化；锰还影响睾丸组织中丙氨酸、胱氨酸等多种氨基酸，导致琥珀酸脱氢酶、乳酸脱氢酶、胆固醇、糖原明显降低。可使雄性动物性欲降低，射精次数减少，精子活动率降低，分析其原因可能是锰对下丘脑 - 垂体 - 睾丸轴的作用。锰对女性生殖功能的影响主要表现在对卵巢功能的影响，并可通过胎盘屏障进入胎体影响子代。有关研究显示锰可使月经异常率高、性欲减退、性生活持续时间缩短等。金属不论对男性还是对女性的生殖功能均能产生生殖毒性，有的还有致睾丸肿瘤的作用（镉），它们对生殖系统的毒性存在剂量 - 效应关系，剂量越大生殖毒性越大。

（五）PM2.5

我国近些年来空气污染越来越严重，特别是颗粒物已成为主要的污染物，严重威胁人群健康。2014 年我国 161 个检测城市中，90% 以上的城市年空气质量未能达标，主要空气污染物是颗粒物。PM2.5 是颗粒物的重要组成成分，是空气动力学直径小于 2.5μm 的细颗粒物，其能进入肺泡，滞留肺泡中并进入血液循环系统中，从而对多器官造成损害，因而 PM2.5 对人体的危害性更大。PM2.5 污染来源主要分为人为污染和天然污染两种，人为污染是主要的污染来源，主要包括冬季取暖燃煤、吸烟烟雾、熔炼、采矿、发电厂、燃油机车、电子废弃物再循环、汽车尾气的大量排放等。天然污染主要因风蚀、火山爆发、森林大火、花粉、细菌病毒等造成。PM2.5 主要的组成成分主要有有机物、元素碳、无机物、微量重金属元素等几种，具体有多环芳烃、有机脂肪酸、甲醛、甲烷、硫氧化物、碳氧化物、氮氧化物、臭氧、NH_3、Cu、Cr、Cd、Ni、Pb、Ca 等。

PM2.5 对卵巢细胞有损伤作用，能够降低卵巢细胞的活性，并诱发细胞内的氧化应激反应。暴露 PM2.5 的雌性大鼠妊娠前后体内激素水平发生变化并且影响妊娠结局。流行病学调查结果表明 PM2.5 能够影响妊娠结局，当孕妇暴露 PM2.5 时，胎儿的发育会受到抑制，致使娩出早产儿和低出生体重新生儿。调查发现妊娠期暴露 PM2.5 可使胎盘中 3- 硝基酪氨酸水平升高，诱发胎盘的氮化应激，进而影响妊娠结局。孕前暴露 PM2.5 同样能够影响妊娠结局，显著降低活胎率。

颗粒物毒性作用机制主要包含细胞的氧化损伤、促炎性反应、DNA 损伤、促凝血作用。颗粒

物对妊娠的影响机制复杂，PM2.5 使孕鼠胎盘炎症反应和血液高凝状态增强。雌鼠体内生殖相关内分泌激素主要通过下丘脑 - 垂体 - 卵巢轴进行调节，内分泌水平变化对妊娠及结局起重要作用，PM2.5 能明显降低 E_2、孕酮（P）、绒毛膜促性腺激素（CG）、LH 和 FSH 水平，且妊娠前后 5 种激素的变化趋势相似，PM2.5 能够影响雌鼠体内内分泌激素的分泌水平，进而影响雌鼠的妊娠结局。

PM2.5 暴露通过内质网应激的刺激来影响雄性 SD 鼠的生殖毒性。在 PM2.5 暴露后，大鼠睾丸中 Cx43 蛋白表达明显下降，PM2.5 可以通过改变血睾屏障的完整性，进而改变精子生成的微环境、影响精子的生成以及生成精子的质量。夏季和冬季的 PM2.5 都可引起 SD 大鼠精子活力显著下降，但精子的形成率有显著增加，特别是在高剂量组中，冬季 PM2.5 对睾丸组织的损伤比其他剂量组的损害要严重得多。很多研究表明精子质量受损和细颗粒物中 PM2.5 相关。

PM2.5 的暴露与很多生殖系统相关癌症密切相关，比如乳腺癌、宫颈癌、卵巢癌、子宫内膜癌的发病有关。原因可能是 PM2.5 具有类雌激素作用而与乳腺癌高发病率有关，故 PM2.5 的暴露与乳腺癌的发生呈高相关性；暴露烟雾颗粒（主要为 PM2.5）会引起宫颈癌细胞的氧化应激，造成 DNA 损伤；PM2.5 暴露与卵巢癌的发生率和死亡率呈正相关，可能与其干扰内分泌紊乱、雌激素样作用、引起染色体畸变有关。PM2.5 对生殖系统的毒性作用，其是仅仅作为载体作用于人体，还是与所携带的毒性物质发生交互作用损伤人体，还有待于进一步研究。

除了上述的化合物，还有其他的环境污染物如全氟烷基酸类化合物（perfluoroalkyl acids，PFAAs），广泛用于金属电镀、农药、泡沫灭火剂、半导体、皮革、纺织、地毯、家具、纸制品、航空航天及食品容器等生产过程和产品中，它的广泛使用导致其被直接或间接排放到环境中。目前在大气、水体、土壤、生物有机体组织及人体血液中都有 PFAAs 的检出，其能通过破坏卵泡中的卵母细胞影响卵巢功能。去氧乙烯基环己烯（VCD）是工业化学物质乙烯基环己烯（4-VCH）的代谢产物，产生于生产橡胶轮胎、阻燃剂、杀虫剂、可塑剂及抗氧化剂等过程中，能选择性地破坏雌鼠和灵

长类动物的原始卵泡和初级卵泡,加速卵泡凋亡,由于募集阶段的小卵泡数目减少,导致血清 FSH、LH 升高,E_2 下降,终致卵巢功能早衰,与生理性卵巢功能早衰的病理和生理表现类似,是一个逐步变化的过程。VCD 引起卵巢储备功能下降(DOR)的机制是增加卵泡闭锁的速度,卵巢和子宫组织学检查并未见明显的炎症细胞浸润。研究表明 VCD 能激活原始卵泡和初级卵泡中与凋亡有关的细胞内信号通路,尤其是增加原始卵泡和初级卵泡中的前凋亡基因 Bax、Bad 的表达,增加线粒体膜上 Bax/Bcl-xL 的比值(Bcl-xL 为抑制凋亡基因),使细胞色素 C(与细胞凋亡有关)由线粒体向胞质释放,caspase-3(属于半胱氨酸 - 天冬氨酸特异性蛋白酶族的一分子,为凋亡效应因子)活性增强等,这些均证实了 VCD 所致的 DOR 是通过加速卵泡凋亡即卵泡闭锁的过程来实现的。

二、环境化学物质对生殖健康影响的可能机制

精子质量可以作为环境污染的暴露、重金属的暴露、农药、邻苯二甲酸酯的敏感指标,活性氧在精子生成和受精中起重要作用,精子对氧化应激的不利影响特别敏感。过多的氧化应激和精子核染色质损害、精子细胞膜过氧化反应、运动受损和凋亡的增加有关。全身的炎症反应通过精子运输障碍、副性腺管功能损害以及精子生成的调节异常直接导致精子质量下降。

环境化学物质暴露可能通过表观遗传修饰而发挥致病作用。表观遗传是指 DNA 序列不发生变化但基因表达却发生了可遗传的改变,即基因型未发生改变而表型却发生了改变。基因表达的表观遗传调控是整个生命过程中联系环境因素与基因组健康状况的关键分子机制。有研究显示环境化学物质可能通过 DNA 甲基化、组蛋白修饰、mRNA 和非编码 RNA 表达、异常基因表达等方式来影响表观遗传因素。有研究表明 miRNA 可作为环境暴露的生物标志物,环境不良因素暴露可影响表观遗传修饰,而一些表观遗传修饰改变的分子事件可作为环境不良因素暴露的重要生物标志物。环境化学物质暴露可通过 miRNA 等表观遗传修饰改变,从而导致疾病的发生。

三、环境化学物质暴露的预防

环境化学物质尤其是环境污染物暴露对人们的生殖健康危害越来越普遍,也已经成为全球重要的公共健康问题之一。在我们日常生活中环境化学物质无处不在,想避免接触几乎是不可能的。尤其当今环境污染严重,一些环境化学物质对人类健康的影响引起格外关注,环境化学物质具有蓄积性和雌激素样作用,影响人类的生殖系统,现在越来越多的研究认为在日常生活和生产中接触的环境化学物质是不孕不育的诱因之一。

许多研究显示环境化学物质暴露如主要含有苯、多环芳烃等致癌物质的烟草烟雾、杀虫剂、含 NO_2、苯和多环芳烃等的汽车尾气等空气污染也可能与生殖健康相关,我们在平时生活中要做好三级预防。

预防以一级预防为主,在生活中暴露于甲醛、苯、甲苯、二甲苯等明确化合物时,要主动避免,脱离暴露因素。应当尽量减少对居所的装饰,及避免接触化学物和杀虫剂、柴油汽油的暴露等,这样可以在很大程度上降低不孕不育的发生概率,从而有效预防不孕不育的发生发展。

对已经确定重金属、防腐剂、邻苯二甲酸盐等在某种程度上是具有生殖或胚胎毒性的,但不知道其安全值;因此最佳的防护策略是完全避免接触环境有毒物质。目前许多女性用品包括香水、化妆品、保养品、清洁用品中的主要成分都含有邻苯二甲酸盐成份。

由全社会及社区来完成优生优育教育,遗传咨询、婚前检查、产前诊断及围产期保健,多种内容和形式的健康教育,对儿童实行计划免疫的防疫措施等。通过网络、社区宣教等途径加大宣传力度,全面向孕妇提供环境化学物质相关生殖健康影响的咨询工作,提供有关孕期避免环境污染物生殖伤害的实用建议,以减少与有毒环境化学品接触有关的胎儿及儿童疾病。此外,各城市各城区需重点针对当地的污染特点、不同的污染来源,做好科学的监测和管理,制定相关法规,做到综合治理,推动大气环境质量持续改善,保护人类的身体健康及居住环境。

在平时生活中,进入居室前应先脱鞋,更换鞋子,避免将环境中可能含有的污染物、灰尘和污

垢带入室内;进食之前要先洗手;避免与尽量减少与塑料的接触,避免使用塑料容器进行食品烹饪或再加热,因为塑料成分会释放入食物或饮料;尽量食用食物链最底层的食物即以植物为主的蔬果,并选择较小型鱼类如沙丁鱼,因为铅、杀虫剂、多氯联苯和汞可能会积聚在高食物链中的大型鱼类;减少农药残留,寻找可靠的有机食物,减少对农药残留的暴露;使用无香料产品,日常清理应选择不含香料的清洁产品、化妆品或保养品;避免使用含有浓香味的产品以及含有邻苯二甲酸盐掩盖其他成分气味的产品,使用清洁及保养品时应详细检查其成分中是否含有邻苯二甲酸二乙酯或 DEP,香水中最常使用的邻苯二甲酸盐,但它们也可能存在于无味的清洁及保养品中。避免接触香味的真正含义是避免接触邻苯二甲酸盐。越频繁、越常规接触,风险越大,要逐渐改变自己的生活行为。

二级预防可依日常生活用品接触频率高低、使用范围大小、暴露时间长短采取环境不良暴露渐减;先从长期、常规、日常、全身接触的保养品检查起,并置换成不含防腐剂等环境毒物的有机产品,从而完全杜绝环境毒物的暴露。虽然我们几乎不可能完全避免环境中的不良化学品,但我们可以尽量减少那些最有害和最常接触的环境毒素。

三级预防是发现已经接触有毒有害环境化合物而导致机体病变的患者,要及时给予对症治疗。防止病情恶化,减少疾病的不良作用,防止复发转移。预防并发症和伤残;对已丧失劳动力或残疾者,通过康复医疗,促进其身心方面早日康复,使其恢复劳动力,病而不残或残而不废,保存其创造经济价值和社会劳动价值的能力。

目前人类的生育能力普遍下降变成一个严重的公共卫生问题,在过去的 20 年,内分泌干扰物的普遍存在和具有生殖毒性被特别的关注。环境化学物质可干扰人的内分泌系统,影响体内维持动态平衡和调节生长发育激素的产生、释放、运转、代谢和活化;抑制生殖系统功能。但是由于人群流行病学研究资料相对较少,且在许多方面尚无肯定的结论,目前环境化学物质对人类生殖系统的毒性评价研究仍存在不少亟待解决的问题。需要加强现场流行病学调查力度,积累主要

环境化学物质生殖毒性的人群资料,关注环境化学物质对非职业接触人群生殖健康状况的影响,进一步建立环境化学物质生殖毒性的评价模型并进行研究探讨。

环境化学物质的影响因为暴露的剂量、所处的生命阶段、模式和暴露时间不同,其对生殖健康影响的结果不同。在这方面,它具有新兴和有争议性,能够诱导短期和长期效应,比如包括通过表观遗传修饰调节基因表达(CpG 岛的甲基化、组蛋白修饰和非编码 RNA),分别对暴露的生物体及其后代产生直接和跨代的影响。

评价化学物质的生殖毒性需要 4 方面的资料:①环境流行病学资料;②控制下的临床研究;③动物毒性试验;④体外试验。其中许多化学物质难于进行必要的临床研究,而许多新的化学物质也缺乏流行病学资料,所以动物毒性试验和体外试验就成为主要的生殖毒性评价与预测方法。目前,这一类的动物研究比人类研究更多;主要是人类的相关流行病学研究时程缓慢、昂贵,而且往往难以进行;更重要的是故意让受试者暴露于怀疑有害的化学物质牵涉到的严重伦理问题,故介入性的人体研究往往是不可行的。

(梁晓燕)

第五节 医源性因素

医源性的生育力损伤可以由化疗、放疗和手术引起。(表 6-5-1)这些损伤归其根本是治疗方式加速了卵巢中始基卵泡的消耗,最终造成卵巢储备功能下降(diminished ovarian reserve, DOR, AMH<1.1ng/ml 或 7.9pmol/L)甚至卵巢功能早衰(premature ovarian failure, POF)。根据治疗的年龄差异,其带来的后果也不尽相同,主要体现在青春期延迟、生育力损伤和更年期提前引起的相关并发症等方面。

医源性的生育力损伤在女性中最常见的表现就是卵巢功能早衰。卵巢功能早衰意味着第二性征的维持障碍和生殖能力的丧失,这将给患者造成极大的社会心理学伤害。临床医生在治疗过程中具备保护患者生育力的意识对改善患者的远期预后和生活质量至关重要。

一、手术治疗对生育力的影响

（一）手术对女性生育力的影响

不同发育阶段的卵泡都存在于卵巢皮质中。卵巢肿瘤的发生和治疗不同程度上损害了卵巢皮质，除了影响卵子的发育以及排卵的过程，还会影响卵巢储备。卵巢肿瘤对于卵巢皮质和周围血管的压迫，影响了卵泡的发育、排卵和功能；一些肿瘤破裂或合并感染时，造成周围组织和盆腔慢性炎症、输卵管的慢性炎症和伞端的粘连，影响了输卵管的拾卵功能、精卵结合和受精卵的输送；盆腔和输卵管的炎症感染也可造成子宫内膜的感染和子宫内膜微环境的改变，影响受精卵的着床。此外，手术对于卵巢组织的破坏和出血、渗出造成的术后盆腔粘连也影响患者的生育能力。

1. 卵巢良性肿瘤的手术 育龄期为卵巢良性肿瘤的高发年龄段。卵巢囊肿若有临床症状、恶性倾向或发生卵巢囊肿蒂扭转的可能，都应进行手术探查。手术方式的选择根据不同患者的病情各有差异。腹腔镜下卵巢囊肿剥除术是目前治疗良性卵巢肿瘤最常规的手术方式。研究发现，在腹腔镜下卵巢囊肿剥除术后，女性的卵巢储备功能将下降。部分女性的卵巢功能在术后 3~12 周才能得以恢复。手术的损伤多由于在卵巢囊肿壁剥离过程中，剥除或损伤了健康卵巢皮质组织。同时，手术过程中卵巢的止血方式也将影响术后患者的生育力。缝合止血或者使用止血材料对生育力的影响远低于电凝止血。其中，复发性卵巢囊肿多次行卵巢囊肿剥除术，或因病变需要切除单侧卵巢的患者，术后生育力下降甚至不孕的风险极大。

有观点认为，卵巢子宫内膜异位囊肿剥除术后卵巢功能的损伤要大于其他卵巢良性肿瘤。尤其在双侧卵巢子宫内膜异位囊肿剥除术后，患者 AMH 的下降尤为显著。手术对卵巢血液供应的影响越大，术后患者 AMH 下降越显著。对于手术治疗前 AMH 就偏低的患者，术后卵巢储备功能下降（DOR）的风险越高。数据显示，术前 AMH 小于 2.1ng/ml 者接受单侧卵巢囊肿剥除术或术前 AMH 小于 3.5ng/ml 者接受双侧卵巢囊肿剥除术，术后半年均将被诊断为 DOR。

2. 卵巢恶性肿瘤的手术 每年新确诊的肿瘤患者中，20% 为生殖系统肿瘤的患者。其中，大约 10% 的女性肿瘤幸存者年龄小于 40 岁。卵巢肿瘤是常见的妇科肿瘤，在各种年龄均可发生，但不同年龄段肿瘤的组织学类型会有所不同。卵巢上皮性肿瘤是成人最常见的卵巢肿瘤，占成人原发卵巢肿瘤的 50%~70%，其恶性肿瘤占卵巢恶性肿瘤的 85%~90%，但在小儿中不多见，仅占 19.3%。卵巢生殖细胞肿瘤来源于胚胎性腺的原始生殖细胞，恶性程度大，死亡率高。其多发于幼女和青年女性，青春期前患者占 60%~90%，绝经后仅占 4%。由于综合治疗方案的使用，其生存率已从过去的 10% 提升到目前的 90%。

过去，对女性生殖系统肿瘤治疗的手术方式主要是全子宫 + 双附件切除 + 盆腔淋巴结清扫术，这一手术方式无疑会造成年轻女性患者生育能力的丧失。如今，对于有生育要求的大部分患者可行保留生育功能的治疗。切除单侧输卵管、卵巢保留对侧卵巢和子宫，可用于大多数恶性生殖细胞瘤患者。如果对侧卵巢似乎受累或异常增大，可以进行活检。如果术中冰冻切片结果显示异常，建议行双侧输卵管、卵巢切除术。对 11~58 岁不同阶段的单侧卵巢癌患者分别进行保守或根治手术治疗，术后 10 年的随访数据显示：无进展生存期的评估中没有发现生存曲线的差异。在保守治疗的患者中，89% 的人在 6 个月内开始恢复月经，22 名有可能生育妇女的累计妊娠率为 59.1%。另一个团队对 28 例局限于一侧卵巢的恶性卵巢生殖细胞肿瘤患者进行了保留生育力的手术方式，所有患者术后均接受化疗。在术后 5 年内，10 名有生育需求的患者中有 7 名怀孕。然而不可否认的是，即使是保留生育力的治疗方式，也将对患者的生育力造成极大损害。

3. 其他女性生殖系统肿瘤 宫颈上皮内瘤变常发生在性活跃期的年轻女性。由于这些妇女大多有强烈的生育意愿，因此医务人员必须权衡在保证治疗效果的同时保护患者的生育力。一项纳入 1 000 名妇女的病例对照研究显示，进行宫颈移行区大环切除术（LLETZ）并不是产生不良妊娠结局的独立危险因素：研究组与对照组在平均妊娠时长、分娩方式、产程、剖宫产率等方面均无显著差异。另一项对 314 名研究对象的回顾性研究显示,宫颈锥切术并不会导致术后继发不孕症。比较宫颈锥切术后的妊娠结局,没有发现对自然流产、早产或剖宫产率有影响。唯一的后遗症是改变了第一产程的持续时间。另一些研究指出锥切术后1%的患者将发生宫颈管狭窄和宫颈功能不全的风险。类似地,对宫颈锥切术后妊娠结局的文献回顾分析表明,该手术在宫颈功能不全的病因学中所起的作用极小,主要的危险因素仍然是宫颈锥切的范围。

作为宫颈癌治疗的一部分,在实施根治性子宫切除术时可以同时实施卵巢移位手术。尽管关于这种手术的数据有限,但霍奇金病的治疗报告显示,卵巢移位能极大程度减少卵巢的放射损伤。在接受放射治疗前进行了卵巢移位的患者,79%恢复了正常的卵巢功能。这些患者仍有机会接受体外受精(IVF)。

只有3%~5%的子宫内膜癌患者年龄在40岁以下。子宫切除术是围绝经期或绝经后子宫内膜癌患者的标准治疗方法。不典型增生被认为是子宫内膜癌的直接前兆。对于有生育需求的高分化子宫内膜样腺癌或子宫内膜不典型增生的患者可应用孕激素治疗,治疗后足月妊娠率为20%。

4. 盆腹腔手术 研究显示,不孕症患者中,曾有盆腹腔手术史的患者盆腔粘连的发生率是无手术史者的4倍。手术造成的盆腔解剖结构的改变、生殖系统血液供应的变化、炎症和粘连是导致生育力下降的重要因素。这些风险除了跟患者个体差异有关外,与医生的手术操作和技巧更是密切相关。术中精细操作、避免使用干纱布止血、使用无粉手套、减少电凝止血、选择优质的防粘连材料、多冲洗避免组织干燥、降低腹腔镜手术气腹压力和采取降低感染风险等措施都能减少术后发生盆腔粘连的风险。

(二)手术对男性生育力的影响

睾丸癌仅占男性恶性肿瘤的1%,但却是15~35岁男性中最常见的恶性肿瘤。精原细胞瘤常用的治疗方法是根治性切除受累睾丸,伴同侧髂后及腹膜后淋巴至膈肌水平放射治疗。这些患者治疗后的生育能力和性行为是我们需要关注的问题。一项回顾性分析结果显示,精原细胞瘤患者接受根治性睾丸切除加放疗后,49%的患者出现精液减少,12%的患者出现性欲低下,15%

的患者出现勃起功能障碍,10%的患者出现性高潮困难。非精原细胞瘤的治疗方法是根治性睾丸切除术+化疗。回顾性研究数据显示,所有的非精原细胞瘤患者都接受了睾丸切除和腹膜后淋巴结清扫术,无论术后是否接受化疗,90%的男性出现射精量减少。而当睾丸切除和腹膜后淋巴结清扫术联合放疗时,生育结局恶化。

前列腺癌的治疗也将影响男性的性能力,根治性前列腺切除术可通过会阴、耻骨后或经耻骨途径进行。经耻骨后前列腺切除术射精困难率为78%,经会阴前列腺切除术射精困难率高达100%。精液中大量的成分为前列腺液,前列腺癌治疗后,57%的患者无精液或精液量减少。24%接受会阴活检的患者出现勃起功能障碍。而经尿道前列腺切除术将导致32%的患者勃起功能障碍。这些都将导致男性不育。

表 6-5-1 肿瘤的治疗对生育力的影响

风险	女性	男性
高风险	>10Gy 盆腔放疗	睾丸放疗
	下丘脑 - 垂体放疗	下丘脑 - 垂体放疗
	造血干细胞移植	造血干细胞移植
	全身放疗	全身放疗
	烷化物化疗剂量大于2[a]	烷化物化疗剂量大于2[a]
中度风险	5~10Gy 盆腔放疗	铂类化疗药物
	烷化物化疗剂量大于0[a]	烷化物化疗剂量大于0[a]
低风险	<4Gy 盆腔放疗	不含烷化物的化疗
	不含烷化物的化疗	抗代谢药物
	抗代谢药物	

注:a,烷化剂剂量(AAD)评分

二、化学药物治疗对生育力的影响

化学药物治疗简称化疗,是通过化学药物杀灭癌细胞达到治疗目的。化疗是目前治疗癌症最有效的手段之一。化学药物作为一种全身性的治疗手段,会随着血液循环遍布全身的绝大部分器官和组织。因此,对一些有全身播散倾向的肿瘤及已经转移的中晚期肿瘤,化疗都是主要的治疗手段。恶性疾病的治疗已取得显著成效,能显著提高年轻癌症患者的预期寿命(表6-5-2)。

表 6-5-2 不同化疗药物治疗后的生殖能力长期预后

预后好	预后一般	预后差
硫唑嘌呤	塞替派	环磷酰胺（>7.5g/m²）
氟达拉滨	吉西他滨	异环磷酰胺（>60g/m²）
甲氨蝶呤	顺铂	卡莫司汀
巯嘌呤	奥沙利铂	白消安
	卡铂	苯丁酸氮芥（>1.4g/m²）
长春新碱	多柔比星	美法仑（140mg/m²）
长春碱	达卡巴嗪	
博来霉素	阿糖胞苷	丙卡巴肼（>4g/m²）
放线菌素 D	柔红霉素	顺铂（>600mg/m²）
依托泊苷	米托蒽醌	氮芥

（一）化疗对女性生育力的影响

化疗后卵巢功能损伤导致的女性不孕几乎是不能避免的。这些细胞毒性药物不仅限于恶性肿瘤的治疗，在某些良性疾病如系统性红斑狼疮、类风湿性关节炎和器官移植抗排斥中也被广泛应用。卵巢功能早衰（POF）是化疗后最常见的远期并发症。化疗药物的毒性作用对于细胞快速分裂的组织如骨髓、胃肠道和胸腺是可逆的。然而其对卵巢这类含有有限的，并且不能再生的生殖细胞的组织损伤具有累积效应且不可逆转。

在众多的化疗药物中，有些药物如甲氨蝶呤和氟尿嘧啶对生育力的损伤较小，但是烷化剂如环磷酰胺和苯丁酸氮芥对卵巢的损伤极大。对接受环磷酰胺或苯丁酸氮芥治疗后的女性卵巢进行活检，发现治疗后女性卵巢中卵泡膜细胞缺失、卵泡发育障碍，显示化疗对卵母细胞直接的伤害。女性接受化学药物治疗时年龄越大，药物剂量越大，其性腺功能损害越大。超过 40 岁的女性接受总剂量超过 5.2g 的环磷酰胺化疗就会绝经；而导致 30~39 岁和 20~29 岁女性绝经的环磷酰胺总剂量分别为 9.3g 和 20.4g。环磷酰胺导致的绝经是不可逆的。其他的化学治疗药物如长春新碱和白消安也会造成卵巢萎缩。

青春期前的女性性腺对化疗的耐受能力要优于青春期后的女性性腺。可能的原因是青春期前的女性性腺中存在更多的始基卵泡，受化疗药物影响较小。但是依然不乏接受环磷酰胺治疗后出现卵巢功能早衰的儿童，其导致卵巢功能早衰的

治疗总剂量大约为 525mg/kg。目前没有明确证据显示接受过化疗后女性自然流产、后代出生缺陷或胎儿发育异常风险升高。但是我们依然不能忽视化疗药物致畸的风险。

（二）化疗对男性生育力的影响

与女性一样，男性生育力也最容易被烷化剂损伤。因为分裂活跃的生精上皮细胞是烷化剂主要的作用靶细胞。对接受环磷酰胺治疗后的男性睾丸活检病理提示性腺发育不良、精母细胞缺如和支持细胞综合征。单用环磷酰胺化疗后 90~120 天内将造成无精子症，随着治疗时间的延长将最终导致患者睾丸萎缩。这些患者典型的性激素表现为高血清 FSH 和 LH 水平，T 水平正常。药物对睾丸功能的危害是剂量和时间依赖性的。当环磷酰胺的治疗剂量在 2~4.6mg/（kg·d）持续不足 2 个月时，患者的性腺功能和精子质量尚能维持正常水平。当治疗剂量大于 3.5mg/（kg·d）并持续 3 个月以上时，患者开始出现弱精子症甚至无精子症。当环磷酰胺的总治疗剂量超过 18g，无论治疗时间长短，患者都将发展为无精子症。当环磷酰胺的治疗剂量达到导致不育的剂量时，可能治疗结束后 15~49 个月患者的生精功能才能恢复。当环磷酰胺的治疗总剂量小于 12g 时，患者的生精功能是有望恢复的，但当总剂量大于 14g 时，患者将出现生精功能障碍。其他的烷化剂同样会导致无精子症的发生。苯丁酸氮芥总治疗剂量大于 400mg 将导致无精子症。即使是在青春期前或青春期使用苯丁酸氮芥治疗也仍然会造成睾丸功能的损伤。叶酸拮抗剂如甲氨蝶呤也会对睾丸功能造成损伤。由于甲氨蝶呤抑制了早期生精步骤，在治疗起始的 2~3 周患者将迅速出现少精子症。长春新碱通过与微管蛋白结合造成精子细胞有丝分裂阻滞，并且改变成熟精子的鞭毛。这些精子细胞和未成熟的精子可以通过卵细胞质内单精子注射（ICSI）技术与卵母细胞受精，但是其受精率是极低的。

（三）特殊疾病化疗对生育力的影响

霍奇金病多发于年轻患者，治愈率高。男性霍奇金病患者中，在进行治疗前少精子症和无精子症的发生率就已经高达 75%。接受完整的 MOPP（氮芥、长春新碱、丙卡巴肼、泼尼松）联合化疗，将造成超过 85% 的男性无法生育。

不同于年轻男性,女性霍奇金病患者治疗前生育力极少受到损伤。其治疗后卵巢衰竭的风险与患者的年龄和可能伴随的放疗有关。1/3 年龄在 30 岁以下的女性和超过 2/3 年龄在 30 岁以上的患者卵巢衰竭与 MVPP(氮芥、长春碱、丙卡巴肼、泼尼松)联合化疗有关。在育龄期的霍奇金病女性中,接受治疗后的怀孕率为 59%。新的化疗方案应用多柔比星、博来霉素、长春碱和达卡巴嗪(ABVD)联合治疗具有保护生育能力的优越性。所有接受 ABVD 治疗的女性治疗后都能恢复月经,同样接受 ABVD 治疗的男性也恢复了精子生成。

与霍奇金病一样,男性睾丸癌的治愈率也很高。睾丸癌患者治疗前不育症的发生率为 50%~75%。在接受顺铂、长春碱和博来霉素治疗的年轻患者中,至少有 40% 的人在治疗结束 2~3 年精子发生恢复后才有生育能力。

随着早期筛查诊断技术水平的提高,乳腺癌越来越多地在早期被发现。使用环磷酰胺、甲氨蝶呤和氟尿嘧啶(CMF)辅助化疗治疗绝经前淋巴结阴性乳腺癌可以提高无病生存率。绝经前妇女接受乳腺癌 CMF 化疗后,卵巢功能障碍的发生与年龄和治疗时间的累积有关。在几乎所有年龄超过 40 岁的女性中,卵巢功能障碍都是在 4~6 个月的化疗后出现的。手术或化学"切除"50 岁以下早期乳腺癌患者的卵巢,能在不接受化疗的情况下显著提高患者的长期生存率。

三、放射治疗对生育力的影响

放射治疗(简称放疗)已经实现了对霍奇金病、淋巴瘤和睾丸癌等癌症的长期控制。其治疗后对生育力的影响是一个重要的临床问题。由于癌症的治疗多为手术和放化疗联合治疗,所以无法将放疗对生育力的影响单独区分开来讨论。

(一)放疗对女性生育力的影响

由于卵巢中细胞分裂的活性远远低于生精小管中的精子发生,卵巢放射治疗的剂量要高于睾丸。辐射对卵巢的影响与接受治疗时的年龄和患者的卵巢储备有关。与化疗不同的是,放射治疗对卵巢损伤的剂量是明确的。若放射治疗剂量不足 60rad(1rad=10^{-2}Gy)时对任何年龄阶段

的女性生育力都不会造成影响。当放射剂量达到 150rad 时将造成 40 岁以上女性不孕。当暴露于 250~500rad 的放射剂量后,所有年龄段的女性都将出现月经紊乱。当放射剂量达到 500~800rad 时,将造成 70% 的女性不孕。当暴露于 800rad 以上的放射剂量时,所有女性都将发生 FSH 升高、雌激素下降、卵巢功能早衰和不孕。在骨盆以外的身体其他部位接受放疗的妇女发生卵巢功能早衰的风险较低。

放射治疗除了会造成卵巢功能损伤外,对子宫的破坏也不容忽视。年轻女性接受膈肌下的放射治疗将造成卵巢功能的损伤和子宫发育障碍。风险的大小与辐射场、总剂量和分级计划有关。腹侧放疗后将增加子代早产和低出生体重的风险。接受过全身照射和骨髓移植治疗的女性患者也有卵巢功能早衰、子宫血流量减少和发育受损的风险,如果成功妊娠,其发生流产和早产的风险都将升高。尽管可以接受雌激素替代治疗,接受放射治疗后的子宫往往缩小到正常成人子宫大小的 40%。子宫体积与接受放射治疗的年龄有关。接受过全身照射治疗的妇女中,生理剂量的雌激素替代治疗显著增加子宫体积和子宫内膜厚度,并重建子宫血流量。然而,即使子宫能够对性类固醇刺激做出反应,并且有适当的辅助生殖技术,也不能确保成功的妊娠。

(二)放射治疗对男性生育力的影响

放疗对睾丸的影响取决于所接受的总剂量和精子形成的阶段。当放射剂量小于 30rad 时患者将出现一过性的少精子症。当放射剂量在 100~200rad 时,所有患者将出现无精子症并在 1~20 个月开始恢复生殖功能。当放射剂量在 200~300rad 时,40 个月内没有患者的生精功能能够恢复。当暴露于 400~600rad 的放射剂量时,患者的精母细胞受到损伤导致永久性无精子症。

随着医学诊疗技术的提高,患者生存率得到显著改善,其社会心理学健康、将来的生活质量和生育能力越来越受到重视。不孕不育将对患者造成极大的社会心理伤害,所以对生育力保存的概念应贯穿于医务工作者的日常工作中。

在治疗之前,医生需谨慎评估治疗手段对患者生育力损伤的风险,并在治疗中尽量避免损伤患者生育力的操作,从而在保证原发疾病治疗效

果的基础上满足患者的社会心理学要求。

对于治疗后已经造成生育力损伤的患者,医务工作者应根据患者个体情况提供辅助生殖技术、代孕、胚胎捐赠、供精/卵或者领养等选择供患者参考。

(靳　镭)

参 考 文 献

[1] 方爱华,王益鑫.计划生育技术[M].3版.上海:上海科学技术出版社,2012.

[2] 曹泽毅,乔杰.妇产科学[M].2版.北京:人民卫生出版社,2014.

[3] 曹泽毅.中华妇产科学(临床版)[M].北京:人民卫生出版社,2011.

[4] WHO生殖健康与研究部.避孕方法选用的医学标准[M].北京:中国人口出版社,2006.

[5] Braendle W, Kuhl H, Mueek A, et al.Does hormonal contraception increase the risk for tumors[J]. Ther Umsch, 2009, 66(2): 129-135.

[6] Yang L, Kuper H, Sandin S, et al.Reproductive history, oral contraceptive use and the risk of ischemic and hemorrhagic stoae in a cohort study of middle-aged Swedish women[J].Stroke, 2009, 40(4): 1050-1058.

[7] Vieg H, Helmerhorst M, Vandenbroacke P, et al. The venous thrombotic risk of oral contraceptives, effects of oestrogen dose and progestogen type: results of the MEGA case-control study[J].BMJ, 2009, 39: 62921.

[8] Hornstein MD. State of the ART: Assisted Reproductive Technologies in the United States[J]. Reprod Sci, 2016, 23(12): 1630-1633.

[9] Lyu SW, Kim JW, Choi CH, et al. Impact of high basal FSH/LH ratio in women with normal FSH levels on in vitro fertilization outcomes[J]. Gynecol Endocrinol, 2013, 29(5): 424-429.

[10] Du X, Ding T, Zhang H, et al. Age-Specific Normal Reference Range for Serum Anti-Müllerian Hormone in Healthy Chinese Han Women: A nationwide Population-Based Study[J]. Reprod Sci, 2016, 23(8): 1019-1027.

[11] 武学清,孔蕊,田莉,等.卵巢低反应专家共识[J].生殖与避孕, 2015, 35(2): 71-79.

[12] 中国医师协会生殖医学专业委员会.高龄女性不孕诊治指南[J].中华生殖与避孕杂志, 2017, 37(2): 87-100.

[13] Practice Committee of the American Society for Reproductive Medicine in collaboration with the Society for Reproductive. Optimizing natural fertility: a committee opinion[J]. Fertil Steril, 2017, 107(1): 52-58.

[14] Practice Committee of the American Society for Reproductive Medicine. Smoking and infertility: a committee opinion[J]. Fertil Steril, 2018, 110(4): 611-618.

[15] Practice Committee of the American Society for Reproductive Medicine. Obesity and reproduction: a committee opinion[J]. Fertil Steril, 2015, 104(5): 1116-1126.

[16] Sharma R, Biedenharn KR, Fedor JM, et al. Lifestyle factors and reproductive health: taking control of your fertility[J]. Reprod Biol Endocrinol, 2013, 11: 66.

[17] Sifakis S, Androutsopoulos VP, Tsatsakis AM, et al. Human exposure to endocrine disrupting chemicals: effects on the male and female reproductive systems[J]. Environ Toxicol Pharmacol, 2017, 51: 56-70.

[18] Wang A, Padula A, Sirota M, et al. Environmental influences on reproductive health, the importance of chemical exposures[J]. Fertil Steril, 2016, 106: 905-929.

[19] Katsikantami I, Sifakis S, Tzatzarakis MN, et al. A global assessment of phthalates burden and related links to health effects[J]. Environ Int, 2016, 97: 212-236.

[20] Martinez-Arguelles DB, Papadopoulos V, Prenatal phthalate exposure: epigenetic changes leading to lifelong impact on steroid formation[J]. Andrology, 2016, 4(4): 573-584.

[21] Hauser R, Gaskins AJ, Souter I, et al. Urinary phthalate metabolite concentrations and reproductive outcomes among women undergoing in vitro fertilization: results from the EARTH study[J]. Environ Health Perspect, 2016, 124: 831-839.

[22] Iman A, Serdar C, Inaam A, et al. Couple exposure to phthalates and its influence on in vitro fertilization outcomes[J]. Chemosphere, 2019, 226: 597-606.

[23] Ehrlich S, Calafat AM, Humblet O, et al. Handling of thermal receipts as a source of exposure to bisphenol A[J]. JAMA, 2016, 311(8): 859-860.

[24] Wang W, Hafner KS, Flaws JA. In utero bisphenol A exposure disrupts germ cell nest breakdown and reduces fertility with age in the mouse[J]. Toxicol Appl Pharmacol, 2014, 276: 157-164.

[25] Ploteau S, Cano-Sancho G, Volteau C, et al. Associations between internal exposure levels of persistent organic

pollutants in adipose tissue and deep infiltrating endometriosis with or without concurrent ovarian endometrioma[J]. Environ Int, 2017, 108: 195-203.

[26] Zhen-Zhen W, Heng-Gui C, Wen-Qing L, et al. Metal/metalloid levels in urine and seminal plasma in relation to coputer-aided sperm analysis motion parameters[J]. Chemosphere, 2019, 214: 791-800.

[27] Wang YX, Wang P, Feng W, et al, Relationships between seminal plasma metals/metalloids and semen quality, sperm apoptosis and DNA integrity. Environ[J]. Pollut, 2017, 224: 224-234.

[28] Zhiliang Li, Teng Li, Yang Leng et al. Hormonal changes and folliculogenesis in female offspring of rats exposed to cadmium during gestation and lactation[J]. Environmental pollution, 2018, 238: 336-347.

[29] Dharmadasa P, Kim N, Thunders M. Maternal cadmium exposure and impact on foetal gene expression through methylation changes[J]. Food Chem. Toxicol, 2017, 109: 714-720.

[30] Chen D, Kyweluk MA, Sajwani A, et al. Factors Affecting Fertility Decision-Making Among Transgender Adolescents and Young Adults[J]. LGBT health, 2019, 6: 107-115.

[31] Comhaire FH, Vandenberghe W, Decleer W. External factors affecting fertility, and how to correct their impact [J]. Facts views & vision in Obgyn, 2017, 9 (4): 217-221.

[32] D'Angelo A, Amso NN, Hassan R. Coasting (withholding gonadotrophins) for preventing ovarian hyperstimulation syndrome[J]. The Cochrane database of systematic reviews, 2017, 5: CD002811.

[33] Daly C, Micic S, Facey M, et al. A review of factors affecting patient fertility preservation discussions & decision-making from the perspectives of patients and providers[J]. European journal of cancer care, 2019, 28: e12945.

[34] Gavrysh IT. Influence radio and chemotherapy cancer patients to development of male infertility (literature review)[J]. Probl Radiac Med Radiobiol, 2016, 21: 45-63.

[35] Gheldof A, Mackay DJG, Cheong Y, et al. Genetic diagnosis of subfertility: the impact of meiosis and maternal effects[J]. Journal of medical genetics, 2019, 56: 271-282.

[36] Lambertini M, Anserini P, Levaggi A, et al. Fertility counseling of young breast cancer patients[J]. Journal of thoracic disease, 2013, 5 (Suppl 1): S68-S80.

[37] Maduro MR. Reversing Infertility After Chemotherapy [J]. Reproductive sciences, 2018, 25: 5-6.

[38] Munne S, Alikani M, Ribustello L, et al. Euploidy rates in donor egg cycles significantly differ between fertility centers[J]. Human reproduction, 2017, 32: 743-749.

[39] Rasool S, Shah D. Fertility with early reduction of ovarian reserve: the last straw that breaks the Camel's back[J]. Fertility research and practice, 2017, 3: 15.

[40] Wong QHY, Anderson RA. The role of antimullerian hormone in assessing ovarian damage from chemotherapy, radiotherapy and surgery[J]. Current opinion in endocrinology, diabetes, and obesity, 2018, 25: 391-398.

第七章　生育力保存

第一节　生育力保存意义及方法

生育力保存是指使用手术、药物或实验室技术对存在不孕不育风险的女性或男性提供帮助，保护和保存其产生遗传学后代的能力。从采用的手段来看，生育力保存可分为药物和手术保存生育力以及低温冷冻技术。其中低温冷冻是最常采用的生育力保存技术，它采用将精子、卵母细胞、胚胎和卵巢组织冻存在超低温（-196℃，液氮）环境中长久保存，待有生育需要时再将其复温，相当于为生育力下降的人群上了一份"生殖保险"。随着人类生育难题的日益凸显，低温冷冻技术将在辅助生殖领域发挥越来越重要的作用。

一、生育力保存意义

狭义的生育力保存是指应用手术、药物或实验室技术对存在不孕不育风险的女性或男性提供帮助，保存其产生遗传学后代的能力。广义的生育力保存还包括对其分泌性激素的内分泌功能进行保护，使得女性和男性可以维持正常的内分泌状态。生育力保存适用的范围很广泛，包括因某些疾病可能影响生育力的患者，如肿瘤、重度和复发性盆腔子宫内膜异位症、尚存卵巢功能的 Turner 综合征患者等，也包括从事有发生影响生育的意外风险的高危从业者如士兵、警察、消防员等。目前，年轻肿瘤患者是生育力保存的主要适应证和目标人群。随着社会环境和生活方式的改变，早发性卵巢功能不全（premature ovarian insufficiency，POI）发病率升高，肿瘤患者年轻化，生殖健康和生育力保存日益成为社会关注焦点。

近年来，得益于肿瘤治疗领域的进展，越来越多的肿瘤患者可以长期生存，如乳腺癌患者 5 年生存率可达 90%。但大部分肿瘤治疗如放疗、化疗、手术和 / 或以上方法联合治疗均可导致不同程度的性腺功能永久性或阶段性减退甚至丧失，影响患者的生育力和生活质量。如骨髓移植前的超大剂量化疗可导致 70%~100% 的患者出现早发性卵巢功能不全，早绝经风险升高 20 倍。这些年轻的肿瘤患者通过治疗虽然挽回了生命，却失去了孕育自己下一代的机会，且因为性腺功能受损，面临着与绝经后女性同样的健康挑战。此外，来自家庭和社会的压力，也影响其生活质量、家庭和睦。2018 年美国临床肿瘤协会（ASCO）发表了关于生育力保存的基于循证医学的临床实践最新指南。指南中呼吁对于有保留生育功能意愿的女性肿瘤患者，相关医疗人员应当在治疗开始前探讨保留生育功能的可行性，并建议相关医疗人员应将那些有保留生育功能意愿，或有所顾虑的患者推荐给肿瘤专家及生殖专家。

生育力保存具有重要的医学和社会意义。相关技术的发展和完善大大改善了肿瘤患者的生活质量，满足其心理和社会需求。现今已经逐步成为肿瘤治疗过程中患者、家属以及医务人员需要考虑的问题和不可或缺的重要环节。此外，有专家建议针对长期接触放射剂量辐射、有害物质以及高温作业的男性工作人员等，可预先冻存一定质量的健康时的精子，为以后生育更加优质的子代提供可能。

二、生育力保存方法

目前女性生育力保存方法主要有卵母细胞冷冻保存、胚胎冷冻保存和卵巢组织冷冻保存、未成熟卵母细胞体外成熟等技术，男性生育力保存主要方式是精子冷冻保存。睾丸组织和精原干细胞冻存适用于性成熟期前的男性肿瘤患者，目前仍处于研究阶段，应仅作为临床试验的一部分进行或获得批准的试验方案使用。

对于年轻女性肿瘤患者，即将接受造成生育力损害威胁的治疗如化疗、盆腔放疗或需接受损害卵巢功能的手术，在实施放化疗及手术治疗前应该考虑生育力保存问题。应该根据疾病治疗的迫切性、治疗方案、患者年龄及婚姻状况等不同情况，在妇产科、肿瘤科及生殖科等多学科相互协作下，实现生育力保存的个体化治疗。

（一）胚胎冷冻保存

自 1983 年 Trounson 和 Mohr 首次报道了冷冻保存的人胚胎进行宫腔移植获得妊娠、分娩以来，胚胎冷冻与复苏技术的发展迄今已超过 30 年，是目前保存生育力最成熟有效的方法。常用的胚胎冷冻方法有慢速程序化冷冻和玻璃化冷冻，后者因为操作简单、效果好成为目前主流方法。胚胎玻璃化冷冻后复苏、移植的成功率与新鲜胚胎相当。虽然冻存胚胎有各种优势，但需要男性提供精子进行体外受精，该技术仅适用于已婚且伴侣关系稳定的女性，不能用于未婚及青春期前的女性，限制了其在生育力保存中的应用。

（二）卵母细胞冷冻保存

卵母细胞冷冻适用于没有配偶的未婚女性，不愿意使用供精精子，或因为宗教、伦理原因不能进行胚胎冷冻的女性。对于良性疾病或者推迟生育年龄的女性，卵母细胞冻存是国际上应用最广的技术。1986 年，首例人卵母细胞冻存复苏后获得了妊娠并分娩，成功地证明了通过冷冻技术保存卵母细胞用于辅助生殖技术的可行性。2002 年，阿根廷首都生殖中心建立了全球第一个卵母细胞冻存库（卵子库），随后卵子库在全球多个国家纷纷建立。2012 年美国生殖医学学会（ASRM）在指南中指出，卵母细胞冷冻保存技术已经不再是一种实验性方法，可以在生殖医学临床工作中应用，大大推动了卵母细胞冷冻保存技术和相关临床研究的发展。近年来，在西方国家，卵母细胞冷冻技术逐渐成为健康女性因延迟生育而进行生育力保存的主要手段。然而成熟卵母细胞对低温非常敏感，其胞质内由微管构成的纺锤体对低温和冷冻保护剂有极强的敏感性，在冻融过程中极易受到损害，这些损伤究竟会对子代健康带来多大影响，尚缺乏长期的观察和研究。故相关机构和医务人员应充分告知辅助生殖技术、卵母细胞冷冻保存、冷冻胚胎及晚育的风险，不推荐单纯为了推迟生育年龄而采用辅助生殖技术进行女性生育力保存。从优生优育的角度来说，建议适龄结婚生育，统筹考虑生活与工作的关系，合理安排家庭生育计划。

在美国，各个州根据各自制定的方针实施卵母细胞冷冻保存，各州的法律不禁止女性冷冻保存其卵母细胞，是否保存完全依据个人意愿。美国生殖医学会也制定了相关准则，提出"不会积极劝说健康女性冷冻保存其卵母细胞，但是对于希望保存其卵母细胞的女性，院方必须要对其进行详细的讲解和说明"。在英国、澳大利亚和加拿大则是设立了专门进行卵母细胞冷冻保存的机构。2013 年 8 月，日本生殖医学会正式公布，允许健康女性运用"卵母细胞冷冻保存"技术，但同时指出：不建议 40 岁以上女性冷冻保存其卵母细胞；不建议 45 岁以上女性使用冷冻保存的卵母细胞来治疗其不孕症；建议医生在女性接受卵母细胞冷冻保存时，针对卵母细胞的保存以及如何运用于治疗手段进行详细的说明；在女性死亡时，其卵母细胞将会被废弃。根据我国《人类辅助生殖技术规范》的管理办法和伦理原则，以及相关学术组织的专家共识，卵母细胞冷冻保存主要用于以下两种情况：一是患恶性肿瘤的女性，接受化疗或放疗前，将卵母细胞取出冷冻，保存拥有自己后代的机会；二是罹患不孕症行 IVF 的女性，在取卵当日由于各种原因，男方不能提供精子或者精子数量不够，可以将全部或部分卵母细胞冷冻保存。我国目前暂不建议对除这两种情况以外的卵母细胞进行冻存。

胚胎冷冻及成熟卵细胞冻存均需要经过促排卵过程，对于恶性肿瘤患者，放化疗至少需要延迟 10~12 天，有延误肿瘤治疗的风险。目前，临床上用于募集卵母细胞的卵巢刺激方案越来越多也更加灵活，使得这一过程不再严格受女性月经周期的限制。但需特别强调的是，对于雌激素依赖的肿瘤，例如乳腺癌和妇科恶性肿瘤，这些生育力保存的措施（例如可提高机体雌激素水平的卵巢刺激方案）和随后的妊娠可能增加恶性肿瘤的复发风险。基于芳香化酶抑制剂（来曲唑，letrozole，LE）的卵巢刺激方案可减少这种担忧。有研究已表明芳香化酶抑制剂的促排卵方案和随后的妊娠不会增加恶性肿瘤复发的风险。

针对这些有促排卵治疗禁忌证的人群还可以直接从未经激素干预的卵巢上获取未成熟卵母细胞实施冷冻保存。未成熟卵母细胞冷冻的另一个优势在于可以减少冷冻对卵母细胞的损伤。因为未成熟卵母细胞(GV期或 M Ⅰ期卵母细胞)未形成纺锤体结构。目前已有利用未成熟卵母细胞冻存获得成功受孕的个案报道,但低体外成熟率和低受精率仍是目前该项技术广泛开展的主要障碍,建立一个高效、安全的人未成熟卵母细胞冷冻技术体系是当前该领域的研究热点。

(三)卵巢组织冷冻保存

卵巢组织冷冻是一种运用低温生物学原理冷冻保存卵巢组织的生育力保存方法,是近年来生殖医学研究的热点。卵巢组织冷冻 - 自体移植技术是在接受放化疗等治疗前,将卵巢皮质组织冷冻,待治愈后将卵巢组织自体移植作为提供卵母细胞及激素的来源。和卵母细胞、胚胎冷冻保存相比,卵巢组织冷冻不需要进行卵巢刺激,可以立即进行,目前是青春前期女性和不能延迟化疗的肿瘤患者生育力保存的唯一方法。卵巢组织复苏移植成功不仅可以挽救女性的生育力,还能恢复卵巢内分泌功能,避免激素替代治疗(hormone replace therapy, HRT)的弊端。随着其技术不断的完善、标准的制定,这项技术将被更广泛地应用于临床。

人类卵巢组织冷冻的研究开始于 21 世纪初期,2004 年 Oktay K 等首次报道人类卵巢组织冷冻后移植的临床应用。随后,Donnez J 等首次报道 1 例 4 期霍奇金淋巴瘤女性化疗前冻存卵巢组织,解冻后自体盆腔移植后自然妊娠并分娩一健康女婴。目前报道应用此技术全球活产例数超过 130 例,国内尚无成功报道。2018 年美国临床肿瘤协会颁布的《女性肿瘤患者生育力保存临床实践指南》指出:至该指南发表时,卵巢组织冷冻依然是试验性的;但随着未来新的数据的出现,会促使人们重新考虑这一认定(该技术在某些国家已经被认为是非试验性的,该技术在美国的试验性地位正在进行评估)。自该指南公布以来,最近的荟萃分析报告显示,发表文献报道病例中的卵巢组织移植后活产和持续妊娠率为 37.7%。

目前国际上尚无统一的卵巢组织冷冻筛选标准。常用的有爱丁堡纳入标准、欧洲 Ferti-PROTECT 生育力保护网络实用指南等。基于我国具体情况并借鉴国外共识指南,国际妇科内分泌学会中国妇科内分泌学分会及共识专家于 2018 年制定了首部《卵巢组织冻存与移植中国专家共识》。该共识制定的卵巢组织冻存的遴选标准与主要适应证包括:①年龄 <35 岁且卵巢储备功能较好;也可以根据卵巢储备情况和个人意愿适当放宽年龄限制;②肿瘤患者必须排除卵巢恶性肿瘤或卵巢转移,转移风险高者需慎用(表 7-1-1);③原发病预后较好;④由原发病及其治疗导致的 POI 发生风险高;⑤能够耐受腹腔镜或开腹卵巢组织活检手术;⑥距化疗开始至少 3 天;⑦患者本人或其监护人的知情同意。卵巢组织冻存适用于肿瘤、非肿瘤性疾病患者的生育力与卵巢内分泌功能的保护保存,最佳适应证是青春期前患者、放化疗无法延迟的患者以及患有激素敏感性肿瘤的患者。

表 7-1-1　不同恶性肿瘤类型的卵巢转移风险

高风险	中风险	低风险
白血病	乳腺癌 4 期,浸润性小叶型	乳腺癌 1~2 期,浸润性导管型
神经母细胞瘤	结肠癌	子宫颈鳞癌
伯基特淋巴瘤	子宫颈腺癌	霍奇金淋巴瘤
	非霍奇金淋巴瘤	成骨癌
	尤因肉瘤	非生殖器官横纹肌肉瘤
		肾母细胞瘤

卵巢组织冻存是一种重要的生育力与内分泌功能的保护保存方法,其有效性已被诸多研究证实,应尽快推广其临床规范应用。卵巢组织冻存在其适用人群、标本的选取、卵巢中残余肿瘤检测、冷冻保护剂种类及浓度、冷冻载体的选择、体外培养以及移植方法及部位选择等尚存争议,其临床应用和普及仍需艰辛的研究道路要走。目前观点认为卵巢组织取材手术、移植手术可在各地经规范培训的临床中心进行,但组织的冷冻与保存应中心化。有计划地建立国内卵巢组织冷冻库,结合我国国情和患者需求,规范卵巢组织冷冻库的管理流程和组织运输过程,将更利于该项技

术的临床发展,为卵巢功能早衰、恶性肿瘤患者的卵巢功能恢复与重建提供可能。

(四)精子冷冻保存

冷冻精子是男性生育力保存最适合、有效和安全的技术,对于未婚和/或未育的男性,如果罹患肿瘤或重大疾病,必须接受手术、放疗、化疗等有可能影响未来生育力的临床干预治疗,精子冷冻是最有效且最合适的选择,但往往被患者及其家属,甚至临床干预治疗的医护人员所忽视。此外,许多国家都建议从事高风险职业、高压力职业,以及高龄未婚和/或未育的男性,借助类似银行保险的形式,定期或一次性将自己的精子冻存在合法的卫生机构,一旦出现意外事故或有生育要求,则可以借助辅助生殖技术获得自己的后代,我国尚未就此领域做详细规定。

对于精子质量正常者和少、弱精子症者自精保存的方法可以采用冷冻管手工或者程序降温仪常规冷冻,–198℃液氮储存;对于严重少、弱精子者或者附睾取精者可以先将精液进行优化处理,然后采用人卵透明带或者cryoloop(玻璃化冷冻载体)为载体的单精子冷冻方法,将带有精子的载体直接浸入液氮中保存。

对于罹患恶性肿瘤的男性应该告知其治疗(化疗和/或放疗)对精子遗传损伤的潜在风险。强烈建议在开始治疗前收集精子,因为精子质量和精子DNA的完整性可能会在一次治疗后就受损。针对治疗前精子的数量和/或质量已经降低的患者,或需要尽快治疗取精时间有限的患者,都要尽可能地建议其保存精子,因为辅助生殖技术如卵细胞质内单精子注射(intra cytoplasmic sperm injection, ICSI)仍可以在未来使用非常有限的精子让患者拥有后代。

(五)睾丸组织冷冻保存

运用超低温冷冻技术,保存通过手术获取的睾丸组织,也可以用于男性生育力保存。该项技术适用于成年和青春期前男性。前者可以直接冷冻保存睾丸生精小管内的精子,为行辅助生殖技术时提供精子;后者保存处于减数分裂前的精原细胞,为其成年后进行自体移植提供保证。冻存的睾丸组织经复苏后可自体移植,恢复生育能力,也可将睾丸组织中的各级前体细胞分离冷冻,复苏后自体移植,让患者重建精原干细胞群落,恢复

生育能力,或经体外培养成熟,得到成熟精子。

睾丸组织冷冻复苏移植目前尚处在实验研究阶段,其最终目的是保持睾丸组织中生殖细胞、支持细胞和间质细胞的活性。在青春期前男性睾丸组织中生殖细胞主要为精原细胞,是增殖分化为精母细胞、精子细胞和成熟精子的基础。复苏后精原细胞的活性直接决定了患者生育力保存的效果。

(靳 镭)

第二节 肿瘤患者的生育力保存

随着诊断与治疗技术的不断进步,恶性肿瘤患者长期生存率得到了极大提高。由于目前恶性肿瘤发病趋于年轻化,而女性生育年龄则有明显的延后,越来越多的患者希望在完成肿瘤治疗后实现自身的生育愿望。但肿瘤治疗本身又常常影响患者的生育力。研究显示,曾接受过放化疗治疗的肿瘤女性,其生育力较正常育龄女性下降了30%~50%。肿瘤治疗前生育力保存对这类患者意义重大,因此育龄女性肿瘤患者的生育力保存成为恶性肿瘤临床治疗不可分割的组成部分。国际生育力保护专家强烈呼吁:所有年轻的恶性肿瘤患者,在恶性肿瘤确诊时就应该立即得到有关医生关于生育力保护和保存的咨询与建议。

从临床实用角度出发,一般情况下,只有当肿瘤治疗过程中卵巢及其他生殖内分泌器官会被累及,而该肿瘤经过恰当治疗可获得良好预后时才会考虑进行女性生育力保存。例如当年轻妇女患有乳腺癌、血液系统肿瘤等情况时,可能渴望保存生育力,以便在治疗结束后保有生育的机会。而目前可以实现的保存生育力的方法主要包括胚胎冷冻、卵母细胞冷冻、未成熟卵母细胞体外成熟(in vitro maturation, IVM)和卵巢组织冷冻及其衍生技术。临床医生可依据患者所患肿瘤类型及具体情况的不同,选择相应的方式来保存女性生育力,并制定出个性化的生育力保存方案。本节从适合进行生育力保存的肿瘤类型、生育力保存的方式两个方面进行阐述。

一、适应证

肿瘤患者纳入生育力保存的标准尚不统一,

往往需要依据肿瘤患者的年龄、病情、身体状况、自身意愿等来制定最佳的生育力保存方案。时至今日,国际上尚无统一的生育力保存适应证筛选标准,常用的有爱丁堡筛选标准和欧洲 Ferti-PROTEKT 生育力保护网络实用指南等。目前较为统一的观点认为:患者具有一定的卵巢储备、原发疾病预后较好、卵巢功能受损发生风险高是重要的筛选指标。

二、禁忌证

1. 肿瘤远处转移。
2. 患者预后和远期生存率差(相对禁忌)。
3. 存在辅助生殖技术的禁忌证。

三、生育力保存的介入时机

根据第 3 版美国临床肿瘤学会 ASCO 指南的建议,最佳的生育力保存介入时间是在癌症治疗之前。建议肿瘤科医生尽可能早地了解育龄肿瘤患者(≤40 岁)的生育需求,在充分评估预后并经患者知情同意下考虑实施生育力保存,并推荐至生殖科进行后续的生育评估、讨论可能的方案及获益。

对于选择胚胎冷冻 / 卵母细胞冷冻保存的肿瘤患者,控制性超促排卵(controlled ovarian hyperstimulation,COH)可以在女性生理周期的任何时候(月经期、排卵期、黄体期均可)进行,且在 1~3 周内能多次实施。促排卵时机常在手术摘除肿瘤后,辅助放化疗前 2~4 周内进行。对于选择卵巢组织冷冻的患者,不需要接受促排卵治疗,即刻可以进行,因此不会延迟抗肿瘤治疗的进程。若多种保存方法同时进行,则需个体化制定相应操作程序。

四、影响生育力保存技术成功率的因素

生育力保存技术的成功率与以下 4 方面内容有关:①患者的年龄,年龄直接决定了女性的受孕能力,一般认为能接受生育力保存的最佳年龄应小于 40 岁。②肿瘤的类型、疾病的阶段、患者整体的健康状况等,这些条件会影响到患者接受生育力保存治疗的成功率。③需要充分考虑到肿瘤患者治疗计划,如卵母细胞冷冻需要进行促排卵和取卵的治疗过程,平均需要 12 天左右的

时间,而这可能与患者的抗癌治疗方案相冲突。④应充分告知所有处于生育期的女性肿瘤患者可供其选择的生育力保存方式,与患者充分沟通,使其有充分的知情权,这对整个生育力保存计划的实施很有帮助。

五、各种肿瘤患者的生育力保存方法

(一)乳腺癌

乳腺癌已经成为中国女性发病率最高的恶性肿瘤,随着近年来乳腺癌综合治疗的发展,患者的长期生存率逐步提高,年轻患者的生育需求日益凸显。目前生育力保存技术逐步发展,许多方法可用于保护年轻乳腺癌患者的卵巢功能,包括体外的冷冻保存技术和 / 或 GnRH-a 的保护性治疗。

1. **卵母细胞冷冻和胚胎冷冻** 在生育力保存技术中,运用比较成熟的是卵母细胞冷冻和胚胎冷冻。卵母细胞冷冻主要适用于未婚的青春期后妇女,而胚胎冷冻主要适用于已婚的青春期后妇女。促排卵方案建议拮抗剂或微刺激方案,可使用或加用芳香化酶抑制剂类药物,从而避免在卵巢刺激过程中因雌激素水平过度升高导致的乳腺癌细胞增殖。近年来可采用 IVM 方法来尽可能缩短用药时间。建议患者在进行促排卵方案实施前行乳腺癌手术切除病灶,从而降低肿瘤负荷,可能对于患者更为有利。由于目前遗传学检测技术的迅猛发展,对于有 *BRCA1/2* 基因突变(或者其他致病基因突变)的乳腺癌患者以及家族中的突变携带者,可考虑采用胚胎植入前遗传学检测,对部分病例实现有效的胚胎筛选,从而阻断遗传学缺陷向子代的传递。

2. **卵巢组织冷冻** 卵巢组织冷冻不仅保存了生殖细胞,还保存了可恢复生殖内分泌功能的卵巢组织,是青春期前女性唯一可用的体外生育力保存策略,同时也是已经开始化疗(1~2 个周期以内)的女性可以采取的生育力保存方式。统计截止到 2017 年,在实施了卵巢组织冷冻的癌症妇女中,已报道 140 余例通过冷冻卵巢组织回移后的婴儿出生。该方案适用于需要化疗、癌细胞卵巢组织转移风险低的患者,由于不需要使用促排卵药物,在乳腺癌患者中有着很好的适用性。但需要注意的是,卵巢组织冻存并不适用于合并卵

巢癌或并发卵巢癌风险较高的乳腺癌患者。研究表明,在乳腺癌患者中较为常见的携带 *BRCA1* 和 *BRCA2* 突变的女性发生卵巢癌的终生风险分别为 60% 和 10%~20%,并且其隐匿性卵巢癌的发病率为 2%~18.5%,此类患者不适合进行卵巢组织冷冻保存。有学者认为,此类患者如果在其非常年轻且发生卵巢癌的风险非常低的时候,可以考虑进行卵巢组织的冷冻保存,但其冷冻保存的卵巢组织在复苏后被用于植入前必须进行细致的卵巢皮质切片组织学分析。但即便如此,仍可能无法完全排除卵巢癌的存在,需要进行明确而审慎的知情同意。

3. 促性腺激素释放激素激动剂保护卵巢 适用于青春期后的妇女,一般在化疗前 1 周至化疗期间给药。目前对于促性腺激素释放激素激动剂(GnRH-a)方案运用于生育力保存的效果并无统一结论。由于该方法具有在化疗时联用简单易行、未对化疗疗效产生影响,且存在减轻化疗导致的卵巢损伤的作用,因此建议可作为所有乳腺癌分型、需接受化疗、有意愿保留生育和/或卵巢功能女性的一种选择。其可以与其他生育力保存方式同时使用。由于目前尚缺乏大样本数据关于该类有生育要求患者的自然妊娠率,因此仍需要进一步的深入研究。

(二)血液系统肿瘤

血液系统肿瘤在青年人群中发病率较高,因此,多数患者有生育力保存的需求。血液系统肿瘤主要包括淋巴瘤、白血病。霍奇金病(Hodgkin disease, HD)和非霍奇金淋巴瘤(non-Hodgkin lymphoma, NHL)是淋巴瘤中最常见的两种类型。HD 主要高发于青壮年,而 NHL 可发生于各个年龄,HD 和 NHL 的治疗手段主要为不同方案的放化疗。白血病与淋巴瘤不同,白血病具有侵袭性强等特点,因此患者往往需要立即进行放射或化学治疗。此外,再生障碍性贫血、地中海贫血、骨髓增生异常综合征等需要造血干细胞移植的血液系统疾病,在进行超大剂量化疗前应进行生育力保护。

1. 卵母细胞冷冻和胚胎冷冻 此方法主要适用于肿瘤进展缓慢或者肿瘤治疗可以延迟的淋巴瘤患者。对于育龄期女性,可采用胚胎或卵母细胞冷冻方式进行生育力保存。卵母细胞或胚胎

冷冻过程中,为获得卵母细胞,可采用自然周期或 COS 来取卵。自然周期取卵联合 IVM,可避免 COS 给患者带来的激素刺激作用。COS 周期取卵,促排卵药物可以根据病情选择促性腺激素类似物或促性腺激素,促排时间建议控制在 2~5 周之内。

急性淋巴细胞白血病(acute lymphocytic leukemia, ALL)患者由于疾病进展速度快,肿瘤细胞很可能在进行生育力保存前就已经扩散到了卵巢组织,患者往往需要立即进行放射或化学治疗,因此这类患者不适用于胚胎或卵母细胞冷冻。

2. 卵巢组织冷冻 由于大多数淋巴瘤患者都需要立即治疗,因此应考虑将卵巢组织冻存作为其生育力保存的首选方案。对于青春期前女性,如果恶性肿瘤治疗后卵巢功能衰竭的风险较高,也可进行卵巢组织冷冻。

目前对于白血病患者,尚无理想的生育力保护方案,若需进行造血干细胞移植,应考虑卵巢组织冻存。对于 ALL 患者,化疗药物即使应用最低剂量,仍会对生殖系统产生巨大影响,所以 ALL 患者在接受化疗前就应进行卵巢组织冷冻,鉴于癌细胞再引入的风险较高,应慎用卵巢组织移植。目前有研究报道,在对白血病患者应用最大限度的卵巢保护措施后,进行冷冻卵巢组织移植,患者随后恢复内分泌功能并成功妊娠,至今未出现恶性肿瘤复发。因此将来卵巢组织自体移植后是否仍有残留肿瘤细胞再种植尚需进一步研究。有研究报道,为预防卵巢组织内肿瘤细胞再种植的风险,可采用从冷冻后卵巢组织剥离单个卵泡以人工卵巢或支架为载体移植入患者体内或者采用 IVM 技术。

(三)妇科恶性肿瘤

近年来由于妇科手术技术的飞速发展,随着妇科保留生育功能手术及药物保守治疗的推进,极大程度地保留了年轻妇科恶性肿瘤患者的生育功能。但对于一些无法施行保留生育功能手术的妇科恶性肿瘤患者,生育力保存技术给这类患者带来了福音。

宫颈癌是妇科常见恶性肿瘤之一,也是全球范围排名第 4 位的常见恶性肿瘤。随着宫颈癌筛查的普及,近年宫颈癌发病呈明显的年轻化趋势,很多年轻患者渴望保留生育功能。宫颈癌保留生育功能治疗以手术为主。临床资料分析显示:早期宫颈癌的卵巢转移率很低,其中子宫颈鳞癌的

卵巢转移率 <1%，子宫颈腺癌约 10%，因此，早期子宫颈鳞癌患者术中可常规保留双侧卵巢。临床医生常在术中采用卵巢移位法来减少放射线对卵巢的损伤，但由于放疗影响与移位卵巢的血供减少，因此手术效果有限。对于这类需行盆腔放疗的宫颈癌患者，应考虑卵巢移位术同时进行卵巢组织冻存来实现更有效的生育力保存。

子宫内膜癌是妇科女性生殖系统三大恶性肿瘤之一，占女性恶性肿瘤的 7%，近年来 40 岁以下妇女的子宫内膜癌发病率是 2%~14%，且有逐年增长趋势，其中高达 54% 的绝经前患者未曾生育。因此对于有强烈生育要求的早期子宫内膜癌年轻患者，保留生育功能治疗逐渐受到重视。目前对于有生育要求年轻子宫内膜非典型增生及早期子宫内膜样癌（G_1，Ⅰa 期）患者，进行包括病理、临床、影像学及宫腔镜在内的多学科全面评估，只有经严格选择的无保留生育功能治疗禁忌证的患者，在充分告知其手术切除子宫为首选治疗方案以及保留生育功能治疗的风险后方可启动保留生育功能治疗。其主要的治疗方法为大剂量的孕激素治疗。

卵巢恶性肿瘤是妇科恶性肿瘤中病死率最高的一类肿瘤，由于卵巢癌的病理类型多样，因此，卵巢癌患者的保育治疗决策取决于其具体的病理类型。根据患者的年龄、病理类型及手术病理分期来决定是否可行保留生育功能。对于卵巢恶性肿瘤，根据病理类型和病变范围可以选择性保留正常卵巢组织。但如果残留卵巢组织可能面临功能衰竭，那么应该建议患者尽早行卵母细胞、胚胎或卵巢组织冷冻。

女性肿瘤患者的生育力保存无论对于青春期前、青春期或是育龄期女性都有着非常重要的意义。随着辅助生殖技术越来越成熟，多种技术的联合应用或许会为保存女性生育力提供更灵活可行的方案，也相信会有更多的女性肿瘤患者从中获益。

（徐丛剑）

第三节　女性非肿瘤患者生育力保存

女性生育力保存问题的关注点主要在肿瘤患者，但是对接受性腺毒性治疗或者具有潜在生育力损伤疾病的非肿瘤患者，我们也需给予关注并为患者提供生育力评估及生育力保护咨询。这些非肿瘤患者生育力保存主要涉及自身免疫性疾病、血液系统疾病、早发性卵巢功能不全（premature ovarian insufficiency，POI）等相关疾病。这些非肿瘤患者的生育力保存只占生育力保存需求的 8%~19%，但是相对于肿瘤患者，良性疾病相关生育力保存具有明显的优势，例如疾病预后好、患者生存期长、对生育力保存更具有积极性和依从性、无需考虑肿瘤转移与污染可能等。

一、免疫性疾病的生育力保存

自身免疫性疾病导致生育力损伤的主要原因是烷化剂类免疫抑制剂的使用。另外免疫性疾病本身的免疫紊乱和代谢异常，也会导致患者存在 POI 的风险。

（一）系统性红斑狼疮

系统性红斑狼疮（systemic lupus erythematosus，SLE）是育龄期女性常见的免疫性疾病之一。烷化剂类免疫抑制剂常用于 SLE 患者。使用环磷酰胺治疗的 SLE 患者可能出现月经异常和卵巢功能早衰（premature ovarian failure，POF），并且与年龄和药物剂量密切相关。多数接受环磷酰胺治疗的 SLE 患者，平均 4 个月出现闭经，80% 的患者出现持续性的卵泡刺激素（follicle stimulating hormone，FSH）与黄体生成素（luteinizing hormone，LH）升高。使用烷化剂治疗的 SLE 患者需要进行生育力咨询，并权衡治疗效果、患者的生育力需求和烷化剂使用对卵巢功能的损伤。推荐使用烷化剂的 SLE 患者进行生育力保存。对于 SLE 患者的生育力保护策略目前研究资料稀缺。有文献报道 GnRH-a 在使用烷化剂前使用对卵巢具有保护作用（RR：0.12）。辅助生殖技术例如促排卵、体外受精（in vitro fertilization，IVF）对稳定期、非活动期的 SLE 患者是安全的。雌激素水平升高可能加重 SLE 病情，建议促排卵中使用芳香化酶抑制剂，降低患者体内雌激素水平，提高促排卵的安全性。SLE 患者促排卵可能增加血栓风险，促排卵过程中需检查凝血指标，必要时添加抗凝剂及糖皮质激素。促排方案慎重选择，根据卵巢功能及反应性选择拮抗剂方案、微刺激方案甚至自然周期方案,避免出现卵巢过度刺激综合征（ovarian hyperstimulation syndrome, OHSS）。

（二）其他免疫性疾病

可能需要免疫抑制剂治疗的顽固性自身免疫性疾病,例如多发性硬化、炎症性肠病（克罗恩病及溃疡性结肠炎）、免疫性卵巢炎、白塞病、激素抵抗性肾小球肾炎、变应性肉芽肿性血管炎、结节性多动脉炎、抗 N-甲基-D-天冬氨酸受体脑炎等。中山大学附属第六医院生殖医学中心曾对一例抗 N-甲基-D-天冬氨酸受体脑炎女性因使用环磷酰胺和卵巢手术,行卵巢组织冷冻保存患者生育力。

（三）免疫性疾病患者的生育力保存策略

部分免疫性疾病累及全身血管及器官,增高的雌激素会加重疾病本身及血栓风险。使用 GnRH-a 完成卵巢降调节,通过减少原始卵泡进入分期期,使其不易受到化疗的损伤,减少卵巢血供,上调性腺内抗细胞凋亡分子等方式,保护卵巢功能。其优势是安全性高,但是使用 GnRH-a 保护患者生育力的效果不确切,争议较大,可作为二线备选方案。

辅助生殖技术在免疫性疾病患者中的应用,显著改善该类患者的生育力保存结局。在免疫性疾病稳定期、非活动期,全面评估患者多器官功能及凝血系统情况,联合风湿免疫专科医师,评估患者辅助生殖技术实施的风险和获益。对患者充分知情告知,慎重选择辅助生殖方式。控制性卵巢刺激是辅助生殖技术的重要环节,其目的是获得一定数目可用于胚胎冷冻或卵母细胞冷冻的成熟卵母细胞。

1. **患者术前检查** 一般情况及器官功能,对于有肾功能异常、血管器质性病变例如肺动脉高压、心功能异常或有其他辅助生殖禁忌证者不可行辅助生殖操作。

2. **促排卵中的雌激素水平** 注意评估患者卵巢储备功能及卵巢反应性,谨慎选择促排卵启动剂量,推荐添加芳香化酶抑制剂降低雌激素水平对免疫疾病本身的影响。促排卵中密切监测患者性激素水平,及时调整促排卵剂量。

3. **促排卵中的血常规及凝血功能** 对于血象明显改变的患者需要及时请风湿专科医师会诊,判断是否需要中止治疗或者及时处理。对于

有血液高凝状态的患者添加低分子肝素预防血栓形成。

4. **促排卵方案与卵巢过度刺激综合征的预防** 推荐拮抗剂方案缩短周期时间,对于 OHSS 高危患者,予 GnRH-a 扳机和预防 OHSS 相关药物例如糖皮质激素、多巴胺受体激动剂。

卵巢组织冷冻移植的成功率低于胚胎冷冻与移植,根据目前文献报道在 30% 左右。相较于肿瘤患者,病情平稳的免疫性疾病患者可预留 2 周时间作为促排卵取卵时间,并不需要紧急获取卵巢行卵巢组织冷冻。目前文献报道的免疫性疾病患者行卵巢组织冷冻保存生育力的文献较少。2019 年 Chehab 等报道第一例 SLE 患者行卵巢组织冷冻及移植手术获得成功并成功自然妊娠及分娩。但对于青春期前考虑有指征行生育力保存的免疫性疾病患儿建议行卵巢组织冷冻。

卵母细胞体外成熟（in vitro maturation, IVM）技术就目前的技术而言仍低于促排卵获取成熟卵母细胞,但无需促排卵,缩短生育力保存所需时间是其优势。有文献报道一例处于急性期混合型结缔组织病患者,行促排卵卵母细胞冷冻时出现多器官功能衰竭的严重并发症,考虑原因主要为高水平的雌激素水平及麻醉对病情影响。因此对于经评估促排卵风险高的患者例如疾病非稳定期或者多囊卵巢综合征（polycystic ovary syndrome, PCOS）的患者可考虑行卵母细胞体外成熟培养后冷冻卵母细胞或胚胎。

二、非恶性血液系统疾病的生育力保存

非恶性血液系统疾病的生育力保存主要涉及需要造血干细胞移植的患者。造血干细胞移植需要高剂量的化疗和/或放疗,据文献报道,经造血干细胞移植,女性卵巢功能衰竭的比例为 70%~100%,大于 80% 的患者出现永久性绝经。经造血干细胞移植治疗后,女性妊娠率低至 0.6%~5.5%。

（一）重型地中海贫血

地中海贫血（简称地贫）是在中国南方地区尤其是两广地区高发的遗传性血液性疾病。重型地中海贫血（主要为重型 β 地中海贫血）表现为出生后严重的溶血性贫血,造血干细胞移植是重型地贫患者可能达到治愈的重要手段。这是造成

女性重型地贫患者卵巢功能损伤甚至丧失的主要因素。另外需要输血治疗的地贫患者会出现铁负荷过重现象，过量的铁离子导致器官损伤，例如损伤卵巢功能造成早发性卵巢功能不全，损伤神经系统引起下丘脑-垂体-卵巢轴功能紊乱。持续性的铁负荷过重导致不可逆的性腺损伤。因此重型地贫患者如果拟行造血干细胞移植，术前推荐患者进行生育力保存。对于未行造血干细胞移植但长期输血治疗的重型地中海贫血患者，建议密切监测患者卵巢功能并行生育力保存咨询。具有卵巢功能不全倾向的患者，建议患者尽早生育或行生育力保存。

因为重型地中海贫血患者出生后即可出现严重的溶血性贫血，因此很大比例的青春期前女童可能接受造血干细胞移植手术。青春期前女童因为下丘脑-垂体-卵巢轴反馈系统未建立，卵泡上 FSH 及 LH 受体敏感度低，无法进行 IVM 及促排卵治疗，唯一的生育力保存策略为卵巢组织冷冻。中山大学附属第六医院生殖中心报道第一例青春期前重型 β 地中海贫血女童，因拟行造血干细胞移植行单侧卵巢组织冷冻病例（图 7-3-1，见文末彩插）。对于青春期后的女性，可考虑行促排卵冷冻卵母细胞、胚胎或卵母细胞体外成熟后冷冻卵母细胞胚胎。

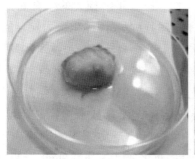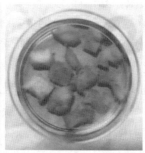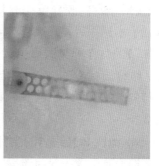

图 7-3-1 重型 β 地中海贫血女童卵巢组织冷冻

（二）再生障碍性贫血

再生障碍性贫血使用环磷酰胺的标准疗法剂量达 200mg/kg，造血干细胞移植也应用于部分重型再生障碍性贫血患者。卵巢功能衰竭和永久绝经的风险大，建议生育力保存。需要造血干细胞移植的再生障碍性贫血患者一般病情重、血象不稳定，可能出现重度贫血、出血倾向，常规的阴道穿刺取卵无法保证局部止血，另外促排卵的治疗时间较长，患者病情不稳定，专科医生需要谨慎评估患者病情，与血液科医师协调制定生育力保存策略。中山大学附属第六医院生殖中心于 2017年成功完成了一例拟行造血干细胞移植前的重型再生障碍性贫血女性的单侧卵巢组织冷冻。采用腹腔镜微创手术获取卵巢组织，可以有效止血和密切监测，生育力保存治疗时间短，达到较为理想的生育力保存目的。

（三）镰刀状红细胞贫血病

有研究表明镰刀状红细胞贫血病使用羟基脲，可能影响患者卵巢功能，这项研究只限于青春期前后的女性，但对于育龄期和高龄女性缺乏数据。对于长期服用羟基脲治疗与反复输血患者，需要监测并评估卵巢功能。在卵巢功能下降或者拟行造血干细胞移植前建议保存生育力。2018年 Pecker 报道镰刀状红细胞贫血患者行生育力保存，其中胚胎冷冻 1 例，卵母细胞冷冻 4 例，卵巢组织冷冻 2 例。其中 3 位患者出现围手术期并发症，包括危及生命的呼吸衰竭、痛性危象。这项研究提示镰刀状红细胞贫血患者行生育力保存的风险性，需要谨慎评估和基于证据基础上的提升治疗策略。

三、早发性卵巢功能不全相关女性疾病的生育力保存

POI 是指女性在 40 岁以前出现的卵巢功能减退，主要表现为月经异常（闭经、月经稀发或频发）、促性腺激素水平升高（FSH>25U/L）、雌激素水平波动性下降。导致 POI 的因素可能是医源性或者非医源性所致。

（一）医源性 POI 患者的生育力保存

医源性 POI 主要涉及反复手术的卵巢良性肿瘤患者。临床最常见的患者为复发性双侧卵巢子宫内膜异位囊肿患者，其他涉及复发性的卵巢

黏液性或浆液性囊肿、卵巢畸胎瘤。卵巢子宫内膜异位囊肿剔除后复发概率达 30%~50%。严重的子宫内膜异位症不仅会影响卵巢功能，也会导致盆腔的炎性环境及卵母细胞质量的下降。对于卵巢低储备的卵巢子宫内膜异位症患者，如考虑再次手术，术前建议患者行卵巢功能评估及生育力保护咨询。手术前可考虑行促排卵冷冻胚胎或者卵母细胞。但为了冷冻足够数目的胚胎和卵母细胞，有可能要多次取卵。促排卵方案根据患者的卵巢储备情况及卵巢反应性可考虑拮抗剂方案、高孕酮状态下促排卵或微刺激方案，促排卵中建议添加芳香化酶抑制剂可降低血中雌激素水平，尽量减少对子宫内膜异位症的刺激。其他卵巢良性囊肿手术剔除后复发风险为 4%~10%。对于卵巢低储备的良性卵巢肿瘤患者，也可考虑术前行胚胎 / 卵母细胞冷冻，但需反复评估 B 超引导下经阴道穿刺取卵轨迹，避免穿刺囊肿增加囊肿破裂风险。

（二）非医源性 POI 患者的生育力保存

非医源性 POI 患者主要与遗传因素有关。主要涉及 X 染色体异常及相关基因异常，例如特纳综合征，以及 *BMP15*、*FOXO4* 等 X 染色体候选基因异常。常染色体异常者包括与卵泡发育相关基因例如 *GDF9*、生殖内分泌相关基因 *FSHR* 等。非医源性 POI 患者也可能与免疫性疾病或者其他外界环境因素有关，例如系统性红斑狼疮患者。具有 POI 倾向患者如能早期诊断，在青春期则可冷冻卵巢组织；青春期后可考虑尽早冷冻卵母细胞或者胚胎。目前尚无临床病例报道行卵巢组织冷冻。

（梁晓燕）

第四节 生育力保存技术

时代的发展和社会的变革给生殖医学的发展提出了新的问题和需求。近年来，生育力下降已成为全球性问题，随着肿瘤发病的年轻化和诊疗技术的不断改进，肿瘤患者生存率明显提高，但放化疗造成的生育功能损害严重影响患者的生存质量；生活、工作、竞争等造成的压力，使得女性生育年龄大大推迟，年龄相关的生育能力下降也受到越来越多的重视。因此生育力保存的需求日益增加，推动了生育力保存相关技术的发展和完善。

目前，已有的女性生育力保存技术根据其发展进程及临床应用现状大致可分为 3 类：①已成熟开展的生育力保存技术包括胚胎冷冻及卵子冷冻技术，现已广泛应用于辅助生殖治疗之中；②实验性开展的技术有未成熟卵母细胞体外成熟（IVM）技术及卵巢组织冷冻技术，随着技术不断改进，活产数量的不断累积，越来越多的学者认为这些技术已不再处于实验性阶段；③尚处于探索阶段的技术包括人造卵巢及干细胞诱导分化为成熟生殖细胞的技术，这些技术为生育力保存技术的发展开辟了新的思路，也将成为生育力保存技术未来的研究方向（图 7-4-1）。

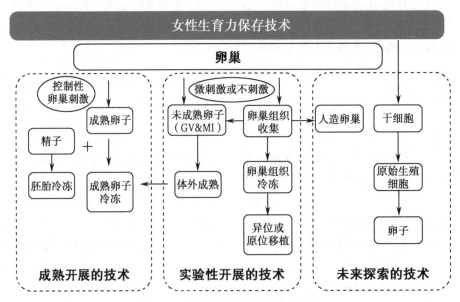

图 7-4-1 女性生育力保存技术分类

一、胚胎冷冻技术

胚胎冷冻技术在辅助生殖治疗中的应用已超过30年（冷冻方法详见辅助生殖技术章节）。目前，胚胎冷冻及复苏技术已经较为成熟，冷冻胚胎移植与新鲜胚胎移植相比，具有相近乃至更高的临床妊娠率及活产率。近期，相关多中心、大样本的临床研究数据显示，冷冻胚胎移植的成功率较新鲜胚胎移植更高，这可能与子宫内膜的同步性及种植窗相关。所以，对于青春期后且有固定伴侣或愿意使用供精的女性来说，胚胎冷冻是保存生育力的最佳技术。但是，胚胎冷冻需进行卵巢刺激后获得一定数量的成熟卵子再受精，这将推迟肿瘤患者的后续治疗时间，且对激素敏感类肿瘤（如乳腺癌）患者不适用；同时，如果日后夫妻双方发生离异或一方意外身亡，胚胎的处理将面临巨大的伦理问题。另外，胚胎冷冻和供精的胚胎冷冻用于保存生育功能在一些国家的法律和伦理中是禁止实施的。

二、卵子冷冻技术

相对胚胎冷冻技术而言，卵子冷冻技术要求更高，这主要由于卵子细胞体积较大，细胞内含水量较高，在冷冻过程中极易形成冰晶造成细胞损伤。近10年来，随着对冷冻保护剂的深入了解及卵子冷冻条件的不断改进，在一些技术成熟的卵子库中，卵子冷冻复苏的成功率已超过90%。2013年美国生殖协会宣布成熟卵子冷冻技术已不再处于实验性阶段，可常规应用于辅助生殖治疗之中（冷冻方法详见辅助生殖技术章节）。如果生育力保存是出于个人因素或非恶性肿瘤因素，卵子冷冻技术是较为满意的保存方法，尤其是尚未确定伴侣想要推迟生育年龄的女性，卵子冷冻为其日后提供更多的选择机会。然而，一次成功的卵母细胞冷冻及复苏，并不意味着会成功获得一枚胚胎，甚至一个活产。有研究显示，35岁以下女性，冷冻5枚、8枚、10枚卵母细胞获得成功活产的概率分别为15.4%、40.8%、60.5%；而35岁以上的女性，冷冻5枚、8枚、10枚卵母细胞获得成功活产的概率分别为5.1%、19.9%、29.7%；进而有学者对不同年龄、不同卵子数量的女性可能获得的活产率做出相应预测（图7-4-2，见文末

彩插）。这就表明，女性年龄越大，冷冻卵子的活产输出率越低，因此年龄超过38岁的女性一般不建议进行卵子冷冻；需使用卵子冷冻技术来保存生育功能的女性，推荐在35岁之前进行。同样，进行卵母细胞冷冻的患者必须是青春期后的女性，且可以进行相应的卵巢刺激，对急需进行肿瘤治疗且对激素敏感性肿瘤患者不适用。

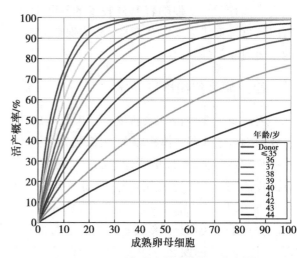

图 7-4-2 不同年龄女性冷冻卵子数与其获得活产概率预测

三、卵母细胞体外成熟技术

未成熟卵母细胞体外成熟（in vitro maturation，IVM）是对卵巢进行低剂量药物的促排卵或者不经促排卵，直接收集未成熟的卵母细胞，在实验室中进行体外成熟的一种技术（详见第八章第五节"一、卵母细胞体外成熟技术"相关内容）。在生育力保存的相关应用中，一方面，IVM技术具有促排用药较少，患者循环激素量较低的特点，可以较好地应用于性激素敏感性肿瘤患者（如乳腺癌）的生育力保存；另一方面，与胚胎冻存、卵子冷冻等技术手段相比，IVM可以在月经周期的任何阶段进行，且促排时间短，甚至可以不促排，大大减少了推迟肿瘤相关治疗所带来的风险。近年来，学者们逐步探索不同的IVM方法与现有生育力保存策略相结合的方式，在一定程度上提高了生育力保存的效率，例如利用IVM技术与卵巢组织体外冻存技术紧密结合。卵巢组织体外冻存时需要对卵巢皮质组织进行分割及冻存，同时可以从皮质上已经生发的卵泡及小窦卵泡中获取未成熟卵母细胞，通过IVM技术获得成熟卵子后冷

冻,最大化地保留患者的生育能力。近来,已经有使用这种方法使癌症幸存者妊娠和活产的病例报道。同时,由于卵巢组织冻存后再移植有将肿瘤细胞重新带回患者体内(如血液系统肿瘤)的风险,IVM技术一定程度上可以避免这种风险发生。但是目前,IVM技术仍面临获卵数较少、临床妊娠率和胚胎种植率低等问题,仍有待进一步研究以提高治疗效率。但随着IVM技术的不断发展,可以预见其将成为未来完善的生育力保存方案中的重要组成部分。

四、卵巢组织冷冻技术

人卵巢的整体冷冻及移植至今未取得成功,主要原因在于人卵巢体积较大,组织成分多样,冷冻条件不尽相同,难以取得理想的冷冻效果。卵巢的皮质为卵母细胞的储存部位,将其分离后切片冷冻可以大大提高效率。2004年Donnez等人首次报道了人类卵巢组织冷冻-移植分娩的案例以来,该技术不断发展,日臻完善。卵巢组织冷冻技术相比于其他生育力保存技术拥有其独特的优势:①可以保存青春期前的女性患者生育功能;②可随时进行,不会延迟肿瘤本身的治疗;③可用于激素敏感性肿瘤患者。虽然现阶段卵巢组织冷冻仍然被认为处于实验性阶段,但其在生育力保存方面的应用已得到广泛认可。

1. **卵巢组织冷冻适应证**

(1)将接受性腺毒性治疗(放疗、化疗等),且无足够时间进行促排卵、取卵并进行卵子冷冻和胚胎冷冻的女性。

(2)青春期前女性和性激素敏感性肿瘤患者。

(3)需要进行骨髓或造血干细胞移植的非恶性血液系统疾病,如镰刀状贫血等。

(4)其他由于遗传、自身免疫等因素可能导致卵巢功能早衰发生高风险的患者。

(5)卵巢良性肿瘤、子宫内膜异位症或预防性切除卵巢的患者。

2. **卵巢组织冷冻方法** 人卵巢皮质的厚度与冷冻的效果密切相关,90%的始基卵泡位于皮质下1mm,因此一般将卵巢皮质分离后,切成1mm的薄片进行冷冻。目前卵巢组织冷冻的常用方法有两种:慢速冷冻和玻璃化冷冻。由于玻

璃化冷冻技术临床应用相对较晚,经卵巢组织冷冻技术出生的130多例健康儿童中,采用玻璃化冷冻技术出生的子代仅2例,其余均采用慢速冷冻法。目前慢速冷冻依然被认为是卵巢组织冷冻的标准方法。

慢速冷冻是在程序冷冻仪的控制下,逐步降温,使冷冻保护剂逐渐进入细胞内,细胞充分脱水以防止冰晶形成,最终在液氮中保存。慢速冷冻的主要优点在于:①慢速冷冻应用的冷冻保护剂浓度较低,细胞毒性相对较小;②慢速冷冻降温过程均匀,效果稳定;③慢速冷冻避免卵巢组织直接与液氮接触,生物安全性相对较高。但是,由于程序冷冻仪价格昂贵,且操作时间较长,需专人进行管理,影响了在临床上的广泛应用。随着冷冻技术的不断发展,玻璃化冷冻因其方便、快捷被越来越广泛的使用。

玻璃化冷冻是将卵巢组织经冷冻保护液处理后,直接投入液氮中使其快速降温,卵巢组织最终呈现透明状玻璃样固态,故称作玻璃化冷冻。玻璃化冷冻的主要优势在于:①操作简便、成本较低、方便高效;②应用高浓度冷冻保护液且降温速率快,避免细胞内外冰晶形成(表7-4-1)。但高浓度的冷冻保护剂及与液氮直接接触,使得部分学者对于其生物安全性有一定担忧。目前,越来越多的研究显示,玻璃化冷冻复苏后的卵巢组织保存了完整的组织及细胞结构,并且生物活性良好;密闭性冷冻装置的开发应用也取得较为满意的效果,在保证玻璃化冷冻效能的同时避免组织与液氮直接接触,提高了生物安全性。

表 7-4-1 卵巢组织冷冻两种常用方法比较

内容	冷冻方法	
	慢速冷冻	玻璃化冷冻
冷冻保护剂浓度	低	高
降温速度	慢	快
操作	复杂,时间长	简便,时间短
接触液氮	否	是
冷冻仪器	需要	不需要
成本	高	低

3. **卵巢组织移植** 卵巢组织移植不同于其他器官的移植,为无血管移植。由于90%始基卵

泡均存储于卵巢皮质下 1mm 内,故卵巢冷冻组织为厚 1mm 的卵巢皮质,不含有卵巢血管,移植后的卵巢组织需在移植部位新生血管,一般选取血供较为丰富的部位作为移植部位。根据移植部位的不同可分为原位移植和异位移植。

(1)原位移植:将患者冷冻复苏后的卵巢组织移植回盆腔部位的组织中称为原位移植。常见的原位移植部位包括剩余的对侧卵巢组织、阔韧带、输卵管系膜等。通常情况下,原位移植将通过腹腔镜手术的方式进行。

卵巢组织原位移植主要有以下优点:

1)原位移植可为移植后卵巢组织的生长和卵泡的发育提供与生理环境相近的生存环境。

2)原位移植可能获得自然妊娠,并可相对容易地进行促排卵、取卵和体外受精治疗。

3)原位移植后的卵巢组织靠新生血管提供血供,这种无血管移植可以降低将原发肿瘤再次移植入体内导致肿瘤复发的可能性。

同时,原位移植也存在以下缺点:

1)原位移植仍然有增加卵巢恶性肿瘤或已经有卵巢转移的恶性肿瘤的复发风险。

2)因为是无血管移植,这可能导致在卵巢恢复血供前部分卵巢组织的缺血并加速残存卵泡的闭锁。

3)原位移植可能获得自然妊娠,但导致自然妊娠的排卵可能源自残留的卵巢组织,而并非移植后的卵巢组织,这将影响移植后卵巢组织活性的判断。

为了降低再次将恶性肿瘤细胞移植回患者体内的风险,卵巢组织的形态学检测是必须进行的,以除外已有肿瘤的卵巢组织;另外,抗凋亡因子、促性腺激素、抗氧化剂、血管生成因子、间充质干细胞的应用可以改善卵巢组织无血管移植后的暂时性组织缺血情况。

(2)异位移植:将患者冷冻复苏后的卵巢组织移植回患者盆腔以外的部位称为异位移植,常见的移植部位包括腹壁和手臂的皮下。截至目前,有文献报道的卵巢组织异位移植后成功分娩的婴儿只有一对双胞胎,另有几个案例报道了卵巢组织异位移植后获得四细胞胚胎、生化妊娠和临床妊娠。卵巢组织异位移植主要有以下优点:

1)手术操作简单,对于盆腔粘连和盆腔血供条件差的患者而言,可作为原位移植的替代方式。

2)更容易监测移植后的卵巢组织。

同时,异位移植也同样存在以下缺点:

1)异位移植也有增加卵巢恶性肿瘤或已经有卵巢转移的恶性肿瘤的复发风险。

2)因为是无血管移植,可能造成卵巢组织的缺血并加速残存卵泡的闭锁。

3)其为卵巢生长和卵泡发育所提供的环境是非生理性环境。

4)不能进行自然妊娠,必须进行促排卵、取卵和体外受精治疗。

4. 卵巢移植的效能 卵巢组织移植后,95%患者血液中性激素检测提示移植的卵巢组织具有内分泌功能,一般卵巢功能可持续 4~5 年,最长者可达 7 年,这主要取决于冷冻时患者年龄、卵巢储备功能及移植手术的操作技术。全球范围内,开展卵巢组织移植的各家机构,移植后的妊娠率和活产率差异较大,这可能与其开展卵巢组织冷冻移植的时间、技术掌握的程度有关。来自比利时、丹麦、西班牙、德国及澳大利亚的多中心共计 111 名实施卵巢组织冷冻移植患者的数据显示,卵巢移植后的临床妊娠率和活产率分别为 29% 和 23%,充分证实了卵巢组织冷冻作为生育力保存技术的有效性。

5. 卵巢移植的安全性 现有的研究数据显示,卵巢组织冷冻复苏后,形态学检测、DNA 碎片率等均与新鲜卵巢组织相比无明显改变。对于恶性肿瘤患者而言,将卵巢组织移植回体内存在将肿瘤细胞再次带入体内的风险。故所有恶性肿瘤患者进行卵巢组织冷冻保存生育力时,必须进行组织活检,检测卵巢内是否有肿瘤细胞侵犯。目前常用的方法有免疫组化、PCR、小鼠异种移植等。根据肿瘤侵犯卵巢的风险高低,将恶性肿瘤分为高风险、中风险和低风险 3 类,详见表 7-1-1。一般情况,高风险的肿瘤患者不建议将卵巢组织再次移植回体内。目前进行卵巢移植的患者中,暂未发现将肿瘤细胞带回体内导致肿瘤复发的案例。目前已有一例白血病患者卵巢组织移植后成功妊娠并分娩的报道。迄今为止,并无相关证据表明卵巢组织冷冻-移植会增加新生儿出生缺陷及后期生长发育异常的风险。2018 年一篇关于世界范围内卵巢组织冷冻-移植的队列分析,分析了 21 个不同的国家，318 位妇女共 360 个卵巢组织冷冻 - 移植的案例。结果未发现卵巢组织冷冻 - 移植导致肿瘤复发的证据，且不影响子代出生结局。然而卵巢组织冷冻 - 移植技术作为一项新兴技术，仍暂处于实验室阶段，出生婴儿的数目有限，其对子代安全性的影响仍需要长时间的随访。

6. 卵巢移植的影响因素

（1）冷冻技术：冷冻方法和冷冻保护剂选择、冷冻保护剂浓度、脱水时间等对卵巢组织冷冻效能有着密切联系。同时，冷冻组织的大小、厚度亦对冷冻效果产生影响，一般认为厚度 1mm，大小 1cm×1cm 的卵巢组织块较为合适，组织过厚、过大不利于冷冻保护剂的渗透，影响脱水效能。

（2）移植后血供重建：由于卵巢组织移植为无血管移植，故尽早恢复营养血供对卵巢功能的保留至关重要。目前认为移植早期因缺血缺氧造成的卵泡丢失远超过组织冷冻复苏过程造成的损伤。另外，移植后卵巢组织缺血再灌输损伤，亦可产生大量氧自由基，进而导致细胞膜损伤和线粒体功能下降。

（3）卵泡异常激活：有研究发现，冷冻复苏后移植，卵巢内有大量卵泡被异常激活，导致卵泡消耗过度，移植后卵巢组织内残存卵泡数量下降，影响卵巢功能恢复和保持。有学者在卵巢移植时应用信号通路抑制剂，减少卵泡过度激活，有助于移植后卵巢储备功能的维持，但目前这些研究尚局限于动物及体外实验，并未在临床应用。

（4）移植部位：选取血运丰富的部位对卵巢移植后血管重建有利，目前认为皮下、输卵管系膜内、侧盆壁是较为理想的移植部位。尽管肾被膜下血运丰富且含有丰富的血管内皮生长因子，有利于血供恢复，但肾被膜空间有限，不适合体积较大或组织较多的卵巢移植，且移植后监测、取卵手术操作困难，易损伤周围脏器，故临床上并不常用。

（5）移植前后临床因素：患者移植前卵巢的储备功能对移植后卵巢功能的恢复和持续时间起到决定性作用。故患者的年龄、卵巢组织的大小、纤维化程度均对复苏后卵巢移植的功能恢复有不同程度的影响。另外，移植后对卵泡的监测及促排卵方案的选择，也将影响移植后的获卵情况。

五、人造卵巢技术

人造卵巢技术是一种新型的卵泡体外培养体系，其目的是通过一系列的体外培养手段，包括从卵巢组织中分离卵泡、卵泡体外培养、卵母细胞体外成熟技术等以获得成熟卵子。支持卵泡体外发育的动态培养体系需满足卵母细胞及其周围细胞不断变化的需求，并维持其之间的相互作用，最终获得具有发育和受精潜能的卵母细胞。人造卵巢技术在小鼠体内已经获得成功并产下健康子代。目前对人类卵巢的研究仍在进行中。一般分为 3 个步骤：第 1 步，将卵巢组织体外培养并进行体外激活，以期获得更多的卵泡发育；第 2 步，卵泡的体外培养，将生长的卵泡从卵巢皮质内分离出，在含有海藻酸盐、基质凝胶、纤维蛋白及其他生物成分构成的可降解的 3D 微环境中，进行卵泡的体外培养；第 3 步，将卵子从生长卵泡中分离出，再进行卵母细胞体外成熟以期获得成熟卵子。虽然目前该技术仍处于探索性阶段，但对于恶性肿瘤患者，尤其是卵巢侵犯高风险的肿瘤患者及卵巢已经受到侵犯的肿瘤患者而言，这项技术可在提供生育力保存的同时大大降低肿瘤再次侵入体内的风险。

六、干细胞技术

女性生殖细胞一直都被认为是不可再生细胞。2012 年日本学者通过小鼠胚胎干细胞和多能干细胞诱导分化为原始生殖细胞样细胞，并通过体外成熟等技术最终受精产生健康子代；2017 年另有日本学者利用小鼠多能干细胞在体外重建了卵子生成的过程。这些研究对生殖细胞的传统认识产生了巨大冲击。虽然该技术尚未在人类得到证实，但这无疑将为生育力保存技术提供新的思路。

七、女性生育力保存技术的应用基本原则

1. 青春期前女性或急需进行放化疗治疗的恶性肿瘤患者，可选择进行卵巢组织冷冻，复苏后的卵巢组织，如果没有恶性肿瘤转移风险，可进行卵巢组织的原位移植；如存在恶性肿瘤转移风险，最好进行卵巢组织体外培养，分离单个卵泡进行体外成熟并获得成熟卵子，进而进行体外受精

和胚胎移植,分离的单个卵泡亦可放入生物支架(人造卵巢)中,再移植入患者体内进而获得成熟卵子。

2. 如果患者为青春期后女性且可推迟肿瘤治疗两周,或良性疾病和个人因素的患者,可实施控制性促排卵及取卵,获得的卵母细胞进行冷冻保存。复苏后的卵母细胞再进行体外受精和胚胎移植。如患者有确定伴侣,获得的卵子可与配偶精子受精后形成胚胎进行冷冻(图7-4-3)。

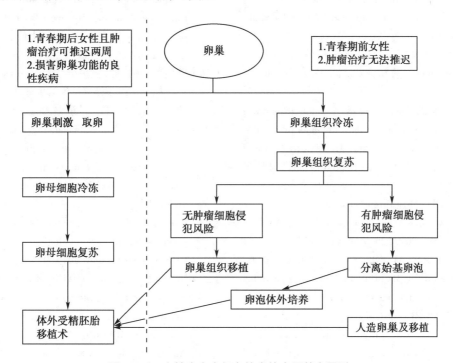

图 7-4-3　女性生育力保存技术的应用基本原则

（李　文）

参 考 文 献

[1] Pacheco F, Oktay K. Current success and efficiency of autologous ovarian transplantation: Ameta-analysis[J]. Reprod Sci, 2017, 24: 1111-1120.

[2] 曹云霞. 人类生育力保存[M]. 北京:人民卫生出版社, 2015.

[3] Muñoz M, Santaballa A, Seguí MA, et al. SEOM Clinical Guideline of fertility preservation and reproduction in cancer patients[J]. Clin Transl Oncol, 2016, 18: 1229-1236.

[4] Jadoul P, GuilmainA, Squifflet J, et al. Efficacyof ovarian tissue cryopreservation for fertility preservation: Lessons learned from 545 cases[J]. HumReprod, 2017, 32: 1046-1054.

[5] Donnez J, Dolmans MM. Fertility preservation in Women[J]. N Engl J Med, 2017, 377(17): 1657-1665.

[6] Cobo A, Gareia-Velasco JA, Coello A, et al. Oocyte vitrification as an efficient option for elective fertility preservation[J]. Fertil Steril, 2016, 105(3): 755-764.

[7] Rienzi L, Gracia C, Maggiulli R, et al. Oocyte, embryo and blastocyst cryopreservation in ART: systematic review and meta analysis comparing slow-freezing versus vitrification to produce evidence for the development of global suidance[J]. Hum Reprod Update, 2017(23): 139-155.

[8] De VM, Smitz J, Woodruff TK. Fertility preservation in women with cancer[J]. Lancet, 2014, 384(9950): 1302-1310.

[9] Wallace WH, Smith AG, Kelsey TW, et al. Fertility preservation for girls and young women with cancer: population-based validation of criteria for ovarian tissue cryopreservation[J]. Lancet Oncol, 2014, 15(10): 1129-1136.

[10] Liang Y, Fu XW, Li JJ, et al. DNA methylation pattern

in mouse oocytes and their in vitro fertilized early embryos：effect of oocyte vitrification［J］. Zygote, 2014, 22（2）: 138-145.

［11］Bianchi V, Macchiarelli G, Borini A, et al. Fine morphological assessment of quality of human mature oocytes after slow freezing or vitrification with a closed device：a comparative analysis［J］. Reprod Biol Endocrinol, 2014, 12: 110.

［12］Fisch B, Abir R. Female fertility preservation：past, present and future［J］. Reproduction, 2018, 156（1）: F11-F27.

［13］Abir R, Fisch B, Fisch N, et al. Attempts to improve human ovarian transplantation outcomes of needle-immersed vitrification and slow-freezing by host and graft treatments［J］. J Assist Reprod Genet, 2017, 34（5）: 633-644.

［14］Pacheco F, Oktay K. Current Success and Efficiency of Autologous Ovarian Transplantation：A Meta-Analysis［J］. Reprod Sci, 2017, 24（8）: 1111-1120.

［15］Laronda MM, Rutz AL, Xiao S, et al. A bioprosthetic ovary created using 3D printed microporous scaffolds restores ovarian function in sterilized mice［J］. Nat Commun, 2017, 8: 15261.

［16］Oktay K, Harvey BE, Partridge AH, et al. Fertility preservation in patients with cancer：ASCO clinical practice guideline update［J］. J Clin Oncol, 2018, 36（19）: 1994-2001.

［17］Suhag V, Sunita BS, Sann A, et al.Fertility preservation in young patients with cancer［J］.South Asian J Cancer, 2015, 4（3）: 134-139.

［18］Wallace WH, Smith AG, Kelsey TW, et al.Fertility preservation for girls and young women with cancer：population—based validation of criteria for ovarian tissue cryopreservation［J］. Lancet Oncol, 2014, 15（10）: 1129-1136.

［19］Siegel RL, Miller KD, Jemal A. Cancer statistics［J］. CA Cancer J Clin, 2016, 66（1）: 7-30.

［20］中国抗癌协会乳腺癌专业委员会. 中国抗癌协会乳腺癌诊治指南与规范（2017年版）［J］. 中国癌症杂志, 2017, 27（9）: 695-759.

［21］Paluch-Shimon S, Pagani O, Partridge AH, et al. ESO-ESMO 3rd international consensus guidelines for breast cancer in young women（BCY3）［J］. Breast, 2017, 35: 203-217.

［22］Gradishar WJ, Anderson BO, Balassanian R, et al. Breast Cancer, Version 4.2017, NCCN Clinical Practice Guidelines in Oncology［J］. J Natl Compr Canc Netw, 2018, 16（3）: 310-320.

［23］Daly MB, Pilarski R, Berry M, et al. NCCN Guidelines Insights：Genetic/Familial High-Risk Assessment：Breast and Ovarian, Version 2［J］. J Natl Compr Canc Netw, 2017, 15（1）: 9-20.

［24］李文. 女性生育力保存：新兴技术与临床应用［M］. 上海：上海科学技术出版社, 2017.

［25］Vitale SG, La Rosa VL, Rapisarda AMC, et al.The importance of fertility preservation counseling in patients with gynecologic cancer［J］.J Reprod Infertil, 2017, 18（2）: 261-263.

［26］陈晓军, 杨佳欣, 王华英, 等. 子宫内膜非典型增生和早期子宫内膜样癌的保留生育功能治疗及评估的建议［J］. 中华妇产科杂志, 2019, 54（2）: 80-86.

［27］Meirow D, Raanani H, Shapira M, et al. Transplantations of frozen-thawed ovarian tissue demonstrate high reproductive performance and the need to revise restrictive criteria［J］. Fertil Steril, 2016, 106（2）: 467-474.

［28］Condorelli M, Demeestere I. Challenges of fertility preservation in non-oncological diseases［J］. Acta Obstet Gynecol Scand, 2019, 98（5）: 638-646.

［29］Nahata L, Sivaraman V, Quinn GP. Fertility counseling and preservation practices in youth with lupus and vasculitis undergoing gonadotoxic therapy［J］. Fertil Steril, 2016, 106（6）: 1470-1474.

［30］Andreoli L, Bertsias GK, Agmon-Levin N, et al. EULAR recommendations for women's health and the management of family planning, assisted reproduction, pregnancy and menopause in patients with systemic lupus erythematosus and/or antiphospholipid syndrome［J］. Ann Rheum Dis, 2017, 76（3）: 476-485.

［31］Condorelli M, Demeestere I. Challenges of fertility preservation in non-oncological diseases［J］. Acta Obstet Gynecol Scand, 2019, 98（5）: 638-646.

［32］Martinez F. Update on fertility preservation from the Barcelona International Society for Fertility Preservation-ESHRE-ASRM 2015 expert meeting：indications, results and future perspectives［J］. Fertil Steril, 2017, 108（3）: 407-415.

［33］Yasmin E, Balachandren N, Davies MC, et al. Fertility preservation for medical reasons in girls and women：British fertility society policy and practice guideline［J］. Hum Fertil（Camb）, 2018, 21（1）: 3-26.

［34］Chehab G, Krussel J, Fehm T, et al. Successful conception in a 34-year-old lupus patient following spontaneous pregnancy after autotransplantation of cryopreserved ovarian tissue［J］. Lupus, 2019, 28（5）: 675-680.

［35］Hagag AA, El-Farargy MS, Elrefaey S, et al. Study of gonadal hormones in Egyptian female children with sickle cell anemia in correlation with iron overload：Single center study [J]. Hematol Oncol Stem Cell Ther, 2016, 9 (1): 1-7.

[36] Elchuri SV, Williamson RS, Clark BR, et al. The effects of hydroxyurea and bone marrow transplant on Anti-Mullerian hormone (AMH) levels in females with sickle cell anemia [J]. Blood Cells Mol Dis, 2015, 55 (1): 56-61.

[37] Pecker LH, Maher JY, Law JY, et al. Risks associated with fertility preservation for women with sickle cell anemia [J]. Fertil Steril, 2018, 110 (4): 720-731.

[38] 中华医学会妇产科学分会绝经学组. 早发性卵巢功能不全的激素补充治疗专家共识 [J]. 中华妇产科杂志, 2016, 51 (12): 881-886.

[39] Dadoun Y, Azais H, Keller L, et al. Systematic proposal of fertility preservation by mature oocyte cryopreservation for recurrent benign ovarian tumors [J]. Gynecol Obstet Fertil Senol, 2017, 45 (6): 359-365.

[40] Da BM, Jordao AJ, Ferriani RA, et al. Oocyte oxidative DNA damage may be involved in minimal/mild endometriosis-related infertility [J]. Mol Reprod Dev, 2018, 85 (2): 128-136.

[41] Smith KL, Gracia C, Sokalska A, et al. Advances in Fertility Preservation for Young Women With Cancer [J]. American Society of Clinical Oncology educational book American Society of Clinical Oncology Annual Meeting, 2018, 38: 27-37.

[42] Chen ZJ, Legro RS. Fresh versus Frozen Embryos in Polycystic Ovary Syndrome [J]. The New England journal of medicine, 2016, 375 (20): e42.

[43] Cobo A, García-Velasco JA, Coello A, et al. Oocyte vitrification as an efficient option for elective fertility preservation [J]. Fertil Steril, 2016, 105 (3): 755-764.e8.

[44] Goldman RH, Racowsky C, Farland LV, et al. Predicting the likelihood of live birth for elective oocyte cryopreservation: a counseling tool for physicians and patients [J]. Hum Reprod, 2017, 32 (4): 853-859.

[45] Gellert SE, Pors SE, Kristensen SG, et al. Transplantation of frozen-thawed ovarian tissue: an update on worldwide activity published in peer-reviewed papers and on the Danish cohort [J]. Journal of assisted reproduction and genetics, 2018, 35 (4): 561-570.

[46] Donnez J, Dolmans MM. Fertility Preservation in Women [J]. The New England journal of medicine, 2017, 377 (17): 1657-1665.

[47] Salama M, Woodruff TK. From bench to bedside: Current developments and future possibilities of artificial human ovary to restore fertility [J]. Acta Obstet Gynecol Scand, 2019, 98 (5): 659-664.

[48] Hikabe O, Hamazaki N, Nagamatsu G, et al. Reconstitution in vitro of the entire cycle of the mouse female germ line [J]. Nature, 2016, 539 (7628): 299-303.

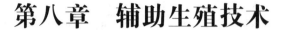

第八章 辅助生殖技术

第一节 辅助生殖技术的发展历史

辅助生殖技术（assisted reproductive technology, ART）是对配子、胚胎进行体外操作以获得生育的一种医疗技术，是生殖医学最重要的组成部分，包括人工授精（artificial insemination, AI）、体外受精胚胎移植术（in vitro fertilization and embryo transfer, IVF-ET）及其衍生技术两大类。1959 年美籍华人张明觉教授利用家兔精卵体外授精成功获得幼兔，这一动物实验振奋了全球科学家，相关领域的学者们开始了对 ART 技术的探索。1978 年第 1 例"试管婴儿"Louise Brown 的诞生震惊了全世界，开启了 ART 历史的新纪元，不仅催生了一门新型学科，而且带动了其他如妇产科学、男科学、胚胎学、遗传学、生物学、生殖伦理学等学科的飞速发展和深度交叉。自此至今的 40 余年里，全世界已有 800 余万辅助生殖子代出生，2010 年 Robert G. Edwards 因该技术的成功获得诺贝尔生理学或医学奖。但正如牛顿所说，"我看得比所有人都远，那是因为我站在巨人的肩膀上"。辅助生殖技术的成功背后是长达两个世纪研究的积淀，不管对于将要进入生殖医学领域学习或是已在这一领域研究多年的学者来说，了解 ART 的发展历史都有助于深入认识这一技术乃至生殖医学这一新型的生命学科，对未来的发展方向也将有更精确的把握。

一、人工授精

人工授精是指通过人工方式将处理后的精液置入女性生殖道以取代性交使其受孕的一种方法，根据精液来源可分为夫精人工授精（artificial insemination with husband's semen, AIH）和供精人工授精（artificial insemination with donor's semen,

AID）；根据精液置入部位又可分为阴道内人工授精（intravaginal insemination, IVI）、宫颈内人工授精（intracervical insemination, ICI）、宫腔内人工授精（intrauterine insemination, IUI）、输卵管内人工授精（intratubal insemination, ITI）、卵泡内人工授精（direct intrafollicular insemination, DIFI）和腹腔内人工授精（direct intraperitoneal insemination, DIPI），目前最常用的是 IUI。

第 1 例 AI 是在 1785 年由英国医生 John Hunter 首次完成，他通过阴道内人工授精帮助一位尿道下裂患者的妻子成功受孕。但该技术在当时并未得到推广，直至 100 年后美国的 William Pancoast 才报道了首例 AID。1953 年，Bunge 和 Sherman 成功实现了冷冻精液的人工授精，为后来精子库的建立和 AID 的广泛应用奠定了重要的基础。

二、体外受精胚胎移植术及其衍生技术

IVF-ET 主要包括 4 个关键环节：①获得成熟的卵子；②卵子的体外受精；③胚胎的体外培养；④胚胎移植。但在 IVF-ET 发展最初，这 4 个方面的研究彼此孤立，这就极大限制了该技术的发展速度。

1935 年 Pincus 和 Enzmann 首次证实生发泡期兔卵可在体外重启减数分裂进程并发育至减数分裂 II 期。4 年后人卵实验也取得成功。在此后的 30 年里，该现象陆续在多个物种中得以证实，包括小鼠、大鼠、羊、牛、猴子等。但在当时，还尚未明确排卵与月经的关系，也并不知道该过程是发生在月经中期，因此卵母细胞获得率和成熟率都较低。1937 年，Rock 在新英格兰杂志上发表论文指出成熟的卵母细胞是 IVF 的关键，并提出应用电位计来监测排卵。1940 年，Pincus 提出应尽量在排卵期获得更多的卵以进行体外授精。他开

始应用垂体提取物进行卵巢刺激，这也就是现在IVF 中广泛应用的超促排卵的雏形。这一时期学者们逐渐认识到卵泡的发育需要垂体分泌的两种物质"Prolan A"和"Prolan B"，也就是现在我们所熟知的卵泡刺激素（follicle-stimulating hormone，FSH）和黄体生成素（luteinizing hormone，LH）。1957 年 Fowler 和 Edwards 应用孕马血清促性腺激素和人绒毛膜促性腺激素（human chorionic gonadotropin，HCG）进行促排卵治疗；1970 年又引入了人绝经期促性腺激素（human menopause gonadotropin，HMG），逐渐形成了现代的促排卵方案。

成熟的卵母细胞需要取到体外进行后续的受精及培养过程，这在动物实验中并不复杂，但在人类实验中则很难获得。最初是在开腹手术过程中取出卵泡，后来腹腔镜的发展和应用相对减少了创伤，1961 年 Klein 和 Palmer 提出应用膀胱镜通过尿道进行取卵，这为现代的经阴道取卵开拓了思路。由于技术的限制，直到 1982 年才首次出现超声引导下卵泡穿刺的报道，并一直沿用至现在。

取出的卵母细胞需要先在体外经过一定时间的培养才能用于受精，但这一培养过程也是经历了数十年的演变和改进。根据 Pincus 和 Saunders 1939 年提出的方案，人卵体外培养一般是 12 个小时，1962 年，Edwards 在培养体系中添加了血清，延长了卵子成熟时间。3 年后又提出将培养时间延长至 36~43 小时。1969 年 Kennedy 和 Donahue 应用化学物培养体系取代原有的生物液体完成了人卵的体外成熟，为后来 IVF 的成功创造了条件。

体外受精的实验进展在最初阶段一直困难重重，事实上胚胎移植是早于体外受精先获得成功的。早在 1890 年，Heape 就从兔的输卵管内取出受精卵移植入另一雌兔子宫获得 4 只幼仔。随后受精卵移植技术逐渐拓展到其他物种，包括大鼠、绵羊、小鼠、猪等。1913 年，Albert Brachet 首次将兔胚胎在体外培养至囊胚阶段，不过在此后近 20 年，胚胎体外培养相关研究却无进展，直至1934 年，Pincus 和 Enzmann 报道了兔 IVF 后成功分娩。关于该报道，后期也存在一定争议，因为"精子获能"学说是在 1950 年提出的，理论上认为他们在未改进培养体系前是不可能完成体外受精过程的。不过也有学者认为他们的成功可能是由于该实验中的卵母细胞是从输卵管中取出，而输卵管液是可以帮助完成精子获能过程的。人类 IVF 的尝试始于 1944 年，Rock 和 Menkin 收集了 138 枚卵子与精子共培养，仅有 2 枚发育至两细胞期，1 枚发育至三细胞期。很可惜的是可能由于成功率过低，他未再进行 IVF 的相关研究而是改为专攻口服避孕药，也在后一领域中获得了巨大的成功。1951 年 Austin 和美籍华人生物学家张民觉先生同时提出未经女性生殖道的精子无法使卵子受精，前者在次年正式提出精子"获能"一词。1959 年张先生成功完成了兔的 IVF-ET 并诞生幼仔，这也是目前较为公认的第 1 例 IVF-ET 的成功。

与此同时，胚胎培养体系也在不断改进。1936 年 Pincus 在《The Eggs of Mammals》一书中曾详细介绍了培养方法，那一时期主要是借鉴组织培养的经验，应用如血清一类的生物液体。后来随着化学物的应用，胚胎体外培养相关研究才开始在各实验室广泛开展。1947 年，John Hammond Jr 应用 Krebs-Ringer 碳酸氢盐和蛋白建立了基于化学物质的培养体系，成功实现了小鼠 8 细胞胚胎向囊胚的体外培养。1955 年，Shettles 改良了培养体系，在培养液中加入了少量的输卵管液，延长了胚胎体外可培养时间。1956 年 Whitten 又将蛋白换为牛血清白蛋白。随后又引入了乳酸盐和丙酮酸，这些物质构成现代小鼠乃至人类胚胎体外培养体系的基础。

20 世纪 60 年代生理学家 Edwards 再次改进了培养体系，并观察到与精子共培养 6 个小时后卵子内出现 2 个原核，证实了体外受精过程的完成。随后有学者指出两原核的出现仅是受精的开始，并不能完全证明体外受精的成功。因此他在 1970 年又对受精后胚胎的早期发育进行了报道，证明卵母细胞体外受精后可以卵裂并发育至囊胚阶段。但随后 8 年里的人类 IVF-ET 却均以失败告终，仅 1 例获异位妊娠。究其原因一方面可能由于移植时机的选择不当，另一方面可能在于 HMG 联合 HCG 促排卵引起的黄体功能不全。因此 Edwards 和 Steptoe 在尝试了多种激素补充方案后最终选择了自然周期，终于在 1978 年 7 月迎来了第 1 例"试管婴儿"的诞生。自此,生殖医学进入了一个全新的时代,一系列相关技术开始飞速发展:1981 年,第 1 例氯米芬联合 HCG 方案促排卵后 IVF 婴儿成功分娩;1983 年,人冷冻胚胎成功妊娠;1984 年,输卵管内配子移植成功妊娠;1986 年,输卵管内合子移植成功妊娠;1988 年,经透明带人工授精成功妊娠;1989 年,完成了首例人卵玻璃化冷冻,极大简化了冷冻过程,也成为现今 IVF 最重要的衍生技术;1991 年,促性腺激素释放激素拮抗剂开始在临床得到应用,丰富了促排卵方案,更成为现在大部分生殖中心的主流卵巢刺激方案之一。

除了 IVF-ET 外,其衍生技术也在不断完善,极大地拓展了受益患者群体。1988 年 Gordongn 和 Talansky 用生化方法在卵细胞透明带上打孔以帮助精子进入,进而完成受精过程,后来又用透明带切除来代替生化打孔,但所获受精卵仍有限。接着又有学者提出将精子直接注射到卵周间隙来解决 IVF 受精障碍问题。1992 年,Palermod 在显微注射时误将精子注入卵细胞质内,结果发现卵子可以成功受精并卵裂,因而建立了卵细胞质内单精子注射(intra cytoplasmic sperm injection,ICSI)技术,并于同年成功获得妊娠。遗传学技术在辅助生殖技术中的广泛应用始于 1990 年,世界首例植入前遗传学诊断(preimplantation genetic diagnosis,PGD)婴儿诞生于英国,由 Handyside 团队率先完成。他们通过对胚胎细胞的性别鉴定成功预防了 X 连锁隐性遗传在患者子代中的传递。但由于检测方法效率较低,该技术的发展受到很大限制,直至 20 世纪 90 年代,人类基因组学的飞速发展才带动这一技术迅速推广并不断深入。检测方法从最初的荧光原位杂交、比较基因组杂交到后来的基于芯片的比较基因组杂交、单核苷酸多态芯片、实时定量 PCR,再到现在的二代测序技术,其效率和准确性都有了大幅提升。近几年,卵细胞质置换技术开始进入 ART 的历史舞台。它是通过显微技术对供者和受者卵子进行胞质置换,以达到改善卵子质量或治疗线粒体遗传病的目的。1998 年,Cohen 通过该技术成功孕育首例"卵细胞质置换试管婴儿"。但后来由于涉及"三亲家庭"等伦理问题而备受争议,没能继续在临床应用。

三、我国辅助生殖技术的发展

我国辅助生殖技术始于 20 世纪 80 年代。1982 年,卢光琇教授指导的中国首例冷冻精液人工授精诞生。首例 IVF 婴儿出生于 1988 年,由北京大学第三医院张丽珠教授团队完成,她的健康诞生表明中国辅助生殖技术迈上了一个崭新的台阶,揭开了中国大陆辅助生殖的序幕,随后大陆各省份也逐一尝试成功。第 1 例 ICSI 试管婴儿在 1996 年于中山大学附属第一医院诞生,由庄广伦教授团队完成。目前,ICSI 技术已成为男性不育的重要治疗手段。

1981 年,中国第一个人类精子库诞生于中信湘雅生殖与遗传专科医院,冷冻技术开始在 ART 治疗中应用。第 1 例冷冻胚胎婴儿于 1995 年顺利诞生。2002 年,陈子江教授团队首次报道了囊胚期冷冻胚胎的活产,卵母细胞的冷冻发展相对较慢,早期多使用程序化慢速冷冻,1999 年,Kuleshova 等发明了玻璃化冷冻技术,显著提高了卵母细胞复苏率。我国第 1 例卵母细胞玻璃化冷冻婴儿出生于 2005 年,也是由陈子江教授团队完成。2006 年我国首例"三冻"(冻精、冻卵、冻胚胎)试管婴儿在北京大学第三医院诞生。

其他 IVF 衍生技术也在中国一一实现,1988 年输卵管内配子移植婴儿和 1997 年宫腔内配子移植婴儿诞生于陈子江教授团队,即使在 IVF 技术已极大完善的今天,宫腔内配子移植仍作为反复 IVF 失败患者的备选治疗方案之一,并得到较好的结局。我国第 1 例 PGT(PGD)婴儿出生于 1998 年,由庄广伦教授团队完成,与国际发展趋势一致,一直到近年来才开始得到广泛应用。而乔杰教授团队研发的单细胞测序技术则进一步为微创甚至无创 PGT 奠定了理论基础。首例前原核移植的体外实验成果发表于 2017 年,由陈子江教授团队完成。随后,他们顺利完成了第二极体的移植。卵细胞质置换技术、线粒体移植术也是近几年研究的热点,但因为存在伦理等问题,目前在我国也仅限于实验室阶段,尚未应用于临床。

辅助生殖技术的产生及发展是由多个领域、多个学科的科学家经过长期不懈努力积累而成,它开启了不孕症治疗的崭新局面,为广大不孕症患者带来生育的希望与福音。但其伴随的生殖健康安全、伦理、社会等问题也不容忽视。据不完全统计，我国目前有 540 余家辅助生殖机构，每年估计有不少于 30 万的 ART 婴儿出生。辅助生殖技术作为一个完整生殖医学领域中的医疗体系，不仅需要进一步提升技术水平，更重要的还有行业管理、质量控制、伦理法规等众多问题需要研究和完善，辅助生殖技术子代的安全性和远期健康也亟待关注，辅助生殖技术对人类繁衍的贡献和弊端都是未来研究的重大课题。

（陈子江）

第二节 人工授精

一、人工授精的概述及分类

人工授精（artificial insemination，AI）是指将男性精液通过非性交的方式注入女性生殖道内，使精子和卵母细胞在体内自然受精而达到妊娠目的。200 多年前，英国的 John Hunter 将一位严重尿道下裂患者的精液用注射器注入其妻子阴道内，获得 AI 首例妊娠。1953 年，美国阿肯色大学医学中心应用液氮蒸气法超低温长期储藏精液获得成功。次年，Bunge 报道了首例利用冷冻精子进行的供精人工授精获得妊娠。我国 AI 起步相对较晚，1983 年，湖南医科大学人类生殖工程研究室用冷冻精液行人工授精获得了妊娠并成功顺利分娩，拉开了我国人工授精助孕技术发展的序幕。AI 能够帮助部分不孕患者受孕，同其他的辅助生殖技术相比，AI 操作相对简单，价格低廉，并发症少，更接近自然妊娠，目前已经成为不孕症的常规诊疗技术。2001 年，AI 技术被我国卫生主管部门正式归属为人类辅助生殖技术的范畴。在资源匮乏的国家和地区，在没有昂贵的基础设施的条件下，AI 是治疗男性不育和不明原因不孕的主要方法。近年来，随着促排卵方案的改进、精子处理技术的提高及保存方法的优化，AI 的妊娠结局也有了一定的改善。但是同体外受精胚胎移植术（IVF-ET）技术相比，AI 的妊娠率仍偏低，AI 和 IVF 究竟孰优孰劣，适合何种人群，也是国际生殖医学界讨论的热点。虽然 IVF/ICSI 可以尽快达到妊娠的目的，但是对大多数不孕患者，AI 具备有效、操作简单且创伤小、性价比高的优点，从

患者的安全性和经济学考虑，目前 AI 仍然是不孕症的一线治疗技术。

（一）人工授精的原理

在正常情况下，性交时射精的精液存在于阴道穹隆，未进入宫颈的精子在阴道内一般只保持几小时，部分精子进入宫颈的皱褶中，排卵期宫颈管内黏液稀薄，有助于精子进入，少数精子在数分钟后便会穿透宫颈黏液到达输卵管的壶腹部，精子只要进入女性生殖道内获能，就具有很强的受精能力。大部分精子在女性生殖道的酸性环境中失去活力而死亡，射出的精子只有 0.1% 的精子存在于宫颈管中，尽管一次射精有数千万甚至上亿个精子，但最终到达壶腹部的精子只有 1 400 万分之一，最后仅有数十个精子有幸能到达输卵管壶腹部卵母细胞被拾入的部位。

AI 技术的主要原理是通过人工的方法帮助精子越过宫颈及宫颈黏液的屏障，增加女性生殖道内精子的数量及活力。AI 可以使宫颈或宫腔内的精子浓度大大提高，而到达输卵管壶腹部的精子数也会增多，从而增加受孕的机会。其中宫腔内人工授精（IUI）可以避免精子运输到受精部位的影响因素，例如阴道酸碱度、宫颈黏液的理化形状和宫颈黏液内抗精子抗体等免疫物质对精子穿透的阻碍，使精子到达受精部位后，能够满足使卵母细胞受精所需要的数量、活力、形态。

（二）人工授精的分类

1. 根据所用精液来源的不同

（1）使用丈夫精液进行人工授精称为夫精人工授精（artificial insemination with husband's semen，AIH）。

（2）使用供精者精液进行人工授精称为供精人工授精（artificial insemination with donor's semen，AID）。

2. 根据精液储存时间和方式

（1）鲜精人工授精：鲜精人工授精（artificial insemination with fresh semen）指精液离体后及时进行处理（一般在射精后 1 小时内）成精子悬浮液，之后即行人工授精，主要用于夫精人工授精。一般新鲜精液直接行人工授精的方法仅用于性交障碍的配偶。如男方性功能障碍，可以通过手淫方法采集精液，收集后人工注入女方阴道或宫颈部位。

（2）冻精人工授精：冻精人工授精（artificial

insemination with frozen semen）指精液离体后行超低温冷冻储存（通常保存在 –170℃液氮罐内），需要时将冷冻精液复温后行人工授精。冻精精子可以是来自配偶的精子，或是来自精子库的供者精子。来自配偶的精子往往是生育力保存，或是由于男方时间、地点等限制不能在授精当日获得新鲜精液。通过事先将精液冻存，在授精日解冻以供授精。精液冷冻可以赢得时间进行病毒感染窗口期检测，降低受者经精液被传染风险。但是冷冻复苏也会一定程度降低精子的存活率、损伤精子 DNA 等风险。因此，冻精人工授精周期妊娠率一般低于鲜精人工授精。

3. 根据授精部位不同　根据精子注射部位的不同分为阴道内人工授精（intravaginal insemination, IVI）、宫颈内人工授精（intracervical insemination, ICI）、宫腔内人工授精（intrauterine insemination, IUI）、输卵管内人工授精（intratubal insemination, ITI）、卵泡内人工授精（intrafollicular insemination, IFI）和腹腔内人工授精（intraperitoneal insemination, IPI）。最早使用的技术是阴道内人工授精技术，临床应用超过整整一个世纪，当时使用的精液未经过实验室处理，直接注射到阴道内；20 世纪下半叶，宫颈帽被用来维持宫颈外口较高的精子浓度；不久，人们发现把精液标本放入宫颈内口（宫颈内人工授精），获得的妊娠率与使用宫颈帽后的妊娠率相似；20 世纪 60 年代，人类优化了从精液中提取能动精子的方法，纯化后的精子标本不含杂质蛋白和前列腺素，将洗涤过的精子悬液直接放入宫腔，使更多的优质精子不受宫颈管及其黏液的影响，更接近卵母细胞，从而提高妊娠率。这种技术就是宫腔内人工授精（IUI），它的妊娠率是宫颈内人工授精技术的 2~3 倍；为了进一步提高妊娠率，有人尝试将洗涤后的精液标本通过一根穿越宫颈的细导管直接注射到输卵管内（ITI），或者抽吸到穿刺针内从直肠子宫陷凹注入腹膜腔内（IPI）或是卵泡内（IFI）。但是这几种技术操作复杂，并不比 IUI 增加妊娠机会。所以，IUI 仍然是目前临床上主要的人工授精技术。

二、人工授精的关键因素

（一）人工授精的操作时机与次数

据报道精子在女性生殖道内存活时间长达

120 小时，根据人工授精的原理，应尽量使授精的时间接近排卵的时间。在内源性或外源性（注射 HCG）LH 峰值后 36~40 小时，卵母细胞会从卵泡内排出。排出后的卵母细胞在约 24 小时内都有受精的机会，而精子在女性生殖道内可以存活 2~4 天，因此受精的时限会比较宽裕。早期判断排卵的方法主要是基础体温测定和宫颈黏液拉丝的现象，但其准确性较低。自然周期测尿 LH 阳性者，排卵发生在 24 小时内，一般在 24~36 小时行人工授精。促排卵周期主导卵泡直径达 18mm 时可以注射 HCG，卵泡破裂发生在 28~36 小时。法国一项关于诱导排卵后行 IUI 的研究显示，激发排卵后 24 小时行 IUI，妊娠率及活产率同 48 小时后 IUI 无差异。同年一项来自日本的研究表明，PCOS 的患者在促排卵周期激发排卵后 24 小时和 36 小时行 IUI 治疗妊娠率相似，而不明原因不孕患者在 24 小时行 IUI 获益高于 36 小时。目前多数生殖中心都将 IUI 的时机放在激发排卵后 24~36 小时。

人工授精的操作要无菌、轻柔。术中患者意识清醒，采取膀胱截石位。阴道内人工授精只需将液化的精液注入阴道后穹隆即可。宫腔内人工授精需暴露宫颈，清除宫颈外口的分泌物，随后轻柔地将人工授精导管沿子宫颈的弯曲度进入，把不足 0.5ml 的精子悬液缓慢推注至宫腔内（图 8-2-1）。注射过程中如发现阻力增加，提示导管可能扭结或导管顶端埋入子宫内膜或伸入输卵管口，此时应把导管回抽少许后再尝试注射。IUI 结束后，患者可以休息 10~20 分钟。整个授精过程为 2~3 分钟，患者术后可自由活动。

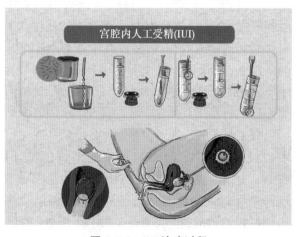

图 8-2-1　IUI 治疗过程

对于选择不同人工授精管,以操作方便、损伤小为佳。常用 wallace™ 授精管和 Cook™ 等授精管。其中 wallace™ 管为硬管,带有外套管,有刻度;Cook™ 为软管,无刻度,从妊娠结果与操作时出血情况来看,各种授精管没有显著差异,但用软管操作患者的舒适程度更好。

人工授精次数:每个周期可行授精 1~2 次。尽管有研究支持每周期做 2 次授精,尤其是男性因素的不孕,可积累更多的精子进入宫腔,理论上提高生育力,但是与单次 IUI 相比,患者的费用增加,以及由此带来的不便可能降低助孕的性价比。一项系统性回顾分析近 1 000 对夫妇的治疗过程,2 次授精的妊娠率(13.6%)并未显示优于单次授精(14.4%)。因此,国际共识认为单次且在恰当的时机行授精是疗效和费用的最佳平衡。

(二)卵泡的准备

AI 可以在自然周期或在诱导排卵周期进行,排卵正常的不孕患者首选自然周期 AI,虽然临床观察发现,诱导排卵周期 AI 的妊娠率明显高于自然周期授精者,但是随之而来的多胎和卵巢过度刺激综合征的发生率也在增加,因此人工授精的诱导排卵需要指征。

1. 自然周期 自然周期适用于月经规律、排卵正常的患者,特别适用于单纯由于男方原因不孕的患者。根据既往月经周期,估算优势卵泡开始出现时,进行 B 超监测卵泡生长及子宫内膜增长情况。当主导卵泡直径达 16~20mm、血雌二醇水平达到 270~300pg/ml、宫颈外口呈瞳孔样改变、血或尿黄体生成素水平开始上升大于基础值 2 倍以上时,安排在 12~36 小时后行人工授精。

2. 诱导排卵周期 适用于有排卵障碍的患者,如多囊卵巢综合征(PCOS)、子宫内膜异位症、轻度男性不育和不明原因不孕夫妇。根据超声监测的结果,调整促排卵药物的剂量,控制优势卵泡个数和选择 HCG 扳机时机。当最大卵泡直径达到 18~20mm 时,注射 HCG,24~36 小时后行人工授精。常用方案有:枸橼酸氯米芬方案、来曲唑方案、促性腺激素方案、枸橼酸氯米芬或来曲唑加促性腺激素方案等。

(1)枸橼酸氯米芬:枸橼酸克罗米芬(CC)是用于促排卵最早和最常用的药物,属于抗雌激素类药物,能与内源性雌激素竞争结合下丘脑的雌激素受体,负反馈促进垂体分泌 FSH 及 LH,其发挥作用有赖于下丘脑 - 垂体 - 卵巢轴正负反馈机制的完整性。CC 半衰期较长,易发生多卵泡发育,同时 CC 作用于内膜和宫颈的雌激素受体,影响子宫内膜发育,子宫内膜较薄。CC 促排卵应用已有 60 多年的历史,是 PCOS 患者促排卵治疗的首选药物。

(2)来曲唑:来曲唑(letrozole,LE)是芳香化酶抑制剂类药物,降低外周的雌激素,反馈刺激垂体分泌促性腺激素,LE 半衰期较短,卵泡生长发育后雌激素水平恢复,具有单卵泡发育率高的特点。目前认为 LE 对 PCOS 的促排卵作用不亚于、甚至优于 CC,对子宫内膜的影响也较小。近期的临床数据统计分析结果显示,LE 与 CC 在排卵率、周期妊娠率均没有显著差异。

(3)促性腺激素:目前常用于人工授精的促性腺激素(gonadotropin,Gn)类药物,一类是尿源性促性腺激素(HMG、FSH 等),另一类是基因重组的促性腺激素(rFSH),纯度很高,但是价格也相对昂贵。从现有的研究来看,Gn 可以较单独使用口服药物显著提高临床妊娠率。但因对启动及募集优势卵泡所需剂量把握困难,易造成多卵泡发育,加上价格较昂贵,使用需要符合指征、具备一定临床经验的医生和超声监测卵泡的条件。

(4)CC 或 LE 联合 Gn 促排卵:2015 年新英格兰杂志发表多中心研究,对于 900 余例不明原因不孕患者,比较应用 LE、CC 或 Gn 的临床结局,结果显示应用 Gn 组多胎妊娠率显著高于 LE 组和 CC 组,活产率 LE、CC 组均低于 Gn 组(18.7%,23.3% vs 32.2%)。低剂量促性腺激素联合 CC 或 LE 可以减少促性腺激素的用量,降低多胎率。临床研究显示联合用药并不影响妊娠结局。CC 联合 Gn 促排卵,多卵泡发育比例高于 LE 联合 Gn,考虑与两种药物的药理特性相关。LE 联合小剂量 Gn 促排卵,具有更高的临床妊娠率,较低的多胎率,是较为理想的 IUI 诱导排卵方案。

(三)精子的准备

宫腔是女性相对无菌环境,不能直接将精液注入其中。如果行宫腔内或腹腔内人工授精,精液需要进一步洗涤处理。如果行宫颈或阴道内授精,则可以直接将精液注射到宫颈和阴道部位。采用洗涤精子可以显著减少精浆造成的子宫刺激疼痛、子宫痉挛和感染的发生,目前所采用的精子洗涤方法与体外受精和胚胎移植的精子处理方法大多一致。因为宫腔的容量较小,故一般注射的精子悬液容量为 0.3~0.5ml。

精子准备目的是处理精液标本以有效地把活动精子从精浆中分离出来,同时去除精浆,尽量剔除死精子、白细胞、未成熟精子细胞、上皮细胞和微生物污染等。目前几种常用处理方法有:

1. **洗涤法** 通过单纯的混匀离心来实现精液中精浆成分与精子分离。其优点是可回收 90% 以上精子。但是无法将活动精子与非活动精子分离开,不能提高精子活力。

2. **上游法** 利用精子自然上游的能力来优选精子的方法,活动精子的回收率明显低于其他方法。由于重力原因,上游至培养液中的可能是那些头部相对较轻的精子,故该方法不推荐用于畸形精子症患者。

3. **梯度离心法** 基于精子密度和主动向下游动能力的分选方法。回收率偏低,但是梯度离心能很好地分离出无活力精子、死精子和其他细胞碎片。

4. **过滤法** 过滤法是一种基于精子对过滤基质黏附性进行处理精子的方法。最为常用的基质是玻璃纤维,经过滤一次射精的所有精液,回收的精子量大,此外,过滤法可去除 90% 以上的淋巴细胞,这对辅助生殖助孕结果有积极意义。

目前,IUI 精液处理方法选择标准尚未达成共识。总的说来,上述方法均能有效制备出足量的精液标本。但是,不同的处理方法又各自适用于某种特殊精液的处理。选取恰当的方式处理精液,是取得 IUI 成功的关键之一。对于少、弱精、心理因素、射精功能异常、精浆液化异常、免疫性因素等男性因素引起的不育,适合用离心法。而精液活力、活率太低的男方因素,宜采用洗涤法。女方因素引起的不孕,如多囊卵巢、排卵障碍等,宜采用上游法筛选优质精子。

对于精子优化处理后的孵育时间,现有的 IUI 操作规程里没有明确要求,WHO 对于取精至实验室进行"诊断性精液分析"的时间要求是 1 小时内。目前的研究认为,精子处理后的 40~80 分钟内行 IUI 治疗可以提高妊娠率。

(四)人工授精的适应证与禁忌证

AIH 一般多应用于男方因素、宫颈因素及不明原因的不孕人群,具体适应证及禁忌证见表 8-2-1。对于接受 IUI 助孕需满足的基本条件包括:①女方至少一侧输卵管畅通;②女方子宫发育正常或虽有异常但不影响人工授精的操作和胎儿的孕育;③女方自然周期或诱导排卵周期有优势卵泡排卵;④男方能收集到精液,并有适量的可用数量和质量的精子。

表 8-2-1 AIH 的适应证与禁忌证

AIH 的适应证和禁忌证	
适应证	禁忌证
精液密度 精子活力异常（轻度的少精子症、弱精子症、液化异常）	男女一方患有生殖泌尿系统急性感染及性传播疾病,一方患有严重的遗传、躯体、疾病或精神心理疾患
性功能障碍	病或精神心理疾患
宫颈因素	一方具有吸毒等严重不良嗜好
轻度子宫内膜异位症	女方因输卵管因素造成的精子和卵子结合障碍
不明原因不孕	
生殖道畸形及心理因素导致性交不能等不育	子宫畸形无法进行手术操作
免疫性不育	一方接触致畸量的射线,毒物,药品并处于作用期

(五)人工授精妊娠结局的影响因素

1. **年龄** 女方年龄是女方因素中人工授精结局最重要的预测因子,这是因为年龄关系到卵巢储备、卵母细胞质量,还可能影响内膜容受性。在行 AI 助孕的妇女中发现,生育力与年龄相关,女性 35 岁以后 AI 妊娠成功率开始下降,40 岁成功率急剧降低。对于男性,随着年龄增长精子质量下降、活力降低、畸形率增加,导致 AI 成功率下降,总之,年龄对妊娠率的影响是最大的,对于年龄 >39 岁、不孕年限较长的不孕患者,应考虑首选 IVF 助孕。

2. **不孕时间** 不孕的时间,尤其是原因不明的不孕,与 AI 的妊娠率呈负相关,研究结果显示不孕时间小于 3 年的患者有更高的 AI 妊娠率。不孕年限越长,AI 助孕的有效性越差,可能与患者潜在的不孕病因、卵巢储备功能降低及精子的质量下降有关,随着不孕时间的延长,患者夫妇心理压力也会增大,生育力进一步降低。因此,对于此类人群更倾向推荐 IVF 助孕。

3. 不孕类型　AI 的结局与不孕类型有关。因宫颈因素与性功能障碍导致的不孕患者妊娠成功率较高。排卵障碍患者使用 AI 的妊娠率显著高于输卵管因素。对于轻微和轻度子宫内膜异位症，术后行诱导排卵加 IUI 与原因不明性不孕诱导排卵加 IUI 助孕的效果相当。目前，随着精子选择技术的发展，AI 技术已经作为原因不明性不孕和轻度男性因素不育的一线助孕手段。

4. 诱导排卵　多项研究提示诱导排卵联合 IUI 可显著提高不明原因不孕的活产率。单用氯米芬促排卵联合 IUI 助孕的累积活产率是期待组的 3 倍。一项包含 4 146 个周期的回顾性分析显示：采用促排卵联合 IUI 助孕，在排卵障碍不孕的患者中活产率可达 39%。对于不明原因不孕的夫妇，若男方活动精子总数（TMSC）大于 10×10^6/ml，推荐促排卵联合 IUI 为首选助孕方案。

5. 子宫内膜　子宫内膜厚度、形态及子宫动脉血流指标对 AI 成功率的影响研究结论不一。采用氯米芬诱导排卵行 IUI 治疗，其内膜厚度显示低于促性腺激素诱导排卵，但是妊娠结局并未显示降低。在不明原因不孕人群中，也未发现妊娠者的内膜厚度优于非妊娠患者。在 IUI 助孕中，子宫内膜对妊娠结局的影响小于在 IVF 周期中的作用，可能是因为 IVF 促排卵的高剂量药物对子宫内膜容受性影响大。有研究采用三维超声测量内膜下血流，在非妊娠组，三维超声均未探测到内膜下血流，提示将来三维超声检测可能预测妊娠率。

6. 精子形态及数量　临床中对于适合进行 IUI 的最低精子数目尚无具体定论，目前将男方精液经过处理后，前向运动精子数 10×10^6（一次射精）作为 IUI 助孕的下限。但是也有报道前向运动精子数在 $5 \times 10^6 \sim 10 \times 10^6$ 这个区间的妊娠率并不低。目前的研究也发现，精子的畸形率和 DNA 碎片率高较精子数目更影响 IUI 的妊娠率。虽然目前不能清楚地界定行 IUI 助孕的精子下限，但精子肯定是影响 IUI 妊娠率的主要因素之一。

7. 体重指数　目前有充分的证据支持体重指数（BMI）升高及肥胖影响 IVF 的妊娠结局，但是关于 BMI 对 IUI 结局的影响尚不明确。有研究表示，BMI 低于正常的患者妊娠率较低，BMI 高的患者诱导排卵用药剂量明显增大，纠正药量偏倚后，体重增大同正常体重不孕者妊娠率无统计学差异，但是研究并未关注 BMI 升高患者的围产期结局。BMI 对 IUI 的妊娠率及围产期结局的影响需要进一步的研究数据来回答。

（六）人工授精的风险与并发症

1. 出血、损伤和感染　出血损伤往往是由操作不当造成的。若宫颈少量出血，对人工授精结局影响不大。如导管至内膜下引起宫腔内出血可能干扰精子受精能力和胚胎着床，影响妊娠结局。因此需要操作轻柔，选择合适的授精管，必要时在膀胱充盈后在超声引导下操作。IUI 为宫腔操作，授精前需排除女方生殖道的炎症，同时要注意精液采集、处理、授精的无菌操作，减少感染的机会。

2. 卵巢过度刺激综合征　诱导排卵周期有发生卵巢过度刺激综合征（OHSS）的风险，因此需充分评估患者的卵巢反应性。需要根据患者的病史、卵巢储备及既往对药物的反应进行评估后制定个体化方案，注意促排卵药物的起始剂量，同时在监测卵泡的过程中适当调整剂量。若直径 ≥ 14mm 优势卵泡的个数超过 3 个，因多胎妊娠风险加大，建议放弃本周期授精，或超声介导穿刺多余卵泡，必要时可转为 IVF-ET 助孕。

3. 多胎妊娠　多胎主要与诱导排卵周期中多个卵泡发育有关，多胎妊娠的围产期结局不佳，属于辅助生殖的并发症。理想的成熟卵泡数目为 1~2 枚，需要严格控制 AI 助孕中诱导排卵周期的卵泡数，如超过 3 枚优势卵泡发育，建议取消周期，避免多胎妊娠，以获得单胎足月分娩的健康孩子为成功标准。

4. 腹痛　AI 一般很少发生剧烈的腹痛。若授精时注入精液过快或过量，刺激过大，可造成子宫痉挛，精液中未处理干净的前列腺素也会刺激子宫剧烈收缩而导致腹痛。因此强调手术过程的轻柔，IUI 的精液经过适当处理，预防腹痛的发生。

5. 自然流产和异位妊娠　AI 患者的自然流产率较正常人群高，为 20%~25%，原因不明，可能与患者潜在的不孕问题有关。同样，异位妊娠的发生率可能和患者本身的输卵管因素有关。

6. 围产期结局　同自然妊娠相比，AI 助孕可能增加单胎和双胎早产儿和低体重儿风险。AI 后双胎自然减为单胎率高于 IVF/ICSI 周期，存留胎儿的早产风险及低体重风险高于单胎妊娠及非促排卵的双胎妊娠。目前发生这些并发症的原因不清楚，可能和不孕病因及促排卵相关的子宫内膜容受性有关。对于不孕症的夫妇进行促排卵联合 AI 助孕前，应接受专业的咨询。

三、供精人工授精

十八世纪，William Pancoast 报道首例供精人工授精（AID）成功。因为该技术打破了传统意义的亲子关系，伦理问题十分复杂。AID 技术的实施相对简单，但是涉及更多的心理、法律及伦理问题，因此需要在伦理委员会和卫生监管部门的严格管理和监督之下进行。

（一）供精人工授精的适应证及禁忌证

1. AID 的适应证

（1）不可逆的无精子症、严重的少精子症、弱精子症和畸形精子症。

（2）男方因输精管结扎后复通失败。

（3）射精障碍。

（4）适应证（1）、（2）、（3）中，除不可逆的无精子症外，其他需行供精人工授精技术的患者，医务人员必须向其夫妇说明：通过卵细胞质内单精子显微注射（ICSI）技术也可能产生与自己有血亲关系的后代，如果患者本人仍坚持放弃 ICSI 助孕的权益，则必须签署知情同意书后，方可采用供精人工授精技术助孕。

（5）男方和 / 或家族有不宜生育的严重遗传性疾病。

（6）母儿血型不合不能得到存活新生儿。

2. AID 的禁忌证

（1）女方患有生殖泌尿系统急性感染或性传播疾病。

（2）女方患有严重的遗传、躯体疾病或精神疾患。

（3）女方接触致畸剂量的射线、毒物、药品并处于作用期。

（4）女方有吸毒等不良嗜好。

以上条例摘自卫生部 2003 年公布的《人类辅助生殖技术规范》。

（二）AID 的管理制度

1. 医生谨慎评估男方生育能力

（1）男方在不同时期至少有 3 次离心后检查精液未发现精子才能诊断无精子症。无精子症患者应有附睾、睾丸穿刺报告或者睾丸活检报告，必要时进行染色体核型分析。

（2）患有严重遗传性疾病不宜生育的夫妇，应提供符合要求的遗传学疾病诊断证明，并且该疾病无法通过现有医学手段干预。

2. AID 相关法律规定　夫妇双方充分考虑后，双方共同就诊，医生需要同接受治疗的夫妇双方充分知情谈话，告知 AID 治疗出生的后代在遗传学上同父亲没有关系，但是法律上同婚生子女享受同等权利和义务。受者夫妇双方是孩子的合法父母，而供精者不是孩子的合法父亲。

目前根据我国人类辅助生育管理条例，夫妇双方可以根据供精者的信息，如血型、身高、体貌特征及学历等选择和自己丈夫相近的标本。因为该技术由第三方提供精子以供妊娠，所有过程必须是在受者夫妇完全自愿和知情同意的条件下才能实施。在中国，供精人工授精制度是匿名的，实行双盲原则，除经法律部门的合法手续，医院不得向受者、子代和供者提供对方的任何信息。

美国生育协会限制供精者出生人工授精小孩 10 人，我国规定控制每个供精者精液最多让 5 名妇女生育，以降低子代近亲结婚风险。执行卫生主管部门的规定，就必须对 AID 助孕的夫妇严密随访，一旦 1 份精子标本已经使 5 人受孕，这份标本就必须立即停止再提供给临床。

3. 随访　我国《人类辅助生育技术规范》规定，术后随访率需达 100%，而且需要专职人员负责随访工作，定期向精子库反馈信息。

四、人工授精技术的展望

AI 技术用于治疗包括排卵障碍、宫颈性不孕、不明原因不孕及男性因素等引起的不孕。近些年，IVF/ICSI 技术发展迅速，胚胎种植率逐年升高，然而 AI 领域没有同样令人欣喜的进步。2013 年，英国国立卫生与临床优化研究所（NICE）指南指出：对于原因不明性不孕、轻度子宫内膜异位症及轻度男性因素不孕，不常规进行 IUI 治疗，建议他们试孕满 2 年后直接建议行 IVF 助孕。但此后，一系列证据更强的对照研究支持 IUI 在不孕症治疗的价值。2018 年 *Lancet* 发表了一项研究：将 201 例不明原因不孕患者随机分为促排卵治疗联合 IUI 组及期待治疗组，结果显示 3 个周期的 IUI 累积活产率（31%）高于期待治疗组（9%），一项大型的回顾性对照队列研究也表明对于不明原因不孕、轻度子宫内膜异位症、排卵障碍及男性因素的患者，3 个周期的 IUI 累积活产率可达 34.9%，由于 AI 具有创伤小、经济、并发症低的优点，国际上仍推荐有适应证的患者，AI 为一线助孕治疗。

（刘嘉茵）

第三节　体外受精胚胎移植术

体外受精胚胎移植术（*in vitro* fertilization and embryo transfer, IVF-ET）是指在女方的控制性促排卵周期或自然周期中，利用取卵手术获取卵母细胞，同时将采集的男方精子和卵母细胞在特殊的体外培养环境中实现受精并发育成胚胎后，再将胚胎注入母体子宫内着床并继续发育生长，以达到受孕目的的一组人工助孕技术。

一、IVF-ET 的概述和历史

人类 IVF-ET 技术的成功基于对哺乳动物体外受精技术的深入研究。早在 1878 年开始科学家们利用家兔和豚鼠进行了对 IVF-ET 技术的探索，但进展缓慢。华裔生物学家张明觉 1950 年在家兔体外受精实验中提出了精子获能的概念，这一理论的提出为体外受精实验后续发展和成功提供了支持。1954 年 Thibault 首次利用家兔成功实现精子和卵母细胞在体外受精和卵裂的过程。1959 年张明觉进一步把受精卵移植到受体家兔的输卵管内获得了活产子代，该实验的成功是人类 IVF-ET 最早、最直接的动物实验依据，为人类 IVF-ET 的成功奠定了极为重要的基础。

人类体外受精实验始于 1944 年 Rock 和 Menkin 开展的研究，先后获得了 4 枚受精卵。1955 年，通过在人体外受精的培养液中加入少量输卵管液，Shettles 等成功地使部分受精卵发育到了桑椹胚期。从 20 世纪 60 年代开始，英国生物学家 Edwards 和妇产科医生 Steptoe 共同开展了一系列极具深远意义的合作：1969 年实现了人类配子的体外受精和培养；1977 年在自然周期中经过腹腔镜取卵获得一枚成熟卵母细胞，完成体外受精后，将胚胎移植回子宫内并持续发育至足月，终于在 1978 年 7 月 25 日于英国诞生了世界上第一例通过 IVF-ET 技术孕育的婴儿 Louise Brown。Louise Brown 的诞生引起了世界科学界和全球新闻媒体的极大震动，是人类生殖医学史上一个永载史册的伟大里程碑，标志着人类辅助生育一个新时代的开始。而备受世界瞩目的 Louise Brown 也在 2018 年度过了她 40 岁的生日，她的出生给世界上无数不孕不育家庭带去了希望。

随着 Louise Brown 的出生，人类辅助生殖技术（assisted reproductive technology, ART）蓬勃发展起来，为不孕不育症的治疗开辟了新的途径。之后，1980 年澳大利亚、1981 年美国等国家陆续降生了其首例试管婴儿。

我国的 IVF-ET 技术起步于 20 世纪 80 年代，中国内地首例试管婴儿于 1988 年 3 月在北京大学（原北京医科大学）第三医院诞生。

二、IVF-ET 的基本过程和原理

（一）控制性超促排卵和卵泡监测

尽管 1978 年第一例试管婴儿是通过自然周期腹腔镜下获得单个卵母细胞行 IVF-ET 后妊娠的，但由于自然月经周期排卵的变异较大，同一女性不同周期也存在差异，而且自然周期中只有一个成熟卵泡发育，很难确定取卵时间，取消率高，妊娠率低，早期 IVF-ET 技术的临床开展受到很多限制。随之，逐渐出现了控制性超促排卵（controlled ovarian hyperstimulation, COH）的概念，目的是在一个周期中使用促排卵药物刺激卵巢，获得多个卵母细胞进行体外受精，可形成数个胚胎完成宫腔内移植，从而很大程度上提高了 IVF-ET 的成功率。超促排卵主要包括 3 个重要部分：①外源性促性腺激素诱导多卵泡生长；②利用 GnRH 类似物抑制内源性 LH 峰出现；③适时诱导内源性 LH 峰或利用 HCG 模拟 LH 的作用促进卵母细胞成熟，以准确控制取卵时间。

1. **控制性超促排卵的方案**　随着对人类卵泡募集、发育原理的深入理解，1978 年由 Brown 教授最早提出卵泡发育阈值窗的理论，即利用外

源性促性腺激素增加血清 FSH 浓度,当个体血清 FSH 浓度超过自身卵泡募集的 FSH 阈值并持续一定的时间,可以募集一批卵泡成为优势卵泡,从而解决 1 个周期只有 1 个优势卵泡的问题。最初,人们从绝经妇女的尿液中提取促性腺激素,HMG 成为人类 IVF 史上最早使用的控制性超促排卵药物。但是,多卵泡发育导致血清中雌激素水平升高,雌激素通过正反馈作用诱导垂体产生早发性 LH 峰。早期促排卵过程中由于无法抑制内源性 LH 峰,容易发生卵母细胞提早排出,而被迫取消取卵。1982 年促性腺激素释放激素激动剂(GnRH-a)的引入,通过垂体降调节作用,使垂体 GnRH 受体失敏,不能对下丘脑 GnRH 发生反应,有效抑制内源性 LH 峰和卵泡黄素化,增强取卵的可控性。1991 年促性腺激素释放激素拮抗剂(GnRH-ant)被引入 COH 方案中,GnRH-ant 通过竞争性结合垂体的 GnRH 受体,可以产生快速而有效垂体抑制作用,用药时间更为灵活,更适应个体化方案的需求。1994 年重组生产的促性腺激素开始应用于 COH,使得临床促排卵方案更加丰富(详见第七节有关促排卵方案内容)。早期促排卵方案以经典的长方案和短方案为主,在追求卵泡数量的同时,也带来了较高的卵巢过度刺激综合征(ovarian hyperstimulation syndrome, OHSS)并发症,影响女性的健康和生命安全。近 10 年来,人们更加强调 IVF-ET 的舒适性和安全性,人们开始重新评价 COH 方案,推荐使用控制性促排卵(controlled ovarian stimulation, COS)的名词,提倡温和的刺激方案,包括微刺激(mild stimulation)、自然周期(nature cycle)的应用也越来越多。更加鼓励依据患者的个体情况,制定精准的、个体化的 COS 方案,这是目前生殖医学工作者普遍认同的观念。

2. IVF-ET 的"扳机" 在正常的生理周期中,排卵前自发的内源性 LH 峰触发卵母细胞完成减数分裂(成熟分裂),排出第一极体,36~40 小时卵母细胞从卵泡中排出以及黄体生成,这个触发作用也被称作"扳机"(trigger);在 IVF 控制性促排卵周期中,卵泡组直径达到 14~16mm 以上时,认为是成熟卵泡的扳机时机。需要注射"扳机"药物模拟内源性 LH 峰的作用,才能使卵母细胞达到成熟。常见的"扳机"药物包括 HCG 模拟

LH 作用,或使用 GnRH-a 激发内源性 LH 峰。"扳机"时机的选择对 IVF-ET 的成功起着关键的作用。若过早扳机,卵母细胞未完全成熟,卵泡颗粒细胞上 LH 受体表达不足,卵丘细胞松散程度差,卵丘 - 卵母细胞复合体紧裹,卵母细胞的成熟率低下,取卵时卵子脱落困难,获卵率低;若过晚扳机,卵母细胞可能提早黄素化而质量下降,影响后续受精率及胚胎发育。不适当的扳机时机对后继受精卵的发育潜能均可产生不利影响。

3. IVF-ET 的周期中监测 在 IVF-ET 促排卵过程中,通常采用超声卵泡直径测量联合血清激素测定的监测方法。

(1)通过阴道 B 超动态监测卵泡的数目、大小和形态,结合血清 LH、E_2 和 P 水平测定,可以:①评估促排卵周期卵巢的基础状态,帮助确定促排卵的起始剂量;②排卵监测中根据动态的卵泡大小和激素水平,监测内源性 LH 峰的出现;③监测卵泡数目,预测卵巢过度刺激或卵巢低反应的情况发生。

超声监测还包括子宫内膜厚度,通常患者内膜厚度达到 8mm 以上时,胚胎种植率高于内膜厚度 <8mm 的患者。内膜的分型也与胚胎的容受性有关,在卵泡期内膜的超声图像是"三线征",由两侧的内膜基底线和内膜腔中线构成,形态如嘴唇状;排卵期前低水平孕激素的作用下,内膜渐渐"混浊"、回声增强呈 A 型到 B 型的过渡,符合子宫内膜种植窗的特征;排卵以后在大剂量孕激素的影响下,内膜分泌期改变,糖原从腺上皮细胞顶浆分泌到腺腔中,超声呈反光很强的 C 型。

(2)监测血 E_2 的意义:雌二醇(E_2)由卵泡颗粒细胞分泌,随着卵泡的生长雌激素水平逐渐升高,通常一个成熟卵泡的外周血 E_2 水平可达到 730~2 200pmol/L(200~600pg/ml),可以正反馈作用于下丘脑和垂体,诱发内源性 LH 峰的出现。周期第 2~3 天早卵泡期的基础 E_2 水平,能够预测卵巢刺激前的基础状态;促排卵周期中卵泡监测过程中,动态监测血清 E_2 水平,可以观察卵泡的发育生长状态。由于各实验室 E_2 检测试剂盒种类的不同,各中心可根据自己的数据制定促排卵 E_2 增长的曲线规律,如果血清 E_2 增加速率明显,说明卵巢反应良好;而血清 E_2 值低于同期正常反应范围,或者曲线上升缓慢甚至下降,提示卵巢

的反应较差。当主导卵泡群成熟直径 >14~16mm 时,需要大致测算卵泡数目对应的血清 E_2 值。因此卵泡期 E_2 峰值水平在一定程度上反映成熟卵泡的发育状况,临床医生根据血清 E_2 水平,结合当日阴道 B 超监测卵泡的数目和大小,调整用药的剂量,当血清 $E_2 > 5\ 500$pg/L 时,特别要注意预防 OHSS 的发生。

(3)监测黄体生成素的意义:根据两细胞-两促性腺激素学说,卵泡颗粒细胞和卵泡膜细胞在晚卵泡期都表达血清黄体生成素(LH)受体,适当水平的 LH 是卵母细胞发育成熟所必需的;排卵前的 LH 峰值促使卵母细胞成熟及排卵,在低促性腺激素低雌激素、卵泡发育过缓或高龄的女性,容易发生 LH 分泌不足现象,促排卵中会适当添加小剂量 LH 成分。此外,监测 LH 水平可以预测排卵,LH 高峰预示 36~40 小时后排卵。因此动态 LH 测定在排卵预测中有重要作用。目前临床上可以通过尿液的 LH 试纸半定量或血清 LH 定量测定,来预测排卵的发生。

(4)监测孕酮的意义:目前对周期中血清孕激素来源还不是非常清楚。生理性孕酮(P)只是在排卵后才出现高值,是确定发生排卵的"金标准"。自然周期排卵前血孕酮一直在较低水平,平均 0.6~1.9nmol/L,一般 <10nmol/L(3.15ng/ml)。COH 过程中,随着卵泡的生长发育,血 P 可出现生理性的轻微升高;如果血清 LH 不足,导致 17α-羟化酶功能低下,孕酮合成通路提前激活,孕酮水平就会出现异常升高。过高的 P 水平影响子宫内膜容受性,因此一般建议本周期不做胚胎移植而把全部胚胎冷冻,也就是全胚冷冻,以后择期移植,可以不影响妊娠率。

(二)卵母细胞采集

卵母细胞采集是 IVF-ET 过程的另一关键步骤,在这个过程中应该尽量提高卵母细胞的回收率,避免卵母细胞的浪费。取卵的方式有:①体外受精技术开始的早期阶段,通过开腹或腹腔镜的方式在卵巢上取卵,患者需要麻醉,手术创伤大,卵母细胞回收率低,现在已经基本废用;②经阴道超声引导下负压抽吸取卵,操作简单、显像清晰、安全、卵母细胞回收率高,已经成为目前体外受精首选的常规采卵方法。

卵母细胞采集一般在 HCG 注射或内源性 LH 升高后 35~38 小时进行,在个案报道的 LH 及其受体缺陷的患者,可能延长至 40 小时。这个时间是严格控制的,以防止发生卵母细胞早逸的情况。而 34 小时以前因卵母细胞尚未成熟,卵丘细胞松散扩张不足,会导致获卵困难。

患者经过阴道清洁处理,取膀胱截石位平卧,可以采用静脉复合麻醉技术,使患者处于睡眠状态,避免穿刺卵泡产生的疼痛和恐惧。超声技术经过近 30 年的发展,各种腔内探头的技术指标可以达到很高的分辨率、耐用度和便捷性。经阴道超声的阴道探头,可以完整清晰地反映子宫、卵巢、卵泡、子宫内膜的影像,对血管的辨识度可达到 2mm 直径。装置在探头上的穿刺支架,可以引导长达 35cm 的 17~21G 的针管,通过阴道穹隆,穿刺针尖直达卵巢表面。穿刺针的末端与负压吸引器的试管相通,手术医生将带 80~120mmHg 负压吸引力的穿刺针在超声下刺入卵泡腔,抽吸卵泡液至试管内(图 8-3-1),胚胎师在显微镜下,从采集的卵泡液中检出卵母细胞-卵丘复合物。卵母细胞的获得率一般 >80%/ 成熟卵泡,取决于卵母细胞的成熟度、操作者的技术、负压和穿刺针的适当,当一次抽吸未能获卵时,可通过液体冲洗卵泡腔,反复抽吸获得卵母细胞。

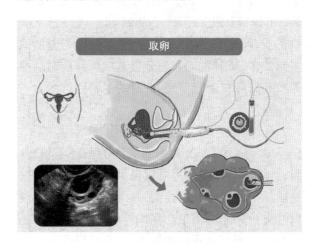

图 8-3-1 卵子细胞采集

(三)卵母细胞质量与成熟度的评价

负压抽吸的卵母细胞-卵丘复合物,迅速在倒置显微镜下评估其形态和成熟度。目前的评估标准主要基于光镜下的卵母细胞-卵丘复合物的形态,机械性去除部分卵丘细胞后,才能在倒置显微镜下观察到卵母细胞。成熟的卵母细胞表现为：①卵母细胞胞质透亮，颗粒均匀；②卵丘颗粒细胞（放射冠）呈放射状排列；③卵丘颗粒细胞松散扩展，稀薄分布；④透明带下可见卵母细胞第一极体，标志着卵母细胞完成第一次减数分裂（成熟分裂），变成 MⅡ期的成熟卵母细胞。成熟的 MⅡ期卵母细胞才能实现受精。

（四）卵母细胞与精子的体外受精

取卵手术当日，男方通过手淫的方式将精液留取于无菌和无毒的容器中，精子可经上游法或梯度离心等方法被分离、筛选、获能、计数，制备成含活动精子的悬浮液（见第十三章第三节的相关内容），被加入到卵母细胞体外培养的悬液或液滴中，卵母细胞和精子也各自被称为雌、雄配子（gamete）。通常每枚卵母细胞需要 5 万 ~10 万条精子，在体外完成受精。受精培养液的成分是按人类输卵管壶腹部的环境配制的，其 pH、渗透压、氨基酸以及各种无机和有机成分都经过大量的研究和精确计算，使配子所处的环境最大限度地与生理性的受精环境相似。培养液中的配子在 37℃、5% CO_2、5% O_2、饱和湿度的培养箱中孵育 12~16 小时后，观察卵母细胞的受精，有两个原核的卵母细胞称为受精卵，通常获得 65%~80% 不等的受精率，其中约有 5% 的卵母细胞为异常受精，出现 1 个或 3 个及以上的"原核"，分别称为"单原核"或"多原核"受精卵。这些异常受精的受精卵，多为 >1 条精子进入卵母细胞形成多精受精，或异常的卵核分裂造成。数小时后雌原核和雄原核融合消失，此时的受精卵称为合子（zygote）。

受精卵被置入生长培养液中，在温度 37℃、5% CO_2、5% O_2 浓度和饱和湿度的条件下培养。目前，全球有许多公司可以提供商品化的各个发育阶段的胚胎生长培养液，并研发了各种设备观察和评价胚胎的质量。在体外培养的第 3 天，胚胎师根据形态进行胚胎的评分，此时根据患者的胚胎评分、助孕方案、患者的个体化条件，决定胚胎的培养和移植策略。

（五）胚胎移植

胚胎移植（embryo transfer, ET）是整个体外受精过程的最后部分，根据患者夫妇的个体化情况和当地配体移植的规范和法律，由医师、胚胎师建议，与患者夫妇充分讨论和沟通，选择实施胚胎移植。部分患者选择第 3 天的卵裂期胚胎移植，部分患者会选择第 5 天的囊胚。原则上，为了防止多胎妊娠对母婴造成的风险和伤害，推荐单胚胎（囊胚）移植策略。

1. **胚胎移植的过程** 拟行胚胎移植的女性，以膀胱截石位暴露外阴，经过恒温的灭菌生理盐水简单清洁外阴和阴道，在腹部或阴道超声引导下，医师将移植外导管经宫颈置入宫颈内口水平，由胚胎师将准备移植的胚胎装载到柔软的连接了注射器的移植内导管内，由医师或胚胎师将装载了胚胎的内导管经外导管送入宫腔，在超声定位下，将胚胎注入子宫内膜腔。为了提高胚胎移植的成功率，移植可在 B 超的引导和监测下进行，适当充盈膀胱有利于超声下子宫显影（图 8-3-2）。可能影响胚胎移植效果的人为因素包括：操作者的熟练程度、移植管的品质和设计、生殖道有无出血、胚胎在宫腔的部位、操作对子宫的刺激等。决定胚胎是否能着床和发育成功，主要决定因素是胚胎的发育潜能和子宫内膜的容受性。

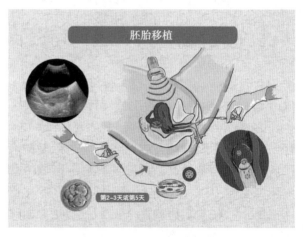

图 8-3-2 胚胎移植过程

2. **不同胚胎类型的胚胎移植**

（1）原核期胚胎移植：在精卵受精后第 1 天的双原核阶段，原则上还属于受精卵。将原核期胚胎直接移植入宫腔等待着床，理论上是由子宫腔来承担体内胚胎培养的"任务"。多用于体外培养条件不利、反复卵裂期胚胎评分低下，或者仅有 1~2 枚受精卵无需选择胚胎、减少体外胚胎观察的患者。原核期胚胎的发育潜能很难估计，因此着床率和妊娠率较低。

（2）卵裂期胚胎移植：受精卵培养至第 3 天

8 细胞期行胚胎移植,是目前临床最常用的移植时间。第 3 天卵裂期胚胎发育的阶段是重要的胚胎基因编程启动的关键时期,胚胎按形态分为 I~ IV级,I~ II 级卵裂期胚胎也称"优质胚胎",III级胚胎为"可移植胚胎",IV级胚胎为不可移植胚胎。每枚 I~ III级卵裂期胚胎的平均种植率为 30%~50%。

(3)囊胚期胚胎移植:胚胎培养至 5~6 天,已经发育到含内细胞团和囊胚腔的阶段,按囊胚腔的大小和是否孵出形态分为 6 个时期,胚胎的囊胚形成率一般作为胚胎发育潜能的重要标志,平均达 50%~60%。培养到囊胚阶段移植,胚胎增加了 2 天的体外培养选择,进一步淘汰了发育潜能低的胚胎,移植时间距胚胎着床时间最短,故胚胎种植率及妊娠成功率较高,每枚囊胚的平均着床率为 50%~60%,活产率也相应提高。囊胚培养适合于单胚胎移植、反复卵裂期胚胎移植失败、需要胚胎滋养层细胞活检行 PGT 的患者。极少部分患者可能全部胚胎都无法达到囊胚阶段,而无可移植胚胎。囊胚培养的近期研究发现,增加 2 天的胚胎体外培养,子代巨大儿的发生率增加、潜在性别比改变。囊胚移植的远期结局还有待于长期观察研究。

3. 胚胎移植周期的选择

(1)新鲜周期胚胎移植:卵巢刺激和取卵的周期,胚胎体外发育到卵裂期或囊胚期阶段,可以进行胚胎移植,大多数的患者采用新鲜胚胎移植。但是临床观察到,卵巢刺激周期患者的卵巢内卵泡较多,雌激素水平较高,发生卵巢过度刺激的风险较大,影响了患者的安全性和舒适度,特别是妊娠后更是加重了卵巢过度刺激的程度和子代的宫内生长环境;同时超生理状态的内分泌背景使子宫内膜的种植窗发生改变,可能影响胚胎的种植环境,降低妊娠率和活产率。为了规避这些母婴风险,近年来的临床观察趋向于避免对高风险的患者进行新鲜周期胚胎移植。

(2)冷冻周期胚胎移植:随着胚胎冷冻技术的发展,特别是玻璃化胚胎冷冻技术的临床普及应用,大大提高了冷冻胚胎的复苏率和着床率,甚至反复的胚胎冻融似乎也可以保持较好的活产率。因此对于新鲜周期移植后的剩余胚胎可以进行冷冻,以一次取卵的,包括新鲜和冷冻胚胎移植的累计妊娠率,更加适用于对体外受精胚胎移植术的效果评估,便于单胚胎移植策略的推广。此外,对于 PGT 周期、氯米芬的内膜不利周期、生育力保存、因其他因素需要积攒胚胎等情况,都可以进行部分和全部胚胎冷冻,以后择期在自然周期和人工周期进行胚胎复苏和移植。

近年来国内外所进行的临床随机对照研究发现,冷冻胚胎复苏周期的移植,可以明显提高妊娠率和活产率,降低围产期并发症,减少早产儿和低体重儿的风险,特别是对于卵巢高反应的多囊卵巢综合征患者,更倾向于全部胚胎冷冻。但是对胚胎冷冻的安全性,目前仍然存在一定的争议和不确定性。特别是对胚胎接触的化学冷冻保护剂的暴露、低温保存对胚胎的远期影响、少数报道冷冻胚胎移植周期增加了胎盘并发症和妊娠期高血压的发生率等,都促使我们谨慎地评估和应用胚胎冷冻技术,观察子代的远期效应,加强低温胚胎保存的基础性研究,提高体外受精的成功率和风险控制水平。

(3)卵母细胞捐赠周期的胚胎移植:自 1984 年 Lutjen 等报道首例卵巢发育不良患者通过赠卵体外受精胚胎移植术成功妊娠并分娩以来,该技术在世界范围内迅速普及,其临床妊娠率和活产率不断提高。赠卵 IVF-ET 技术被越来越多地应用于先天性卵巢发育不良、卵巢功能早衰(POF),或女方是严重的遗传病携带者或患者等情况。据 2016 年系统回顾报道,供卵周期的妊娠期高血压、子痫前期的发生率增高,早产、低出生体重儿发生率增加,且在双胎妊娠中更为明显。此外,已有多项研究显示供卵周期的妊娠高血压综合征(PIH)发生风险显著升高,产科已经将供卵作为 PIH 的独立危险因素,加强孕前及孕期监护与管理。因此,为尽可能减少孕期并发症及潜在风险,建议对高龄受卵者助孕采取选择性单胚胎移植。

4. 胚胎移植数目 长期以来,提高 IVF-ET 后的临床活产率和降低多胎发生率一直是辅助生殖技术的热点问题。在 IVF 技术开展的早期阶段,人们主要关注于提高临床妊娠率,并没有限制胚胎移植的数目,同时多余胚胎的冷冻技术尚未普及,因此常常一次移植 >3 枚,甚至更多数目的胚胎,由此多胎妊娠的发生率飙升。数据显示,一次移植 2~3 枚胚胎将导致双胎妊娠发生率增加

70%、三胎妊娠发生率增加到 400%。多胎妊娠时孕母在围产期和产后并发症的发生率明显升高，多胎出生的新生儿和单胎相比低出生体重儿率、死亡率及死胎率显著增加，带来了严重的社会经济负担。多胎妊娠引起的母婴围产期风险和危害引起了医学界的高度关注。越来越多的生殖医学专家意识到这个问题，并逐渐达成共识：控制胚胎移植数目是影响 IVF 活产率和安全性的重要因素。

2002 年欧洲生殖协会（ESHRE）将 IVF 所产生的双胎及以上妊娠认定为医源性多胎，定义为辅助生殖技术的并发症；2006 年美国生殖医学学会（ASRM）发布关于移植胚胎数的限制规则，鼓励对 35 岁以下、首次辅助生殖助孕、获得良好胚胎的患者实施选择性单胚胎移植（eSET）。2008 年英国人类受精与胚胎学会（HFEA）提倡单胚胎移植；2013 年美国生殖医学学会（ASRM）发布选择性单胚胎移植的临床指南，推荐挑选和移植 1 枚发育潜能最好的胚胎；2013 年英国人类受精与胚胎学会（HFEA）统计 2008 年及 2013 年两年的 IVF 数据，显示 eSET 可以显著降低多胎妊娠率（26.6% vs 16.3%），并提高活产率（LBR），提出 eSET 可以将双胎率降至 10% 以下，并不降低累计活产率。NICE 发布单胚胎移植的指南也明确建议了选择性单胚胎移植的指标和规范。2003 年我国卫生主管部门发布的《人类辅助生殖技术规范》中规定，每周期移植胚胎总数不得超过 3 个，其中 35 岁以下妇女第一次助孕周期移植胚胎数不得超过 2 个。继后补充规定，对于一些预计预后良好的患者，推荐单胚胎移植。目前国际上许多国家纷纷立法，推行 IVF 的单胚胎移植策略，以降低医源性多胎的发生率，减少国家医疗资源的负担。

目前，国内外生殖医学工作者普遍认为，随着 ART 技术中胚胎玻璃化冷冻技术和囊胚培养技术的长足进步，在胚胎种植率相对稳定的基础上，为了降低多胎的风险，推荐行选择性单胚胎移植。对于预计双胎妊娠并发症风险高的患者，更是需要选择性单胚胎移植，如身材瘦小、子宫畸形、瘢痕子宫、宫腔粘连、既往有基础性疾病（如高血压、糖尿病等）等。

（六）黄体支持

1. 天然黄体酮是主要的黄体支持制剂，其给药途径包括肌内注射、口服及阴道内用药。

（1）黄体酮针剂：黄体酮针剂多以油剂的形式肌内注射，吸收最好，效价稳定，价格低廉，在早期 IVF 的黄体支持中广泛使用。但长期肌内油剂注射使患者非常疼痛，局部刺激形成硬块吸收困难，时有全身和局部药物过敏的报道。近年来其他给药途径逐渐替代了肌内注射。

（2）黄体酮阴道制剂：包括阴道黄体酮凝胶、栓剂、微粒化制剂。经阴道黏膜吸收的黄体酮，可造成生殖道局部高浓度的孕酮水平，使子宫内膜发生有效的分泌期转化，黄体支持的效果等同于传统的黄体酮注射，目前应用广泛。但是阴道制剂价格昂贵，阴道局部略有刺激感，在阴道流血期间不方便使用。

（3）黄体酮口服制剂：微粒化工艺和紫外线照射工艺使天然黄体酮经过胃肠道吸收成为可能，这是甾体类激素制剂生产的重要进步。口服黄体酮服用方便，价格适中，患者的依从性高，副作用小。一些临床研究证实，单纯口服地屈孕酮在 IVF 刺激周期进行黄体支持，与微粒化黄体酮和阴道黄体酮凝胶比较，完全可以达到同样的效果。但是胃肠道黏膜疾病可能会影响药物的吸收，需要甄别。

2. 人绒毛膜促性腺激素（HCG）可模拟内源性 LH 的作用，促进排卵后黄体细胞分泌孕酮和一定比例的雌二醇及其他黄体分泌的组织细胞因子，形成自然的、强有力的黄体支持效果，在 IVF 临床的早期阶段是常规的黄体支持药物。但是随着对超促排卵导致的卵巢过度刺激综合征的研究提示，内、外源性的 HCG 是卵巢过激的主要致病因子，可引发一系列血流动力学和生化改变，造成全身血管通透性增加，血管内液体转移到第三体腔，形成腹水和胸水，并因血液浓缩易在重要脏器形成血栓，引起器官衰竭的严重后果。因此目前的临床研究结果，不建议将 HCG 用于常规 IVF 刺激周期的黄体支持。

三、IVF-ET 的临床随访

随着 1978 年世界首例试管婴儿 Luise Brown 的出生，以 IVF-ET 为代表的一系列衍生技术蓬勃发展，目前全世界 ART 出生儿估计已经超过 500 万，在一些国家 ART 出生婴儿占新生儿比例的 3%~5%。我国自 1988 年第 1 例试管婴儿成功诞生以来，已成为 ART 发展最迅速的国家之一，每年 ART 出生婴儿约达 40 万名。人工辅助生殖技术作为一种关乎人类繁衍和生命制造的新型技术，从诞生一开始就引起各界的高度担忧，这种在体外受精和发育的早期生命形式，冲击了人类传统的孕育途径。这种技术是否安全，是否会对子代造成伤害，是否会影响人类的物种进化？ 40 多年来，对 ART 安全性问题的探讨从未停止。伴随 ART 技术出现的相关并发症、围产期风险和远期健康风险，包括 OHSS、多胎妊娠、妊娠期并发症、出生缺陷、印记基因相关疾病等已引起全社会的广泛关注。对 ART 子代的长期随访和观察，对体外受精技术的评价及其对社会和人口统计学影响，将对人类未来的发展产生重大和深远的意义。

"胎儿源性疾病学说"最早于 1996 年由英国 Barker 教授提出，2010 年国际专家和中国的黄荷凤教授将这个学说的起点进一步提前，提出了"疾病胚胎起源学说"。近年来，随着表观遗传学的发展，认为胚胎形成时期不良环境暴露可能会导致配子、胚胎和胎儿组织表观遗传学修饰改变，并推测可能是"疾病胚胎起源学说"的发病机制之一。在 ART 过程中，涉及对配子成熟、精卵结合和胚胎发育过程等多个环节的人工干预，是否会引起子代相关疾病发生率增高。此外，由于 ART 人群本身存在多种不孕不育的疾病背景，如高龄、排卵障碍、高雄激素等内分泌紊乱的多种母源性因素，男方严重少、弱精子症及无精子症相关的父源性不孕因素，也可能对 ART 助孕后妊娠结局、远期安全性产生重要的影响。因此，对 ART 的监测和随访非常重要。

国际上许多国家已经开展辅助生殖技术出生队列的长期研究，欧洲人类生殖与胚胎学学会（ESHRE）于 1999 年建立了世界上最大的 ART 数据登记随访系统，其统计报告在欧洲 IVF 监测联盟（EIM）按年度发布。美国在 1985 年建立了辅助生殖协会（SART）对美国辅助生殖技术的开展进行随访，在 1988 年发布了首次 IVF 年度报告，并利用随访数据在 30 年来发布了近 200 篇相关文章，对规范 ART 技术、改进 ART 质量提供了翔实的数据。瑞典、瑞士等国早已建立全国范围

内对围产期及新生儿的长期队列研究随访机制，包括自然出生的新生儿和辅助生殖技术助孕后出生的新生儿队列。尽管如此，大部分随访数据都来自各 ART 中心的主动上报，上报的及时性和准确性仍有待进一步完善，ART 随访数据集仍然显得不够完整，特别是相关并发症的报告仍有不足，缺少对失败病例的总结和随访。此外，公布的报告通常只包含横截面数据，每年收集和分析一次，缺少前瞻性和纵向的总体数据。我国科技部自 2007 年开始组织多项序贯的国家重大科学项目开展对辅助生殖技术的随访研究，对 IVF-ET 治疗过程、孕期、围产期以及新生儿出生后发育的各项指标进行全面系统随访调查，对 ART 的随访进行回顾性临床流行病学研究和前瞻性随访调查，以期为我国甚至全世界辅助生殖技术的安全性研究提供最翔实准确的资料。

ART 的监测和随访需要长期持续、系统地收集数据并进行专业的分析、统计。相关数据包括 ART 治疗期间及 ART 后发生的并发症、错误和不良事件的检测、分析和沟通，包括出生胎儿的近期和远期健康随访。认真开展 ART 相关随访工作，加强相关的知识宣教和科学普及，是一项利国利民的大事，有助于更好地完善我国辅助生殖技术系统、优化试管婴儿技术规范、提高试管婴儿子代的安全性，为人类生殖健康、生命延续的保障提供安全性随访数据。

四、IVF-ET 面临的挑战

（一）高龄对 IVF-ET 结局的影响

全世界人口都在面临老龄化的问题，特别是发达国家。我国的人口结构也将迅速向老龄化迈进，到 2035—2050 年，我国 >50 岁的人口将占 50%，年轻劳动力也在减少，从每个老人 7 个年轻人赡养，到 15 年以后只剩 2 个年轻人。女性的生育年龄也在显著延迟，分娩第 1 个孩子的年龄由 20 年前的平均 25 岁延迟到现今的 29 岁，在现代化大城市早已超过 30 岁。女性卵巢内卵子数量随着年龄增长逐渐闭锁减少。从胚胎期 20 周时的 600 万 ~700 万卵子，出生时的 100 万 ~200 万，到 37 岁时仅剩 2.5 万，而 51 岁时仅剩约 1 000 个。人类生育潜能随年龄增长而下降。女性生育力高峰在 20~30 岁，继后女性生育力开始下降，到

38~39 岁下降更为显著。2014 年美国妇产科医师学会（ACOG）与美国生殖医学学会（ASRM）对"与年龄相关的女性生育力减退"形成了共识，指出随年龄增加的女性生育能力下降，主要表现为妊娠率降低、流产率增加、生育的平均间隔时间延长、不孕症发生率增加、子代染色体异常率增加、活产率降低。20~24 岁女性不孕症发生率为 6%，25~29 岁时为 9%，30~34 岁时为 15%，35~39 岁时为 30%，40~44 岁时为 64%。生殖衰老中主要以卵母细胞数量和质量的降低为主要特征。其中卵母细胞数量减少表现为卵泡池内始基卵泡数量减少、闭锁速度明显加快；卵母细胞质量降低主要和年龄增长相关的卵母细胞线粒体功能和数量下降、减数分裂纺锤体异常、氧化应激增加等有关，是导致高龄女性卵母细胞胚胎非整倍体率升高的主要原因，到 40 岁时，卵母细胞染色体非整倍体率高达 75%。

在 IVF-ET 周期中，随着女性年龄增加，卵巢对促性腺激素的反应性下降，获卵数减少，周期取消率增加，受精率和活产率下降。据美国 SART 年度报告显示，2016 年 35 岁以下接受 ART 治疗的女性每起始周期活产率为 40.1%，而 42 岁以上人群活产率仅为 4.5%。35 岁以下女性接受 ART 助孕的周期取消率为 5.8%，42 岁以上组取消率超过 20%，随年龄显著升高。2017 年丹麦一项研究也得到类似的结果，35 岁女性以下接受 ART 助孕的活产率达 80%，35~39 岁的活产率约为 61%，而 40 岁以上的活产率下降到 26%。

高龄女性不仅卵子数量和质量下降严重降低生育力，而且随母亲年龄增加，妊娠期的风险也显著增加，如妊娠期高血压疾病、妊娠期糖尿病、早产、低出生体重儿和死胎等妊娠期合并者的风险显著升高。而且大量研究显示随着母亲年龄增长，活产婴儿发生染色体异常的比例也上升，其中 40 岁女性出生的新生儿染色体畸变率为 10%。因此，对于年龄 >40 岁的不孕女性，应充分了解年龄对生育力的影响、妊娠期母体的伤害和新生儿出生缺陷的风险。

对高龄女性的 IVF-ET 助孕是临床上棘手的问题，目前主要的助孕方案有抗氧化剂、弱雄激素制剂、大剂量促性腺激素促排卵的 IVF、累计周期微刺激 / 自然周期 IVF、生长激素和干细胞输注等。尽管有一些方案在理论上可能会提高高龄女性 IVF 周期卵母细胞的数量及质量，改善助孕结局，但这部分研究结果仍存在争议。到目前为止，并没有任何一种方案被证明可以提高高龄女性的活产率。

（二）如何个体化评估卵巢反应

IVF-ET 个体化方案的主要目的是为每一位女性提供适合其自身特点的最佳助孕策略和技术，最大限度地提高妊娠机会、减少周期取消率，降低人工助孕带来的医源性风险。个性化促排卵方案应以预测每个个体的卵巢反应为依据，这些个体差异来自基因型差异、卵巢疾病史、体重、手术创伤等因素。控制性超促排卵（COH）的主要目的是获得能够得到活产的最少数量、最高质量的卵母细胞。因此，与 IVF 促排卵有关的卵巢功能评估包括 3 方面：①评估卵巢的基础储备；②评估卵巢对促排卵药的反应；③评估和监测卵泡发育和排卵。精准评估对安全、高效、经济的辅助生殖技术结局至关重要。

目前已有的关于卵巢储备的评估方法主要包括 ①年龄和不孕史；②基础 FSH、LH、雌激素、抑制素 B（inhibin B）、抗米勒管激素（AMH）；③卵巢超声测定卵巢体积和窦卵泡计数（AFC）；④未来最有前景的评估指标是基因型的精准测试。目前 AMH、基础性激素、AFC、结合年龄因素是最常用的卵巢储备评估指标。卵巢对促排卵药物的反应有高有低，高反应者发生 OHSS 的风险增加，严重者甚至危及生命；低反应者则不能获取足够数量和质量的卵母细胞，活产率低，流产率高，胎儿染色体畸变风险大。目前已经有一些组合的监测指标模型，并有一些基因变异筛查可用于对卵巢反应的预测，但是仍然无法准确预估胚胎的质量、发育潜能和活产结局。

（1）近 20 年发展起来的血清 AMH 测定，逐渐在卵巢储备功能及预测卵巢反应性方面成为重要的可靠指标。AMH 基因在初级卵泡的颗粒细胞中表达，在次级卵泡和小窦状卵泡（≤ 4mm）形成时表达量达到高峰，血浓度不随周期激素改变。AMH 对卵巢反应均有较高的预测价值，与窦卵泡数目及卵巢储备相关性好，受人员和设备影响较小，操作简便快捷，整个月经周期中波动性很小，其优越性接近于联合其他多因素预测卵巢反应性的方法。2015 年中华医学会生殖医学分会制定的《卵巢低反应专家共识》,参照国际博洛尼亚标准,将 0.5~1.1ng/ml 的 AMH 水平作为卵巢低反应的参考指标。但是对卵巢高反应,AMH 的标准值尚无定论,Nardo 等认为 3.75ng/ml 可以作为诊断 OHSS 的临界值。

（2）基础 AFC 是指在早卵泡期经阴道超声观察到的直径 2~10mm 的窦卵泡计数,能够间接反映卵巢内的卵泡储备。AFC 和女性年龄呈负相关,正常卵巢储备时,双侧卵巢 AFC 超过 9 枚,当 AFC ≤ 5~7 枚,提示卵巢储备不良,卵巢低反应的发生率及周期取消率升高,妊娠率下降;当 AFC ≥ 12 枚提示卵巢高反应,ART 促排卵过程中 OHSS 风险增加。AFC 与 AMH、获卵数呈正相关,AFC 是预测卵巢对外源性促性腺激素反应性的独立指标,具有检查成本低、重复性好、无创伤、操作简单等优点,可以用于预测促排卵过程中卵巢反应,但不能预测妊娠结局。在生育队列的研究中发现,低 AMH 的妇女仍然有一定的自然妊娠率。

（三）温和刺激方案在 IVF-ET 中的应用

经过近 40 年的发展,辅助生殖技术有了长足的发展。近年来随着临床获卵技术及实验室技能的提高,通过获得更多的卵母细胞提高 IVF-ET 周期妊娠率的观点已经受到质疑。常规 IVF 超促排卵治疗,一方面刺激周期长、注射次数多,就诊及监测频繁,患者压力和焦虑情绪增加,迫使一些患者退出治疗;另一方面超促排卵后多卵泡发育导致卵母细胞质量下降、卵巢过度刺激风险增加。试管婴儿之父 Edwards 教授在 2007 年提出常规 IVF 技术因其超内分泌状态、复杂、昂贵,将为更简单的技术如微刺激、温和刺激方案所挑战。2008 年,国际生殖联盟（IFFS）教育委员会主席 Verberg 提出,高性价比的 IVF 治疗方案更注重于适时、患者至上的理念。欧洲人类生殖与胚胎学会（ESHRE）将辅助生殖技术的成功定义为获得"零 OHSS"的临床妊娠,并获得单胎、足月、活产的健康婴儿。因此,提高 IVF 的性价比更适合发展中国家国情的助孕策略。临床上更加倾向于将目标卵母细胞数作为促排卵的目标,就是根据患者的个体情况,预定获卵数,基于年龄、基础体重、AFC、AMH 等标准,设计合适的促排卵方案。

2007 年国际温和刺激辅助生殖委员会（IMMSR）,提出卵巢温和刺激（mild stimulation）概念,提倡用较低剂量的促性腺激素刺激卵泡,以能获得活产的卵母细胞数目进行体外受精。在卵巢反应正常的妇女,通常平均获卵母细胞 6~8 枚即可获得 1 个活产,避免多余的卵母细胞及形成的胚胎造成浪费,预防卵巢过度刺激,而且也是卵母细胞分享捐赠的重要来源。

IVF-ET 技术发展 40 余年来,形成了一个新型的生命学科——辅助生殖技术,将配子（精子和卵母细胞）取到体外进行受精、培养和胚胎移植,通过体外显微操作技术模拟人类的生命早期形式。并在此基础上,逐渐发展了卵细胞质内单精子注射（ICSI）、卵母细胞捐赠、未成熟卵母细胞体外成熟（IVM）、胚胎植入前遗传学检测/诊断等一系列体外受精衍生技术,极大丰富了人类对生命活动的认识,改变了传统的生育繁衍模式,帮助众多的不孕不育夫妇解决了生育难题,意义极其深远和重大。

（刘嘉茵）

第四节 体外受精及其衍生技术

一、卵细胞质内单精子注射技术

卵细胞质内单精子注射（intra cytoplasmic sperm injection, ICSI）是采用显微操作技术,将单个精子注射到成熟的卵子胞质内,使其受精。1992 年,这一技术由比利时的 Palermo 首先报告。目前,ICSI 已经成为最重要的辅助生殖技术之一,广泛应用于临床。根据国际辅助生殖技术监控委员会对 65 个国家 2010 年度 818 444 个体外受精取卵周期的统计,ICSI 比例为 66.5%。

（一）ICSI 的适应证

1. **严重的少、弱、畸形精子症** 精子的数量、运动和形态学严重异常造成的男性不育症是 ICSI 的主要适应证。实施 ICSI 的精液异常的具体指标并不完全统一,各个实验室有自己的经验和指标。通常,小于 1×10^6/ml 精子浓度的少精子症、前向运动 <40% 的弱精子症和正常精子形态 <1% 的畸形精子症患者是 ICSI 的适应证。对于精子全部不活动的患者,可以采用己酮可可碱或茶碱

预处理精子,或是采用精子低渗膨胀试验选择活精子进行 ICSI。圆头精子畸形是罕见的畸形精子症,伴有顶体缺失和顶体酶活性降低,ICSI 是唯一的治疗方法。

2. 无精子症 无精子症分为梗阻性的和非梗阻性两大类型。梗阻性无精子症是由于先天性附睾或输精管发育不全或是囊性纤维化、外伤、炎症、结扎手术等造成的附睾或输精管梗阻。这些患者可以通过附睾或睾丸经皮穿刺或切开手术获得精子,采用 ICSI 技术进行体外受精。先天性睾丸发育不全、外伤、流行性腮腺炎合并睾丸炎等引起睾丸生精功能异常,造成非梗阻性无精子症。30%~60% 的非梗阻性无精子症患者有局灶性的精子发生。因此,有可能通过睾丸经皮穿刺或手术获得精子进行 ICSI。近年来,随着睾丸切开显微取精手术的推广和应用,非梗阻性无精子症患者获得精子的比率大幅提高。特别是克兰费尔特综合征患者获得精子的比例超过 50%。

3. 非男性因素不育症 临床上,除了上述的男性因素不育症 ICSI 适应证外,ICSI 也应用于一些非男性因素不育症和辅助生殖技术的受精方式。主要包括高龄不孕症、获卵数少、常规 IVF 失败后的补救受精(rescue ICSI)、IVF 反复受精失败、冷冻卵子受精、不明原因不孕症等。ICSI 的这些临床应用存在争议,大部分缺乏有效的循证医学证据和广泛的专家共识。此外,在植入前胚胎遗传学检测时,为避免精子检测的干扰,通常采用 ICSI 的受精方式。

(二)ICSI 的仪器设备和技术操作

ICSI 采用倒置显微镜、显微操作臂和加热台组成的显微操作系统完成。在倒置显微镜左侧的显微操作臂安装显微固定针,用于固定卵子;右侧的显微操作臂安装显微注射针,用于注射精子。两侧的操作臂可以进行三维空间活动,通过液压或气压传动的负压控制系统调节显微固定针和注射针内液体的进出。倒置显微镜的载物台上安装加热台,保证显微注射在 37℃ 环境下完成,避免环境温度对卵子纺锤体的影响。

ICSI 由精子准备、卵子准备、精子制动和显微注射 4 个步骤完成。ICSI 前,不同来源的精子均要进行处理,去除细胞碎片、微生物、红细胞等。新鲜射出的精液采用密度梯度离心或上游法处理。严重少精子症精液可直接进行离心洗涤。附睾穿刺获得的精子可采用密度梯度离心或直接离心洗涤。睾丸穿刺或活检的组织在显微镜下撕碎,移去组织碎片,离心后收集活动精子。从附睾或睾丸获得的精子也可以冷冻贮存备用。超声引导卵泡穿刺获得卵子被卵冠丘复合体包绕。ICSI 前,采用透明质酸酶结合机械操作的方法将包绕卵子的卵丘和放射冠细胞去除。卵子裸化后,显微镜下评估成熟度。完成第一次减数分裂,排出第一极体的 MⅡ 期卵子用于 ICSI。完成精子和卵子的准备后,将精子和卵子分别移至显微注射皿上的培养液液滴内。首先,在精子的液滴内,选择形态正常的精子,用注射针将精子的尾部压住,并摩擦,局部划破,使精子细胞溶质因子释放,有助于卵子的激活。然后,将制动的精子吸入显微注射针内,固定针将卵子吸附固定,将第一极体置于 6 点或 12 点位置。注射针于卵子 3 点的位置进针,刺破透明带和卵膜,轻轻抽吸微量的卵细胞质进入注射针,将精子和卵细胞质缓慢注射到卵子的胞质中,小心回撤注射针,将卵子转移到培养液中培养,16~18 小时后观察卵子受精情况。

(三)ICSI 的临床结果和应用

大量临床报告显示,ICSI 受精率平均在 50%~70%。Palermo 等报告了 1993—2017 年 31 723 个采用新鲜射精精子的 ICSI 周期,262 659 个 MⅡ 期卵子的 ICSI 结果。受精率为 75.7%,临床妊娠率为 42.1%。Palermo 等的结果也显示,采用附睾精子的 ICSI 周期受精率为 71.6%,与新鲜射精精子 ICSI 无差异。但是,采用睾丸精子的 ICSI 受精率为 51.0%,显著低于新鲜射精和附睾精子 ICSI。其他的临床报告也显示不同来源精子的受精率存在差异。

影响 ICSI 受精率的因素主要是卵子和精子异常对受精机制的影响,包括卵子成熟度对精子去浓缩的影响、卵子减数分裂基因异常、卵子和精子的激活障碍、精子顶体和中心粒异常等。此外,显微注射操作也是影响 ICSI 受精的重要因素。显微注射有可能直接造成卵子的胞膜或是纺锤体损伤,导致受精失败,平均发生率约在 10%。显微操作液滴内所用的聚乙烯吡咯烷酮(PVP)在注射时有可能进入卵子,对胚胎发育也可能存在影响。

（四）ICSI 的新技术探索

多年来，为进一步提高 ICSI 的有效性和安全性，新的技术在不断探索。精子的选择是 ICSI 的重要问题。常规 ICSI 是在 400 倍放大下选择形态和运动正常的精子进行注射。在这样的放大倍数下，精子形态和结构的微小异常是无法发现的。2002 年，Bartoov 等首先报告，采用 6 600 倍放大倍数的显微镜，通过对精子顶体、顶体后鞘、线粒体、核、颈部和尾部形态学特征的评估，实时选择精子进行显微注射。这一技术被称为胞质内形态选择精子注射（intra cytoplasmic morphologically selected sperm injection, IMSI）。由于技术的难度，IMIS 主要用于 ICSI 反复失败的患者。临床研究和荟萃分析结果发现，与常规 ICSI 比较，IMSI 对受精率并没有影响，但提高了胚胎种植率，降低了流产率。

精子膜完整性、DNA 碎片、凋亡状态等影响受精。临床上，采用低渗膨胀试验、透明质酸附着试验、膜联蛋白磁珠激活细胞分选、拉曼光谱和微流控等技术，选择膜完整性好、DNA 碎片少、非凋亡的精子进行 ICSI 研究。但是，这些技术的有效性仍待进一步的研究证实。

（五）ICSI 的安全性

ICSI 通过人为选择精子，直接注射入卵子，完成受精，缺乏透明带附着和穿透、顶体反应、与卵膜融合等精子的自然选择和受精过程。同时，显微操作可能对精子和卵子造成损伤和影响。直接将未经过自然选择的精子直接注入卵子，也存在将精子的遗传缺陷传递给子代的风险。这些 ICSI 的安全性问题受到广泛的关注。Catford 等系统综述和荟萃分析了直到 2016 年的比较 ICSI 和常规 IVF 子代随访的相关文献，比较了神经发育及相关疾病、生长指标、一般健康状况和儿童肿瘤发生等指标。在神经发育、生长指标、一般健康状况和儿童肿瘤发生方面未发现存在差异。但是，ICSI 出生子代的自闭症和智力障碍的风险增加。Catford 等还系统综述和荟萃分析了比较 ICSI 和自然受孕子代随访的相关文献，发现神经发育、生长、视觉和听力方面 ICSI 和自然妊娠的子代无差异。但是，ICSI 子代的一般健康风险、肥胖和胰岛素抵抗的风险增加。据美国辅助生殖健康系统报告的 1996—2012 年的数据统计，与常规 IVF 比较，非男性因素指征 ICSI 的新生儿体重较低。由于 ICSI 安全性问题涉及的影响因素、观察指标、研究方法复杂，目前的观察和研究数据并不一致。上述研究所发现的问题是 ICSI 技术本身造成的，还是 ICSI 人群本身的差异，或是观察和研究的局限和偏倚，尚难以做出明确的结论。但是，严格掌握 ICSI 的临床适应证，避免健康和安全风险是辅助生殖技术临床应用的原则。

（姚元庆）

二、配子及胚胎冷冻技术

（一）胚胎冷冻

胚胎冷冻技术是辅助生殖技术中一项重要的衍生技术，在患者接受辅助生殖技术治疗的过程中扮演着重要的角色。将患者辅助生殖技术过程中剩余的胚胎按照一定的标准选择优质胚胎进行冷冻保存，有效解决了多胎妊娠的问题，提高了单次 IVF 周期的效率以及避免不良子宫条件下的胚胎移植。

1. 胚胎冷冻技术的发展过程 胚胎冷冻技术的成功归功于冷冻保护剂的发现和发展。1949 年，英国的 Christopher Polge 意外发现甘油使冷冻的细胞得以存活。20 世纪 70 年代早期，同样来自英国的 Wilmut 和 Whittingham 发现了利用二甲基亚砜（DMSO）冷冻小鼠胚胎的可靠方法。目前常用的冷冻保护剂包括二甲基亚砜、乙二醇、丙二醇和甘油，冷冻保护剂溶液中还常添加葡萄糖或者蔗糖以维持冷冻和解冻过程中的渗透压平衡。1983 年 Trounson 和 Mohr 报道了 8 细胞胚胎冷冻、解冻和移植后获得成功妊娠的病例。1985 年，Cohen 等人报道了第 1 例人类囊胚冷冻。同年，Rally 和 Fahy 使用新的冷冻方法成功冷冻了小鼠胚胎，这个方法就是玻璃化冷冻。

现在广泛应用的人胚胎程序冷冻技术已经比较成熟，将胚胎放入含有一定浓度冷冻保护剂的冷冻液中处理，随后以缓慢的速度降温（0.2~0.8℃/min）至一个较低的温度（−80~−35℃），降温过程中胚胎持续脱水。而玻璃化冷冻则是使用较高浓度的冷冻保护剂，快速降温，使细胞和冷冻液由液态直接冻结为无结构的极其黏稠的玻璃状态。过程中没有冰晶的形成，玻璃化后的固态物质保持与原始液体相同的分子和离子分布,维持正常的超微结构。

2. 冷冻复苏过程损伤

（1）冰晶:没有保护地将细胞放置于低温（如液氮 -196℃）中,细胞内形成的冰晶会快速杀死细胞。了解冰晶的形成和增长有助于了解胚胎冷冻保存的过程。

纯水的冰点温度是 0℃,但在这个温度下,冰核勉强形成。对于水和水溶液,在冰核形成之前,温度达到低于冰点的现象被称为过冷现象。纯水保持不结冰状态的最低温度甚至能够达到 -40℃。但通常当温度达到 -15~-5℃,自然或者人工地形成冰核,一旦冰核形成,更多的水分子很容易结合到冰核上,形成冰晶。细小的冰晶对于胚胎没有明显的损伤。但冰晶随着温度的降低不断地生长和融合,形成较大的冰晶,冰晶越大,对细胞的损伤也就越大。较大的冰晶对细胞膜、内部的细胞器、细胞骨架和细胞核等造成不可逆损伤,甚至造成细胞死亡。

水溶液的冰点随着溶质浓度的升高而降低。由于冰晶内不含溶质,因此随着溶液中冰晶的形成,溶质浓度升高,冰点逐渐降低。所以,降温过程中,冰晶的形成是逐步出现的,而不是瞬间结冰。冷冻过程中,伴随着细胞外溶液中冰晶的形成,溶质浓度逐渐升高,细胞内水分穿过细胞膜进入细胞外溶液中。控制降温速度能够使细胞内水分逐步渗出到细胞外溶液中,从而有效减少细胞内冰晶的形成。

复温过程中,温度从 -196℃升高到 37.0℃,也会经历冰晶形成的温度范围,如果复温速度过慢,细胞内原来细小的冰晶重新吸附周围的液态水,导致冰晶体积增大。因此,控制温度,快速通过冰晶形成温度范围,避免细胞内冰晶生长对胚胎的损伤也是胚胎冷冻解冻过程中的关键。

（2）渗透性损伤与渗透性休克:细胞膜是一种生物半透膜,能够选择性地控制某些物质通过。当细胞内外存在渗透压差时,水将穿过细胞膜,维持细胞膜内外的渗透压平衡。

冷冻过程中,细胞暴露于高浓度的冷冻保护剂中,细胞外溶液的高渗透压会导致细胞损伤,即渗透性损伤。在冷冻过程中,细胞经过持续的脱水,细胞内渗透压可高达 2 000~3 000mOsm/L。而解冻过程中,细胞外溶液中的水分会快速通过

细胞膜进入细胞内,不加控制,细胞内冷冻保护剂的渗出速度远低于水的渗入速度,会导致细胞膜涨破进而引起细胞的损伤和死亡,这种损伤被称为渗透性休克。

冷冻和解冻过程中,控制细胞外溶质的渗透压及细胞在高浓度液体中的暴露时间,能够减少细胞的损伤和死亡。

（3）脱水损伤:冷冻过程中,为了减少细胞内冰晶的形成,对细胞需进行脱水处理。细胞内不仅含有容易结晶的游离水,还含有一部分结合水。结合水分子通过氢键与细胞内一些分子结合,如蛋白质、RNA、DNA 以及细胞膜磷脂的头部等。这些结合水分子对于维持分子的结构和功能有重要作用。冷冻保存过程中,需要去除游离水,以减少冰晶的损害,同时也要避免无控制地去除结合水而导致的损伤。

渗透性冷冻保护剂可以帮助细胞从脱水状态中恢复,其可以代替水分子与蛋白质结合,来对抗脱水损伤。为了减少脱水损伤带来的伤害,细胞在冷冻前需要使用冷冻保护剂进行平衡。在冷冻过程中,如果细胞冷冻时,细胞内含有过高的水分,细胞会死于冰晶的损伤,同样,如果细胞严重脱水（低于原始含水量 80%）也会导致严重的损伤。因此,冷冻过程中需要维持含水量和冷冻保护剂的平衡,需要足够的冷冻保护剂取代细胞内水分且不至于由于过高的冷冻保护剂导致的细胞毒性。

3. 冷冻保护剂　胚胎冷冻及复苏过程中,用于保护胚胎,减少胚胎冷冻及复苏过程中的损伤,主要包括减少细胞内冰晶的形成、维持细胞内外的渗透压、对抗细胞脱水损伤等。按照其生物膜通透性分为渗透性冷冻保护剂和非渗透性冷冻保护剂。

（1）渗透性冷冻保护剂:渗透性冷冻保护剂主要是一些小分子量、亲水性化合物,能与水形成氢键,能够经过细胞膜进入细胞内部。目前常用的对细胞毒性较低的包括:二甲基亚砜（DMSO）、乙二醇（EG）、甘油和丙二醇（PROH）。可渗透的冷冻保护剂都是有细胞毒性的,特别是在高浓度下,还会引起渗透性休克。由于渗透性冷冻保护剂穿过细胞膜的速度比水慢,所以冷冻的过程中能够观察到细胞先收缩后膨胀再收缩的过程。一

般而言,用于慢速冷冻的渗透性冷冻保护剂浓度<10%,而大多数快速冷冻或者玻璃化冷冻的渗透性冷冻保护剂浓度能够达到30%以上。

DMSO分子量为78.13,广泛应用于卵母细胞和胚胎冷冻过程中,长时间暴露于高浓度DMSO对细胞存在毒性和潜在影响。EG也叫1,2-乙二醇,分子量为62.07,通常与DMSO联合使用。毒性低,分子量小,能够迅速穿过细胞膜,因此是一种常用的冷冻保护剂。PROH也叫1,2-丙二醇,容易形成玻璃化溶液,广泛应用于玻璃化冷冻中,一个潜在的问题是其自然分解产物是甲醛,有可能对细胞有害。甘油作为冷冻保护剂广泛应用于精子和囊胚冷冻,毒性低,但由于其细胞膜穿透速度慢容易引起渗透性休克。

（2）非渗透性冷冻保护剂:不能轻易穿过细胞膜,保护细胞不受冻伤的一类化学物质,常用的包括糖、聚合物和蛋白质等。主要在细胞外,维持细胞外溶液的渗透压,使细胞内的水分外流。同时在解冻过程中,维持细胞内外一定的渗透压,减少细胞承受渗透性休克的损伤。非渗透性冷冻保护剂主要有蔗糖（sucrose）、聚蔗糖（ficoll）、海藻糖（trehalose）、棉子糖（raffinose）、白蛋白（AIB）、聚乙烯吡咯烷酮（PVP）等。蔗糖分子量为342,对卵母细胞和胚胎没有毒性,因此常用作冷冻及解冻过程中的非渗透性冷冻保护剂。

4. 冷冻方法

（1）慢速冷冻:慢速冷冻指胚胎使用低浓度的冷冻保护剂,控制一定的速度缓慢降低温度对胚胎进行低温保存。在冷冻过程中,伴随着温度的降低,冷冻液中的冰晶形成,溶质浓度增加,细胞逐步脱水收缩。通常平均降温速度在0.1~0.3℃/min。该方法的优点是冷冻保护剂浓度低、对胚胎毒性低、冷冻效果好、复苏率高,但需要复杂的降温设备和较长的冷冻时间。

（2）玻璃化冷冻:玻璃化冷冻是指利用高浓度的冷冻保护剂以及快速的降温速度（15 000~30 000℃/min）,使细胞和周围的冷冻液直接变成玻璃化状态,避免了冰晶的形成。

玻璃化冷冻与慢速冷冻的主要不同在于,前者细胞的脱水以及冷冻保护剂的平衡在降温开始前完成,后者的脱水及冷冻保护剂的平衡伴随着降温的全过程。玻璃化冷冻细胞直接从温度

>0℃降至冷冻温度（≤-130℃）,优点是不需要昂贵的设备,使用少量液氮和较少的时间。有资料显示,与慢速冷冻相比,玻璃化冷冻胚胎的存活率显著提高。但同样值得注意,高浓度冷冻保护剂的使用以及随之带来的细胞毒性。

5. 影响胚胎冷冻复苏效果的主要因素

（1）技术方面

1）植冰:慢速冷冻过程中,植冰是一个非常重要的步骤,有研究发现,植冰的时机对胚胎的存活率有很大影响。在-9℃植冰,胚胎存活率极低,只有在-7.5~-5℃进行植冰,能够获得较好的存活率。植冰大小也会影响冷冻结果,植冰过大容易导致胚胎温度剧烈降低来不及脱水而死亡,植冰过小则不容易达到植冰的效果。控制冰核的形成是胚胎慢速冷冻中的关键一步,植冰技巧是获得良好冻胚结局的关键。

2）人工皱缩:囊胚腔内含有大量液体,在冷冻过程中,如果脱水不充分容易形成冰晶,造成胚胎损伤。有研究显示,囊胚腔大小与冷冻复苏后的囊胚存活率呈负相关。常用的人工辅助皱缩方式包括激光法、显微注射针穿刺等。

3）操作:实验员熟练的操作技能,以及标准操作规程（SOP）的严格执行同样是获得良好冷冻结局的关键。与慢速冷冻相比,玻璃化冷冻更短的操作时间对于人员操作的要求更高。严格控制时间、温度、渗透压以及移液量对于获得良好的冷冻结果至关重要。胚胎解冻过程中,胚胎从液氮到达37℃解冻液的速度要尽可能快。在解冻及保存的过程中,任何暴露于高于玻璃化温度的温度对于冷冻胚胎的损伤也是不可估量的。

（2）胚胎及母体方面

1）胚胎质量:冷冻前胚胎的质量对于冻融胚胎的存活具有重要意义,有研究表明,胚胎质量的好坏影响胚胎的冷冻复苏率、妊娠率等。优质胚胎具有更好的抗冻能力以及更高的发育潜力。

目前尚无证据表明,胚胎的ART方式以及促排卵方案对冷冻胚胎的结局存在影响。

2）胚胎发育时间:有研究显示,第5天（D5）冻融囊胚的临床妊娠率及活产率均高于第6天（D6）冻融囊胚。但也有报道显示,相同胚胎质量的D5、D6胚胎,解冻后的存活率、临床妊娠率和活产率均无明显差异。

3）母体因素：母体的年龄因素也会影响胚胎的质量、冷冻复苏率和妊娠率。有研究显示，年龄大于 35 岁的患者胚胎存活率显著低于小于 35 岁人群。患者年龄、基础 FSH 水平以及卵巢储备功能影响胚胎的质量及解冻周期成功率。年龄小于 40 岁患者，容易获得更多的优质胚胎用于冷冻复苏。

4）胚胎的保存时间：超低温环境下，细胞的代谢处于停滞状态，理论上胚胎保存没有时限。大量回顾性研究显示，胚胎保存时长（6 年内）不影响胚胎复苏后的存活率、着床率、妊娠率、活产率及子代出生缺陷率。近年来，有学者指出胚胎的冷冻保存可能影响基因的稳定性，造成胚胎的 DNA 碎片增加、线粒体 DNA 突变等。2018 年中华医学会生殖医学分会专家共识建议胚胎冷冻保存的时限不超过 10 年。

（陈子江）

（二）精子冷冻

超低温冷冻技术是利用超低温条件抑制细胞的各种代谢活动，又能保持细胞活性，从而达到长期保存的技术，是低温生物学研究的一种应用。超低温冷冻技术经过长久的发展，目前已经可以成功用于很多细胞类型的低温保存，比如雌雄性配子、小型多细胞生物以及胚胎等。自 20 世纪 60 年代人类精子超低温冷冻保存取得成功以来，该技术在治疗人类不孕症方面得到了长足发展，现在已经成为辅助生殖技术的重要组成部分。

人类精子超低温冷冻对于患有癌症的男性生育能力保护上起到重要作用，因为放疗和化疗可能会导致患者睾丸衰竭或者射精功能障碍。事实上，将精子低温保存被证明是为这些夫妇提供生育自己后代机会的最好方法，癌症治疗确实会对生殖系统带来损害，会导致生育能力低下，甚至出现不孕不育。另外，精子低温保存对于一些患有良性疾病的患者来说，也是一种明智的选择，因为良性疾病的治疗比如糖尿病和自身免疫性疾病，也会引起睾丸损伤。对于人工授精，如果将捐赠者的精子先冷冻保存起来，这样在行临床治疗前会有充足的时间筛选供体精子中是否含有一些传染性病毒比如人类免疫缺陷病毒、乙肝病毒等。对于实施过睾丸精子提取技术或经皮附睾穿刺取精术的无精子症患者来说，精子低温冷冻保存可以避免重复进行睾丸活检或者穿刺。此外，对于需要进行辅助生殖治疗的患者，为了避免在取卵日当天取精失败如因为情绪状态导致射精压力，他们会选择在取卵日之前冷冻保存精子。最后，对于接触那些会干扰精子发生的潜在毒性药物的男性，医生一般会建议这类人群进行精子低温保存来保护生育力。

1. 冷冻保护剂 冷冻保护剂是影响精子成功与否的一个关键因素，它可以减少精子冻融过程中细胞渗透性损伤和细胞内冰晶的形成，从而降低超低温冷冻对精子的损伤程度，提高冻融后精子的存活率，所以又被称为防冻剂。通常，冷冻保护剂是逐滴缓慢加入到等体积的精子中，轻轻混合均匀，在室温 25℃下孵育 10~15 分钟，使精子细胞与冷冻液达到适当的平衡状态，并充分相互作用。在冷冻保护剂的使用中，保护剂浓度对精子冷冻效率有很大影响，只有选择合适的浓度才能保证冷冻复苏精子的存活率最高。常用的冷冻保护剂因作用机制不同，可以分为渗透性冷冻保护剂和非渗透性冷冻保护剂两大类。

（1）渗透性冷冻保护剂：渗透性冷冻保护剂是具有高渗透性的小分子化学物质，应用比较广泛的主要有：甘油、乙烯乙二醇、二甲基亚砜和 1,2-丙二醇等。它们的作用原理是可以自由进出细胞膜，可缓和因温度变化导致的细胞内外渗透压改变，从而避免细胞发生过分渗透性肿胀或皱缩；与细胞质内离子和大分子结合，降低溶液冰点，减少冷冻过程中精子内冰晶的形成；通过降低未冻结的液相中电解质浓度，降低冷冻过程中产生的"溶液效应"。甘油是所有种类渗透性冷冻保护剂中应用最广泛的，与精子膜结构、渗透性和磷脂双分子层稳定性、表面蛋白结合、细胞代谢等都有关联。尽管可以用于冷冻质量较差的精子，甘油对精子细胞膜结构和顶体结构还存在一些不利的影响。Sherman 的研究表明，甘油的使用可能会导致精子出现起伏波动的膜结构，顶体内膜结构改变、核的不均一性、线粒体嵴紊乱等现象。其他的渗透性冷冻保护剂如 DMSO 在 4℃下对人体精子有毒性作用，1,2-丙二醇很少用于人类精子冷冻保存。

（2）非渗透性冷冻保护剂：非渗透性冷冻保护剂一般是高分子物质，很难透过细胞膜。这类冷冻保护剂与渗透性冷冻保护剂不同,主要是在膜外起保护作用。其作用原理是与细胞膜外水分子结合,降低自由水含量,导致胞内水分子快速渗出到细胞外,从而减少冰晶的形成,同时维持细胞膜稳定,从而达到对精子的保护作用。在人类精子冻存中应用较多的是卵黄和蔗糖。研究发现卵黄中的低密度脂蛋白可以保护精子抗冷休克损伤,卵黄中的卵磷脂可以提高细胞外溶液渗透压,维持细胞膜稳定。但是卵黄中的小分子物质对精子有毒性作用,会导致冻融后精子存活率下降。

目前精子冷冻保护剂多采用复合型,如甘油 - 卵黄 - 枸橼酸钠复合型(G-Y-C 型),葡萄糖 - 枸橼酸盐 - 卵黄 - 甘油复合型、TEST-Tris- 卵黄 - 甘油型等。其中应用最广泛的是 G-Y-C 型。由于甘油对精子的毒害作用会随着其浓度的增加而累加,因此人们一直在寻找甘油的替代物,既可减少冰晶形成又具有低毒性的保护剂,Wu 等在马精子冷冻保存中发现乙烯乙醇、甲基甲酰胺和二甲基甲酰胺,与甘油相比,它们的毒性较低,并且能使冻融后的精子具有更高的存活率,但是是否可以应用到人类精子冷冻中还有待验证。

2. 冷冻方法　在精子的冷冻过程中,冷冻速率会影响到精子细胞内外溶液的渗透压和 pH 的平衡,是超低温冷冻保存的一个决定性因素。理论上,过慢的冷冻速率会使细胞内外的渗透压平衡得到维持,但会导致细胞过度脱水,并过分升高胞内盐浓度而造成盐害;过快的冷冻速率会使细胞水分不能充分流出,从而导致巨大胞内冰晶的形成,进而造成细胞损伤。冷冻过程中,保证精子生存的一个理想状态应该是在冷冻速率的一个平衡点。目前,根据降温速率和降温程序的不同将冷冻方法主要归结成 6 种类型:快速冷冻法、慢速冷冻法、玻璃化冷冻法、定向结冰冷冻法、干燥冷冻法和微量冷冻法。

(1)快速冷冻法:Sherman 首次提出快速冷冻法。该方法需要将冷冻保护液逐滴加入到精子稀释液中,以 1∶1 等体积混合均匀,将混合样品装入冻存管。在室温下孵育 10 分钟,将冻存管水平放置在距离液氮液平面上方 15~20cm 处(该高度的温度大概是 -80℃),借助液氮蒸气进行降温,15 分钟后,将样品直接放入 -196℃液氮灌中保存,该方法又被称为液氮蒸气法。该方法的缺点是液氮蒸气中的温度下降曲线不能控制,在同一高度 15~20cm 的冷却温度可能不同,可能会是 -70℃、-80℃或者 -99℃,所以可重复性比较差。

(2)慢速冷冻法:Behrman 和 Sawada 于 1966 年首次提出慢速冷冻法。该冷冻方法是把冷冻保护剂和精子稀释液以 1∶1 体积混合均匀,经过 2~3 个降温程序,最后投入到液氮灌中冻存的方法。由于该方法是进行梯度降温,又被称为程序冷冻法。可以通过手动调控温度,也可以选择使用自动程序降温仪。若选择手动操作,在开始降温的同时,将冷冻保护剂以逐步加入的方式加入到精子稀释液中,第一降温阶段是从室温到 5℃,0.5~1.0℃/min,第二阶段是从 5℃到 -80℃,1~10℃/min,最后把样品投入到 -196℃液氮罐中。尽管有报告显示通过手动操作也可以成功进行精子冷冻,但是可重复性效果比较差。所以程序降温仪开始投入使用,通过设定降温程序(20℃到 -80℃,先以 1.5℃/min 降温,然后以 6℃/min 的速率降温),该过程共需要 40 分钟,等降温程序结束后,将样品投入到 -196℃液氮罐中。该方法可以使精子逐渐适应低温,由降温过程导致的精子结构和功能的变化相对稳定,是目前人类精子库最常使用的方法。一些研究者认为传统的慢速冷冻方法,无论是手动还是自动化操作,都可能因为结冰而对精子造成一定程度上的化学 - 物理损伤。

(3)玻璃化冷冻法:该方法是在精子溶液中加入高浓度冷冻保护剂,混匀后装进冻存管,在室温静置 10 分钟后,直接投入 -196℃的液氮罐中冷冻保存。该方法降温速率很快,溶液直接相变成非晶态(即玻璃态),可以避免精子内冰晶形成对细胞造成的冷冻损伤。但是玻璃化冷冻使用的冷冻保护剂浓度远高于慢速冷冻法,对精子毒性作用较大。于是研究者开始探索尝试无冷冻保护剂玻璃化冷冻法,Nawroth 等研究表明无冷冻保护剂玻璃化冷冻法与有冷冻保护剂相比,复苏后精子活力明显增加(11.6%,$p<0.05$)。Darvishnia 等研究认为玻璃化冷冻时无冷冻保护剂与有冷冻保护剂相比,更能保护精子运动能力,但在精子 DNA 完整性方面无显著差异。后来研究者们又探索出微滴无保护剂玻璃化法,由于操作精细复

杂,主要用于少量精子冷冻保存。

（4）定向结冰冷冻法：定向结冰精子冷冻仪（MTG516）是以色列科学家专门为大容量冷冻精液而设计的,可以冷冻 2ml、5ml、8ml 容量的精液,已成功运用在精液量大的野生动物上,如大象、犀牛、兔等以及二次重复冷冻牛的精子。该方法是将装有已预冷精液的中空玻璃冷冻管放入预先设置、平衡的低温舱内口,通过一定速率推动冷冻管进入冷冻仓,致使样品中水分形成有序的冰晶,降低冰晶对精子的损伤;解冻时,通过在冷冻管孔内外的温热水流动,迅速、均一地将精液解冻,防止大容量精液的重结晶形成。

（5）干燥冷冻法：该方法主要包括冷冻、干燥和保存 3 个过程,并已成功运用在小鼠精子冷冻保存中。在冷冻的过程中,细胞内形成冰晶是不可避免的,但只要不形成对细胞有损伤的大冰晶,是不会对精子造成损伤的;随后将冷冻好的精液转入真空冷冻干燥机中进行干燥处理,使精液中固态的玻璃化冰直接升华成气态,进而使精子免受胞内冰晶所造成的损伤;在保存过程中,该技术不需要液氮或干冰,可在 4℃长期保存,室温下可长途运输,因此节省了储存空间,减少了运输成本,更经济、更实用地保存种质细胞。虽然通过该技术所获得的精子都是死精子,且精子已经失去运动能力和受精能力,但所得精子染色体的完整率很高,可以借助于卵细胞质内单精子注射技术获取体外胚胎。

（6）微量冷冻法：将外科取精术得到的微量精子进行有效的冷冻保存,可以减少外科手术取精的次数,还可避免取卵日取精失败的风险。尤其对于少精子症、无精子症患者,通过经皮附睾穿刺取精（PESA）和经皮睾丸穿刺取精（TESA）等方法获取到的少量精子十分珍贵,常规的冷冻保存方法因为高渗透性冷冻保护剂对精子造成不同程度的损伤,冷冻效果并不理想。于是,研究者一直在开发用于微量精子的新型冷冻方法,并尝试了生物载体和非生物载体冷冻技术,较常用的方法有空卵膜载体冷冻法、微型载体玻璃化冷冻等方法。目前为止,还没有研究得出结论哪个载体更优于其他载体,而且这些新型冷冻方法复苏后的受精效果并不理想,在 IVF/ICSI 中的应用也很有限,所以还需要研究者继续探索。

3. 精子冷冻的损伤 精子冷冻一般都要经历降温、细胞脱水、结冰、复苏几个步骤。虽然精子细胞膜流动性高,细胞内水分含量只占 50%,对冷冻损伤的敏感性比其他细胞类型偏低,但是精子还是没有耐受低温的能力,每一步都可能会对精子产生不同程度的损伤,冻融后精子结构功能的损害是冷冻过程中损伤累积的结果。精子冷冻损伤并非来自低温本身,而是来自冷冻降温和复苏升温过程中温度的变化,在温度变化过程中,精子会不同程度地受到结晶、融化、再结晶等因素所导致的损伤。

在低温冷冻过程中导致细胞损伤的主要原因是细胞内或细胞外冰晶的形成。在冷冻降温过程中,降温速率是决定精子冷冻损伤程度的重要因素。若降温速率过快,会导致细胞内水分来不及外流而过度冷却,因而细胞内会结冰,形成较大冰晶,胞内冰晶的形成会破坏精子细胞膜结构和细胞器功能,导致细胞受损伤或者冷休克（哺乳动物精子对从体温到水的冰点这一降温过程特别敏感,若降温速度过快,精子会永久性地丧失运动能力,这种现象被称为"冷休克"）。若降温速率过缓,细胞内水分子会不断外流到膜外,细胞体积会随着水分子外流而变化,细胞严重皱缩。细胞质内溶质浓度不断升高,对精子具有毒性损害作用。精子的冷冻损伤不只发生在冷冻降温过程中,在复苏升温过程中冰晶融化或者再结晶也会对精子结构和功能产生不同程度的损伤。在冷冻精子样品进行复苏时,如果复苏速率（即精子复苏时温度升高的速度）太慢,则细胞内外的小冰晶比大冰晶表面能高,会最先融化,融化吸热会引起温度下降,使未融化的冰晶重新结晶,再次对精子造成致命损伤。所以选择最合适的降温速率和复苏速率可以降低或避免对精子的冷冻损伤。

据很多研究报道,冷冻损伤会改变精子细胞质膜的结构和完整性。尽管细胞膜上的胆固醇和多不饱和脂肪酸可以在低温下增加细胞膜的流动性,冷冻降温过程还是会导致膜脂发生相变以及膜蛋白质功能受到损害。低温冷冻主要通过改变细胞膜外侧富含糖萼的碳水化合物组成结构,即糖蛋白和糖脂中的寡糖链,从而损害膜蛋白参与离子跨膜运输、细胞代谢、精子受精能力的功能。另外,糖萼也具有一些生理功能,如对女性生殖道有免疫保护作用、参与顶体反应和早期雌雄配子的结合等。线粒体膜与细胞膜一样对低温没有耐受能力。在线粒体内膜上进行的氧化磷酸化可产生大量 ATP,这些 ATP 转运到微管中,为精子活动提供动力。因此线粒体膜的冷冻损伤可能就是精子冻融后活动力下降的原因。

精子细胞内本来就存在活性氧生成和抗氧化还原体系,一般情况下精子内活性氧的产生和清除是处于动态平衡的,但是低温冷冻会导致精子线粒体膜电位发生变化和大量活性氧(ROS)释放。此外,由于精子冷冻导致精浆中的抗氧化物酶如超氧化物歧化酶、过氧化氢酶、谷胱甘肽过氧化物酶活性下降,细胞内抗氧化保护能力被大大削弱,所以精子细胞内 ROS 的产生与 ROS 清除间的平衡就被打破,高浓度 ROS 就可能会对细胞内的 DNA、蛋白质及膜脂质等成分产生氧化应激损伤。精子细胞内高浓度的活性氧和抗氧化物酶活性的降低还会诱导细胞凋亡途径,该凋亡级联反应是由 Bcl-2 家族蛋白的激活介导的,其中 Bax 和 Bak 蛋白在接收到凋亡信号后被激活,改变线粒体外膜的通透性,使线粒体释放细胞色素 C 到胞质中,细胞色素 C 与凋亡蛋白酶激活因子 1 (Apaf-1)结合形成多聚体,该多聚体与 caspase-9 结合形成凋亡小体,从而激活 caspase-9,继而激活 caspase-3 等,最终启动细胞凋亡,凋亡的一个显著特点就是细胞染色体 DNA 降解形成片段化。

为了保护精子 DNA 免受氧化损伤,有研究者尝试在精子冷冻保护剂中加入了抗氧化剂如染料木黄酮、白藜芦醇、维生素 C 等,这些抗氧化剂的加入降低了 DNA 损伤程度。另外一些研究者发现加入维生素 E、过氧化氢酶,可以改善精子运动能力并且减少活性氧水平,但不能改善精子受精能力和 DNA 损伤。这些研究的样本数量仍然非常有限,无法就添加抗氧化剂在保护精子 DNA 免受损害方面的功效上得出定论。

4. 精子冷冻的前景与展望 精子冷冻保存在保护濒危动物种质资源多样性、构建精子基因库、动物繁殖、不孕不育症治疗、避免非生殖季节原因无精子状况,以及增加受精研究的稳定性、便捷性等方面发挥着独特的作用。借助于辅助生殖技术,冻精被越来越多用于生产体外或体内胚胎和缓解动物不育问题,将来需要着重研究的方向

主要体现在以下 5 个方面:①个体化精子冷冻程序;②化学成分明确的冷冻稀释液;③低毒性的防冻剂;④自动化精子冷冻仪;⑤冷冻 / 解冻精子活力的准确预测。随着对生物多样性认识加深,对物种的种质资源需求与保护越来越受关注,无论是野生动物还是人们熟悉的驯化动物,它们的种质细胞都需要相对安全、不随时间变化地被保存起来,以应对环境日益恶化对物种资源的威胁、缓解科学研究对现有动物的过度利用,提高现有动物的利用率和利用价值。

(陈子江)

(三)卵母细胞冷冻

1. 概述 卵母细胞冷冻是继精子冷冻、胚胎冷冻之后出现的又一项成功应用于临床的辅助生殖技术,由于卵母细胞是哺乳动物体内最大的细胞,细胞表面积与体积的比例较小,在冷冻的过程中容易脱水不充分,形成细胞内结晶,另外,卵母细胞染色体、纺锤体及细胞骨架对温度的敏感性较高,这些因素决定了卵母细胞较其他细胞相对较难冷冻,因此,卵母细胞冷冻技术发展经历了一个漫长的发展过程。冷冻人类成熟卵母细胞取得成功是由 Chen 等于 1986 年首次报道,经过近 30 年的探索和积累,卵母细胞冷冻技术日渐成熟,临床妊娠率逐渐提高,2013 年的美国生殖医学学会(ASRM)对卵母细胞冷冻进行了大量的讨论,并宣布卵母细胞冷冻技术已经结束了实验探索阶段,由此卵母细胞冷冻技术才开始在临床上正式应用。

2. 适应证

(1)体外受精胚胎移植术中的应用:卵母细胞冷冻作为一项重要的衍生技术拓展了体外助孕的选择。

1)取卵当日无法获得精子的必备方案:对于那些取卵当天丈夫因各种原因无法获得可受精精子的患者,卵母细胞冷冻提供了一种切实可行的方案。及时将卵母细胞冷冻,避免了卵母细胞在体外的老化,减少损失,尤其是对于那些取精困难或者严重少、弱、畸形精子症等问题需要进一步协商的夫妇尤为重要,卵母细胞冷冻技术给了他们充足的时间以便做出审慎决定。

2)保存常规 IVF-ET 过程中过剩的卵母细胞:由于超促排卵技术的应用,在常规 IVF-ET 周期中会产生过多的卵母细胞,在保证新鲜周期使

用以及预计可以获得少量冷冻胚胎的前提下,可以将这部分过剩的卵母细胞冷冻保存,其优势在于以下几个方面:①在受精或妊娠不成功时就可避免再次促排卵刺激及取卵手术,直接将卵母细胞解冻使用;②受精或妊娠成功后剩余的卵母细胞可以备将来不时之需,或者捐赠给他人;③卵母细胞冷冻可以缓解胚胎冷冻带来的伦理、法律、道德、宗教等多方面的问题,有些国家禁止胚胎冷冻,但允许进行卵母细胞冷冻;④即使将来不做任何使用,卵母细胞冷冻更便于将来的处理,遗弃剩余的冷冻胚胎也存在诸多伦理学争议。

（2）生育力保存方面:女性生育力保存的高效选择。

1）对于因卵巢功能早衰、盆腔疾病、手术或放化疗等原因而可能丧失卵巢功能的女性,卵母细胞冷冻技术可以为她们保存生育力,尤其适用于单身女性。

2）对于目前尚不想生育的年轻女性,年轻时保存一定数量的卵母细胞,可以为将来的优生优育提供一定的保障。

3. **冷冻策略** 同胚胎冷冻一样,卵母细胞冷冻也经历了由程序化慢速冷冻到玻璃化冷冻的过程,玻璃化冷冻以其快速、高效,且不需要贵重仪器等特点,已经成为卵母细胞冷冻的主要方法,目前已经在临床上广泛应用。

（1）程序化慢速冷冻:程序化慢速冷冻技术是利用低浓度的冷冻保护剂,在程序冷冻仪的辅助下,使得细胞在缓慢降温的过程中逐渐脱水,从而实现减少细胞内冰晶形成、避免冷冻损伤的目的。自 1983 年 Trounson 和 Mohr 首次将人胚冷冻、复苏、移植获得妊娠以来,程序化冷冻技术在生殖医学领域获得了广泛的应用,并一度成为胚胎冷冻和卵母细胞冷冻的主流方案。

卵母细胞冷冻保存技术最早是在胚胎程序化冷冻技术的基础上发展起来的,由于卵母细胞与胚胎的卵裂球细胞大小及形态的差异,卵母细胞程序化冷冻也经历了多方改良,如适当延长卵母细胞冷冻降温前在冷冻保护剂中的渗透时间;适当提高渗透时的温度;增加非渗透性冷冻保护剂浓度;利用低钠或无钠培养基代替常规培养基等方法,虽然对冷冻结果起到一定的作用,但均没有较大的改善。由于卵母细胞特殊的生理特点,致使卵母细胞程序化慢速冷冻过程中脱水不完全,导致卵母细胞在浸入液氮前还有小的冰晶存在,在复温过程中,小的冰晶会骤然膨大引起细胞损伤。因此,在慢速冷冻发展的十几年中,卵母细胞冷冻的技术虽然也取得了一些成绩,但没有很大的突破,较低的冷冻复苏率和降低的发育潜能是卵母细胞冷冻保存技术发展的巨大障碍。

（2）玻璃化冷冻:玻璃化冷冻相对于程序化慢速冷冻是一个巨大的进步,利用高浓度保护剂溶液在受冻时的固化,通过黏度极度增加的特点,从液态变为无结构的玻璃化状态,这种玻璃化状态能保持其溶液状态的分子和离子分布。通过迅速降温,抑制细胞内冰晶形成,减少了冷冻过程渗透压和激冷对细胞的损伤,玻璃化冷冻技术避免了细胞内冰晶形成,使得卵母细胞冷冻的复苏率大大提高。卵母细胞玻璃化冷冻技术因其程序简单,不需要昂贵仪器,可以获得更高的复苏效率,逐渐成为生殖医学领域卵母细胞冷冻的主流技术,也获得了较程序化慢速冷冻更高的复苏率和临床妊娠率。

玻璃化的效率可以通过增加降温和升温的速度而获得极大的提高,玻璃化冷冻载体经历了电镜铜网、开放式拉伸的麦管（OPS）、flexipet-denuding pipette、hemistraws、Cryoloop 等一系列工具的沿革,目前主要采用的有 Cryotop、Cryoleaf、Cryotip 等多种开放式冷冻载体。为了冷冻的安全性,避免在液氮中的污染和交叉感染,封闭式载体的研究成为热点,在不降低冷冻效果的同时,提高冷冻的安全性,但目前多数载体仍不能实现完全封闭状态。冷冻保护剂的选择也是影响卵母细胞冷冻的重要因素,由最初的甘油（glycerol）和蔗糖,到后来的 EG,直到最近几年认为较好的 EG 和 DMSO 以及其他大分子的组合。冷冻基础液由单纯的磷酸盐缓冲液（PBS）逐渐转向 HEPES 或 MOPS 生理培养液。近年来,卵母细胞冷冻的相关耗材试剂已经实现商品化,实验室冷冻效率和临床成功率也日趋稳定,并能保持在较高的水平,但各个生殖中心的应用结果尚有波动,实验室冷冻技术及卵母细胞的质量均是影响冷冻效率的重要因素。

4. **展望** 卵母细胞冷冻是女性生育力保存的重要措施,经过三十多年的发展,目前卵母细胞冷冻已经可以作为一项常规技术应用于临床,在不孕症治疗、肿瘤患者及健康女性的生育力保存方面发挥着重要的作用,目前,卵母细胞冷冻的复苏率仍然没有达到胚胎冷冻的效率,各个单位的冷冻复苏率不均衡,因此,卵母细胞冷冻技术仍有改进和提高的空间,另外,冷冻卵母细胞的安全性也是生殖医学关注的焦点,也是评价卵母细胞冷冻方法的重要因素,除了冷冻对卵母细胞超微结构及发育潜能等方面的影响,出生子代的健康问题备受关注,子代生长发育相关数据的收集和分析,对评价卵母细胞冷冻方案的安全性及临床应用前景具有重要意义。

(陈子江)

三、囊胚体外培养

人类胚胎体外培养的终极目标是获得最具发育潜能的胚胎移植到体内并最终成功分娩出健康的胎儿。优化的培养系统是实现这一目标的必要条件,优化的培养系统不仅与培养液有关,而且与气体环境、培养耗材、仪器设备、培养方法、质量控制及人员培训等密切相关。因此,只有全面改善培养系统,才能获得最佳的培养效果。

(一)培养液

1. 培养液的发展史 体外培养系统已有100多年的发展史,起初发展较为缓慢,直到20世纪50年代后期才引起重视并迅速发展。1956年 Whitten 用含有葡萄糖和小牛血清白蛋白的碳酸氢盐培养系统成功将小鼠8细胞胚胎培养成囊胚,这是体外培养技术在胚胎学中的首次应用。此后,Mintz 则用含 0.002% 酚红和 1.0mg/ml 乳酸的 50% 小牛血清和 50% 厄尔平衡盐溶液(EBSS)成功培养了嵌合体小鼠。同时,Brinster 和 Biggers 等证明小鼠杂合子到2细胞的发育依赖于丙酮酸,而葡萄糖则支持小鼠胚胎4细胞到8细胞的发育。基于上述研究,BMOC 培养液(Brinster's medium for ovum culture)问世,随后以此为基础,Whitten 培养液和 M16 培养液也开始用于胚胎培养。

然而,M16 培养液却不能克服大部分近交系和远交系小鼠胚胎发育的2细胞阻滞,Whitten 在培养液中加入乙二胺四乙酸(ethylenediaminetetracetic acid, EDTA)可以成功克服这一阻滞,使这些种系小鼠的杂合子发育到囊胚,这也是 EDTA 在培养液中的早期应用。

上述研究使得 CZB(Chatot, Ziomek and Bavister)、MTF(Mouse Tubal Fluid)、BMOC、CZ、M16、T6、EBSS(Earle's balanced salt solution)及 KSOM 等多种用于小鼠近亲交配和 F_1 杂交胚胎的培养液问世。另外,Ham's F10 也开始被用于胚胎培养中。这些用于动物胚胎培养的培养液成为生殖医学中人类胚胎培养系统的重要基础。

2. 培养液的分类

(1)简单培养液和复合培养液:根据培养液的成分,胚胎培养液可以分为简单培养液和复合培养液。

1)简单培养液:该培养液的特点是培养液的组分简单、明确,含有丙酮酸、乳酸及葡萄糖等胚胎发育所必需的能量物质,而不含有氨基酸等复合成分。这类培养液的代表有 EBSS、HTF 等,其中前者为试管婴儿之父 Edwards 在 1981 年发表于 Nature 中所用到的用于人胚培养的培养液;而 HTF 是模仿人体内输卵管液的高钾环境配制所得。这类简单培养液在添加血清或血清白蛋白后多用于合子到卵裂期胚胎的培养。

2)复合培养液:这类培养液除含有简单培养液的成分外还含有氨基酸、维生素、核苷酸、辅酶等成分。复合培养液在使用中也需要添加血清白蛋白等大分子物质,多用于卵裂期胚胎到囊胚的体外培养。

(2)单一培养液和序贯培养液:根据培养液的设计思路不同,培养液又可以分为单一培养液和序贯培养液两种。

1)单一培养液:这类培养液的设计思路是"让胚胎自行选择"。其典型代表是钾离子简单易行培养系统 KSOM。对于不同种属包括小鼠、牛、兔和猴等的实验研究表明,这个培养系统可以有效支持合子到囊胚阶段的培养。另外有报道称这种培养液可以成功用于人胚胎的培养,Dieamant 于 2017 对已发表的有关单一培养液和序贯培养液的随机、对照试验进行了系统性回顾和荟萃分析,结果表明单一培养液可以获得与序贯培养液相近的临床妊娠率。

2)序贯培养液:序贯培养液的设计思路是

"返回自然"的理念。众所周知,在体内从合子到囊胚的发育是一个动态变化的过程,卵裂期胚胎的发育主要在输卵管内完成,随着胚胎自身基因的激活和持续发育,胚胎由输卵管向子宫内迁移。对哺乳类动物的研究表明,合子和早期胚胎的代谢活动相对较弱,细胞氧化和生物合成水平较低,胚胎主要摄取丙酮酸和乳酸作为能量来源,到了囊胚阶段,胚胎代谢途径转向以葡萄糖代谢为主。这种生理代谢的变化相应地体现在女性生殖道营养物质浓度的变化,输卵管液中含有相对高浓度的丙酮酸和相对低浓度的葡萄糖;而子宫腔液中含有相对低浓度的丙酮酸和高浓度的葡萄糖(表 8-4-1)。G1 和 G2 培养液是此类培养液的典型代表,G1 用于合子到 8 细胞阶段的培养(取卵后第 1~3 天);G2 用于 8 细胞以后到囊胚阶段的培养(取卵后第 4~6 天)。其组成成分见表 8-4-2。另外,COOK 公司的 CM(Cleavage Medium)和 BM(Blastocyst Medium)培养液也属于此类培养系统。

表 8-4-1 输卵管液和子宫腔液的组成

组成成分	输卵管	子宫
葡萄糖浓度 /(mmol/L)	0.50	3.15
丙酮酸浓度 /(mmol/L)	0.32	0.10
丁酸浓度 /(mmol/L)	10.50	5.20
氧浓度 /%	8.00	1.50
二氧化碳浓度 /%	12.00	10.00
pH	7.50	7.10
甘氨酸浓度 /(mmol/L)	2.77	19.33
丙氨酸浓度 /(mmol/L)	0.50	1.24
丝氨酸浓度 /(mmol/L)	0.32	0.80

表 8-4-2 序贯培养液 G1 和 G2 的组成

组分	浓度 /(mmol/L) G1	G2	组分	浓度 /(mmol/L) G1	G2
NaCl	90.08	90.08	赖氨酸	—	0.40
KCl	5.50	5.50	蛋氨酸	—	0.10
Na_2HPO_4	0.25	0.25	苯丙氨酸	—	0.20
$MgSO_4 \cdot 7H_2O$	1.00	1.00	脯氨酸	0.10	0.10
$CaCl_2 \cdot 2H_2O$	1.80	1.80	丝氨酸	0.10	0.10
$NaHCO_3$	25.00	25.00	牛磺酸	0.10	—
丙酮酸钠	0.32	0.10	苏氨酸	—	0.40
乳酸钠	10.50	5.87	色氨酸	—	0.05
葡萄糖	0.50	3.15	酪氨酸	—	0.20
丙氨酸	0.10	0.10	缬氨酸	—	0.40
天门冬氨酸	0.10	0.10	氯化胆碱	—	0.0072
天冬酰胺	0.1	0.1	叶酸	—	0.002 3
精氨酸	—	0.6	肌醇	—	0.01
胱氨酸	—	0.10	烟酰胺	—	0.008 2
谷氨酸	0.10	0.10	泛酸	—	0.004 2
丙氨酰谷氨酰胺	1.00	0.50	吡哆	—	0.004 9
甘氨酸	0.10	0.10	核黄素	—	0.000 27
组氨酸	—	0.20	硫铵	—	0.002 96
异亮氨酸	—	0.40	EDTA	0.01	—
亮氨酸	—	0.40	HSA	5mg/ml	5mg/ml

注:EDTA,乙二胺四乙酸;HSA,人血清白蛋白

3. 培养液的成分 胚胎培养液主要包括以下成分：水、无机盐类、碳水化合物、氨基酸、大分子物质、缓冲系统和其他附加物质。

（1）水：水是生命的基础物质，也是培养液最基本的成分，培养液中水的比重占99%左右；因此水的纯度和质量会直接影响培养液的质量。有研究表明，在小鼠胚胎培养中使用3次蒸馏的水配制的培养液其培养效果优于经过2次或1次蒸馏的水配制的培养液。配制培养液需要使用符合中国和国际药典规定的灭菌注射用水而不是单纯的纯化水。

（2）无机盐类：培养液的溶质架构是平衡盐，包括钠、钾、镁、钙、氯化物及磷酸盐等，它们是调节渗透压的主要成分。由于无机盐类物质可与培养液中的其他组分如氨基酸、蛋白质等发生相互作用，因此无机盐类对胚胎发育影响的具体机制尚未阐明。动物实验研究结果表明，高浓度的氯化钠不利于小鼠囊胚的形成；镁离子参与构成细胞间质，钙离子被证明与桑椹胚的致密化密切相关，另外，这两种离子还参与了细胞连接。培养液中的无机盐类每种元素的含量并不多，保证其高纯度尤为重要，多数文献建议使用分析纯试剂。

（3）碳水化合物：培养液中使用的碳水化合物主要包括丙酮酸、乳酸和葡萄糖。其中丙酮酸和乳酸是胚胎发育早期的主要能量来源，葡萄糖则是囊胚期新陈代谢的主要能源。除了能源作用外，丙酮酸还具有抗氧化作用，葡萄糖则是生物合成的主要前体。这几种物质的稳定性和特点也有所不同，丙酮酸在稀释液中不够稳定，应该作为附加物质最后加入；乳酸易分解成不利于胚胎生长的丁酸；葡萄糖虽然在水溶液中较稳定，但也有利于细菌的生长。因此，在配制和使用培养液时一定要注意这些细节并严格在有效期内使用。

（4）氨基酸

在培养液中添加氨基酸有以下支持证据：①氨基酸是蛋白质生物合成的前体；②氨基酸通过转变成能量分子参与胚胎的能量代谢；③作为溶质维持渗透压平衡；④有缓冲功能，可调节细胞内的pH；⑤具有抗氧化作用；⑥具有螯合作用；⑦具有信息传递功能，参与细胞分化过程。

体外培养过程中不同时期对氨基酸的需求有所不同，在8细胞之前，非必需氨基酸和谷氨酰胺需求旺盛；在8细胞以后，非必需氨基酸和谷氨酰胺继续支持卵泡腔的形成和囊胚的发育，而必需氨基酸则在内细胞团形成中起作用。培养液中加入氨基酸对胚胎发育的作用固然重要，但其代谢会产生对胚胎有毒性的铵。已有研究表明，当铵离子的浓度达到300μmol/L时即会对胚胎的发育和分化产生不利影响。谷氨酰胺非常不稳定，在37℃条件下易分解产生铵，目前多数培养液均采用加入稳定性较好的谷氨酰胺二肽来替代谷氨酰胺，如丙氨酸-谷氨酰胺或甘氨酸-谷氨酰胺。但这仍然不能完全避免铵离子的毒性作用，在使用含氨基酸的培养液时还应该定期（37℃培养条件下不超过48小时）更换培养液以减少铵离子在培养液中的累积。

（5）大分子物质：在体内正常生理环境下，人生殖道内含有丰富的白蛋白和黏多糖等大分子物质。实践也证明在培养液中加入血清或白蛋白有利于胚胎的生长。另外大分子蛋白还有利于防止配子/胚胎黏附于培养皿表面便于体外操作。目前应用比较广的蛋白添加物有合成血清替代品（synthetic serum substitute，SSS）和人血清白蛋白（human serum albumin，HSA），另外重组人血清白蛋白和透明质酸也成功应用于培养液中，并取得了比较满意的临床结局。

（6）缓冲系统：缓冲系统可以维持体外培养胚胎处于生理pH范围内（7.2~7.4），这对胚胎的生长极为重要。目前体外培养中最常用的缓冲系统有3种：①碳酸盐缓冲系统，通过调节CO_2培养箱中CO_2的浓度（通常在5%~7%）来维持生理性pH，另外在条件允许的情况下应加盖矿物油来维持培养环境中的pH。②4-羟乙基哌嗪乙磺酸［4-（2-hydroxyethyl）-1-piperazineethanesulfonic acid，HEPES］缓冲系统，一些需要相对较长时间体外操作的技术如捡卵、卵细胞质内单精子注射（ICSI）及植入前遗传学检测（PGT）等不宜采用碳酸盐缓冲系统，HEPES可以避免缓冲液对CO_2的依赖性，在空气中维持生理性pH。然而一些动物实验证明含HEPES的培养液对卵子的毒性作用要高于不含HEPES的培养液，因此HEPES在人类胚胎体外培养中的应用受到了一定的限制。③MOPS（3-morpholinopropanesulfonic acid）缓冲系统，其作用与HEPES缓冲系统类似，被用于配子及胚胎体外操作中。MOPS 缓冲系统相对于 HEPES 缓冲系统的优势在于,一方面研究发现在培养 96 小时后,MOPS 可以显著促进囊胚孵化;另一方面 MOPS 在环境温度变化时仍能保持缓冲系统 pH 的稳定,而 HEPES 却不能。

（7）其他附加物质

1）维生素:维生素和氨基酸具有协同作用,可以防止代谢紊乱所导致的胚胎活力丧失;另外,B 组维生素还直接参与了碳水化合物和氨基酸的代谢,在胚胎生长发育中起重要作用。

2）螯合剂:培养液中最常见的螯合剂是 EDTA。EDTA 的作用主要体现在卵裂期胚胎的发育,它可以促进合子到胚泡阶段的发育,但却抑制囊胚的发育,因此囊胚培养液中不应含有 EDTA。

3）抗氧化剂:体外培养过程中易产生自由基从而引起胚胎氧化应激,氧化应激对胚胎生长有负面影响。抗氧化剂可以修复氧化应激带来的损害,值得注意的是,常规受精产生的活性氧自由基随着受精时间的延长而增加,因此常规受精时最好采用短时受精来替代过夜受精。培养液中常添加的抗氧化剂主要包括牛磺酸、谷胱甘肽以及丙酮酸等。

4）透明质酸:透明质酸是黏多糖的一种,广泛存在于卵泡液、输卵管和子宫分泌物中。一系列研究表明,在胚胎培养液和移植液中添加透明质酸可以显著改善临床结局。

5）抗生素:抗生素的添加可以减少培养液污染的机会,目前体外培养中常添加的抗生素有青霉素和庆大霉素,另外也有联合使用青霉素和链霉素的培养液。

（二）培养环境

1. 温湿度

（1）温度:虽然有研究表明在一定范围内温度降低所导致的纺锤体解聚在复温至 37℃后纺锤体形态可以重新恢复,但在室温下纺锤体一旦解体其形态在复温后很难恢复。另外培养液温度的下降不仅会导致纺锤体的解聚还会影响其他细胞器和卵子自身的代谢。

高温对纺锤体的影响更大,甚至是不可逆的。研究表明轻微的温度升高会使更多的微管形成纺锤体,但一旦温度在 40℃以上,纺锤体结构就会被不可逆转地严重破坏,另外高温还会抑制细胞分裂并导致卵子和胚胎的死亡。因此保持培养液温度的稳定至关重要,通常将培养箱的温度设定在 37℃并通过加盖培养油和减少体外操作时间来维持培养液温度的相对稳定。

（2）湿度:湿度主要通过影响培养液成分的浓度和渗透压来间接影响卵子和胚胎的生长。培养油的覆盖在一定程度上能减少水分的蒸发,通常湿式培养箱的湿度被设定在 90% 以上。

2. pH

培养液的 pH 稳定对于调节细胞内 pH 极为重要,通常通过调节培养箱 CO_2 的水平将培养液的 pH 稳定在 7.3 左右,这一水平略高于细胞内 pH（7.1~7.2）。不同培养液生产厂家所提供的培养液对 CO_2 和 pH 的标准有所不同。比如 Vitrolife 公司的 G1™ 在 6% CO_2 中平衡后 pH 为 7.20~7.34,COOK 公司的 Cleavage Medium™ 在 6% CO_2 中平衡后为 7.30~7.50。

检测 pH 的作用有两个,一是检测培养液的质量是否符合厂家的标准;二是及时了解并调整培养液的 pH 使胚胎处于最佳的生理 pH 范围内。通常用 pH 测定仪来测定培养液的 pH,使用高精密度的 pH 测定仪并严格遵循正确的测定方法,可以相对准确地测定培养液 / 微滴的 pH。除此之外,血气分析仪也可用于测定培养液及微滴 pH 的动态变化,其缺点是价格相对较高。

在实际操作中为了维持培养液的 pH 稳定需要注意以下几方面:第一,用 MOPS 缓冲系统来进行取卵和 ICSI 等体外操作,并尽量缩短体外操作时间;第二,加盖培养油来减缓培养液中 CO_2 的挥发;第三,如果条件允许可以选用操作台内嵌式迷你培养箱来进行体外操作。

3. 气体

（1）CO_2:由于培养液缓冲系统为碳酸氢盐缓冲系统,培养环境中 CO_2 的浓度会直接影响培养液的 pH,进而影响配子和胚胎的 pH,因此稳定 CO_2 的浓度就变得十分重要了。根据不同试剂生产厂家的要求,多数生殖中心将培养箱内 CO_2 的浓度设定在 5%~7%。目前常使用带有非色散红外线感应器和光电红外线探头的 CO_2 测定仪来测定培养箱内的 CO_2 水平。

（2）O_2:生理状态下生殖管道与外界并不相通,其氧气浓度在 2%~8% 范围内,远低于空气中

21% 的氧气浓度。多种动物实验研究结果表明，在体外培养中降低氧气的浓度可以促进胚胎的体外生长。另外人类胚胎的前瞻性随机对照试验也表明，低氧环境不仅可以提高第 3 天的优胚率而且有利于提高囊胚形成率、临床妊娠率和活产率。目前越来越多的研究表明体外培养中比较适合的氧气浓度在 5% 左右。

4. 渗透压　虽然有报道称小鼠和仓鼠胚胎渗透压的耐受范围是 200~350mOsm/kg；并且培养液中的氨基酸等物质可以有效调节培养液的渗透压，但普遍认为保持渗透压的稳定为胚胎的生长提供一个相对稳定的环境非常重要。目前人胚胎培养液的常用渗透压范围在 270~290mOsm/kg，通常在培养液上方加盖一层培养油来稳定培养液的渗透压。

（三）培养方式

1. 单独培养和体细胞共培养　根据培养过程中是否有支持细胞的参与，体外培养可以分为单独培养和体细胞共培养。

（1）单独培养：单独培养即将培养的细胞单独置于含培养液的培养皿内进行培养，而不加入其他支持细胞。

（2）体细胞共培养：体细胞共培养即将培养细胞与其他体细胞如输卵管上皮细胞、子宫内膜细胞或卵丘细胞以直接或间接的方式共同在同一培养皿内培养，以提供一种更类似体内环境的培养技术。根据体细胞与培养细胞是否直接接触，共培养又可以分为直接共培养和间接共培养，前者体细胞与培养细胞直接接触，后者与前者的区别是两种细胞不直接接触。间接共培养中两种细胞虽然被接种在不同载体上但载体之间是相通的，处于同一培养环境之中。

Kattal 等在 2008 年发表的评价共培养技术的荟萃分析结果显示，共培养相对于单独培养可显著提高着床率（$p<0.027$）、临床妊娠率（$p=0.03$）以及继续妊娠率（$p=0.04$）。然而由于序贯培养液也可以获得相近的临床结局以及共培养技术操作的复杂性，共培养技术应用越来越少。

2. 单胚胎培养和集合培养　根据同一培养皿/微滴内胚胎的培养个数，体外培养可以分为单胚胎培养和集合培养。

（1）单胚胎培养：单个胚胎在体外培养中具有独立性，可以正常代谢和生长，并且单个胚胎便于连续观察，方便追溯每个胚胎的发育过程，因此单胚胎培养是目前最常用的培养方式。通常采用微滴法进行单胚胎培养。

（2）集合培养：集合培养是指将多枚胚胎放在一起进行培养，通常需要的培养液量较多，为 1ml 左右。这种培养方式的优势在于可以将胚胎分泌的一些有害的代谢物质稀释以减少对胚胎发育的副作用。鼠胚实验已证实将 10 枚左右胚胎进行集合培养可以获得更好的卵裂率和囊胚形成率。另外一项人类胚胎的前瞻性研究结果也表明，集合培养在囊胚形成率、活产率等方面均优于单胚胎培养。

（四）展望

2016 年来自美国和英国的两个研究小组分别在《自然》和《自然·细胞生物学》杂志上发表论文，称他们将人类胚胎在培养皿中的发育时间分别提高到 10 天和 13 天，突破了此前难以超越的 7 天之限，更是将曾经遥不可及的"14 天规则"一下拉近到眼前。如今，随着人类胚胎培养技术的不断改进，体外培养胚胎超过 14 天似乎是完全可行的，"14 天规则"正面临前所未有的挑战。然而，人类胚胎体外培养也伴随着一定的风险，有研究表明人类胚胎体外培养，培养基以及氧分压会导致胚胎表观遗传学调控异常，这可能是 IVF 治疗中常见的子痫前期和子宫内生长受限等疾病的发病原因。

（陈子江）

四、配子及胚胎捐赠

配子（精子和卵母细胞）的捐赠，是指性腺不能产生配子，或者遗传性疾病，需要第三方捐赠配子，通过人工授精或体外受精胚胎移植术的方法，帮助不孕或疾病夫妇获得子代的一种人道主义行为。精子的捐赠技术已经存在近 100 年，而卵母细胞捐赠是在"试管婴儿"体外受精基础上，衍生出的一种辅助生育技术。1984 年，Lutjen 等人报道首例卵巢功能早衰患者通过卵母细胞捐赠获得妊娠并成功分娩的案例，从此开启卵母细胞捐赠技术的序幕。随着辅助生殖技术的发展，配子捐赠可以为部分不孕患者提供孕育孩子的机会，同时为人类生殖健康的发展提供重要的科学数据和卫生政策依据。配子捐赠（包括精子捐赠和卵母细胞捐赠）及胚胎捐赠涉及后代第三方、第四方的亲缘关系，可能引发复杂的伦理学问题，在不同国家、宗教、体制和群体中产生了很多争议。对配子和胚胎的捐赠，通常视为等同于器官捐赠的性质，应该是无偿的、双盲的、可追踪和随访的。

（一）精子捐赠

供精是人类生殖领域最先使用的人工助孕技术。1953 年，世界上首次报道运用冷冻保存的人类精液进行人工授精，获得妊娠并成功分娩。之后供精人工授精技术成为一项常规的助孕技术，在临床上被广泛推广应用。为了规范人工授精技术应用，自 1960 年以来人类精子库逐渐在世界各地建立，其技术和管理系统不断完善，形成严格的伦理规范并延伸出大量的服务项目。人类精子库是以治疗不育症及预防遗传病和提供生殖保险为目的，利用超低温冷冻技术，进行精子的采集、检测和保存。使用捐赠精子主要有三种类型：一是用于治疗男性不育症，为男方不能产生精子或精子严重异常的不育夫妇提供精子来源，解决生育问题；二是用于预防遗传病，对于男方或双方均患有不可治愈的遗传性疾病，且无法产生正常后代的夫妇，通过供精阻断致病基因的子代传递；三是用于男性的生育力保存，对于患有恶性肿瘤及严重疾病的男性，在化疗、放疗和手术切除睾丸前，冷冻保存精子，以待疾病治愈后，采用人工助孕的方法使妻子受孕获得孩子。第三种情况可以认为是自精保存，不属于常规捐赠范畴。

使用捐赠精子助孕的方式主要有两种：供精人工授精（AID）和供精体外受精胚胎移植术（DIVF-ET）。

1. 供精人工授精　早期的供精人工授精是采用新鲜采集的供者精液标本，直接注入受者女性的阴道内，或精液经处理后制成精子悬液注入女性子宫颈或子宫腔。但是新鲜精液标本存在较大的安全隐患，可能携带感染原或者其他污染，同时精子质量难以控制，授精时间也不能精确把握。因此，近年来，各国供精标本多由精子库标准化制备和提供，并且均经过传染病学检疫，并冷冻保存 6 个月以上。目前大多数医疗机构和生殖中心采用宫腔内授精的方法，确保这一助孕技术能够安全、规范、可靠地开展。

供精人工授精采用精子库提供的冻存精子，解冻后制备成含 >1 000 万条活动精子的 0.3~0.5ml 悬液，在女性的排卵期注入子宫腔。受方女性的要求一般为年龄小于 40 岁，卵巢储备正常范围，至少一条输卵管通畅。在接受供精人工授精之前，需要筛查受者夫妇双方的一般情况，包括感染原筛查排除感染性疾病，女方行子宫输卵管造影，如果女方无其他不孕和病理因素，排卵正常，可以采用自然周期的排卵监测和授精，为了提高妊娠率，也可以进行诱导排卵，控制 1~2 个卵泡成熟排卵，在排卵前和排卵后各进行一次人工授精操作。但是，临床研究结果提示，在一个周期内一次和两次授精的妊娠率和活产率没有差异。根据统计，在女方年龄 <38 岁，平均每个有 1~2 枚成熟卵泡的 IUI-AID 周期，妊娠率为 22%~30%，活产率为 20%~25%，通常每对夫妇进行 3~6 个 IUI-AID 周期的累计活产率为 45%~70%，如果没有妊娠，可转为供精 IVF 助孕。

2. 供精体外受精胚胎移植术　如果 3~6 个周期 IUI-AID 助孕没有成功，或女方有其他不孕因素，如输卵管异常、子宫内膜异位症、排卵障碍等，可以进行供精 IVF 助孕。供精 IVF 使用精子库提供的冷冻供精标本，经过复苏和处理，在体外配制成标准浓度的活动精子悬液，将卵母细胞转移至含有合适浓度精子的培养液或液滴中，之后的过程同常规体外受精 - 胚胎培养。

尽管使用标准精子库的供精标本，除了精子相关的检查指标，受者夫妇双方均需要进行常规助孕前的全部检查，包括感染原的筛查，排除夫妇间经性生活造成的交叉感染，保证女方在安全的条件下进行辅助生殖助孕。

3. 供精辅助生殖的特殊问题

（1）供精致孕妇女人数的限制问题。

（2）供精子代的随访。

（3）供精者的遗传疾病携带者筛查。

（4）供精的产业化问题。

（二）卵母细胞捐赠

目前的技术条件下，卵母细胞捐赠需要通过

B超引导下穿刺的方法,将捐赠者的卵母细胞取出后与受者的精子体外受精,经过胚胎培养后在适合的时期行胚胎移植,最终胚胎在受者女方子宫着床,发育成胎儿并分娩。1984年,世界上第1例卵母细胞捐赠获得妊娠并成功分娩。由于伦理要求的不同,各个国家卵母细胞捐赠的法律法规有所不同,有些国家卵母细胞捐赠是被禁止的,如奥地利、孟加拉国、埃及、德国、日本、约旦、摩洛哥、挪威、葡萄牙、瑞士和土耳其等。目前,国际上捐赠的卵母细胞来自募集的捐赠者、患者夫妇的亲友、行体外受精助孕女性的卵母细胞分享和妇科手术中获取的未成熟卵母细胞等。捐赠的卵母细胞可以是刺激周期获取的新鲜卵母细胞,也可以是冷冻后复苏的卵母细胞。

为保障赠卵者和受卵者的权益,我国规定卵母细胞分享捐赠应当按以下标准执行:在赠卵者每周期取成熟卵子总数20枚以上,并保留15枚以上的基础上方可进行;在赠卵者对所赠卵母细胞用途、自身权利和义务完全知情同意的基础上进行;对赠卵者应参照供精者筛选的程序和标准进行相关的健康检查及管理;对通过实施新鲜赠卵技术而获得的胚胎必须进行冷冻,对赠卵者应在取卵半年后进行艾滋病抗体和其他相关疾病(包括感染性疾病如乙肝、丙肝、梅毒等)的检查,获得确定安全的结果后方可解冻捐赠卵母细胞形成的胚胎;严禁任何形式的商业化赠卵和供卵行为;每位赠卵者最多只能使5例妇女妊娠;赠卵的临床随访率必须达100%。

1. **卵母细胞捐赠的适应证**　根据我国卫生主管部门2003年发布的《人类辅助生殖技术规范》条例规定,如下情况可以实施卵母细胞捐赠。

(1)丧失产生卵母细胞的能力。

(2)女方是严重的遗传性疾病携带者或患者,女方染色体或基因的异常,无法形成可移植胚胎或无法通过植入前遗传学诊断获得健康子代者。

(3)具有明显的影响卵母细胞数量和质量的因素,包括一些不明原因的卵母细胞缺陷,如透明带异常、卵母细胞形态异常、第一极体异常等,即

使通过体外助孕手段仍然难以获得可利用胚胎,或健康子代的患者。

(4)赠卵的基本条件

1)赠卵是一种人道主义行为,禁止任何组织和个人以任何形式募集供卵者进行商业化的供卵行为。

2)赠卵只限于人类辅助生殖治疗周期中剩余的卵子。

3)对赠卵者必须进行相关的健康检查(参照供精者健康检查标准)。

4)赠卵者对所赠卵子的用途、权利和义务应完全知情并签订知情同意书。

5)每位赠卵者最多只能使5名妇女妊娠。

6)赠卵的临床随访率必须达100%。

2010年第6次全国人口普查显示,我国30~64岁女性中各种原因丧失子女者达67万人,平均年龄44岁,其中45~59岁者占38%。2016年1月1日起,二孩政策全面开放,有生育要求的高龄女性群体相应增加。此外,卵巢功能早衰、遗传性疾病等特殊疾病等多方面因素,共同导致卵母细胞捐赠IVF-ET的需求上升。美国疾控中心辅助生殖技术(ART)监控系统数据显示,2000—2010年的10年间美国每年卵母细胞捐赠周期占比超过10%,并呈稳步攀升趋势,受卵者平均年龄41岁。我国卵母细胞捐赠受卵母细胞来源的限制,占比较低。据中华医学会生殖医学分会上报系统数据显示仅占0.25%。据统计,我国每年可能有7万~8万名妇女需要卵母细胞捐赠完成生育,但实际接受卵母细胞捐赠的人群约<300人,由此可见,我国具有卵母细胞捐赠需求的巨大群体。

一般业内共识,受卵者胚胎移植时年龄不应超过50岁。ASRM伦理委员会规定,年龄大于45岁的受卵者在胚胎移植前必须进行全面彻底的医学评估,若存在增加或加重妊娠期风险的情况,则坚决反对进行胚胎移植。因为美国女性平均绝经年龄为52岁,所以规定年龄>55岁的女性一般不鼓励进行任何辅助生殖治疗;以色列法律允许18~54岁的不孕女性申请供卵;法国规定年龄小于43岁的女性可在法国的生殖中心接受供卵,费用由社保覆盖,年龄大于等于43岁的女性不能在本国的生殖中心申请供卵,可在法国境外申请;

澳大利亚禁止在自然绝经年龄(通常为 52 岁)接受卵母细胞捐赠;比利时(在医保覆盖下)规定上限年龄为 43 岁。西班牙的上限年龄为 50 岁。中国大陆对受卵者的年龄尚无明确规定。

2. 卵母细胞捐赠的途径

(1)捐卵者的卵母细胞捐赠:国际上一些国家有许多医疗机构或中介公司通过广告募集卵母细胞捐赠者,有的是职业性的卵母细胞捐赠者,有的则是出于慈善的目的。受者夫妇的女性亲友姐妹是常见的卵母细胞捐赠者,由于女性卵巢功能缺陷常常与遗传因素有关,据统计同胞姐妹之间捐赠的成功率低于募集的捐赠者。妇科手术中采集的未成熟卵母细胞是一个少见而理想的卵母细胞来源,但未成熟卵母细胞体外成熟(IVM)的妊娠率较低,流产率较高,目前尚没有常规应用。这些捐赠者通常年龄小于 33 岁,卵巢储备良好,身体健康,无遗传病家族史,经过规定的各项检验筛查,可以作为捐赠候选者进行卵母细胞捐赠。根据统计,卵巢健康的年轻妇女,平均 5~6 枚卵母细胞就可以获得一个活产,因此捐赠卵母细胞的妇女,需要用促排卵药刺激卵巢,尽可能多地获卵,特别是募集的卵母细胞捐赠者,每一次获卵可能多达 20~30 枚,一次取卵即可足够捐赠给 5 名妇女。

(2)卵母细胞分享捐赠:我国《卫生部关于修订人类辅助生殖技术与人类精子库相关技术规范、基本标准和伦理原则的通知》(卫科教发〔2003〕176 号)和《卫生部关于印发人类辅助生殖技术与人类精子库校验实施细则的通知》(卫科教发〔2006〕44 号)中规定:赠卵者仅限于接受人类辅助生殖治疗周期中取卵的妇女,也就是分享捐赠。目的是为了保护妇女儿童的利益和健康,避免对未婚、年少、贫困妇女采集卵母细胞的商业行为。但是,这个规范也存在一些操作性困难:①行体外受精辅助生育的女性本身是不孕患者,在自己还没有怀孕的情况下,少有可能捐赠卵母细胞给他人;②不孕女性除了男性因素外,通常存在一些不孕相关疾病,这些疾病多具有遗传性,不宜作为健康合格的卵母细胞捐赠者;如果不是拟生育二孩的不孕者,对捐赠者卵母细胞的质量和发育潜能无法预测;③《管理办法》规定获卵 20 枚以上者,才能进行分享捐赠。而行 IVF/ICSI

的不孕妇女,为了预防卵巢过度刺激综合征带来的健康风险,一般避免采用高剂量促排卵药的卵巢刺激方案,很少人有 20 枚获卵,因此也很少有机会实现卵母细胞分享。

(3)冷冻卵母细胞捐赠:卵母细胞冷冻技术的发展使卵母细胞捐赠的应用得到丰富和发展。玻璃化卵母细胞冷冻作为常规技术应用以后,复苏率和妊娠率大大提高,逐步接近胚胎冷冻的活产率。

1)捐赠者的卵母细胞库:新鲜卵母细胞的捐赠方案受捐受卵者的取卵时间,以及受卵者配偶的精子采集时间所约束,形成的胚胎还需要冷冻半年做捐赠者传染病检疫。目前,越来越多的医疗机构或公司采用捐赠者卵母细胞库的方法,先冷冻获取的卵母细胞,再根据受者的周期和内膜准备时间,可控地提供复苏的卵母细胞,操作较为便利。临床研究数据显示,捐赠者冷冻卵母细胞的复苏率达 90% 以上,临床妊娠率达到 50%/ 移植周期以上。

2)冷冻卵母细胞分享捐赠:使用冷冻卵母细胞进行分享捐赠的方案比较方便。在体外受精胚胎移植术周期取卵妇女获取卵母细胞较多时,在自愿的情况下,可以冷冻 4~10 枚卵母细胞,对估计预后较好的患者,留下 6~8 枚卵母细胞一般可有大于 80% 的机会获得一次活产;如果未获得活产,还可以使用尚未捐赠的自己冷冻 - 复苏的卵母细胞。如果已获得活产,则可在自愿的前提下捐赠冷冻的卵母细胞给受者。该方案操作性较强,但因为捐赠者的不孕背景,平均复苏率和活产率均低于健康捐赠者的捐赠周期。

(4)卵母细胞捐赠 + 代孕:卵母细胞捐赠可以单纯捐赠卵母细胞,在我国通过卵母细胞分享方案是合法的。部分国家的法律则允许卵母细胞捐赠 + 代孕的助孕方式,但在我国是不合法的。

通过卵母细胞捐赠形成胚胎,是否移植进入受者的子宫,是这个技术的法规分界。如果将胚胎移植入捐卵者的子宫,捐赠者同时又是代孕者。

3. 卵母细胞捐赠的伦理原则

卵母细胞捐赠与精子捐赠的概念在伦理原则上是一致的,但操作流程有本质的区别。供精的采集基本是无创的、对捐赠者的伤害很小，甚至可能连续采集精子。但卵母细胞的获取是有创的、昂贵的、有限的、有风险的，所以卵母细胞捐赠的技术和伦理问题更加突出。

（1）卵母细胞捐赠者的利益保护：卵母细胞无论是来自捐赠者，还是来自分享者，女性都需要注射促排卵药物进行卵巢刺激，尽可能多地采集卵母细胞，在麻醉下进行取卵手术，因此存在一定的风险，包括药物的副作用、多卵泡发育导致的并发症（如 OHSS），麻醉意外、取卵手术创伤、感染、出血等，尤其是未婚年少的女性，这些风险很可能造成未来生理或心理上的不良后果。因此，需要充分考虑到风险，对捐赠者必须充分知情告知，并评估风险，慎重选择。

（2）卵母细胞接受者的利益保护：卵母细胞接受者可能面对的风险包括卵母细胞质量、捐赠者潜在的遗传缺陷和感染原携带风险、子代遗传家系的随访和追溯、卵母细胞子宫界面的免疫排斥可能等。这类女性一般年龄偏大，妊娠和围产的风险以及内科并发症高发，也给卵母细胞捐赠的高危临床结局带来一定的隐患。因此对接受卵母细胞捐赠的女性，需要严格的体格和心理筛查，控制年龄上限，最好有生育过健康子代的生育史。

（3）知情同意原则：辅助生殖技术的实施，知情同意是极其重要的，卵母细胞捐赠因为涉及第三方母亲的亲缘关系，知情原则上应包括夫妇双方，特别是受者夫妇。对卵母细胞捐赠者和接受者，承担的风险和结局均应充分告知，遵循自愿的原则，对于分享捐赠的夫妇，更应该告知可能存在自己没有妊娠，剩余卵母细胞却已捐献给他人夫妇的情况。供受双方的知情同意书需经过伦理委员会的核准。捐赠过程必须在卵母细胞捐赠者自愿同意并签署知情同意书后方可实施，捐赠者在任何时候都有权提出中止。

（4）双盲的原则：根据我国辅助生殖技术管理办法规定，卵母细胞捐赠的供受双方必须是双盲的。这项条例在有些国家并未严格限定。卵母细胞冷冻技术使得双盲的操作更为可行，避免捐赠者取卵+胚胎移植和受者的胚胎移植在时间上交集，有效地保护供受双方的隐私，尽可能规避困扰。同时医务人员也应最大限度地屏蔽双方信息，或由第三方操作，严格执行医务人员保护患者

隐私的保密原则和不伤害原则。

（5）保密的原则：卵母细胞捐赠和精子捐赠一样，个人隐私是高度敏感的，大多患者夫妇的顾虑也是来源于此。整个卵母细胞捐赠过程应有详细的书面记录并存档。在管理制度上有严格的条例，不得泄露供受双方的任何相关信息给夫妇以外的他人，包括双方父母和亲友，否则将涉及违法并可能被提交民事诉讼法庭。对于捐赠者和接受者夫妇，在子代生育年龄为避免近亲婚配而进行的供卵来源调查，是受法律保护的，但必须在司法机构核准和协助下进行，且医疗机构仍然不能透露双方的个人信息。对于子代的医疗原因需要，如骨髓捐献、器官配型、干细胞治疗等，我国法律和管理上并无现行规定，可上诉司法机构寻求解决途径。

（6）预防商业化的原则：卵母细胞捐赠与器官捐赠的性质是一样的，应遵循无偿的原则。我国相关法规规定，严格禁止以商业为目的的卵母细胞捐赠。在英国，卵母细胞捐赠是无偿的，"禁止出售配子"，但可以获得合理的补偿费用；在美国，有报酬的卵母细胞捐赠是合法的，即商业化形式。不论是何种卵母细胞捐赠途径，因为捐赠者有较大的创伤和付出，因此原则上应获得相应的经济补偿。接受者可基于所获得的卵母细胞数目通过第三方机构支付捐赠者一定的补偿费用（包括营养费、误工费、车旅费等）。

目前在一些国家和地区，卵母细胞捐赠存在明显的商业化行为，大量的中介公司和一些医疗机构，借由卵母细胞资源稀缺所产生的供需矛盾，以盈利为目的，将卵母细胞捐赠技术按商品交易的方式运作，甚至募集青少年未婚女性，以及低收入阶层的女性捐赠者，有些女性一生中还多次取卵，迫使卵母细胞进入商品流通渠道，成为牟利的资源，对女性的身心健康和生育力可能构成一定程度的损害。

4. 卵母细胞捐赠的子宫内膜准备方案　严格来讲，任何具备子宫和内膜的女性，均可能接受卵母细胞捐赠获得妊娠，即使已经绝经。据报道世界上年龄最大的卵母细胞捐赠者为 72 岁，已经绝经多年。卵母细胞捐赠的子宫内膜准备方案主要包括：

（1）对有规律排卵周期的接受者，可以根据

个体化情况,选择自然周期、微刺激周期、降调或不降调的人工周期,卵母细胞受精日定义为排卵日,在黄体支持下行胚胎移植。

（2）对已经闭经或绝经的女性接受者,可采用天然雌二醇制剂,60~80mg/d,等内膜达到>8mm 后加给黄体酮进行孕激素内膜转化,使之同步化厚胚胎移植。

5. 用于科学研究的卵母细胞捐赠 卵母细胞是生殖医学研究的重要材料和标本,极其珍贵。捐赠必须经过严格的伦理审查批准,并且不参与商业交易活动。捐赠者必须填写知情同意书,了解其捐赠卵母细胞科学研究的意义,并知情可能面临的风险。

（三）胚胎捐赠

胚胎捐赠是指将不孕夫妇以外的受精卵或胚胎,移植入接受者的子宫使其妊娠的技术。通常胚胎捐赠主要用于:①可能生育患有严重遗传疾病新生儿的夫妇;②无法同时获得健康卵母细胞和精子的夫妇;③捐献胚胎给学术机构做科学研究使用。胚胎捐赠涉及四方的父母关系,一直是饱受争议的辅助生殖技术之一,在许多国家是禁止的,我国《人类辅助生殖技术规范》(卫科教发〔2003〕176 号)明文规定禁止实施胚胎赠送。

胚胎捐赠的伦理问题复杂,与父母完全没有亲缘关系,还可能涉及代孕,如同领养的家庭关系。根据现有法律条例的空白和漏洞,容易造成"人为孤儿"的事件发生。在我国,已经有祖父母继承已故子女的胚胎,通过胚胎代孕而产生孙辈孤儿出生的案例,引起社会极大的争议,严重危害了孩子的合法权益。

详见第十二章"人类辅助生殖伦理学"第二节

（刘嘉茵）

第五节　特殊的辅助生殖技术

一、卵母细胞体外成熟技术

（一）概念和应用

在未经药物刺激或应用少量促性腺激素后,从女性卵巢中获取 MⅠ、GV 期未成熟卵母细胞,在模拟体内卵母细胞成熟的环境培养后,到 MⅡ 期成熟阶段,完成第一次减数分裂,并具备体外受精能力,称为卵母细胞体外成熟(in vitro maturation, IVM)技术。

IVM 技术适用于:①多囊卵巢综合征(PCOS)患者,避免超促排卵造成的卵巢过度刺激风险;②减少促性腺激素对性激素敏感器官,例如卵巢、乳房等的刺激造成远期风险;③对卵巢组织冷冻复苏后获取未成熟卵母细胞的使用;④从未经刺激的卵巢中获取未成熟卵母细胞冻存。③和④目前均属于女性生育力保存的范围。本文将重点介绍用于 PCOS 患者的助孕技术。

（二）卵母细胞成熟技术的基础

在内源性促性腺激素作用下,卵泡中卵母细胞在排卵前开始继续第一次减数分裂。在内源性 LH 峰出现前,卵母细胞的染色质等仍然被核膜包裹,卵母细胞停留在生发泡(germinal vesicle, GV)期(图 8-5-1);LH 峰出现后生发泡破裂(germinal vesical breakdown, GVBD),卵母细胞进入第一次减数分裂Ⅰ期(metaphase Ⅰ, MⅠ)(图 8-5-2),在 GVBD 后的 28~48 小时,卵母细胞排出第一极体,初级卵母细胞发育为次级卵母细胞,并暂时停留在减数分裂中期(metaphase Ⅱ, MⅡ)(图 8-5-3),MⅡ 期卵母细胞具备与精子结合的能力。第一极体的排出,通常被认为是卵母细胞成熟的标识,也是细胞核成熟的标志。

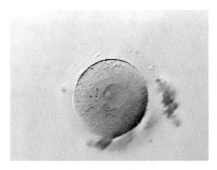

图 8-5-1　GV 期

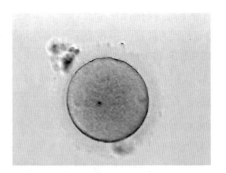

图 8-5-2　MⅠ 期

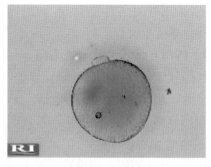

图 8-5-3　M Ⅱ期

卵母细胞的成熟不仅有细胞核成熟,还有细胞质成熟,而这两种成熟是卵母细胞具备受精和胚胎发育潜能的基础。细胞核的成熟以第一极体排出作为标志,而细胞质的成熟伴随核成熟发生细胞器的重新分布、细胞骨架的动态变化等。细胞器的重新分布包括线粒体、内质网和皮质颗粒等。细胞骨架的变化主要包括微管和染色体相连形成纺锤体,是染色体分离的基础。上述胞质的变化难以在普通光学显微镜下评估,但是细胞质不成熟会导致受精失败、胚胎质量差、胚胎着床失败等,所以,细胞质的成熟同样重要。在体内自然成熟的卵母细胞,细胞核与细胞质的成熟是高度同步化的,但是在体外成熟过程中,两者却不一定同步。对体内成熟和体外成熟的卵母细胞进行超微结构的观察,并没有发现明显的差别,但是体内成熟的卵母细胞蛋白质含量高于体外成熟的卵母细胞。

（三）IVM 在人类辅助生殖技术中的应用步骤

1. 患者的适应证　目前 IVM 技术主要用于:①对超促排卵有引起卵巢过度刺激综合征风险的患者,例如多囊卵巢综合征。②不适宜超促排卵的患者,例如因恶性肿瘤治疗前拟行生育力保护,而又没有条件进行超促排卵的女性。③卵巢环境异常导致的卵泡发育障碍,例如高 FSH 血症或卵巢抵抗综合征,对常规刺激反应不良者。通常这些患者窦卵泡数量也较多,易于获取到未成熟卵。④IVM 技术也可以用于卵巢正常的患者,以期避免高剂量促性腺激素刺激,降低费用和就诊次数。

2. 患者的准备　经典的 IVM 是未经任何外源促性腺激素刺激,也有应用少量促性腺激素,注射或不注射 HCG 后取卵。

（1）使用促性腺激素:一般在月经第 3 天起,每天 75~150IU 的 FSH,连续 3~6 天。虽然有报道使用少量促性腺激素可改善临床结局,但是有持相反观点,认为使用促性腺激素后卵母细胞的成熟率、受精率和临床妊娠率均无显著性差异,仍需更大样本的前瞻性研究。

（2）HCG 的应用:在常规 COH 中,HCG 可以诱发卵母细胞成熟;在 IVM 中也证实 HCG 可以诱发小卵泡中卵母细胞 GVBD,同时还能使卵丘细胞松散,提高获卵率和内膜容受性。但是也有研究认为,HCG 并没有改善妊娠结局。

3. IVM 的体外培养

（1）基础培养液的选择:许多进行体细胞培养的培养液可以用于 IVM,但仍需要一些特殊的生长激素和细胞因子,模拟卵泡细胞旁分泌和自分泌的生长环境。目前多数生殖中心使用 M-199 作为 IVM 体外培养的基础液。

（2）培养液中蛋白质来源:既往多用胎儿脐带血或胎牛血清,由于血液制品污染的缘故,现多使用人血清白蛋白或血清替代品。血清作为培养液蛋白质的来源被广泛应用,它有接近生理环境的优点,特别是其中含有各类因子,是血清的优势。但是血清也有弊端:血清成分不清,也可能含有不利于卵细胞发育的因子;不同批次成分不稳定,使培养液没有可比性,可能会给培养系统带来污染。所以现在更多地使用替代产品。目前多使用浓度为 20% SSS 血清替代品。

（3）能量代谢物质:丙酮酸钠和葡萄糖是卵细胞能量来源,在 GVBD 前主要消耗葡萄糖,但是 GVBD 后,卵母细胞的丙酮酸利用率上升,所以葡萄糖和丙酮酸钠是卵母细胞成熟过程中的能量来源。颗粒细胞对丙酮酸的代谢可以对抗二丁酰环腺苷酸（dbcAMP）对成熟分裂的抑制作用,没有添加丙酮酸钠的培养液不能获得良好的成熟率。丙酮酸钠浓度为 0.29mmol/L。

（4）促性腺激素:在 IVM 培养液中,添加 FSH、LH 或 HCG,可以提高成熟率。已经有研究证实,卵母细胞体外成熟对 FSH 有依赖性,FSH 可以诱导 LH 受体形成,而 LH 在体内诱导卵母细胞恢复减数分裂。LH 峰减少卵母细胞和颗粒细胞之间的缝隙连接,从而阻止抑制因子进入卵母细胞,进而恢复减数分裂。LH 还可以促进卵母细胞受精后的胚胎发育,在体外培养时有时用 HCG

代替 LH。雌二醇也可以促进卵子成熟。FSH、LH 或 HCG 的浓度在 0.075~0.75IU/ml 不等。

（5）生长因子：表皮生长因子（epidermal growth factor，EGF）是卵巢自分泌及旁分泌因子之一，能够促进卵母细胞体外成熟，还可以影响体外培养过程中蛋白质的合成。EGF 的浓度为 10ng/ml。

（6）颗粒细胞共培养：颗粒细胞对卵母细胞体内成熟是必不可少的，与卵子通过缝隙连接传递物质。颗粒细胞在 FSH 和 LH 刺激下，分泌营养物质，并且清除一些不利于胚胎发育的抑制物质，从而促进卵母细胞的成熟。

（7）培养液和取卵液均需提前一天配制。取卵液的准备与常规 IVF/ICSI 取卵液（含 2.5% HSA 的 G-MOPS）相同，只是量增加，用于未成熟卵的多次涮洗。IVM 培养液加入各种作用因子后放入 6% CO_2、37℃过夜平衡，使用前加入 FSH、LH 或 HCG。

4. **IVM 的取卵** 未成熟卵的取卵时机非常重要。PCOS 患者因无主导卵泡发育，取卵时机相对灵活，当内膜达到 6mm 时就可以取卵了，也可以计划胚胎冷冻而不考虑内膜。

未成熟卵的取卵过程与成熟卵母细胞基本相同，但是取卵针的口径要小（19G 或 20G），而且针尖长度缩短、更加锐利，并且负压要降低至 7.5kPa。穿刺获得的卵泡液因含血液较多，凝固的可能性很大，所以可以在冲管液中加入肝素防凝。但是有学者认为肝素会影响卵子的继续发育，只能通过增加冲管液的体积来稀释卵泡液，快速将卵检出。

未成熟卵的寻找必须在体视显微镜下进行，因未成熟卵体积较小，特别是未使用促性腺激素的患者，卵母细胞卵丘复合物体积小，卵周颗粒细胞少或无，在体视显微镜下寻找困难，可以使用专用的过滤网进行筛选，可以提高未成熟卵母细胞的检出率。

5. **体外培养时间** 根据未成熟卵的来源决定体外培养时间。来源于未使用或少量使用促性腺激素的未成熟卵，需要 24~48 小时，平均 28 小时左右，随着培养时间的延长，成熟率增加，但是优胚率、妊娠率并无改善；来源于常规 COH 的未成熟卵，需要 16~24 小时。

6. 多采用 ICSI 方法受精，胚胎培养、移植、冷冻以及复苏见相应章节。

（四）IVM 的安全性和研究方向

IVM 因其体外成熟机制尚未完全明了，影响因素众多，妊娠率偏低，且流产率较高。IVM 的高流产率与卵母细胞染色体异常有关，而且随着培养时间的增加，卵母细胞异常的概率也增加。另外，IVM 有可能增加卵母细胞表观遗传学的非生理性改变。目前 IVM 子代追踪样本量较少，从现有的统计样本来看，IVM、IVF 和 ICSI 三组的多胎率和出生体重无显著性差异，在仅分析单胎妊娠时，IVM 的出生体重显著高于其他组。由此可见，IVM 的安全性需长时间大样本的统计分析。

IVM 的研究方向主要有以下几点：①提高体外成熟卵母细胞的质量，继而提高 IVM 技术的临床应用价值，扩大临床应用范围，减少外源性激素的使用。②为卵母细胞体内成熟研究提供模型，深入进行体外成熟机制的研究。

二、代孕

随着辅助生殖技术的发展，传统的生殖过程被颠覆，代孕生育也随之衍生。对于部分人群，如子宫发育异常或病变、疑似子宫原因的复发性流产、患有不宜妊娠的疾病，以及同性恋家庭等来说，代孕是其获得亲缘（或部分亲缘）子代、完成生育的唯一途径。1985 年，美国报道了第 1 例代孕婴儿的出生。我国首例于 1996 年由北京大学第三医院张丽珠教授团队完成。但由于相关伦理和社会问题，我国政府相关部门于 2001 年颁布管理规范，明令禁止代孕。代孕作为部分不孕患者和有需求人群的一种助孕方法，不同于其他传统医疗，涉及医疗、法律、伦理、社会等多个层面的复杂问题，还有代孕方式、经济补偿、亲权归属、协议双方权利与义务等多个具有争议的问题。

1. **代孕的分类** 根据卵子来源，代孕可分为完全代孕和不完全代孕。代孕者仅提供孕育孩子的子宫，配子来自委托方称为完全代孕，也叫妊娠代孕。如卵母细胞也来自代孕者则称为不完全代孕，即传统代孕。在不完全代孕中，代孕母亲与孩子之间有遗传学联系，属于生物学意义上的母子关系。其社会、伦理、宗教和法律问题更加尖锐，对委托方、代孕母亲以及子代之间的关系难以完全明确界定。而完全代孕基于体外受精技术，使委托方夫妇获得遗传学上完全属于自己的后代，忽略代孕母亲与孩子的生物学联系。满足了委托方想要拥有"自己"孩子的愿望，在社会学意义上较不完全代孕更易接受，在生物学上对于亲权界定也可提供依据。

此外，根据是否有利益交易又分为商业代孕和非商业代孕。代孕的报酬问题是代孕合法化的关键，也是代孕法律案例中纠纷的主要诉求。目前在绝大多数国家和地区，无论从法律、社会、伦理各方面，商业代孕都是不被接受的。除美国、印度、俄罗斯、乌克兰允许商业代孕外，其他多数国家均认定其为非法。中国、德国、意大利、日本等国家完全禁止任何形式代孕。

2. **代孕的适应证**　目前代孕的适应证主要包括：①先天性无子宫、生殖道严重畸形和子宫切除术后的患者；② IVF 反复种植失败，反复流产，推测子宫原因可能性大的患者；③不适宜妊娠的患者。在代孕合法的国家，考虑到代孕相关的复杂伦理和法律问题，除上述医疗指征外，还应该由法律提供保障，充分考虑患者的年龄、抚养能力等问题，以子代权益为首要的依据。对委托方夫妇以及代孕母亲进行详细的助孕前咨询和心理评估，充分告知相关风险以及权利和义务。

3. **代孕的管理现状**　目前世界各国，甚至同一国家内的不同行政区域（如美国、澳大利亚）对于代孕的态度都不尽一致，其规制模式大致分为3 种：①政府管制。如英国有相应法律规定，对代孕过程的实施机构、代孕者及委托者均有监管标准，但对于其中部分关键点，如经济补偿、亲权归属的限定仍不甚明确或颇受争议。②私法自制。一些国家对此并无立法，只是允许按一定行业规则执行，代孕过程由私人之间通过合同完成，比如美国。③明令禁止。部分国家由国家最高权力部门下达行政规定，不允许代孕行为，如中国、法国、日本等。这种管制差异造成了地下代孕、生殖输送（reproductive tourism）现象的发展，甚至形成产业化流程。

代孕属于一种生殖医疗行为，是部分人群拥有子代的唯一机会。但它又不仅限于医疗范畴，在其执行过程中会涉及诸多法律、伦理和社会问题，如：①无法界定商业代孕与合理的经济补偿。前者相当于将该过程作为一种子宫的"租赁服务"，严重损害了代孕母亲的人格尊严和权益；但现实中代孕产生的费用，包括体外受精、孕母妊娠和分娩的花费等又需要有人承担。②孩子的亲权归属易产生纠纷。如果孩子患有先天性疾病而需终止妊娠、代孕母亲对孩子有"占有"需求、委托方拒绝认领出生缺陷儿、境外代孕归国后亲权不被承认等，均有大量的案例。在一些地区，代孕甚至一定程度上变成扩大社会差别、造成人权不平等、商业牟取暴利、威胁妇女健康的罪恶工具。实施代孕的条件必须是法律的强大支撑，否则将会给妇女和儿童带来巨大的伤害。

（陈子江）

三、线粒体置换

线粒体置换（mitochondria replacement, MR）是近几年提出的用于预防线粒体遗传病的生殖遗传技术，是指在卵母细胞或受精卵内，用健康的线粒体替换线粒体遗传病患者基因突变线粒体的方法，体外受精后形成携带健康线粒体的胚胎，从而阻止致病线粒体 DNA（mtDNA）突变的母系遗传。包括原核移植技术、纺锤体 - 染色体复合物移植技术、第一极体移植和第二极体移植技术。

1. **原核移植技术**　1983 年 Mcgrath 和 Solter 首次建立了原核移植（pronucleus transfer, PNT）技术，这是最早提出的线粒体置换技术。PNT 是将受体双亲受精卵中的雌原核和雄原核在融合之前移出，融入另一个去除核的受精卵中（图 8-5-4，见文末彩插）。2005 年英国科学家 Sato 等首次报道对呼吸缺陷小鼠进行 PNT 治疗线粒体遗传病，结果显示所有子代小鼠在其一生中都能避免呼吸缺陷。随后将该技术应用于人类，将母源性线粒体遗传病患者夫妇受精卵的原核转移到去除原核的健康受精卵胞质内，所获重构胚胎中仅检测到极低量的突变线粒体。然而，PNT 过程中不可避免会将原核周围的少量包含异常线粒体的胞质带入捐赠者卵细胞质中，仍可能导致重构胚胎中不可预测数量的突变 mtDNA 残留。

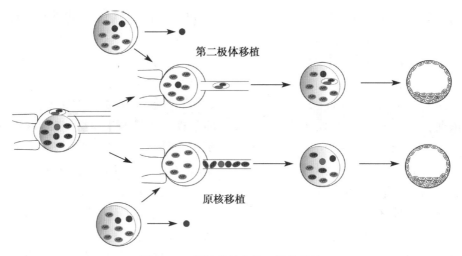

图 8-5-4　原核移植和第二极体移植

2. 纺锤体 - 染色体复合物移植技术　纺锤体 - 染色体复合物即细胞核基因组,纺锤体 - 染色体复合物移植(spindle-chromosome complex transplantation,ST)技术是指将线粒体 DNA(mtDNA)突变的卵母细胞核 DNA 移植到去核的健康线粒体捐赠者的卵母细胞中,使两者融合,获得健康线粒体重构卵的过程(图 8-5-5,见文末彩插)。2009 年,美国科学家 Tachibana 等首次在猕猴上开展 ST 线粒体置换研究,发现 ST 重构卵具有正常的受精、发育潜能并获得存活子代,所获的 3 个子代遗传学检测未发现 mtDNA 残留,并且在长期随访至成年未发现其体内 mtDNA 异质性水平发生显著变化,表明 ST 线粒体捐赠技术在高等动物应用的可行性。随后,在捐赠的人卵母细胞中进行 ST 研究发现,重构卵异常受精率显著升高,但正常受精并发育至囊胚期的受精卵与对照组大致相同,所获胚胎肝脏细胞中检测出的异质性 mtDNA<1%,表明 ST 用于预防人类线粒体遗传病的有效性。然而,由于 mtDNA 存在随机的遗传漂变和分离现象,ST 子代的某些组织和器官可能会存在更高的 mtDNA 异质性。更无法预测的是,由于线粒体"遗传瓶颈"效应的存在,即特定剂量依赖的特征,ST 产生的 mtDNA 混杂的雌性个体,其子代存在线粒体遗传病再发的风险。

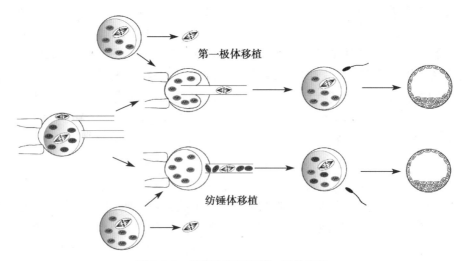

图 8-5-5　纺锤体移植和第一极体移植

3. 极体移植技术　极体是卵母细胞成熟或受精过程中不对称分裂产生的副产品,包括第一极体和第二极体,仅含有极少的线粒体,但其核基因组与卵母细胞和受精卵一致。极体移植(polar body transfer,PBT)包括第一极体移植(PB1T)和第二极体移植(PB2T)。PB1T 是指从线粒体病患者的成熟卵母细胞中取出 PB1,并将其移植到去除核 DNA 的线粒体供体卵母细胞中(图 8-5-5)。PB2T 是指从线粒体病患者的受精卵中取出 PB2,并将其移植到去除雌原核的线粒体供体的受精卵中(图 8-5-4)。2014 年 Wang 等首次利用极体基因组移植对小鼠进行线粒体置换研究,研究结果显示 PB1T 与 PB2T 均成功获得重构胚,能正常发育并获得妊娠,PBT 子代出生率与 ST、PNT 和未经操作的对照组无统计学差异。PB1T 子一代和子二代均未检测到 mtDNA 残留,表明极体移植技术,尤其是 PB1T 可能是一种很有潜力的彻底阻断遗传性线粒体病的治疗策略。极体移植技术目前尚处于起步阶段,与 PNT 和 ST 相比,其具有降低突变 mtDNA 残留、不使用细胞支架抑制剂及微创操作等优势。

产前诊断与胚胎植入前遗传学诊断(PGD)是目前用于验证线粒体置换技术有效性的常用手段。然而由于 mtDNA 存在随机分离和遗传瓶颈现象,通过 PGD 进行胚胎选择并不能有效阻止线粒体遗传病由母体遗传给子代。

线粒体置换子代由于含有 3 种来源的遗传物质,被称为"三亲试管婴儿"。2016 年世界首例通过线粒体置换技术孕育的婴儿在墨西哥降生。线粒体置换疗法已在英国获得立法,获得临床应用许可。其他国家也开始探索这种疗法,但人们对使用该技术出生后代健康的潜在风险知之甚少。也有学者认为线粒体置换疗法并非百分百阻断线粒体遗传病,甚至可能会在很大程度上影响子代的特征。线粒体置换技术的安全性问题有待进一步研究,而其涉及的伦理、社会和法律问题仍会制约该项技术在人类中的使用。我国目前尚未立法允许该项技术在临床的开展。

四、核移植

核移植技术是将供体细胞核移入除去核的卵母细胞中,具备二倍体的遗传物质,不经过两性生殖细胞融合等有性繁殖过程,所形成的重构卵即可被激活、分裂并发育成与核供体的遗传基因相同的新个体。供体核的来源可以是早期胚胎细胞、胚胎干细胞和体细胞,因此核移植技术分为胚胎细胞核移植与体细胞核移植(somatic cell nuclear transfer, SCNT)两种。体细胞核移植即

克隆技术(详见本节五、克隆与克隆技术)。1938年,德国生物学家 Spemman 首次提出用胚胎细胞核移植的方法研究胚胎的分化发育,以探讨不同发育阶段的胚胎细胞核的全能性。胚胎细胞核移植是通过显微操作分离出早期胚胎细胞,将其单个细胞核移入除去核的卵母细胞中,经过电融合和激活后,体外培养发育至囊胚阶段移植到受体子宫,产生的子代表现为供核个体的遗传特性。20 世纪 50 年代,英国科学家 Briggs 和 King 成功将青蛙的囊胚细胞核移植到同种去核的卵细胞中,最终发育为成体蛙。目前,已经成功地通过胚胎细胞核移植产生的动物有小鼠、兔、山羊、绵羊、猪、牛和猴等。

五、克隆及克隆技术

克隆(clone)是指生物体通过体细胞核移植进行的无性繁殖,以及形成基因型完全相同的子代个体组成的种群,称为克隆技术。克隆的基本过程是先将供体细胞(二倍体)的核移入去除细胞核的卵母细胞中,利用电融合方法使核质合为一体,在体外激活这一融合体细胞促使其有丝分裂繁殖发育成胚胎,当胚胎发育到一定程度时,再将其移植到动物子宫中使其着床,产生的子代基因与供体细胞基因完全相同。

早在 20 世纪 60 年代,英国科学家 Gurdon 在两栖动物非洲爪蟾中第一次验证了体细胞核移植技术的可行性。20 世纪 70 年代,我国著名生物学家"中国克隆之父"童第周先生,首次在鱼类完成核移植研究。1997 年,苏格兰的 Wilmut 利用成年绵羊乳腺细胞核,成功获得世界第一例体细胞克隆哺乳动物绵羊"多利",开启了体细胞克隆技术在多个哺乳物种上的应用征程。目前全世界成功克隆的动物包括鼠、猕猴、猪、牛、兔等常见家畜以及灰狼和骆驼在内的十几种类型。

根据其应用方向不同,克隆主要分为生殖性克隆和治疗性克隆两类。生殖性克隆是将在体外融合的卵细胞发育成的胚胎再植入母体子宫,获得与供体细胞遗传基因相同的个体;治疗性克隆则是从在体外发育的胚胎中提取干细胞用于治疗目的。生殖性克隆研究只被允许在动物种属上开展,尤其是用于培育优良畜种、生产实验动物,以及拯救濒危动物方面,尽管已取得了很大进展,然

而目前克隆的成功率普遍较低,生出的部分个体甚至表现出生理或免疫缺陷,限制了细胞核移植技术的发展和应用。2003年12月,我国发布《人胚胎干细胞研究伦理指导原则》,禁止生殖性克隆人研究,允许开展胚胎干细胞(ES)和治疗性克隆研究。随着1998年美国科学家Thomson等首次分离出人ES细胞,人类提出了治疗性克隆的概念,即利用体细胞核移植技术,将患者皮肤的体细胞核移入去除核的卵细胞中形成重构胚,体外培育至囊胚阶段,从中分离出内细胞团(ICM),进行体外培养和增殖,建立人克隆ES细胞系,获得的ES细胞具有多潜能分化特点,体外诱导使之定向分化为所需的特定细胞类型,用于替代疗法。2000年建立了小鼠ES细胞系,通过对小鼠的实验证明了治疗性克隆的可行性。2013年美国科学家Shoukarat等再次报道成功建立人克隆ES细胞系。然而,开展人类治疗性克隆所需的大量卵母细胞成为制约该技术的主要因素,同时存在的社会伦理和技术问题也极大阻碍了治疗性克隆的研究进展。

(曹云霞)

第六节 胚胎植入前遗传学检测

一、概述

染色体异常与基因缺陷是导致自然流产和出生缺陷的重要原因。植入前遗传学检测(preimplantation genetic testing, PGT)是辅助生殖技术与遗传学诊断技术相结合的一种胚胎检测技术,指在植入前对胚胎进行染色体或者特定基因检测,以选择没有携带遗传缺陷的胚胎植入子宫,使得面临较高遗传风险妊娠的夫妇可以避免妊娠期自然流产、产前终止妊娠或者遗传病导致的出生缺陷。PGT过去被称为胚胎植入前遗传学诊断(preimplantation genetic diagnosis, PGD)与胚胎植入前遗传学筛查(preimplantation genetic screening, PGS)。

20世纪80年代,得益于IVF技术、人类胚胎体外培养技术、胚胎显微操作技术、分子遗传学技术及荧光原位杂交技术(fluorescence in situ hybridization, FISH)的迅速发展,人们开始尝试

PGD。20世纪90年代早期,少数实验室开展了PGD临床应用研究,并发展了PGS的技术。PGD和PGS都是在胚胎水平进行的遗传学检测。21世纪以来,伴随着人类基因组计划的完成和单细胞遗传学检测技术的迅速发展,出现了全基因组扩增以及基于全基因组扩增基础上的全染色体筛查和单基因病检测,同时随着囊胚培养、胚胎冷冻以及囊胚活检技术的成熟与应用,PGT技术得到迅猛发展,在临床上广泛使用。目前,越来越多的夫妇已经成功通过PGT获取健康胚胎,PGT已经成为众多具有生育出生缺陷患儿高风险的夫妇获得健康子代的重要手段。

(一)定义及名词的演变

PGD最早由Edwards于1965年提出,是指在辅助生殖技术中,通过对配子或胚胎进行遗传学分析,排除有缺陷的胚胎,选择平衡信号或不具有致病风险的胚胎植入子宫,从而获得健康胎儿的诊断方法。植入前遗传学检测避免了遗传性疾病通过生育进一步传递,也避免因反复流产对孕妇身心健康造成的危害。PGD最初针对已知致病基因或已知染色体异常进行胚胎植入前遗传学检测。随着技术发展,植入前遗传学筛查(preimplantation genetic screening, PGS)技术开始在临床应用,PGS又称为"低风险PGD",PGS的筛查内容不局限于特定致病遗传因素,目的是以筛查非整倍体染色体为主,选择整倍体胚胎进行移植,以提高IVF的成功率。

2016年,国际生殖技术监测委员会(ICMART)和世界卫生组织(WHO)修订了相关术语。将植入前胚胎的遗传学检测更名为植入前遗传学检测(preimplantation genetic testing, PGT),涵盖了之前的PGD和PGS。

将传统的PGD技术按检测内含物进一步分为用于单基因病检测的PGT-M(PGT for monogenic),用于染色体结构重排的PGT-SR(PGT for chromosome structure rearrangement)和用于配型的PGT-HLA(PGT for human leukocyte antigen)技术,并将PGS修订为用于非整倍体的PGT-A(PGT for aneuploidy)。

(二)历史

早在20世纪60年代,Edwards和Gardner在显微镜操作下对兔胚进行活检,成功地从6细胞

的兔胚中分离出卵裂球,并由此提出了 PGD 的设想,通过活检微量滋养层细胞分析染色质的方法来选择雌性胚胎。1989 年,英国 Handyside 采用卵裂球活检结合 PCR 技术扩增 Y 染色体重复序列(DYZ1)进行植入前胚胎性别鉴定。1990 年,他们用该技术使一名有生育进行性假肥大性肌营养不良(DMD)子代高风险的夫妇产出一名健康女婴。1992 年,成功地对囊性纤维化(cystic fibrosis,CF)进行了植入前诊断,并出生了正常婴儿。此后,PGD 在世界范围内蓬勃发展。在当时的美国,Verlinsky 及其同事采用极体活检,在 1987 年京都 IVF 国际会议上报告了他们的第一个 α₁ 抗胰蛋白酶缺乏症 PGD 临床病例,论文于 1990 年发表,同年该小组还报道了囊性纤维化的 PGD。1996 年,为了克服基因扩增中等位基因脱扣的技术问题,实施了荧光标记引物的 PCR 扩增,并在单个细胞上实现了多重 PCR 扩增不同大小的片段。而针对染色体异常的 PGD 在荧光原位杂交(FISH)技术成熟以后才应用于临床,1991 年在英国,Darrel Griffin 成功地对卵裂球进行了 FISH,在美国,Grifo 与 Cohen 合作报告了胚胎活检后接受 X 和 Y 染色体 FISH 分析。而后 Munne 小组在卵裂球上应用了多色 FISH,为其用于胚胎非整倍性检测奠定了基础。1998 年,Munne 使用断点特异性探针进行 FISH 来识别不平衡的染色体易位。

1998 年,中山大学附属第一医院生殖中心在国内首先开展 PGD 研究和临床应用,并于 2000 年 4 月诞生了中国首例 PGD 新生儿。2001 年,PGD 技术用于人类白细胞抗原(HLA)分型,可用于家族性严重血液病造血干细胞移植的供体选择。2006 年,单细胞微阵列比较基因组杂交(aCGH)的发展使得全染色体检测成为可能。2010 年以后,随着囊胚培养技术和冷冻技术的发展,囊胚滋养层活检 PGD/PGS 开始在临床实施。2013 年,中国和英国的科研团队将单细胞测序用于检测胚胎中的非整倍体异常和易位相关异常。新一代测序(NGS)技术的发展,使得 NGS-PGD 可以同步检测胚胎中的致病基因和染色体缺陷。2014 年全基因组单倍型分型(Karyomapping)技术问世,该技术基于连锁分析技术检测胚胎单基因遗传病的方法,适用于父母有严重遗传病或者

生育过遗传病患儿的家庭,可以在一个平台上针对几乎所有的单基因遗传病进行检测。

总之,从 1990 年首例经 PGD 诊断婴儿出生至今已近 30 年,伴随着生殖医学、遗传学和高通量分子生物学检测技术的发展,PGT 技术有了飞速进展,从活检技术来看,PGT 的发展经历了从卵裂球活检、极体活检到囊胚滋养层细胞活检,而从遗传学检测手段来看,则从最早期的 PCR、多重 PCR、荧光 PCR 和 FISH 到基于全基因组扩增技术的 CGH、array CGH 芯片、SNP array 技术和 NGS 技术的日益成熟和发展。

(三)适应证与禁忌证

最初,PGT 仅仅适用于遗传疾病高危的妊娠,也就是一般意义上的 PGD,即夫妻一方或双方有染色体或者基因的异常,有较高生育染色体病患儿或者单基因病患儿的风险。随着体外受精技术的成熟、取样方法和遗传学分析方法的发展和改进,运用 PGT-A 技术来预防胚胎染色体异常成为常规临床项目。此外,PGT 还可应用于 HLA 配型、迟发性或易感性遗传病的预防。

1. 单基因病(PGT-M) 单基因病是 PGD 最早试图解决的问题,也是目前 PGT 研究以及临床应用最活跃的领域之一。理论上,所有的单基因病,不管何种遗传方式(常染色体显性或隐性、性连锁显性或隐性或线粒体遗传病)都是 PGT 的适应证。

2. 染色体病

(1)染色体结构异常(PGT-SR):染色体结构重排种类繁多,包括染色体相互易位、罗氏易位、插入易位、复杂易位及染色体倒位等,最常见的类型是罗氏易位和相互易位。有的染色体结构变异是多态,其产生正常配子与正常核型的概率与正常人是一样的,不建议进行 PGT,例如 1 号、9 号染色体长臂次缢痕增加(1qh+、9qh+)、9 号染色体臂间倒位,断裂点为短臂 1 区 2 带和长臂 1 区 3 带[inv(9)(p12q13)]、Y 染色体长臂次缢痕增加(Yqh+)等。

(2)染色体数目异常:当个体本身有染色体数目异常时,是否有遗传风险则需要具体分析。如 47,XYY、47,XXX 产生性染色体异常后代概率较低,不建议 PGT;而 47,XXY 生育后代染色体异常风险增加,可酌情考虑 PGT。

3. PGT 指征的延伸

（1）PGT 应用于新发变异：夫妻双方基因型正常，但生育了一个新发基因变异的孩子，可能是配子或胚胎发育过程中随机突变所致，再发风险低；但也可能夫妻一方为生殖腺嵌合体，再发风险明显高于前者，具体的风险需结合嵌合比例计算。因此，是否选择 PGT 取决于能否判断新发变异的来源。

（2）遗传易感性疾病：有明确的遗传性肿瘤易感基因突变的携带者或患者，尤其是肿瘤家族史，越来越倾向于通过 PGT 阻断致病基因在家族中的传递。这类遗传易感性疾病主要包括家族性腺瘤、视网膜母细胞瘤、乳腺癌、神经纤维瘤等遗传性肿瘤，还包括心手综合征（Holt-Oram 综合征）、家族性心肌肥厚、扩张型心肌病、原发性心肌病等遗传性心脏病，以及家族性阿尔茨海默病（AD）等迟发性遗传病。

（3）植入前 HLA 分型：骨髓移植是很多血液系统疾病的重要治疗方法，但由于免疫排斥的问题，供体来源匮乏。通过植入前胚胎 HLA 分型，生育一个与受累者 HLA 匹配的同胞，可以应用干细胞移植实现受累同胞的造血功能重建。这种植入前胚胎 HLA 分型的 PGT，已成为 PGT 的一个重要指征，已成功的案例包括范科尼贫血、先天性纯红细胞再生障碍性贫血、地中海贫血等数百种血液系统的疾病。值得注意的是，应用 HLA 配型的 PGT 来救助患儿，在伦理上还存在一定的争议。

（4）线粒体病：人类线粒体 DNA（mtDNA）是一种长 16 569bp 的环状双链分子，分轻链和重链，包含 37 个基因，编码呼吸链和能量代谢有关蛋白。mtDNA 缺陷包括缺失或者点变异等，可导致线粒体呼吸链必需的酶或载体异常，能量代谢障碍，从而导致复杂临床症状，如线粒体脑病、线粒体肌病、线粒体脑肌病等。线粒体疾病母系遗传及阈值效应的特点，给线粒体病的 PGD 带来很大的困难。未来对于线粒体病的预防，核基因组移植或者基因编辑技术具有一定的可能性。

4. PGT 的禁忌证

如果患有《中华人民共和国母婴保健法》规定的不宜生育的遗传性疾病，或目前无法进行胚胎植入前遗传学诊断的遗传性疾病，以及其他不适宜实施辅助生殖技术的情况下不宜实施 PGT。

二、植入前遗传学检测技术

（一）全基因组扩增技术

由于 PGT 的诊断材料是 1 个或几个细胞，DNA 可能是单拷贝或含量极少，所以需对其 DNA 进行扩增，而单细胞全基因组扩增（whole genome amplification，WGA）技术是一种对全部基因组序列进行非选择性扩增的技术，可以大幅度增加 DNA 的总量，目前 PGT 领域应用较多的 WGA 技术为：简并寡核苷酸引物 PCR（degenerate oligonucleotide primed polymerase chain reaction，DOP-PCR）、多重置换扩增（multiple displacement amplification，MDA）、多次退火环状循环扩增（multiple annealing and looping-based amplification cycles，MLBAC）。

DOP-PCR 是一种基于 PCR 技术的全基因组扩增方法，1992 年由 Telenius 等提出，其原理是使用部分简并的引物进行 PCR 反应（其引物由 3′ 端和 5′ 端的特异核苷酸序列和中间的 6 个随机核苷酸组成）。DOP-PCR 的扩增产物大小在 300~1 700bp，平均 500bp，可以将原始模板扩增 2 万~12 万倍，但因其为指数扩增，故存在不能均一扩增两个等位基因，或扩增的覆盖度较低的问题。尽管 DOP-PCR 缺乏对整个基因组完整性的扩增，但其可以很好地运用于较大拷贝数变异（copy number variations，CNVs）的检测。

MDA 的方法 1998 年由 Lizardi 等建立，其基本原理是使用一条硫代修饰的六核苷酸随机引物在恒温条件下与基因组随机退火，并在具有强链置换活性的 phi29 DNA 聚合酶的作用下发生链置换扩增反应，置换产生的单链序列又可以与随机引物任意退火延伸，形成超分支扩增结构。同时 phi29 DNA 聚合酶兼具 3′-5′ 核酸外切酶校读活性，能够将 DNA 合成的错配率降至 $1/10^{-7}$~$1/10^{-6}$。MDA 扩增产物平均长度 12kbp，最长可达 100kbp。随着初始模板量/细胞数的提高，扩增基因组覆盖率明显增高。但与此同时，MDA 技术也存在一定的缺陷。MDA 是一种滚环扩增方法，其产物中 DNA 链彼此交织缠绕，呈现一种絮状立体空间构型，这增加了变性和结合引物的难度，所以当对模板质量要求高时，建议将 MDA 产物纯化。

MDA 对起始模板 DNA 质量要求高,要求活检的细胞尽可能保持完整。MDA 技术自建立以来,已在 PGT 中得到广泛应用,几乎是所有的单基因病 PGT 的首选方案。同时也可以用于全染色体筛查,检测染色体非整倍体和较大染色体片段异常。

MALBAC 是由美国国家科学院院士谢晓亮带领的团队于 2012 年发明,其结合了 MDA 和 PCR 方法的特点,其引物由一段固定的 27 碱基通用引物序列和 8 个随机碱基引物序列组成,在 0℃时,该 8 碱基随机序列可以与变性为单链的模板的任意位置退火,后在具有链置换活性的 Bst 大片段 DNA 聚合酶作用下发生链置换聚合反应,逐步扩增获得半扩增子和全扩增子,随后在全扩增子的 3′端与 5′端互补形成 loop 结构,从而避免引物与其结合引起全扩增子倍增导致的不均衡扩增,因此可以很大程度上保证该循环发生的是线性扩增。MALBAC 扩增技术显示出比 MDA 法更为均衡的扩增结果,但使用单细胞进行基因型分析时 MALBAC 的假阳性率偏高,这可能是由于 MDA 使用的 phi29 DNA 聚合酶具有更高的保真性,所以采用 MALBAC 扩增可能需要多个细胞以获得更加准确的结果。但 MALBAC 扩增成功率高,且基因组覆盖度达 93% 以上,越来越多的应用于 PGT 领域,在单基因病和染色体异常方面均得到很好的应用。

在植入前遗传学检测领域,对于那些需要低重复率和高基因组覆盖度的研究,如对于单基因病的 PGT 检测,MDA 和 MALBAC 策略比较合适。此外,如果需要同时开展单核苷酸变异(SNV)和 CNV 检测,建议使用 DOP-PCR 和 / 或 MALBAC,因为它们在变异检测上的效率和准确性更高。

(二)植入前遗传学非整倍体检测技术

1. 荧光原位杂交技术　荧光原位杂交(fluorescent in situ hybridization, FISH)技术是将荧光直接标记的特定染色体位点的 DNA 探针,与待检测胚胎活检得到的间期核细胞变性后杂交,在荧光显微镜下检查,根据荧光信号的数目推算探针所在的染色体或者染色体片段数目。可进行两轮至三轮的 FISH 检测,在一轮 FISH 检查中根据探针的设计及荧光信号能检查 1~5 条染色体,但无法对全部 24 条染色体进行同步检测。FISH 具有直观、简单、低成本等诸多优点,但与此同时,FISH 技术受到固定失败、探针质量达不到要求、信号弱或者信号重叠、信号弥散、背景信号过高等因素的影响,容易出现假阳性或者假阴性。

2. PCR 技术　PCR 是依据 DNA 碱基互补配对的原理,在体外通过变性、退火、延伸 3 个阶段的不断循环,将特定的微量 DNA 片段扩增数百万倍以供进一步遗传分析的技术,对特定染色体上的特定位点进行荧光 PCR 技术,可以对特定染色体的整倍性进行检测。

3. 微阵列比较基因组杂交技术　微阵列比较基因组杂交(comparative genomic hybridization array, aCGH)技术的原理是将含不同标记物的待测 DNA 和参照 DNA 以探针的形式在芯片上进行竞争性杂交。基于人类基因组序列信息,每个探针对应不同染色体特定区域,全部染色体含 6 000 余探针,染色体的缺失或重复通过每个杂交点的颜色显示出来(红色与绿色荧光的比例),通过扫描仪读取芯片上每条探针信号强度,经过后期数据分析,可对染色体重复或缺失做出判断。对于红绿荧光比的分析简单且易于自动化操作。aCGH 可同时对全部 24 条染色体进行整倍性分析,实现全染色体筛查,并且也能对染色体片段的缺失和重复进行检测,分辨率可达 5~10Mb,但 aCGH 技术无法区分单倍体或三倍体的整倍性变异。

4. 单核苷酸多态性芯片技术　单核苷酸多态性芯片(single nucleotide polymorphism array, SNP array)是由待检 DNA 与玻片上所固定的密集的寡核苷酸探针阵列进行等位基因特异性反应的方式,获得的检测数据与标准正常人群参照数据库进行比对分析。该技术的染色体拷贝数分析通过两种方式计算:一种是将每个 SNP 位点的等位基因与亲本对比,显示哪条亲本染色体被遗传至胚胎,若遗传了 3 条独立的亲本染色体表示三体,而所有位点的纯合性表示该染色体单体或单亲二体,由此可以提供胚胎的 DNA 指纹信息,追踪移植胚胎的去向;而另一种计算方法是对比待检与对照标本的杂交荧光密度,待检标本的杂交信号相对较强则为三体,相对较弱则为单体。SNP array 探针较 aCGH 间隔密,总探针数达几十万甚至上百万条。SNP array 技术的应用优势在于检测片段重复缺失或非整倍体同时可检测单倍体以及多倍体异常,还可提供胚胎指纹鉴定、亲缘性分析以及单亲二体的检测相关数据。随着探针密度的增加,灵敏度也增加,已报道过的最小分辨率在 2.6Mb。

上述的 aCGH 和 SNP array 使用成本都较高,患者经济负担较重。

5. 新一代测序技术　新一代测序(next generation sequencing, NGS)是相对于传统的 Sanger 测序而言,其技术特征是不再区分单一模板,而是将需要测序的所有模板变成了库,根据模板序列合成或杂交形成互补链,通过互补链的延伸过程中引入的荧光标记来识别每个碱基。NGS 应用于植入前遗传学检测相对于以往技术优势明显:除了对基因变异检测外,也能对染色体非整倍体进行筛查;通量灵活,成本相对于芯片技术较低;流程可不断优化;灵敏度较高,多个实验室的检测灵敏度可达到 2M 以内;可以检出嵌合体、线粒体拷贝数变异等。NGS 的主要缺点是不能区分单倍体或三倍体的整倍性变异;一般的小实验室难以建立自己的技术平台,需要依赖于第三方检测机构的参与。

(三)植入前遗传学结构异常检测技术

染色体结构异常是指染色体或染色单体经过断裂 - 重换或互换机制可产生染色体畸变,包括缺失、重复、倒位、易位,其中以平衡易位最常见。染色体结构异常携带者自然妊娠风险非常大,主要以早孕期自然流产为主,所以对于染色体结构异常携带者现一般采用 FISH 或全染色体筛查(comprehensive chromosome screening, CCS)技术对其进行植入前遗传学检测,挑选正常的胚胎植入,从而避免生育风险。

1. FISH 技术　选择合适的探针是 FISH 技术应用于结构异常检测的关键。减数分裂模式是选择探针的依据,原则上探针选择时需要能区分全部的非平衡胚胎,同时兼顾可存活的非平衡染色体可能误诊的情况,探针选择的原则在 2005 年版和 2011 年版欧洲 ESHRE 协会 PGD 指南中有详细的描述。理论上,在每一条染色体上选择一个探针,就可以用于罗氏易位的 PGT。在相互易位对应的两条易位染色体着丝粒远端各选一个亚端粒探针,另选一个相应易位染色体的着丝粒,就

可以应用于相互易位的 PGT。对于倒位以及其他的染色体结构异常,也都可以根据减数分裂的模式选择合适的探针。FISH 技术用于染色体结构异常的 PGT,不能区分正常与携带者胚胎。当染色体易位片段较小、超出高通量遗传学检测技术的有效分辨率时,应优先选择 FISH 检测。

2. CCS 技术　CCS 技术主要包括 aCGH 技术、SNP array 技术、NGS 技术等,其主要是对活检细胞进行全基因组扩增,然后对全部 24 条染色体的整倍性进行检测,相较于 FISH 技术,CCS 技术不光可以对易位相关的染色体异常进行检测,也可以对其他染色体进行检测,从而筛选出整倍体胚胎进行移植。但因各检测技术的分辨率局限,以及扩增过程中可能导致的扩增偏倚,故对某些特殊位置或较小片段的易位而言,不推荐采用 CCS 技术。

3. 染色体相互易位携带胚胎的鉴别　目前的胚胎植入前遗传学检测技术多用于筛查由于染色体相互易位产生的各种遗传物质不平衡的胚胎,如何进一步将易位携带者和完全正常胚胎区分开也是目前研究的热点,结合现有的相关文献及报道,国内外对于易位携带型胚胎的检测主要有以下几种方法:环化建库双端测序法、显微切割法、核型定位法以及单精子检测 / 废胚暴露断点法等。

(四)植入前遗传学单基因病检测技术

参考欧洲人类生殖与胚胎协会 2011 年发表的《对于以扩增为基础的 PGD 实践指南》,建议单基因病 PGT 诊断策略选择突变检测联合连锁分析。连锁标记位点的使用是为了明确突变所在染色体,在胚胎检测过程中,监测突变位点等位基因脱扣(ADO)的发生和染色体重组事件,以提高结果准确度。

1. 多重巢式 PCR　由于活检细胞的 DNA 有限,一般为 3~5 个细胞,单基因病 PGT 最初多采用多重巢式 PCR 的方法富集位点信息。传统的多重巢式 PCR 先在一次反应中采用多对引物对基因组中的多个位点同时进行扩增,再使用内引物对目的基因片段分别进行内扩增及后续检测。为了提高诊断的准确性、降低误诊率,通常采用直接检测致病基因位点联合基于上下游短串联重复序列(STR)的连锁分析策略。STR 又称微

卫星序列,核心重复单位为 2~6bp 核苷酸,重复次数 10~60 次,片段多在 400bp 以下。由于 STR 具有高度的个体多态性,通过分析与致病基因连锁的 STR 基因座,可以鉴别胚胎是否遗传携带有致病基因的风险染色体片段,从而达到诊断的目的。多重巢式 PCR 具有高效性、系统性、经济简便性等特点,但在进行胚胎检测之前,实验体系通常需要进行大量细胞水平的验证,因此预实验耗时较长。

2. 芯片技术　随着全基因组扩增技术在单细胞扩增中的应用,DNA 模板量大大增加,使得芯片技术在单基因病 PGT 领域广泛且飞速发展,最具代表性的有 Karyomapping 芯片技术,它通过连锁分析进行一个或多个基因病排查,同时还能对胚胎进行染色体非整倍体筛查。Karyomapping 芯片覆盖全基因组近 30 万个单核苷酸多态性(SNP)位点,理论上,任何一个基因上下游都有足够有效的 SNP 用于连锁分析。SNP 是指由变异引起的 DNA 序列多态性,在人群中的发生频率超过 1%,因数目多、分布广、遗传稳定性较 STR 强,易实现分析自动化,适用于高通量检测。Karyomapping 芯片不需要个体化 STR 位点的设计,从而能减少等待时间,加速实验进程。但由于不能直接检测突变位点,因此其应用需要通过先证者样本或合适的家系成员样本来构建连锁关系,而不适用于新发突变及生殖腺嵌合 PGT,特殊情况下,需要增加突变检测等传统 PGT 技术。

3. 新一代测序技术　以新一代测序为平台的单基因病 PGT 技术,也是在全基因组扩增基础上进行突变检测及 SNP 连锁分析,可同时完成染色体非整倍体筛查。等位基因突变的非整倍体测序与连锁分析(MARSALA)技术以活检细胞全基因组扩增产物为模板,先针对突变位点进行靶向扩增,再将扩增产物混入全基因组扩增产物中,在 NGS 平台同时进行突变检测、SNP 连锁分析和非整倍体筛查。PGT-A 测序深度(被测基因组上单个碱基被测序的平均次数)为 0.1~2×,突变位点测序深度 >1 000×,连锁 SNP 位点测序深度平均 10×。其优势在于利用低深度的测序,同时进行 PGT-M 和 PGT-A。缺陷是某些基因区域的 SNP 位点测序深度达不到 10×,连锁分析可能有效性不够或不能进行,影响结果准确度。

另一种常见方法是基于 Ampliseq 平台的 PGT-M 方案,首先针对突变位点及上下游连锁 SNP 位点进行多重 PCR,再在 NGS 平台完成各位点测序,最后结合家系信息构建单体型,判断胚胎基因型。该方案设计较灵活,将多重 PCR 与高通量测序相结合,测序深度平均 >100×,准确度较高。由于可以选用较密集的 SNP,可有效监测染色体重组。

(五)植入前遗传学检测技术的展望

随着新技术的不断发展,植入前遗传学检测技术朝着更快速、更无创、检测范围更广的方向发展。以下仅列出部分该领域的技术进展情况:

1. 无创性植入前遗传学检测技术　由于胚胎活检是一种侵入性手术,研究者一直在努力寻找不需要胚胎活检的植入前胚胎检测手段。Palini 等人于 2013 年首次报道在囊胚腔液中检测到游离 DNA,Gianaroli 等比较了囊胚腔液与滋养层活检细胞,极体和卵裂球的倍性状态,证实囊胚腔液可以作为非整倍性检测的替代来源。也有研究证实胚胎培养液可用于无创染色体筛查;由于母源 DNA 的污染、胚胎发育过程凋亡细胞的存在,目前对于无创植入前遗传学检测的结果能否用于胚胎选择还存在争议,这些方法还处于研究中,其临床研究还有待进一步发展。

2. 胚胎的代谢水平检测　非整倍体胚胎和整倍体胚胎在代谢水平上存在差异,表现在体外胚胎培养过程中培养基代谢物存在差别。如果能找出两者在代谢水平上有差异的标志物,则有可能对胚胎的非整倍性进行无创性分析。近期已有研究通过拉曼光谱技术分析非整倍体胚胎和整倍体胚胎培养基的差异,获得了很好的灵敏度和特异度。拉曼光谱技术是利用样本中不同成分对入射光线产生不同散射光谱进行分析,得到分子振动和转动等信息,从而获得不同成分的数量。拉曼光谱由于过于灵敏,不同培养条件甚至是培养基的不同批次都可能对结果产生影响。目前这些问题的解决方案正处于研究中。

3. 胚胎中全基因组分析检测新发致病突变　目前已有的 PGT 可以对有先证者或者遗传风险明确的胚胎进行突变检测。然而,只有针对新发突变进行胚胎检测才能从根本上解决遗传病的发生。目前临床使用的测序技术应用基于对单细胞全基因组扩增（WGA）产物进行检测,全基因组扩增效率、不均一性或背景干扰会影响测序结果的准确性。而第三代测序技术不依赖于扩增产物,可直接读取核酸序列,理论上更能真实反映受检样本的遗传信息。随着测序成本的降低和第三代测序技术的发展,将有机会能对胚胎新发突变进行直接筛查和检测,从而尽量降低遗传病发病风险。

三、植入前遗传学检测的相关问题

（一）植入前遗传学检测前后的遗传咨询

遗传咨询应该贯穿PGT的始终。除了遵循辅助生殖技术的所有原则以及遗传咨询的一般原则外,例如有益原则、无害原则、非指令性原则、知情同意原则等外,PGT前后的遗传咨询还有其特殊性。

实施PGT之前,应充分告知患者PGT的性质、目的、过程、费用、妊娠率和诊断率,以及可能存在误诊风险等情况,遗传咨询要点包括:

1. 基因病或染色体病PGT是确认性诊断技术,染色体非整倍体筛查（PGT-A）是排除性诊断。PGT可以明显降低反复流产及终止妊娠的风险,但是是否有可移植的胚胎,依赖于胚胎和囊胚的基因型、形成可活检的胚胎和囊胚数目,以及发育潜能。

2. PGT技术复杂,流程长,费用昂贵,结果不确定,可能需要再重复的周期,患者需考虑可接受的经济负担。

3. 告知患者提供PGT的生殖中心近年来PGT活检成功率、诊断率、重活检率、无胚胎移植的发生率和平均临床妊娠率。

4. PGT可能出现常规IVF-ET技术的并发症。PGT后获得的妊娠也有流产、宫外孕、胎儿畸形等情况发生的可能。

5. **PGT过程中可能出现中止的情况** 无可活检胚胎;遗传学检测后无可供移植胚胎;首次检测失败,可能需要重新活检。

6. PGT仅针对已确诊的或高风险的特定遗传缺陷进行检测,故不能排除胚胎因发生其他遗传变异而患病的风险。

7. **误诊的风险及产前诊断的必要性** ①检测技术本身的局限性。例如PGT-M中等位基因

脱扣可能导致误诊,受全基因组扩增效率影响或背景干扰可能引起误差,测序技术分辨率问题导致的误诊等。②胚胎自身生物学特点。例如,胚胎自身发生染色体重组而导致误诊;性染色体结构特殊而导致检测准确度不及其他染色体;植入前胚胎可能存在嵌合体,因此活检的细胞可能不代表整个胚胎的全部遗传组成,存在活检的细胞诊断为正常,但移植的胚胎是异常的可能。因此,PGT妊娠后,患者有义务根据医生的安排和要求进行必要的产前诊断。

8. 临床医生或遗传咨询师认为需要告知患者的其他情况。

PGT完成后,医疗机构应直接向患者夫妇解释各胚胎的检测结果,根据检测结果明确胚胎的处置方式并根据具体情况为患者提供专业建议;对于结果为可移植的低风险胚胎,应提示不排除误诊的可能,再次强调产前诊断的必要性,建议对患者再次遗传咨询。

（二）植入前遗传学检测的患者管理

PGT是一个十分强调多学科合作的诊疗技术,不仅包括临床医生团队和专业护理人员,还需要遗传学家、胚胎学家甚至是伦理学家的通力合作。良好的团队合作不仅可以确保患者助孕过程的顺利进行,还对提高患者的满意度、缓解患者的紧张情绪,以及降低医疗风险起着至关重要的作用。一个固定的PGT团队是非常重要的,其中每个成员承担特定的角色,都应该了解PGT周期中涉及的流程和相关注意事项,以便能够及时向患者提供正确有用的信息。在PGT治疗周期中使用清单可以提高效率,并确保在每个阶段都不会遗漏关键细节。以下对常规PGT流程及过程中患者管理的注意事项进行简要阐述。

1. **门诊遗传咨询及助孕方式选择** 进行遗传咨询的患者有以下几种来源:①外院已确诊有遗传病生育风险;②在医院助孕期间发现有遗传病生育风险;③担心有遗传病生育风险。如果遗传性疾病尚未确诊,则需要根据患者情况进行遗传学诊断并对结果进行咨询;如果已经明确相关遗传性疾病,遗传学家应该对双方的遗传状况、健康情况进行全面评估,包括医疗评估、PGT的方案,以及可能的替代治疗方案（如供精或供卵）,并与患者进行沟通,确保患者充分知情并自愿选

择包括 PGT 在内的各种助孕方案。

如果患者选择 PGT 助孕,则需开具尽可能完整的 PGT 术前检查项目以尽量减少患者来院就诊的次数,同时应该告知患者整个 PGT 的流程和与医院的联络方式以确保患者可以自主安排时间并及时与医院联系。遗传咨询应该包括以下内容:

(1)综合了解遗传状况,包括诊断的确定、遗传模式、子代遗传风险、是否适合 PGT 助孕,以及目前医院是否能够提供合适的 PGT 服务。

(2)解释 PGT 所涉及的相关内容,包括相关诊断检查、是否需要 PGT 预实验以及 PGT 助孕的一般过程,包括其潜在风险和并发症等。

(3)胚胎检测和移植意愿(包括检测和移植顺序、携带者是否移植、需要检测的胚胎数量等)。

(4)其他辅助生殖治疗方式。

(5)告知需要哪些家庭成员(包括父母或其他亲属)提供血样,以备适当的检查。

(6)如果需要进行 PGT 预实验,则需要告知原因、预实验需要的时间,以及对助孕流程有哪些影响等。

(7)告知如果 PGT 术前检查通过,患者将被转诊至 PGT 治疗组的试管婴儿医生进行促排方案的咨询。

(8)告知 PGT 术后进行产前诊断的原因和必要性。

2. **促排卵方案的咨询**　生殖科医师应确保患者在医学上适宜于 PGT 助孕,与患者讨论制定合适的促排卵方案,并对 PGT 过程中涉及的事项进行详细咨询,包括患者访问的时间和频次、风险和并发症等。与常规 IVF 助孕不同的是,PGT 周期促排卵时可以暂时不需要关注子宫内膜容受性,获得足够数量的卵母细胞以保证有足够的囊胚可以进行 PGT 是主要考量因素。如果患者有其他合并疾病,还应该请其他学科医生会诊。

确定促排卵方案前应确保以下内容已经完成:

(1)完整的 PGT 男科及妇科病历和遗传学检查结论。

(2)PGT 术前检查如果发现任何问题,应向患者提供专业的咨询,予以适当处理。

(3)遗传医生已经与患者讨论了遗传诊断检查的结果解读和可能的误诊风险,患者签署知情同意书。

(4)如果男方罹患极度少精子症、不动精子症,或者需要行同步显微取精,男科医师必须提供相关风险告知和可能采取的措施(如可能中途更改为供精),进行特殊安排。

(5)告知 PGT 在本院的临床结局情况,以及促排卵的潜在风险和副作用。

(6)告知单胚胎移植的原则和必要性,并告知单卵多胎妊娠的风险。

(7)告知胚胎活检操作的风险,并对可能出现的情况(如冷冻胚胎复苏过程中退化等)进行充分的知情告知。

3. **辅助生殖治疗和胚胎检测**　PGT 周期的促排卵前几章已有叙述。当收集到卵母细胞时,它们将与丈夫的精子受精,通常使用 ICSI 进行受精。

卵裂期活检通常在卵子受精后孵化 3 天,胚胎发育到 6~8 个细胞时进行。由于囊胚培养技术的改进,目前绝大多数实验室采用囊胚活检,也就是让受精卵发育至第 5~6 天形成囊胚,然后对滋养层细胞进行活检。囊胚活检不接触胎儿发育的始基内细胞团,且可能获得比卵裂期活检更多的细胞,可以提高 PGT 结果的准确性,因而被广泛使用。

4. **胚胎移植前咨询**　胚胎活检样本检测结果发布后,可以根据医院的操作流程安排计划进行胚胎移植。目前大多数情况需要冷冻胚胎一段时间,等待遗传检测报告。

PGT 患者一次只移植 1 个囊胚,避免多胎妊娠造成的产前诊断困难、围产期并发症高风险。其他的可移植胚胎冷冻保存,以备患者将来使用。不适合移植的胚胎应遵循患者的意愿处理,可捐赠用于研究 / 培训,也可丢弃。

5. **胚胎移植后随访和产前诊断**　妊娠试验阳性的患者在阳性试验后 2~3 周接受早孕期 B 超检查。对妊娠试验阴性的患者进行随访。

妊娠确定后患者应接受规范的产前护理。如果出现自然流产,流产物应进行遗传学检测,并对流产原因进行分析。如果正常妊娠,则考虑适时进行绒毛、羊水或者脐带血产前诊断(PND)。对患者后期的怀孕结果进行随访。如果患者没有进行产前诊断,应告知分娩时的脐带血样本也可用于诊断确认。

(三)植入前遗传学检测的伦理和社会学考虑

随着 PGT 技术的飞速发展,其适应证也越来越广泛,从而引发了很多社会和伦理问题。这里仅仅从实用性角度总结列举了几个伦理问题。

1. PGT 咨询时助孕方式的选择 在遗传病高风险夫妇咨询子代遗传风险就诊时,医生应提供可选择的临床解决方案,包括 PGT、PND、供精或者供卵、领养等。

PGT 技术都属于有创性检查,涉及对胚胎的选择、胚胎破坏和丢弃。然而,对人类胚胎在植入前的法律和伦理地位,存在很大的争议。

因为夫妇遗传风险而采取供精/供卵技术除了子代知情权、近亲结婚潜在风险,以及家庭内部矛盾等伦理问题外,由于遗传性疾病复杂、遗传方式多样、遗传病检测手段的进步,以及我们对遗传性疾病的知识仍然有限,还需考虑供精/供卵指征的把握、子代其他遗传风险筛查及知情的问题。

2. 迟发性疾病和遗传易感性疾病的 PGT 目前大多数人支持将 PGT 应用于生命早期表现出的严重遗传疾病,但是否可以为阿尔茨海默病等迟发性多基因遗传疾病患者提供 PGT 助孕则仍有争议。这些疾病的患者在症状出现之前的四五十年间仍然能保持健康的生活。此外,对某些低外显率基因(如癌症易感基因)的 PGT 检测往往仅能提供风险评估,但对于患者成年后是否会罹患这些疾病则没有明确的信息。人们还担心,选择智力、身高或运动基因型(所谓设计婴儿)等非医学 PGT 也可能会随之而来。

为迟发性疾病患者提供 PGT 助孕的主要伦理学考量是这些出生的孩子是否能得到合适的照顾。然而,目前普遍认为只要父母一方有能力照顾孩子,就可以为双方提供 PGT 助孕治疗。

目前大多数临床人员都倾向于认为父母有权利选择是否采用 PGT 对较低外显率基因进行检测。他们认为,如果家庭中出现癌症或进行性神经系统疾病导致过早夭折的孩子会给孩子和父母带来巨大的痛苦和负担。

使用 PGT 对非医学特性进行检测已经引起了许多社会和伦理讨论。包括父母是否有权利改变人类胚胎、是否可能伤害可能正常出生的胚胎、

是否会影响生物多样性,甚至是否可能造成深远的社会危害。目前,至少在中国,对非医学特性进行 PGT 是不被认可和允许的。

3. 携带者胚胎移植的伦理学问题 在大多数隐性疾病中,携带者一生没有任何相关症状。然而,X 连锁隐性遗传病的部分女性携带者可能会有一些疾病的症状。在这些情况下,选择不移植携带者胚胎可能是合理的。

选择不移植携带者胚胎的主要动机是保护孙辈的健康。孙辈的遗传风险取决于遗传模式、患病率和外显率等。例如,X 连锁隐性遗传女性携带者的儿子有 50% 的机会患病,而 50% 的女儿将是携带者。相反,罕见常染色体隐性遗传病携带者的孩子罹患相同疾病的风险很低,除非他们的伴侣也携带同一个基因的突变。

4. 非医疗性性别选择的伦理学问题 为了避免性连锁疾病而对植入前胚胎鉴定性别是最常见的性别选择 PGT 指征,一般认为这在伦理上是可以接受的。然而,如果仅仅为了满足父母对特定社会性别孩子的兴趣而进行的性别选择是有巨大伦理学风险的。有时候,患者甚至要求利用 PGT 技术移植社会性别来实现所谓家庭平衡。无论如何,社会性别选择并非治疗干预,它不能防止对任何一方的医疗伤害,也不能给被选择的儿童带来任何益处。我国 2003 年 10 月 1 日起施行的《人类辅助生殖技术规范》规定,禁止无医学指征的性别选择。

5. HLA 配型 PGT 的伦理学问题 PGT 已经被用于使某些遗传性血液系统疾病[如白血病、Fanconi 贫血、重度 β- 地中海贫血和重症联合免疫缺陷病(SCID)等]遗传风险的家庭生育一个与现有需要异基因造血干细胞(HSC)移植患儿组织配型相合的孩子。移植是否能够成功很大程度上取决于供者和受者的 HLA 匹配度。HSC 移植越早,成功率越高。

PGT 可以确保组织配型相合的胚胎被移植。在出生时采集脐带血是非侵入性的,因此被广泛认为是可以接受的。从 HLA 匹配的儿童身上采集骨髓干细胞或重要器官则有极大的伦理风险,因为供者儿童也面临医疗风险。也有观点认为,在孩子还没有行为能力前不应该被工具化地作为达到目的的手段。

另外，有支持者认为，父母生孩子的原因有很多，包括挽救婚姻、家庭的延续等。只要孩子本身也受到重视，这就是符合伦理的。事实上，这些父母为拯救他们生病的孩子做出了巨大的身体、情感和经济付出，而为了拯救一个患儿而制造的孩子，既可以保障他们自己的利益，还可以使他们通过拯救患儿而获得额外利益，但供体孩子的权利是否受到干涉和损害，这是争论的焦点。由于PGD费用高，且不能保证一定有合适的胚胎可以移植，临床上通常是在仔细权衡所有相关人员的潜在风险和利益之后再根据具体情况做出决策。

（林　戈）

第七节　卵母细胞的获取

卵母细胞的获取是 IVF 中的关键步骤，通过促排卵药可以刺激卵巢多个卵泡发育，获得卵母细胞的数量增多，妊娠机会增加。1978 年 Steptoe 和 Edwards 采用自然周期获取卵母细胞完成 IVF-ET 过程，获得世界上首例活产试管婴儿 Louis Brown。1981 年，Georgeanna 和 Howard Jones 使用人绝经期促性腺激素（human menopausal gonadotropin，HMG）进行促排卵，成功获得 IVF 活产。此后，促排卵治疗在辅助生殖技术中的作用日益凸显，但促排卵治疗带来的卵巢过度刺激综合征等医源性并发症，使得临床医生意识到必须权衡临床效益和安全性，因此合理选择促排卵药物及促排卵方案是 IVF 成功的关键因素。

一、控制性促排卵的原理和原则

（一）促排卵观点的起源

不孕不育是一个延续几千年的疾病，在第一本已知的妇科医学书籍 the Kahoun papyru 中古埃及人将不孕症描述为生殖器官和消化道之间连续性的中断。西方医学之父希波克拉底也曾初步描述了不孕症的几个可能原因和潜在的治疗方法。1543 年文艺复兴时期，Vesale 出版了一本解剖学图集 Humani Bois Fabrica，其中包括了女性生殖器官的解剖横断面。1672 年，De Graaf 进一步描述了卵巢和卵泡的功能。1769 年，Morgani 提出卵泡缺失或发育不全是导致不孕症的原因之一。至此，卵泡及排卵在女性生育中的作用被初步认识。

随着 19 世纪和 20 世纪现代医学的发展，促性腺激素（gonadotropin，Gn）及其调节作用逐渐进入人们的视野。1927 年，Ascheim 和 Zondek 从孕妇的尿液中分离出人绒毛膜促性腺激素（human chorionic gonadotropin，HCG）。此后不久，在 1930 年，Cole 和 Har 发现了孕马血清促性腺激素（pregnant mare serum gonadotropin，PMSG）。促性腺激素的发现为促排卵技术的诞生提供了条件，然而，从 Gn 发现到其作为无排卵疾病的治疗方式，人类花了近 40 年的时间进行探索。在治疗之初，人们应用 PMSG 进行促排卵，但是由于种属差异，其促排卵结果不尽如人意，这更促进了人源性促性腺激素的分离和应用。1958 年，Gemzell 首次报道应用人垂体提取物（主要是卵泡刺激素）和 HCG 来诱导排卵，这项技术虽然成功地刺激了卵泡的发育，但仍存在许多问题。首先，需要 10 个垂体才可以产生足够数量的促性腺激素来维持 1 个患者 1 个周期的刺激，此外，该方法存在质量控制和传染疾病控制等问题。1964 年，Donini 从人绝经期尿液中提取足够数量的人绝经期促性腺激素（HMG），并用于卵巢刺激，为卵泡刺激素（FSH）和黄体生成素（LH）提供了一种更安全、更易获得的来源。

促排卵的发展历经 2 个世纪，并逐渐应用于辅助生殖技术，这个过程并非一帆风顺。1965 年，Robert Edwards 开始人类 IVF 的研究，最初在 IVF 周期中没有使用促排卵，全部使用自然周期。然而，考虑到获得的卵母细胞越多，怀孕的机会就越大，他们转而通过使用 HMG 来刺激卵泡的生长发育，继而用 HCG 触发排卵，腹腔镜取出成熟卵母细胞。然而，在最初的 100 余周期中都没有怀孕，因此他们重新回到自然周期 IVF。两年后，Robert Edwards 宣布第一个 IVF 婴儿的出生，那就是 Louise Brown。1981 年，Georgeanna 和 Howard Jones 再次决定使用 HMG 促排卵进行 IVF 周期，经过 13 次尝试，终于成功，获得第一例促排卵周期 IVF 出生的婴儿。Howard Jones 在回顾历史时指出"这些初步结果清楚地表明在 IVF 周期中应用控制性促排卵存在巨大优势"。

（二）自然周期卵泡募集、选择及排卵

卵泡发育是个复杂而漫长的过程，从始基卵

泡发育至窦前卵泡可能需要 9 个月以上的时间，此后，窦前卵泡继续生长发育，约 65 天后发育形成窦卵泡。卵泡发育和成熟的生理过程是控制性促排卵（controlled ovarian stimulation）的基础。

1. **卵泡募集与 FSH 阈值窗**　始基卵泡的激活又称为初始募集，是始基卵泡从休眠状态进入活跃状态，并伴随周围颗粒细胞的分化和增殖过程。始基卵泡的初始募集是持续而随机存在的，不依赖促性腺激素，而是依赖旁分泌或自分泌的多种细胞因子等调控，逐渐发育至原始卵泡、次级卵泡及窦前卵泡，在此阶段不断有卵泡发生闭锁。窦前卵泡颗粒细胞上已表达卵泡刺激素（FSH）受体、雌激素受体和雄激素受体，具备了对 FSH、雌二醇（E_2）和雄激素的反应性。在早卵泡期，即月经周期第 1~4 天（图 8-7-1），有一个短暂的 FSH 升高，超越了部分窦前卵泡生长所需要的 FSH 阈值，具有相同受体敏感度的卵泡开始生长发育，离开静止的卵泡池，开始进入具有明显特征性的生长发育轨道，这一过程称为窦卵泡募集（recruitment）。与初始卵泡募集不同的是，窦卵泡募集是周期性的并依赖 FSH 启动。正常育龄女性进入募集而继续发育的窦卵泡数目为 20~30 个，称为卵泡簇。这些卵泡在形态上无差别，均具有继续发育为成熟卵泡的潜力。募集阶段去除一个卵泡并不影响其他卵泡的发育，也不会影响排卵。

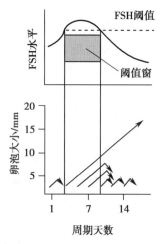

图 8-7-1　卵泡募集的 FSH 阈值窗

2. **卵泡选择和主导化**　被募集的卵泡如果不被选择为优势卵泡，就走向闭锁。月经周期的第 7 天左右，募集卵泡簇受 FSH 的刺激开始发育，某个颗粒细胞上 FSH 受体丰富的卵泡，会优先越过 FSH 阈值，发育为优势卵泡，或称主导卵泡（dominate follicle）。FSH 激活了卵泡颗粒细胞内芳香化酶活性，E_2 合成增加。升高的 E_2 及抑制素 B（inhibin B）负反馈抑制垂体 FSH 分泌，使 FSH 水平下降。FSH 水平的下降对卵泡的选择是必要的，其余卵泡的 FSH 不足以维持这些卵泡的进一步生长发育，从而走向闭锁，而这个过程称为卵泡选择（selection）。FSH 在卵泡选择和优势卵泡发育过程中起着必不可少的作用，但黄体生成素（LH）在调节优势卵泡的形成过程中也起着相当重要的作用。生长卵泡 E_2 的生成会促进卵泡细胞膜上 LH 受体表达，增加卵泡膜细胞对 LH 的敏感性，合成更多雄烯二酮提供 E_2 的底物，促进颗粒细胞芳香化酶的活性，从而进一步增加雌激素的合成以及颗粒细胞内旁分泌和自分泌因子的分泌，促进卵泡生长发育和成熟。

3. **排卵**　月经周期第 11~13 天，优势卵泡增大至直径 18mm 左右，卵泡液量急剧增加，卵泡腔增大，颗粒细胞分泌的 E_2 血清浓度可达到 250~300pg/ml，此时雌激素峰的正反馈促进下丘脑释放促性腺激素释放激素（GnRH），刺激垂体分泌 FSH 和 LH，形成 FSH/LH 峰。LH 峰使卵母细胞完成第一次减数分裂，排出第一极体，卵母细胞成熟。LH 峰的出现使排卵前卵泡产生少量孕酮。LH/FSH 峰及孕酮协同作用激活卵泡液内的蛋白酶活性，溶解卵泡壁形成薄弱点，为卵母细胞排出做好准备。LH 峰 36~40 小时后发生排卵。卵母细胞排出后的卵泡形成黄体，黄体的寿命一般为 12~14 天，所以在卵巢周期中，排卵多发生在下次月经前 14 天左右。

（三）控制性促排卵的原理

每个自然周期的优势卵泡一般只有一个达到排卵阶段，在内源性 LH 的诱发下产生卵母细胞成熟。控制性促排卵（controlled ovarian stimulation）是指通过使用促性腺激素释放激素类似物，抑制内源性的 LH 峰，给予促性腺激素（Gn）制剂刺激卵巢多枚卵泡发育和成熟，以期控制卵母细胞采集的时间，在体外获得足够数量的可移植胚胎，从而提高临床妊娠率。

根据卵泡募集和选择的机制，不同卵泡的卵泡细胞上促性腺受体量存在差异，对 FSH 敏感的阈值也有所不同,对 FSH 敏感的阈值、基础窦卵泡数目和 FSH 水平决定了卵泡募集窗的宽度和捕获优势卵泡的数量。控制性促排卵在内源性 LH 可控的条件下,外源性 FSH 结合内源性 FSH 水平,募集更多的生长卵泡"越过"FSH 敏感阈值进入优势卵泡的阶段,避免走向闭锁(图 8-7-2)。

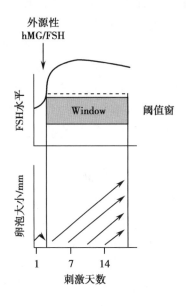

图 8-7-2 控制性促排卵 FSH 卵泡募集示意图

自然周期中,垂体分泌的 LH 在卵泡晚期呈逐渐上升趋势,促进卵泡成熟,形成峰值诱发排卵。在没有抑制内源性 LH 峰值的情况下,促性腺激素促排卵的过程中,由于多个卵泡发育,雌激素水平上升更为急剧,更早达到正反馈的浓度,在卵泡还没有成熟前,5%~20% 的患者可出现早发 LH 峰,使卵泡过早黄素化,卵母细胞质和印迹基因成熟不足,影响了卵母细胞的质量。近 30 年来,随着促性腺激素释放激素类似物的问世和应用,促排卵和卵母细胞的采集变得可控和可靠,因此大大提高了体外受精的成功率和活产率,使"试管婴儿"技术得到广泛的推广和普及。

(四)控制性促排卵的原则

控制性促排卵的过程总体上有三个关键环节:①卵巢储备和反应性评估和方案确定,根据患者年龄、体重、卵巢储备(基础内分泌水平、窦卵泡数目、血清 AMH)等进行综合评估,设计个体化的促排卵方案;②选择促排药物合适的起始剂量,根据评估个体的 FSH 阈值,确定用外源性促性腺激素剂量,实际上就是卵泡募集的窗口宽

度,预定了目标卵母细胞的数目;③适时"扳机",在卵泡群直径达标时,预示一批卵泡达到成熟阶段,适时使用 HCG 或 GnRH-a,模拟内源性的 LH 峰,促进卵母细胞成熟,在预定的时间取卵。

控制性促排卵三个环节的基本原则,就是要获得高质量的卵母细胞,同时预防并发症的发生,减少或避免卵巢过度刺激综合征(ovarian hyperstimulation syndrome,OHSS)对患者和胎儿带来的伤害。

二、常用的促排卵药物

常用的促排卵药物包括促性腺激素类药物、抗雌激素类药物、芳香化酶抑制剂等。

(一)促性腺激素类药物

促性腺激素(gonadotropin,Gn)包括卵泡刺激素(FSH)、黄体生成素(LH)和 HCG,是控制性促排卵过程中常用的药物,有天然 Gn 和基因重组 Gn。天然 Gn 包括从绝经妇女尿中提取和纯化的 HMG(FSH+LH)、FSH(u-FSH),以及从孕妇尿中提取的人绒毛膜促性腺激素(u-HCG)。重组 Gn 包括通过基因重组技术生产的 FSH(r-FSH)、黄体生成素(r-LH)和 HCG(r-HCG)。

最初应用于临床促排卵治疗的 Gn 为 HMG,是 1964 年从绝经后妇女尿液中提炼而来,但其产物的纯度较低,过敏反应和注射部位反应较多。随后人们对尿源性 Gn 进行提纯而获得高纯度尿 FSH(u-FSH)。然而尿源性产物在产量和质量上难以满足需求,并且存在传递传染病的风险。1989 年,Keene JL 等通过将 FSH 基因组转染到中国仓鼠卵巢细胞,制备了人重组 FSH,并开始应用于临床。1992 年报道了第一例应用重组人 FSH 进行卵巢刺激受孕的女性。重组人 FSH 制剂与尿源性 HMG 相比具有巨大的优势,它不仅解决了药物来源问题,而且提供了一种不受蛋白质污染的高度纯化和标称质量的产品。

1. 卵泡刺激素 卵泡刺激素(FSH)、LH、HCG 及促甲状腺素(TSH)均属于糖蛋白激素,由两个非共价结合的 α 和 β 亚基组成,它们享有相同的 α 亚基,而 β 亚基不同。FSH 的 β 亚基含有 118 位氨基酸残基,与 FSH 受体特异性相互作用,是控制性促排卵过程中最常用的药物之一。FSH 可在绝经期女性尿液中提取,也可通过基因工程

方法重组获得。

尿源性 FSH（u-FSH）是通过免疫层析法从绝经期女性尿液中提取。1983 年，首次提取出仅含 FSH 活性的产物，其中 FSH 含量仅为 5%，其余 95% 为杂质蛋白。随着纯化技术的进一步发展，选择性地去除 LH 和其他杂质蛋白，FSH 纯度达 95% 以上。但尿源性 FSH 存在感染朊病毒的风险，且药物批次间生物活性差异较大。

基因重组 FSH（r-FSH）通过基因重组技术产生，其多肽链与天然 FSH 相同，碳氢结构类似，但 r-FSH 半衰期更长，生物活性更佳。与 u-FSH 相比，r-FSH 的主要优点是：批次间稳定性好、高纯度和完全无 LH 活性、化学性能稳定和利于质量控制，能更高效地用于促排卵治疗。目前 r-FSH 主要有 α 亚基重组 FSH 和 β 亚基重组 FSH。

2. 黄体生成素　黄体生成素（LH）与 FSH 一样具有 α 和 β 两个亚基。目前我们常用的 LH 是重组人黄体生成素 α（r-hLH），每支剂量为 75IU。在低促性腺激素、性腺功能减退和高龄患者中，适当添加 r-LH 可以改善卵巢反应性。

3. 人绝经期促性腺激素　人绝经期促性腺激素（HMG）中理论上含有 1∶1 的 FSH 和 LH，最早应用于促排卵助孕，促进卵泡发育及成熟。

4. 人绒毛膜促性腺激素　人绒毛膜促性腺激素（HCG）与 FSH、LH 一样具有 α 和 β 两个亚基。LH 与 HCG 的 β 亚基基因 96% 的 DNA 序列相同。LH、HCG 与共同的受体 LH/HCG 受体结合，但 HCG 与受体的结合效能是 LH 的 6 倍，且半衰期更长。HCG 与 LH 具有类似的生理作用，可以模拟生理性的 LH 高峰而触发排卵，同时能促进和维持黄体功能。HCG β 亚基的启动子不包含类固醇激素反应元件，其分泌不受性激素负反馈的调节。在促排卵中 HCG 常用于诱发卵母细胞成熟的"扳机"，一般在注射后 35~38 小时实施卵母细胞采集。

常用的 HCG 有 u-HCG 和 r-HCG。u-HCG 从孕早期女性尿液中提取，1940 年首次获得纯化的 u-HCG，u-HCG 注射药物达峰时间为 12 小时，120 小时后降至稳定低浓度。1997 年 r-HCG 问世，为临床用药提供更多的选择。

（二）抗雌激素类药物

常用的抗雌激素类药物为氯米芬，氯米芬的主要成分是枸橼酸氯米芬（CC），是一种三苯乙烯衍生的非甾体激素。CC 是选择性雌激素受体调节剂，主要以抗雌激素特性发挥作用，通过竞争性占据下丘脑雌激素受体，负反馈促进 GnRH 以及垂体 FSH 和 LH 的分泌，促进卵泡的生长发育。除此之外，CC 还可直接作用于卵巢，增强颗粒细胞对垂体 Gn 的敏感性和芳香化酶的活性。CC 通常在月经第 2~5 天开始口服 50~100mg/d，共 5 天，也可以结合促性腺激素应用。CC 可抑制子宫内膜雌激素受体，使子宫内膜变薄，但未证明降低妊娠率。在体外受精的控制性促排卵方案中，CC 由于下丘脑的中枢抑制作用，可以控制内源性的 LH 峰，持续服用到 HCG 扳机日。

（三）芳香化酶抑制剂

芳香化酶抑制剂来曲唑（letrozole，LE）是新一代高选择性芳香化酶抑制剂，是人工合成的苄三唑类衍生物，可以有效抑制雄激素向雌激素的转化。LE 过去用于乳腺癌的内分泌治疗，近年来已成功应用为促排卵药物，其促排卵的机制主要包括：①通过抑制芳香化酶活性，减少雄激素向雌激素转化，降低雌激素水平，负反馈促进中枢 FSH 和 LH 的释放，从而促进卵泡的生长发育；②卵巢局部雄激素上调，增加窦卵泡颗粒细胞 FSH 受体敏感性，利于卵泡的募集。

LE 常在月经周期第 2~5 天开始口服，常用剂量为 2.5~5mg/d，共 5 天，可适当添加 HMG 或 FSH 联合应用。对 IVF 助孕的乳腺癌患者，LE 的低雌激素效应使其成为较安全和有效的促排卵药物。

（四）促性腺激素释放激素类似物

促性腺激素释放激素（gonadotropin-releasing hormone，GnRH）是由下丘脑促垂体区肽能神经元分泌的十肽类激素，刺激腺垂体细胞分泌 FSH 和 LH。1971 年，Schally 等成功从猪的下丘脑中分离出 GnRH，随后解析了 GnRH 的氨基酸序列（图 8-7-3）。通过将 GnRH 中的氨基酸序列进行置换或去除，可以产生激动和拮抗的不同生物学效用，统称为促性腺激素释放激素类似物。根据它们对垂体促性腺激素释放激素受体的作用性质不同分为 GnRH 激动剂（GnRH agonist，GnRH-a）和 GnRH 拮抗剂（GnRH antagonist，GnRH-ant）。

1. **促性腺激素释放激素激动剂** 促性腺激素释放激素激动剂（GnRH-a）是在天然 GnRH 基础上第 6、第 10 位以不同氨基酸、酰胺取代原来的氨基酸。这种改变使其在体内不易被内切酶裂解，稳定性大大提高，半衰期延长，与 GnRH 受体亲和力增强 50~200 倍。GnRH-a 与受体结合后，可短暂性促进垂体 FSH 和 LH 的释放，称为 flare up（一过性升高）升调节效应，首次给药后血清 FSH 浓度上升 5 倍，LH 上升 10 倍，E_2 上升 4 倍。当 GnRH-a 持续作用于受体时，GnRH 受体明显失活，继而不能对 GnRH 产生反应，FSH 和 LH 随之降低，达到所谓的垂体降调节作用，卵泡发育停滞，雌激素水平下降，用药 7~14 天达到药物性垂体 - 卵巢去势，在促排卵中抑制内源性 LH 峰的出现。停药后垂体功能可完全恢复，具有正常周期的妇女停药后月经恢复约需要 6 周。

国内常用的 GnRH-a 制剂有短效和长效制剂两种。GnRH-a 短效制剂为 0.1mg，每天皮下注射，7~14 天达到垂体降调节。GnRH-a 长效制剂为 3.75mg，皮下注射缓释剂型，7~14 天达到垂体降调节并持续释放 28 天。

2. **促性腺激素释放激素拮抗剂** 促性腺激素释放激素拮抗剂（GnRH-ant）是将天然 GnRH 十肽的第 1、第 2、第 3、第 6 和第 10 位以不同的氨基酸和酰胺取代（图 8-7-3）。GnRH-ant 与垂体 GnRH 受体竞争性结合，不发挥生物学活性，直接阻断内源性 GnRH 作用，迅速降低血清中 FSH、LH 水平，起效快、作用时间短，停药后垂体功能迅速恢复。1994 年 GnRH-ant 开始应用于 IVF 促排卵拮抗剂方案中，用于预防早发 LH 峰，避免提前排卵或黄素化。其抑制作用为剂量依赖性，不存在"flare up"作用。

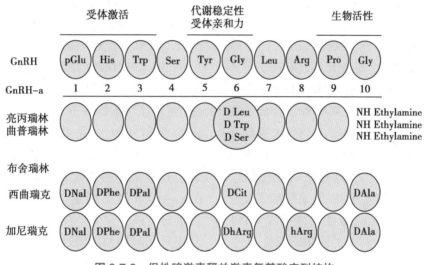

图 8-7-3 促性腺激素释放激素氨基酸序列结构

（五）促排卵的辅助药物

1. **口服避孕药** 口服避孕药（oral contraceptive，OC）自 1980 年开始应用于促排卵的预处理中，主要是利用雌孕激素对内源性 FSH 和 LH 的负反馈抑制作用，增加卵泡发育的同步性。在促排卵之前 1~3 个周期提前给予 OC 抑制卵泡发育，可以减少功能性囊肿的发生率，避免促排卵前意外妊娠；还可利用 OC 调整周期，便于控制和合理安排促排卵的时间。在促排卵前较常用的 OC 多为雌孕激素复合的短效避孕药，停药后即可妊娠，无禁忌。

但是近年来一些临床研究发现，OC 预处理与自然周期或孕激素预处理比较，妊娠率和活产率均降低，提示 OC 的预处理作用并不理想。

2. **二甲双胍** 二甲双胍是一种双胍类胰岛素增敏剂，可增强靶向组织对胰岛素的敏感性，增强组织对葡萄糖的利用率，抑制糖异生和肝糖原输出，降低小肠对葡萄糖的吸收，对改善 PCOS 的代谢异常有良好效果。PCOS 患者采用二甲双胍预处理不仅可以降低体重和改善胰岛素抵抗，而且在一定程度上降低卵巢过度刺激综合征的程度。Lo 等荟萃分析提示 IVF/ICSI 助孕的 PCOS 患者，每天服用 1~2g 二甲双胍预处理虽然不增加活产率，但可显著增加临床妊娠率并且降低

OHSS 的发生率。建议长期服用二甲双胍，一般建议确定妊娠后停药。尽管目前尚无证据表明孕早期服用二甲双胍后会增加子代出生缺陷，相关指南也建议孕早期可以常规应用二甲双胍，但是还需要更多的临床研究明确其孕期安全性。

3. 人重组生长激素 生长激素（growth hormone，GH）也可通过多种途径参与调节女性生殖过程。目前的研究证据提示生长激素可以通过以下几种途径促进卵泡的生长发育：①促进雄激素向雌激素的转化；②增加颗粒细胞对 Gn 的敏感性，促进芳香化酶合成雌激素的活性；③协同增加 LH 活性，促进小卵泡发育，抑制卵泡闭锁。GH 的应用目前尚未有统一方案，通常在促排卵周期或前个周期开始，每天 2~8IU 皮下注射至 HCG 扳机日。在卵巢低反应及高龄患者中添加 GH 可能改善卵母细胞质量，但是否能够改善 IVF 结局目前仍存在争议，尚需大样本临床研究验证。

4. 脱氢表雄酮 脱氢表雄酮（DHEA）是一种弱雄激素制剂，理论上雄激素可以有利于窦卵泡的生长和募集。动物实验和体外实验研究提示 DHEA 可能会增加卵巢局部雌激素合成的底物，有利于改善妊娠结局，但在人类尚未见到充分的证据。目前 DHEA 主要应用于卵巢低反应的患者，至少提前 6 周开始口服，25mg/ 次，3 次 / d，1~2 个月后复查睾酮水平，根据睾酮水平及患者的耐受进行调整。但 DHEA 是否能够改善 IVF 结局仍存在争议，尚需大样本的临床研究验证。

三、常用的控制性促排卵方案

控制性促排卵方案的选择是基于诱导排卵的基本原理，根据患者的年龄、卵巢储备、体重、手术史、不孕病因等个体情况，制定个体化的促排卵方案。

（一）控制性促排卵的常用方案

1. GnRH-a 方案 利用 GnRH-a 使垂体降调节，抑制内源性 LH 峰，给予外源性促性腺激素刺激卵巢，诱导目标数目的卵母细胞生长和成熟。

（1）GnRH-a 长方案：一般主要适用于卵巢储备功能正常者，于前一周期黄体期中期开始给予 GnRH-a，短效制剂或长效缓释剂型均可。注射 GnRH-a 14 天后，垂体达到降调节标准时（LH<5IU/L，E_2 ≤ 50pg/ml，子宫内膜厚度 ≤ 5mm，无卵巢功能性囊肿），给予外源性 Gn 促排卵，启动剂量 75~300U/d，根据卵巢反应性和雌激素水平递增或递减 Gn 用量，直到优势卵泡群达到成熟指标，HCG 5000 单位扳机。通常每周期平均刺激天数为 8~14 天。

GnRH-a 降调开始的时间可以是前一个黄体中期，也可以是周期的第 1~2 天，也可以是 OC 控制的任何一天，降调一般需要至少 10~14 天。长方案的优点是垂体抑制彻底，生理性卵巢囊肿发生率低，卵泡均一化较好；其缺点是垂体降调节后的低 LH 水平可能增加 Gn 刺激剂量，给药天数延长，治疗费用增加。

（2）GnRH-a 超长方案：主要适用于子宫内膜异位症、子宫腺肌症等需要通过长期低雌激素达到治疗效果的患者。方案中给予长效 GnRH-a 3.75mg 或半量降调，每 28~30 天注射，2~3 次注射后，启动 Gn 促排卵。在卵巢低反应患者因卵泡生长不良取消周期风险高。

（3）GnRH-a 短方案：主要适用于卵巢储备低下的患者。利用短效 GnRH-a 的"flare up"效应，在月经早卵泡期开始，与 Gn 协同注射，利用内源性和外源性 Gn 共同刺激卵泡发育，7~10 天后 GnRH-a 达到降调，抑制内源性 LH 峰。通常自月经周期第 2~3 天开始使用短效 GnRH-a，0.1mg/d，Gn 启动剂量为 150~300U/d，直至 HCG 扳机日。该方案优势在于对垂体抑制较浅，有效利用早卵泡期的内源性 Gn，可以减少外源性 Gn 使用剂量和天数；与长方案相比，妊娠率略低。

（4）GnRH-a 超短方案：同样利用 GnRH-a 早卵泡期的"flare up"效应，自月经周期第 2 天开始使用短效 GnRH-a，0.1mg/d，同时注射 Gn 150~300U/d，3~5 天后停用短效 GnRH-a 以减少降调抑制。主要应用于卵巢储备低下的患者。

2. GnRH-ant 方案 在卵泡发育中晚期采用 GnRH-ant，快速有效地抑制内源性 LH 峰。拮抗剂方案使用方便、促排卵时间短、Gn 用量少、无 GnRH-a 的"flare up"升调节效应，可以应用于各种卵巢储备类型的女性。其缺点在于卵泡发育均一性不及长方案。对高反应患者联合 GnRH-a 扳机可显著降低卵巢过度刺激综合征（ovarian hyperstimulation syndrome，OHSS）的发生率。

根据 GnRH-ant 用药时机分为两种：①固定给药方案，在 Gn 促排第 5~6 天加用 GnRH-ant 至 HCG 日；②灵活给药方案，当优势卵泡直径达 12~14mm，E_2>300pg/ml 时加用。固定方案容易掌握，灵活方案 Gn 使用剂量少，需要一定的经验。

3. 微刺激 / 自然周期　对于某些特殊患者：①因身体状况不适宜常规促排卵者，如恶性肿瘤的生育力保存，或者有雌激素风险的疾病；②高龄卵巢储备明显低下，如基础 FSH ≥ 10IU/L，窦卵泡数（AFC）≤ 5 个，AMH ≤ 1.2ng/ml；前次常规促排卵足量刺激后因卵巢反应差取消，或者获卵数 <1~4 枚；③常规促排卵方案反复胚胎评分极差者，可以试用微刺激 / 自然周期方案，减少促排卵药的刺激，降低卵巢氧化应激反应和过氧化物的产生，随机捕获质量好的卵母细胞。

（1）微刺激 / 温和刺激：枸橼酸氯米芬 50~100mg/d（或来曲唑 2.5~5mg/d），可与低剂量 Gn 联合使用，刺激卵泡生长。

（2）自然周期：根据月经周期卵泡监测，待卵泡自然成熟时扳机及取卵。

（二）控制性促排卵的扳机选择及时机

正确把握扳机时机是控制性促排卵的重要环节。决定扳机时机和剂量主要根据优势卵泡群的直径、数目和外周血中雌激素水平。通常，当直径 16mm 的卵泡数 >4 枚，或直径 17mm 的卵泡 >3 枚，或直径 18mm 的卵泡 >2 枚，结合血 E_2，平均每个优势卵泡达到 200~300pg/ml，适时扳机。

1. HCG　适用于所有常规方案，剂量为 4000~10 000U。采用了垂体降调节的促排卵方案，只能选择 HCG 扳机，在有 OHSS 高风险的情况下，可降低 HCG 扳机剂量。

2. GnRH-a　在 GnRH-ant 方案、氯米芬方案伴 OHSS 高风险或微刺激和自然周期方案时，可以选择 GnRH-a 扳机，常用剂量为 0.1~0.2mg。对有 OHSS 高风险的患者，使用 GnRH-a 扳机可降低 OHSS 的发生。对卵母细胞 - 卵丘细胞复合体成熟度不足，既往获卵困难的患者，可使用小剂量 HCG 1000~2000U 联合 GnRH-a 0.1~0.2mg 双扳机。

四、卵巢刺激的评估与监测

控制性促排卵是辅助生殖技术非常关键的环节，目的是获得高质量的卵母细胞，体外受精获得高评分的胚胎，最终获得妊娠和活产。控制性促排卵的过程主要包括：对卵巢储备和反应的评估和对卵巢刺激的监测。

（一）卵巢储备和反应的评估

卵巢反应性主要指卵巢对外源性 Gn 刺激的反应，分为卵巢高反应、正常反应和低反应。卵巢反应性的判断至今仍缺少统一明确的标准，需要根据患者年龄、体重、AFC、AMH 等综合评估。

1. 卵巢高反应　卵巢高反应是指卵巢对 Gn 刺激异常敏感，卵泡数目过多，OHSS 发生风险高。目前没有对高反应的统一判断标准，常见的诊断标准包括：在控制性促排卵中直径 10mm 以上卵泡 >20 个，E_2 峰值 >5 000pg/ml 和 / 或获卵数 >15 枚。易发生卵巢高反应的人群特点为年轻（年龄 <35 岁）、瘦小体型、PCOS 病史，卵巢多囊性改变（PCOM）、AMH>4.5ng/ml、既往有 OHSS 发生史。

常用对症方案：① GnRH-ant 方案，降低 Gn 启动剂量，通常 75~150IU/d，B 超和血清 E_2 监测，可用 GnRH-a 扳机，或低剂量 HCG（3 000~5 000IU）扳机；②微刺激方案，CC/LE 联合小剂量 Gn 促排卵；③未成熟卵母细胞体外成熟（IVM）方案，获取未成熟卵母细胞，体外培养成熟后行 ICSI 受精。

2. 卵巢正常反应　一般认为符合卵巢正常反应的标准为年龄 <35 岁、卵巢储备正常（1~1.4ng/ml<AMH<3.5~4.0ng/ml；6<AFC<15；FSH<10mIU/ml）；既往无因为卵巢反应原因的促排卵取消史。

常规促排卵方案均可应用，包括 GnRH-a 长方案、拮抗剂方案等其他方案。多个临床研究的荟萃分析表明在卵巢正常反应人群中，长方案的活产率优于其他促排卵方案，可能与长方案卵泡发育的均一化较好、卵母细胞质量较高、增加子宫内膜容受性有关。但拮抗剂方案可降低 OHSS 风险，冻胚复苏周期活产率高，具有使用便捷、经济等优点。

3. 卵巢低反应　卵巢低反应（poor ovarian response，POR）主要指卵巢对外源性 Gn 刺激反应不良的病理状态。2011 年，欧洲人类胚胎与生殖学会（European Society of Human Reproduction

and Embryology, ESHRE）和美国生殖医学学会（American Society for Reproductive Medicine, ASRM）共同讨论制定了 POR 诊断共识——博洛尼亚标准，满足以下 3 条中的 2 条可诊断 POR：①高龄（≥40 岁）或存在卵巢反应不良的其他危险因素；②前次 IVF 周期卵巢低反应：常规方案获卵数 ≤3 个；③卵巢储备下降（AFC<5~7 个或 AMH<0.5~1.1ng/ml）。如果无上述因素，但连续 2 个周期最大剂量的卵巢刺激方案仍出现卵巢反应不良也可诊断为 POR。其病因主要与年龄、遗传、免疫、环境因素等有关。常见人群为高龄患者、前次控制性促排卵周期 POR 患者、具有影响卵巢储备和卵巢反应性的获得性或遗传性疾病者，如卵巢手术、盆腔感染、化疗及盆腔放疗、遗传免疫性疾病和环境因素、高体重指数（BMI）者等。

常用对症方案：①增加 Gn 刺激剂量，以募集尽可能多的卵母细胞为目的，争取获得最多的可移植胚胎。对卵巢功能减退的 POR 患者，可作为第一线考虑的策略。②微刺激/自然周期方案，对于大剂量卵巢刺激无法获得妊娠、卵泡数少、卵母细胞和胚胎评分很低的患者，大量临床研究已经证明，持续大剂量的 Gn 促排卵并不能提高活产率，可选择采用微刺激/自然周期方案，等待捕获具有发育潜能的卵母细胞。

对 POR 患者助孕的其他策略还包括：添加 r-LH、联合使用 GH、使用雌激素和 DHEA 预处理、抗氧化剂应用等。目前对于 POR 患者，尚无肯定有效和理想的方案，临床结局并未见明显改善。需要综合患者的情况，选择个体化的促排卵方案，合理地采用助孕策略。

（二）卵巢刺激的监测

促排卵过程中需进行卵泡监测，其目的是观察卵巢对药物的反应，记录卵泡发育的规律和进程，适时调整用药剂量，把握扳机时机，决定取卵时间；及时识别卵巢低反应或高反应的病理情况，决定是否取消周期，预防 OHSS 的发生。主要的监测方法为阴道 B 超及性激素水平监测相结合。

1. B 超监测

（1）基础 B 超：在促排卵前必须进行阴道 B 超检查，了解卵巢及子宫的基本情况，明确无促排卵的禁忌证。主要观察双侧卵巢大小、位置、有无病理性囊肿、窦卵泡计数；子宫大小、形态、肌层、内膜形态；有无子宫肌瘤及类型、子宫腺肌病（瘤）、内膜息肉、输卵管积水等病理现象。

（2）基线 B 超：促排卵周期 Gn 启动前需进行一次基线 B 超，主要记录窦卵泡数目、内膜厚度及形态、有无功能性卵巢囊肿、是否达到降调节标准。

（3）监测 B 超：进入促排卵周期后，一般在 Gn 应用第 4~5 天开始，按照卵泡生长规律，每 1~3 天进行连续 B 超监测，观察并记录卵泡生长情况、内膜厚度、预估 OHSS 风险等，及时调整用药方案及助孕策略，适时进行扳机。在监测过程中，应同时注意子宫或卵巢原有病理改变在促排卵过程中的变化。如子宫肌瘤、腺肌瘤等有无增大、有无影响内膜、内膜息肉有无增大、出血、有无输卵管积水等情况。宫腔积液和明显的输卵管积液对 IVF-ET 成功率存在显著影响，应取消胚胎移植，行胚胎冷冻。

2. 性激素测定

（1）血 E_2 水平：血清 E_2 水平与生长卵泡的数目及其生长速度相关。重要时间点监测：①启动 Gn 时常规监测，协同 FSH、LH 评估 GnRH-a 降调节效果；②预测卵泡成熟及 OHSS 发生风险；③定期监测 E_2 水平以评估卵泡生长情况。如发现血清 E_2 水平增长缓慢，卵泡发育速度减慢，应调整 Gn 剂量。当 E_2>3 000pg/ml，或生长卵泡数超过 15 个时，应注意预防 OHSS。

（2）血 LH 水平

重要时间点监测：①启动 Gn 时常规监测，评估患者降调节效果；②当卵泡直径大于 12mm 时适时监测，观察早发 LH 峰；③扳机日常规监测，注意血 LH 水平较基础水平升高 1 倍以上提示可能出现隐匿性 LH 峰。

（3）血 FSH 水平：在 Gn 启动前监测可协助评估降调节的效果和卵巢刺激前的基础状态。促排卵过程中一般不再测量。

（4）血孕酮水平：主要用于卵泡晚期，评估是否出现孕酮（P）提前升高，对卵母细胞质量和内膜容受性有一定影响；在扳机日协同 LH 确定扳机时间。

（陈子江　孙 赟）

第八节 辅助生殖技术的并发症

一、卵巢过度刺激综合征

辅助生育技术（assisted reproductive technology，ART）迅猛发展的同时，其相关并发症也日益凸显。卵巢过度刺激综合征（ovarian hyperstimulation syndrome，OHSS）是最具潜在危险的医源性并发症之一。OHSS 是指诱导排卵药物刺激卵巢后，导致多个卵泡发育、雌激素水平过高及颗粒细胞黄素化，引起全身血管通透性增加、血液中水分进入人体第三间隙，导致血液浓缩等血流动力学改变。人绒毛膜促性腺激素（human chorionic gonadotropin，HCG）升高会加重病理进程。轻者仅表现为轻度腹胀、卵巢增大；重者表现为明显腹胀、大量腹腔积液、胸腔积液、血液浓缩、重要脏器血栓形成和功能损害，以及电解质紊乱等严

重并发症，严重者可导致死亡。在接受促排卵药物治疗的患者中，约 20% 发生不同程度的卵巢过度刺激综合征，重症者占 1%~4%。据世界卫生组织报告，一般人群在控制性超促排卵（controlled ovarian hyperstimulation，COH）过程中，中度和重度 OHSS 发病率分别是 3~6% 和 0.1~2%。在高反应人群如多囊卵巢综合征（polycystic ovary syndrome，PCOS）患者中，OHSS 发生率高达 14%~16%。治疗原则以增加胶体渗透压扩容和防止血栓形成为主，辅以对症处理和支持治疗。

（一）病理生理特点及发病机制

OHSS 大多以双侧卵巢多个卵泡发育、超生理水平的升高、卵巢体积增大、血管内皮生长因子表达增加、毛细血管通透性增加、体液和蛋白质外渗进入人体第三间隙为显著特征，从而引起一系列临床症状包括腹腔积液、胸腔积液，伴局部或全身水肿，严重者血栓形成，血管栓塞可危及患者生命（图 8-8-1，见文末彩插）。

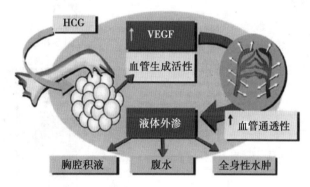

图 8-8-1 OHSS 发生的病理生理机制示意图

目前有关 OHSS 的发病机制尚无一致结论，OHSS 并不是由某种单一因素引起，而是由多种因素共同参与作用的结果，主流观点认为 OHSS 的发病机制主要是促炎介质参与了发病过程，最主要的促炎因子是血管内皮生长因子（VEGF），还有多种因子可能参与了 OHSS 的病理生理过程，如肾素 - 血管紧张素系统（RAS）、白介素（IL）、前列腺素（PG）、细胞因子（cytokine）和炎症介质（inflammatory mediators）等，这些因素协同作用后刺激卵巢内新生血管生成，增加毛细血管通透性。卵巢增大、血管渗透性增加和高凝状态是临床表现的病理生理基础。现有研究表明激发 OHSS 的关键因素在于血管功能异常，其中包括异常的血管生长和血管通透性的改变，VEGF

是 OHSS 发生、发展的主要调节因子。VEGF 具有增加毛细血管通透性、诱导新生血管生成及促进血管内皮细胞增殖、迁移等作用。色素上皮衍生因子（pigment epithelium-derived factor，PEDF）是多功能蛋白，具有抗新生血管生成、抗血管通透性及神经营养的特性，VEGF 与 PEDF 在 OHSS 发生中可能是相互拮抗的关系。

（二）临床表现

1. **症状** 患者因卵巢增大、腹腔积液，可出现不同程度的腹胀、腹痛，如合并卵巢扭转、黄体囊肿破裂出血等可出现急腹症表现。

（1）轻度：表现为胃胀、食欲差、下腹不适、沉重感或轻微下腹痛。

（2）中度：有明显下腹胀痛，可有恶心、呕吐、

口渴,偶伴腹泻,体重增加 ≥ 3kg。

（3）重度：由于大量胸、腹腔积液可导致血容量减少、血液浓缩、血液高凝状态、低血容量性休克,严重时心肺功能异常、电解质失衡、肝肾功能受损、血栓形成及出现成人呼吸窘迫综合征等。

2. 体征 精神疲倦、呼吸急促、不能平卧、胃纳差、面色苍白、出冷汗、肢端湿冷;严重者晕厥,甚至昏迷;脉搏细速、血压下降、尿少,甚至无尿。双下肢浮肿、外阴水肿甚至全身浮肿。

3. 辅助检查 B 超检查卵巢增大,直径在 5~10cm,腹腔积液直径超过 5cm。重症者卵巢增大直径超过 10cm,大量腹腔积液、胸腔积液;血常规提示白细胞计数、血细胞比容、血小板升高,尿常规提示尿比重增加;凝血常规提示 D- 二聚体升高;水电解质测定提示低钠高钾改变,肝肾功能检查提示转氨酶、尿素、肌酐升高。

（三）OHSS 诊断及分类

关于 OHSS 的诊断及分类,最早 Golan 等提出标准将 OHSS 按病情严重程度分为轻度、中度和重度。美国生殖学会发布的 OHSS 诊疗共识中提出:

1. **轻度 OHSS** 其中分为两级,Ⅰ级为轻度腹部胀痛不适,Ⅱ级为腹部胀痛基础上伴有轻度恶心、呕吐和 / 或腹泻,卵巢增大,但直径不超过 8cm。

2. **中度 OHSS** 又称为Ⅲ级,患者临床症状重于轻度 OHSS,腹部或阴道超声提示有腹水,卵巢增大明显（直径达到 8~12cm）。

3. **重度 OHSS** 也分为两级,Ⅳ级为中度 OHSS 症状难以缓解或进一步加重,严重腹痛,出现临床症状的腹水或胸水以及呼吸困难,卵巢增大（直径 >12cm）;Ⅴ级为出现低血容量改变,血液浓缩、血液黏度增加、静脉血栓,凝血功能异常,肾血流灌注量减少,尿少,肝肾功能异常和低血容量休克等。

目前临床上仍沿用这一标准。其中临床上最常见的是轻度 OHSS。Dahl Lyons 首次将 OHSS 根据发病时间分为早发型与迟发型（图 8-8-2）。发生在取卵后 9 天或以内,主要由注射外源性 HCG 诱发促卵母细胞成熟刺激卵巢引起的 OHSS,称

为早发型（early onset）OHSS（图 8-8-3）;发生在取卵后 10 天及以上,主要由妊娠早期绒毛滋养层细胞分泌的 HCG 升高诱导的 OHSS,称为迟发型（late onset）OHSS（图 8-8-4）,其中早发型常伴各种严重并发症如器官功能障碍、血栓栓塞。迟发型 OHSS 可发生于使用 HCG 促排卵或维持妊娠黄体,以及早孕期的内源性 HCG 分泌。也有文献报道自然妊娠患者继发 OHSS 的病例。临床研究表明 GnRH-a 代替 HCG 诱发排卵可以显著降低甚至完全避免早发型中、重度 OHSS 发生,但并不能避免内源性 HCG 导致的迟发型 OHSS 发生。

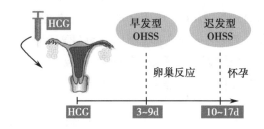

图 8-8-2 OHSS 的常见分类

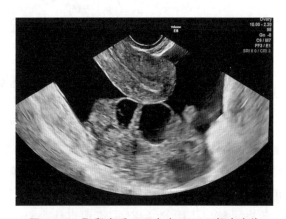

图 8-8-3 取卵术后 3 天中度 OHSS 超声声像

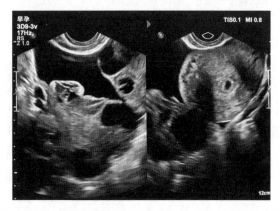

图 8-8-4 新鲜移植术后 20 天,OHSS 合并早孕超声声像

（四）防治原则及相关进展

OHSS 的预防在于早期识别高危人群,目前关于 OHSS 高危因素的判断标准尚不统一,一般包括:年轻患者(<35 岁),瘦小(BMI<22.5kg/m²),既往 OHSS 病史,过敏体质,多囊卵巢综合征,雌激素水平高(HCG 日 E₂ 值 ≥ 5 000ng/L)和大卵泡数 >20 个等,其中 AFC>14 个预测 OHSS 发生的敏感性为 0.82,特异性为 0.89;AMH>3.26ng/ml 预测 OHSS 发生的敏感性为 0.92,特异性为 0.81。2016 年 ARSM 关于 OHSS 防治指南指出:目前有相当的证据表明 PCOS、高 AMH、高雌二醇水平、多卵泡发育和获卵数多可以增加 OHSS 的风险。尽管尚缺乏公认的界值,但 AMH>3.4ng/mL,AFC>24 个或多卵泡发育大于 25 个,雌二醇水平 >3 500pg/ml,或获卵数大于 24 个均与 OHSS 发生有关。

按照各种病史特点及 COH 特征,Botros Rizk 等对 OHSS 预测的一系列指标进行总结,如表 8-8-1 所示。

表 8-8-1 OHSS 的预测指标

病史和体征
1. 既往周期发生 OHSS
2. 多囊卵巢综合征(PCOS)
3. 年轻患者
4. 体重指数(BMI)低的患者
5. 高胰岛素血症的患者
6. 有过敏史患者
卵巢刺激中
1. 超高雌激素水平,可表现为上升快及绝对值高
2. 超声发现
a. 基础超声提示卵巢多囊样改变
b. 促排卵药物使用之前使用 GnRH 后卵巢多囊样改变
c. 每侧卵巢大卵泡数目 >20 个
3. 多普勒超声提示卵巢间血流抵抗指数低
ART 助孕周期结局
1. 妊娠结局
2. 多胎妊娠

OHSS 诊断和治疗的主要原则是早期识别、及时评估和对中、重度患者的合理治疗。治疗以

RCOG 及 ARSM 指南作依据,目前主要是对症支持治疗,缺乏针对病因的治疗。"防未病"从预防医学一级预防的角度来说,对于发生 OHSS 高危患者的早期识别具有重要意义。目前普遍以 HCG 日血 E₂ 水平及获卵数作为 OHSS 发生的预测指标,但其敏感性及特异性均有限,迄今为止,尚未发现一种特异因子的检测可作为 OHSS 发病的预测指标。

21 世纪初拮抗剂方案的普及,不少学者提出了 "OHSS-free clinic" 的策略,拮抗剂方案中使用 GnRH-a 扳机结合全胚冷冻能避免 OHSS 发生,然而在温和周期、拮抗剂方案中偶然也有中、重度 OHSS 的发生,因而如何预测 OHSS 成为临床医生的难题。不少生殖中心均制定不同的措施减少 OHSS 发生,包括全胚冷冻、微刺激方案、拮抗剂方案等,如获卵数多则行全胚冷冻,取消新鲜周期移植,高危患者使用拮抗剂方案/GnRH-a 扳机/全胚冷冻方案,OHSS 发生率控制在 <1%~2%,但仍不能完全避免 OHSS 的发生。

OHSS 的治疗尚无特效方法,主要是对症支持治疗,针对中、重度 OHSS 患者的主要治疗措施包括扩容、穿刺引流胸腹水和预防血栓形成等。扩容主要是应用人血清白蛋白和羟乙基淀粉等提高血管内胶体渗透压、增加有效循环血量和改善血液高凝状态;穿刺引流腹水主要适用于腹水量过多导致明显腹胀而影响日常生活和工作,以及尿少甚至无尿等患者,它可以增加静脉回心血量和肾脏等重要脏器的血流灌注,及时纠正水电解质紊乱。中、重度 OHSS 在临床上需要高度重视。

2017 年的 *Cochrane reviews* 给出了关于 OHSS 防治的不同等级临床证据:

1. 对于 PCOS 患者,在 ART 周期之前和期间进行二甲双胍治疗(中等质量证据)。

2. 使用促性腺激素释放激素(GnRH)拮抗剂方案(中等质量证据)。

3. 赠卵周期或全胚冷冻周期使用 GnRH 激动剂(GnRH-a)扳机(中等质量证据)。

4. ART 周期中使用氯米芬行控制性卵巢刺激(低质量证据)。

5. 人绒毛膜促性腺激素(HCG)注射日或取卵日开始使用卡麦角林(低质量证据)。

6. 在 HCG 注射日或取卵日使用静脉输液

（血浆扩张剂）（非常低质量的证据）。

7. ART 周期中使用黄体酮行黄体支持（低质量证据）。

8. Coasting 方案（停促性腺激素）为可能有效的干预措施，需要进一步研究以减少 OHSS。

（五）研究现状

目前关于 OHSS 发生机制的相关研究仍在不断进行中，自 2001 年开始 VEGF 成为 OHSS 分子机制研究的核心，从胰岛素样生长因子 II（IGF-II）、E_2 水平开始，到内皮功能各种连接蛋白密封蛋白 5（claudin 5）、闭合蛋白（occludin）的研究，再到 PEDF 与 VEGF 的拮抗关系，各种炎症因子如 IL-2、IL-6、IL-8 等参与，再到多巴胺受体激动剂阻断 VEGF 受体信号通路等，最后到 HCG 拮抗剂、VEGF 受体拮抗剂、mTOR 通路抑制剂等对 VEGF 表达的影响。近 2 年微 RNA（miRNA）、长链非编码 RNA（lncRNA）在 PCOS 发生机制中的研究已有报道，还有长链非编码 RNA 调控 OHSS 的报道，kisspeptin-10 抑制 VFGF 生成。2019 年又有新报道 OHSS 患者在卵泡液（follicular fluid，FF）中具有较高的褪黑激素，以及在颗粒细胞中具有较高的金属硫蛋白 2（MT2）表达，可能被用作 OHSS 发生的有效预测因子。同时考虑到目前 OHSS 早期预测标志物特异性及准确性都比较低，将来研究方向在于筛选并确证一种能够早期预测 OHSS 发生的新型分子标志物，并以此为切入点，进一步明确 OHSS 发生的分子机制，从而为 OHSS 的诊治及药物靶点的选择提供理论指导。

二、多胎妊娠

多胎妊娠（multiple pregnancy）指的是一次妊娠宫腔内同时有两个或两个以上胎儿。近年来辅助生殖技术（ART）广泛开展，多胎妊娠发生率明显增高。正常人群中多胎妊娠发生率不到 2%，而在体外受精胚胎移植术（in vitro fertilization and embryo transfer，IVF-ET）和卵细胞质内单精子注射（intra cytophlasmic sperm injection，ICSI）等助孕周期中，多胎妊娠率可达 25%~35%。一项由美国疾病控制中心（Center for Disease Control，CDC）统计的美国 2009 年度全国 ART 数据显示：ART 子代占美国出生人口的 1% 以上，其中 ART 多胎出生率高达 30.5%，双胎出生率为 28.9%，三胎或

二胎以上出生率为 1.6%。辅助生育技术助孕导致的多胎妊娠与移植胚胎数目密切相关。多个胚胎移植会导致 ART 助孕后多胎妊娠发生率增加。因此又称为医源性多胎妊娠（iatrogenic multiple pregnancy，IMP）。多胎妊娠可显著增加母婴并发症、流产和早产的发生率、出生缺陷的发病率、围产儿患病率和死亡率，增加国家卫生资源的负担，以及家庭的经济负担。

2003 年开始国际生殖医学学术组织已经将双胎及以上妊娠界定为辅助生殖技术的并发症，提倡单胎、足月、活产是评价辅助生殖技术成功的标准。2012 年在大量循证证据支持下广泛推广单胚胎移植，并提出在不降低活产率的前提下，将多胎妊娠率降至 15% 以下。近年来，大多数国家已经正式制定了指南和规范，提倡单胚胎移植。许多发达国家甚至立法，推行单胚胎移植策略，以提高母婴安全和健康水平。目前我国《人类辅助生殖技术规范》规定 35 岁以下妇女第一个 IVF 周期移植胚胎数不得超过 2 个。对于多胎妊娠者，可在孕早或孕中期施行胚胎减灭术补救，以期改善围产期结局。

（一）形成机制

多胎妊娠是人类妊娠中的一种特殊现象，以双胎多见，三胎少见，四胎及四胎以上妊娠罕见，三胎及以上的妊娠称为高序多胎妊娠。B 超是目前早期诊断多胎妊娠最主要的方法，孕 6 周时可观察到多个妊娠囊，其后 1~2 周，妊娠囊中可探查到胎芽及搏动的胎心，孕 11 周时可显示胎头声像，多胎妊娠可出现两个或两个以上胎头。可从受精卵分裂的不同时间判断多胎妊娠的形成与种类。

1. 异卵双胎（dizygotic twin）占双胎妊娠的 70%，与应用促排卵药物、多胚胎移植及遗传因素有关。同期复卵（superfecundation）是两个卵子在短时间内不同时间受精而形成的双卵双胎，精子可来自不同的男性。促排卵和辅助生殖技术是主要的诱导因素。

2. 双卵双胎（monozygotic twin）占双胎妊娠的 30%，形成原因不明，不受种族、遗传、年龄、胎次的影响。辅助生殖技术囊胚的双卵双胎发生率为 2%~3%，共有 4 种类型：

（1）分裂发生在桑葚胚期（早期胚泡）相当

于受精后 3 日内,双绒毛膜双羊膜囊单卵双胎占单卵双胎的 30%。

（2）分裂发生在受精后第 4~8 日,胚胎已分化出滋养层细胞,羊膜囊尚未形成。单绒毛膜双羊膜囊单卵双胎约占单卵双胎的 68%。

（3）分裂发生在受精后第 9~13 日,羊膜囊已形成,单绒毛膜单羊膜囊单卵双胎,占单卵双胎的 1%~2%。

（4）分裂发生在受精第 13 日后,原始胚盘已经形成,胚体不能完全分裂成 2 个,形成不同形式的联体儿,极其罕见,寄生胎也是其中一种形式。连体双胎发生率约为单卵双胎的 1/1500。

3. 三胎妊娠（triplet pregnancy）可以表现为三绒毛膜三羊膜囊三胎妊娠、双绒毛膜三羊膜囊三胎妊娠、单绒毛膜三羊膜囊三胎妊娠等。

4. 多胎妊娠（multiple pregnancy）可以为各种表现的复杂性多胎,如双绒毛膜双羊膜囊五胎妊娠等罕见病例。

多胎妊娠发生可能受多种因素影响,如种族、遗传、孕妇年龄与产次、环境因素与医源性因素等。本节主要讨论医源性多胎妊娠,也是最重要的辅助生育技术并发症之一。

（二）多胎妊娠的母婴风险

多胎妊娠早产的风险增加 6 倍,32 周前早产的风险增加 13 倍,因早产并发症导致死产的风险增加约 5 倍,新生儿死亡的风险增加 6 倍,并增加新生儿和婴儿近期和远期的发病率,如胎儿早产、低体重儿、极低体重儿、脑瘫、学习障碍、语言发展缓慢、行为困难、慢性肺病、发育迟缓和死亡的风险增加。学者 Yokoyama 等曾报道,双胎、三胎、四胎妊娠中至少有 1 个胎儿发生脑性瘫痪等疾病的风险分别为 7.4%、21.6% 和 50.0%。早产儿的后期诊治也是较大的经济负担,治疗费用至少是足月婴儿的 10 倍以上。多胎妊娠的不良结局与妊娠囊数量相关,双胎妊娠的围产儿死亡率较单胎妊娠增高 4 倍,三胎妊娠增高 6 倍。

多胎妊娠母体的并发症较单胎妊娠增加 7 倍,包括妊娠剧吐、妊娠期糖尿病、高血压、贫血、出血、剖宫产、产后抑郁症等。妊娠期高血压的发生与总胎儿数成正比,单胎为 6.5%、双胎为 12.7%、三胎为 20%。高龄孕妇多胎妊娠的并发症发生率更高,包括贫血、早产、高血压、血栓性静脉炎和产后出血等。

不同类型的多胎妊娠围产期风险也有差异。研究结果显示,在同年龄患者中,双绒毛膜双胎胎儿畸形的发生率是单胎妊娠的 2 倍,而单绒毛膜双胎中所有结构异常的发生率是双绒毛膜双胎的 2 倍。单绒毛膜双胎由于胎盘存在血管交通吻合支的特点可导致孕产妇和围产儿多种特有的并发症,如双胎输血综合征（twin to twin transfusion syndrome,TTTS）、双胎动脉反向灌注序列征（twin reversed arterial perfusion sequence,TRAP）、选择性胎儿生长受限（selective fetal growth restriction,sFGR）及胎儿畸形等。单绒毛膜双胎妊娠胎死宫内的风险是双绒毛膜双胎的 3.6 倍,围产期发病率和死亡率是双绒毛膜双胎的 3~5 倍,是单胎妊娠的 4 倍;在孕 24 周前发生流产的风险是双绒毛膜双胎的 9.18 倍,存活儿神经系统疾病发病率分别为双绒毛膜双胎的 3~9 倍和单胎妊娠的 25~30 倍。

2017 年的一篇荟萃分析指出,三胎妊娠减胎术后的双胎妊娠比未减胎的三胎妊娠有更好的妊娠结局。建议一级预防措施包括 ART 治疗中的单胚胎移植是主要措施,多胎妊娠减胎术可以作为减少围产期并发症及死亡率的补救措施。

（三）诊断及分类

孕早期及中期的超声检查是诊断多胎妊娠最准确的方法,在妊娠早期以阴道超声更好,最好选在孕 11 周之前。

多胎妊娠中 98% 为双胎妊娠。单卵双胎为单个受精卵分裂生长成为两个胎儿,所以遗传物质相同。单卵双胎包括双绒毛膜双羊膜囊双胎（dichorionic diamniotic,DCDA）（图 8-8-5）、单绒毛膜双羊膜囊双胎（monochorionic diamniotic,MCDA）、单绒毛膜单羊膜囊双胎（monochorionic monoamniotic,MCDA）及连体双胎。妊娠早、中期（妊娠 6~14 周）超声检查发现为多胎妊娠时,应该进行绒毛膜性的判断。早孕期妊娠囊清晰可见,所见妊娠囊数目等于绒毛膜数目。大部分情况下卵黄囊的数量可用以判断多胎妊娠的羊膜囊性。绝大多数双卵双胎为双绒毛膜双羊膜囊双胎。单卵双胎的声像特征为可见两个妊娠囊,两个妊娠囊间隔比较薄,仅由两层羊膜组成,呈条状中回声。除此之外,复杂性多胎妊娠还包括单绒毛膜三羊膜囊（monochorionic monoamniotic,MCTA）三胎（图 8-8-6）、双绒毛膜三羊膜囊（dichorionic triamniotic, DCTA）三胎等。

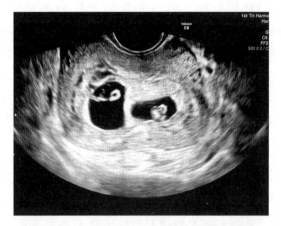

图 8-8-5 双绒毛膜双羊膜囊双胎妊娠超声声像

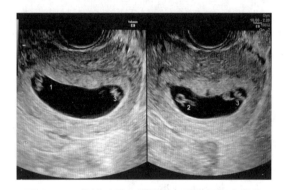

图 8-8-6 单绒毛膜三羊膜囊三胎妊娠超声声像

（四）处理原则及进展

多胎妊娠减胎术（multifetal pregnancy reduction, MFPR）是发生多胎妊娠后的补救措施，是指在多胎妊娠时选择性或非选择性减少一定数量的胚胎，是改善医源性多胎妊娠结局的重要手段。2003 年 10 月我国卫生部修订实施的《人类辅助生殖技术规范》中明确规定，"对于多胎妊娠必须实施减胎术，避免双胎，严禁三胎和三胎以上的妊娠分娩"。国内的生殖中心一般都严格遵守这一规范，致力于减少多胎妊娠的发生。

MFPR 已被证明是治疗多胎妊娠及其并发症的有效方法，常用的方法有：①经阴道负压吸引、机械破坏法；②被减胎儿心脏注射 10% 氯化钾和利多卡因；③被减胎儿心脏穿刺；④羊膜腔内注射高渗盐水。手术路径包括经阴道和经腹部操作，对于孕 6~8 周多胎妊娠可采用经阴道减胎术，确定穿刺针尖位于胚胎内后机械破坏或负压抽吸；对于孕 8~10 周者，可采用经阴道穿刺胚胎心脏向其注入 10% 氯化钾注射液 0.6~2ml 直至胎心消失。孕中、晚期非单绒毛膜双胎可采用经腹部药物注射减胎；孕 15 周以上的含单绒毛膜双胎的多胎妊娠可采用射频消融减胎术。随着胎儿镜的应用和胎儿医学的发展，对复杂性单绒毛膜双胎减胎方法还包括胎儿镜下脐带血管栓塞或结扎、单极电凝、双极电凝、激光凝固、射频消融、微波消融等。

2016 年中华医学会生殖医学分会制定了《多胎妊娠减胎术操作规范（2016）》。由于多胎妊娠存在自然减胎的可能，一般可将多胎妊娠经减胎术保留双胎；对于高龄孕妇、瘢痕子宫、子宫畸形、宫颈功能不全、三胎妊娠中含有单绒毛膜双胎或孕妇合并其他疾病等患者，应该减为单胎；对于具有高危因素（反复早期自然流产、遗传病家族史或分娩遗传病胎儿风险）的多胎妊娠患者，可期待至孕中期初步除外胎儿畸形等异常后择期行经腹途径的选择性多胎妊娠减胎术。

（五）防治现状

多胎妊娠与 ART 助孕移植胚胎数目密切相关，为了提高每移植周期的妊娠率，增加移植胚胎数目成为主要措施。随着多胎妊娠各种并发症及风险的日益凸显，单胚胎移植逐渐被推行。2013 年一项单中心的回顾性研究结果展示了选择性单胚胎移植推行 10 年的分析结果。从 2002 年开始对 35 岁以下第一或第二周期有至少两个 D3 优质胚胎的患者进行单胚胎移植。2010 年累计分娩率达到 27.3%，多胎妊娠率显著下降。从 2001 年的 30% 降至 2010 年的 7.9%。平均移植胚胎数从同期的 2.29 降至 1.55。第一周期 IVF 行选择性单胚胎移植（elective single embryo transfer, eSET）占 85%，第二周期占 34.4%。为了保证临床妊娠率不受影响，如何提高种植率成为新的课题。有学者提出在评价胚胎的质量上应该更加准确，不单纯限于胚胎形态学上的评估，应进一步深入到胚胎相关的生物化学、分子学方面。近来，许多文献报道，可以利用代谢组学、精准医学的方法，准确测定精液、卵泡液以及胚胎培养液中的代谢物质，如葡萄糖、氨基酸、蛋白质、丙酮酸、活性氧、游离 DNA（cell free DNA）、miRNA 以及特定的小分子物质等，充分利用这些小分子的特性来评价配子和胚胎的质量,并依据标准优选一个胚胎移植,达到既提高妊娠率又降低多胎妊娠风险的目的。另外,完善胚胎植入前遗传学检测(preimplantation genetic testing, PGT)不仅可以挑选单个高质量胚胎移植,降低遗传性疾病风险,而且还可提前避免多胎妊娠的发生。

多胎妊娠属于高危妊娠,多胎妊娠减胎术是一种补救措施,可改善妊娠结局,降低多胎妊娠的围产期并发症和母婴死亡率,从而提高最终活产率。目前通过控制胚胎移植数目及单胚胎移植可以有效降低多胎妊娠率。医源性多胎妊娠重在预防,2015 年我国的专家共识推荐:要严格掌握促排卵治疗的适应证、严格掌握促排卵药物的使用,对于诱导排卵有 3 枚以上优势卵泡(卵泡直径 ≥ 14mm)时,建议取消治疗周期,并严格避孕,避免发生多胎妊娠;随着辅助生殖技术的不断提高,临床妊娠率可达 50% 左右,应严格控制体外受精胚胎移植术的移植胚胎数,建议移植胚胎数目不超过 2 个,鼓励选择性单胚胎移植。

（杨冬梓）

三、取卵手术并发症

经阴道超声引导下穿刺取卵术是目前应用最广泛的取卵手术,它的安全性已经得到了广泛的认可,但其为非直观操作,取卵时穿刺针必须经过阴道壁及卵巢,还有可能经过子宫颈、子宫体、膀胱、直肠和其他盆腔脏器,以及损伤盆腔静脉丛可能,因此,在临床工作中取卵术中、术后仍存在并发症的风险,主要有出血、感染、腹腔脏器损伤等。

（一）取卵后出血

阴道超声引导下卵巢穿刺取卵术造成的出血并发症主要包括阴道出血及腹腔内出血两种。

1. 出血原因

（1）阴道出血:常见原因是由于阴道壁、宫颈穿刺点出血,或穿刺针经过阴道壁血管引起,少数由于穿刺针针尖划伤阴道壁或宫颈引起。发生率在 1.4%~18.4%,其中阴道出血大于 100ml 约占 0.8%。

（2）腹腔内出血:发生率为 0.02%~1.3%,虽然很低,但若未及时发现,有失血性休克甚至危及生命的可能。盆、腹腔内出血的原因主要为:①卵巢表面穿刺点出血、卵巢内血肿形成、穿刺针划伤卵巢或盆、腹腔内其他脏器或腹膜表层。②操作者误将血管的 B 超横切面当成卵泡,穿刺针误入血管造成大出血。除了操作人员自身超声诊断学知识不足和技术不够熟练外,既往有盆、腹腔手术史或慢性盆腔炎的患者易发生盆腔内粘连,导致盆腔内脏器解剖位置变异,如卵巢位置高、卵巢和盆腔内器官粘连,也是高危因素。③患者自身患有某些血液系统疾病,如特发性血小板减少性紫癜、再生障碍性贫血、血友病等,也可致手术中穿刺部位凝血障碍,造成腹腔内出血。因此,进行辅助生殖治疗前,需对患者全身情况进行评估,排除取卵手术禁忌证。④患者因疼痛或恐惧突然改变体位。⑤穿刺针受力弯曲后改变方向或重新定位准备取卵时。⑥术中穿刺针反复进出卵巢、盆腔和阴道壁。

2. 临床表现　阴道出血患者通常主诉明显。取卵术后盆、腹腔内出血的临床症状最常见的为急腹症,一般在取卵术后 4 小时内出现症状和体征。膀胱出血表现为血尿、排尿困难、尿痛,重者伴有失血性休克。腹腔内大出血引起的症状表现为持续性下腹部胀痛,按压腹部疼痛加重,如平卧位血液刺激膈肌可表现出肩背部疼痛,如坐立位血液积聚于直肠子宫陷凹可表现出肛门坠胀、里急后重感。部分患者由于盆腔内血液的刺激可表现出恶心、呕吐、腹泻等消化道症状。查体时腹腔内出血多者可见腹部膨隆,如后腹膜出血可于腰背部出现蓝紫色瘀斑,伴有下腹部压痛及反跳痛,可伴有肌紧张,叩诊时移动性浊音阳性。如内出血进一步加剧可引起失血性休克,表现为皮肤苍白、四肢厥冷、心动过速(或严重心动过缓)、呼吸急促、胸闷、黑蒙、外周静脉不充盈、尿量减少、神志改变、血压下降等。腹膜后出血和血肿患者的症状和体征往往不典型,容易漏诊。

辅助检查包括:①实验室血常规检查提示血红蛋白进行性下降,白细胞计数由于血液浓缩而上升。②B 超检查提示盆腹腔积液,出血量大时可在两侧髂窝、脾肾隐窝和肝肾隐窝观察到积液。如阔韧带内出血可于超声图像中表现出团状回声。膀胱出血可表现为膀胱内大血块充盈。③如后腹膜出血可行 CT 或 MRI 检查。④如腹腔穿刺或阴道后穹隆穿刺抽出不凝血液,则有助于明确诊断。⑤低血容量,在急性失血后的短时间内,体液移动可能还不明显,尤其是多卵泡发育伴随的高雌激素水平会引起血液浓缩,导致出血早期血红蛋白下降不明显,难以通过血液检测指标反映出来,干扰临床医生及时做出判断及处理。

3. 诊断　取卵术后阴道出血不难诊断;膀胱内出血可根据持续血尿和排尿困难做出诊断;取卵术后腹腔出血可依据术后数24小时内出现持续性且无法缓解的腹痛、肩背部疼痛、心悸、胸闷等临床表现,腹膜刺激体征,血红蛋白进行性下降,B超提示盆腔积液,腹腔穿刺或阴道后穹隆穿刺抽出不凝血液可做出诊断。

4. 处理

（1）阴道出血:少量阴道流血只需按压止血观察,中等量的阴道出血可采取阴道纱布填塞,2小时或24小时后取出或用血管钳准确钳夹活动性出血的小动脉,而大量的阴道流血纱布填塞无效或钳夹困难者则需要缝合止血。

（2）盆、腹腔内出血:首选保守治疗,患者卧床休息,观察腹痛、心悸、胸闷等主诉,注意血压、脉搏、呼吸等生命体征,观察患者24小时出入量,动态监测血常规观察血红蛋白变化,密切随访超声检查观察盆腹腔积液量的变化。必要时可给予止血药（如氨甲环酸类、立芷雪等药物促进凝血）,以及补液输血等对症处理。

值得注意的是,多卵泡发育伴随的高雌激素水平也会引起血液高凝状态,过多的止血药物处理可能引起血栓形成,从而导致血栓相关疾病。在保守治疗过程中,若患者症状加剧、生命体征不平稳、血红蛋白持续下降、腹腔内出血持续增多,需行腹腔镜下或经腹探查止血。由于超排卵作用,卵巢体积增大,组织脆而易碎,处理卵巢时必须十分小心。对于难以止血危及生命的病例,可以行腹膜后髂血管止血,或放射介入下选择性动脉栓塞术。

5. 预防　首先是预防和避免出血,措施包括:①取卵手术前常规检查血小板计数和凝血功能;②手术中注意避开血管的位置,对于超声屏幕中的圆形无回声区,需要改变探头方向再次探查,明确其是否为血管断面图像;③优化进针的途径,争取单次序贯进入多个卵泡抽吸,避免穿刺针反复进出卵巢、盆腔和阴道壁,避免从阴道侧穹隆进针;④尽量选择直径小的穿刺针以减少组织损伤;⑤对于位置距离探头较远的卵巢要特别当心,必要时可改为腹部进针取卵。

（二）取卵术后感染

阴道超声引导下卵巢穿刺取卵术后盆腔感染的发生率较低,各项研究报道的差异较大:0.25%~0.6%,远低于取卵术后出血。阴道超声引导下穿刺取卵术后并发感染主要包括盆腔炎、输卵管卵巢脓肿、腹膜炎、术后不明原因发热及骨髓炎等,其中输卵管卵巢脓肿报道最多,盆腔脓肿形成是术后感染最严重的情况之一。

1. 病因　术后发生盆腔感染的主要原因包括:①阴道微生物卵巢的直接接种。穿刺针经过宫颈、阴道时将污染物通过阴道带入卵巢,引起附件的炎症。②原来存在的隐匿慢性盆腔炎症的激活。接受 IVF 治疗的患者,尤其是输卵管性不孕的患者,本身即存在生殖器官或盆腔慢性的炎症,经阴道取卵术使感染复发的危险升高。取卵术的同时穿刺卵巢内膜异位囊肿或输卵管积水易引起盆腔炎。③肠道的穿刺损伤。取卵后盆腔炎偶尔也见于穿刺损伤肠管所致。

2. 临床表现　术后发生感染的时间大多在取卵术的 2~3 天后,取决于细菌的种类、致病性、接种的量,是直接污染还是通过组织的扩散。脓肿形成需要的时间较长,一般在 3 周之内,最长的报道为术后 56 天。脓肿形成多继发于子宫内膜异位症 / 卵巢内膜囊肿患者。临床症状主要为发热、持续性下腹痛、阴道分泌物异常,少数患者高热、寒战、头痛。若发展为腹膜炎,可表现出消化系统症状如恶心、呕吐、腹胀、腹泻等。伴有泌尿系统感染者可有尿频、尿急、尿痛症状。患者之间体征差异较大,轻者可无明显异常发现,严重感染的患者呈急性病容,体温及心率升高,查体时下腹部有压痛及反跳痛,可伴有肌紧张,部分患者腹胀,肠鸣音减弱或消失。妇科检查可见阴道脓性分泌物,伴异味;宫颈举痛;宫体稍大,压痛,活动受限;子宫两侧压痛明显,宫旁可及增粗的输卵管,若形成输卵管积脓或输卵管卵巢脓肿,可触及压痛性包块,不活动。严重者可引起感染性休克表现。

辅助检查:实验室血常规检查提示白细胞计数升高,中性粒细胞比值上升,C 反应蛋白（CRP）及红细胞沉降率（ESR）升高,阴道分泌物湿片可见大量白细胞,输卵管积脓或输卵管卵巢脓肿者超声或磁共振检查可见子宫旁异常回声包块,宫颈分泌物病原体培养＋药敏试验有助于明确病原体的种类及相应的敏感药物。子宫内膜活检可提示子宫内膜炎,腹腔镜检查可直接观察是否存在输卵管积脓或输卵管卵巢脓肿等异常,但对于轻度输卵管炎的诊断准确性较低,对仅有子宫内膜炎的患者无诊断价值。

3. 诊断和鉴别诊断　根据病史、症状、体征及实验室检查可做出初步诊断,如取卵术后患者出现无法缓解的下腹痛,并可排除其他引起下腹痛的原因,妇科检查出现子宫颈举痛、宫体压痛或附件区压痛,即可给予经验性抗生素治疗。在明确感染的诊断后,需进一步明确病原体。应与取卵后腹腔内出血、脏器损伤、卵巢扭转或破裂、急性阑尾炎等急症相鉴别。

4. 处理

（1）支持疗法:半卧位使脓液积聚于直肠子宫陷凹而使炎症局限,给予高热量、高蛋白流质或半流质,适当补液,高热时物理降温。

（2）药物治疗:足量广谱抗生素,常需静脉滴注。依据宫颈分泌物或腹腔镜手术中感染部位分泌物的病原体培养及药敏结果调整药物。

（3）手术治疗:脓肿药物治疗无效、脓肿持续存在及脓肿破裂的患者需要手术治疗。

（4）中药治疗:主要为清热解毒、活血化瘀药物。

（5）取消周期:盆腔感染不仅显著降低 IVF-ET 的成功率,并且影响患者自身的健康。一旦确诊盆腔感染,取消周期中的后续步骤。若已经完成取卵手术,则冷冻保存所有胚胎,待炎症控制后再行胚胎移植术。

5. 预防

（1）手术前生理盐水冲洗阴道,手术时注意清洁及冲洗外阴、阴道、宫颈。

（2）穿刺吸取卵泡液时,注意收集管不要太满,以免发生污染而引起感染。

（3）严格无菌手术操作。

（4）尽量减少阴道穿刺次数,避免损伤肠管。

（5）取卵术中不要同时穿刺子宫内膜囊肿。

（6）术后常规预防性应用抗生素,对于高危人群应加强抗生素应用。

（三）取卵术后脏器损伤

经阴道取卵术并发症中脏器损伤相对少见。脏器受损的原因与盆腔内脏器解剖位置变异、盆腹腔严重粘连及技术操作不熟练等有关。对于有子宫内膜异位症、盆腔粘连及多次卵巢穿刺病史的患者,取卵术中造成损伤脏器的风险增加,术中注意卵巢周围脏器位置,对于部分取卵困难者,可应用腹部 B 型超声引导下穿刺取卵。对于术后主诉下腹痛的患者除外考虑为卵巢扭转损伤、出血的可能性,也要考虑到盆腔其他脏器损伤的可能。临床上常见的受损脏器为位于双侧卵巢附近的膀胱、子宫、肠管和输尿管等。

1. 膀胱损伤　现在所用取卵针一般为 17G 或更细,经膀胱穿刺孔小,多能迅速闭合不出现临床症状,仅当穿刺膀胱血管时出现肉眼血尿。取卵术后血尿发生率约为 0.1%,一般于术后数小时出现一过性肉眼血尿,当出血较多时血凝块堵塞尿道会出现排尿困难或尿潴留等症状。术前排空膀胱可降低损伤发生率。B 超提示膀胱腔内异常回声,膀胱镜检查能准确诊断出血部位。

依据取卵术后数小时出现肉眼血尿、排尿困难或尿潴留等临床表现及辅助检查不难诊断膀胱损伤。

处理:①术后多饮水、多排尿;②术后注意观察肉眼血尿,必要时留置导尿管,持续膀胱冲洗,并予以抗生素预防感染;③若保守治疗失败,可予以膀胱镜止血。

2. 子宫损伤　穿刺取卵时尽量避开子宫体及宫旁血管,最大可能避免穿刺针损伤子宫肌层和内膜。如果不可避免,尽量经过宫底的前后壁,远离子宫旁血管,一般无需特殊处理,必要时可给予子宫收缩剂及抗生素预防感染,保守治疗无效需手术止血。若穿透子宫内膜,酌情取消本周期新鲜胚胎移植。

3. 肠管损伤　因为取卵针纤细,引起的肠管创面极小可以达到自愈,而且肠管损伤临床诊断较困难,故临床报道不多。有文献报道取卵针损伤阑尾而引起急性阑尾炎的临床病例。若诊断为脏器损伤,要尽早明确损伤部位,尽早处理,防止严重的并发症,绝大多数脏器损伤可经保守治疗得到治愈。术中避免经过肠管样回声穿刺可降低损伤发生率。

临床表现为手术后数小时出现持续性并且逐渐加重的急腹症症状。腹痛、恶心、呕吐，严重者出现发热、休克。查体可发现腹部典型的腹膜刺激征，包括肌紧张、腹部压痛及反跳痛等，移动性浊音阳性，肠鸣音亢进。腹部超声检查可见盆腔积液，肠管扩张，腹部立位片可见膈下游离气体。血常规检查白细胞计数及中性粒细胞比值升高，CRP 及 ESR 上升。

依据手术后出现急腹症症状，查体表现出典型腹膜刺激征、移动性浊音阳性、肠鸣音亢进，以及辅助检查可明确诊断。

治疗原则：①对于可疑肠管穿刺伤，但急腹症症状不严重、生命体征平稳的患者，可住院严密观察；禁食、禁饮、加强静脉营养；②同时静脉应用广谱抗生素预防感染；③对于症状严重并且典型的患者，立即进行手术准备，充分备血，胃管引流，禁食、禁饮、加强静脉营养；④术前静脉滴注广谱抗生素预防感染。

4. 输尿管损伤 输尿管损伤的报道极少见。损伤类型可为急性输尿管梗阻（acute ureteral obstruction）（考虑血肿压迫或损伤处血凝块梗阻）和输尿管阴道瘘（uretero-vaginal fistula）（继发于输尿管损伤）。避免从阴道前穹隆两侧进针，可降低损伤发生率。

临床表现为取卵术后数小时至十余天后出现腹痛，有时放射至腰部，发热、排尿困难、血尿等，严重者出现肾积水、失血性休克。查体出现腹部局部肌紧张、腹部压痛和反跳痛。导尿见血尿和血块。辅助检查包括 B 超、盆腔磁共振成像（MRI）或盆腔计算机体层扫描（CT）、静脉肾盂造影或者逆行膀胱造影、膀胱镜及输尿管镜检查。

依据取卵术后出现腹痛、腰痛、发热、排尿困难、血尿等症状，查体表现为腹膜刺激征以及辅助检查可诊断膀胱损伤。

治疗原则：①住院密切观察，监测生命体征，记录 24 小时出入量，镇痛对症处理。②留置导尿。③预防性静脉应用抗生素预防感染。④对于持续血尿的患者可采用膀胱镜探查，镜下观察输尿管开口，可用输尿管镜或导管探查输尿管，判断是否有血栓栓塞梗阻。探查明确诊断后，可在镜下放置输尿管支架。之后择期再次膀胱镜检查，取出输尿管支架。⑤子宫内膜异位症合并严重盆腔粘连的患者可出现输尿管狭窄并引发输尿管上段扩张和肾盂积水，需请泌尿外科进行输尿管修复成形术。

四、卵巢扭转

卵巢扭转的临床表现经常是非特异性的，因此常导致误诊和手术治疗的延误。促排卵导致卵巢体积增大是卵巢扭转的高危因素，而 OHSS 和妊娠使风险进一步增加。育龄妇女中发生率约 0.099‰，IVF 后卵巢扭转的发生率为 0.08%~0.13%。

1. 病因病理 促排卵后增大的卵巢重量和体积发生了改变，易发生卵巢蒂扭转。中等程度增大的卵巢往往与扭转的发生相关。卵巢扭转通常与输卵管、血管蒂一起围绕阔韧带发生扭转，但在少数病例中卵巢围绕卵巢系膜扭转，输卵管围绕输卵管系膜扭转。80% 的扭转发生于单侧，其中右侧卵巢扭转较为常见。

2. 临床表现 任何年龄段的女性，出现一侧或者双下腹疼痛，特别是合并盆腔肿块时，均不能排除附件扭转的可能。主要表现为突发（往往在运动或其他快速移动中）、剧烈的单侧下腹痛，数小时内间歇性加重，也有慢性腹痛患者疼痛持续时间延长。疼痛通常位于扭转侧，约 25% 的患者可表现为双侧下腹疼痛，常放射至背部、盆腔或大腿。一般为尖锐的刺痛，相对少的表现为痉挛痛。约 70% 以上的患者伴有恶心、呕吐，与胃肠道来源的疼痛相似。伴有发热提示卵巢组织坏死可能。查体时有明显的下腹部压痛，可伴腹部紧张或反跳痛，妇科检查时可触及增大的盆腔包块，子宫与盆腔包块连接处压痛明显。

3. 辅助检查 诊断性超声是首选的检查，超声提示卵巢血供缺乏是卵巢扭转的一个预测指标。卵巢血供异常诊断卵巢扭转的敏感性和特异性分别为 44% 和 92%，阳性预测值和阴性预测值分别为 78% 和 71%。但正常的多普勒图像不能作为排除诊断的依据。当超声结果无法诊断时，CT 和 MRI 可作为备选检查。实验室检查可出现白细胞增多。血浆 D- 二聚体在卵巢扭转时升高，切点为 0.65mg/ml，诊断卵巢扭转的敏感性为 71.4%，特异性为 85%。

4. 诊断和鉴别诊断 卵巢扭转术前往往难

以准确诊断,确诊率不到50%。在诊断过程中遗漏卵巢扭转不常见但后果严重,对于有卵巢扭转高危因素(如卵巢肿块、前次盆腔手术、促排卵后或妊娠)的腹痛患者,需首先考虑卵巢扭转。因为卵巢扭转漏诊后存在卵巢坏死、血栓等风险,因此结合病史、体格检查、辅助检查做出早期且明确的诊断并及时手术复位是非常有必要的。

卵巢扭转因其临床表现和检查指标的多样性,需与阑尾炎、尿路感染、异位妊娠、子宫内膜异位症、肾结石、卵巢肿瘤、盆腔炎性疾病、肠道梗阻、输卵管卵巢囊肿、输尿管结石等鉴别。

5. **处理原则** 无论是确诊还是可疑卵巢扭转者,均需收住入院观察,复位扭转的卵巢是卵巢扭转首选的处理。近期的数据支持对出血、梗死、坏死的扭转附件可以小心尝试复位,因为卵巢往往在急性损伤后仍有生命力,有可能恢复功能,附件的大体外观不是组织生存力的可靠指标。即使扭转卵巢表现坏死、出血或蓝黑色外观,复位可保护90%以上的卵巢。近期的研究也提示血栓脱落风险与复位过程不相关,因此鼓励进行保守手术,在复位扭转卵巢的同时可行卵巢固定术固定卵巢,以降低再次扭转风险,妊娠妇女中扭转的复发率为19.5%,非妊娠妇女中为9.1%。复位后,建议继续观察24小时。与开腹手术相比腹腔镜手术创伤小、恢复快、住院时间短。

对于IVF治疗过程中取卵前发生的扭转可先行经阴道B超下取卵,通过穿刺卵泡,缩小卵巢体积和质量,使之恢复至正常解剖位置。如取卵后症状无缓解,可进一步行腹腔镜下扭转附件复位。与促排卵相关的卵巢扭转中有不少是部分性扭转而非完全性扭转,部分改变体位后疼痛消失的患者,也可保守治疗,随着卵巢体积缩小,可自然复位。但保守治疗失败的患者需要及时手术复位。

得到早期诊断并正确治疗的卵巢扭转患者预后良好。然而部分卵巢扭转的患者往往因诊断延误,失去手术复位最佳时机,导致卵巢梗死和坏死。

五、复合妊娠

复合妊娠(heterotopic pregnancy,HP)指同时发生在2个或以上种植部位的妊娠,包括宫内外复合妊娠、双侧输卵管同时妊娠、输卵管合并卵巢妊娠等,其中以宫内外复合妊娠最常见。宫内外复合妊娠中最常见类型为宫内合并输卵管妊娠,约占88.2%,少见类型包括宫内妊娠合并宫角妊娠、宫颈妊娠、子宫瘢痕妊娠、卵巢妊娠、残角子宫妊娠、腹腔妊娠等。体外受精胚胎移植术(IVF-ET)后HP的发生率为1.0%~3.0%。宫外妊娠一旦破裂,可引起腹腔内大量出血,危及母体以及宫内胎儿的生命安全,因此需要做到早发现、早诊断、早治疗,以减少孕妇大出血的概率,同时增加宫内胎儿存活的机会。

1. **病因** 随着促排卵治疗的广泛应用,多胎妊娠及HP的发生率明显上升;辅助生殖技术导致HP发生率明显增加,可能与移植胚胎数量多、移植培养液量过多、压力过高、注液量过快、移植导管近输卵管开口处、子宫内膜与胚胎发育不同步等相关;慢性输卵管炎、盆腔炎、既往盆腔手术史、异位妊娠史、输卵管解剖及生理功能异常、放置宫内节育器等均可影响输卵管平滑肌节律性收缩,并引起输卵管功能异常,从而导致胚胎种植于宫腔以外的异常部位。

2. **临床表现** 复合妊娠临床表现无特异性,主要表现为停经后腹痛及阴道流血,有时很难和普通妊娠的早期阴道流血区别。症状随时间加剧,如异位妊娠流产或破裂时可出现晕厥等失血性休克的表现。早期腹腔内血液较少时,腹部体征不明显。后期腹腔内血液积聚较多时,腹膜刺激征明显,可出现移动性浊音。妇科检查提示宫颈举痛、子宫体增大、宫旁压痛性包块。

3. **辅助检查** 血HCG及尿HCG无法明确诊断宫内妊娠,超声检查不仅可发现宫内卵黄囊、胚芽或胎心等妊娠依据,在宫腔以外的部位也发现卵黄囊、胚芽甚至胎心。出现腹腔内出血的患者行腹腔穿刺或阴道后穹隆穿刺可抽出不凝血液。腹腔镜检查可观察到宫腔以外其他部位的妊娠依据。

4. **诊断** 通过辅助生殖技术助孕妊娠的患者需定期随访,尤其对于曾有盆腔炎性疾病病史、盆腔手术病史、移植2枚以上胚胎的高危因素女性应高度警惕HP的发生。

由于腹痛、阴道出血、子宫体增大、宫旁压痛性包块等症状和体征在宫内妊娠中也可见到,所以 HP 的临床表现缺乏特异性,不可根据临床表现来诊断该疾病。此外,血清 β-HCG 水平高低对 HP 的诊断亦没有帮助,B 超对 HP 的超声学诊断相对于正常妊娠亦较晚,HP 的诊断可能延误,导致患者发生腹腔内大量出血和失血性休克的风险显著增加。所以,为了避免 HP 的误诊及漏诊,建议对双胚胎移植的女性孕 6~8 周内常规行阴道彩超检查,观察排除宫外妊娠的征象。若检查怀疑存在 HP 的可能,则需要短期内复查阴道彩超协助诊断,力求及时在孕早期发现并处理。

5. 处理 复合妊娠治疗方式的选择首要取决于宫内妊娠情况,以及患者保留宫内妊娠的意愿和可能。若宫内妊娠发育不良或不准备保留宫内妊娠者,则复合异位妊娠的治疗方式无异于一般的异位妊娠。若宫内妊娠发育正常,且患者有保留意愿,则宫外妊娠治疗方案的选择取决于异位妊娠的部位、异位妊娠包块大小、是否破裂出血、HCG 值、患者生命体征是否平稳等,包括期待治疗、保守治疗、手术治疗。

(1)期待治疗:因 HP 异位妊娠可能自行流产枯萎,需要严密观察异位妊娠的进展。但是期待治疗风险很大,应认真评估 HP 患者的情况。期待治疗适用于无症状或症状较轻微的 HP 患者;超声检查提示宫腔外妊娠囊直径较小,未探测到明显的胎心搏动及盆腔积液。对于期待中的患者,异位妊娠组织极易发生破裂大出血,临床医生应高度警惕,若出现阴道流血、腹痛等情况应建议立即行手术探查。

(2)保守治疗:若诊断明确,并且无内出血表现,生命体征平稳,可以考虑保守治疗。必要时可选择超声引导下减胎术,穿刺异位妊娠包块局部,吸出囊液及胚芽和/或向包块内注入氯化钾、高浓度氯化钠、高渗葡萄糖、甲氨蝶呤(MTX)等杀胚制剂。但甲氨蝶呤对胎儿有毒性和致畸性,因此对保留宫内胚胎的患者应尽量避免使用 MTX 进行治疗。因输卵管妊娠包块活动度大,输卵管系膜血管丰富,穿刺异位妊娠包块极易造成出血、血肿、卵巢或输卵管扭转,甚至大量的内出血,需在手术抢救的准备之下进行。

保守治疗后仍有可能发生远期异位妊娠包块破裂、晚期出血以及治疗失败转手术治疗的风险,尤其是对于宫内合并宫角妊娠、宫颈妊娠、子宫瘢痕部位妊娠者,需要严密监测,应有良好的随访及急诊条件,保障孕妇安全。

(3)手术治疗

1)腹腔镜手术:目前临床上对于宫腔内妊娠合并输卵管、子宫角、卵巢、腹腔等部位的异位妊娠,优先选择腹腔镜手术治疗。因腹腔镜手术治疗用时短,术后恢复快,术后疼痛度较轻、子宫牵拉挤压刺激小,孕早期腹腔镜手术并不增加流产率已得到国内外学者共识,近年来各项研究证实孕早期全身麻醉并不会导致胎儿缺陷,所以腹腔镜治疗 HP 为首选治疗方式。

2)宫腔镜手术治疗:对于宫内妊娠合并剖宫产瘢痕切口处以及宫颈异位妊娠的 HP 患者,必须行手术干预,宫内妊娠保留的风险太大,需要做好人工流产的准备。

(金 丽 黄荷凤)

第九节 辅助生殖技术子代安全性

自 1978 年首例体外受精胚胎移植术(*in vitro fertilization and embryo transfer*, IVF-ET)的辅助生殖技术(assisted reproductive technology, ART)子代,俗称"试管婴儿"Louise Brown 出生以来,全世界范围内超过 800 万婴儿通过辅助生殖技术方式出生,在发达国家中,辅助生殖技术出生子代占出生婴儿人数的 2%~5%。辅助生殖技术利用激素超促排卵、体外受精,甚至体外成熟、体外培养及显微操作等技术手段实现精子和卵母细胞体外受精及早期胚胎的体外发育,但却干扰了配子的自然淘汰、筛选的生理过程。辅助生殖技术出生子代安全性的问题长期以来一直引起世界范围的广泛关注,主要集中于围产期并发症(包括出生体重异常、出生缺陷、神经系统发育异常等)、印记疾病和配子/胚胎/胎儿源性成人疾病(包括糖尿病、高血压、脂代谢异常、甲状腺等内分泌功能异常疾病,自闭症等神经系统疾病)。

一、围产期并发症

(一)出生体重异常

辅助生殖技术子代早产、低出生体重(low

birth weight，LBW）、小于胎龄儿（small for gestational age infant，SGA）发生率明显高于自然妊娠，其中一个重要原因是多胎妊娠发生率高。多胎妊娠低出生体重和早产发生率增高 60%，而辅助生殖技术双胎围产期死亡率较自然双胎妊娠减少 40%，妊娠期结局反而优于自然妊娠双胎。这是由于辅助生殖技术双胎多为双绒毛膜双胎，而双绒毛膜双胎的结局优于单绒毛膜双胎，单绒毛膜双胎占辅助生殖技术双胎妊娠的 5%~7%，却占自然妊娠的 30% 左右。辅助生殖技术出生子代本身比较，多胎早产率、低出生体重和并发症发生率均高于单胎。

（二）出生缺陷

出生缺陷（birth defect）也称先天性畸形（congenital malformation），指婴儿出生前就形成的发育障碍，包括结构形态异常、生理功能或代谢异常、先天智力低下和生长受限（宫内发育迟缓）4 种类型。ART 子代发生神经管畸形、尿道下裂、消化系统畸形及其他系统缺陷国内外均有报道。超促排卵过程中大量促性腺激素的使用，ICSI 技术越过受精屏障直接将精子注射到卵细胞内，将不确定的遗传缺陷传递给子代，胚胎体外培养基的可变性，胚胎冷冻复苏技术对基因表达的不利影响，ART 技术作用于配子发生、胚胎发育的敏感时期，干扰了表观遗传修饰等，这些都可能是 ART 出生子代出生缺陷风险增高的原因。

ART 子代出生缺陷发生风险较自然妊娠子代增高 30%，而 IVF、ICSI 两种技术出生的子代之间出生缺陷发生并无差异（3.4% vs 3.8%，p=0.0538）。早在 1987 年，Lancaster 等就发现 ART 子代较自然受孕子代更容易发生神经管畸形及大动脉转位等畸形。ART 子代先天性心脏病发生率显著升高，尤其是流出道和动脉心室连接处畸形（校正 OR 1.7，95% 置信区间 1.2~2.4）、心脏神经嵴缺损及右心室双出口（校正 OR 1.7，95% 置信区间 1.1~2.7）。然而，不孕本身也是导致先天性畸形的主要因素。值得注意的是，ICSI 方式出生的男性子代较 IVF 及自然受孕的男性子代更容易发生泌尿系畸形，尤其是尿道下裂。这主要由男性不孕而不是 ART 技术所致。

（三）神经系统发育异常

足月单胎 IVF 子代、ICSI 子代与自然受孕的子代相比，其神经发育的差异无显著性。ART 子代脑性瘫痪（CP，简称脑瘫）发生风险增加与亲缘性的不孕遗传背景、ART 伴随的多胎妊娠、早产、低出生体重等风险相关。神经发育异常的疾病如脑瘫等在非单胚胎移植的子代中发病概率增加，因为非单胚胎移植往往导致多胎，这是脑瘫发病的高危因素。而 ART 单胎子代早产及低体重发生概率也较自然受孕子代增加，研究显示 IVF 子代脑瘫以及大的神经系统发育迟缓发生概率是自然受孕子代的 1.7~2.8 倍。ART 过程中移植一个以上胚胎，其中 12%~30% 的双胎会存在自然减灭仅存活一胎的现象，称为"消失的双胎现象"。Pimborg 等研究发现这种出生的单胎子代与一开始就为单胎的子代相比较，其脑瘫发生概率增加 1 倍。因此多胚胎移植后单胎出生的子代脑瘫发生概率仍然较高。

二、印记疾病

印记基因在早期胚胎分化和发育、胎儿生长、胎盘分化、神经系统发育中起重要作用。ART 操作过程包括控制性促排卵、体外受精胚胎移植、胚胎体外培养、体外操作等均发生在印记基因擦除和重建时期，可能导致印记基因异常表达，子代生长发育异常，印记疾病、肿瘤及遗传病风险增加。

快乐木偶综合征（Angelman syndrome，AS）是一种罕见的神经系统障碍综合征，是由位于母源 15 号染色体 q11-13 上的印记基因 *UBE3A* 表达缺陷所致。患者始终为笑容表情，但动作机械、智力低下，同时还有癫痫等症状，症状包括经常发笑，双手举高、挥舞，脚下不稳、痉挛，缺乏语言能力及智力障碍。在人群中发病率为 1∶12 000，其中由于印记缺陷致病占 5%。2002—2003 年相继报道了 3 例 ICSI 子代患 Angelman 综合征，病因均与印记异常相关。流行病学研究也发现，ART 子代印记缺陷导致的 Angelman 综合征比例高于总体人群。

2003—2004 年，英国、美国、法国、澳大利亚学者几乎同时报道 ART 子代患贝-维综合征（Beckwith-Wiedemann syndrome，BWS）风险增加 3~6 倍。Beckwith-Wiedemann 综合征是以巨大舌、脐膨出和生长过剩为三大主要特征的先天性疾病，由位于 11 号染色体短臂（11p15）的一组调控生长发育及细胞周期的基因表达失调所致，人群中发病率约 1 ：13 700，由于印记异常致病占 50%~60%。目前报道的患病 ART 子代几乎都与母源染色体 11p15.5 中差异甲基化区 KvDMR1 甲基化丢失、*CDKN1C* 母源等位基因异常沉默相关。

目前来自不同人群的数据提示 ART 子代印记疾病（主要是 Angelman 综合征、Beckwith-Wiedemann 综合征）发生风险增加，且多与印记异常相关。另外 maternal hypomethylation 综合征和 Russell Silver 综合征（又称不对称身材 - 矮小 - 性发育异常综合征）等印记异常也被认为与 ART 相关。

三、配子 / 胚胎 / 胎儿源性成人疾病

1996 年，英国学者 Barker 提出"成人疾病的胎源性学说"（fetal origins of adult disease，FOAD），认为胎儿宫内环境能够通过个体发育可塑性对远期健康状态造成永久性影响。人类在配子发生、成熟阶段，胚胎发生阶段及胎儿发育阶段受到环境影响导致成人期疾病的风险比出生后要大。由于 ART 具有非自然的生殖特性，发生于配子、胚胎发育的关键时期，其出生子代的长期健康安全更成为人们关注的焦点。

（一）心血管疾病

低出生体重已被证实是成年后心脏病的独立影响因素。ART 子代出生体重偏低，子代有更高的舒张压和收缩压（分别较自然受孕子代增加 1~2mmHg 和 3~4mmHg）。一项回顾性分析研究了 1 246 名能生育女性与不孕但健康女性的子代后发现：同样本的子代相比，ART 卵巢刺激可能是导致血压升高的原因，IVF 子代较未经促排卵的 IVF 子代及不孕夫妻自然妊娠的子代收缩压升高。不孕夫妻生育子代较正常夫妻生育子代血压升高。

（二）糖尿病

ART 与出生子代糖尿病的直接相关性研究未见报道，ART 子代低出生体重发生风险增加，而低出生体重与成年期慢性疾病密切相关。ART 子代空腹血糖及胰岛素水平是否改变目前尚存在争议。但除了辅助生殖技术本身操作，ART 患者本身存在的生殖障碍背景也是子代发生胚胎源性

疾病的重要原因。PCOS 女性患者，本身存在高雄激素及胰岛素抵抗的特征，其不良内分泌环境也会影响子代发育和代谢。

（三）甲状腺功能

辅助生殖技术中控制性促排卵的应用，使母体处于非生理性高雌激素状态，配子 / 胚胎暴露于高浓度雌激素环境中，雌激素会影响甲状腺功能。IVF 子代 TSH、T_4、FT_4 水平显著升高，且 T_4、FT_4 水平与妊娠早期母亲血清雌激素水平呈正相关。新鲜移植周期的母亲在孕早期各个时间点的雌激素水平要远远高于冷冻移植和自然妊娠，新鲜胚胎移植的儿童更容易发生甲状腺功能异常，而冷冻胚胎移植由于避开了宫内高雌激素环境，其子代的 T_4 和 TSH 水平显著低于新鲜胚胎移植子代，而冷冻胚胎移植子代和自然妊娠子代则无显著差异，甲状腺功能有显著改善。这表明卵巢促排卵所导致的母体高雌激素环境导致子代甲状腺功能失调。

（四）认知及自闭症

目前多数研究表明 IVF 儿童和自然妊娠儿童的智商无显著差异，有报道称 ICSI 儿童的智商下降，ART 子代自闭症、注意缺陷 / 多动障碍、发育迟缓等精神疾病发病增加，但尚存在争议，还需要更大样本、多中心、长时间的随访研究证实。

（五）儿童期肿瘤

ART 的促排卵过程、胚胎的体外培养及操作过程可能改变了胚胎的基因表达，增加了 ART 子代患肿瘤的概率。ART 过程中异常的印记活动导致异常的肿瘤基因调控。ART 子代肿瘤的发生率及特异性肿瘤如肝母细胞瘤、视网膜母细胞瘤、神经母细胞瘤及白血病的发病率似乎有所增加。但是 2013 年 Williams 等历时 17 年的调查显示 ART 子代的肿瘤发生率并没有增加，这项研究的样本量较以往任何一项研究都大，其结果具有决定意义，该研究涵盖了 106 013 名 15 岁以下的 ART 子代，其中有 108 名被发现罹患肿瘤，预期肿瘤发病人数为 109.7，标准发生率（SIR）为 0.98（95% 置信区间 0.81~1.19），提示这一人群中总体肿瘤发生率并无增加。有非常微弱的证据显示两种罕见肿瘤（横纹肌肉瘤、肝母细胞瘤）的发病率有所增加。然而这些罕见肿瘤的总体发生概率是很低的，肝母细胞瘤和横纹肌母细胞瘤每百万人

群中分别约增加 6.21 及 8.82 例的风险。肝母细胞瘤在低出生体重儿中发病概率较高,因此 ART 子代中此病相对高发可能与不孕本身、低出生体重儿及印记改变相关,ART 子代与肿瘤的关系需要进一步的研究。

四、辅助生殖子代不良结局的风险因素

随着越来越多接受 ART 出生的子代进入成年期,辅助生殖技术的安全性以及是否影响子代的健康问题引起了许多家庭、不孕症患者、临床医生和研究者们的共同关注。我们目前已知,同自然妊娠相比,辅助生殖技术会增加早产、低出生体重、小于胎龄儿和围产期死亡等风险。根据流行病学研究,这些不良出生结局对子代成年后的健康产生长远的影响,例如低出生体重是目前公认的致高血压、糖尿病等“胚胎源性疾病”的独立高风险因素。

ART 作用于子代发育的特殊时期,因此可能影响遗传的稳定性,使子代在生殖遗传方面的疾病发生风险升高。ART 子代不良健康风险增加,且罕见遗传病和表观遗传疾病发生率增加,相关风险因素包括遗传学背景和 ART 操作本身。接受 ART 治疗的不孕夫妇往往存在高龄、生殖系统疾病(严重的 PCOS、子宫内膜异位症和卵巢功能早衰等女性生殖系统疾病和男性少、弱、畸形精子症、无精子症等都有遗传倾向)、遗传病(包括性连锁疾病、常染色体异常、单基因或多基因疾病)等不良遗传学背景,且 ART 过程中的超促排卵、配子体外成熟、胚胎体外培养、显微操作、胚胎冻融等非生理性干预可能对配子和胚胎的遗传信息造成干扰。

五、防控

1. 严格控制 ART 适应证,积极改进临床 ART 技术操作,严格培训操作人员,做好实验室质量控制,尽量减少非生理性干预,积极预防和治疗 ART 并发症如卵巢过度刺激综合征,将有助于减少 ART 子代远期并发症发生,降低子代成年期慢性疾病发生的风险。

2. **亲源因素防控**　由于接受 ART 治疗的夫妻双方均可能存在遗传性问题,因此建议有条件者在接受体外受精治疗前常规行染色体筛查,排查染色体相关疾病。尤其对于 ICSI 这种技术的远期效应,更应关注重视。ICSI 前遗传咨询、诊断性活检、某些基因筛选以及植入前遗传学诊断和产前诊断都可能是有益的。有研究表明产前暴露于高雄激素水平的胎儿,尤其是女性胎儿在幼儿期表现为低体重和高胰岛素血症、胰岛素抵抗,在生育年龄会出现各种 PCOS 的临床特点,而母体的 PCOS 是导致宫内高雄激素病理状态的主要因素。因而积极研究措施改善高雄激素水平的宫内环境能有效减少子代成人后生殖系统和代谢方面的疾病。

此外,在二孩政策开放的形势下,特别要关注高龄妇女的助孕安全,或限制性使用 ART 技术,以保证目前的安全和子代的健康;对于高龄的父亲也要进行认知评估和遗传咨询;同时孕期针对高龄孕妇行染色体检查也是十分必要的。

3. **早产的预防和相关处理**　规律和科学的产前检查有助于早期发现异常并及时处理。先兆早产者应卧床休息,同时加用抑制宫缩药物,必要时应用促胎肺成熟药物提高早产儿存活率;必要时可适当放宽剖宫产指征。

4. **防控多胎妊娠**

(1)控制胚胎移植数目:是首要防控措施,我国卫生部于 2003 年 9 月发布的《人类辅助生殖技术规范》中明确规定:每周期移植胚胎总数不得超过 3 个,其中 35 岁以下妇女第一次助孕周期移植胚胎数不得超过 2 个。美国生殖医学协会实践委员会于 2009 年发布的指南明确规定,针对年龄 <35 岁并且首次进行胚胎移植的不孕妇女,胚胎移植的数目为 1 个。

(2)研究显示温和刺激周期较传统卵巢刺激周期的多胎妊娠率显著降低。随着实验室技术的不断提升,获得的卵子数目不再决定妊娠成功,自然周期、温和刺激方案可以降低多胎妊娠风险。

(3)对于双胎以上者施行选择性胚胎减灭术,但选择性减胎术的并发症也是不容忽视的。

5. **低出生体重的预防**　LBW 主要原因包括早产、宫内营养不良、胎儿生长受限。防控早产和多胎妊娠是十分必要的,同时应关注影响胎儿宫内发育的因素,包括母体的饮食、子宫胎盘血流动力学改变、胎盘功能和胎儿新陈代谢。重视孕前和产前的保健,母体应重视加强产前营养和微量

元素的摄入等。

6. **其他** 在防控成年期慢性疾病上,子代应重视自身健康,定期监测相关指标如肝肾功能、血脂、血压、血糖、胰岛素水平等代谢性指标,积极建立良好的生活习惯等。

(朱依敏)

第十节 胚胎实验室的常规设置和技术

胚胎实验室是进行人类配子以及胚胎体外操作和培养的场所,是辅助生殖技术的核心部门。胚胎室的设置、技术、规范和质控直接关系到辅助生殖技术的临床结局。

一、胚胎实验室的设置

(一)位置

胚胎实验室的选址应考虑周围环境是否对配子及胚胎存在潜在的不利影响。目前,有较多的研究已经证明,外环境中的射线、高温、噪音,职业接触麻醉药物,嗜好烟、酒等均对妊娠及胎儿存在不利影响,说明周围环境与人类生殖和发育密切相关。而辅助生殖过程中的配子及植入前胚胎,理论上更易受到伤害。因为缺乏母体的保护,当外环境的刺激超过配子和胚胎自身的修复能力时,必然影响胚胎的发育潜能。文献显示,空气质量与辅助生殖的妊娠率存在一定的相关性。因此,胚胎实验室的选址应远离建筑工地、污染严重的工厂、繁忙的交通要道等。在医院内,胚胎实验室还应避免毗邻手术室、病理科、传染科、放射科、洗涤室、消毒室等。建议将胚胎实验室设置在相对独立和较高楼层。

(二)面积与布局

胚胎实验室主要由手术室、实验室和辅助房间组成。其中,手术室包括取卵室和移植室;实验室包括胚胎培养室、精液处理室和冷冻储存室;辅助房间有取精室、耗材试剂库、液氮和气瓶储存室、麻醉复苏区及其他办公用房等。

根据国家卫生主管部门《人类辅助生殖技术规范》(卫科教发〔2003〕176号)的规定,取卵室面积不小于25m²,移植室面积不小于15m²,胚胎培养室不小于30m²,精液处理室不小于10m²。这是一个基本要求,按此规定建立的胚胎实验室仅能满足一定年周期数的中心。随着辅助生殖技术的迅猛发展和越来越多的不孕不育患者接受此项技术,在设计布局之初,即应考虑到胚胎实验室的面积布局应能满足未来5~10年内周期数日益增长的需求。否则,狭小的空间将最终限制生殖中心的长远发展。

胚胎实验室中,应设置空气净化层流室。胚胎培养室应为千级净化,其中操作配子及胚胎的工作站内为百级净化;手术室和其他实验区域为万级净化;取精室为十万级净化;其他辅助房间如耗材试剂库、液氮和气瓶储存室及其他办公用房可以设置在非净化区域。

1. **手术室**

(1)取卵室:用于取卵手术,与胚胎培养室以传递窗相通。取卵手术实施麻醉的中心,须准备呼吸机等急救设备。

(2)移植室:用于胚胎移植,与胚胎培养室之间以传递窗或门相通,方便移植时传递装载胚胎的移植管。

2. **实验室**

(1)胚胎培养室:用于配子和胚胎的体外操作及培养。培养箱、工作站和显微操作仪等许多重要设备都摆放于此。培养室内所有设备的摆放必须合理规划,以方便使用,保证配子及胚胎的安全。

(2)精液处理室:用于精液优选及冷冻等,与取精室以传递窗相通。

(3)冷冻储存室:用于存放冷冻的胚胎、卵母细胞及精液。随着生殖中心的发展和时间推移,储存的冷冻胚胎及配子数量必然不断增加,因此应预留较大的储存空间备用。

3. **辅助房间**

(1)取精室:与精液处理室相邻。至少设置两个或两个以上的取精室为宜。最好有传递窗与精子处理室相隔,以便管理和收集精液标本。

(2)其他:储存试剂、耗材、液氮、气瓶等区域以及人员办公区。储存耗材的房间可分为两部分。为方便使用,在风淋室外可储备少量耗材,例如储备胚胎实验室1周的用量,这部分耗材拆除外包装后才能带入。其余大部分耗材储存在专门的耗材库房。

胚胎实验室在建成、装修或整改时，不可避免地会使一些有害化学物质长期存在于实验室内。如果存在较高浓度的对胚胎有毒性的挥发性有机化合物（volatile organic compound，VOC），必然会影响胚胎发育潜能。胚胎实验室装修装饰时，不建议使用任何油漆。必要的漆料建筑材料应该在使用前加以处理。实验室使用的黏合胶、密封剂等材料不能含有甲醛、苯甲醛、苯酚等。

新建成的胚胎实验室可通过提高室内温度和通风率的方法加快挥发性有机物的释放。新的实验室正式运行前，要有专门的机构检测各个房间的压力，送风口的风速是否达标；最好请具有国家认可资质的检测机构检测室内实际 VOC 和微粒水平。

正式运行后，每年需定期更换高效滤网。在更换滤网之后的两周内，胚胎实验室停止培养工作。此时，也可用提高室内温度和通风率的方法，加快高效滤网 VOC 的释放和排出。

（三）主要设备与必备耗材

1. 主要设备　实验室的仪器设备是正常开展工作的基本保障。原卫生部《人类辅助生殖技术规范》（卫科教发〔2003〕176 号）对胚胎实验室应具备的基本设施有明确的规定。以下仅就重点设备做一阐述。

（1）培养箱：培养箱是体外培养配子与胚胎的关键仪器。是否具备稳定、合理的温度、湿度和气体浓度直接关系胚胎的发育潜能。目前市场上有多种培养箱可供选择。按加热方式的不同，二氧化碳培养箱可分为水套式和气套式两类。两类培养箱各有特色，水套式培养箱散热均匀，培养箱内温度波动较小；而气套式培养箱加热快，温度恢复迅速。对培养箱内二氧化碳的调节主要是为了控制培养基的 pH。不同公司培养基达到最佳 pH 值所需要的二氧化碳浓度要求并不完全相同，应根据测得的培养箱内试剂的实际 pH 来设定培养箱的二氧化碳浓度。体外培养胚胎是否需要低氧环境已经有大量的研究。多数研究认为低氧（5% 氧气）环境在胚胎卵裂期以及囊胚培养期，特别是后者更有利于胚胎发育。在使用中，为了维持培养箱内稳定的培养环境，应减少开启培养箱门的次数，尽量避免或者减少培养环境的波动对胚胎及配子的影响。新型的桌面培养箱容积非常小，与传统培养箱相比较，温度和气体浓度恢复迅速，有利于维持稳定的培养环境。

（2）超净工作台：超净工作台用于配子和胚胎的体外操作以及准备各种工作液和培养液，应选择符合胚胎实验室洁净标准以及满足胚胎实验室不同需求的工作站。譬如选择噪声小、易清洁、运行稳定、配置体视显微镜以及自带加热台的超净工作台用于胚胎操作。而洁净度高、噪声小、易清洁、没有配置体视显微镜的超净工作台可用于精液处理。在超净工作台的使用中，注意定期维护以满足洁净要求。

（3）显微镜：配子和胚胎的体外操作需要在显微镜下进行，市面上显微镜种类繁多，胚胎实验室根据需求常配置生物学显微镜、解剖显微镜和倒置显微镜。

1）生物学显微镜：常规精液分析和精液优化前、后的评估。

2）解剖显微镜：又称体视显微镜。用于选卵、授精、转移胚胎、冷冻、解冻、移植等。由于用途广泛，应配置数台，方便使用。

3）倒置显微镜：用于显微操作、观察卵子、原核以及胚胎评分。

（4）显微操作系统：显微操作系统目前有多个品牌可供选择（图 8-10-1）。按照微量注射器的压力系统可分为油压和气压两类。油压系统的优点是灵敏度高，缺点是要向管道内加油；管道内不能有气泡，否则会影响操作。气压系统的优点是不用加油，缺点是压力传导相对欠缺，操作时会有"滞后"感。

（5）其他：医用冰箱用于储存各种试剂；离心机用于精液洗涤处理；二氧化碳浓度测定仪用于测定和校准培养箱内二氧化碳浓度；室内空气净化设备，对实验室内局部的空气进行净化和处理。如果条件允许，可以配备各种仪器、设备的实时监控系统（如冰箱、培养箱、胚胎存储罐等），避免重要仪器设备故障而无法及时发现，导致无法挽回的损失。

2. 必备耗材　胚胎实验室使用许多耗材，例如各种型号的培养皿、离心管、移液管等。为了保

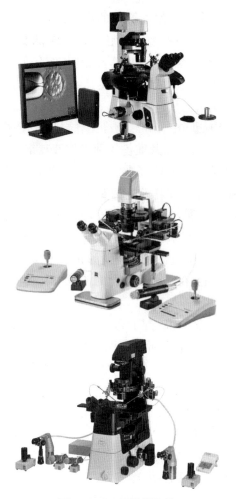

图 8-10-1 显微操作仪

障工作的正常进行,胚胎实验室的耗材应有专人负责,每月至少清点一次库存。每日工作结束之后,清点胚胎培养室内的库存,及时补充消耗。培养室内仅存放两三天的用量即可。

(1)培养皿:目前市场上还没有专用于辅助生殖技术的培养皿。常用的培养皿按直径分为35mm、60mm和100mm等规格。一般用35mm培养皿培养胚胎,60mm和100mm的培养皿用于卵母细胞的收集,60mm的培养皿还可用于胚胎或卵母细胞冷冻。其他特殊用途的培养皿如双井皿用于胚胎移植或胚胎解冻;显微操作皿用于卵细胞浆内单精子注射(ICSI)、胚胎活检等显微操作;授精皿(四孔皿、双井皿或其他类型培养皿)用于胚胎或卵母细胞解冻以及常规IVF等。目前大部分日常所用的培养皿是细胞培养用途的,随着专用意识的逐步提高,市场上一些专用培养皿也陆续获得了认可,比如定位皿、时差皿、共培养皿等,相信今后会有越来越多的符合辅助生殖实验室用途的专用培养皿可以选择。

(2)胚胎实验室常用的其他耗材有:15ml锥形底离心管,5ml圆底离心管用于精液优选;10ml的圆底离心管用于卵泡液的收集;1ml、2ml、5ml以及10ml的移液管可用于培养基的配制和精液优选;巴氏吸管用于卵母细胞的收集以及拉制不同口径的细管以转移胚胎;显微操作针,包括持卵针、注射针和胚胎活检针,主要用于显微授精和活检。

(四)质量控制

1. 层流室的质量控制

(1)胚胎实验室的层流设施在有配子或胚胎时不得停机,每年定期更换高效滤网,每周更换进风口初效滤网。

(2)胚胎实验室工作人员需穿专用清洁、消毒的工作服,换专用鞋,戴消毒口罩、帽子,清洗、75%酒精消毒双手,风淋后方可进入。

(3)任何试剂、耗材及物品用75%酒精消毒、风淋后方可进入胚胎实验室。

(4)超净工作台、桌面培养箱、恒温热板开启30分钟后方可进行操作。

(5)每半天工作结束,灭菌注射用水擦拭工作台面,每日工作结束后依具体情况用灭菌注射用水或IVF实验室台面清洁剂擦拭工作台面,清水清洁地面。

(6)为维护胚胎培养室内胚胎及冷冻胚胎的安全,进出胚胎实验室的人员必须加以管制。出入口均需通过门禁系统。

(7)定期使用手持VOC气体检测仪(图8-10-2),检测胚胎实验室环境有无挥发性有机化合物(VOC)气体。新仪器或新一批号耗材到货时,需用此仪器检测后方可进入胚胎实验室。

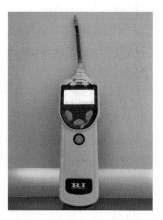

图 8-10-2 手持 VOC 气体检测仪

（8）空气净化装置（图 8-10-3）已被证明可有效地过滤胚胎培养环境中的 VOC，改善 ART 实验结果。在配子操作过程中，须保证设备处于开启状态，并按照说明书要求定时更换滤芯。

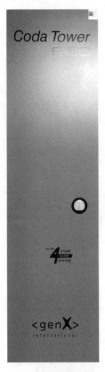

图 8-10-3　Coda 实验室空气净化器

（9）定期进行空气培养和表面培养，送医院感染管理科室检测胚胎培养室和手术室的净化是否达标。

（10）保持空调和电热加湿器（图 8-10-4）处于开启状态，以保证层流室处于恒定温度和湿度。每日开始工作前 0.5 小时，需监测胚胎实验室温度和湿度。室内温度应在 23~26℃，湿度应在 40%~60%（图 8-10-5）。

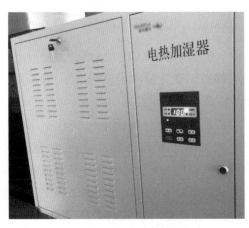

图 8-10-4　电热加湿器

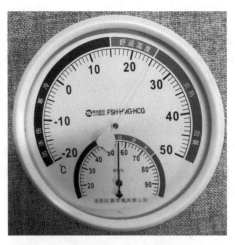

图 8-10-5　温湿度仪

（11）重要的实验室区域均应置于安全监控系统覆盖之下，严格监控实验室内设备运行、人员操作、仓储出入等情况，必要时可以调用实时录像系统提供管理证据。

2. 设备的质量控制

（1）培养箱：每日开始工作前 30 分钟，CO_2 检测仪检测培养箱，记录 CO_2 显示值和测定值；记录温度计测得的温度和培养箱的显示温度。培养箱温度和 CO_2 浓度的调节参见各培养箱说明。

培养箱是胚胎体外培养的主要场所，当气体浓度和温度超出报警限值且在设定时间内不能自动恢复，报警系统会自动发出警报。如果培养箱设有远程报警接口，可接入报警输出设备，实验室技术人员即使在工作时间之外也能够远程掌握培养箱的运行状况。

在培养箱的日常使用中，每两周无菌纱布清洁培养箱，更换培养箱水盘内的灭菌注射用水，做好记录。每两个月进行培养箱清洗消毒。经测定 CO_2 与温度均在正常范围，培养箱方可使用。培养箱内滤器应定期更换，并记录日期。

（2）超净工作台：超净工作台容易受到污染，每天工作结束清洁台面。此外，积尘会影响进风量而降低洁净效果，定期更换初效过滤器。高效过滤器也有一定的使用寿命，做好使用时间记录。

（3）加热装置：设置热台、热板的温度时，要考虑温度的丢失。培养皿的底部和热板之间存在一个空气层，因此热板的温度设置应高于 37℃ 值。热板的设置值与表面的实际温度有差异，甚至热板不同区域的实际温度也存在差异。定期在常规工作条件下多点测量培养皿内实际温度,参考最高温度点设置合理的热板温度。

(4)气瓶:使用时,按照培养箱的要求将气瓶压力调到合理的数值或在培养箱进气口处连接压力调节表(图8-10-6)。压力不足时培养箱内气体的恢复时间过长;压力过大会损伤二氧化碳传感器。每日开始工作前半小时,监测气瓶内二氧化碳和氮气压力,做好记录。气瓶过滤器(图8-10-7)每半年更换一次,记录更换日期。

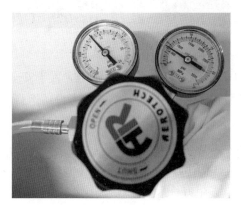

图 8-10-6 气瓶压力表

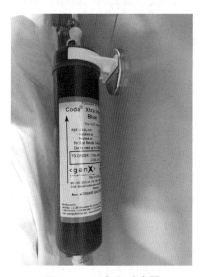

图 8-10-7 气瓶过滤器

(5)冰箱:为保证试剂质量,一般选择医用冰箱存放各种试剂和培养液材料。冰箱内试剂应分类放置,做好标识。冰箱内物品不应存放过多且避免试剂与冰箱内壁直接接触。每日开始工作前半小时,依据其内放置的标准温度计检测的冰箱温度,记录检测结果。冰箱冷藏室温度应恒定在2~8℃。

(6)液氮罐:液氮罐用于储存胚胎及配子,

一旦出现问题,损失无法弥补及挽回。应安装液氮罐监控报警系统。按规定及时添加液氮,如果某一液氮罐液氮消耗量较大,应随时检查或更换(图8-10-8)。

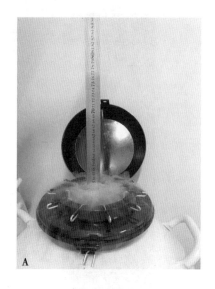

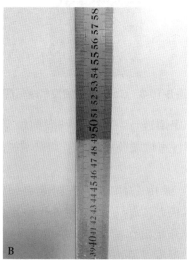

图 8-10-8 液氮高度的测量
A.钢尺插入液氮罐罐底;B.拿出钢尺,观察液氮浸润过的印记判断液氮高度

所有测量仪器如 CO_2 测量仪、温度计等的工作状态都必须在计量检定机构定期校验,以确保仪器的性能符合标准要求。

设备质量控制是辅助生殖实验室运行中非常重要的一环,目前随着辅助生殖实验室专用智能化设备的逐步推广,大部分的仪器设备质量控制已经基本可以实现智能化设备的实时监测并报警,一方面可以提高人员的工作效率;另一方面可以对仪器设备进行连续监测,将发生意外的情况降低到最低。

二、配子和胚胎的显微操作技术

显微操作技术（micromanipulation technique）是指在高倍倒置显微镜下，利用显微操作器（micromanipulator）来进行配子或早期胚胎的操作。

胚胎实验室针对配子和胚胎的显微操作技术主要包括：显微授精、辅助孵出技术、囊胚的辅助皱缩、极体活检和胚胎活检等技术。

（一）显微授精

1. 显微授精的介绍　常规的 IVF 需要一定数量的精子才能使卵母细胞受精，对于男性少、弱精子在体外受精中最大的困难是精子无法穿过卵母细胞的透明带实现精卵融合，从而导致受精率低下，甚至受精失败。1992 年比利时自由大学中心（Brussels Free University Centre）的 Palermo 等进行了卵细胞质内单精子注射（intra cytoplasmic sperm injection, ICSI）获得妊娠成功，为人类辅助生殖技术开启了新的纪元。到目前为止，ICSI 技术已经成为治疗男性不育的重要手段。

2. 仪器设备与试剂耗材

（1）仪器设备：ICSI 技术必须建立在成功的 IVF 技术的基础上，IVF 的所有仪器、设备、实验室条件和熟练进行配子操作的技术人员都是 ICSI 成功所必不可少的因素，而且 ICSI 操作人员必须具有熟练的显微操作技术。同时，ICSI 技术还需要以下设备：

1）倒置显微镜：倒置显微镜配有 ×4、×10、×20 和 ×40 的物镜，×1.5 放大倍数。安置倒置显微镜的工作台一定要平稳，不受外周环境震动的影响，专设的防震台可以满足要求。倒置显微镜平台上要有温度控制装置，维持配子所处的环境温度在 37℃，并要连接有闭路电视系统，可以观察、监视、录像和教学。

2）显微操作系统：由 2 或 3 个显微操作臂及其控制系统和负压控制系统组成。每个显微操作臂都有一套控制系统调节其在三维空间活动，又分为粗调与微调。在显微操作臂上分别安装固定针和注射针，每个针均有一套液压或气压传动连接注射器的负压控制系统调节显微针内液体量的进出。在安装时，操作臂的控制系统和操作针

安装在显微镜的不同侧面，以便于可以用双手进行操作。

（2）试剂耗材见表 8-10-1。

表 8-10-1　试剂及耗材

试剂	耗材
精子梯度离心液	无菌培养皿
精子洗涤培养液	无菌离心管
体外操作培养液	无菌巴斯德管
血清蛋白	显微注射针
透明质酸酶	显微固定针
精子制动液	
组织培养油	

3. 显微操作的准备

（1）注射针和固定针的准备：由于自制注射针和固定针比较麻烦，且角度和针的内径较难把握，目前绝大多数生殖中心都使用商品化的显微注射针和固定针进行 ICSI 操作，比较常用的角度为 30° 和 35°。

（2）精子的准备：少、弱精精液和严重少、弱精精液可用密度梯度离心法处理，精子洗涤培养液洗涤，弃掉上清液后加少量培养液备用或者直接使用。

行附睾穿刺取精时，应在注射针筒中预先吸入 1ml 培养液，抽吸附睾液后，在注射器里充分混匀，滴片观察是否有活动精子，根据精子数量的多少和附睾穿刺液中血细胞的多少选择梯度离心法处理或混匀离心法处理，处理结束后可直接使用。

行睾丸穿刺取精时，先将生精小管用针撕碎，观察是否有活动精子，再将睾丸穿刺液体全部吸入离心管中，混匀离心弃上清后加入少量培养液，放入培养箱孵育一段时间后使用。

（3）ICSI 操作皿的准备：用干净的巴斯德管吸取少量的聚乙烯吡咯烷酮（PVP）溶液，在 ICSI 操作培养皿（图 8-10-9）中间做 2 个大小不同的条形微滴（大的微滴用来加入 ICSI 精子，小的微滴用来精子制动），如果精子数量较少或者活动力较差可以用缓冲培养液（5%HSA+G-MOPS）代替大的 PVP 微滴。然后在 PVP 周围用缓冲培养液（5%HSA+G-MOPS）做小微滴（上方 2 个，左右各 2 个）和 1 个大的条形微滴（用来洗涤卵母细

胞),加入 5ml 左右提前预温 37℃的组织培养油覆盖,放入 37℃不通二氧化碳的培养箱备用。

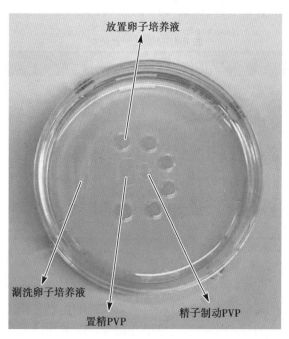

图 8-10-9 ICSI 皿

（4）卵母细胞的准备:卵母细胞的准备主要是除去颗粒细胞,观察卵母细胞是否成熟。提前 1~2 小时准备用来除去颗粒细胞的四孔皿,其中预留 1 个孔加透明质酸酶,其余 3 个孔各加 0.8ml 隔夜预温到 37℃的缓冲培养液（5%HSA+G-MOPS）。加入预温至 37℃的透明质酸酶,用巴斯德吸管将培养 2 小时以上的卵丘复合物吸入透明质酸酶中反复吹打,至卵母细胞周围的卵丘细胞基本脱落,时间不超过 1 分钟,将卵母细胞吸入盛有缓冲培养液（5%HSA+G-MOPS）的涮洗卵子孔中涮洗数次,然后转移到含有干净的缓冲培养液（5%HSA+G-MOPS）的孔中继续吹打,将卵母细胞周围的颗粒细胞完全除去,再将卵母细胞转移到最后一个干净的缓冲培养液（5%HSA+G-MOPS）的孔中,在体视镜下观察卵母细胞的成熟度,最后将成熟的 M Ⅱ 期卵母细胞转入提前平衡预温的胚胎培养液中。脱颗粒细胞皿见图 8-10-10。

（5）显微注射系统的准备:目前,比较常用的显微注射系统多为矿物油介质和空气介导。显微操作仪的一端连接金属持针器,另一端连接微量控制泵,通常左侧的金属持针器上安装固定针,右侧的金属持针器上安装注射针。将各针连接到持针器上后,矿物油介质的注射器需要将针内充

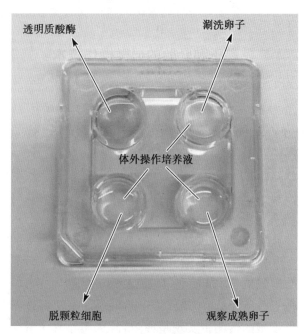

图 8-10-10 脱颗粒细胞皿

入少量矿物油,调显微操作针时先将 ×4 的物镜调至最高,使其既能被清晰地看到又使固定针和注射针两两相对成一直线。

通常显微操作都是在 200 倍、300 倍或者 400 倍下进行。将准备好的 ICSI 皿（Falcon 1006）放入倒置显微镜温台视野中央即可进行操作。

4. 显微注射

（1）在之前准备好的 ICSI 皿（Falcon 1006）,加入精子,去颗粒细胞的卵母细胞,置于缓冲培养液（5%HSA+G-MOPS）中并标好序号,在配子加入前严格执行双人核对制度。将含精子的 ICSI 皿（Falcon 1006）放在温热的载物台上,调整 4 倍物镜至能看清晰精子于 PVP 滴的边缘,最后将视野调至 ×20 或 ×40 的物镜下操作。

（2）精子制动:把含精子的 PVP 滴的边缘移至视野中央,调至清晰;挑选形态正常活动较好的精子,将精子先尾后头吸入注射针,移至精子制动 PVP 滴中,将精子的尾部中段 1/3 处垂直轻压在 ICSI 皿底,轻柔拉动注射针,划过精子尾部使精子制动,精子制动后尽快注射。

（3）精子注射:把卵母细胞移至显微镜视野中央,降低固定针使之与卵膜在同一水平面,用固定针固定好卵,使第一极体位于 6 点或 12 点位置上;注射针调至与卵膜中心在同一水平面;将注射针中的精子推至针尖处,在 3 点位置穿过透明带,避开第一极体相邻卵质部位的纺锤体结构,至

卵母细胞中央回吸胞质,看到胞质和精子快速回流确定已穿透细胞膜,缓慢地把精子注入胞质内,待精子头部已经完全进入卵细胞质后缓慢退针,松开卵母细胞。注射时精子头或者尾先进入胞质不影响受精率和胚胎分裂。

（4）卵母细胞转移:将注射完毕的卵母细胞移至提前预温平衡好的胚胎培养皿中,培养16~18小时观察受精情况。

（5）完成记录:记录卵母细胞评价、精子制动、注射方式和特殊现象等。注意事项:①每次转移卵母细胞及精子时应严格执行双人核对;

②根据卵母细胞成熟度可以适当调节 ICSI 授精时间;③显微注射技术的熟练程度和操作人员的耐心、细心程度是 ICSI 成功的关键;④尽量减少卵母细胞在培养箱外暴露的时间;⑤为尽量保持卵母细胞核成熟和胞质成熟一致,在授精前的短期培养能使胞质进一步成熟。现阶段证据指出,HCG 后 >36 小时取卵,带颗粒细胞培养结局更好;脱颗粒时长超过 5 小时后的 ICSI 授精对结局会有负面影响,通常在 HCG 后 38~40 小时行 ICSI 授精。ICSI 过程见图 8-10-11。

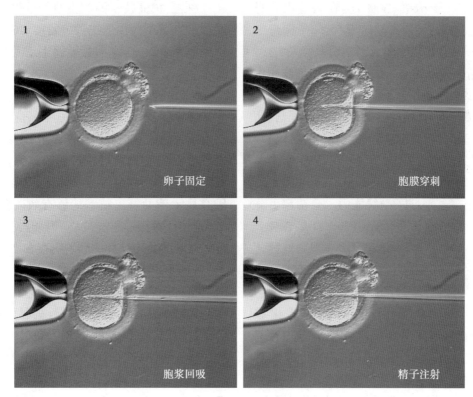

图 8-10-11　ICSI 过程

5. ICSI 中特殊情况的处理

（1）MⅠ未成熟卵:取卵总数中约有 15% 卵母细胞处在未成熟阶段,经 4~8 小时培养成熟时非整倍体率为 66.6%,2 小时培养成熟时非整倍体率接近正常观察值 40.3%。尽管使用 MⅠ成熟后受精的胚胎可以增加胚胎的数量,但由于高的非整倍体率和临床结局不良,需要考虑胚胎的非整倍体筛查。

（2）卵母细胞退化:ICSI 后卵母细胞退化率可在 5%~19%,大多在 5% 左右。精子注射时观察到胞质溢出或者第 2 天发现卵胞质固缩。

2006 年研究提示,基础 FSH 水平、获得成熟卵数、HCG 日 E_2 水平是卵母细胞退化的独立显著相关因素。卵胞膜自行破裂、穿刺困难、抽针后卵膜弹性差无漏斗状针道等,可能与卵母细胞退化有关,提示卵母细胞质量差。透明带异常、细胞骨架损伤、脱颗粒细胞不完全等,也与退化率增高有关。另外,显微针的角度不合适或者操作人员粗糙的操作都会导致卵母细胞退变。建议控制 MⅡ卵细胞质注射后正常受精率不低于 70%,卵母细胞退化率不高于 10%。

（3）裸卵:体外操作时透明带丢失而卵胞膜

完整,或卵母细胞透明带缺失,称为裸卵。透明带先天缺失者可能涉及遗传缺陷。裸卵多数被废弃,但获卵数很少的时候,可以尝试授精并培养至囊胚期移植,有正常妊娠的报道。在 2014 年的一项研究中,将 135 枚裸卵与正常卵对比,受精率、卵裂率、囊胚形成率、优质囊胚率均无显著差异。解冻复苏率及活产率、孕周及出生体重无显著差异。但不建议卵裂期移植,以避免卵裂球分离造成胚胎自行"切割"。

(4)受精失败:ICSI 完全受精失败少见,发生率为 1%~3%,即便是精子参数正常时也可能发生。低受精率(受精率 <30%)会在某些患者身上重复发生。IVF 受精失败时 60%~90% 卵母细胞内不含精子核,提示主要原因是精子穿入失败;但 ICSI 受精失败时 60%~70% 的 M II 卵细胞质中可见肿胀的精子头部,提示与卵母细胞活化异常有关;其他原因还有精子头部精膜分解异常、精子染色质解聚异常、纺锤体异常、精子星状体异常和精子注射失误等。

小鼠卵活化试验(mouse oocyte activation test, MOAT)可用来鉴别精子受精能力。受精率可分为低活化率(<20%)、中等活化率(21%~84%)、高活化率(>85%)。精子异常大多表现为低活化率,高活化时基本可排除精子异常。圆头精子症患者理论上可以行卵母细胞人工激活(artificial oocyte activation, AOA)。对于 MOAT 高活化率组受精低下的患者可能还有其他因素,建议行部分卵母细胞 AOA 实验,还有显微操作改良、物理(电)融合、化学活化方法等方案可尝试。

人类卵母细胞人工激活的安全性研究尚少。2014 年报道 21 名经 AOA 出生的已超过 3 岁的子代随访,新生儿期指标 / 行为及神经发育在正常范围内。尚需病例积累及长期随访。

(5)圆头精子:所有精子均为圆头精子的患者罕见,发生率 <0.1%。特征是精子头为圆形,顶体缺失,核胞膜异常,中段缺陷。DNA 碎片显著增高,而非整倍体率轻微升高。ICSI 技术出现之前,此类患者不育。但常规 ICSI 后仍受精率低,且出生率低。

(6)不动精子:高倍镜下持续观察精子未见任何主动运动者为不动精子症。射出精子如 100% 不动,可行睾丸穿刺尽量获取活动精子。

鉴别存活精子实验可采用添加己酮可可碱、低渗肿胀实验、激光法或机械法折尾等方法,存活精子可表现为尾部肿胀,或因刺激发生尾部卷曲及抖动。冷冻精子解冻后尾部可自发肿胀卷曲,不能直接认定为活精子。

(7)其他:针对一些可能受精率低下的特殊病例时,会选取除常规 IVF 及 ICSI 之外的其他授精方式。例如一半卵母细胞行 IVF,一半卵母细胞行 ICSI 的 half-ICSI 方式,或是加精后 6 小时去除颗粒细胞观察第二极体排出情况,行补救性 ICSI(rescue-ICSI)。

总之,ICSI 技术的产生给严重男性不育症的助孕带来了革命性的进展。目前,ICSI 技术的应用也非常普及,已经成为辅助生殖实验室的常规技术。

(二)辅助孵出技术

辅助孵出(AH)是近 20 年来应用于人类辅助生殖领域的一项显微操作技术,主要采用机械、化学或激光等方法进行透明带(ZP)打孔、薄化或除去,以帮助胚胎从透明带内孵出。虽然一些研究显示辅助孵出技术能够有效改善临床妊娠率,尤其针对预后不良的患者。但关于辅助孵出技术对胚胎着床结局的影响仍存在许多争议。

1. 透明带和胚胎孵出

(1)透明带的结构和功能:透明带是早期胚胎卵裂球外周的非细胞结构性的黏蛋白,由糖蛋白、碳水化合物和透明带特种蛋白构成。目前已知的有 4 种不同的透明带糖蛋白:透明带糖蛋白 1(zona pellucida glycoprotein 1, ZP1)、透明带糖蛋白 2(zona pellucida glycoprotein 2, ZP2)、透明带糖蛋白 3(zona pellucida glycoprotein 3, ZP3)和透明带糖蛋白 4(zona pellucida glycoprotein 4, ZP4),都参与诱导精子顶体反应。透明带可以保持卵细胞或早期胚胎的完整性和整体性,在受精过程中精卵的结合以及阻止多精受精方面起重要作用,同时维持早期胚胎的三维结构,对胚胎起到保护作用。在胚胎着床前,它作为一道屏障,防止胚胎与来自体内的细胞及其他胚胎之间直接接触,或防止来自体外的精子及其他微生物或毒素的干扰,保护胚胎免受母体免疫系统的影响。

(2)胚胎孵出:大多数哺乳动物,包括人类的胚胎,在发育至囊胚阶段,透明带因囊胚扩张而逐渐变薄，为着床做好准备。Cole 采用电视摄像研究发现，小鼠囊胚孵出前，呈现周期性收缩和扩张现象。收缩时间为 4~5 分钟，而完全扩张过程需要经历数个小时。由黏蛋白构成的透明带具有一定的张力，经过多次扩张和收缩周期后，厚度变薄，这种周期性变化也见于牛、羊和人类胚胎的自然孵出过程。

此外，也有学者推测，胚胎细胞分裂时能产生一种活性成分，减少透明带厚度，利于胚胎的孵出和着床。Nieder 等发现，小鼠胚胎在早期囊胚阶段，分泌一组糖蛋白，分泌量随着时间而增加。观察人和小鼠的胚胎，囊胚完全扩张之后，胚胎才从透明带中孵出。

2. 辅助孵出的意义 Cohen 等应用显微辅助孵出技术后，发现这些人工孵出胚胎的植入率较高。于是他首次提出经体外培养后的人类胚胎需要辅助孵出。

目前，对于 AH 提高胚胎种植率的可能机制有：①胚胎在培养和冷冻过程中导致透明带硬化从而影响胚胎的孵出，AH 后可以克服这种机械障碍；②发育潜能较差的胚胎产生的能量较弱，无法满足胚胎孵出的需要，AH 后可减少胚胎对能量的需求；③接受卵巢刺激的患者与自然生理周期相比，内膜种植窗会提前，而体外培养的胚胎发育速度往往落后，AH 可以让胚胎较早孵出，配合种植窗的时机；④ AH 后可能会有助于胚胎与子宫内膜之间进行代谢产物、生长因子和信息等的交换，同时与内膜相互作用促进胚胎发育种植。

3. 辅助孵出的适应证 辅助孵出（AH）作为一种人为的操作，违背了胚胎自然孵出的过程，其安全性及潜在的对妊娠结局不利影响仍是一个很重要的问题。因此，辅助孵出还不应作为一种常规技术在 IVF-ET 周期中推广使用。其适应证主要包括以下方面：

（1）高龄患者：美国生殖技术协会（SART）和美国生殖医学学会（ASRM）建议 ≥ 38 岁的女性。

（2）反复 IVF 周期失败：无法解释的 IVF 周期失败的患者在后续助孕周期中妊娠率仍然降低，这种情况下可以考虑辅助孵出。

（3）透明带异常：透明带形态不规则，着色不正常，呈深棕色，透明带增厚超过 15μm，无弹性，均提示透明带存在功能异常，可能胚胎孵出困难。

（4）冻融胚胎：胚胎在冷冻过程中，经过超低温的环境，引起透明带糖蛋白基质变性，透明带变硬，失去弹性，胚胎孵出阻力增大。较多文献支持对冷冻复苏胚胎行辅助孵出，认为可能提高胚胎种植率。

4. 辅助孵出的方法

（1）机械法：用透明带打孔（PZD）针在卵周间隙大且碎片少的透明带区域穿入，使穿刺针上的部分透明带与固定针之间反复摩擦，直到透明带上产生 1 个十字形的活瓣切口。这种辅助孵出的方法为侵入性。优点是操作时间短，对胚胎几乎没有损害，需要有操作 ICSI 经验的、技术熟练的胚胎师进行。操作过程见图 8-10-12。

（2）化学酸化法：用喷酸针将 5~10μl 泰诺酸（acidic tyrode）穿刺并喷在卵周间隙大或碎片较少的透明带区域，将透明带销蚀变薄，在透明带上产生一个 20~30μm 的缺口；操作结束后连续漂洗胚胎洗去酸液。特点是操作简单，只需拥有显微操作设备和技术。缺点是酸性的泰诺酸可能会改变胚胎的培养环境而影响其发育潜能。操作过程见图 8-10-13。

（3）酶消化法：把待移植胚胎（4~8cell）放在 0.5% 的蛋白酶培养液中消化 25~30 秒后迅速涮洗数遍，再将胚胎移入移植液中冲洗数遍，1~2 小时后进行胚胎移植。蛋白酶性质与胚胎本身释放出的蛋白水解酶相近。这种方法的特点是需将胚胎在含有消化酶的培养基中处理，可能影响胚胎体外培养环境，目前国内尚无中心采用。

（4）激光辅助孵出：利用高度集中激光能量，在透明带部分或者全层开孔。早期的激光方法是用激光发生器通过一根直径为 20μm 的光导纤维直接轻轻接触透明带，用 0.5s/ 次脉冲，产生一个 20~30μm 的孔，再将胚胎用培养液涮洗后移植。现代技术能够制造功率大、体积小的激光发生器，普遍用于辅助孵出，且通过大量的动物实验证实，激光作用的时间是对胚胎影响最大的因素。因此不断提高激光能量，同时减少传输过程的损耗，用最短的作用时间达到辅助孵出的目的。激光从倒置显微镜的物镜处通过光纤发射。

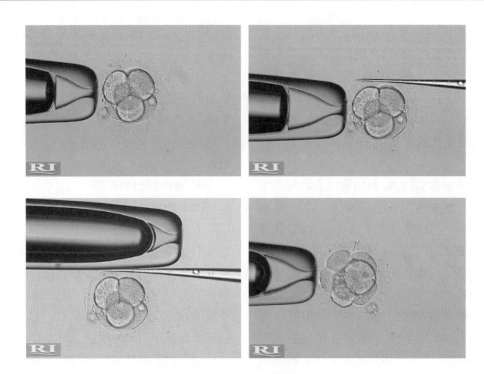

图 8-10-12 机械法辅助孵出过程

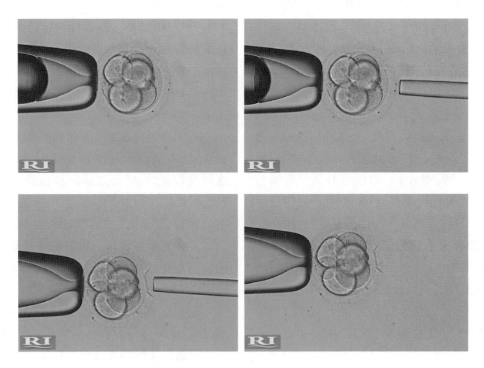

图 8-10-13 化学酸化法辅助孵出过程

目前,激光发生器多采用 1.48μm 单一波长的二极体发射激光进行胚胎辅助孵化,削薄的范围和深度以及孔径并没有定论。有研究认为激光透明带薄化较理想的深度应达致密层,相当于透明带厚度的 50%~80%,宽度约相当于总透明带 1/4 周长(80μm)。激光辅助孵出适用于从受精到囊胚任何发育期的胚胎,操作简单、精确、时间短,并易于控制。但是需要特殊的仪器设备,如果操作不当可能会因其热效应而影响胚胎发育。随着激光技术的进步,已经由之前的固定位置打孔发展到任意位置打孔和连续打孔等模式。需要定期校正激光焦点的偏移。操作过程见图 8-10-14。

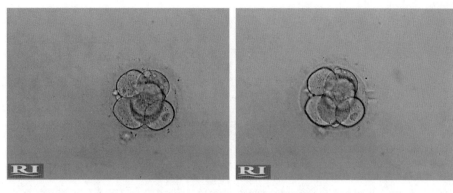

图 8-10-14　激光辅助孵出过程

5. 辅助孵出的时机　由于孵出是在囊胚形成后开始的，因此，在囊胚期进行 AH 有很多优点。一方面它符合囊胚自然孵出的时间，辅助孵出后胚胎很容易完全孵出；另一方面囊胚期细胞较多，辅助孵出后不会有内细胞团细胞从缺口逸出。

6. 辅助孵出的安全性　AH 操作的任何不准确都有可能对胚胎造成损伤。AH 后若胚胎细胞间紧密连接尚未建立，单个卵裂球可能随着环境压力改变，在胚胎移植操作过程中游出而丢失，或者整个胚胎过早孵出；透明带开孔后会使胚胎更容易暴露于免疫细胞、微生物或内毒素等不良环境中；AH 孔径较小可能会使胚胎部分嵌顿，导致孵出失败；辅助孵出方法增加了单卵双胎和三胎的风险，尤其是单卵双胎。

近年来，随着辅助孵出技术的广泛应用，其子代的健康问题也备受关注。目前，辅助孵出对活产率和畸形率的影响并没有一致的结论。另外，缺乏关于辅助孵出后的胎儿畸形、妇女围产期和分娩期，以及新生儿染色体异常等风险评估的研究。因此辅助孵出的安全性仍然是一个不容忽视的问题，进一步的循证证据是至关重要的；在临床工作中应严格掌握适应证，提高操作熟练程度，操作时精确控制激光发射能量，薄化的深度和宽度应根据具体胚胎情况具体实施，以达到提高 AH 效率、降低并发症的效果。

（三）囊胚的辅助皱缩

1. 辅助皱缩的定义　在囊胚进行冷冻保存之前，为了减少冷冻过程中形成冰晶的机会，避免细胞内水分对低温冷冻的影响，需要将囊胚腔内的液体排出，使囊胚腔塌陷，能够显著提高囊胚冷冻后复苏的存活率，这个过程称为囊胚的辅助皱缩。

2. 辅助皱缩的适应证　完全扩张的囊胚、部分孵出的囊胚和完全孵出的囊胚在进行冷冻之前需要进行辅助皱缩。

3. 辅助皱缩的方法

（1）机械法：将囊胚转入含有培养液的培养皿中央位置，用显微固定针将囊胚固定住，使内细胞团位于 6 点的位置，用 ICSI 针从 2~3 点的位置水平刺入囊胚腔内，拔针后囊胚腔内的液体会流出，囊胚腔塌陷，透明带在弹性作用下回缩，会有一定程度的变厚，滋养层细胞与透明带之间逐渐出现缝隙，缝隙逐渐增大，最后囊胚腔消失，整个囊胚缩成一个紧密的细胞团，与透明带之间留下很大的空隙。操作过程见图 8-10-15 和图 8-10-16。

（2）激光法：在滋养层细胞远离内细胞团的位置上，选择滋养层细胞较薄的部位，采用合适能量的激光烧灼出一个直径 10~20μm 的破口，囊胚腔内的液体从此处流出。操作过程见图 8-10-17。

滋养层细胞的修复能力很强，受到穿刺损伤后，1 小时之内即可封闭穿刺的破口，1~2 小时分泌的液体即可重新充满整个囊胚腔，因此进行辅助皱缩后的囊胚应该尽快进行冷冻操作，防止囊胚腔重新扩张。

（四）卵母细胞及胚胎活检

植入前遗传学检测（preimplantation genetic testing, PGT）是一种早期的产前诊断方法，已广泛应用于性连锁遗传疾病、单基因遗传疾病、染色体数目和结构异常、肿瘤易感基因的筛查、人类白细胞抗原（human leukocyte antigen, HLA）配型以及胚胎非整倍体筛查。目前 PGT 活检主要有 3 个材料来源：卵母细胞极体活检、卵裂期胚胎活

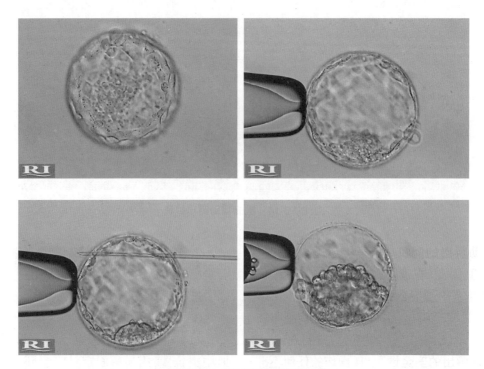

图 8-10-15　机械法辅助皱缩过程

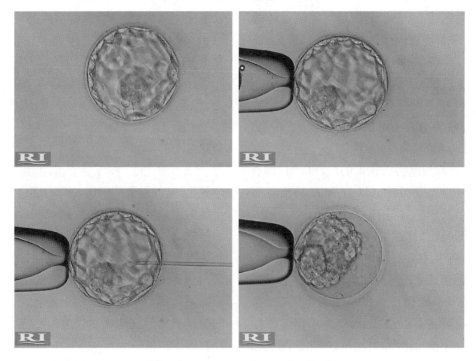

图 8-10-16　机械法辅助皱缩过程

检及囊胚期滋养细胞活检。

1. **卵母细胞极体活检**　极体是卵母细胞减数分裂的产物,在完成第一次减数分裂时卵母细胞排出第一极体,在受精后第二次减数分裂排出第二极体。由于卵源性的基因变异都可能出现在极体中,在获卵后取第一极体,在精卵结合受精后取第二极体,或在受精后同时取第一、二极体,通过对极体的遗传学检测,分析推论卵母细胞的基因型。取极体并不影响卵细胞的正常发育与受精,极体活检具有比卵裂球活检更高的安全性。极体活检及其遗传学分析可在获卵后48小时内完成,可以赶得上在取卵周期移植胚胎。主要应用于女方

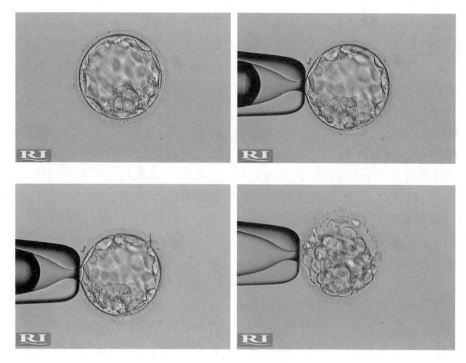

图 8-10-17 激光法辅助皱缩过程

因素的染色体非整倍体筛查、单基因病、染色体结构异常等。如果只研究母源的基因突变或非整倍体，可以选择极体活检作为胚胎活检的替代方法。同时，在某些国家和地区，因宗教、伦理、法规等原因，极体活检可能较卵裂球活检更容易被接受。

（1）第一极体活检：通过第一极体可以间接推知次级卵母细胞的基因型，Verlinsky 等进行了卵母细胞第一极体活检，对部分常染色体隐性遗传病进行诊断。当时用的活检方法是：获卵后 3 小时，透明质酸酶去除颗粒细胞，将卵母细胞转移至 0.1mol/L 的蔗糖培养液中促使卵细胞质收缩，吸取第一极体后 2 小时，卵母细胞常规体外受精开始。第一极体遗传学分析确定为突变纯合基因，表明卵母细胞含正常同源基因，受精胚胎移植，而第一极体为正常纯合基因的胚胎放弃移植。

（2）第二极体活检：由于第一次减数分裂时同源染色体间交叉重组的规律存在，有超过一半以上卵母细胞的第一极体携带的致病基因是杂合子，表明次级卵母细胞也同时为携带致病基因的杂合子，只检测第一极体不能做出诊断，这部分卵母细胞中约有一半是正常的，在有交叉重组发生的情况下，第一极体的杂合基因型包含一个致病基因和一个正常基因，此时须进行第二极体的检测来进一步判断卵细胞的基因型。第二极体排出

发生于卵细胞受精后，如果第二极体携带正常基因，则卵细胞携带异常基因，如果第二极体携带致病基因，卵细胞则为正常。此外，胚胎染色体不分离的现象还可发生于卵细胞的第二次减数分裂。所以结合第一、二极体活检就显得尤为必要。

（3）极体活检的注意事项

1）第一极体可以在注射 HCG 后 36~42 小时从卵母细胞中取出。授精后 9~22 小时，第一和第二极体也可以同时从受精卵中取出，之后第一极体可能退化。

2）尽量按照顺序移除极体，在取卵当天活检第一极体和第 1 天活检第二极体。

3）极体活检常采用透明带切割法，用带斜面的极体活检针直接穿刺活检。为了尽量避免纺锤体的损伤，通常在偏离极体的位置实施透明带开孔和操作。为了防止损伤卵细胞的纺锤体，受精前卵母细胞的第一极体活检一般不采用酸化 Tyrode 液或激光开孔。但是第二极体活检可选择机械、Tyrode 液或激光开孔。

4）两个极体的同时活检在 FISH 分析中是"可接受的"，因为它们可以通过信号鉴别，提供可区分的结果。

5）为了进行聚合酶链反应分析，建议对极体进行序贯活检，以确定第一和第二极体之间的重

组事件。极体经过 PCR 或 FISH 分别检测基因位点和染色体组成后,根据分析结果,结合发育到囊胚阶段的胚胎,来选择移植的胚胎。

6)有学者认为单独使用极体活检还具有一定的局限性,可能需要结合卵裂期活检来确认极体诊断的准确性。

(4)极体活检的可靠性:极体活检并不影响卵母细胞的正常发育与受精,极体活检后卵母细胞的受精率、卵裂率、囊胚形成率与未活检的卵母细胞无显著差异,其种植率也相似。对已出生的 109 例经过极体活检的新生儿进行随访也未发现异常,初步证明极体活检是安全的。

目前,对于非整倍体的筛查主要采取极体活检和卵裂期胚胎活检两种方法。应用卵裂期胚胎进行非整倍体筛查最主要的一个受限因素是此期的胚胎嵌合型比例较高,在世界各国应用卵裂期胚胎筛查非整倍体的报道中,发现至少有 60% 的胚胎存在染色体异常,其中嵌合型的比例非常高。极体筛查非整倍体避免了胚胎期嵌合体的影响,而且极体活检对胚胎的损伤比卵裂球活检小,由于极体在合子形成和胚胎发育中不是必需的,大量研究表明,极体活检对胚胎发育和着床无不良影响,因而取出极体不会对胚胎发育造成影响。取出极体后有充裕的时间进行FISH;而且极体活检并未对胚胎直接进行操作,有学者称之为胚胎前遗传学诊断,由于此方法避免了突变型胚胎的形成及破坏,因而不涉及伦理学问题。

(5)极体活检的局限性:极体活检筛查非整倍体的缺点是不能分析父源性染色体异常,然而由于胚胎染色体非整倍体异常主要来源于母源性减数分裂,对于极体进行非整倍体筛查可以检测出绝大部分胚胎染色体异常;极体活检也不能检测合子有丝分裂后产生的染色体异常,来源于整倍体卵母细胞的胚胎在卵裂期也可能发生分裂异常,但是目前还不清楚由此产生的非整倍体和嵌合体的比例及其对胚胎发育可能产生的影响。极体活检也不能确定胚胎性别。

2. 卵裂期胚胎活检 第一次 PGT 周期于1989 年底对患有 X 染色体连锁疾病风险的夫妇进行,采用卵裂期胚胎活检。目前认为,卵裂期胚胎的细胞是具有全能性的。卵裂期活检一般指对受精后第 3 天胚胎进行的活检,这时候正常胚胎发育达到了 6~8 个细胞的阶段,单一细胞的吸取后不影响胚胎后续的发育潜能。卵裂期胚胎活检仍然是世界范围内最广泛应用的活检方式,与极体活检比较,卵裂期活检的主要优点是可以检测男女双方的遗传信息,目前主要应用于胚胎的各种单基因病、染色体病和性别的测定。

(1)透明带打孔

1)Tyrode 液法:早期胚胎活检透明带开口的方法为酸性液透明带开孔。方法为:用直径 5~10μm 的喷酸针吸取 Tyrode 液(pH2.2),靠近活检位置的透明带,缓缓喷出 Tyrode 液,最后残留的透明带可用细针负压打开。透明带开孔一结束,喷酸针立刻离开活检胚胎,然后用吸取针用负压吸出 1~2 个卵裂球细胞。

2)机械切割法:为了减少酸性液体对胚胎培养体系的影响,可采用切割针从胚胎内卵裂球细胞与透明带间隙穿刺透明带,与固定针相互摩擦,在透明带上形成一条切口。用吸取针从切口处进入胚胎,吸取 1~2 个卵裂球细胞(图 8-10-18)。

3)挤出法:用机械切割法在透明带上打两个孔,在一个孔里注入培养液,将 1~2 个卵裂球细胞从另一个孔中挤出。

4)激光法:随着激光破膜仪的更新换代以及功能的逐步完善,透明带激光打孔卵裂球活检已成为目前最常用的胚胎活检方法。采用合适的激光能量,在卵周间隙较大的一侧透明带上打孔,然后用吸取针吸取卵裂球细胞。该方法快速精准(激光打孔的孔径误差小于 1μm),不仅极大减少了胚胎活检的操作难度,而且进一步提高了活检的成功率。但激光打孔在透明带上形成的局部热效应,可能会对胚胎形成损伤,还需要进一步改进(图 8-10-19)。

(2)卵裂球活检注意事项:在透明带打孔的方法选择上,要根据实际情况合理选择。现阶段一般不采用 Tyrode 液法,多采用机械法以及激光破膜法。如果活检的胚胎卵周间隙较小,则建议采用机械切割法,避免激光的热效应对细胞的潜在影响。如果透明带上颗粒细胞较多,或者透明带形态不规则,则建议采用激光破膜法,选择打孔

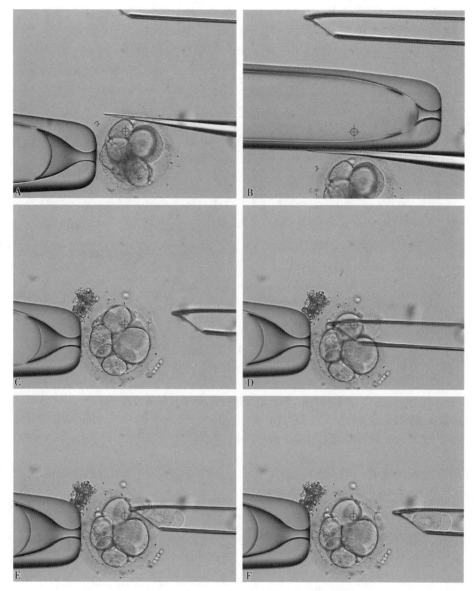

图 8-10-18 穿刺针透明带切割、卵裂球吸取过程

A. 固定针（左）固定卵裂期胚胎后，切割针穿过透明带下间隙；B. 切割针带动卵裂胚胎透明带与固定针表面摩擦，切割透明带；C. 切割产生的透明带孔固定于 3 点钟位置；D. 吸取针（右）经透明带孔进入胚胎中；E. 吸取针缓慢吸取目标卵裂球细胞；F. 吸取针吸取获得的单核卵裂球

位置更容易。另外在活检前，应该仔细观察胚胎卵裂球的细胞大小以及细胞核，选择较小且细胞核明显的卵裂球作为吸取对象。胚胎卵裂球细胞的诊断效率不可能达到 100%，而且卵裂球非整倍体检出率相当高。尽管目前活检 2 个卵裂球细胞更为准确，但是实际操作中常常仅适用于质量较高、分裂细胞数较多的胚胎。

随着高质量的配子胚胎序贯培养基的商品化开发和广泛的临床应用，胚胎体外生长质量日益改善，受精后第 3 天卵裂球间常常相互连接。在活检前，需要无钙镁离子的培养液，消除卵裂球间钙离子依赖的相互黏着，以减少卵裂球活检引起的损伤。一般活检前，胚胎可在无钙镁离子培养液中培养数分钟。

卵裂期胚胎活检的主要缺点是仅可分析 1~2 个细胞，难以确定嵌合体，难以进行染色体标本制备。同时残留的精子、颗粒细胞以及外源性遗传物质容易对检测结果产生干扰。随着 ICSI 技术常规应用于 PGT 的受精、遗传学分析技术的进步，卵裂期胚胎活检的上述缺点的影响正在逐渐减弱。

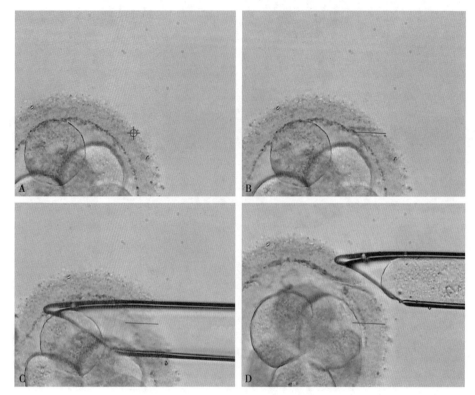

图 8-10-19　激光透明带打孔、卵裂球吸取过程
A. 选择卵周间隙较大的位置以及合适的激光能量；B. 用激光在透明带上打孔；C. 吸取针经透明带孔进入胚胎中；D. 吸取针吸取获得的单核卵裂球

3. **囊胚期胚胎细胞活检**　极体和卵裂期胚胎活检能提供遗传分析的材料仅为 1~2 个细胞，考虑到嵌合体的存在，细胞核丢失或缺如的可能以及外源性 DNA 污染的风险，获取更多细胞进行重复试验对 PGT 诊断显得十分重要。桑葚期胚胎细胞数已较多，但因细胞间的连接已经发生，分化开始，活检存在着损伤的风险，而囊胚活检成为一个十分具有吸引力的手段。

囊胚于取卵后第 5 天开始形成，其特点是内胚层细胞团和滋养层细胞的形成。发育好的囊胚在此阶段已有 100 个以上的细胞，其中滋养层细胞约占细胞总数的 3/4 以上。在以后的胚胎发育中，滋养层细胞主要形成胎盘绒毛组织，不直接参与胚胎胎儿结构的形成。故囊胚期滋养层细胞活检是克服极体和卵裂球活检可提供材料过少、遗传学分析困难的主要方法。

囊胚滋养外胚层细胞活检通常采用两步法：首先在内细胞团对侧的透明带进行透明带开孔，方法基本同卵裂期胚胎透明带开孔。透明带开孔可在活检第 3 天进行，也可在第 5 天或第 6 天活检当天进行。目前主要采用激光打孔切割孵出的

滋养层细胞，使用吸取针吸取细胞（图 8-10-20）。

三、配子、胚胎的低温保存技术

胚胎实验室常规的低温保存技术是胚胎、精子和卵母细胞的低温保存，目前已经被越来越多的胚胎实验室应用于患者的治疗。

胚胎实验室常规冷冻保存技术主要包括胚胎和卵母细胞的程序化慢速冷冻和玻璃化冷冻，另外还有精子的程序化冷冻。胚胎和卵母细胞程序化冷冻近年来已经少有应用，玻璃化冷冻是目前胚胎实验室冷冻的常用方法。

（一）胚胎及卵母细胞玻璃化冷冻的实验室设施

除了实验室常规配备的倒置显微镜、体视显微镜、超净工作台、试管架、巴斯德滴管及胶头等，为配合低温保存技术而需要的设备还有液氮罐及配套提桶、盒子、液氮暂存盒、液氮盒运输车、血管钳、镊子等。

（二）胚胎及卵母细胞玻璃化冷冻的人员配备

进行胚胎及卵母细胞冷冻的实验室人员必须经过专业培训并掌握辅助生殖实验室的相应技术。须具有一定的工作经验。

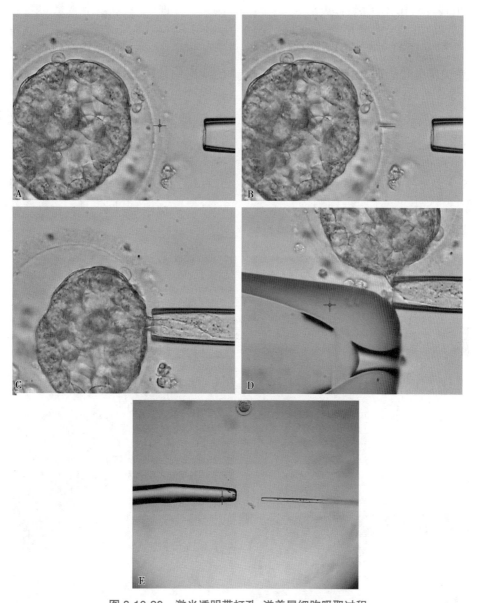

图 8-10-20　激光透明带打孔、滋养层细胞吸取过程
A.选择内细胞团对侧的透明带位置、调好激光能量；B.激光在透明带开孔；C.吸取针缓慢吸取滋养层细胞；D.先用激光将活检细胞与囊胚连接处打松散，然后采用吸取针与固定针蹭切的方法断开活检细胞；E.缓慢将吸取的滋养层细胞从吸取针中吐出

（三）胚胎及卵母细胞玻璃化冷冻

1. 冷冻试剂耗材的准备

（1）玻璃化冷冻通常需要3种试剂，目前均有商品化的成品：基础液（basal solution，BS）、平衡液（equilibrium solution，ES）、玻璃化液（vitrification solution，VS）。BS由不含任何冷冻保护剂的体外缓冲培养液配制而成；ES是在BS的基础上加入冷冻保护剂7.5% EG（乙二醇）及7.5% DMSO（二甲基亚砜）或PROH（丙二醇）；VS是在BS的基础上含有15% EG及15% DMSO或PROH和0.5mol/L海藻糖（trehalose）或蔗糖

（sucrose）的溶液，目前以海藻糖使用较多。

（2）如果使用自配玻璃化冷冻液，则至少在使用前一天配制，使用期限要求在10天以内，商品化试剂要提前按要求分装放入4℃冰箱冷藏保存，注明试剂种类及分装时间。

（3）冷冻前一天确保有足够的液氮、冷冻管和可打印标签等相关耗材。

2. 玻璃化冷冻流程

（1）在冷冻前半小时将冷冻液体从冰箱取出，根据冷冻程序的要求，避光放置在室温或者37℃温台上，通常早期胚胎冷冻整个过程均在室温下进行,囊胚冷冻需在 37℃热台进行。

（2）冷冻管的准备:按照拟冷冻卵母细胞或胚胎的记录信息打印条码,贴在冷冻管上以做标识。信息包括患者姓名、病历号、卵母细胞/胚胎发育天数（D0-D7）、冷冻管序号和冷冻时间。

3. **冷冻操作** 冷冻时将 BS 和 ES 加入四孔皿或小滴中（图 8-10-21）,把 1~3 枚胚胎/卵母细胞转移到 BS 中稍做洗涤;然后将胚胎/卵母细胞从 BS 转移至 ES 中平衡（卵母细胞冷冻需要 5~10 分钟,卵裂期胚胎需要 4~5 分钟,囊胚冷冻需要 2 分钟以内,以镜下观察到的细胞扩张情况为准）（图 8-10-22）,待卵母细胞或胚胎恢复至原来体积的 80% 左右时,将胚胎/卵母细胞移入 VS 的液滴中依次涮洗,然后迅速将待冷冻细胞（卵母细胞和卵裂期胚胎需要 40~90 秒,囊胚一般要求 30 秒以内）装载到载杆上,快速投入液氮中进行冷冻,在液氮液面下将载杆放入已经标记好的冷冻管中,按照设定的位置放入冷冻盒中,并标明储存位置坐标:胚胎储存罐序号-提芯序号-冷冻盒位置-冷冻盒内位置。将冷冻盒迅速转移至胚胎储存罐中。

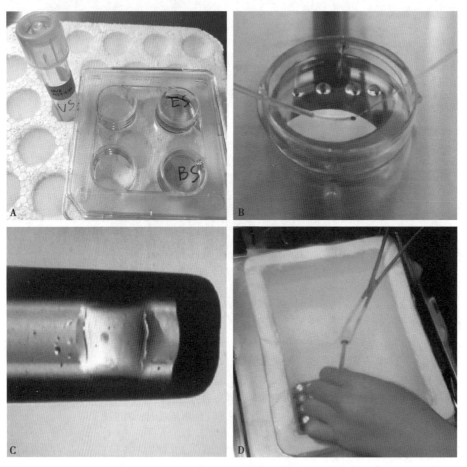

图 8-10-21　胚胎及卵母细胞的玻璃化冷冻过程
A. 用四孔皿冷冻时用的 BS 和 ES;B. 制作 VS 液滴用于胚胎或卵母细胞的玻璃化;C. 胚胎或卵母细胞装载到冷冻载体上;D. 将冷冻载体投入液氮中,装上外套管并转移至液氮罐中保存

4. **完善相关登记等表格信息** 填写相应的登记本,在信息管理系统中登记录入。

（四）**胚胎及卵母细胞玻璃化解冻**

1. **玻璃化解冻试剂耗材的准备**

（1）解冻液的成分:卵母细胞和胚胎解冻液的成分主要为海藻糖或者蔗糖,浓度梯度为 1.0mol/L、0.5mol/L、0.25mol/L、0mol/L 的海藻糖或者蔗糖溶液,基础液仍然为对应的 BS,囊胚解冻用的解冻液糖浓度需要进一步降低,通常是 0.33mol/L、0.2mol/L 和 0mol/L 的海藻糖或者蔗糖

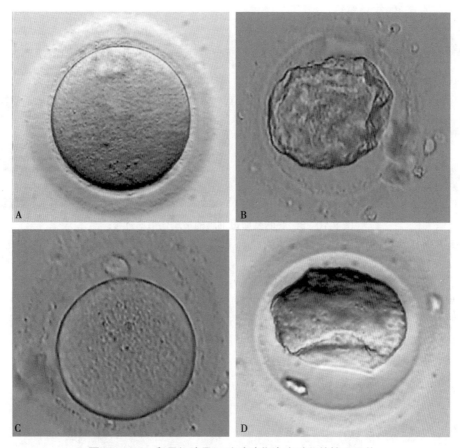

图 8-10-22　卵母细胞及胚胎玻璃化冷冻过程的镜下照片

A. 冷冻前卵母细胞；B. 进入 ES 液后的卵母细胞；C. 进入 VS 之前的卵母细胞；D. 进入 VS 后，装载前的卵母细胞

溶液，目前以海藻糖使用较多。

（2）同胚胎冷冻液的准备一样，自配解冻液也至少提前一天配制，并按照工作要求分装放入 4℃冰箱冷藏保存，注明试剂种类及配制时间。商品化的解冻液根据使用量也需要进行分装，放入 4℃冰箱冷藏保存，注明试剂种类及分装时间。

（3）解冻前一天确保液氮、解冻工具及相关耗材充足，核对胚胎解冻医嘱，完善相关信息，便于次日胚胎解冻的顺利进行。

2. 玻璃化冷冻胚胎的解冻流程

（1）核对胚胎解冻医嘱，确保解冻胚胎对应的患者姓名、病历号和解冻的管号准确无误。

（2）解冻当日：解冻操作前取出分装好的胚胎解冻液［早期胚胎：BS、W（0mol/L）海藻糖或蔗糖溶液、W1（0.5mol/L）液和 W2（0.25mol/L）液，其中 W 液预温至 37℃，其余温至室温；囊胚培养液为含有 0.33mol/L、0.2mol/L 和 0mol/L 海藻糖或蔗糖的液体，均加热至 37℃］，并覆盖矿物油

（图 8-10-23）。

（3）按照胚胎库管理系统中查到的胚胎 / 卵母细胞存储位置找到拟解冻的胚胎 / 卵母细胞，在液氮中安全地转移到实验室操作台前进行解冻，解冻操作前再次核对医嘱及冷冻管相关信息。

（4）具体操作：在保温操作台前将冷冻 cryoloop 或载杆迅速从液氮的冷冻管中取出，并使带有胚胎 / 卵母细胞的 cryoloop 或载杆顶端全部浸入 W 液（1.0mol/L 或 0.33mol/L 蔗糖 / 海藻糖液）中，胚胎进入液体被观察到后提出冷冻载体，载体进入解冻液即开始计时，早期胚胎和卵母细胞在 1.0mol/L 蔗糖中不超过 2 分钟，囊胚解冻需要在 0.33mol/L 海藻糖液中停留 2 分钟。然后按照浓度梯度依次减低的顺序转移胚胎，早期胚胎是 W1（0.5mol/L），W2（0.25mol/L），BS 中，各 3 分钟；然后再转移至 BS，并放置在温台上 5 分钟使其慢慢升温至 37℃。囊胚操作是在温台上操作，

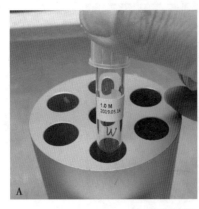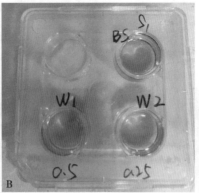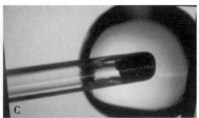

图 8-10-23　胚胎及卵母细胞的玻璃化解冻过程

A. 解冻用 W 液；B. 解冻用 W1、W2 和 BS 液；C. 将装有胚胎或卵母细胞的冷冻载体从液氮中取出后，迅速投入 37℃ 预热的 W 液中

分别是 0.2mol/L 海藻糖液 3 分钟，0mol/L 海藻糖液 5 分钟，胚胎或卵母细胞在解冻过程体积先缩小后复张（图 8-10-24）。最后转入相应的培养液放入培养箱准备移植或授精培养。

（5）按照实验室工作要求完善相应的记录并签字确认。

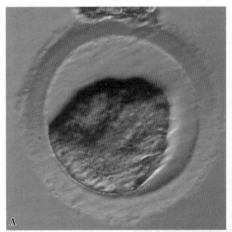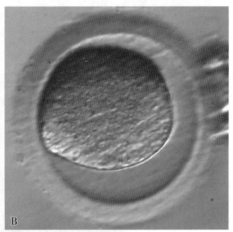

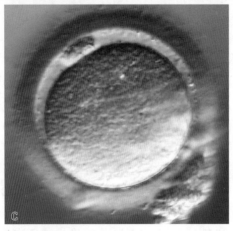

图 8-10-24　卵母细胞玻璃化解冻过程的镜下照片

A. 卵母细胞进入 W 液后体积进一步缩小；B. 换液至 W1、W2 液后，体积逐渐恢复；C. 进入 BS 液体后，卵母细胞体积逐渐复张至冷冻前的体积

（五）胚胎及卵母细胞程序化冷冻

胚胎及卵母细胞程序化冷冻相对于玻璃化冷冻，有成本高、不便于操作、且存活率不稳定等缺点，实验室除了具备同玻璃化冷冻一样的条件和设备，还需要一台程序冷冻仪（常用的有英国 Planer 系列和澳大利亚的 Cryobath）（图 8-10-25）、冷冻麦管或冷冻管、植冰镊子等。需要配备至少一名熟悉胚胎发育、胚胎冷冻基本原理，掌握常规 IVF 技术和胚胎冷冻技术的实验室人员，能够独立完成胚胎冷冻整套操作。

各种冷冻方法所需的冷冻保护剂以及配制胚胎冷冻液所必需的试剂，如磷酸盐缓冲液、1, 2- 丙二醇（PROH）、乙二醇（EG）、蔗糖、血清替代品等。胚胎 / 卵母细胞程序化冷冻常用溶液浓度为 1.5mol/L PROH 和 0.1mol/L 蔗糖。程序化快速解冻的溶液浓度为浓度持续减低的 PROH 和 0.2mol/L 蔗糖。胚胎 / 卵母细胞程序化冷冻目前已经较少使用。

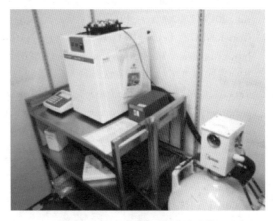

图 8-10-25 Planer 程序冷冻仪

（六）胚胎实验室的精子冻存

详见第八章第四节"二、配子及胚胎冷冻技术"有关内容。

（张学红　陈子江）

参 考 文 献

［1］黄荷凤. 实用人类辅助生殖技术［M］. 北京：人民卫生出版社，2018.

［2］庄广伦. 现代辅助生殖技术［M］. 北京：人民卫生出版社，2005.

［3］黄国宁. 辅助生殖实验室技术［M］. 北京：人民卫生出版社，2014.

［4］谢幸，孔北华. 妇产科学［M］. 9 版. 北京：人民卫生出版社，2018.

［5］乔杰，马彩虹，刘嘉茵，等. 辅助生殖促排卵药物治疗专家共识［J］. 生殖与避孕，2015，35（4）：211-220.

［6］《胚胎植入前遗传学诊断 / 筛查专家共识》编写组. 胚胎植入前遗传学诊断 / 筛查技术专家共识［J］. 中华医学遗传学杂志，2018，35（2）：151-155.

［7］刘平，乔杰. 生殖医学实验室技术［M］. 北京：北京大学医学出版社，2013.

［8］Wu K, Chen T, Huang S, et al. Mitochondrial replacement by pre-pronuclear transfer in human embryos［J］. Cell Res, 2017, 27: 834-837.

［9］Niederberge C, Pellicer A, Cohen J, et al. Forty years of IVF［J］. Fertil Steril, 2018, 110（2）: 185-324.

［10］O'Flynn N, Assessment and treatment for people with fertility problems: NICE guideline［J］. Br J Gen Pract, 2014, 64（618）: 50-51.

［11］Diamond MP, Legro RS, Coutifaris C, et al. Letrozole, gonadotropin, or clomiphene for unexplaine dinfertility［J］. N Engl J Med, 2015, 373（13）: 1230-1240.

［12］Geisler ME, Ledwidge M, Bermingham M, et al. Intrauterine insemination-No more Mr. N.I.C.E. guy［J］Obstet Gynecol Reprod Biol, 2017, 210: 342-347.

［13］Cohlen B, Aartjan B, Van der P, et al. IUI: review and systematic assessment of the evidence that supports global recommendations［J］. Hum Reprod Update, 2018, 24（3）: 300-319.

［14］Farquhar C, Rishworth JR, Brown J, et al. Assisted reproductive technology: an over view of Cochrane Reviews［J］. Cochrane Database Syst Rev, 2015,（7）: CD010537.

［15］Harbottle S, Hughes C, Cutting R, et al, Association Of Clinical Embryologists & The（ACE）British Fertility Society（BFS）. Elective Single Embryo Transfer: an update to UK Best Practice Guidelines［C］. Hum Fertil（Camb）, 2015, 18（3）: 165-183.

［16］Gleicher N, Kushnir VA, Albertini DF, et al. Improvements in IVF in women of advancedage［J］. J Endocrinol, 2016, 230（1）: F1-F6.

［17］Hornstein MD. State of the ART: Assisted Reproductive Technologies in the United States［J］. Reprod Sci, 2016, 23（12）: 1630-1633.

［18］ Hilbert SM, Gunderson S. Complications of Assisted Reproductive Technology［J］. Emerg Med Clin North Am, 2019, 37（2）: 239-249.

［19］ Crawford GE, Ledger WL. In vitro fertilisation/ intracytoplasmic sperm injection beyond 2020［J］. BJOG, 2019, 126（2）: 237-243.

［20］ Tachibana M, Amato P, Sparman M, et al. Towards germline Gene therapy of inherited mitochondrial diseases［J］. Nature, 2013, 493（7434）: 627-631.

［21］ Ralph D, Damian K, Edward H, et al. A systematic review and meta-analysis reveals pervasive effects of germlinemitochondrial replacementon components of health［J］. Hum Reprod Update, 2018, 24（5）: 519-534.

［22］ Roque M, Haahr T, Geber S, et al. Fresh versus elective frozen embryo transfer in IVF/ICSI cycles: a systematic review and meta-analysis of reproductive outcomes［J］. Hum Reprod Update, 2019, 25（1）: 2-14.

［23］ Simpson JL, Kuliev A, Rechitsky S. Overview of Preimplantation Genetic Diagnosis（PGD）: Historical Perspective and Future Direction［J］. Methods Mol Biol, 2019, 1885: 23-43.

［24］ Alviggi C, Conforti A, Esteves SC, et al. Recombinant luteinizing hormone supplementation in assisted reproductive technology: a systematic review［J］. Fertil Steril, 2018, 109（4）: 644-664.

［25］ Palermo G, Joris H, Devroey P, Van Steirteghem AC Pregnancies after intracytoplasmic injection of single spermatozoon into an oocyte. Lancet, 1992, 340（8810）: 17-18.

［26］ Adamson GD, de Mouzon J, Chambers GM, et al. International Committee for Monitoring Assisted Reproductive Technology: world report on assisted reproductive technology, 2011［J］. Fertil Steril, 2018, 110（6）: 1067-1080.

［27］ Palermo GD, O'Neill CL, Chow S, et al. Intracytoplasmic sperm injection: state of the art in humans［J］. Reproduction, 2017, 154（6）: F93-F110.

［28］ Catford SR, McLachlan RI, O'Bryan MK. Long-term follow-up of intra-cytoplasmic sperm injection-conceived offspring compared with in vitro fertilization-conceived offspring: a systematic review of health outcomes beyond the neonatal period［J］. Andrology, 2017, 5（4）: 610-621.

［29］ Catford SR, McLachlan RI, O'Bryan MK. Long-term follow-up of ICSI-conceived offspring compared with spontaneously conceived offspring: a systematic review of health outcomes beyond the neonatal period［J］. Andrology, 2018, 6（5）: 635-653.

第九章　生殖医学相关的干细胞技术

第一节　干细胞

1867 年德国病理学家 Cohneim 首次提出骨髓干细胞概念后，人体内最原始的一种细胞类型，即干细胞备受研究关注。1945 年，日本被投下两颗原子弹后，大量伤者骨髓抑制，丧失造血能力，其后科学家开始研究造血干细胞并取得重大临床应用进展。1965 年至今，造血干细胞已经大量应用于白血病治疗。目前，造血干细胞移植已成为临床治疗白血病、重症再生障碍性贫血、重症免疫缺陷病、地中海贫血、急性放射病、各种恶性肿瘤放化疗后引起的造血和免疫系统功能障碍等多种疾病的重要手段。干细胞自被发现以来一直是科学界的热点研究方向。1996 年，克隆羊多利面世，这是首次利用成体细胞克隆生物体；1999 年，干细胞研究两度被美国《科学》杂志推举为 21 世纪十大科技排名第一。2009 年，美国 FDA 批准全球首宗人类胚胎干细胞临床治疗试验。2012年，日本科学家山中伸弥（Shinya Yamanaka）与英国科学家约翰·戈登（John Gurdon）基于在成熟细胞的重新编程和诱导多能干细胞（induced pluripotent stem cell，iPS cell）方面的贡献获得 2012 年诺贝尔生理学或医学奖。

干细胞领域日新月异、发展迅猛，为了推动我国干细胞产业发展，2015 年 7 月，国家卫生计生委与国家食品药品监管总局联合制定了《干细胞临床研究管理办法（试行）》，这是我国首个针对干细胞临床研究进行管理的规范性文件。2016年 8 月，国务院正式印发《"十三五"国家科技创新规划》，干细胞与再生医学作为新型生物医药技术，被强调要有创新突破和应用发展，以推动技术转化应用并服务于国家经济社会发展，大幅提高生物经济国际竞争力。"细胞治疗及临床转化"被列为我国"十三五"健康保障发展的重大课题。随着全球范围内生物细胞技术和产业快速发展，国家级主管部门及地方机构陆续颁布了多项扶持政策，为持续推进干细胞研究、临床转化和产业发展提供了明确指引和坚实保障。

一、干细胞定义

干细胞（stem cell，SC）是指一群在胚胎发育早期尚未分化发育成熟的细胞，具有自我更新（self-renew）、高度增殖和多向分化潜能（multipotential）。干细胞能够产生至少一种高度分化子代细胞；在特定条件下，干细胞可以分化成不同的功能细胞，形成多种组织和器官，即这些细胞可以通过细胞分裂维持自身细胞群的大小，同时又可以进一步分化成为各种不同的组织细胞，进而构成机体各种复杂的组织器官。因此被称为"万能细胞"。

二、干细胞分类与生物学特性

目前常用的干细胞分类方法有两种，一种是根据细胞发育阶段和来源，干细胞可分为胚胎干细胞（embryonic stem cell）和成体干细胞（adult stem cell）。胚胎干细胞可以分化、发育成完整的动物个体；成体干细胞存在于成体的组织器官，是一种或多种组织器官的起源细胞。另一种分类方法是根据干细胞分化潜能可分为：全能干细胞、亚全能干细胞、多能干细胞及专能干细胞。全能干细胞如受精卵，可分化成人体的各种细胞，组成各种组织和器官，最终发育成为一个完整的生物体；亚全能干细胞在人体发育过程中存留于多种组织，其分化能力接近于全能的成体干细胞；多能干细胞具有分化成多种组织的潜能，但失去了发育成完整个体的能力，如间充质干细胞。多能干细胞具有许多优点和用途，其在发育、组织修复和保护过程中起着重要的作用,并已被应用于治疗各种疾病,如脊髓损伤、骨折、自身免疫性疾病、类风湿性关节炎、造血缺陷和保留生育能力;由多能干细胞分化而来,只能向一种类型的细胞分化称为专能干细胞,如肝脏干细胞、脂肪干细胞等。

干细胞具有四大生物学特性:①自我更新,干细胞可以通过自我复制,产生与亲本完全相同的子代细胞,为保持干细胞数量的恒定可以通过分裂维持自身细胞的特性和大小;②多向分化,干细胞在一定条件下进入分化程序,可进一步多向(或定向)分化为逐步成熟的次级子代细胞,最终形成功能特异的组织细胞,在组织修复和新陈代谢中起重要作用;③自动归巢,干细胞在体内定向迁移至特定的组织部位,在不同环境的诱导下,依赖性地分化为特定的组织细胞;④免疫原性低,脐带、胎盘来源的干细胞表面抗原不明显,免疫原性低,不存在免疫排斥的特性。

三、干细胞在临床治疗领域的应用

对干细胞的应用性研究是目前细胞工程最活跃的领域之一,随着基础和应用研究的进一步深化,将会在相当大程度上引发医学领域的重大变革,它已成为 21 世纪世界各国生命科学研究人员竞相追逐的热点领域。

在基础研究领域,干细胞主要应用在构建疾病模型揭示发病机制,对特定疾病类型进行分析和鉴定,对药剂进行检验及应用,最终实现对患有特定疾病的患者进行个体化精准治疗的目的,提高疾病预防和诊治的效益。

(一)干细胞在临床治疗领域具有广阔的应用前景

在很多传统手段无法攻克的疾病面前,干细胞治疗让人们看到了希望。干细胞治疗是指应用人自体或异体来源的干细胞经体外操作后输入(植入)人体,用于疾病治疗的过程。干细胞治疗最早用于治疗肌营养不良,并因其在心肌梗死、肾损伤、肝损伤和癌症等多种疾病模型中的疗效而被广泛研究。对于许多临床情况,替换丢失的细胞将是理想的治疗方法。这些情况包括与年龄相关的渐进性细胞丢失疾病(如各种类型的充血性心力衰竭、脑退行性疾病和骨骼肌减少症)、创伤性组织丢失和细胞医源性破坏(如骨髓移植)。

目前,全球范围内干细胞治疗技术和产业化快速发展。

干细胞可以再生大脑新神经元而改善脑功能,明显提高老年人记忆力和智力。干细胞可以再造皮肤活力、恢复容颜,在抗衰老美容、参与组织修复领域具有极大的发展潜力和临床应用价值,已成为近年来生命科学领域的重要方向之一,受到广泛关注。

(二)诱导多能干细胞的应用进展

所谓的诱导多能干细胞(induced pluripotent stem cell,iPS cell),是指利用病毒载体将多种转录因子组合转入分化的体细胞中,使其重编程而得到的类似胚胎干细胞的一种细胞类型。2006 年,日本京都大学山中伸弥(Shinya Yamanaka)领导的实验室率先在世界著名学术杂志《细胞》上报道了 iPS 的研究。他们把 Oct3/4、Sox2、c-Myc 和 Klf4 这 4 种转录因子引入小鼠胚胎或皮肤成纤维细胞,发现可以诱导其发生转化。这种被诱导转化后的细胞在形态、基因和蛋白表达、表观遗传修饰状态、细胞倍增能力、类胚体和畸胎瘤生成能力、分化能力等方面,都与胚胎干细胞极为相似,被称为 iPS 细胞。

2007 年 11 月,汤普森(Thompson)实验室和山中伸弥实验室几乎同时报道,利用 iPS 技术同样可以诱导人皮肤成纤维细胞成为几乎与胚胎干细胞完全一样的多能干细胞。所不同的是:日本实验室依然采用了逆转录病毒引入 Oct3/4、Sox2、c-Myc 和 Klf4 四种因子组合,而 Thompson 实验室采用了慢病毒载体引入 Oct4、Sox2 加 Nanog 和 LIN28 这种因子组合。这些研究成果被美国《科学》杂志列为 2007 年十大科技突破中的第二位。

2008 年,哈佛大学 George Daley(乔治·戴利)实验室利用诱导细胞重新编程技术把采自 10 种不同遗传病患者的皮肤细胞转变为 iPS,这些细胞可以用来建立疾病模型和药物筛选。美国科学家还发现,iPS 可在适当诱导条件下定向分化,如变成血细胞,再用于治疗疾病。哈佛大学另一家实验室则发现利用病毒将 3 种在细胞发育过程中起重要作用的转录因子引入小鼠胰腺外分泌细胞,可以直接使其转变成与干细胞极为相似的细胞,并且可以分泌胰岛素、有效降低血糖。这表明利用诱导重新编程技术可以直接获得某一特定组织细胞,而不必先经过诱导多能干细胞这一步。

2008年11月,中国科学院动物研究所周琪研究员和上海交通大学医学院曾凡一研究员领导的研究组利用iPS细胞得到了具有繁殖能力的小鼠,第一次证明了iPS细胞与胚胎干细胞具有相似的多能性。这一研究成果表明iPS干细胞可能与胚胎干细胞一样可以作为治疗各种疾病的潜在来源。最新研究进展将在第二节胚胎干细胞中详细介绍。

2009年8月,高绍荣实验室在 *Cell Research* 杂志发表文章,研究运用iPS技术,通过在体细胞中过表达4个转录因子Oct3/4,Sox2,c-Myc和Klf4,将患者的成纤维细胞诱导成为多能干细胞,所获得的iPS细胞具有正常人ES细胞的特性,并且可以在体外和体内分化为不同类型的细胞包括造血细胞,为该种疾病的治疗提供了新的方法。2012年,在 *Cell Research* 杂志发表的文章研究以β-地中海贫血为疾病模型,运用诱导多能干细胞技术从一位β-41/42纯合子贫血患者的体细胞诱导获得了十几株诱导多能干细胞系,并对其中4株iPS细胞系进行了多能性鉴定。同时,根据该遗传病的基因突变,通过同源重组技术定点修复突变位点,得到了修复正常的iPS细胞系。最后将患者特异的iPS细胞系和基因修复的iPS细胞系分别进行体外定向造血分化,并建立了体内移植的小鼠模型。与患者特异iPS细胞分化得到的造血祖细胞移植组小鼠相比,移植修复后iPS细胞来源造血祖细胞的重症联合免疫缺陷病(SCID)小鼠在放射性照射后,其血红蛋白及红细胞水平能较快恢复到正常值,并产生正常的人β-珠蛋白。该工作为最终利用iPS技术治愈β-地中海贫血等遗传性疾病奠定了基础。2018年,研究者发表多篇文章探究组蛋白和DNA修饰在体细胞编程中的表观遗传调控作用。

综上,iPS细胞不仅可以作为再生医学的材料,也可以作为病理生理学的工具。患者来源的细胞在发病机制探讨、新药物研发、毒性试验等方面都非常有意义。

(三)极小胚胎样干细胞的应用研究进展

近年来,研究者从小鼠骨髓和其他组织脏器中分离并纯化了一类数量极其稀少的极小胚胎样干细胞(very small embryonic-like stem cells,

VSELs)。VSELs不仅表达多能干细胞的表面分子标记,并能向3个胚层方向分化。有学者推测,VSELs可能是在哺乳动物组织、器官发育早期迁移并定居下来的,且能在特定情况下向组织特异的单潜能干细胞方向分化。据此,VSELs可能在成体组织的更新和损伤组织的再生修复过程中发挥重要作用。多能性非常小的极小胚胎样干细胞(VSELs)和诱导多能干细胞(iPS)均在2006年被报道。2012年,iPS技术获得了诺贝尔奖,而即使在今天,VSELs存在的观点也没有被很好地接受。其根本原因是VSELs数量较少,体积很小,在体内平衡条件下处于休眠状态。总之,VSELs的发现是在人类胚胎干细胞研究和治疗性克隆之外又涌现出的一个全新的研究方向,但要有效地应用于临床,还要做很多艰巨的工作,有待科学家的共同攻克。

四、干细胞技术在女性生殖障碍疾病领域的应用

目前,干细胞在生殖领域的研究备受关注。如在妇产科领域主要集中在卵巢功能早衰、宫腔粘连(IUA)和子宫内膜修复等方面。卵巢功能早衰严重影响女性生育能力和身心健康。此类患者自身的卵巢储备已经丧失,往往需要供卵才能解决生育需求,而目前临床卵源极为稀缺,干细胞的治疗有望为这类患者带来曙光。

子宫内膜损伤或粘连而失去受孕功能是另一个临床棘手的问题。反复宫腔操作,如人工流产、宫腔镜电切术等可使子宫内膜瘢痕化或宫腔粘连,一般认为内膜厚度在6~7mm以下为薄型子宫内膜。薄型子宫内膜者妊娠成功率低,目前临床缺乏有效的治疗手段。如何降低宫腔粘连复发,促进子宫内膜修复生长,恢复正常功能,减少纤维化是宫腔粘连和薄型子宫内膜相关研究的热点和难点。干细胞宫腔移植技术为此类疾病治疗开拓了新思路。Nagori等对1例重度宫腔粘连患者采用了自体骨髓干细胞宫腔移植治疗。月经周期第2天,刮宫术后超声引导下,用注射器经宫颈向宫底及宫腔内注入干细胞悬液,并予患者周期性激素治疗,当子宫内膜厚度增至8mm时进行体外受精胚胎移植术(IVF-ET),患者成功受孕,随访至妊娠第8周胎儿生长良好。Singh等选择6例宫

腔镜诊断为 Ⅲ、Ⅳ 级宫腔粘连的女性患者,提取患者骨髓,分离出单核细胞,植入患者子宫内膜层进行自体骨髓干细胞治疗,术后予周期性激素治疗。平均植入前子宫内膜厚度为(1.38 ± 0.39)mm,3 个月时子宫内膜厚度增加至(4.05 ± 1.40)mm,6 个月内达到(5.46 ± 1.36)mm,9 个月内达到(5.48 ± 1.14)mm。6 例患者中有 5 例患者重新恢复月经。结果显示干细胞可以促进子宫内膜再生,恢复内膜功能的潜能,但作用机制尚不清楚。

最近多项研究报道干细胞治疗可改善大鼠或小鼠宫腔粘连模型的子宫内膜状态,促进修复,显示了良好的治疗前景。有文献报道,用烫伤法制备小鼠内膜损伤模型,证实干细胞可定植于正常以及损伤的小鼠子宫内膜组织中,并可促进小鼠子宫内膜损伤部位的修复。国内学者已尝试将骨髓干细胞联合胶原支架用于人体,治疗宫腔粘连及薄型子宫内膜,获得良好的效果,多例患有子宫内膜瘢痕化的不孕受试者已怀孕,并已有成功分娩病例。对于干细胞治疗的作用机制也在不断深入研究。有研究者认为,干细胞可能通过归巢机制到达子宫内膜,在子宫内膜的再生中起关键作用。

综上所述,干细胞治疗已经成为子宫内膜损伤修复再生有效的治疗方法。来源于自体骨髓、脂肪等活体组织中提取的干细胞以及围产期脐血、羊膜的干细胞具有易于分离和体外扩增培养等特点。这些干细胞能够促进宫腔粘连子宫内膜再生,同时也符合伦理学原则。目前干细胞领域亟待解决的问题是如何获得稳定的干细胞来源,探索干细胞的作用机制,使得干细胞作用的效果最大化,最终将干细胞治疗作为一种安全可靠的治疗方式,为不孕症女性带来更多的受孕机会。

第二节 胚胎干细胞

一、胚胎干细胞的概念

1981 年,Evans 和 Martin 首次成功从延迟着床的小鼠胚胎中建立了多能性干细胞系,这些细胞具有正常的二倍体核型,并且可分化为多种细胞类型,这种多能性干细胞被称为胚胎干细胞(embryonic stem cell,ES cell)。目前认为胚胎干细胞存在于胚胎发育早期阶段,具有永生性,可以长期存活和自我更新,是人体各种组织细胞的起源细胞,可以分化为成人体内所有类型的成熟细胞,依其组织来源可分为胚胎干细胞和胚胎生殖细胞。胚胎干细胞可由着床前囊胚内细胞团(inner cell mass,ICM)细胞经体外分化抑制培养获得。

二、胚胎干细胞的生物学特性

胚胎干细胞结构形态与早期胚胎细胞类似,细胞体积相对较小,细胞核显著,核质比高,有 1 个或多个突出的核仁,染色质较分散,细胞内除游离核糖体外,其他细胞器很少;细胞成多层集落状生长,紧密堆积在一起,无明显细胞界限,形似鸟巢。

胚胎干细胞具有两个显著特征:一是体外高度自我更新的能力,可在体外无限增殖而不分化;二是具有发育多能性,可被定向诱导分化为体内 200 多种细胞类型。

三、胚胎干细胞的分离培养

1998 年美国实验室首次报道成功建立多能性人胚胎干细胞系(human embryonic stem cell,hESC),1999 年 *Science* 杂志将此项研究推举为 21 世纪最重要的十项科学领域之首。hESC 的体外建系培养并对其进行功能研究成为目前的研究热点之一。胚胎干细胞培养的关键步骤为内细胞团的分离。目前内细胞团的分离方法主要有免疫外科法、机械法、全胚胎培养法、激光法和单卵裂球法。另外,hESC 的体外培养主要包括有饲养层培养体系和无饲养层培养体系。

(一)内细胞团获取

目前胚胎干细胞主要来源于囊胚期内细胞团(inner cell mass,ICM)体外培养,由于体外培养过程中囊胚期滋养层细胞(trophectoderm,TE)生长速度比内细胞团快,滋养层细胞过度增殖会抑制内细胞团生长,因此去除滋养层细胞有利于内细胞团的体外增殖。内细胞团的获取方法主要有免疫外科法、机械法、全胚胎培养法和激光法等。

1. 免疫外科法 免疫外科法是目前应用最为广泛的方法。1998 年,Thomson 等用免疫外科法从人囊胚期胚胎中分离出 ICM 并首次成功建立人胚胎干细胞系。免疫外科法基本原理：首先采用酶解法消化囊胚透明带，再用兔血清抗体和补体使囊胚的滋养层发生免疫溶解，得到内细胞团细胞。免疫外科法可以完整地去除囊胚滋养层细胞，并且 ICM 细胞生物活性基本上不受影响。但是由于此过程涉及动物源抗体和补体，增加了 ICM 被污染的可能性，限制了人胚胎干细胞的应用特别是临床应用。免疫外科法不是最理想的方法。

2. **机械法** 2007 年，瑞典科学家 Ström 等率先使用一种特制的针状工具，采用机械法成功分离 ICM 并建立人胚胎干细胞系。随后，Li 等使用普通的 1ml 注射针头分离 ICM 并成功建系，机械法可完全避免接触外源动物蛋白，经济成本低，优势明确，但是对操作者的技术要求高。

3. **全胚胎培养法** 囊胚期 ICM 很小或者不明显时，免疫外科法和机械法操作困难。Kim 等将此类胚胎经过自然孵化或酶解法脱掉透明带后直接接种于饲养层细胞上，通过反复传代提出 TE 细胞和已分化的细胞，并成功建立人胚胎干细胞系。该方法的优点是操作简单、分离过程无动物源物质污染。但由于 TE 细胞未去除，需经过多次传代才能建立较纯的人胚胎干细胞系，建系效率较低。

4. **激光法** 2008 年，Cortes 等人用激光打孔破坏滋养外胚层的方法提高小鼠 ICM 分离和胚胎干细胞建系的效率，很快激光作为代替免疫外科法的方法同样被用于分离人 ICM，并且 hESC 建系成功。激光法分离 ICM 无异源污染，但对设备成本和操作的熟练程度要求很高。

5. **单卵裂球法** 单卵裂球法最早是 Klimanskaya 等提出的，他们将 8 细胞胚胎在酸性台式液（Tyrode's solution）中短暂暴露破坏透明带后，取出单个卵裂球，放入 Quinn's 囊胚培养液中，待其分裂 1~2 次后将这些细胞放入小鼠胚胎成纤维细胞（MEF）上培养。单卵裂球建系法不以牺牲胚胎为代价，不存在 TE 细胞的去除问题，但这种方法对实验人员的操作要求很高，不适合初学者使用。

（二）饲养层获取

1. **小鼠胚胎成纤维细胞来源饲养层细胞制备** 取怀孕 12.5~14.5 天的胎鼠躯干部，充分剪切后用胰蛋白酶消化，收集消化后的单细胞悬液，离心后用 MEF 培养基重悬，接种到细胞培养瓶中，加入 20% 胎牛血清。

2. **人包皮成纤维细胞来源饲养层细胞制备** 经伦理委员会批准并经监护人知情同意后，收集幼儿包皮环切术中取下的包皮组织，分离真皮和表皮，真皮部分用 200U/ml I 型胶原酶 37℃消化 60 分钟，收集细胞悬液，离心重悬，接种到细胞培养瓶中。

（三）培养体系

人胚胎干细胞的培养方法主要分为有饲养层培养体系和无饲养层培养体系。

1. **有饲养层培养体系** 用上述饲养层获取方法获取饲养层后，培养体系包括基础培养基 DMEM，另添加 1mmol/L 谷氨酰胺、1% 非必需氨基酸、0.1% β-巯基乙醇、血清替代物、4ng/ml 碱性成纤维细胞生长因子（basic fibroblast growth factor, bFGF）。

2. **无饲养层培养体系** 由于饲养层培养体系耗时耗力，工作量大，无饲养层体系开始成为人们探究的主流方向。2001 年 Xu 等在 *Nature* 发表文章首次尝试用小鼠胚胎成纤维细胞制备的条件培养液和基质胶建立了人胚胎干细胞无饲养层培养体系。将人胚胎干细胞接种在基质胶（matrigel）或者层粘连蛋白（laminin）上，每天收集小鼠饲养层细胞的条件培养基并添加 4ng/ml 的 bFGF 到胚胎干细胞的无饲养层培养体系中。这种方法虽然去除了饲养层细胞，但是含有不明动物源成分。

2006 年，Thomoson 实验室 Ludwig 等报道了在成分明确的培养体系下建立人类胚胎干细胞系，该体系命名为 TeSR1。经过进一步的优化，最新的 E8 培养基在成分大幅度下降的前提下保证了完全无动物源成分，E8 培养基含有 8 种成分包括：左旋维生素 C 磷酸酯镁（L-ascorbic acid-2-phosphate magnesium, 64mg/L），成纤维细胞生长因子 2（FGF2, 100μg/L），$NaHCO_3$（543mg/L），运铁蛋白（transferrin, 10.7mg/L），转化生长因子-β1（TGF-β1, 2μg/L），NODAL（100μg/L），亚硒酸钠（sodium selenium, 14μg/L），胰岛素（insulin, 19.4mg/L）。基础培养基为 DMEM/F12，渗透压为 340mOsm，pH 值为 7.4。细胞外基质采用玻璃纤连蛋白。

四、胚胎干细胞研究现状

hESC 具有多项分化的潜能,因此被广泛用于胚胎发育和胚胎工程方面的研究,为胚胎的早期发育提供重要信息,就像天文学家回望大爆炸以探寻对宇宙的基本见解一样,生物学家不断探索这些细胞中的分子,希望弄清单个原始细胞是如何变成数以万亿的细胞,并具有令人眼花缭乱的排列组合形式和功能的。科学家们已经掌握了如何将胚胎干细胞转化为代表身体各种组织和器官的几十种成熟细胞类型。这些细胞被用于测试药物、模拟疾病,并且越来越多地作为治疗手段被注射到体内。

基于胚胎干细胞的多能性,胚胎干细胞可以分化为多种细胞类型,因此胚胎干细胞是进行药物、毒物鉴定的理想模型。可以避免其他动物模型所带来的种属差异难题,并可近似模拟体内细胞与细胞之间的相互作用,更接近人体内各种组织器官对该药物、毒物的反应,因此更为安全。

胚胎干细胞用于基因功能研究领域。将胚胎干细胞注射入受体胚泡,胚胎干细胞参与宿主的胚胎构成,形成嵌合体,胚胎性干细胞可作为一种载体,把外源基因导入个体,获得转基因动物,此技术广泛应用于发育生物学、遗传学等领域。

ES 细胞具有无限增殖和多向分化潜能,成为干细胞移植的理想材料,胚胎干细胞移植技术研究备受瞩目。在技术上,通过生长因子诱导、视网膜组织共培养和基因修饰等手段,可以将鼠、猴和人的 ES 细胞诱导为视网膜干细胞。Lamba 等将人 ES 细胞诱导的视网膜前体细胞移植到视网膜色素变性模式动物的视网膜下,发现该细胞不仅能分化为成熟感光细胞,还可以改善宿主的视功能。2011 年,Eiraku 等采用程序性信号分子诱导,将人 ES 细胞在三维培养环境下,扩增成视杯样结构的视网膜雏形,这一开创性研究标志着视网膜组织再生成为可能。在临床实验上,将胚胎干细胞定向分化的细胞用于制造人体细胞、组织和器官。研究人员将能利用干细胞培养出的用于移植或替换的组织和器官,为老年人和患者带来福音。如胚胎干细胞移植治疗帕金森综合征、糖尿病、肿瘤等。胚胎干细胞移植可以很好地弥补当今器官移植所面临的供体匮乏,但是,胚胎干细胞的安全性仍然是细胞治疗关键问题,包括胚胎干细胞的潜在成瘤性和免疫排斥反应。

五、单倍体胚胎干细胞研究前沿进展及应用前景

1997 年,英国的爱丁堡,一只名叫"多利"的克隆羊的出生震惊全世界,这是一只从一个细胞发育而来的绵羊。"多利"仅仅依赖代孕"母亲"就来到了这个世界,克隆技术将无性生殖从神话故事变成了现实。

现如今,这种所谓不依赖精子和卵母细胞结合生育后代的无性繁殖方式已经远不只局限于"克隆"这种形式。近年来,中国科学院的科学家成功地将精子细胞诱导为干细胞,并且实现类似于精子的功能,可以使一枚卵母细胞受精而获得后代,这种干细胞即"单倍体胚胎干细胞",这种技术为半克隆技术。单倍体胚胎干细胞(haploid embryonic stem cells, haESCs)指只含有一套染色体,但拥有类似于正常干细胞分裂分化能力的细胞群。根据诱发方式不同,主要分为两种类型:孤雌单倍体胚胎干细胞(parthenogenetic haploid embryonic stem cells, PG-haESCs)和孤雄单倍体胚胎干细胞(androgenetic haploid embryonic stem cells, AG-haESCs)。

中国科学院动物研究所与原中国科学院上海生命科学研究院生物化学与细胞生物学研究所的两个科研团队几乎同时发现了一种新型的细胞,他们成功地将只有一套染色体的精子或卵子变成了具有无限增殖能力的干细胞。科学家们发现,这些干细胞同精子或者卵母细胞一样只具有一套染色体,而更重要的是这些干细胞又同时具有类似于精子或者卵母细胞的功能,例如:来源于精子的孤雄单倍体胚胎干细胞可以替代精子使卵母细胞受精获得后代。人造精子可进行繁殖并传递基因修饰的成果被列入 2012 年度中国科学十大进展。

单倍体胚胎干细胞系最初由 Gupupta 和 Carlson 利用化学试剂诱导烟草获得。1983 年,Kaufman 等发现在人早期胚胎中存在单倍体胚胎干细胞系。1999 年,Kotecki 等从人的血癌细胞中分离得到接近单倍体的异倍体细胞系,此细胞系除 8 号染色体外其余染色体均只含一条。此细

胞系可以在体外长期培养扩增，并能够在快速遗传筛选中得到应用，显示了人单倍体细胞系在遗传分析和疾病研究中的潜在价值。直到2011年，英国科学家Leeb与Wutz和奥地利科学家Elling等真正建立了哺乳动物单倍体胚胎干细胞系，他们成功地在小鼠孤雌发育的单倍体胚胎中建立了小鼠孤雌单倍体胚胎干细胞系，并利用此单倍体胚胎干细胞系的单倍性和快速增殖能力，建立高通量的纯合型遗传突变细胞库，进行正向和反向遗传分析，开展功能基因筛选和药物筛选。2012年，周琪团队与李劲松团队建立了小鼠孤雄单倍体胚胎干细胞系，孤雄单倍体胚胎干细胞系能够在体外形成拟胚体，进而可以分化成神经细胞。在严重联合免疫缺陷小鼠体内可以分化成含三胚层细胞的畸胎瘤，具有生殖嵌合能力，小鼠孤雄单倍体胚胎干细胞是一类具有多能性的胚胎干细胞。孤雄单倍体胚胎干细胞保留了精子携带的部分基因印记，注射到卵泡内后，能够替代精子形成二倍体胚胎，进而发育成为健康并具有繁殖能力的正常小鼠。利用这一方式对孤雄单倍体胚胎干细胞进行基因编辑，并通过卵胞质注射将遗传修饰由细胞水平传递到动物水平，从而提供了一种快速建立携带可遗传基因修饰的转基因动物的新途径。利用单倍体胚胎干细胞可以替代精、卵结合获得后代，利用单倍体胚胎干细胞还可以进行同性生殖。采用新型的基因编辑技术CRISPR-Cas9系统改变了孤雌单倍体胚胎干细胞中H19DMR和IGDMR两个非常重要的印记基因区域，可以将原本的雌性印记逆转为雄性印记，然后，将这种逆转后的孤雌单倍体胚胎干细胞替代精子，注射进卵母细胞，获得了遗传物质来自两个雌性亲本的后代小鼠。这项研究实现了从卵母细胞中产生了能代替精子使用的单倍体胚胎干细胞，对哺乳动物生殖发育研究的运用有着广泛的启示。

近年来，小鼠单性生殖和雄激素生殖技术的成功，使哺乳动物细胞的基因筛选和基因修饰动物的产生成为可能。然而，单倍体胚胎干细胞是否可以从灵长类动物中提取还不清楚。李劲松团队报道从猕猴中获得单性胚胎干细胞的过程，为灵长类动物的遗传分析提供了一个理想的工具。

2016年，李劲松团队在 Cell Research 杂志上发表建立人孤雌囊胚的单倍体胚胎干细胞系的

相关研究，为了获得人的单倍体胚胎采取了两种方法，方法一：他们对成熟的卵母细胞进行孤雌激活，即将停滞在减数分裂Ⅱ期的卵母细胞在体外通过化学刺激的方法诱导重新进入细胞周期，排除第二极体，激活的卵母细胞能够在体外发育到囊胚阶段。研究人员从孤雌激活的25枚卵母细胞中获得了10枚囊胚，建立了3株细胞系。然而，3株细胞中均没有明显的单倍体细胞存在。方法二：研究人员通过显微操作方法将受精卵的雄原核去除，获得了只含有雌原核的单倍体胚胎，最终从23个单倍体胚胎中产生了4个细胞系，其中有2株细胞系含有单倍体细胞。通过流式分选技术定期富集单倍体细胞的方法，单倍体细胞系能够在体外稳定地维持。

人的单倍体胚胎干细胞具有典型的胚胎干细胞特征，能够在体外分化成三胚层的细胞，并能够在免疫缺陷的小鼠体内形成含有三胚层组织和细胞的畸胎瘤。另外，这些细胞的遗传物质维持典型的雌性印记状态。重要的是，研究证明这些细胞能够用于大规模的遗传筛选研究。人单倍体胚胎干细胞的建立为开展人的遗传学研究及辅助生殖技术提供了新的工具。

第三节　间充质干细胞

一、间充质干细胞的概念

间充质干细胞（mesenchymal stem cell, MSC）是中胚层来源的具有高度自我更新和多向分化能力的多能干细胞，广泛存在于全身多种组织中，最早在骨髓中发现，随后还发现存在于人体的多种组织中。目前，科学家们能够从骨髓、脂肪、滑膜、骨骼、肌肉、肺、肝、胰腺等组织，以及羊水、脐带血、胎盘等胎儿附属物组织中分离和制备间充质干细胞。间充质干细胞是一类多能干细胞，可体外培养扩增，并能在特定条件下分化为神经细胞、成骨细胞、软骨细胞、肌肉细胞、脂肪细胞等，具有广阔的临床应用前景，是细胞替代治疗和组织工程的首选种子细胞，是移植和自身性免疫疾病的研究热点。

（一）骨髓间充质干细胞

1968年，Friedenstein教授发现骨髓中存在

一群干/祖细胞,但直到 1976 年 Friedenstein 教授及其同事才从骨髓细胞中分离培养出纤维样细胞,并证实其可在体外大量扩增,易贴壁,成集落样生长,并具有定向分化的特点。1988 年,这类干细胞被命名为"骨髓基质干细胞"。Caplan 教授在 1991 年进一步把这类干细胞命名为"间充质干细胞"。1999 年,Pittenger 等发表在 *Science* 的文章中首次证明骨髓间充质干细胞具有多向分化能力,能分化为脂肪细胞、成骨细胞、软骨细胞。

(二)胎盘相关多能干细胞

人类胎盘是由胎儿的丛密绒毛膜与母体的底蜕膜共同组成的圆盘形结构,是母体与胎儿间物质交换的器官。每个人出生之前都依赖胎盘生存,胎盘不仅担负着胎儿的肺和肾的功能,还负责产生重要的激素,维持正常妊娠。胎盘组织中进行的干细胞分离和功能研究已经进入了一个新的时代。

胎盘间充质干细胞(placenta-derived mesenchymal stem cell, PMSC)是一种多能干细胞,来源于胚胎发育早期的中胚层。Jaroscak 等首先报道了关于胎盘来源的干细胞,发现胎盘贴壁细胞与骨髓间充质干细胞表达基本相似的细胞表面标志,都具有多向分化潜能,但胎盘贴壁细胞的同质性不如骨髓 MSC。随后,大量研究发现胎盘的各个部位,如脐带、羊膜、绒毛膜以及底蜕膜、羊水均含有间充质干细胞:脐带来源的间充质干细胞是一种大部分存在于脐带华通胶(脐带胶质)和血管周围组织中的多能成体干细胞。2003 年,Mitchell 首次成功地从人脐带基质中分离培养出脐带来源间充质干细胞,同年 Romanov 等也从脐带华通胶、血管周围组织、人脐静脉内皮和人脐静脉内皮下分别培养获得脐带来源的间充质干细胞,同时建立了脐带来源间充质干细胞植块法和酶解法的分离培养体系。Erices 等于 2000 年第 1 次报道了脐血中可以分离培养出间充质干细胞。Kaviani 等首次报道了羊水细胞的一个亚群具有间充质干细胞的特性,在体外比成体间充质干细胞增殖更快,称这个亚群细胞为羊水来源间充质干细胞。

胎盘干细胞免疫原性弱,且标本取材容易、数量丰富、配型概率高,这就给胎盘间充质干细胞的应用提供了一个非常大的发展空间,也被人们寄予了无限厚望。

(三)其他组织来源的间充质干细胞

1. 子宫内膜干细胞 Prianishnikov VA 最早提出了在子宫内膜基底层可能存在干/祖细胞的概念和观点,认为子宫内膜重复剥脱和再生过程得益于充足的干/祖细胞的支持。Chan 等首次在人子宫内膜基底层中分离、培养出了上皮细胞和间质细胞两类具有克隆能力的细胞,证实子宫内膜中存在干/祖细胞的假说。随后,有学者分别在处于正常生育期、围绝经期和口服避孕药的女性子宫内膜中分离出极少量的上皮和间质的集落克隆,但其具体定位和来源还不是十分明确。推测可能是胎儿时期遗留下来的细胞,在成年后的机体内保留有自我复制更新的能力;也可能是源自循环系统中的造血干细胞或骨髓干细胞,周期性地存在于子宫内膜中,或在子宫内膜受到损伤时反馈性地定位于子宫内膜中。子宫内膜干/祖细胞的异常可能是一些妇科常见疾病的发生机制,如干/祖细胞异位导致子宫内膜异位症、子宫腺肌症。各种宫腔操作可引起子宫内膜干/祖细胞的减少,子宫内膜再生困难,不能完成创面的上皮化和间质的血管化,由纤维组织代替而导致宫腔部分或全部消失,导致子宫内膜损伤和宫腔粘连的发生。

2. 生殖干细胞 生殖干细胞是一种具有自我更新能力,可分化发育至成熟配子、交配后可出生正常子代的干细胞,包括雄性生殖干细胞和雌性生殖干细胞,在雌性也称为卵巢生殖干细胞。在哺乳动物中,生殖干细胞通常存在于特定的干细胞微环境内,通过自我复制的方式维持干细胞的"干性",同时逐级分化精母细胞或卵母细胞。精原干细胞是雄性干细胞,位于睾丸生精小管基膜上,具有自我更新潜能及定向分化潜能,在男性生命周期中不断增殖并分化形成精子。既往观点认为,哺乳动物的卵子发生在胎儿期,由原始生殖细胞分化为卵原细胞,在出生前终止于减数分裂前期 I,出生后的卵巢内并不存在不断生成卵子的生殖干细胞。但后来这种理论被改写,Johnson 发现出生后的小鼠卵巢也有产生新卵泡的现象。我国学者吴际等首次从成年后出生 5 天的小鼠卵巢中分离和纯化生殖干细胞,并通过体内移植的方法,在不孕成年小鼠体内产生新的卵母细胞并发育成熟,交配后能出生正常后代,验证了成年哺乳动物卵巢内存在具有自我更新和分化潜能的雌性生殖干细胞的理论。

生殖干细胞技术可为动物生物技术和人类提供卵母细胞和精子的新来源,对治疗卵巢功能早衰、男性无精子症及研究环境等因素对生殖发育的影响等都具有广泛的应用前景。

3. 脂肪干细胞　2001年,Zuk等首次从人类脂肪组织中分离出一种干细胞,这种干细胞在形态结构上与骨髓间充质干细胞相似,故将其命名为脂肪间充质干细胞。具有多向分化潜能,在特定条件下可以分化为脂肪细胞、成骨细胞、成软骨细胞等中胚层细胞,甚至可以跨胚层分化为神经细胞等外胚层细胞及肝细胞等内胚层细胞。脂肪间充质干细胞的获取简单、方便,可以从人脂肪抽吸术所得脂肪组织中大量获得,400~600mg脂肪组织即可获得5×10^5个干细胞。脂肪间充质干细胞的取材损伤小、易于获取、自体来源等众多优势,使其成为组织修复等领域的热点之一。

二、间充质干细胞的生物学特性

一直以来间充质干细胞都被作为一种具有特征性的形态、表型及功能性质的细胞群体来研究,由于没有找到特异性的表面标记,对间充质干细胞的定义一直备受争议。间充质干细胞强表达 CD13、CD29、CD105、CD44,弱表达 CD106,不表达 CD14、CD34、CD11a、CD45 及 HLA Ⅱ 抗原,不表达或低表达 HLA Ⅰ 抗原。Pittenger 等发表的有关人间充质干细胞的定义是目前公认的"金标准",即骨髓间充质干细胞可以在体外适宜的刺激下,向骨细胞、脂肪细胞及软骨细胞分化。2006年,国际细胞治疗协会(ISCT)规范了间充质干细胞的定义,只有同时符合以下 3 个标准的细胞,才能称为间充质干细胞:①贴壁生长;②细胞表面表达一些特异性抗原(标记物);③具有向脂肪细胞、成骨细胞、软骨细胞分化的能力。

(一)定向分化能力

MSC 具有"横向"和"跨系"的多向分化潜能,在特定的诱导条件下,不仅能分化为骨、软骨、脂肪等中胚层组织细胞,而且能够向心肌、肝脏细胞等内胚层细胞分化和神经细胞等外胚层组织细胞分化。MSC 因分化特性而成为组织工程研究的首选种子细胞,用于骨组织工程的种子细胞参

与骨关节、软骨损伤患者的修复。MSC 分化为神经元和神经胶质细胞,帮助外周神经的修复,分泌神经营养因子来提高神经细胞的存活率和促进神经细胞的再生,为神经系统疾病带来了希望。

(二)体外大量扩增

MSC 体外容易扩增,短时间内可以扩增上千倍,其中胎儿来源的干细胞具有组织来源丰富、细胞原始、增殖能力强和安全无病毒感染风险等优点,可能是更为优秀的种子细胞。

(三)免疫调节能力

MSC 是一类免疫缺陷细胞,具有低免疫源性和免疫调节特性。MSC 通常不表达或低表达 HLA Ⅰ 抗原,不表达 HLA Ⅱ 类抗原和共刺激分子 CD80、CD86、CD40 等。MSC 可以抑制 T 细胞的增殖和激活,并不依赖主要组织相容性复合物,不需要细胞之间的相互接触;MSC 可通过可溶性因子介导的免疫调节,如 TGF-β、前列腺素 E2(PGE2)等因子参与免疫调节。

(四)造血支持

间充质干细胞是造血微环境的主要细胞成分,在造血干细胞的生长、增殖、分化中起重要作用。MSC 通过与造血干细胞相互作用及分泌多种细胞因子,或表达与造血干细胞黏附、归巢有关的黏附分子,以及细胞外基质蛋白支持和促进了造血。国内外已将造血干细胞与 MSC 共移植用于临床研究,无论是自体移植还是同种异体移植,均取得了良好的临床效果。

三、间充质干细胞的分离培养

目前常用的间充质干细胞分离方法有 4 种:全骨髓贴壁法、组织消化法、密度梯度分选法、免疫磁珠分选法。全骨髓贴壁法具有操作简单、获得的间充质干细胞数量较多且细胞贴壁时间较早、细胞分化潜能保存好等优点,但为了纯化需多次换液传代,换液传代后细胞间难免残留消化间充质干细胞的胰消化酶、EDTA 等物质,影响间充质干细胞的增殖和分化潜能,甚至导致间充质干细胞生物学特征消失。组织消化法适用于脐带、羊膜、胎盘、脂肪等块状组织,短时间内能高效、稳定地获得大量存活的间充质干细胞,但是此种方法步骤繁多、容易污染,难以把握合适的消化时间,所以会直接影响获得间充质干细胞的

纯度,甚至会破坏其细胞结构、增殖及分化能力,获得异种细胞集群。Rosca 等运用密度梯度分选法在 1.067~1.070g/ml 的密度区间发现间充质干细胞,说明合适密度的介质可分离获得纯度较高的间充质干细胞。高通量的磁力分离法(MACS)和高精确度分选型流式细胞仪(FACS)组织培养瓶铺展贴壁(Cellector 培养瓶)和亲和吸附柱(CEPRATE)为目前常用的免疫磁珠分选方法,这些方法都具有特异性分离出高纯度目的细胞的优点,但也有技术要求高、实验设备昂贵、易污染等不足。目前研究表明 CD133、CD271、CD105 和 CD11b 作为间充质干细胞分离的表面标记物,仍需一些阴性标记物作为辅助条件,比如 CD3、CD19、CD14、CD38、CD34、CD66b 等,如果只用单一特异性标记物理论上会造成其他间充质干细胞亚群的丢失。

四、不同组织来源的间充质干细胞的特性差异

MSC 是最早在骨髓基质中发现,为造血干细胞的分化提供必需的微环境。近年来,随着研究的深入,间充质干细胞组织来源丰富。另外,研究发现,间充质干细胞并不是一群均一的群体,不同来源的间充质干细胞表面标记及生物学特性不尽相同。

(一)不同组织来源的间充质干细胞表面标记差异

MSC 表面不表达造血干细胞表面标记,表达一些成体干细胞的表面标记和与细胞黏附、趋化、免疫调节相关的免疫标记。细胞的表面标记往往与细胞的特定功能相关,不同来源的 MSC 表面标记存在或多或少的差异,说明不同来源的间充质干细胞可能存在功能和生物学特性方面的差异。不同研究人员观察到 MSC 表达不同的表面标记,但年龄、提取方法、扩增条件、组织来源都是造成这种情况的原因。如孕 3 个月胎儿骨髓中可表达 OCT-4、Nanog 等胚胎干细胞表面标志,但在成人骨髓 MSC 并不表达。Soncini 等报道了骨髓、羊膜、绒毛膜中提取 MSC,表达谱类似,但传代 4 次以上后,CD73、CD105 和 CD166 发生变化。

(二)不同组织来源的间充质干细胞增殖能力差异

研究发现不同组织来源的间充质干细胞体外扩增能力不尽相同。Kern 等从每一份骨髓和脂肪样本中均能成功提取 MSC,脐带血中却不能每次都成功提取,但脐带血 MSC 增殖、扩增能力远强于骨髓和脂肪提取的 MSC。脐带组织分离得到的间充质干细胞与骨髓间充质干细胞相比,脐带组织 MSC 具有更高的 MSC 比例,更高的增殖能力,能长期传代 30 次以上增殖力无明显改变。

(三)不同组织来源的间充质干细胞分化能力差异

MSC 向中胚层多种细胞分化,是 MSC 的功能指标。Kern 等比较了骨髓、脐带血和脂肪来源 MSC 的基本性质,发现三者均表现为成纤维样的形态、多向分化能力、表达特定的表面分子,但 MSC 的分化能力存在差别:在同等分化条件下骨髓 MSC 和脂肪 MSC 具有脂肪、骨、软骨分化的能力,脂肪 MSC 向骨分化能力较弱,脐带血 MSC 向脂肪分化的能力很弱;脐带来源的 MSC 具有更快的成骨分化速度,具有更多的 ALP$^+$ 细胞和骨节的形成。

(四)不同组织来源的间充质干细胞免疫调节能力差异

MSC 具有低免疫源性和免疫调节能力。但不同来源的间充质干细胞免疫调节功能不完全相同,Bocher 等发现骨髓 MSC 和脂肪 MSC 均可抑制 B 淋巴细胞免疫球蛋白的分泌,但脂肪 MSC 的抑制作用更强。值得注意的是,目前的研究显示不同组织来源的 MSC 免疫活性的不同主要表现为强、弱差异,而不是有或无的差异。

(五)不同组织来源的间充质干细胞迁移能力差异

研究表明,间充质干细胞可以向炎症部位或损伤部位迁移,到达炎症部位后抑制炎症反应,并对损伤部位进行修复。一项对骨髓、胎盘、脐带来源的 MSC 进行蛋白质组学比较发现,脐带 MSC 表达抑制迁移能力的指标纤溶酶原激活物抑制剂 1(PAI-1),脐带 MSC 的迁移能力弱于骨髓和胎盘 MSC。

(六)不同组织来源的间充质干细胞造血支持差异

造血支持是 MSC 的重要生理功能。骨髓 MSC 是造血微环境的重要细胞,可为造血干细胞提供支持,分泌大量可溶性细胞因子调控造血干

细胞的增殖、分化、发育、迁移和凋亡。不同组织来源的 MSC 均可以对造血起重要作用，但来源不同，细胞膜表面的受体和分泌的细胞因子不同，故造血支持能力不一致。体外研究表明，成人骨髓 MSC、胎儿骨髓 MSC、胎儿胰腺 MSC 和脐带 MSC 在支持造血方面的能力依次减弱。

MSC 是一类不同组织来源的细胞群，不同组织来源 MSC 存在一定差异，所以实际工作中需要考虑到提取的可行性、细胞数量、伦理学限制及特性差异，有针对性地选择，进而更好地应用于临床。

五、间充质干细胞治疗的安全性问题

间充质干细胞的临床应用得益于其低免疫源性、多向分化及免疫调节作用，但临床研究不应该仅仅关注治疗效果，同时也应该关注其安全性，避免干细胞治疗带来不必要的副作用。

间充质干细胞治疗需要一定数量的细胞，无论是自体还是异体 MSC 用于临床治疗，都需要经过体外分离、扩增以及制备成符合临床使用的制剂等体外操作顺序，这种体外操作技术及所使用的培养试剂是否存在潜在的安全，是否会导致 MSC 发生改变、甚至转化成肿瘤细胞？细胞进入体内是否会发生不必要的分化？使用异体 MSC 时这些细胞是否会长期存在于体内？是否会导致严重的免疫反应？这些问题均是临床应用的担心所在，也是反对派人士攻击干细胞治疗的靶点所在。

目前报道 MSC 自发恶性转化的文章很多，但也有文献报道人 MSC 体外不会发生自发转化，不表现出染色体核型和端粒酶活性异常。Beggs 等将间充质干细胞移植入狒狒体内，发现长达 6 个月的时间内，MSC 对细胞和体液免疫未引起明显的健康问题，有半数狒狒 1 个月后体内仍然能够发现 MSC，注射 6 个月进行尸检时所有肌肉标本均未检测到供者的 MSC。目前美国 FDA 已批准成人骨髓 MSC 进入临床试验，用于治疗移植抗宿主病、克罗恩病、1 型糖尿病、慢性阻塞性肺炎和心肌梗死，目前已报道的临床研究结果尚未见安全新问题。

干细胞用于临床的安全性一直是临床医生和患者所关心的，不规范的干细胞治疗蕴含着巨大的风险，在开始干细胞临床研究前进行系统的安全性评价十分必要，在进行干细胞治疗前需要大量的干细胞生物学研究、规范的前期实验，特别是安全性研究，规范干细胞治疗，保护患者权利，促进干细胞行业的健康发展。

第四节 iPS 细胞

2006 年，日本学者山中伸弥（Yamanaka）利用逆转录病毒将 4 个转录因子 Oct3/4、Sox2、c-Myc 和 Klf4 导入小鼠的胚胎成纤维细胞和尾尖成纤维细胞中，成功地将这两类细胞转化为诱导多能干细胞（induced pluripotent stem cell, iPS cell）。随后山中伸弥等又用同样技术，实现了人类成纤维细胞到 iPS 细胞的重编程，并在体外将 iPS 细胞诱导分化为神经细胞和心肌细胞，以后的几年间已有大量的文献支持 iPS 的可行性并对技术进行改良。iPS 细胞在克隆形态、基因表达模式、表面标记物、类胚体形成、畸胎瘤及嵌合体形成、分化能力等方面与胚胎干细胞非常相似，在体外可被诱导分化成有功能的其他细胞类型，如心肌细胞、胰岛细胞、肝脏细胞、血细胞、生殖细胞等。另外 iPS 细胞避开了胚胎干细胞面临的取材困难、胚胎损毁、异体免疫等伦理学问题，可以获得患者自体来源的多潜能干细胞，为疾病的发病机制、发育分化、药物筛选及自体化基因治疗的研究开辟了一条崭新的途径。

一、iPS 细胞的发展历史

2006 年 8 月，Yamanaka 课题组将 24 种转录因子排列组合导入小鼠成纤维细胞，最终确定最少由 4 种转录因子组合（oct4、Sox2、c-Myc 和 Klf4）可将成纤维细胞重编程为 iPS 细胞。2007 年，Yu 等和 Takahashi 等分别发表了论文，他们都用商业化的人体成纤维细胞获得了 iPS 细胞。2007 年，在美国博大研究所分别由 Hochedlinger、Yamanaka 和 Rudolf Jaenisch 领导的 3 个科研小组研究发现，iPS 细胞能够发育、分化成体内的所有细胞，包括可生育的配子细胞，也就是说 iPS 细胞是全能干细胞。2009 年，有几个实验室又发现 iPS 细胞能产生新的小鼠，该小鼠所有细胞均来自 iPS 细胞。

为了改进 iPS 细胞的重编程技术和研究 iPS 细胞的生物学特性，近年来对 iPS 细胞进行了大量的研究，并取得了一些突破性进展，如建立了人类疾病特异性的 iPS 细胞，借助腺病毒、质粒转染、转座子介导等转基因方法高效制备了没有病毒整合的 iPS 细胞；此外，成功地从所获得的 iPS 细胞中移除先前导入的转录因子基因。在利用特定小分子化合物的情况下，更少的外源基因导入即可高效率获得 iPS 细胞。重组的转录因子蛋白也可以重编程为 iPS 细胞，这在制备无遗传修饰的 iPS 细胞研究方面取得了巨大的进步。因此，2012 年诺贝尔生理学或医学奖授予了山中伸弥和约翰·戈登，以表彰他们在细胞核重编程方面做出的杰出贡献。

二、iPS 细胞的制备

目前，可应用多种方法重编程获得 iPS 细胞，流程如下：①分离和培养宿主细胞如成纤维细胞、间充质干细胞、血液细胞等；②通过病毒（逆转录病毒、慢病毒或腺病毒）介导的方式将外源基因导入宿主细胞，或通过小分子化合物、非病毒方法将转录因子 DNA、RNA 或重组的蛋白质转染到宿主细胞；③将感染转录因子 DNA、RNA 或重组蛋白后的细胞转移至饲养层细胞上，在胚胎干细胞培养液中培养，同时在培养液中加入 1 种或 2 种小分子物质（如丙戊酸钠、BX01294、Wnt3a、5 氮杂胞苷、曲古抑菌素 A、P0325901、Y27632、SB431542、CHR99021、维生素 C 等），以促进重编程；④数天后出现胚胎干细胞克隆样的克隆。

获得的克隆是不是 iPS 细胞，还需要对其进行生物学特性的鉴定。目前有很多种具体的指标可用来评判获得的 iPS 细胞，如形态学、生长特性、分子标志物的表达、体内外发育潜能、表观遗传学特征等。此外 iPS 细胞具有发育为 3 个胚层细胞的能力，并能参与生殖系的发育，动物实验可以产生嵌合体小鼠；另外大多数研究都鉴定了 iPS 细胞的表观遗传学特征，发现 iPS 细胞具有胚胎干细胞相似的 DNA 甲基化模式和组蛋白修饰情况。

三、iPS 细胞的基础和临床应用

iPS 细胞技术的诞生为干细胞的基础研究和临床疾病治疗研究带来了前所未有的希望，使人们从胚胎细胞和治疗性克隆等激烈的伦理学争论中解脱出来。此外，人 iPS 细胞技术使创建疾病特异性和患者特异性的干细胞系成为可能，为研究疾病的发病机制、药物筛选及临床治疗提供了极好的模型。

体细胞被重编程为 iPS 细胞时，关闭了体细胞特异性表达的基因，开启了使细胞全能分化性能的基因，而当 iPS 细胞分化时则会发生相反的过程。细胞从一种状态转变到另一种状态的过程中，基因的表达或关闭重新调整，这其中还需要一些转录复合体和调控 RNA 的参与，人们可以借助 iPS 细胞这一"窗口"对上述转变过程进行深入的观察和研究。从某些方面来看，肿瘤细胞与多潜能细胞具有很多相似之处，都具有永生化特点，也都有致瘤性。因此，iPS 细胞在癌症研究中也能发挥巨大的作用，可通过 iPS 细胞来研究细胞"出错"的机制，探讨癌症发生的机制。

学者们普遍认为诱导多能干细胞在基础研究、疾病诊断和细胞治疗等方面提供了新的应用前景。最诱人的应用前景当属获得疾病特异性供体细胞作为细胞或组织替代治疗使用，例如，皮肤成纤维细胞来源的诱导多能干细胞具有体外诱导分化为胰岛样结构并可以对葡萄糖产生反应分泌胰岛素，因此为糖尿病的治疗提供了新的策略。iPS 细胞诱导分化生殖细胞可为不孕不育治疗带来新的光芒。研究表明，给予适当的诱导物，iPS 细胞具有分化为原始生殖细胞的潜能，日本学者已经成功利用小鼠 iPS 细胞生成的原始生殖细胞进一步分化为卵子，并孕育出幼鼠。我国学者也证明 iPS 细胞能进一步分化为雄性生殖细胞、精子细胞及其前体细胞，为进一步获得功能性生殖细胞奠定了基础。iPS 细胞诱导分化为生殖细胞的技术为解释生殖细胞的发育机制及研究雄性不育提供了较好的研究平台，为未来治疗不孕不育带来曙光。

此外，iPS 细胞其他的应用也是可行的，如应用 iPS 细胞研究包括亨廷顿病、帕金森病、1 型糖尿病和肌萎缩侧索硬化等疾病的病理学机制。来源于脊髓性肌萎缩患者的皮肤成纤维细胞已经被重编程为 iPS 细胞，该细胞维持了该疾病的表型并且能够分化成为运动神经元，而且该 iPS 细胞表现出疾病的特异性缺陷和药物反应性。这个例子表明了 iPS 细胞也许是研究疾病的病理学机制和药物作用效应，继而发展新的治疗策略的一个有前景的工具。而且，和人胚胎细胞相似，iPS 细胞可用于毒理学和药理学的研究，如 iPS 细胞分化可以作为胚胎毒性或者致畸性药物的另一个体外筛选系统。

四、iPS 细胞治疗应用面临的问题

由于 iPS 细胞重编程过程中带入的外源基因、iPS 细胞具有的表观遗传记忆，如何去除外源性病毒或基因、提高 iPS 细胞产生表型和功能性的目标细胞的效率是临床应用的问题之一。伴随供体年龄的增加，应激压力或活性氧类引起组织细胞基因突变的可能性增加，重编程后的 iPS 细胞也有可能携带这种突变，因此用胎盘、脐带、脐血来源的细胞进行重编程可能是克服供体年龄问题的一个有用的选择。整合的病毒对 iPS 来源细胞的肿瘤形成是危险的，定向分化的供体细胞也容易被没有分化的多能性细胞所污染，而且分化的 iPS 来源细胞有更强的肿瘤形成能力，因此如何避免 iPS 细胞来源的肿瘤形成也是 iPS 细胞用于临床治疗的一个重要方面。

总体来讲，iPS 细胞为损伤性疾病带来了治疗希望，但是 iPS 细胞被应用于临床诊断和治疗还有一段漫长的路要走。

（刘嘉茵）

参 考 文 献

［1］张映，周琪．单倍体胚胎干细胞的获得与应用前景［J］．生命科学，2017，29（10）：977-982.

［2］Zarei FA, Abbaszadeh. Application of Cell Therapy for Anti-Aging Facial Skin［J］. Current stem cell research & therapy, 2018, 14（3）: 244-248.

［3］Gao R, Wang CF, Gao YW, et al. Inhibition of aberrant DNA Re-methylation improves post-implantation development of somatic cell nuclear transfer embryos［J］. Cell stem cell, 2018, 23（3）: 426-435.

［4］He WT, Chen J, Gao SR. Mammalian haploid stem cells: establishment, engineering and applications［J］. Cellular and Molecular Life Sciences, 2019, 12（76）: 1-19.

［5］Bhartiya D, Shaikh A, Anand S, et al. Endogenous, very small embryonic-like stem cells: critical review, therapeutic potential and a look ahead［J］. Human Reproduction Update, 2016, 23（1）: 41-76.

［6］Mandai M, Watanabe A, Kurimoto Y, et al. Autologous Induced Stem-Cell-Derived Retinal Cells for Macular Degeneration［J］. New England Journal of Medicine, 2017, 376: 1038-1046.

［7］Agarwal S, Loh YH, McLoughlin EM, et al. Telomere elongation in induced pluripotent stem cells from dyskeratosis congenita patients［J］. Nature, 2010, 464: 292-296.

［8］Zhong C, Li J. Efficient generation of gene-modified mice by haploid embryonic stem cell-mediated semi-cloned technology, in In Vitro Mutagenesis［J］. Methods Mol Biol, 2017, 1498: 121-133.

［9］Li W, Li X, Li T, et al., Genetic modification and screening in rat using haploid embryonic stem cells［J］. Cell stem cell, 2014, 14（3）: 404-414.

［10］Agarwal S, Loh YH, McLoughlin EM, et al. Telomere elongation in induced pluripotent stem cells from dyskeratosis congenita patients［J］. Nature, 2010, 464: 292-296.

［11］Chen G, Zhang Y, Yu SX, et al. Bmi1 Overexpression in Mesenchymal Stem Cells Exerts Anti-Aging and Anti-Osteoporosis Effects by Inactivating p16/p19 Signaling And Inhibiting Oxidative Stress［J］. Stem cells, 2019, 37（9）: 1200-1211.

［12］Singh N, Mohanty S, Seth T, et al. Autologous stem cell transplantation in refractory Asherman's syndrome: a novel cell based therapy［J］. Journal of human reproductive sciences, 2014, 7（2）: 93-98.

［13］Eiraku M, Takata M, Ishibashi H, et al. Self-organizing optic-cup morphogenesis in three-dimensional culture［J］. Nature, 2011, 472（7341）: 51-56.

［14］Sun X, Dongol S, Jiang J, et al. Protection of ovarian function by GnRH agonists during chemotherapy: A meta-analysis［J］. Int J Oncol, 2014, 44（4）: 1335-1340.

第十章 生殖外科

第一节 生殖外科概述

生育保健是需要多学科相互协作、交流融会的一个特殊的学科领域,其中,生殖外科是其独具特色的一个分支,以生殖医学为基础,旨在保留男女双方的生育功能,改善自然受孕和辅助生殖助孕的结局。随着育龄期妇女生殖健康、生育力保护、生育保健等问题日益受到关注,生殖外科的地位愈显重要。

一、生殖外科的定义

生殖外科的定义是为恢复男性与女性生殖器官正常解剖和功能而进行的外科手术治疗,包括治疗不孕症的各类手术、改善辅助生殖技术(ART)临床结局的手术及保留生育功能的手术等,涉及生殖医学、普通妇科、妇科肿瘤、产科、计划生育、男科等多学科的外科手术学范畴。

二、生殖外科的范围和手术原则

生殖外科涉猎的范畴非常广泛,首要原则在于治疗疾病本身的同时,尽可能重建和保留生殖系统正常组织器官的形态及血供,保护及改善生殖系统的功能,保存患者的生育力。女性生殖外科手术主要包括对输卵管、卵巢、子宫等生殖器官的解剖恢复及生育功能改善,与妇产科、泌尿外科、男科、普外科等手术有许多交叉和重叠的方面。内窥镜技术在生殖外科应用中有着巨大的优势,成为主导的手术术式,既是诊断,也是治疗。男科的生殖外科技术包括输精管的重建、显微精子采集、性功能纠治等。

三、不孕症的外科手术策略

(一)输卵管因素不孕症的手术处理策略

对于输卵管因素不孕患者,选择治疗方案前需对患者夫妇双方的生育能力进行充分评估,尤其是卵巢储备功能及男方精子指标检测,为患者制定最适合的助孕方案。对于不孕年限短、男方精子指标正常、预计输卵管术后预后良好的患者,建议首选手术治疗,既能避免 ART 技术面临的风险和争议,也能节约医疗资源,减轻患者经济负担,如最常见的盆腔炎引起的输卵管周围粘连或远端梗阻导致的不孕,经腹腔镜手术后 1 年内自然妊娠率可以达到 70%;对于双侧输卵管远端梗阻者可考虑选择体外受精(IVF)或手术治疗;双侧输卵管近端梗阻推荐直接 IVF 助孕;对于高龄或卵巢储备功能低下,或合并其他不孕因素患者亦推荐 IVF。

1. **输卵管远端梗阻** 推荐采用美国生殖医学协会的输卵管远端梗阻病损评分系统,手术方式的选择须根据手术治疗的预后情况决定;轻度的输卵管远端积水或粘连,可选择输卵管造口或伞端整形术帮助恢复解剖结构和功能;而重度输卵管远端梗阻,输卵管丧失正常生理功能者推荐行输卵管切除或结扎术,后续 IVF 助孕。

2. **输卵管近端梗阻** 主要手术方式是输卵管插管疏通术,其成功率约85%,重新阻塞率约33%,术后妊娠率27%,妊娠集中在术后前半年,术后 6 个月未孕推荐行 IVF。

3. **盆腔粘连分离术** 手术中对盆腔粘连的分离应适当,若为广泛致密粘连或腹茧症,行粘连分离手术的意义不大,且易致组织脏器损伤,应术后直接行 IVF 治疗。

(二)子宫肌瘤及卵巢良性肿瘤的手术处理策略

合并子宫肌瘤、卵巢良性肿瘤等普通妇科疾病的有生育要求的患者,在术前需进行生育力的评估,结合患者的生育力和病情综合决定最佳手术治疗方案和手术时机;手术中需格外注意卵巢功能的保护;手术后要进行后续关于生育的指导。

（三）子宫内膜异位症因素不孕症的手术处理策略

手术治疗子宫内膜异位症（简称内异症）的适应证主要为不孕和内异症囊肿。腹腔镜对于内异症既可明确诊断，进行分级评分，也可达到治疗目的，去除异位病灶，预防其复发，改善卵巢及腹腔内环境。手术干预后，较药物治疗或不干预者妊娠率高38%，大多数妊娠出现在术后的1~2年内。

（四）宫腔因素不孕症的手术处理策略

近年来因反复人工流产（特别是无痛人工流产）造成宫腔粘连的发病率呈明显上升趋势，这类患者首先经过宫腔镜的手术治疗，恢复宫腔正常的形态和功能（包括自然妊娠和辅助生殖）。而这类患者如何早期的预防和诊断宫腔粘连、如何进行宫腔镜下宫腔粘连的分离术，尤其是术后根据宫腔粘连严重程度给予适合的处理和预防措施等问题，都是该领域需不断探索改进的问题。

（五）IVF助孕患者的生殖外科处理策略

即使已经达到了行辅助生殖技术治疗指征的患者中，不少也需要生殖外科的干预，以改善辅助生殖助孕的结局。对于辅助生殖技术而言，生殖外科并不是它的"竞争对手"，而是最有力的治疗补充，如合并输卵管重度积水的IVF患者如何处理输卵管积水的问题，如合并内异症囊肿的患者是选择手术治疗还是IVF等。输卵管切除和近端阻断术都是胚胎移植术前输卵管预处理的首选，但输卵管切除术应用更为广泛；输卵管积水穿刺抽吸也可提高胚胎移植术后妊娠率，但不排除输卵管积水复发的可能。

（六）肿瘤患者的生育力保存策略

值得注意的是，目前全球肿瘤发病呈年轻化的趋势，不少肿瘤患者尚有生育要求。如早期宫颈癌、卵巢交界性肿瘤患者。根据患者有无生育要求、肿瘤分期分类，为患者选择合适的手术方式，开展积极的术后管理及解决生育力保存的问题。女性癌症患者需要进行化疗或盆腔放疗前，也需要通过生殖外科技术进行生育力的保护（如卵巢组织冷冻）。

综上所述，生殖外科是一个涉及生殖医学、普通妇科、妇科肿瘤、计划生育等多学科的交叉领域。在辅助生殖技术占据生殖医学领域主导地位的今天，生殖外科手术的作用仍然十分重要。辅助生殖技术与生殖外科手术的有效结合才能锦上添花，保证不孕症患者得到合理有效的治疗。然而，生殖外科作为一个新兴领域，目前尚缺乏完善的预防准则、诊疗规范和标准，医疗保健机构的技术水平及相关医务工作者的认识和临床水平良莠不齐，许多生殖中心也缺乏独立的手术团队。所以，在未来的工作中，希望能够不断提高我国女性生殖外科相关医务工作者的理论认识水平和临床手术技巧，对如何把握手术时机、手术技巧、手术方式选择等核心问题的认识和处理能力得到提升，为我国不孕症的治疗做出更大的贡献。

第二节 不孕症的子宫手术

一、子宫肌瘤

子宫肌瘤可影响宫腔形态、阻塞输卵管开口或压迫输卵管使之扭曲变形等均可能导致不孕。子宫肌瘤对生育力的影响是多方面的，其中最为重要的是子宫肌瘤的类型及其与子宫内膜的关系，因此国际妇产科联盟（FIGO）推荐了子宫肌瘤9型分类方法（图10-2-1），这在临床工作中有重要参考意义。

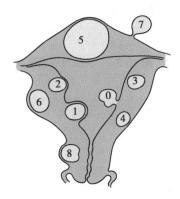

图 10-2-1 国际妇产科联盟（FIGO）子宫肌瘤
9 型分类方法示意图

0. 0型（有蒂黏膜下肌瘤）；1. Ⅰ型（无蒂黏膜下肌瘤，向肌层扩展 ≤ 50%）；2. Ⅱ型（无蒂黏膜下肌瘤，向肌层扩展 >50%）；3. Ⅲ型（肌壁间肌瘤，位置靠近宫腔，瘤体外缘距子宫浆膜层 ≥ 5mm）；4. Ⅳ型（肌壁间肌瘤，位置靠近子宫浆膜层，瘤体外缘距子宫浆膜层 <5mm）；5. Ⅴ型（肌瘤贯穿全部子宫肌层）；6. Ⅵ型（肌瘤突向浆膜）；7. Ⅶ型（肌瘤完全位于浆膜下，有蒂）；8. Ⅷ型（其他特殊类型或部位的肌瘤，子宫颈肌瘤）

在《子宫肌瘤的诊治中国专家共识》中指出：子宫肌瘤合并不孕者或子宫肌瘤患者准备妊娠时，若肌瘤直径≥4cm建议剔除，有专家指出尤其是肌壁间子宫肌瘤合并不孕患者如肌瘤引起宫腔形态改变，应行肌瘤剔除术，手术途径包括腹腔镜、开腹和经宫腔镜手术，应根据肌瘤数量、大小、位置和术者的手术技巧等进行综合考虑，在条件允许的情况下应尽量选择微创手术。

1. 经腹腔镜手术 术中要充分暴露手术视野，辨认盆腔解剖，分离粘连，显露肌瘤，并避免对邻近器官如肠管和输尿管的损伤。可在子宫体注射稀释后的垂体后叶激素，然后根据肌瘤的位置、肌纤维及血管的走行选择合适的切口位置，尽可能剔除所有肌瘤，尽量减少对正常肌层的破坏，缝合要注意分层缝合，保证子宫肌层的良好对合，不留死腔。应彻底止血并在手术完毕时反复冲洗盆腹腔（图10-2-2、图10-2-3，见文末彩插）。

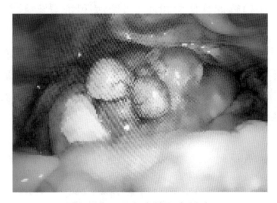

图 10-2-2　多发性子宫肌瘤

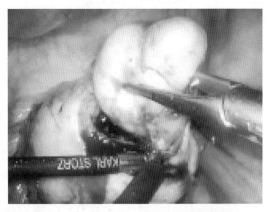

图 10-2-3　腹腔镜下行子宫肌瘤剔除术

2. 开腹手术 对于肌瘤数目较多、肌瘤直径大（如>10cm）、特殊部位的肌瘤、盆腔严重粘连手术难度增大或可能增加未来妊娠时子宫破裂风险者宜行开腹手术。

3. 经宫腔镜手术 适合于0型黏膜下肌瘤；Ⅰ型、Ⅱ型黏膜下肌瘤，肌瘤直径≤5.0cm；肌壁间内突肌瘤，肌瘤表面覆盖的肌层≤0.5cm；各类脱入阴道的子宫或子宫颈黏膜下肌瘤；宫腔长度≤12cm；子宫体积<孕8~10周大小，排除子宫内膜及肌瘤恶变。术前宫颈行预处理，手术前晚插子宫颈扩张棒或海藻杆，或阴道后穹隆放置卡前列甲酯或米索前列醇软化子宫颈，充分的子宫颈扩张便于手术。在手术中，建议充盈膀胱，可使用腹部B超监测，注意手术技巧，专家建议：

0型肌瘤通常有根蒂，肌瘤体积较小时，直接切断瘤蒂钳出瘤体，若肌瘤体积较大不能直接钳出时，以环状电极于肌瘤左侧及右侧交替从上至下纵行电切瘤体两侧面，将肌瘤切成"沟槽状"，以卵圆钳钳夹瘤体取出。

Ⅰ型肌瘤瘤体附着部位，酌情于瘤体上下或左右侧方切割缩小肌瘤体积，待肌瘤切成"沟槽状"形态后，以卵圆钳钳夹瘤体取出。

Ⅱ型及肌壁间内突肌瘤通常可用电极切开肌瘤最突出部位的子宫内膜组织，使瘤核外突，以环状电极电切瘤体组织；肌瘤体积较大时，也可用卵圆钳钳夹突入宫腔的瘤体组织。对于有生育要求的患者注意保护肌瘤周边的正常子宫内膜。

多发性黏膜下肌瘤处理时应按照宫腔内肌瘤的数量、部位和大小逐一进行切除，通常情况下首先切除较大体积的肌瘤以使手术视野清晰，肌瘤的切除方法与上同。子宫颈黏膜下肌瘤切除以环状电极于子宫颈肌瘤根蒂与子宫颈管交界处稍下方，环绕肌瘤根蒂，分次电切根蒂，使根蒂变细、切断，以卵圆钳钳夹捻转瘤体并去除，注意肌瘤根蒂部的出血及止血，术中需注意保护子宫内膜。

4. 手术并发症 ①出血及子宫穿孔：Ⅰ型、Ⅱ型肌瘤由于瘤体向子宫肌层内扩展，施术中容易损伤子宫肌壁引起肌壁组织损伤、大出血甚至子宫穿孔。建议术中B超监护，通过超声影像能够提示宫腔镜切割电极作用的方向和深度，提示并能够及时发现子宫穿孔。②子宫颈损伤：多由于肌瘤体积过大、术前没有充分进行子宫颈预处理，因此，提倡术前充分的子宫颈预处理，避免施术中暴力扩张子宫颈。③灌流液吸收与稀释性低钠血症：是宫腔镜手术的特有并发症，宫腔镜子宫肌瘤切除术更易发生。施术中应注意观察灌流液的入量和出量,警惕低钠血症的发生。

5. **术后处理** 术后应注意监测患者的体温、引流、腹部体征及排气的情况。嘱患者术后勤翻身,尽早下床活动,避免下肢深静脉血栓形成。对于术后发热要注意区别吸收热和感染等因素,且术后谨防宫腔粘连的发生。

应根据子宫肌瘤分型指导术后避孕时间,专家共识中建议:0 型、Ⅰ 型和Ⅶ型避孕 3 个月;Ⅱ型 ~ Ⅵ型及Ⅷ型为 6~12 个月。

二、子宫腺肌瘤

对于有生育要求的子宫腺肌瘤患者,可选择保守性手术加药物治疗后积极行辅助生殖技术助孕。手术方式可选择腹腔镜或开腹手术,术前可使用 GnRH-a 3 个月,以缩小病灶利于手术。子宫腺肌瘤病灶较弥漫性腺肌症局限,但不同于子宫肌瘤,腺肌瘤病灶与周围正常肌层无明显边界,但腺肌瘤病灶较正常肌层质硬,且病灶内血管分布较少,待切至正常组织时,切缘组织质软且出血较多,手术时往往根据此来判断是否较为完整地切

除腺肌瘤病灶。腺肌瘤切除术后两侧创面较大,缝合时张力过大,易导致缝合打结不紧或对肌层组织造成切割,从而留下无效腔,影响创面愈合(图 10-2-4,见文末彩插)。

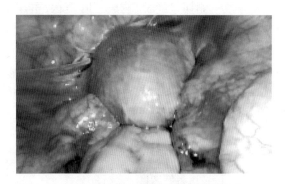

图 10-2-4 腹腔镜探查发现子宫腺肌瘤

临床中子宫腺肌瘤切除方式常见如下:

1. **子宫腺肌瘤楔形切除术** 术中先确定腺肌瘤病灶位置,可于病灶凸起部位做横梭形切口,楔形切除部分浆膜及腺肌瘤组织,切除后创面与剩余浆膜及肌层缝合,但此术式切除病灶后容易在切缘侧残留部分病灶,影响术后恢复,且易复发(图 10-2-5,见文末彩插)。

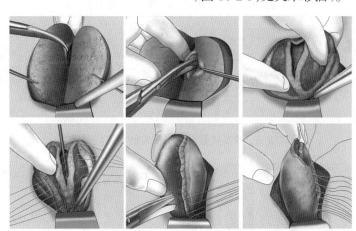

图 10-2-5 子宫腺肌瘤楔形切除术式

2. **子宫肌壁 H 形切除术** 在子宫壁上自宫底部两宫角之间纵行切开宫壁至宫腔,再沿子宫上、下缘垂直于初始切口做两条横切口,切口至前后壁达宫颈内口上方,形成“H”形切口,以左手示指于宫腔内做指引,分前后、左右 4 个象限,用手触诊引导下大量切除病变组织直至正常组织边界,内达黏膜下层 0.5cm,外达浆膜下层 0.5cm,切除完成后逐层缝合肌层以及浆膜层,最后一层浆膜层需行单纯间断缝合(图 10-2-6)。

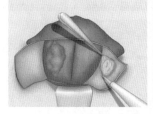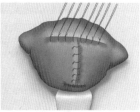

图 10-2-6 子宫肌壁 H 形切除术式

3. **子宫三叶瓣切除术** 在子宫前后壁做矢状面切口,可达宫腔,以左手示指于宫腔内做指

引,触诊引导下尽量切除病变组织直至正常组织边界,保留子宫内膜上方1cm的组织边缘和浆膜表面下方1cm的组织边缘,切除病变组织后,先间断缝合关闭宫腔,再将一侧子宫壁切口前后缝合,再与另一侧切口缝合,构成三叶瓣状,重建子宫形态(图10-2-7)。

4. 改良式腹腔镜下子宫腺肌瘤切除术 于腹腔镜下用单极切除腺肌瘤组织,冲洗瘤腔,电凝止血后,行U形缝合关闭瘤腔,避免无效腔形成,浆肌层行8字缝合(图10-2-8)。

5. 腹腔镜下环形减张缝合术 腹腔镜下切除子宫腺肌瘤组织后,于切口一侧顶端深肌层进针缝至子宫浆膜下,出针后打结,继续用原线自一侧创面基底层进针,自该侧子宫浆膜下出针,沿同侧创面继续该方法连续缝合,针距约1cm,直至与第一针相遇,将缝线拉紧,使两侧子宫创面紧紧贴合后与线头打结,再沿一侧创面连续缝合,关闭瘤腔表面(图10-2-9,见文末彩插)。

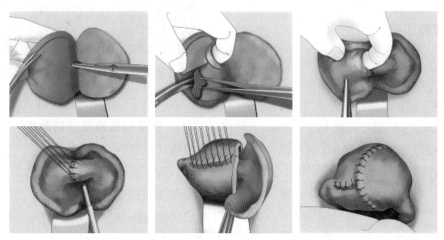

图 10-2-7　三叶瓣术式重建子宫形态

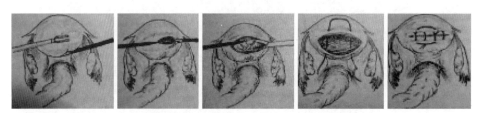

图 10-2-8　改良式腹腔镜下子宫腺肌瘤切除术式

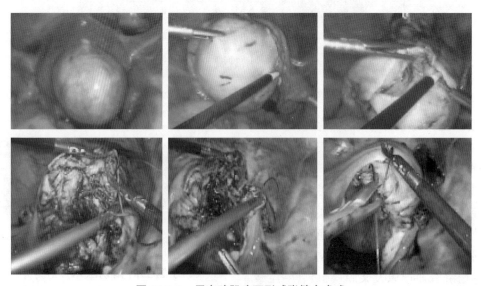

图 10-2-9　子宫腺肌瘤环形减张缝合术式

此种术式可将剩余的子宫肌层紧密缝合,避免无效腔存在,能更好地减少术中出血以及缩短手术时间,尤其是对子宫腺肌瘤直径>6cm或者腺肌瘤位于子宫后壁、手术视野暴露相对困难者效果更优。

子宫腺肌瘤切除术手术并发症及术后处理同子宫肌瘤,由于子宫腺肌瘤没有明显包膜,加之保守性手术的局限性,通常不能保证病灶完全切除,术后可继续使用GnRH-a治疗。

三、子宫瘢痕憩室

子宫瘢痕憩室又称剖宫产术后子宫瘢痕憩室(cesarean scar diverticulum,CSD),是常见的剖宫产术后远期并发症之一,是指剖宫产术后子宫切口愈合不良,子宫瘢痕处肌层变薄,形成一与宫腔相通的凹陷或腔隙(图10-2-10,见文末彩插),导致部分患者出现一系列临床症状和围产期并发症风险。目前报道的发生率为19.4%~88.0%不等,近20年来,剖宫产率增高以及影像学与内镜技术的普及应用,CSD发病率和检出率呈上升趋势。

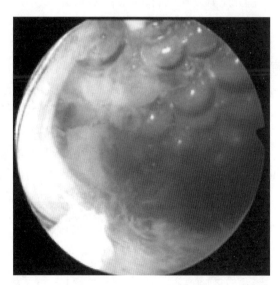

图10-2-10 子宫瘢痕憩室

(一)病因和发病机制

CSD的确切发病原因尚不清楚,目前认为与以下因素有关:①子宫切口部位过高或过低愈合不良;②子宫切口缝合疏密及松紧度不当;③手术切口血肿、缝合材料及切口局部异物排斥反应;④存在影响切口愈合的疾病,感染、贫血、低蛋白血症、妊娠期糖尿病等;⑤切口部位内异症、腺肌病造成异位内膜剥脱出血,影响切口局部愈合;⑥其他,剖宫产次数、后位子宫致切口处张力过大、试产时间过长等。

(二)临床表现

CSD的主要症状包括不规则子宫出血,表现为月经淋漓不净和月经间期异常阴道流血、性交后出血等,少数患者伴有慢性盆腔痛、痛经和性交痛;憩室中残留的经血可能使宫颈黏液性状改变;局部的炎性反应不仅降低子宫内膜容受性,还可杀灭精子,精子通过障碍,造成继发不孕;再生育时发生剖宫产切口瘢痕妊娠、胎盘前置、胎盘植入、子宫破裂的风险也明显增加。

(三)诊断

憩室的诊断目前尚无统一的标准,应根据患者病史、症状及影像学检查进行综合判断,通常认为憩室的诊断需满足以下条件:①至少1次子宫下段剖宫产术史;②有以月经期延长、月经淋漓不尽为主的临床症状;③三维经阴道超声(TVUS)、子宫输卵管造影(hysterosalpingography,HSG)、宫腔声学造影(sonohysterography,SHG)、MRI及宫腔镜检查等辅助检查手段见到憩室的特征性表现,其中宫腔镜因可直接观察憩室的位置、大小、深度,被视为诊断CSD的"金标准";④排除能够引起异常子宫出血的疾病,如功能失调性子宫出血、子宫内膜息肉、子宫肿瘤等。

(四)治疗

CSD治疗的目的是改善临床症状、恢复解剖结构、降低再次妊娠并发症。治疗方法的选择主要取决于患者的临床症状、生育要求、憩室的大小、深度,主要包括药物及手术治疗。对于没有症状的患者无需处理。对于以异常子宫出血为临床表现、没有生育要求的患者,可选择复方口服避孕药等药物治疗,但停药后复发率高,对病灶消除无效,一般作为辅助治疗。

对于存在相应临床症状、有生育要求或药物治疗效果不佳的患者,可采用手术治疗。手术通过切除或烧灼憩室内异常的黏膜组织和扩张增生的血管,达到改善症状,增加自然妊娠率的目的;对于憩室的浆膜面肌层薄弱,并发症风险较大的患者,需手术加厚子宫切口处组织的厚度,以减少下次妊娠的相关并发症。手术主要包括宫腔镜、腹腔镜、阴式手术等。

1. 宫腔镜 宫腔镜修复剖宫产瘢痕常被称为峡部成形术（isthmoplasty），手术方式主要是采用环状电极切开憩室下缘及周围组织，扩大憩室使之平坦，以利经血流出，同时电灼憩室内部内膜组织和裸露的血管，减少分泌物的形成和蓄积，达到缓解临床症状的目的，异常子宫出血症状改善率可达80%。该方法的优势在于微创、简单、手术时间短。但是也存在明显的局限性：①一般不适用于憩室肌层厚度<3mm者，必要时手术需在超声引导下进行；②术本身不能增加甚至可能减少肌层厚度，再次妊娠子宫破裂的风险增加；③憩室局部较薄，手术中可能发生子宫穿孔，甚至膀胱损伤，切除切口两端时还可能出现子宫动脉损伤。

2. 腹腔镜 目前多采取的是腹腔镜下瘢痕憩室切除及子宫修补术，此种手术治疗CSD的有效率高达95%。与单纯宫腔镜手术相比，腹腔镜手术能够切除、修复、加固剖宫产子宫瘢痕处的不良肌层，适用于憩室肌层厚度<3mm且有再生育要求的女性，临床操作中通常联合宫腔镜。优点是手术视野广，术中可全面探查盆腹腔情况；可降低膀胱损伤的风险；可同时行圆韧带悬吊改变子宫的后倾曲度，降低再次愈合不良可能性，也可同时诊断和治疗共存的盆腔炎性疾病或子宫内膜异位症；联合宫腔镜可以明确瘢痕憩室的部位及范围，憩室修复后还可以通过宫腔镜检查憩室是否消失。缺点是缝合组织对手术医师的技巧要求较高，术后需避孕等待子宫肌层愈合时间长，愈合亦有不确定性，仍有再次形成CSD的可能。近年来也有学者提出腹腔镜下"折叠对接缝合法"，这是一种改良的腹腔镜手术方法，此方法采用间断缝合折叠闭合憩室，不破坏瘢痕完整性，与传统的腹腔镜手术方法相比，可有效缩短术后避孕时间，尤其适用于部分年龄较大且生育要求迫切的患者。

3. 阴式手术 此方法改善CSD异常子宫出血的总体有效率约为90%。经阴道手术的优点是利用人体自然腔道，创伤小、效果好，手术费用低，尤其适用瘢痕位置较低的患者，或不能耐受腹腔镜手术的患者。缺点是手术部位暴露有限，憩室的大小、距宫颈口的距离、盆腔粘连的程度、阴道的松弛度都对手术有很大影响，对术者阴式手术技巧要求高，术中损伤膀胱、直肠等邻近官风险增加。目前也有腹腔镜辅助阴式手术的报道，

两者优势互补，视野暴露更佳，瘢痕切除更彻底，切口对合更整齐，术中损伤风险更小。

4. 开腹手术 对于盆腹腔粘连严重、CSD憩室较大的患者有一定的应用价值，在尚未开展微创手术的基层地区也可采用。由于创伤大，术后恢复慢，目前临床不作为首选治疗方法。

（五）术后再次妊娠时机

再次妊娠安全性主要取决于瘢痕创面大小和愈合情况。腹腔镜或经阴道瘢痕憩室切除及子宫修补术后，建议术后避孕2年；而宫腔镜修复憩室后可适当缩短避孕时间，一般建议在术后6个月可酌情计划妊娠。

四、子宫畸形

约在胚胎第9周，双侧米勒管上段形成输卵管，下段融合，其间的纵行间隔消失，内衬柱状上皮，最终形成子宫阴道管，在此过程中若受某些因素干扰，双侧米勒管融合异常或者融合后纵隔未被完全吸收，则形成畸形子宫，如双角子宫、单角子宫、残角子宫、双子宫、纵隔子宫等。以下以纵隔子宫为例介绍其发病机制、临床表现和诊断及治疗。

（一）发病机制

纵隔子宫（septate uterus）是最常见的子宫畸形（图10-2-11，见文末彩插），若纵隔未完全消失，将子宫腔完全分隔成两个腔，纵隔末端到达或超过宫颈内口，外观似双宫颈，则为完全纵隔子宫，若纵隔部分消失，宫腔下段连通，纵隔终止于宫颈内口以上，则为不全纵隔子宫，临床上以不全纵隔子宫较多见。

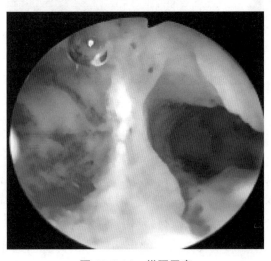

图10-2-11 纵隔子宫

纵隔子宫尤其是完全纵隔子宫可能影响女性的生殖功能,自然流产、早产、胎位异常、不孕等不良妊娠结局的发生率略高。部分患者因纵隔子宫肌层及内膜层组织中的血管形成不良,覆盖于纵隔的内膜发育不良,可影响受精卵的着床及发育障碍,引起早期流产;纵隔导致宫腔形态改变及宫腔狭小,易造成胎位异常、胎儿发育迟缓及早产等产科并发症的发生。

(二)临床表现和诊断

患者多无自觉症状,难以发现,部分患者能够正常妊娠到足月,剖宫产时才发现纵隔子宫。合并阴道纵隔者可能因性生活困难或常规妇科检查发现。纵隔子宫的诊断需要依靠三维超声、超声造影、子宫输卵管碘油造影等影像学检查。三维超声成像见浆膜面子宫底部平坦无凹陷,需与双角子宫鉴别诊断。宫腔镜检查时发现一侧输卵管开口未见,也需要考虑完全纵隔子宫的可能。

(三)治疗

纵隔子宫伴有复发性流产、反复种植失败等生育困难时,尤其是完全纵隔子宫,需行宫腔镜下子宫纵隔切除(transcervial resection of septa,TCRS),切除不适合胚胎种植的部位,扩大子宫腔,恢复宫腔形态,可改善患者的妊娠结局。在宫腔镜直视下根据纵隔的宽度,采用剪切或电针切除纵隔;对于完全子宫纵隔,建议在宫颈内口水平以上切割纵隔,保留宫颈管内的纵隔完整性,避免宫颈功能不全。宫腔镜手术最好在B超或腹腔镜监测下进行。术后是否采取辅助助孕存在争议,术后可予以雌激素修复内膜,或同时放置宫内节育器预防宫腔粘连。

TCRS由宫腔镜经自然通路进行,具有损伤小、安全有效、术后恢复快、术后避孕时间短等优点,明显优于传统的经腹子宫融合术。宫腔镜下子宫纵隔切除术可降低患者自然流产率,增加妊娠活产率,因为有一定的自然活产概率,所以建议对不良孕产史合并纵隔子宫的不明原因不孕者行TCRS治疗,对于采取辅助助孕的纵隔子宫患者应在助孕前行TCRS手术。

五、宫腔粘连

宫腔粘连(intrauterine adhesion,IUA)由Asherman在1948年进行详细描述,因此又被称为Asherman综合征(Asherman syndrome)。患者子宫肌壁间相互粘连,封闭部分甚至全部宫腔(图10-2-12,见文末彩插)。

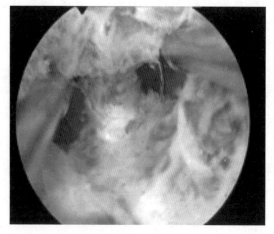

图 10-2-12 宫腔粘连

(一)病因

据报道90%以上的宫腔粘连是由宫腔操作引起的,具体发病机制尚不完全明确。当机械损伤、感染引起子宫内膜基底层损伤时,局部缺血、缺氧状态导致子宫内膜失去营养支持,新生血管形成受阻,子宫内膜无法再生修复,而纤维生成相关因子不断促进纤维细胞增生,引起局部纤维瘢痕化,正常的子宫内膜被僵硬、致密、纤维化的结缔组织取代,引起子宫肌壁间相互黏附。

(二)临床表现

部分轻度宫腔粘连患者无症状。往往有宫腔操作史,术后出现月经量减少甚至继发性闭经,可伴有周期性腹痛、不孕、胚胎移植失败、反复流产等,孕期发生胎盘粘连、胎盘植入的概率增高。

(三)诊断

尽管病史和临床表现提示宫腔粘连的可能,但是需要宫腔镜确诊,并对宫腔粘连程度进行评估。宫腔镜检查可直视下全面观察评估宫腔形态、子宫内膜分布及损伤程度,了解粘连的性质、部位、程度和范围,从而进行粘连的评分,为预后评估提供参考依据,并可于直视下处理宫腔粘连,是诊断IUA最准确的方法,应作为首选方案。其他如经阴道三维超声成像、宫腔声学造影、子宫输卵管造影等影像学方法也可诊断宫腔粘连,但准确性不如宫腔镜。

宫腔粘连有多种分类系统,我国的宫腔粘连

诊断分级评分标准根据宫腔粘连的粘连范围、粘连性质、输卵管开口状态、增殖晚期子宫内膜厚度、月经状态、既往妊娠史、既往刮宫史等项目评分，将宫腔粘连分为轻度、中度、重度 3 型（表 10-2-1）。

表 10-2-1　中国宫腔粘连诊断分级评分标准

评估项目	项目标准描述	评分 / 分
粘连范围	<1/3	1
	1/3~2/3	2
	>2/3	4
粘连性质	膜性	1
	纤维性	2
	肌性	4
输卵管开口状态	单侧开口不可见	1
	双侧开口不可见	2
	桶状宫腔，双侧宫角消失	4
子宫内膜厚度（增殖晚期）	>7mm	1
	4~6mm	2
	<4mm	4
月经状态	经量 <1/2 平时量	1
	点滴状	2
	闭经	4
既往妊娠史	自然流产 1 次	1
	复发性流产	2
	不孕	4
既往刮宫史	人工流产	1
	早孕期清宫	2
	中晚孕期清宫	4

注：轻度，总分 0~8 分；中度，9~18 分；重度，19~28 分

（四）治疗

宫腔粘连的治疗应根据患者症状、粘连程度、有无生育要求等决定，目前尚无有效药物治疗可去除宫腔粘连，因此手术是唯一治疗方法。对于无临床症状且无生育要求者，有经量偏少表现、但无生育要求者，均不需要手术治疗。

宫腔镜手术的目的是恢复宫腔解剖学形态及宫腔容积，消除相关症状（月经问题、疼痛、不孕等）、预防再粘连形成、促进子宫内膜再生修复、恢复生育能力。

对于继发性闭经、不孕、复发性流产、月经过少且有生育要求的患者应采用宫腔粘连分离术（transcervical resection of adhesion, TCRA），在宫腔镜直视下评估粘连程度和范围，通过机械分离、切除瘢痕组织，恢复宫腔解剖学形态，对于重度粘连患者，建议手术在超声监测下进行，避免造成子宫穿孔。

由于重度粘连者术后再次粘连发生率高，术中注意保护残存内膜组织，术后可放置宫内节育器或宫腔球囊隔离创面，配合防粘连剂应用，并予以口服戊酸雌二醇 2~4mg 促进子宫内膜增生修复，从而减少术后再次粘连的风险。可择期再次宫腔镜检查，取出宫内器械，评估粘连分离效果。

第三节　不孕症的卵巢手术

不孕症的卵巢相关疾病主要与卵巢肿瘤与多囊卵巢综合征有关。卵巢肿瘤可分为良性肿瘤、交界性肿瘤与恶性肿瘤，其中良性肿瘤多为囊性，故可统称为卵巢良性囊肿，根据肿瘤性质其手术方式、后续处理及预后均有较大区别。

一、卵巢良性囊肿

卵巢良性囊肿最多见的为卵巢子宫内膜异位囊肿、卵巢成熟性畸胎瘤及单纯性卵巢囊肿。

卵巢子宫内膜异位囊肿患者多有其他子宫内膜异位灶而出现痛经、性交痛、周期性膀胱或肠道症状、不孕症或不规则阴道流血等情况，其他根据病灶部位发生相应症状。

卵巢成熟性畸胎瘤及单纯性卵巢囊肿较小时可无任何自觉症状，多为体检发现。肿瘤增大时可感腹胀或腹部扪及包块，甚至出现尿频、便秘等压迫症状，检查可见腹部膨隆，但移动性浊音阴性。卵巢成熟性畸胎瘤及单纯性卵巢囊肿双合诊或三合诊可在子宫一侧或双侧触及圆形或类圆形肿物，多为囊性，活动度可，边界清晰。

部分卵巢肿瘤如蒂较长、中等大、活动度好、重心偏向一侧，可能发生蒂扭转，多见于成熟性畸胎瘤，发生在体位突然改变，扭转后因卵巢血供丰富、静脉回流受阻而导致瘤体迅速增大、肿瘤坏死、破裂等，表现为体位突然改变后的一侧下腹剧

痛,常伴恶心、呕吐甚至休克,疼痛部位以蒂部最明显。不全扭转有时可自然复位,可自然缓解,否则应急诊手术。

腹腔镜检查结合组织病理学检查为诊断卵巢良性肿瘤的"金标准"。腹腔镜下诊断卵巢良性肿瘤的准确性与病灶大小、部位、严重程度、类型及术者经验密切相关。

(一)卵巢子宫内膜异位囊肿

疑为子宫内膜异位症病因的不孕症患者,有进行性痛经和性交痛、妇科双合诊疑似盆腔骶韧带触痛、伴血清 CA125 升高者,建议首选手术诊断和治疗。卵巢异位囊肿对药物治疗效果不佳,需要和卵巢肿瘤鉴别,且存在 1% 的恶变率,因此伴有卵巢子宫内膜异位囊肿的患者亦选手术治疗。

1. 手术诊断 手术探查见卵巢囊肿,外观光滑、色暗,囊肿内含有巧克力样液体,常较黏稠,大的囊肿一般多为多房性,可与盆壁、肠管、腹膜等周围组织粘连,多与子宫后壁、子宫骶韧带、卵巢窝腹膜致密粘连。一般可分为Ⅰ型与Ⅱ型。Ⅰ型卵巢子宫内膜异位囊肿直径多小于 2cm,与卵巢粘连致密,剥离困难,层次不清,又称为微小病变型。Ⅱ型又细分为Ⅱa、Ⅱb、Ⅱc 三型,Ⅱa 型异位病灶仅表浅种植于卵巢表面,未达囊肿壁,可合并功能性卵泡囊肿;Ⅱb 异位病灶累及囊肿壁,但与卵巢皮质边界清晰,易于剥离;Ⅱc 型,异位病灶穿透至囊肿壁且向周围扩展,囊壁与卵巢皮质粘连致密,并与盆壁形成致密粘连,且伴有纤维化,剥离困难。典型的卵巢子宫内膜异位囊肿,陈旧性血液积聚在囊肿内形成咖啡色黏稠液体,似巧克力样,俗称"卵巢巧克力囊肿"。因囊肿周期性出血,囊内压力增大,囊壁易反复破裂,囊肿内液体刺激局部发生炎症反应,导致组织纤维化,因此卵巢易与周围组织形成致密粘连。

2. 手术治疗 经腹部或腹腔镜下卵巢子宫内膜异位囊肿剥除术、盆腔粘连分离术、子宫内膜异位症病灶烧灼和/或切除术、子宫腺肌瘤切除术或经阴道子宫内膜异位囊肿穿刺抽吸术,特别严重而无法保留生育力的患者,可行子宫全切或次全切除术,具体术式选择依据具体情况而定。

(1)保留生育功能的手术:腹腔镜手术的目标是切除或破坏所有可见的子宫内膜异位病灶;分离盆腔和输卵管卵巢粘连、恢复正常的内生殖道解剖;同时可进行输卵管通畅试验和评估;r-AFS 评分及 EFI 评分,测评预后;并可术中一并发现和处理其他不孕相关因素;术中反复用生理盐水冲洗盆腔,去除和稀释盆腔中的炎性因子,有助于提高妊娠率。外科手术是子宫内膜异位症的基本治疗,特别是首次治疗的患者,推荐经腹腔镜手术。

对于卵巢子宫内膜异位囊肿,腹腔镜微创手术作为首选,手术方式分为两类:①囊肿剥除术;②囊肿穿刺或开窗 + 囊内壁烧灼术。

有学者认为,卵巢子宫内膜异位囊肿为卵巢良性病变,其囊壁为卵巢间皮的化生,复发性很高。建议行囊肿剥除术送病理学检查,以减少复发机会,减少恶性肿瘤的漏诊。剥离后的组织病理学提示,卵巢囊肿剥除术不可避免会造成部分卵巢组织和卵泡的丢失。

另有学者认为,卵巢子宫内膜异位囊肿是逆流至盆腔的子宫内膜种植于卵巢表面,导致卵巢皮质内陷而形成的假囊壁和囊腔,因此卵巢壁是卵巢皮质的部分,故无需剥除囊肿壁,以免正常卵巢组织减少,因此建议术中行囊肿穿刺或开窗 + 囊内壁烧灼术,但是烧灼深度难以掌握,常因激光深度不够而无法有效破坏病灶,术后容易复发;或因电凝烧灼过度造成卵巢组织的热损伤,且烧灼后可用病理标本极少,可能导致遗漏早期卵巢恶性肿瘤的诊断。囊内壁烧灼术中,抽吸干净巧克力样囊液后,应翻转囊壁以完全暴露囊肿内部进行病灶的破坏。

实践证明,囊肿剥除术者疼痛复发率明显低于囊内壁烧灼术组,累积妊娠率明显高于囊内壁烧灼术组,因此目前囊肿剥除术为卵巢子宫内膜异位症的首选方式,对于无法剥除的较小的囊肿则可结合烧灼术。

(2)保留卵巢功能的手术治疗:对于Ⅲ、Ⅳ期患者、症状严重且无生育需求、年龄 <45 岁的患者,可切除盆腔内病灶,并行子宫全切或次全切除术,保留至少一侧或部分卵巢。术后复发率 5%。

若患者拟自然妊娠或促排卵、人工授精等方式受孕必须要求输卵管情况良好。对于双侧输卵管结构功能破坏或切除,IVF 则是唯一的选择,或患者已拟行 IVF 助孕,保留积水、堵塞等病变的输卵管反而降低 IVF 妊娠率,建议术中同时行输卵管切除术或结扎术。

(3)根治性手术:对于年龄在 45 岁以上、无生育需求、重度子宫内膜异位症的患者,完全切除子宫、双附件以及清扫盆腔内所有异位内膜病灶,即使残留部分异位病灶,也能自行萎缩退化,几乎不复发,效果较好。主要适用于药物使用效果不佳且疼痛症状严重者,或卵巢囊肿恶变风险高的大龄患者。

(4)神经阻断术:子宫受到交感神经与非交感神经的双重支配,主要通过宫骶韧带进入宫旁,在宫颈后侧方形成神经丛,理论上切除宫骶韧带有助于缓解内异症引起的疼痛;骶前神经由盆腔神经丛在骶岬上方形成腹壁上、中、下神经丛,可行骶前神经切除术达到止痛作用。神经阻断术的伦理学问题与手术效果需进一步评判。

(5)经阴道子宫内膜异位囊肿穿刺抽吸术:对于既往已行腹腔镜手术证实卵巢子宫内膜异位囊肿,并有术后复发的患者,可于 B 超监测下经阴道卵巢子宫内膜异位囊肿穿刺术,以减少卵巢囊肿对正常卵巢组织的压迫,为辅助生殖技术取卵操作提供方便。但是穿刺抽吸术存在感染、出血或损伤周围组织脏器如肠管等风险,且术后再次复发率高。

(二)卵巢成熟畸胎瘤

卵巢成熟畸胎瘤为卵巢良性肿瘤,可分为实性成熟畸胎瘤及囊性成熟畸胎瘤,囊性成熟畸胎瘤为卵巢最常见的良性肿瘤,故又称良性囊性畸胎瘤或皮样囊肿。其发生率高,仅次于卵巢浆液性囊腺瘤。可发生于任何年龄,以生育年龄妇女多见。因有一定恶变率,故均建议手术治疗。术中探查可见瘤体表面光滑、质韧,切面呈实性或囊性,或可有蜂窝状小囊存在,多为单房,内充满油脂、毛发,部分可见牙齿或骨质。术中应注意可使用取物袋等避免囊性内容物污染腹腔。术中出现囊内容物溢出时,应用大量生理盐水冲洗,直至冲洗液变为清亮。

对单侧卵巢成熟畸胎瘤患者,手术时应剖开探查对侧卵巢,术中应注意在卵巢门部位勿切开太深,避免因该处出血多而结扎过多,影响卵巢血运,降低卵巢储备功能。

(三)单纯性卵巢囊肿

单纯性卵巢囊肿多为滤泡性囊肿或黄体囊肿,多数可以自行消退,如直径大于 5cm 或长期不消退可以手术治疗;术中探查盆腔,分离粘连,剖开卵巢检查囊壁和囊液,一般囊壁较薄,囊液淡黄清亮,组织应送快速切片病检,确定为良性后卵巢创面可双极电凝止血或缝合止血成形,术中尽可能分离盆腔粘连,并行亚甲蓝输卵管通液术,以评估患者术后能否自然妊娠。

二、卵巢交界性肿瘤

对于有生育要求的卵巢交界性肿瘤(borderline ovarian tumor, BOT)患者,单侧肿瘤,任何期别可行保留子宫和健侧附件的全面分期手术;双侧肿瘤,可行双侧卵巢肿瘤剥除术或一侧附件切除 + 对侧卵巢肿瘤剥除术的保留子宫的全面分期手术,对于生育意愿强烈的双侧 BOT 患者,双侧肿瘤剥除术更为适用。BOT 患者无论是否累及淋巴结,均不影响其预后。因此,大多数学者认为不需要常规行淋巴结清扫,仅在伴有浸润性种植病灶、术中探查有异常增大淋巴结及存在不良预后因素时行淋巴结切除。对侧卵巢肉眼观无明显病变时不建议行活检或楔形切除术。BOT 保留生育功能手术患者的复发率较全面分期手术高,但生存时间却无改变;且分期手术由于手术范围过大会造成盆腔粘连而影响妊娠,因此,对于早期患者多不主张进行分期手术。晚期 BOT 合并非浸润性种植的患者,若手术可以切净种植病灶,也可行保留生育功能手术,如果合并卵巢外浸润性种植病灶,一般不推荐行保留生育功能手术。

巨大卵巢黏液性交界性肿瘤(mucous borderline ovarian tumor, MBOT)具有组织学异质性,冰冻切片诊断的准确性较低,在选择保守性手术治疗时应首选单侧附件切除而非肿瘤剥除术,以避免潜在致命的浸润性复发,MBOT 还应切除阑尾,并探查胃肠道以排除胃肠道原发性肿瘤。

由于 BOT 不易在术前做出诊断,常需根据术中冰冻及术后病理检查做出诊断,一些患者需再次进行分期手术,但再次分期手术即使临床期别有所升高,却并不影响患者的预后,对于有保留生育要求的患者,只要术中进行全面探查,肿瘤无破裂,手术切缘充足,能严密随访,可以不再进行分期手术,这样可以降低盆腹腔粘连造成的不孕。

三、卵巢恶性肿瘤

(一)卵巢上皮性癌

卵巢上皮性癌(epithelial ovarian cancer)保留生育功能手术(FSS)范围应包括保留子宫,一侧附件切除或双侧附件切除的全面分期手术,ⅠA 期可切除单侧附件,ⅠB 期则应切除双侧附件,以后通过辅助生育技术获得妊娠。

1. 手术适应证 对于卵巢上皮性癌行保留生育功能手术治疗必须具备以下条件:①患者年龄 <35 岁,渴望生育;②手术病理分期为ⅠA 期;③病理分化程度为高分化;④对侧卵巢外观正常,活检后病理检查阴性;⑤腹腔细胞学检查阴性;⑥高危区域(直肠子宫陷凹、结肠侧沟、肠系膜、大网膜和腹膜后淋巴结)探查及多点活检均阴性;⑦有随诊条件;⑧完成生育后视情况再行子宫及对侧附件切除术。随着时代变迁以及医学知识的发展,保留生育功能手术的范围目前学术界尚存争议,其适应证也在不断扩大。对于低分化或透明细胞癌的早期卵巢癌患者,选择保留生育功能手术应更加谨慎,术前应与患者及家属充分沟通,评估病情,告知风险,术中全面仔细探查,术后加以适当的辅助化疗以改善患者预后。

2. 手术方式 术前要充分评估夫妇双方的生育能力,详细询问患者是否有卵巢癌、乳腺癌家族史,予行遗传咨询。手术时先行手术分期:取下腹正中绕脐大切口,进腹后先取腹水或腹腔冲洗液行细胞学检查;仔细探查整个腹膜及腹腔内脏器,肿瘤局限于卵巢者应仔细检查包膜是否完整;对可疑转移组织及粘连组织均应切除及活检;在膀胱腹膜反折、子宫直肠陷凹、双侧结肠旁沟、横膈下腹膜和双侧盆壁腹膜等区域进行腹膜随机活检。然后在全面分期手术的基础上,行患侧附件切除 + 大网膜切除(通常沿横结肠系膜根部切除)+ 选择性盆腔和腹主动脉旁淋巴结切除,盆腔淋巴结切除(应切除髂总、髂内外血管及闭孔神经上覆盖的全部淋巴结)和腹主动脉旁淋巴结切除(至少应在肠系膜下动脉水平,最好达到肾血管水平)强调淋巴结的整块切除,同时应尽可能切除异常增大的淋巴结。

3. 注意事项 对侧卵巢外观和触摸无异常,无需活检;若外观有任何异常,均应进行剖视,必要时需进行活检和冰冻病理检查。对于卵巢上皮性黏液性腺癌术中应全面探查下消化道,以排除消化道癌转移至卵巢,还应行阑尾切除;对于子宫内膜样腺癌推荐术前行宫内膜诊刮,以除外合并子宫内膜癌变。对于乳腺癌易感基因(BRCA)突变者,建议完成生育后手术切除子宫及保留的附件。基于对术中肿瘤破裂、肿瘤播散、穿刺孔转移等风险的考虑,目前多数指南尚不推荐早期卵巢上皮性癌行腹腔镜分期手术。

(二)卵巢恶性生殖细胞肿瘤

卵巢恶性生殖细胞肿瘤(malignant ovaran germ cell tumor, MOGCT)包括未成熟畸胎瘤、卵黄囊瘤(又称内胚窦瘤)、无性细胞瘤、胚胎癌、原发性绒癌以及混合性生殖细胞肿瘤等多种类型。MOGCT 多数仅侵犯一侧卵巢;肿瘤的转移和复发极少累及对侧卵巢和子宫;对以铂类为基础的联合化疗方案(顺铂 + 依托泊苷 + 博来霉素、顺铂 + 长春新碱 + 博来霉素)很敏感,联合化疗对其内分泌和生殖功能的影响在很大程度上是可逆的;部分肿瘤具有特异性肿瘤标志物,敏感度高,便于疾病的监测;切除对侧卵巢及子宫并不影响其预后。因此对有生育需求的 MOGCT 患者无论临床期别和组织病理学类型,只要子宫及对侧卵巢正常均可行保留生育功能的手术治疗,即行患侧附件切除术,保留子宫及健侧附件,对于双侧卵巢受累而子宫正常的 MOGCT 患者,特别是无性细胞瘤或未成熟畸胎瘤,可行单侧附件切除和对侧卵巢肿瘤剥除术,也可切除双侧附件,以后通过辅助生殖技术获得妊娠。对Ⅱ期以上的患者,可行包括大网膜切除 + 阑尾切除 + 淋巴清扫的分期手术或肿瘤细胞减灭术。目前,不提倡对对侧卵巢进行活检,认为可能出现盆腔粘连及卵巢功能早衰导致不孕,但对于卵巢无性细胞瘤,因其约 15% 累及双侧卵巢,所以即使对侧卵巢探查未见异常,也应进行活检。对于儿童和青少年的早期MOGCT 可不行全面的分期手术,可以不清扫淋巴结,仅对探查有异常的淋巴结进行活检。

(三)卵巢性索间质肿瘤

卵巢性索间质肿瘤(ovarian sex cord stromal

tumor, OSCST）包括颗粒细胞瘤、卵泡膜细胞瘤和支持-间质细胞瘤，其恶性程度较低，大多单侧发病，治疗后复发少见，所以对处于 I 期的患者均可行 FSS。因为 OSCST 很少有淋巴结转移，因此可不切除淋巴结。

四、多囊卵巢综合征

多囊卵巢综合征治疗原则是缓解临床症状、解决生育问题、维护健康、提高生命质量，因此治疗上以对症治疗为主，如生活方式干预、调整月经周期、降低睾酮水平、代谢调整，一般获得满意的效果，因此不常规推荐为了行卵巢打孔术而行手术治疗，但是若因其他疾病如输卵管因素、子宫因素行腹腔镜探查术，术中可同时行卵巢打孔术，或因氯米芬抵抗、来曲唑促排卵无效等其他治疗效果不佳的单纯性排卵障碍性不孕者，可选择行腹腔镜下单侧或双侧卵巢打孔术。

腹腔镜下卵巢打孔可双侧或单侧，单极电凝钩或双极电针实现操作，刺入时为电切模式，输出功率推荐 70W，游离电针完全刺入卵巢，深 7~8mm，更换为电凝模式，推荐功率 50W，其治疗有效性呈现能量依赖性，可从 600J/ 卵巢开始，近年来打孔方式更倾向于更高能量的应用。

传统腹腔镜为气腹腹腔镜，因热辐射可造成卵巢功能的损伤，需要及时冲洗卵巢以降低卵巢温度。近年来出现了经阴道注水腹腔镜下卵巢打孔术，其手术时间更短，患者耐受性好，疼痛性更低，且其对卵巢破坏及术后盆腔粘连情况显著低于传统气腹腹腔镜，但是其卵巢打孔数目、使用功率及操作时间仍有待探讨。

需要注意的是，术中必须找到卵巢固有韧带，以排除肠管或闭锁的输卵管伞端打孔。

第四节　不孕症的输卵管手术

孕龄不孕女性中输卵管因素占到 25%~49%。目前这部分患者的助孕方式选择有微创手术和体外受精（*in vitro* fertilization, IVF）。在临床决策中，针对患者的具体情况，切实比较两种治疗手段的临床疗效、不良反应以及性价比，制定个体化的治疗方案，以获得良好的临床妊娠结局。目前，微创手术在输卵管梗阻、输卵管疏松粘连以及输卵

管妊娠等疾病上具有较好的疗效和预后。相较于 IVF，微创手术不仅可以解决疾病本身，同时可以使患者获得自然妊娠的心理优势。随着微创手术的不断发展，创伤小、愈合快、预后好，使患者对微创手术接受度增高。在 IVF 前或过程中适时的微创手术，也可以提升 IVF 的临床妊娠率以及活产率，获得更好的临床结局。

一、输卵管疾病的常见病因及功能评估

输卵管为 8~14cm 的肌性管道，位于阔韧带上缘，自宫角部向外延伸，末端游离呈伞状，自内向外依次为峡部、间质部、壶腹部以及伞部。靠近宫角的峡部及间质部较窄，内径为 1~4mm，有利于防止阴道细菌的逆行性感染，但同时也容易导致炎性分泌物蓄积，而输卵管的伞端具有多个指状突起，具有拾卵的作用。以上任何部位的功能异常，都可能导致不孕。

（一）输卵管病变的常见病因

1. **慢性炎症疾病后遗症**　输卵管病变最常见的因素，以细菌为主的病原体通过逆行感染、血行感染以及淋巴传播的方式蔓延至输卵管，导致输卵管粘连、梗阻、积水、盆腔微环境改变以及免疫因子分泌失衡，从而导致不孕症或不良妊娠结局的发生。

2. **先天性结构异常**　因中肾旁管头端发育受阻所致的先天性结构异常，例如闭锁、狭窄、缺如等，常合并有子宫及同侧泌尿系发育异常。

3. **子宫内膜异位症**　严重的子宫内膜异位病灶容易引发输卵管伞端的粘连和免疫环境改变，导致拾卵功能的异常，或局部异位灶引起输卵管蠕动功能改变。

4. **输卵管肿瘤**　较少见，以伞端及壶腹部多发，引起输卵管积水，黏膜层病变，导致不孕。

（二）目前主要的输卵管功能评估手段

1. **子宫输卵管造影**　子宫输卵管造影（hysterosalpingography, HSG）是在 X 光透视下向宫腔注入造影剂，依次显示宫腔和输卵管形态、对比剂从输卵管伞端溢出以及造影剂在盆腔内的分布（图 10-4-1）。其相对准确、直观、简单、快速、价廉的特征，使其成为评估输卵管通畅程度的首选方法，但受限于对输卵管影像的主观判断，存在一定的假阴性和假阳性比例，其准确性依赖于显

像技术和医师的经验,特别是对输卵管近端梗阻的诊断具有一定的局限性,需结合病史和其他检测方法综合判断。

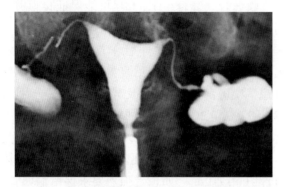

图 10-4-1　子宫输卵管造影:双侧输卵管远端积水梗阻

2. **超声检查**　向宫腔注入造影剂,构建和观察造影剂通过输卵管进入盆腔的三维成像。对输卵管通畅度的诊断准确性有限,对于输卵管积水的诊断有较高的特异性和敏感性。

3. **腹腔镜下亚甲蓝通液**　是评估输卵管通畅性最准确的方法,在腹腔镜直视下,通过注入亚甲蓝染料,可直接观察子宫、输卵管的外观形态、盆腔环境及输卵管通畅度,但费用昂贵,且为有创操作,不作为首选。

4. **宫腔镜下插管通液**　在宫腔镜直视下分别向两侧输卵管开口插管,注入亚甲蓝液,观察液体推注的阻力和返流程度,可作为排除假性输卵管近端梗阻的方法。

5. **输卵管镜检**　腹腔镜下以特殊的内镜系统自输卵管远端进入,直接观察输卵管的黏膜情况,但使用不便,价格昂贵,作为常规诊断的证据不足。

二、输卵管疾病手术治疗的主要指征

输卵管的远端梗阻伴或不伴积水,是生殖外科的主要手术指征。输卵管远端梗阻通常合并不同程度的输卵管扩张以及输卵管黏膜损伤,是导致输卵管性不孕的常见病因。最终会导致输卵管伞端及周围组织形成粘连、盲端形成以及输卵管梗阻,并可能发展成输卵管积水。输卵管积水对宫腔有机械冲刷和胚胎毒性作用,并引起子宫内膜容受性的改变,影响胚胎的着床。

目前输卵管的远端病损严重程度主要采用美国生殖医学学会的输卵管远端梗阻评分系统

（表 10-4-1）,其主要涉及输卵管扩张程度、管壁厚度、伞端皱襞存在、周围粘连范围和致密程度。根据评分系统将疾病分级,这个分级不仅是手术决策的参考,同时是预后评估的重要指标。

表 10-4-1　输卵管远端梗阻评分系统
（美国生殖医学学会）

类别	轻度输卵管远端梗阻	重度输卵管远端梗阻
腹腔镜下特征	输卵管轻度积水 输卵管管腔扩张轻微（≤3 cm） 管壁柔软、黏膜皱襞存在且输卵管内膜丰富 周围粘连疏松的轻度损害 预后可	输卵管管腔明显扩张 管壁增厚纤维化 伞端纤毛缺失和管周广泛致密粘连 预后差
临床处理	输卵管造口或输卵管伞端整形术	输卵管切断或近端阻断术,后期联合 IVF

1. **输卵管及盆腔粘连分离术**　输卵管性不孕大多是由炎症或子宫内膜异位症等因素引起的输卵管及盆腔粘连。盆腔粘连可以造成输卵管的走行改变,影响输卵管的蠕动功能和输卵管伞端的拾卵功能,阻碍配子的结合从而造成不孕。

输卵管及盆腔粘连分离术的目的是尽可能去除盆腔中的粘连,恢复输卵管的结构和功能,同时减少术后的粘连,从而获得理想的妊娠结局。因此在盆腔粘连分离术中应当达到的要求为:轻柔地夹持组织、最小的组织损伤、彻底的组织止血、最少的组织干燥、充分冲洗、预防感染以及盆腔脏器的腹膜化。

由于手术中出血会增加术后粘连的发生,因此术中处理粘连时应当尽量减少捻挫周围的组织并减少出血。术中应当清楚暴露组织,电凝及结扎应当严格限制于出血点。视野暴露清晰,组织游离明确以及及时止血,既可以分离粘连、恢复盆腔结构又可以避免术后粘连的复发。

目前粘连的分离方式尚无定论,在粘连细薄、组织结构清晰且易于分离的部分,动作轻柔地钝性分离往往是可靠安全的选择;而对于粘连致密,尤其是牵涉周围重要脏器时,由于致密粘连的抗张力程度超过保持其他脏器浆膜层完整性的强度,会引起脏器的撕裂,建议清晰暴露视野后及时锐性分离,同时在分离后,尽量减少脏器创面的裸露,尽可能地使创面腹膜化。

尽管目前的研究并未提示盆腔及输卵管粘连松解后累计妊娠率有显著性差异,但腹腔镜下的粘连松解仍然具有缓解疼痛、改善生殖能力、术后恢复快、痛苦小以及感染和血栓风险低等优势。

2. 输卵管伞端造口整形术 输卵管造口与输卵管伞端整形术的目的均为将已经封闭的输卵管伞端开口,通过手术恢复为相对通畅的状态。被修复后的输卵管预后良好的指标为:伞端形态良好,形成自然外翻,伞口位于管腔中心,壶腹部纤毛排列完整,输卵管蠕动良好。

目前推荐采用腹腔镜进行输卵管重建术,其临床妊娠率不低于开腹手术,具有恢复快、粘连少等优点。术中推荐使用冷刀锐性分离粘连,输卵管加压通液,在伞端膨大薄弱处钝锐性扩大开口(图 10-4-2)。在手术过程中应当尽可能去除手术创面周围粘连,这是输卵管整形术后能够获得良好临床结局的前提。事实上,有证据显示20%~40% 的女性继发不孕源于术后粘连的形成,因此在输卵管整形手术中应遵循减少粘连形成的

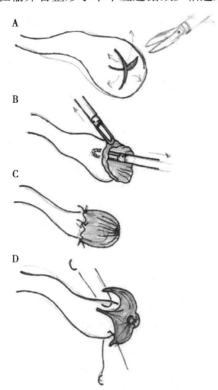

图 10-4-2 输卵管伞端造口整形术
A.推注亚甲蓝,左侧输卵管末端膨大呈盲端,提示左侧输卵管梗阻;B.分离粘连,于输卵管盲端无血管处造口;C.翻转输卵管黏膜形成伞端,并外翻固定于浆膜层;D.伞端开口成形,亚甲蓝通畅流出

原则:①术中应当不用或少用热能量器械;②降低腹腔压力并注意缩短手术时间;③彻底的组织止血;④减少组织干燥;⑤尽量使用 6 个 "0" 不可吸收缝合线缝合组织;⑥尽可能保证腹膜覆盖创面。

目前所采用的输卵管伞端造口及整形术主要用于轻度梗阻、预后良好的输卵管远端梗阻患者,其宫内妊娠率及异位妊娠率分别为58%~77% 和 2%~8%;但如输卵管病变严重,术后的宫内妊娠率降至 0~20%;而宫外孕率则为0~17%。因此对于远端梗阻严重的患者推荐输卵管切除或阻断。如患者强烈要求保留输卵管,则手术应尽可能减少输卵管积水的复发,尽可能将输卵管伞端壁扩大造口,并外翻固定于浆膜层,必要时行抗生素灌注,尽可能清除局部病菌和炎性物质。

3. 输卵管切除术 目前的证据显示,严重的输卵管病变不仅影响自然妊娠,还影响IVF的临床结局,因此建议切除患侧的输卵管。一项多中心前瞻性对照研究指出,输卵管积水的患者,输卵管切除组相较于未切除组的临床活产率有显著性提高(28.6%vs 16.3%,$p<0.05$)。但输卵管切除术中不可避免地损失部分血供,国内外有诸多研究提示,行输卵管切除术后,患者IVF 周期的 Gn 用量增多,获卵数目减少,随着手术范围的扩大,切除侧的卵巢血流流速降低,阻力增大。

在因严重积水或异位妊娠需要行输卵管切除术的患者中,如损伤输卵管卵巢间的动脉及神经,均可能导致卵巢血流异常,进而影响卵巢功能。因此应当尽可能沿着输卵管肌层进行分离,避免损伤输卵管浆膜层及卵巢供应血管,输卵管应尽量切至宫角部,以预防残留输卵管妊娠的发生(图 10-4-3,见文末彩插)。有证据显示术中以不可吸收线缝扎输卵管间质部与峡部,术后间质部妊娠的概率明显下降。

如输卵管伞端粘连严重,可考虑适当保留部分伞端组织,以减少对于骨盆漏斗韧带内血管的损伤。在输卵管切除术中,不必追求盆腔解剖的完全复位,尽可能减少对于卵巢功能的影响,如粘连严重,难以分辨输卵管组织,建议行输卵管近端阻断术或栓塞术。

4. 输卵管近端离断（绝育）术 在处理患者输卵管病变时,如术中发现盆腔粘连严重,难以暴露病变输卵管,而切除输卵管又可能导致卵巢组织损伤、周围脏器损伤,输卵管近端离断术可以作为输卵管切除术的替代治疗。

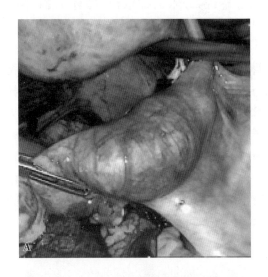

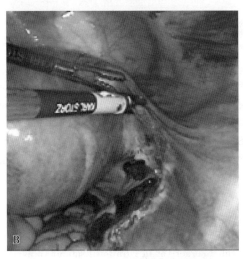

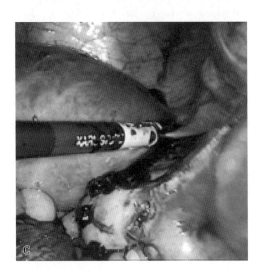

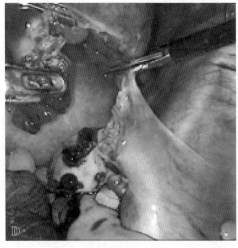

图 10-4-3 输卵管切除术

A. 输卵管壶腹部妊娠；B. 紧贴输卵管分离,减少出血及损伤；C. 于宫角部切断,防止残留输卵管妊娠；D. 检查创面,电凝止血

然而,此术式可能导致输卵管两端堵塞,保留病变组织,患者自觉症状持续存在,并加重输卵管病变。因此对于有条件的患者可行输卵管近端离断加远端造口术以减少输卵管堵塞引起的不良影响。

术中应当准确判断输卵管近端离断的部位,在靠近宫角 2~3cm 处输卵管的峡部使用双极电凝。钳夹的位置非常重要,过于靠近宫角部,经血逆流后产生的压力会增加残端再通或瘘形成的风险。第 2 电凝点选在第 1 个凝固点的外侧,连续凝固 2~3 个电凝点可保证 3cm 左右的输卵管完全闭塞,如凝固距离较短可能有输卵管复通的风险。

电凝开始前应当注意使双极电凝片夹闭整个输卵管,钳夹过多的组织可能导致管腔无法完全凝固；打开电流前,应当轻提输卵管,远离周围组织；电凝过程中应当注意保证输卵管完全干燥后再停止电流；凝固完成后,如有组织粘连,切勿大力撕扯损伤周围组织,可缓缓打开电凝片,小心分离组织。

此外,有研究显示,使用 Essure 宫内节育器进行宫腔镜下输卵管栓塞术,每个移植周期的妊娠率和活产率分别为 40% 和 20%,具有创伤小、恢复快、疗效确切的优点,因此输卵管栓塞术也可作为治疗存在输卵管切除禁忌证患者的有效手段。但因为栓塞术应用的患者面临无法去除盆腔炎症病灶,以及炎症反复发作的问题,因此不推荐作为常规手术治疗方式。

5. 输卵管吻合术 输卵管近端阻塞或者既往行输卵管结扎要求复通的患者,可通过生殖外科手术行输卵管吻合术。随着技术的进展,目前腹腔镜下输卵管吻合乃至机器人腹腔镜下输卵管吻合均被应用到临床。目前并无证据显示腹腔镜下输卵管吻合相较于剖腹手术在累计妊娠率上存在差别,但腹腔镜手术可能增加手术时间,有研究显示,技术的提升可以缩小这种劣势。

输卵管的吻合采用端-端吻合,主要有:峡部-峡部吻合、峡部-壶腹部吻合、壶腹部-壶腹部吻合以及间质部-峡部吻合(宫角输卵管吻合)。吻合过程中,如断面径线相差不大,则手术难度小,预后较好。对于输卵管近端的通畅程度检测主要通过子宫输卵管通液,而对于输卵管远端的通畅程度检测则通过伞端插入细导管进行,同时将之视为吻合处的支架和指引。缝合一般选用6-0或8-0缝线,第一针一般位于输卵管系膜处肌层缝合,缝三针则间隔120° 缝合输卵管,缝两针则在第一针正对12点钟位置缝合。缝合过程中通常于管腔内放置支架,但取出时间并无定论,部分术后即取出,部分4~24小时后取出。

目前腹腔镜输卵管吻合术后3~6个月内,输卵管造影提示通畅率高达90%~100%,且剖腹手术与腹腔镜手术两者并无显著差异。针对结扎后要求复通的患者,由于其输卵管本身无病变,无论是开腹或是腹腔镜下输卵管吻合术后的妊娠率可达80%~100%。输卵管吻合术后的妊娠率主要取决于输卵管程度和状态,只要输卵管长度>4cm,壶腹部>1.5cm,均可较好地改善临床结局,同时,手术者的技术可能影响手术的效果。

(杨 菁 黄 薇)

参 考 文 献

[1] 林小娜,黄国宁,孙海翔,等.输卵管性不孕诊治的中国专家共识[J].生殖医学杂志,2018,27(11):1048-1056.

[2] 谢幸,孔北华,段涛,妇产科学[M].9版,北京:人民卫生出版社,2018.

[3] 子宫肌瘤的诊治中国专家共识专家组.子宫肌瘤的诊治中国专家共识[J].中华妇产科杂志,2017,52:793-800.

[4] 中华医学会妇产科学分会子宫内膜异位症协作组.子宫内膜异位症的诊治指南[J].中华妇产科杂志,2015,50(3):161-169.

[5] Tommaso Falcone, William W Hurd. 临床生殖医学与手术[M].乔杰,译.北京:北京大学医学出版社,2010.

[6] Dunselman GA, Vermeulen N, Becker C, et al. ESHRE guideline: management of women with endometriosis [M].Hum Reprod, 2014, 29(3): 400-412.

[7] Audebert A, Pouly JL, Bonifacie B, et al. Laparoscopic surgery for distal tubal occlusions: lessons learned from a historical series of 434 cases[J]. Fertility and Sterility, 2014, 102(4): 1203-1208.

[8] Suresh YN, Narvekar NN. The role of tubal patency tests and tubal surgery in the era of assisted reproductive techniques[J]. Obstet Gynecol, 2014, 16(1): 37-43.

[9] Knabben L, Imboden S, Fellmann B, et al, Urinary tract endometriosis in patients with deep infiltrating endometriosis: prevalence, symptoms, management, and proposal for a new clinical classification[J]. Fertil Steril, 2015, 103(1): 147-152.

[10] Practice Committee of the American Society for Reproductive Medicine. Role of tubal surgery in the era of assisted reproductive technology: a committee opinion[J]. Fertility and Sterility, 2015, 97: 539-545.

[11] Daniilidis A, Balaouras D, Chitzios D, et al. Hydrosalpinx: Tubal surgery or in vitro fertilisation?An everlasting dilemma nowadays; a narrative review[J]. Journal of Obstetrics and Gynaecology, 2017, 37(5): 550-556.

[12] Mishra VV, Nawal R, Aggarwal RS, et al. Salpingoscopy: An Adjuvant to Laparoscopy in Evaluation of Infertile Women[J]. J Obstet Gynaecol India, 2017, 67(1): 48-52.

[13] Stacey A, Scheib A. Laparoendoscopic Single-site Surgical Approach to Laparoscopic Salpingectomy[J]. Journal of Minimally Invasive Gynecology, 2018, 25(2): 326-327.

[14] Osada H. Uterine adenomyosis and adenomyoma: the surgical approach[J]. Fertil Steril, 2018, 109: 406-417.

[15] Rolla E. Endometriosis: advances and controversies in classification, pathogenesis, diagnosis, and treatment

［J］. F1000Res, 2019, 23：8.

［16］ Saremi A, Bahrami H, Salehian P, et al. Treatment of adenomyomectomy in women with severe uterine adenomyosis using a novel technique［J］. Reprod Biomed Online, 2014, 28：753-760.

［17］ 魏立, 高丽, 任婧 . H 形病灶切除术联合 LNG-IUS 治疗子宫腺肌病的临床效果及安全性研究［J］. 临床医学, 2017, 37：98-100.

［18］ Fujishita A, Masuzaki H, Khan KN, et al. Modified reduction surgery for adenomyosis. A preliminary report of the transverse H incision technique［J］.

Gynecol Obstet Invest, 2004, 57：132-138.

［19］ Osada H, Silber S, Kakinuma T, et al. Surgical procedure to conserve the uterus for future pregnancy in patients suffering from massive adenomyosis［J］. Reprod Biomed Online, 2011, 22：94-99.

［20］ Sun AJ, Luo M, Wang W, et al. Characteristics and efficacy of modified adenomyomectomy in the treatment of uterine adenomyoma［J］. Chin Med J（Engl）, 2011, 124：1322-1326.

［21］ 周玲纲 . 环形减张缝合术在子宫腺肌瘤病灶切除术中应用的疗效研究［D］. 南宁：广西医科大学, 2019.

第十一章 临床生殖医学机构的管理

管理是由计划、组织、领导及控制等要素组成的活动过程。临床生殖医学机构的管理是在遵守行政部门有关管理的基础上,通过医疗机构和生殖医学部门内部的管理工作,保障临床医疗工作中医疗流程顺利、行为和伦理实践规范、质量优良、医患和社会满意。医疗机构管理的法律主体,生殖医学专业部门是管理的核心。生殖医学临床工作与通常临床工作基本相似,遵循临床管理规范。由于辅助生殖技术是将实验室技术应用于临床治疗的技术,又有明显区别于其他专业的特点,在伦理上又特别敏感,其管理具有特殊性。本章讨论的管理主要指开展辅助生殖医学技术部门的管理。

第一节 辅助生殖医学机构的组成和功能

辅助生殖医学科(部、中心)是医院从事生殖医学的专门科室。该机构除常规的临床工作手段外,还通过体外对配子/胚胎操作,并将配子/胚胎移植到母体内实现生育目的,进行不孕、不育、优生等临床医疗工作。部门设置包括临床部门、临床胚胎学实验室、实验诊断部门等。

一、临床部门

临床部门主要执行患者接诊、手术操作与标本采取等工作。在临床部门中,医务人员与患者直接接触,进行医疗工作。临床部门工作人员以医生和护士为主体。

（一）门诊部门

门诊部门由门诊接诊部门和门诊治疗部门组成。

1. **门诊接诊部门** 接诊就诊患者,与一般门

诊工作相同。由分诊、挂号、诊室组成。

2. **门诊治疗部门** 实施生殖医学治疗的临床工作场所,例如 IVF-ET 促排卵与卵泡监测、黄体维持和随访等。除一般接诊条件外,B 超是必备的设备。

（二）手术室

生殖医学手术室是生殖医学部门的重要组成部分,独立于医院一般手术室,但需符合医院手术室设置的标准和要求。手术室一般与胚胎室相邻,以便标本交接。手术室可分为取卵室、胚胎移植室和手术取精室。各手术室可以共用,但多数生殖医学部门在专门区域设置。手术室应当符合紧急情况下抢救、开腹等要求。

1. **取卵室** 超声介导经阴道取卵场所。取卵室应当与胚胎培养室比邻。

2. **胚胎移植室** 胚胎移植场所。胚胎移植室应当与胚胎培养室比邻。

3. **手术取精室** 经皮睾丸穿刺手术取精或睾丸切开取精场所。手术取精室应当与胚胎培养室比邻。

4. **宫腔内人工授精(IUI)手术室** 行 IUI用。IUI 实验室应当与 IUI 精液处理室比邻。

（三）精液采集室

采精室供就诊夫妇男方采取、收集精液用,面积不大,但要求安静隐秘。依据采集精液的用途,采精室分为检验诊断采精和生殖治疗采精。

1. **检验诊断采精室** 用于检验诊断,精液不用于生殖治疗。如果不做微生物培养,对于无菌级别的要求不严,其位置距检验部门短于半小时路程的距离。

2. **生殖治疗采精室** 用于实施生殖技术时的精液标本采集,要求无菌环境下采精。生殖治疗采精室应当比邻胚胎实验室,有利于精液标本方便、安全转运。

（四）病房

有些医院的生殖医学部门设置病房,用于不孕症患者的住院诊断手术、治疗、辅助生殖技术实施中临床并发症的处理、保胎等。生殖医学病房与一般科室的病房相似,也正是因为如此,有些生殖医学机构没有设置专门的病房。

二、临床胚胎学实验室

临床胚胎学实验室是辅助生殖医学的核心。实验室完成以下工作:①配子回收与处理;②受精与胚胎发育;③胚胎操作;④胚胎冻融。实验室对环境无菌、无毒、无尘的要求很高,同时也是错误发生的高危环节和部门,是管理的核心。临床胚胎学实验室可分为精液处理、卵子回收与胚胎培养、胚胎操作、胚胎库等实验室(区域),以实验操作人员为主体。

（一）精液处理实验室

精液处理实验室是用于精液洗涤和活性精子分离、孵育的实验场所。分离的精子悬液供胚胎实验室用于 IVF 或 IUI。由于微生物污染产生的风险差异,多数生殖医学部门将 IUI 用精液处理实验室与 IVF-ET 用精液处理实验室分开。

（二）胚胎实验室

从工作考虑,胚胎实验室可分为以下室或区域:卵子回收与胚胎培养、胚胎操作、胚胎库等实验室(区域)。

1. **常规胚胎培养和操作室（区域）** 用于手术睾丸标本精子提取、卵母细胞回收、授精操作、去颗粒细胞、胚胎培养、转移、胚胎冻融等不侵入配子/胚胎内部的一般性操作等。

2. **胚胎显微操作室（区域）** 包括透明带部分切除、ICSI、胚胎活检、对胚胎发育中异常结构的处置等侵入配子/胚胎内部的操作。胚胎显微操作室(区域)应与胚胎一般操作和培养的场所比邻或一体。

（三）冷冻配子/胚胎库房

冷冻配子/胚胎库房是保存患者本人使用的冷冻配子和胚胎的场所。配子/胚胎冷冻库应与常规胚胎室比邻。

三、实验诊断部门

实验诊断部门包括临床不孕不育的实验诊断和遗传学诊断。实验诊断部门可以是生殖医学部门专建,也可以是医院共用,但涉及精液检验和胚胎遗传诊断实验室多为生殖医学部门专用。以检验技术人员为工作主体。

（一）生殖实验诊断室

1. **生殖实验诊断室** 一般包括生殖内分泌测定和相关激素测定、生殖免疫学检验、精液生化检验等实验诊断。在多数医疗机构,由于这些检验在实验方法上与一般检验相似,所以多利用医院公共平台进行。

2. **精液检验实验室** 精液检查具有一定的主观性,标准判断较难把握,但其结果可靠与否对于生殖临床特别是辅助生殖技术影响较大,一般生殖医学部门设置自身专用的精液分析实验室供临床诊断分析用。胚胎实验室内也有精液目测的条件,但一般只用于精液处理前的粗略评估和提取精子悬液的肉眼计数与活力观察,不单独设置实验室。

（二）遗传诊断实验室

遗传学在生殖医学领域具有重要的地位。生殖领域遗传学临床工作包括不孕不育的遗传学诊断和辅助生殖技术中胚胎的遗传学诊断。

1. **遗传诊断实验室** 用于夫妇各种标本或流产胚胎的细胞遗传和分子遗传诊断。遗传诊断学实验室可以为医院公用平台或社会资源,也可生殖医学部门专有实验室。

2. **胚胎遗传诊断室** 用于 IVF-ET 中对胚胎的诊断。对 IVF 产生的胚胎遗传学诊断不但意义与责任重大,而且只有生殖医学机构使用。在开展 PGT 的医疗机构都采用生殖医学部门专门的实验室建制。其中一些高成本、设备要求高、技术要求高的实验检验如基因测序与生物信息学分析等,常经过胚胎遗传诊断室初步处理后委托商业公司检测,以加强可靠性和降低成本。

四、其他支持部门

其他支持部门多由医院公用平台支持,如水电供应、设备维修、消费品采购和供给保障、档案与数据保存等。

第二节　生殖医学相关的管理规范

生殖医学需要建立一系列规范来规范各工作人员的具体临床工作，以保障技术开展有序、有效和安全。生殖医学部门专业工作涉及医疗行政管理制度、技术管理和伦理规范。本节介绍医疗行政管理制度和伦理规范。技术规范将在第四节专门介绍。

一、医疗行政管理制度

国家对医院管理制度的建立有较为明确的要求，不但涉及医疗本身的管理，也涉及医疗保障、社会责任、服务水平乃至党建等各方面。作为专业部门，生殖医学部门必须符合医疗管理规范，其中医疗制度是体系运作的重要保障。不同的医院、部门其管理制度有差异，但一些直接与医疗活动有关的制度则是任何医疗机构和部门必须遵从的。这些制度通常称为核心医疗制度。核心医疗制度规范了医生在行医过程中的行为，是医疗工作有效、安全开展的重要保障。

核心医疗制度包括以下：首诊负责制度、三级查房制度、分级护理制度、值班和交班制度、疑难病例讨论制度、危急重患者抢救制度、术前讨论制度、查对制度、手术安全核查制度、手术分级管理制度、新技术和新项目准入制度、危急值报告制度、病例管理制度、抗菌药物分级管理制度、临床用血审核制度、信息安全管理制度。综合起来，是对以下方面的规范。

（一）医生对患者的责任

医生对患者的诊疗负有责任这是无需解释的常识。基于医疗工作的复杂性和专业特点，患者一次就诊可能涉及多个部门、多个医生。患者一次就诊中首位接诊医师（首诊医师）负责管理该患者本次就诊的全程诊疗，是每个医生必须遵循的规范。这个规范保障了患者不同就诊阶段的主体责任、服务的连续性等。

（二）医疗管理

完善的医疗管理是医疗质量的保障。对三级医生查房、手术分级管理、护理分级、疑难病例讨论、危急重患者抢救、术前讨论等临床医疗活动进行规范，强化了各级医生的职责，依据病情合理分配了医疗资源，最大限度地加强了疑难与危急重患者的诊疗，保障医疗质量。

（三）医疗安全

医疗安全极为重要，清晰交接班、临床医疗的各种核对、手术安全核查和危急值报告复核涉及医疗安全。作为生殖医学从业人员，这里必须强调，核查工作，特别是用于生殖的配子/胚胎核查、患者身份核查极为重要，任何配子/胚胎与不孕夫妇间的对应错误，都是不可原谅的。其差错将产生不可弥补、后果极其恶劣的影响。这是生殖医学领域安全性的重要特征。

（四）档案与信息

生殖医学档案不但是患者医疗过程的法律文件，也是科学研究和教学的资料。由于文化的原因，其信息涉及患者隐私，应当特别关注。辅助生殖技术病历不属于住院病历，但重要性极高。然而医院如何管理辅助生殖技术病历，部门的主体没有明确规定。将生殖医学病历管理依照医院住院病历管理十分必要，从医疗文书的书写、质控、保存、使用等环节进行规范，有利于医疗的规范化。生殖医学病历与患者信息的保密是病案管理和信息管理必须关注的要点之一。

（五）技术探索

生殖医学及其技术发展极快。由于生殖医学涉及人类早期胚胎，任何新技术都可能存在对子代构成较大危害的潜在风险。子代风险是生殖医学新技术探索面临的特殊风险，有别于其他专业领域。新技术的探索除了必须遵循医院新技术和新项目准入的规定外，还必须对子代加以特殊关注，必须更加谨慎。

（六）特殊药品与血液用品审查

核心制度中关于抗生素滥用的限制和血液安全性的有关规定在生殖医学并不突出。但也应引起关注，严格遵守。

二、伦理规范

生殖医学涉及生育、性、家族血缘，并衍生到个体身份、财产继承、抚养责任、子代保护等诸多问题，伦理一直是生殖医学领域关注的热点。我国生殖医学伦理规范的目的在于以我国的道德观为基础,结合现代人文、法律乃至民俗,规范生殖医学实践中的行为,使之符合社会伦理道德的要求,在充分应用科学成果造福人类的同时,把技术的负面影响降低到最低点,维护个人、家庭、人类和社会的共同利益。生殖医学从业伦理规范基于尊重人权、弘扬人道、体现人性、体察文化和恪守责任等理念。有关伦理的论证将在专门章节讲述,这里简要介绍医疗行为中的伦理规范。

实施生殖医学技术必须遵循以下原则:①患者最大利益原则,最大限度使患者受益,减小损伤;②有利于社会的原则,充分保护社会公共利益和社会公序良俗;③知情与自愿原则,是维护患者权益的最基本原则之一,充分知情是正确自愿选择的基础;④保护子代,充分考虑子女的权益得到合理保护;⑤保密原则;⑥非商业化原则,确保技术的合理使用,保护患者的公共利益;⑦伦理监督原则。

出于对患者夫妇、子代、家庭、社会乃至人类遗传的保护,我国目前禁止实施以下辅助生殖技术:①无医学指征的性别选择;②单身人员或不合法配偶实施人类辅助生殖技术;③近亲间的精子和卵子结合;④代孕技术、胚胎捐赠;⑤配子、合子、胚胎实施基因操作;⑥人类与异种配子的杂交;异种配子、合子和胚胎行女性体内移植;人类配子、合子和胚胎行异种体内移植;⑦在同一治疗周期中使用的配子、合子和胚胎来自不同的男性和女性;⑧在患者不知情和不自愿的情况下,将配子转送他人或用于其他目的;⑨人类生殖性克隆(体细胞核移植);⑩人类卵子胞质置换(包括受精卵原核移植);⑪以生殖为目的重组人类胚胎或人兽混合胚胎。

第三节 辅助生殖技术的质量控制

控制(control)就是对照既定的计划、标准和方法,发现、分析偏差原因并予以纠正,保障实现组织目标。它的目的就是确保实际工作与组织计划相一致。控制源于计划,一个组织的计划越是明确、全面和完整,控制的效果也就越好。

控制过程可分为前馈控制、同期控制和反馈控制。前馈控制就是为避免预期出现的问题,在活动实施前采取的控制;同期控制是活动进行之中的控制,在发生重大损失之前及时纠正问题;而反馈控制在活动之后,不利结果已经造成了,可以改进今后的工作。辅助生殖技术的质量控制也包含有前馈、同期和反馈控制。

一、前馈控制

辅助生殖技术的前馈控制包括以下方面:①人员,对生殖技术各部门、技术工作人员的资格、培训和技术能力的控制;②场所、设备、治疗消费品,包括生殖医学机构场所的空间与布局、场所的理化生物环境、设备配合和标准、用品供应与质量等;③患者管理流程,设置满足生殖医学流程、有利于质量控制的患者管理体系;④技术与管理的标准化;⑤监督体系,包括质量控制所需的人员、权限、数据收集、反馈体系和改进保障等。下面就这些问题一一加以说明。

(一)人员

各岗位的人员必须符合相关岗位的专业背景,包括教育背景、从业背景、培训背景等,应对相应的技术(学术)能力进行评价或考核,合格者上岗。除了国家和政府行政部门法规规定的人员要求外,由于 ART 技术的不断发展和完善,对人员的要求是一个不断完善的过程。这要求对人员的培训和岗位评估是一个长期、持续的过程。人员控制需要一个长期化、制度化的体系。不注意人员素质的改进,机构将无法构建与技术发展相适应的高质量人才队伍。

(二)场所、设备和治疗消费品

生殖医学场所、设备和治疗消费品在技术设计中就应当认真考虑。这是质量控制的基础性工作之一。

1. 技术场所 技术场所的面积要足够,满足相关的标准要求和实际患者量的需求。各功能区分布合理,符合技术流程质量和安全的要求。特别是胚胎培养和操作区域,应当满足胚胎培养和暴露操作的安全需要。实验室周边环境应避免有伤害性毒物和放射源。

2. 设备 设备的完整配套、设备处于正常运行状态对于生殖医学技术,特别是 ART 的运行十分关键。开展工作将设备问题作为专门计划、配置和维持管理是机构管理的重要内容。

3. 治疗消费品和药品 实验消费品重点指药物和与配子/胚胎直接接触的用品,包括各种促排卵药物、培养用品和试剂、取精/取卵设备与用品等。确保这些物品的质量是基础。要在采购、运输、保存等各个环节加以保障。

(三)患者管理流程

患者管理体系应包括门诊就诊、治疗与部门交接、档案流程、随访等诸多环节。良好的患者管理要求:①保障所有进入治疗的患者都处于质量控制体系内,发生的问题可追溯;②患者管理必须符合技术流程;③患者管理流程中在满足以上要求的同时尽可能简化,提高患者的依从性和保障医患工作的便利性。

(四)技术与管理的标准化

将管理操作程序与技术操作程序标准化是质量控制的抓手。标准化的过程是将质量理念、目标、路径进行规划与设计和实施的过程,是将技术规范和管理制度可操作化的过程,也是质量过程管理和监测的立足点,持续改进的立足点。

在质量前馈管理过程中,管理标准化的过程不仅是制定标准操作规程(SOP)文件,而且还需要对新制定和修改的 SOP 进行人员岗位培训,新参加工作的人员进行 SOP 的岗前培训,制定考核标准等一系列实施准备工作。有关 SOP 的制定和管理参见本章第四节内容。

(五)设置科学的质量控制体系

质量控制体系是质量控制的抓手。这个控制体系应当满足前馈、同期和反馈控制的要求。要建立专业岗位管理体系、场所环境监控体系、仪器管理体系、消耗品采购与质量控制体系前馈控制机制等。要建立各项工作自查、巡查、差错管理制度,及时做好同期控制。设置合理的关键绩效指标(key performance indicator,KPI)有效监测运行的质量参数指标,建立分析质量问题的有效路径和质量改进的有效机制。

二、同期控制

同期控制就是依据对技术的标准化设计进行的监督检查。同期控制是质量控制的重要手段,以保障及时发现错误,纠正错误,避免或缩减不良操作对质量的影响。可采用以下措施:

1. 对人员进行不定时考核,保障岗位人员的素质和能力,确保各种规程、制度得以准确实施。

2. 对实际操作过程进行检查,及时/实时纠正不规范操作和错误操作,确保各种规程被准确不误地遵守。

3. 及时不定期对各项工作进行全面检查或抽检,对发现的违规事项及时纠正和处理。

三、反馈控制

生殖医学质量的反馈控制是依据治疗各个阶段的结局对技术的设计和实施进行影响,起到控制的作用。由于生殖医学的结局具有"概率"这一特点(如受精率、胚胎着床率、临床妊娠率等),反馈信息通常是以一定时间范围和病例量为基础的。反馈控制具有客观性,主要是对后果的反馈,不能改变已经造成的事实,工作改进和改进后的程序磨合需要时间,这是反馈控制的局限性。

反馈控制在分析缺陷、改进技术方案等方面具有重大的价值。反馈控制的关键在于什么指标对质量判断具有重大价值;如何反馈信息所表达的技术问题;如何持续改进质量。

(一)关键绩效指标管理与质量信息反馈

关键绩效指标(key performance indicator,KPI)是对组织流程内部关键参数设置、取样、计算、分析的目标式量化管理指标。KPI 既是目标设定,也是质量监测。通过 KPI 设置,可以将组织的目标分解为可操作的工作目标,是绩效管理的基础。通过监控 KPI 和运行过程是反馈控制的重要手段。KPI 具有以下特点:①它是关键性指标,KPI 法符合管理上的"二八原理"(企业的价值创造过程中 20% 的骨干人员创造企业 80% 的价值;80% 的工作任务是由 20% 的关键行为完成的)。② KPI 可以作为内部各部门绩效判断的指标,由于系统内部各部门的职能不同,内部比较是一件困难的事情。管理上通过设置 KPI 判断内部各部门达成的质量,进行系统内部的纵向比较。③ KPI 可以作为各系统(单位)间的横向比较依据。④ KPI 可以作为持续质量改进的指标,通过 KPI 的设置,进一步确定基础 KPI(必须达到的标准)、目标 KPI(努力提高达到的标准)和标杆 KPI(当前的最好水平,努力的方向),实现质量持续不断提高。

KPI 分为单位 KPI、部门 KPI 和岗位 KPI。设置 KPI 需要依据各组织内部的技术流程确定。要求:①指标要具体,判断能明确;②指标尽量量化;③指标可实现;④与组织目标关系大;⑤设定完成这些绩效指标的期限。

ART 流程中实现 KPI 控制符合管理学原理。如 IVF-ET 包含有配子回收、体外受精、胚胎培养、胚胎移植和黄体支持等阶段。通过对各环节 KPI 的设置与监控,可以有效地提供质量的反馈信息。尽管各管理者的观点有差异,有一些指标是被公认的关键指标,如控制性超促排卵的 M Ⅱ 卵率、受精的 2PN 卵率、胚胎培养的优质胚胎率、胚胎移植与黄体支持的胚胎着床率、最终目标的临床妊娠率与获婴率等。不同的技术,不同的岗位都可以设置相应的 KPI,并对设置的 KPI 进行检测,反映质量状态,达到质量控制的目标和建立新的质量目标。

(二)持续改进

信息反馈的目的在于改进工作,建立以反馈信息为基础的质量改进体系。

1. **目标判断和缺陷分析** 检测质量指标是否达到基本 KPI 的要求,是否实现了 KPI 的目标,与标杆 KPI 的差距;如果存在质量缺陷,要分析质量前馈控制的若干环节,技术流程和管理流程是否合理,质量中控中各制度和规程是否得到遵循等。

2. **PDCA 循环改进** PDCA 循环是管理中改进工作的过程。P 代表计划(plan),提出解决问题的方案;D 代表实施(do),实施行动计划;C 代表检查(check),就是对实施的结果评估;A 代表处置(act),改进满意,就将解决方案标准化,不满意就再次寻找解决方案。

第四节 辅助生殖技术标准操作规程的制定、实施和管理

规范的临床技术管理是技术稳定的基本条件,也是临床医疗质量不断提高的基础。由于辅助生殖技术结合临床与实验室工作,技术的标准化管理尤为重要。虽然在工作中实验室工作强调标准化,临床工作强调个体化,但临床工作规范是质量的重要保障。辅助生殖技术中,临床工作规范也应比照标准操作规程管理。

一、技术的标准化操作规程与辅助生殖技术

为规范操作,保障技术质量,便于管理,将技术操作以文件形式,按特定格式,并依照一定程序进行编制、修订和实施,这就是标准操作规程(standard operating procedure, SOP)。将各种操作程序化、优化,对于质量保障和安全保障具有重要意义。

(一)标准操作规程

1. **SOP 的特征** SOP 把一个工作岗位操作流程化和精细化,以便岗位人员标准化实施,它有以下特征:

(1) SOP 是一种作业程序,是对所规范操作的具体描述与控制。即"写所做的,做所写的"。它不是结果、制度,是对具体操作的控制。

(2) SOP 是标准程序,是通过本机构不断实践验证、当前条件下可以实现的最优化的操作程序。影响因素较少、程序较为固定的操作才适于制定 SOP 控制与规范。影响因素多、程序变化大的操作不宜制定 SOP。

(3) SOP 须与时俱进:它必须随科技的发展、认识的提高、条件的改善而不断完善和优化。

(4) SOP 本身有规范要求:作为标准程序具有标准化特征,其制定、修改和实施须经过确定的程序。

(5) SOP 是系统性文件:横向说,技术流程各个方面和环节的 SOP 文件之间须统一、协调;纵向说,每个版本的 SOP 都是对前版本的继承。

(6) 形式的标准化:作为操作标准性文件,它具有统一的格式和要求。

2. **SOP 的格式**

(1) 明晰的责任主体:每份 SOP 文件都须注明制定部门、制定者、审定者、批准者、实施部门、执行负责者和生效日期。

(2) 明晰的文件结构:页眉处须注明"标准操作规程",标有该份 SOP 属性(编码、总页数、所在页码)。清晰的结构目的是避免执行时出现参照文件错误。

(3) 明晰文件内容:题目准确、关键词确切

有利于检索；文前简述该份 SOP 的目的、背景、原理和适用范围；主体部分具体明确，可操作性强，具备一定专业知识和受过相应培训的工作人员可理解和可掌握；具有主要参考文献。

3. SOP 的作用 制定 SOP 并实现技术管理具有以下作用：①实现技术和经验的积累，保障技术的稳定和促进技术的稳定发展；②开展标准化的人员培训，保障操作技术稳定；③有利于质量控制，在出现质量缺陷时有利于追查技术缺陷和改进有关工作；④有利于在工作人员中建立良好的规范管理意识和质量责任意识；⑤是技术科学管理的重要手段。

（二）辅助生殖技术与 SOP

ART 作为面对患者的临床工作，规范工作面临个体化与标准化的要求。所以辅助生殖的 SOP 面临既有临床医学个体化的挑战，又要达到控制技术操作标准化的目标。

1. 个体化 人的个体差异总是将临床工作置于不完全确定的环境之中。患者健康、体质反应、心理、社会关系、经济状况和医生自己的经验、技术特长都存在模糊的空间，具体患者常常采用临床方案个体化的原则。虽然诊疗方案有个体化的要求，但疾病的基本问题和表现都有其共性。临床工作一方面必须以诊疗"规范"和"常规"保障临床工作的有效性、安全性和科学性，另一方面也必须将多样化表现的患者进行共性分类，制定更有针对性的"规范"和"常规"，使技术管理更为科学和有效。临床诊疗规范、护理常规等在 ART 的技术管理中也纳入 SOP 管理范畴。

2. 标准化 在细胞生物学层面，配子和胚胎间的个体差异小，对环境的敏感性趋同，对设备和操作的要求一致，在 ART 的各类实验室工作中，各项实验操作可以通过 SOP 文件管理，实现标准化。

二、辅助生殖技术 SOP 的类型、制定和修订

（一）SOP 的类型

1. 管理性 SOP 文件 该文件的目的是规定 SOP 制定、修订、格式，设置编号体系、检索体系和管理体系，形成统一的文件形式和格式，以保障 SOP 的科学性、系统性和完整性。

2. 流程性 SOP 文件 规定工作流程，保障

SOP 和各种管理制度得以实施。如冻融胚胎移植患者流程、试剂订购流程、病历借阅流程等。

3. 技术操作规程文件 是对特定技术操作的详尽描述，如体外受精操作规程、卵子回收操作规程、卵细胞质内单精子注射操作规程等。

4. 临床规范与常规文件 临床工作并非随心所欲，必须遵循临床规范才能保障其有效、科学和安全性。如胚胎移植临床操作规范、取卵护理常规等。

5. 药品、耗材和生物标本的保存管理规程文件 规范药品、试剂和其他消耗用品的质量标准、购买、储备和管理。如胚胎培养试剂保存管理规程等。

6. 场所维护、设备操作和管理规程 实验场所和各种设备的维护、操作方法和步骤，如胚胎实验室消毒规程、程序冷冻仪的维护和操作规程等。

7. 质量控制规程 用于各种质量控制。如精子存活试验规程、医疗质量监测与报告规程等。

（二）制定与修订

1. 制定和审批 由于 SOP 具备系统性，制定前须有一个顶层设计，对技术和其管理有一个全面的规划，以保障 SOP 的完整性、协调性和科学性。确定建立、修订和管理 SOP 文件的规范，依据文件制定规范和 SOP 规划，制定各具体 SOP 文件。

技术总负责人是 SOP 的总责任人。文件由技术总负责人或委托专业人员编制。编制的 SOP 由部门负责人审核、技术总负责人批准后确定并报医院职能管理部门备案后实施。

2. 修订 SOP 的修订应以实践验证为基础。任何技术人员依据实践发现、学科发展和质量控制结果向技术总负责人提出修改 SOP 的建议。新的规程须经过专业人员内部讨论、论证和实践验证后，由技术总负责人委托相关专业技术人员修订成文后，按制定程序进行审批和生效。应当注意，出于技术系统性的考虑，当修改 SOP 规程时，应全面考察相关的其他 SOP 文件，以保持工作的协调、统一和安全。

三、SOP 的实施、监督和管理

（一）实施

1. SOP 定岗培训 对定岗的操作人员进行

操作培训,使相关岗位的人员知晓并掌握相关操作,并建立规范操作的意识。

2. 建立制度和技术标准 针对各个岗位设置相应的 KPI,对技术提出质量要求并进行质量监控。为持续技术改进进行准备。

3. 做好实施的条件准备 依照 SOP 的程序,配备满足操作要求的场所、设备和用品,并试运行以保障能满足正式运行的要求。

4. 执行 在对岗位人员进行 SOP 操作培训达到技术要求、实施的基本物质条件得到保障、试运行顺畅的基础上,在技术实施中严格执行 SOP。

(二)监督

对 SOP 是否得到执行,必须进行有效的监督。监督包含执行监督和质量监督。

1. 执行同期监督 在执行中做到操作留痕,建立责任意识和责任追究制度;对操作人员的操作进行实时检查,并记录执行情况,及时纠正不规范行为;对技术人员的技术能力进行考核并对操作结果进行实时分析。

2. 质量反馈监督 根据技术流程,按技术、部门和岗位 KPI 对质量进行监测,分析质量缺陷原因,进行质量改进。一般岗位 KPI 每周或每月、部门 KPI 每月或每季度、技术 KPI 每季度或每年进行分析,及时开展以提高质量为目标的改进工作。

(三)管理

SOP 是系统性文件,只有规范性管理,才能保障文件的功能,有效进行质量管理。应做到:

1. 保持 SOP 的完整性和协调性 确保 SOP 贯穿于 ART 的各个环节;各 SOP 文件之间协调一致。须定期对 SOP 进行审查,对于实施中出现的问题须及时完善。

2. 规范化 SOP 文件的制定、修改、审批和格式 建立规范的 SOP 制定、修改和审批程序,保障文件的规范性、技术的稳定性和方案的最优性。

3. 体现技术的实时性和发展的历史沿革 SOP 应分为执行 SOP 文件和历史 SOP 文件。要确保执行 SOP 文件与历史 SOP 文件分开管理,以保障 SOP 的正确执行。规范整理和保存 SOP 的历次文件版本,从历史角度审查技术发展,沉淀管理文化,开拓技术管理提供新思路。

(黄元华)

参 考 文 献

[1] 国务院办公厅. 国务院办公厅关于建立现代医院管理制度的指导意见[R/OL].(2017-07-25)[2019-10-15]. http://www.gov.cn/zhengce/content/2017/07/25/content_5213256.htm.

[2] 国家卫生健康委员会. 关于印发医疗质量安全核心制度要点的通知[R/OL].(2018-04-21)[2019-10-15]. http://www.nhc.gov.cn/yzygj/s3585/201804/aeafaa4fab304bdd88a651dab5a4553d.shtml.

[3] 中华人民共和国卫生部. 卫生部关于修订人类辅助生殖技术与人类精子库相关技术规范、基本标准和伦理原则的通知[R/OL].(2003-09-30)[2019-10-15]. http://www.nhc.gov.cn/qjjys/s3581/200805/f69a925d55b44be2a9b4ada7fcdec835.shtml.

[4] 于修成. 辅助生殖的伦理与管理[M]. 北京:人民卫生出版社,2014.

[5] 黄国宁. 辅助生殖实验室技术[M]. 北京:人民卫生出版社,2014.

[6] 戴维·帕门特. 关键绩效指标:KPI 的开发、实施和应用[M]. 北京:机械工业出版社,2008.

[7] 周三多. 管理学[M].2 版. 北京:高等教育出版社,2005.

第十二章　人类辅助生殖伦理学

第一节　人类辅助生殖伦理学概论

1978 年体外受精技术的采用重新激发了关于使用新的人类辅助生殖技术的伦理争论。关注的重点在于这些技术是否伤害了利用人类辅助生殖技术出生的孩子及其父母,改变人们对生育、家庭和做父母的意义的理解。但由于目前观察到用这些技术生出的孩子其健康状况与自然生育的孩子并无二致,人们逐渐认为原则上人类辅助生殖技术在伦理学上可以接受。第一个理由是人类辅助生殖技术帮助夫妇生出孩子不过是自然生殖的延伸,取自父母的生殖细胞虽然在试管内受精,但植入子宫后通过自然孕育生出孩子。第二个理由是除了配子捐赠外,这些技术使人们生出了在遗传学上是他们自己的孩子。第三个理由是用这些技术生出的孩子是生长在传统的家庭里,父母是具有婚姻关系的,可形成核心家庭(nuclear family,指由父母及其孩子生活在一个家庭里)。

到了 20 世纪 90 年代,人类对生殖过程的干预越来越频繁、复杂,并使用了更多的高新技术,这些理由受到了挑战。这些干预包括卵母细胞可从一位妇女体内取出,转移到另一妇女体内;妇女可以将子宫租借给别人,代他们孕育孩子;体外创造的胚胎可冷冻保存以备未来为遗传学父母或其他人使用。于是,很难认为这些措施是自然生殖方式的延伸。孤雌生殖(parthenogenesis,用机械或化学方法刺激未受精的卵发育和产生后代)、克隆(从体细胞或非常早期的胚胎产生遗传上相同的机体)和胚胎体外发育(ectogenesis,完全在体外维持胎儿)的理念和技术开始出现。另外,第三、四、五方,例如卵母细胞捐赠、代孕母亲、甚至胎儿和尸体都可作为配子供体一起协助他人获得后代。新的人类辅助生殖技术越来越被用来生出与抚养者在生物学或遗传学上没有联系的孩子。这些技术不再仅仅用来创造传统的核心家庭。未婚的异性恋者和同性恋夫妻以及单身男女也开始有越来越多的机会获得这些技术。这些科学和社会的变化使辅助生殖引起的老而未解决的伦理问题有了新的重点,提出了新的问题。

这些技术引起的伦理问题起初在于是否应该使用它们。1987 年罗马天主教会宣布使用人类辅助生殖技术在伦理学上是不可接受的,因为它们将人类的生殖方面同性爱方面分离了。而按照天主教教义,在所有的性行为中这两个方面在伦理学上是不可分离的。生出一个孩子应该包括父母精神爱和肉体爱的结合,而体外受精则"失去了在身体语言和人们联姻表达的意义和价值"。按照卢德教、圣公会教、犹太教、东正教和伊斯兰教的观点,人工助孕方法在伦理学上可以接受,因为"上帝"鼓励人们生育。只要在整个婚姻关系内保持爱情与生育的联系就可以了,不必每次性交都导致生育。其他宗教或教派不认为性交与生育之间必然存在伦理学联系,因此接受人类辅助生殖技术。例如印度教允许体外受精、卵母细胞捐赠、胚胎捐赠和代孕母亲。女性主义者对人类辅助生殖的态度是有分歧的。有些女性主义者认为这些技术使妇女成为"胎儿容器",许多有生育能力或不育妇女要孩子的愿望是社会建构推动的。生育文化需求驱使不育妇女去接受在肉体、情绪和经济上都付出代价的治疗。而另一些女性主义者则认为人类辅助生殖技术增强了妇女地位,提供给她们更多的选择,扩大了生殖的选择和自由,表明妇女有能力和权利控制她们的身体,对是否参与例如代孕母亲等做出自主的选择。一些人建议用领养来代替辅助生殖技术,因为后者不一定能成功,而领养能为孩子提供一个温暖的家。然而,对许多不育夫妇来说,领养是第二位的选择。并且供领养的健康孩子越来越少,要求领养的夫妇往往要经历长期而焦急不安的等待和困难而令人失望的程序。而人类辅助生殖技术使不育夫妇能够拥有遗传学上与他们或他们中的一个有联系的孩子,使妇女拥有妊娠和分娩的经验。

人类辅助生殖技术带给不孕不育者福音,增进他们家庭幸福,改善他们的生活质量的同时,也提出了种种挑战,包括对科学、医疗服务、医务人员和社会的挑战。

1. 对科学提出的挑战　对科学的挑战首先是目前部分人类辅助生殖技术的成功率仍然不高,女性 35 岁后助孕的成功率下降。其次是多胎妊娠,在全世界范围内体外受精和卵细胞质内单精子注射技术的多胎率达 30% 以上,而多胎导致婴儿早产、低体重、死亡率和发病率增高,孕妇妊娠和分娩并发症增高,妇女心理社会负担加重。

2. 对医疗服务的挑战　对医疗服务的挑战涉及资源的公平分配问题。社会是否应该分配一定的资源解决一小部分人的不育或因不育引起的问题? 当辅助生殖的服务可获得时,是否供给所有要求得到的人,还是应该有所限制? 只要辅助生殖技术服务供不应求,就会有在申请人之间如何进行选择的问题,那些不孕症或严重遗传病患者,比那些并非不孕但想利用这些技术挑选孩子特征或图个人方便的人,是否更有权利获得这种服务。此外,能否向有犯罪、暴力历史或患严重疾病者、单亲、同性恋者以及性病/艾滋病感染者提供这种服务? 能否将这些技术用于性别选择? 辅助生殖服务能否商业化? 这些都是医疗服务机构必须面对和加以解决的问题。

3. 对医务人员提出的挑战　对医务人员的挑战包括如医方如何能够增加医疗的透明度,向不孕者如实、详细说明人工助孕的受益与风险,充分知情选择等。医务人员能否在即使人类辅助生殖技术管理不到时也能自律,不造成对不孕者、孩子和家庭的伤害,不加重他们的经济负担。更重要的是,由于试管内的培养液与母体内的液体相比并不是最佳的,对于用体外受精和卵细胞质内单精子注射技术生出的孩子必须进行长期监测,不仅要监测短期的死亡率和发病率,而且要监测长期的认知、心理、精神的发育状况,青少年时期的发育状况,生育能力如何(尤其对于用卵细胞

质内单精子注射技术生出的孩子),同时也要对接受卵巢刺激的妇女监测卵巢肿瘤的发生情况。

4. 对社会提出的挑战　有些人类辅助生殖技术的使用需要利用志愿者捐赠精子或卵母细胞,于是产生第三者介入家庭的问题。那些提供精子或卵母细胞的供者,有资格被称为孩子的"父亲"或"母亲"吗? 普遍认为有关利用他们的遗传物质生出的孩子情况应该实施双盲,但是否应该在成年后告诉他这个真相? 尤其使用代孕技术,代孕母亲"九月怀胎"是否承认她与孩子已经建立母子关系,这种母子关系能否依靠法律的手段来切断? 尤其是在社会上对不孕人群存在严重的性别歧视,男权主义者认为"妇女就是子宫""头、手臂和腿脚是妇女自己的,腹部、子宫、性器官属于男人的,由道德学家、政治家和律师决定如何最好地利用这一部分。"如何反对这种性别歧视,也是社会面临的长期任务。此外,相关机构还应监测使用人类辅助生殖技术的家庭与自然生殖的家庭是否一样,父母的质量和家庭的功能有何差异。

第二节　人类辅助生殖的伦理原则和伦理问题

一、人类辅助生殖的伦理原则

在现代社会,已有不少的伦理准则、法规或法律来规范人们在生命科学、生物技术、生物医学和卫生研究、临床和公共卫生实践方面的行动。在国际上,有《纽伦堡法典》《赫尔辛基宣言》《涉及人的生物医学研究国际伦理准则》《世界人类基因组和人权宣言》《生物医学伦理学原则》等。国内有《中华人民共和国执业医师法》《涉及人的生物医学研究伦理审查办法》《药品临床试验管理规定》《中华人民共和国人类遗传资源管理条例》《人类辅助生殖技术规范》《人类辅助生殖技术和人类精子库伦理原则》等。这些伦理准则、法规、法律是在伦理学原则的基础上制定的。伦理原则和理论是解决伦理问题的指南,为伦理问题的解决办法提供伦理辩护。法律、法规的制定以伦理学原则作为根据,它是评价一个行动正确与否的

标准,这些原则是在一定条件下针对一些实践中遇到的问题提出和形成的。

为安全、有效、合理地实施人类辅助生殖技术,保障个人、家庭以及后代的健康和利益,维护社会公益,辅助生殖技术在实施过程中应遵循以下伦理原则。

1. **有利于患者的原则** 有利于患者是指医务人员的诊治行为以保护患者的利益、促进患者健康、增进其幸福为目的。有利,是把患者利益放在第一位,并切实为患者谋利益的伦理原则。但是医务人员的行为往往不一定使患者完全受益,相反常常伴有治疗的副作用,此时有利原则要求医务人员权衡利害,使医疗行为能够得到最大可能的益处,而带来最小可能的危害。在实施辅助生殖技术时,应综合考虑患者病理、生理、心理及社会因素,医务人员有义务告诉患者目前可供选择的治疗手段、利弊及其所承担的风险,在患者充分知情的情况下,提出有医学指征的选择和最有利于患者的治疗方案。不孕夫妇对实施人类辅助生殖技术过程中获得的配子、胚胎拥有其选择处理方式的权利,技术服务机构必须对此有详细的记录,并获得夫、妇或双方的书面知情同意,患者的配子和胚胎在未征得其知情同意情况下,不得进行任何处理,更不得进行买卖。

2. **知情同意的原则** 知情同意是人类辅助生殖技术实施过程中必须要遵守的原则,这主要是出于促进个人自主性、保护患者、避免欺骗和强迫、鼓励医务人员自律和促进患者做出合乎理性的决策。医务人员应对人类辅助生殖技术适应证的夫妇应进行完全的知情同意,这包括(不仅限于):实施该技术的必要性、实施程序、可能承受的风险以及为降低这些风险所采取的措施、该机构稳定的成功率、每周期大致的总费用及进口、国产药物选择、患者得到合理选择相关的实质性信息、接受人类辅助生殖技术的夫妇及其已出生的孩子接受随访的必要性、告知捐赠者对其进行健康检查的必要性等。技术服务机构应在夫妇双方自愿同意并签署书面知情同意书后方可实施该技术。接受人类辅助生殖技术的夫妇在任何时候都有权提出中止该技术的实施,并且不会影响对其今后的治疗。

3. **保护后代的原则** 由于通过辅助生殖技术出生的后代处于被决定的地位,故而在利用此类技术时,首先应该考虑的是后代的利益。因此,医务人员有义务告知受者通过人类辅助生殖技术出生的后代与自然受孕分娩的后代享有同样的法律权利和义务,包括后代的继承权、受教育权、赡养父母的义务、父母离异时对孩子监护权的裁定等。同时,医务人员有义务告知接受人类辅助生殖技术治疗的夫妇,他们对通过该技术出生的孩子(包括对有出生缺陷的孩子)负有伦理、道德和法律上的权利和义务。如果有证据表明实施人类辅助生殖技术将会对后代产生严重的生理、心理和社会损害,医务人员有义务停止该技术的实施。

4. **社会公益的原则** 坚持社会公益原则,是将有利于患者同有利于社会健康公益有机统一起来。根据这样的原则,提供辅助生殖技术服务机构的医务人员应严格贯彻国家相关法律法规,不得对不符合相关法律、法规规定的夫妇和单身妇女实施人类辅助生殖技术,不得实施非医学需要的性别选择,不得实施生殖性克隆技术,不得将异种配子和胚胎用于人类辅助生殖技术,不得进行各种违反伦理、道德原则的配子和胚胎实验研究及临床工作。

5. **保密原则** 出于对供受双方、患者和后代的保护,凡使用供精实施的人类辅助生殖技术,供方与受方夫妇应保持互盲、供方与实施人类辅助生殖技术的医务人员应保持互盲、供方与后代保持互盲。实施辅助生殖技术的机构和医务人员对使用人类辅助生殖技术的所有参与者(如卵母细胞捐赠者和受者)有实行匿名和保密的义务,他们有义务告知捐赠者不可查询受者及其后代的一切信息,并签署书面知情同意书。

6. **严防商业化的原则** 机构和医务人员对要求实施人类辅助生殖技术的夫妇,要严格掌握适应证,不能受经济利益驱动而滥用人类辅助生殖技术。供精、供卵只能是以捐赠助人为目的,禁止买卖,但是可以给予捐赠者必要的误工、交通和医疗补偿。

7. **伦理监督的原则** 为确保以上原则的实施,实施人类辅助生殖技术的机构应建立生殖医学伦理委员会,并接受其指导和监督。该委员会应由医学伦理学、心理学、社会学、法学、生殖医学、护理学专家和群众代表等组成。委员会应依据上述原则对人类辅助生殖技术的全过程和有关研究进行监督,开展生殖医学伦理宣传教育,并对实施中遇到的伦理问题进行审查、咨询、论证和建议。

二、辅助生殖的伦理问题

(一)辅助生殖伦理问题总论

1. 个人选择与各方利益 关于使用辅助生殖技术争论的一个重要问题是,给予个人多大的决定范围。有人强调个人的自主权——个人有生殖权利,有使用辅助生殖技术的自由。如果要限制个人选择非性交的生殖方法,必须表明这种生殖方法对参与者和将要生出的孩子有严重伤害。由于接受这些生殖方法的首要理由是使孩子出生,特别是需要第三方父(母)的助孕方法。评估这些方法的主要考虑是它们是否伤及这些孩子。批评者争辩说,这些技术可使孩子们遇到社会和心理问题,例如因为将生物学父母加以分割而使孩子感到困惑,他们也可能受到社会的歧视。但支持者认为引起的问题并没有那么严重,并没有使孩子的生命失去价值。

这里涉及如何判断一个孩子最好出生还是不出生的问题。辅助生殖的支持者说,即使技术对这个孩子有伤害,但孩子的生命还是好的,这是一种事后的判断。而反对者说,用辅助生殖生出的孩子可能受到伤害,不出生更好,这是一种事前的判断。他们认为虽然遗传关系也许是重要的,但不是亲子关系所不可缺少的。对于父母来说,关怀照顾和养育一个孩子比提供遗传物质或妊娠环境更重要。因此,养育的父母较遗传父母更具伦理学的优越地位,这符合孩子的利益。也有人认为在遗传母亲与怀孕母亲之间后者更为重要,因为她对怀孕分娩做出更大的贡献,担负的风险也更大。

非生物学双亲但养育孩子的父母和提供配子的父母都担心孩子受到社会歧视,为了保护他们应该对使用辅助生殖技术的所有参与者实行匿名和保密。匿名是藏匿供体的身份;保密是藏匿受体参与配子和子宫捐赠的事实。实施供体人工授精要对匿名供体保密以保护家庭和供体的隐私,卵子捐赠也应如此。但反对的人提出应该将孩子的利益放在第一位,由于孩子的个人和社会身份取决于他们的生物学起源,他们应该知道他们的生物学父母。有若干国家已经接受这样的意见,规定当孩子达到成年时可以得到有关供体的信息。

2. 第三方的介入 辅助生殖技术,尤其涉及第三方时,促进家庭模式朝向不同于传统的核心家庭变化,例如向单身者、同性恋者和未结婚的异性恋夫妇提供这些技术。宗教界和非宗教界人士都担忧这样会削弱家庭内相互承诺的义务,并影响孩子的幸福。1985年英国Warnock委员会的报告建议,孩子的利益要求他应该出生于拥有爱的、稳定的、异性恋关系的家庭里,不在这种家庭里出生的孩子在伦理学上是错误的。

有些心理学家主张在那种非传统家庭中成长的孩子将受到心理和社会的伤害,因为他们缺乏两种性别的角色模型,因此可能发展对性和生殖有缺陷的观点。此外,双亲比单亲能够更好地满足养育孩子的要求。由于很少调查研究非典型家庭对孩子的后果,因此很难提供清晰的证据来支持或反驳相反的意见。有人认为使用辅助生殖技术帮助单身者和同性恋夫妇生孩子,是对医学的滥用,因为这样做并不是用来解决医学问题,而是克服对做父母的生物学限制。但其他人认为单身者和同性恋夫妇利用辅助生殖技术反映了社会开始离开核心家庭这一现实。这样做也使社会更加平等,不使同性恋者遭受偏见和歧视。欧洲委员会的Glover报告主张,如果单身者和同性恋夫妇能为孩子提供良好的发育成长环境,他们应该有可能获得这些技术,但医生在提供这些技术前必须对他们进行询问。1993年加拿大的皇家新生殖技术委员会(Royal Commission on New Reproductive Technologies)报告批准,允许不育机构为单身的异性恋者和女同性恋者提供供精人工授精,理由是没有可靠的证据证明这些配子接受者组成的家庭环境比异性恋者组成的家庭更好或更差。

3. 商业化 第三方介入辅助生殖技术引起人、人体以及人体部分商业化的危险。有人认为,如果付钱给代孕母亲和配子供者就有将他们和生出的孩子成为市场交换对象的危险,贬低人的价值。协助别人生育的第三方应该是提供无价礼物的人,他们应该得到的回报是感谢,而不是金钱。

但其他人认为人有权用他们的身体做他们选择的事情,他们得到的金钱报酬应该与他们的服务相当。只要第三方参与辅助生殖是完全知情的,不是强迫的,即使他们得到金钱报酬也不会因此贬低人的价值。加拿大多伦多大学的法学教授Bernard Dickens区分了金钱报酬(payment)与补偿(compensation)。根据回报公正的原则,第三方提供配子、怀孕的子宫、分娩后的婴儿,应该得到补偿。英国的Warnock委员会和澳大利亚的Wailer委员会都允许第三方得到补偿和医疗费用。美国生育协会伦理委员会进一步认为配子供者应该为他们的直接和间接费用、不方便、花费的时间、风险和不舒服而获得补偿。有人认为不给供者补偿是不公平的,是一种剥削。但金钱报酬就会使配子、子宫、婴儿被当作商品,贬低人的价值。如果给第三方大量金钱与这些人提供的努力和服务的程度不相称,也会降低他们参与辅助生殖的自愿性,尤其是他们缺少经济来源时。这样有可能形成一个新的经济阶层,他们靠提供身体的部分和产物给经济上富裕的人生育为生。这破坏了分配公正原则,这个原则要求社会的效益和负担应该在不同人群之间公平分布。

这里有两个问题:其一,人体及其生存必需的部分是否可以作为商品?直到目前为止,国际社会和大多数国家都给予否定的回答。如果如此,那么在伦理学上人体器官和组织不能买卖,性器官不能"租用"(卖淫),同理精子、卵子、胚胎不能买卖,代孕母亲不能商业化,即子宫不能"出租"。其二,在参与者为辅助生殖做出贡献时,他们是否应该得到必要的补偿?大多数人的回答也是肯定的。因此必须区分那些为了帮助人而做出捐赠的供者以及那些为了谋生赚钱而专门出卖精子或卵子,或出租子宫的人。为此,需要在补偿与赚钱之间划出一条界限。

4. 胚胎、胎儿和尸体的利用 当受精过程在体外进行时,胚胎就有可能受到多种形式的干预。在体外时期,胚胎可以冷冻、操作、植入、实验、抛弃或捐赠。理论上说,从体外受精获得的胚胎可以被冷冻保存好几代,于是一个妇女可以生出她的遗传学叔叔,姐姐可以怀她的妹妹。1993年进行的切割人类胚胎的实验重新激起人们自20世纪70年代中叶关于克隆人的争论以来对这些可

能性的关注。切割胚胎的支持者认为这可以获得更多可供植入的胚胎以便增强不孕者怀孕的机会。批评者则认为任何形式的克隆贬低人的价值,影响他的个体性和独特性。这样做就有将孩子当作可交换的产物对待,任意操纵,而不是将他们看作独特的个体。自然发生的孪生是不可避免的偶然事件,这并不是操纵一个将出生的孩子产生其复制品。更使人担忧的是对克隆的可能滥用。冷冻保存克隆胚胎的可能性提示,需要时可植入克隆胚胎并怀孕出生孪生兄弟姐妹,以供组织或器官移植所需。父母也可能克隆出理想的胚胎标本在黑市上出卖。这些做法就是贬低胚胎和人的价值,将他们当作供他人使用的客体。人们担心,不育夫妇想要孩子的强烈愿望,与科学的热情和市场的力量结合在一起,将对克隆胚胎技术形成强大的动力而不考虑伦理上的问题。

1993年英国科学家Carroll和Gosden宣布有可能使用取自流产胎儿的精子和卵母细胞来治疗不孕。这种卵母细胞也可以在体外受精,然后转移到自身无可用卵母细胞的不孕妇女;也可以直接移植卵巢到妇女体内产生成熟卵母细胞。然而,流产胎儿的使用引起很大争议。许多人认为这种做法像其他形式的利用胎儿组织一样将鼓励堕胎。用这种办法产生的孩子对其"母亲"知之甚少,只知道她是个流产胎儿,这样就会有给孩子带来心理和社会伤害的风险。

女性尸体为不孕妇女提供另一个卵母细胞来源。1994年有人建议,妇女可预先考虑死后捐赠她们的卵巢供他人使用,正如人们现在考虑死后捐赠肾和肝等器官一样。很快有可能从尸体收集尚未成熟的卵,使之在体外成熟和受精,然后转移到不孕妇女体内。这种做法的优点是受体能够知道成年供者的医学和遗传史。支持这种做法的论据是它能够延续家族的生物学遗产,他们已经去世亲属的某些方面可以保存下来有助于安慰处于悲哀中的家庭。死后取卵需要供者的生前同意,从而才能尊重个人的权利,并使个人及其近亲能够自由选择。然而不同之处在于,它提供了一个使孩子出生的不可缺少的因素,它是给予生命,不是挽救生命。在决定是否应该做时,对所生孩子的利益考虑应该是主要的。但是这里存在困难。孩子发展他们的自我意识和身份,部分通过与他

们生物学父母的关系。如果他们的父母之一是尸体,他们将面临严重的心理和社会伤害。利用死人的配子生出孩子将危及我们对已死人体尊重的认识和我们对生育的观点,因为这种认识和观点都是立足于活人之间的人际关系上。

5. 服务分配的公正 虽然自然生育的人能决定是否生、何时生,但需要医学辅助生育的人的生殖选择比较有限。这部分是由于他们进入的卫生保健系统,其医务人员对不育者和要生出的孩子均负有责任,因为他们在辅助"制造"新人。虽然医务人员有义务尊重不育夫妇的自主性和自由选择,但他们并没有义务提供给他们所要求的一切治疗。有些医务人员根据医学适应证标准拒绝为一些患者提供这种技术服务,例如怀孕对母体的风险太大。然而,许多医生发现他们不可能轻易将医学适应证与心理、社会和伦理适应证分开。要求医生做出判断的问题在许多情况下已经不是纯医学的问题。这些问题包括如何对待想要为婴儿设计某些特征,例如性别、智力或种族,为了个人方便的理由而想使用代孕母亲的夫妇,要求获得卵母细胞和精子捐赠的单身妇女,不顾对自己身体的风险想要孩子的上年纪的妇女,以及显然患有严重功能障碍和具有暴力和虐待孩子倾向的夫妇。医生通常没有经过如何处理这些伦理问题的训练,不育症治疗现在大体上没有管理而又有利可图,医生也可能有个人和专业上的偏见,需要有一个合适的监督机制,医学会、医院伦理委员会、政府的监督机构均需要制定有关使用辅助生殖的行动准则,对医学、社会、心理和伦理问题提供解决办法。

公共决策者和健康保险管理者的观点也会影响到谁获得辅助生殖服务。如果社会界定不育症助孕是对疾病的治疗,而不是对社会需要的反映,就会对辅助生殖提供经济支持。因为不育症是一种妨碍正常功能的身体状况,许多人认为它是一种疾病,不育症患者需要医学科学的帮助。然而,也有人认为由于辅助生殖技术并不纠正引起不育的疾病,它们并不是对疾病的治疗。但是,许多公认的治疗并不纠正疾病,它们也只是缓解症状。鉴于有一个生物学孩子对许多人的重要性,允许人们对不育像其他身体损伤一样被视为疾病。在历史上,不育男女得不到人们的同情,对不育的治

疗可解除人们对不育者的歧视态度。即使将不育界定为疾病,这并不表明它的治疗应该是免费的。无论哪个国家都没有无限的资源,能给所有人提供他们想要的所有健康服务。有人主张由于不育影响人们的生活,一个公正的社会应该将辅助生殖包括在保险覆盖的治疗范围内。然而更多的人认为这些治疗的费用高而成功率低,而且只有有限的人、大多数是经济富裕的人从辅助生殖技术中受益,因此不能将它包括在覆盖的治疗范围之内。事实上,能否获得辅助生殖服务依赖于经济、文化、种族和社会等因素。在美国,贫穷的人很少获得这种服务,因为公营和私营的保险公司都不愿提供这种服务。而贫穷的人参与这种技术只是作为代孕母亲或卵子捐赠者。因此利用辅助生殖技术有可能进一步扩大我们社会中业已存在的贫富之间、不同亚文化之间的不公正鸿沟。

只要辅助生殖技术服务供不应求,就会有在申请人之间如何进行选择的问题。那些不育症或严重遗传病患者,比那些并非不育但想利用这些技术挑选孩子特征或图个人方便代孕的人更有权利获得这种服务。因为前者的需要是更为基本的需要,与修补正常功能障碍直接有关。选择的其他因素还有:夫妇已有孩子的数目,他们是否有条件抚养孩子,对接受者(超高龄妇女)的健康风险有多大。这些考虑都是基于对未来孩子的利益、孩子父母的利益的考虑,以及公平分配的考虑。

(二)辅助生殖伦理问题各论

1. 人工授精 人工授精(artificial insemination, AI)主要解决男性不育问题。供精人工授精引起的伦理问题有:

(1)人工授精是否切断了性与生儿育女的纽带,因而破坏了婚姻家庭关系?

比较传统的人认为,生儿育女是婚姻爱情结合的体现,人工授精切断了生儿育女与婚姻的联系,把生儿育女变成配种而与夫妻之间性的结合分开,把家庭的神圣殿堂变成一个生物学实验室。尤其是供精人工授精(AID),与妻子的卵子结合的是第三者的精子,这与"通奸致孕"实际上没有什么不同,这至少也是妻子不忠实于丈夫的一种表现。而 AID 儿童的存在使第三者进入了婚姻的排外关系,破坏了婚姻的统一性。人工授精又使人类分裂为两个人种:用技术繁殖的和自然

繁殖的两类。但越来越多的人则认为,婚姻是由爱情培养的人与人的关系,其中起主要作用的不是性的垄断,而是彼此间的爱情和对儿女的照料。对于许多无子女的夫妇,人工授精有利于家庭幸福。人工授精与通奸根本不同,妻子并不与供精者本身发生关系,关系仅发生在她的卵子与后者的精子之间,并且事先取得丈夫的同意。

前一种观点是站不住脚的。供精人工授精在伦理学上是否可接受,应该视它是否增进家庭的幸福和对他人或社会有无损害。如果供精人工授精是在夫妇双方知情同意条件下进行的,而且供精者的姓名和地址对夫妇双方秘而不宣,也不让孩子知道自己以这种方式出生,并不让供精者知道受者和孩子的信息,这有利于促进家庭的幸福,而对社会有益无损。因此,对供精人工授精采取绝对排斥态度是不合理的。但是,确实需要采取切实有效的程序和措施,保证供精人工授精能在安全的条件下进行,防止发生有可能危及家庭或社会的行为。

(2)谁是孩子的父亲?

供精人工授精提出的一个新问题是"谁是父亲?"采用该技术生出的孩子可以说有两个父亲:一个是养育他(她)的父亲,一个是提供他(她)一半遗传物质的父亲。那么,在养育父亲和遗传父亲中间,哪一个是对他(她)具有道德上和法律上的权利和义务的父亲?正因为这个"父亲"概念不明确,所以有些国家的法律认为用这种方法生出的孩子不合法,理由是这并不是丈夫与妻子二人真正的生物学后代。这个问题并不完全是新问题,但至少供精人工授精以更尖锐的方式重新提出了这个问题(例如儿女领养和过继中的问题)。由于传统观念强调亲子之间的生物学联系,被领养的儿女一旦知道自己非父母所生,常常渴望去寻找生身父母。也有被领养的儿女即使知道父母并非生身父母,但多年建立起来的感情使他们始终对待领养父母视同亲生父母。根据我国的继承法,有关领养孩子或赡养人继承权的处理是根据抚养—赡养原则确定的。这是正确的。抚养是亲代对子代的义务,赡养是子代对亲代的义务,因而才可以有相应的权利(包括继承权)。如果仅仅凭借生物学或遗传学上的联系而并未尽什么义务,在道德上和法律上也就没有相应的权利。

因此,一个生物学父亲或遗传父亲对用供精所生的儿女在道德上和法律上没有义务和权利,反之这些儿女对他也没有义务和权利。而一个社会父亲或养育父亲则对这些儿女有道德上和法律上的义务和权利。

(3)精子可以成为商品吗?

在供精人工授精技术中,由供精者提供精子,那么对供精者是否应给予报酬?如果精子可以成为商品,那么肾、心、肺等脏器是否也可以成为商品?另外,精子的价格如何确定?是根据供精者的健康状况、智力高低、外貌、社会上的成就来定价,还是根据供精后产生的子女情况来定价?精子的商品化很可能使供精者不关心其行为的后果,有意或无意地隐瞒自己身体上、心理上、行为上的缺陷。例如供精者隐瞒自己或家族中有某种遗传病或传染病,结果把遗传病和艾滋病传给出生的孩子。精子库也可能由于竞争或追求赢利,而忽视精子的质量。反之,也有可能为了追求"高质量",精子库只提供一类他们认为"最佳的"精子,结果使人类基因库变得单调而缺乏多样性。当然,非商品化并不能消除所有以上这些问题。但是商品化无疑会使这些问题尖锐化。人类有机体的器官、组织、细胞成为商品都会造成许多弊端。精子的商品化不仅给供精人工授精技术带来危害,而且会形成一个促使其他组织和器官商品化的滑坡。提供精子以解决别人的不育、促进他人家庭幸福,本身是一种人道行为,是"仁"的体现,虽然供精者应该获得某些补偿,但不应该以谋求金钱作为报答。

随着辅助生殖技术的发展,精子、卵子和胚胎可以长期进行冷冻保存而不损害其生物学能力,这可更为有效地治疗不育症,也为夫妇保存生育能力以防将来由于年龄、疾病或职业而降低配子的生物学活力。精子库、卵子库以及胚胎库都存在是否允许商业化的问题。根据上述论证,回答同样是否定的。

(4)供精人工授精能用于优生吗?

供精人工授精可利用经过仔细挑选的供精者的精子来影响人类质量。这种影响可以通过两种途径实现。其一,如果夫妇都是遗传病基因携带者,就可以仔细选择一个非携带者的健康供精者的精子进行人工授精,防止生出一个有缺陷的婴儿。这是合理的。其二,有计划地选择具有"最佳基因"的精子对妇女进行人工授精,以提高人类质量。这就是将供精人工授精用于优生学。这种做法值得怀疑。因为人类的智力发展不单单取决于基因,而是遗传物质与社会环境相互作用的结果。单单有好的基因,并不能提高人类的质量。再说,要提高人类什么样的质量,什么是好的基因,由谁来决定?这些问题难以取得一致意见。所以,这种做法是不足取的。我国某地建立的"名人精子库"不但不科学,也有悖于伦理。"名人"之所以出名不是全靠基因,所谓的"名人"基因并非都是优秀的,即使是有利的基因也不一定能遗传给后代,而供精商业化遗患无穷。

（5）解决使用人工授精引起的伦理问题

1）应对供精者进行全面检查,在供精者中排除传染病,尤其是人类免疫缺陷病毒（艾滋病病毒）感染者,由于艾滋病病毒感染有 3 个月的窗口期,检查结果阴性者应过 3~6 个月做第二次检疫,以免将病毒传染给受体和孩子。

2）设法扩大供精来源,避免依靠少数供精者提供精子,防止少数供精者的精子向一大群接受者授精,供精者和通过人工授精出生的孩子均要有记录,记录应严格保密,但如果两个通过供精出生的孩子申请结婚,必须查对他们是否有同一供精者提供遗传物质,以免发生同一生物学父亲的孩子结婚。

3）接受人工授精的妇女如果未婚,会引起一系列问题,在中国目前经济文化条件下,未婚单身妇女抚养一个通过供精人工授精出生的孩子,对母子双方都会产生极大压力,因此一般应加以劝阻。

4）接受供精人工授精助孕,需经已婚夫妻双方同意,否则会引起家庭纠纷,应向接受供精的夫妇说明供精者（匿名）情况、人工授精的机制,要求他们签署知情同意书。

5）应努力保护妇女和孩子的利益,孩子出生后具有与通过自然途径出生的孩子同样的地位,对孩子和母亲不得歧视,这一点应该在同意书上明文规定。

6）应对供精结局的信息保密,不允许供精者知道他所提供的精子去向。

7）对供精者给予适当的补偿是可以的,但应禁止供精商业化。

在我国发生过若干起与供精人工授精有关的案件。由于没有在法律上规定供精人工授精孩子的法律地位,孩子出生后不能为大家庭接受,因为他不是来自这个家庭的"种",连母亲也被逐出家庭。这反映了传统价值与现代科学之间的冲突。医生应事先向当事人讲明情况,并了解家庭对这类孩子的接受程度。还有的案件是由于泄密,供精者知道了接受精子的家庭,前往无理纠缠。这些案件说明了需要解决:

①概念问题:供精者仅提供遗传物质,不能成为孩子的法定父亲,抚养孩子比提供遗传物质更为重要。

②资格问题:供精人工授精应由有执照的医生进行。

③程序问题:需要向有关各方做好知情同意工作,并要求供精者和接受供精的夫妇分别在不同的知情同意书上签字。

④法律问题:需要在适当时候由立法机构通过有关法律,保障妇女和孩子的权益。在此之前,有关行政部门可先通过有关条例。

这些问题不限于供精人工授精,其他辅助生殖技术也应参照处理。

2. 体外受精和胚胎移植　体外受精主要解决妇女因输卵管梗阻而引起的不孕问题。但现在体外受精已经包含胚胎移植、胚胎冷冻、供精供卵、代孕、卵细胞质内单精子注射、植入前遗传学诊断等。体外受精和胚胎移植以及其他相关技术提出的伦理问题有:

（1）反对体外受精的论据

反对体外受精有 3 个理由:其一,认为医学的基本目的是恢复伤病员的健康,而不是满足其他需要;其二,一部分女性主义者反对包括体外受精等在内的辅助生殖,她们认为体外受精是为了男人的传宗接代而使妇女遭受身心的痛苦,而世界上有那么多的不幸儿童等待抚养,完全可以通过领养来解决家庭缺少孩子引起的问题;其三,认为不育是对淫乱的惩罚,不育患者应该接受这种惩罚。第一种看法虽有一定的道理,但失之片面。医学的"基本目的"是恢复伤病员的健康,但也还有"非基本的目的",而且随生物医学知识和技术的进步,这些"非基本的目的"有逐渐增加的趋势,例如提供避孕药具、非治疗性人工流产、美容整形、进行健康教育等。因而以非基本目的为理由而拒绝体外受精是没有道理的。第二,如果我们尊重个人自主性的原则,我们不能拒绝提供体外受精以及相关技术服务给那些不愿通过领养解决不育问题的夫妇。第三,妇女输卵管梗阻的一个重要原因是炎症,可由性交时感染引起,尤其是性活动过于频繁或自由时,也还有其他的原因,如晚育或先天性缺陷。所以,笼统地说不育是对淫乱的惩罚,那是错误的。即使患者有淫乱行为,但对由此而引起的疾病还是要进行治疗或处理,不能拒之于门外。尤其像胚胎植入前遗传学诊断技术,通过检查体外受精获得的胚胎细胞是否具有遗传病,然后将健康胚胎植入子宫,生出一个健康的孩子,促进夫妇和家庭的幸福,没有理由反对这种服务。

(2)知情同意:由于体外受精目前成功率仍不高、费用较高,以及衍生技术可能引起风险,实施体外受精及其衍生技术更应重视贯彻知情同意原则。例如医生需要向不孕夫妇/接受者说明:体外受精的成功率目前仍较低;体外受精可能导致多胎妊娠;对未使用的胚胎,保留还是舍弃应经协商后由夫妇决定;预先告知体外受精技术的费用。尤其是卵细胞质内单精子注射技术,所生孩子可能有缺陷的风险较高,必须向不孕夫妇/接受者充分说明利害得失。接受体外受精者必须签署知情同意书。在从事体外受精助孕的过程中,应格外关注母亲的身体情况和心理压力,尤其是对经历过失败者。

(3)父母的身份:体外受精及其衍生技术将供精提出的"谁是父亲"的问题,扩大为"谁是父母"的问题。提供精子的供者是不是父亲,提供卵子的供者是不是母亲,仅负责怀胎十月的代孕母亲是不是母亲,提供了卵子怀孕、但后来又移交给别人而没有抚养这个孩子的人是不是孩子的母亲,没有提供卵子也没有孕育过但养育这个孩子的人是不是孩子的母亲?我们可以将可能的母亲分为:遗传母亲、孕育母亲、养育母亲三类;父亲则分为遗传父亲、养育父亲两类。如果没有其他变数,一个孩子可有5个父母:提供遗传物质的父亲和提供孕育环境的母亲,养育的父亲。

但下面的案例说明一个孩子可以有8个父母:

5年以前D同意供卵,条件是由她和她的丈夫批准谁能得到卵子。X夫妇得到批准,D的17个卵子与X先生精子受精,4个植入X太太子宫内,生出一对双胞胎,其余胚胎冷冻保存。生育中心让X夫妇选择对剩余胚胎的处理方式:毁掉胚胎、用于研究或捐赠给其他夫妇。X选择第3种。有对夫妇B用了5个不同的代孕母亲未能生出孩子。1994年8月13日X的一个冷冻胚胎植入职业代孕母亲S体内,她曾为别人成功生过3个孩子。12天后B夫妇与S夫妇签订代理协议,但8个月后,B先生去法院要求离婚。几周后即1995年4月26日小孩J出生。B太太要求抚养J,家庭法院不同意,因为B先生不是J的生物学父亲,又不是B太太结婚期间生育的孩子。但1996年2月法院裁决B太太可以抚养J。1997年3月法院审议他们离婚时,认为B先生没有贡献精子,不是J的合法父亲;B太太既没有贡献卵子也没有孕育J,也不是合法母亲。但上诉法院最后还是将J判给了B太太。8个人可以做一个孩子的父母。

这个问题可以按照我们上述的原则做出解答。我们可以从中分出"生物父母"和"社会父母"两类。遗传父母、孕育母亲均属"生物父母",而养育父母属于"社会父母"。社会父母应该是道德和法律上的合法父母,因为养育比提供遗传物质更重要,也比提供胚胎营养场所更重要。亲子关系是通过长期养育行为建立的。但是应该承认,体外受精与供精生育、代孕母亲、胚胎捐赠结合起来,进一步切断了婚姻和生儿育女的联系。例如在存在5个父母的情况下,儿女与部分父母几乎没有任何生物学的联系。如果传统的观念不变,就容易使夫妻、亲子关系遭到破坏,造成家庭结构的不稳定。这种传统观念就是强调亲子之间的生物学联系,即仅根据是否提供遗传物质来确定父母的身份。改变这种传统观念是不容易的。但另一方面,如果无节制地使用这种生殖技术,确实不但会破坏家庭而且会破坏社会的稳定性。设想一对夫妇,都有生殖能力,但他们很富有,出于好奇,通过体外受精、配子捐赠和代孕得到了一些儿女。这种玩世不恭的态度日后很可能会影响亲子关系和夫妻关系,并对社会造成威胁。所以,应该控制这种技术的使用。即这种技术仅能应用于女子不孕症、男子不育症和女子子宫不能妊娠等情况。从宏观上来说，生殖技术只能作为人类自然生殖过程的补充手段。一旦普遍使用这种生殖技术，并且用来代替自然生殖过程，那么我们现在珍视的价值就有可能失去，我们人类也可能会从智人（homo sapiens）变成机器人（homo mechanics）。

（4）胚胎的地位：体外受精涉及对受精卵和胚胎的操纵。这种操纵是否合适？回答这个问题首先要回答受精卵和胚胎是什么的问题。它们是人吗，它们的本体论地位和伦理地位如何？对这个问题存在着两种相反的答案。一种观点认为胚胎是人，受精卵是人的开始。因为他们是人，就应该尊重他们，不应该把他们作为工具、手段来使用，不应该伤害他们，不应该未得他们本人的同意而操纵他们。另一种观点认为在八个细胞阶段以前，胚胎并不是一个多细胞个体；即使是多细胞个体，也只是成为一个人的前提，但本身还不是人。说胚胎不是人，是指胚胎不是社会的人，

即处在一定社会关系中、有理性、自我意识、在伦理上或法律上具有一定义务和权利的主体或行为者。胚胎在生物学上仍然属于脊椎动物门、哺乳类、灵长目、人科、人属，因而也可以称它为"人类生物学生命"或简称"生物的人"。在体外受精技术中多余胚胎处理问题，由提供卵子的母亲或养育父母做出决定：捐赠他人、供医学研究或销毁。受精卵或胚胎虽然还不是人，但毕竟是"人类生物学生命"，具有发展为"社会的人"的潜力，人发育的一个不可缺少的阶段，应该对它们采取一定的尊重，不能像对待一块石头那样对待它们，不能像摆弄一管试剂或一片树叶那样去处理和操纵胚胎。我们必须考虑冷冻保存、体外操作、捐赠胚胎对未来的孩子可能会产生什么样的近期或远期的影响。从目前试管婴儿的身心发育来看，他们与自然生殖出生的孩子似乎并没有区别。但毕竟体外受精技术发展的时间还比较短，需要我们继续观察其长远后果。

（翟晓梅）

参 考 文 献

[1] Beauchamp TL, Walters L. Contemporary Issues in Bioethics[M]. 3rd ed. Belmont, CA: Wadsworth, 1989.

[2] Blank R. Regulating Reproduction[M]. New York: Columbia University Press, 1990.

[3] Kuhse H, Singer P. Part II Issues in Reproduction// Bioethics[M]. Oxford: Blackwell, 1999.

[4] Stephen G. Post. Encyclopedia of Bioethics[M]. 3rd ed. New York: Macmillan, 2004.

[5] McCullough LB, Chervenak FA. Ethics in Obstetrics and Gynecology[M]. New York: Oxford University Press, 1994.

[6] Munson R. Intervention and Reflection: Basic Issues in Medical Ethics[M]. 6th ed. CA: Wadsworth, 2000.

[7] 邱仁宗. 生命伦理学[M]. 上海: 上海人民出版社, 1987.

[8] 倪慧芳, 刘次全, 邱仁宗. 21世纪生命伦理学难题[M]. 北京: 高等教育出版社, 2000.

[9] 翟晓梅, 邱仁宗. 生命伦理学导论[M]. 北京: 清华大学出版社, 2005.

第十三章 男 性 不 育

第一节 精 子 发 生

男性的睾丸有两个主要的功能：一是由精子发生过程产生精子的生殖功能，二是合成与分泌雄激素的内分泌功能。从精原细胞开始，经历一系列细胞发育增殖和分化，最终形成精子的过程，称为精子发生（spermatogenesis）。睾丸精子发生是一个多步骤的复杂生物学过程，这个过程在人类持续约 64 天，发生场所为睾丸的生精小管（seminiferous tubule）。从形态学角度来看，精子发生可以分为多个不同的阶段，形成特定的周期，细胞可以产生出不同的类型组合，呈现出生精时相。成年男性睾丸精子发生非常旺盛，每心跳一次睾丸可以产生大约 1 000 个精子。

一、精子发生过程

精子发生（spermatogenesis）是精原细胞经过多个发育阶段形成精子的过程，主要包括 3 个阶段：精原细胞（spermatogonia）的增殖与分化、精母细胞（spermatocyte）的减数分裂以及精子细胞（spermatid）的精子形成。生精小管中可见嵌在支持细胞（又称 Sertoli 细胞）之间的各级生精细胞，其中，紧靠生精小管基膜的是精原细胞，这些细胞通过有丝分裂增殖；精原细胞内侧的是减数分裂（也称为成熟分裂）过程中的精母细胞，首先形成初级精母细胞，然后形成次级精母细胞，最后产生精子细胞；精子细胞经过复杂的形态变化由圆形形成蝌蚪状的精子，为精子形成（spermiogenesis）过程。

精母细胞减数分裂是精子发生过程中的特征性步骤，期间产生了染色体配对和遗传重组，最终形成单倍体细胞。初级精母细胞开始时处于细胞分裂间期，其形态结构类似于 B 型精原细胞，

但它积极复制 DNA，其量达到 4n，并且还积极转录和合成精子发生过程中所需的多种蛋白质和酶类，细胞体积明显增大，可达 18μm 左右，此后初级精母细胞就进入第一次减数分裂期。

分裂期可分为前期、中期、后期和末期。在减数分裂前期，初级精母细胞核染色质变化过程很复杂，根据染色质形态变化可分为细线期（leptotene stage）、偶线期（zygotene stage）、粗线期（pachytene stage）、双线期（diplotene stage）和终变期（diakinesis stage）。在细线期，染色质浓缩，形成细丝状染色体。然后进入偶线期，来自两个亲本的同源染色体双双配对，联结在一起，构成一对对粗的染色体复合结构，称二价体（bivalent）或联会复合体（synaptonemal complex），这种现象叫联会（synapsis）。在粗线期，染色体螺旋进一步变紧，于是染色体进一步变短变粗，染色加深，同源染色体全部配对联结在一起，并且每条染色体出现明显纵裂，而每条染色体均包含有两条染色单体，由着丝点将它们联结在一起。接着进入双线期，染色体变得更加粗短，同源染色体对开始分离，但分离不完全，相互间有交叉点相连，这种现象称为染色体交叉（chromosomal chiasma）。这不是一种简单的同源染色体间接触，而是通过染色体交叉，在来自父系和母系的同源染色体间进行遗传物质的交换，具有重要的生物学意义。至终变期，同源染色体对明显分离，核仁核膜消失，同源染色体对排列于赤道板上，位于细胞两端的中心粒发出纺锤丝，连于染色体，构成纺锤体。在分裂后期，同源染色体沿着纺锤丝，移向细胞两极。到末期，核仁核膜又出现，胞体分成两半，终于形成两个次级精母细胞。这时各对同源染色体分别移向两极，每条染色体由两条染色单体组成，两条染色单体靠着丝点相连。

第一次减数分裂完成后，次级精母细胞很快

进入分裂间期（此时的 DNA 为 2n），但由于不需要进行 DNA 复制，此间期很短，很快进入第二次减数分裂。在第二次减数分裂时，两条染色单体在着丝点处分开，各自移向细胞两端，形成单倍体的精子细胞，DNA 为 1n，染色体为 23，X 或 23，Y。每个初级精母细胞经过两次减数分裂后形成 4 个圆形精子细胞，随后进入精子形成阶段。

（一）生精细胞

生精细胞包括精原细胞、初级精母细胞、次级精母细胞、精子细胞和精子。它们有各自的形态结构特征，各级生精细胞的形态结构变化也是生精细胞分化和精子发生的过程（图 13-1-1）。

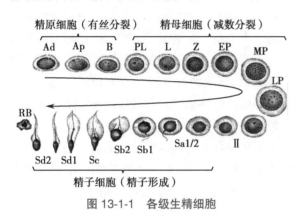

图 13-1-1　各级生精细胞

1. 精原细胞　精原细胞（spermatogonium）是成熟睾丸中最幼稚的生精细胞，位于基底小室，贴附于生精上皮基膜。根据精原细胞核的形态、大小，染色质的染色致密度，核仁的位置及数量，胞质中有无糖原等特点，可将精原细胞分为三型：暗型精原细胞 A（Ad 型精原细胞）、亮型精原细胞 A（Ap 型精原细胞）和 B 型精原细胞。

Ad 型精原细胞核呈圆形或卵圆形，染色质呈细粒状，染色深，核中常有 1~2 个浅染区，核仁明显，胞质中有糖原、微管及由很多小管组成的鲁巴尔希结晶（Lubarsch crystals）。每个小管的长度大约为 3μm，相互平行，并有致密物质相连形成片层状结构。在正常情况下，Ad 型精原细胞不发生任何有丝分裂，应该被视为精子发生的精原干细胞。

Ap 型精原细胞大而圆，核圆形，染色质呈细颗粒状，染色浅，核膜处有 1~2 个核仁，胞质中无糖原，无微管，无鲁巴尔希结晶，在相邻的 Ap 型精原细胞间有桥粒样结构。在 Ap 型精原细胞中，线粒体常成堆分布，线粒体间有深染的电子致密物质连接。Ap 型精母细胞通常分化增殖为 B 型精原细胞。

B 型精原细胞为圆形，与生精上皮基膜接触面较小，有时仅有一个狭窄的胞质突起与其接触。核呈球形，染色质呈粗颗粒状，大小各异，沿核膜分布或附于核仁，不规则，一般位于核中央，线粒体分散在胞质中。

2. 初级精母细胞　由 B 型精原细胞分裂而来，位于精原细胞内侧，胞体大，胞质丰富。初级精母细胞（primary spermatocyte）间期甚短，很快进入分裂前期，此期持续时间可长达 22 天，因此在睾丸切片上可见大量的处于分裂前期的各阶段初级精母细胞，可为复层。

3. 次级精母细胞　由初级精母细胞减数分裂而成，体积明显比初级精母细胞小，约 12μm，由于次级精母细胞（secondary spermatocyte）存在时间短，在切片上不易见到。

4. 精子细胞　由次级精母细胞减数分裂形成，靠近管腔，呈圆形，体积小，约 8μm，着色较深。圆形的精子细胞（spermatid）经过复杂的显著变化转变为不同长度的精子细胞和精子。根据精子细胞核的形态变化，又可将精子细胞分成以下 4 种类型。

（1）精子细胞 Sa 型：精子细胞直径 6~7μm，核圆，位于细胞中央，染色质呈细粒状，染色较浅，但也有散在的不规则的块状染色质。过碘酸希夫反应（PAS 染色）在核的一端有一圆形小区呈 PAS 阳性。这一型相当于高尔基期，因此，在电镜下，可见高尔基期的一系列超微结构特点。

（2）精子细胞 Sb 型：此型又分为 Sb$_1$ 型和 Sb$_2$ 型。

1）精子细胞 Sb$_1$ 型：涉及顶帽期和顶体期。核体积变小，核染色质开始变得致密而不规则，位于核一端的帽状 PAS 阳性区更为明显。在电镜下，发现顶体颗粒仍可位于顶体囊泡中央，顶体囊泡在核的前端扩延，形成头帽，随后顶体颗粒散于整个头帽，并充满头帽，于是形成顶体，覆盖核的 1/3。

2）精子细胞 Sb$_2$ 型：高尔基体已离开核上区，核向前移动造成核的偏位现象。核伸长成梨形。由于核的进一步移动，外顶体膜与细胞一端的胞质膜相接触。在与顶体相对的另一极，开始形成鞭毛。

（3）精子细胞 Sc 型：其核进一步变长。在核内出现明显电子致密颗粒，粗为 25~35nm，散在分布，核电子密度加深。但在核后区可较透亮。

（4）精子细胞 Sd 型：此型分为 Sd$_1$ 型和 Sd$_2$ 型。Sd$_1$ 型染色质颗粒增粗，体积缩小；Sd$_2$ 型已接近成熟，染色质颗粒融合形成均质的致密团块。

5. 精子 正常精子（sperm）形似蝌蚪，全长 60μm 左右。精子是高度特化的单倍体细胞，不再生长与增殖，细胞内部高度浓缩，缺乏大多数体细胞所具有的大量细胞质，但具有高度改良的与活动有关的细胞器、线粒体及鞭毛构成的尾部，具有运动能力。

（二）精子形成

由精子细胞成为精子的过程叫精子形成（spermiogenesis），也称为精子变态。精子细胞形成后不再分裂，但是要经历一个形态结构方面复杂的改变过程，才形成最后的蝌蚪状精子，精子形成过程包括：细胞核的浓缩和蛋白转型；高尔基复合体囊泡于精子细胞核顶部形成顶体；中心粒迁移到细胞核的尾侧；鞭毛发育；线粒体鞘形成；多余胞质的丢失。

精子形成过程中，细胞核变化明显，核由细胞中心移向细胞边缘，靠近精子膜，且浓缩体积变小。随着精子核的浓缩，核内蛋白类型也发生变化。早期精子细胞核内的蛋白为组蛋白，随着精子细胞伸长，组蛋白被过渡蛋白取代，到精子形成晚期，鱼精蛋白又逐渐替代了过渡蛋白。鱼精蛋白通过中和 DNA 之间电荷，降低 DNA 的经典排斥，使得染色质形成层层叠叠的结构，高度浓缩。

早期精子细胞内高尔基复合体十分发达，随着精子形成，在其中央凹面出现几个圆形小泡，称为前顶体囊泡，内含致密颗粒，称为前顶体颗粒。随后前顶体囊泡逐渐融合形成了一个大的顶体囊泡，与核膜贴在一起，前顶体颗粒也融合为顶体颗粒。顶体囊泡之后变扁并向细胞核两侧延伸，顶体颗粒弥散，形成顶体。顶体内富含糖与各种水解酶。与此同时，精子细胞由圆形变成长形，并且有鞭毛，细胞核失水，染色体紧密结合，体积缩小，构成精子头部的绝大部分。

当顶体形成时，精子细胞中的两个中心粒迁移到细胞核的尾侧。远侧中心粒周围产生 9 个纵行的节柱构成鞭毛中轴，节柱的远端与鞭毛轴丝外新形成的 9 根纵行外周致密纤维相接。与此同时，线粒体聚集在鞭毛起始部的周围形成线粒体鞘，分化形成中段。而在主段，线粒体鞘被纤维鞘替代，由两条纵向柱和环形交织物组成，其他结构与中段相似。至此，精子尾部基本完成。在精子形成的后期，部分染色质浓缩成为一个不规则的胞质块，该胞质块称作残余体，随后残余体脱落。至此精子形成，释放入管腔。

（三）生精上皮周期

从生精小管的某一局部来看，某一特定的细胞组合到下一次再出现同一细胞组合所经历的时间称作一个生精上皮周期（spermatogenic epithelial cycle）。因为相邻两批 A 型精原细胞进入精子发生的间隔恒定且细胞发育时间相同，所以精子发生过程中，无论在任何时期的生精小管的横截面，细胞的排列都具有其特征。每个周期中所经历的各种细胞组合称作周期中的各个生精时相（期）。

多数哺乳动物的生精分期沿着生精小管的纵轴依次排列，精子发生的周期周而复始，整个过程是高度严密有序的。在人类生精小管横截面，与生精细胞很有规律排列的啮齿类动物不同的是，常发现包含不止一个分期的细胞组合，即可识别的细胞组合只占据生精小管上皮较小的锲形区域（图 13-1-2）。这一现象不是因为人类的精子发生周期和细胞发育的速率调控机制不同于其他种属，而是由于人类精子发生在生精小管内的空间排列比较特殊。人类生精细胞组合在生精小管中螺旋形排列，而啮齿类动物为线性排列。精子生成过程在时间和空间上有严格的顺序性。生精小管中不同成熟阶段的生精细胞在管腔中连续、依次排列，提示精子生成过程按照顺序依次从第一阶段到第二阶段，再到第三、第四阶段。这个顺序称为精子发生波（spermatogenic wave）。

人类睾丸生精具体表现为 6 个时相，一个典型的横截面由其包含的经典的生殖细胞区分。Ⅰ期的特点是有 Sa 和 Sd$_1$ 型精子细胞，Ⅱ期有 Sa 和 Sd$_2$ 型精子细胞，Ⅲ期的特点是有 Sb$_1$ 型精子细胞和前细线期精母细胞，Ⅳ期有 Sb$_2$ 型精子细胞和细线期初级精母细胞，Ⅴ期以 Sc 和粗线期末的初级精母细胞为特征，Ⅵ期有初级精母细胞、次级精母细胞和 Sc 型精子细胞（图 13-1-3）。人体

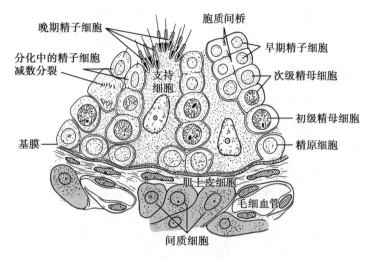

图 13-1-2 生精小管细胞排列

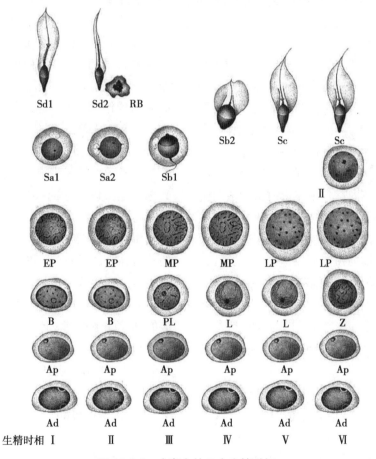

图 13-1-3 人睾丸的 6 个生精时相

内的 6 个时相的发生需要 16 天,称作一个精子发生周期。从精原细胞开始,人精子发生的整个过程至少 64 天,经历约 4.6 个周期。沿生精小管的纵轴,人类精子发生的形态学结构具有明显的特征。在青春期,生精小管纵轴中央处的 A 型精原细胞最先被启动进入有丝分裂增殖,产生第一个精子发生周期。与此同时,激活物沿生精小管纵轴向两端缓慢伸展,进行性地启动 A 型精原细胞产生第二个精子发生周期、第三个精子发生周期,此过程连续进行从而在整个生精小管的纵轴上形成精子发生波。为了保证精子质量,整个过程往往伴随着大量生精细胞的凋亡,约占 60% 左右。

关于人精子发生时相的机制仍然不是十分清楚。

二、精子结构

精子是一种高度分化的细胞,其形态结构和功能相适应。在精子形成过程中,大部分细胞器消失,成熟的精子不合成 RNA 及蛋白质,也无分泌功能,因而精子中无核糖体、核仁及核内质网,也无高尔基体。所保留下来的细胞器也是高度分化的。正常精子形似蝌蚪,全长 60μm 左右。在光镜下精子分头、尾两部,尾部又称鞭毛。在电镜下,尾部又可清楚地分为中段、主段和末段,在头、尾之间的部分为颈部。精子结构可受多种因素影响而造成损伤,主要包括生殖道感染、肿瘤,各种化学、物理因素,生活环境及习惯,年龄以及季节温度等。

(一)精子头部

主要由细胞核构成,精子核是重要的细胞器,在核 DNA 浓缩过程中,进行了局部重排,DNA 结合蛋白的组型转换以及核小体结构丢失并最终形成高度浓缩的核 DNA。精子头部顶端是顶体,是由双层膜组成的帽状结构,覆盖在核的前 2/3 部分,靠近质膜的一层称为顶体外膜,靠近核的一层称为顶体内膜。顶体内富含顶体蛋白酶和透明质酸酶等一系列顶体酶系,顶体酶系在精子进入女性生殖道后获能和受精过程中起重要作用。在顶体和核之间的空腔称为顶体下腔,内含肌动蛋白。和其他细胞一样,精子也有细胞膜,名为精子膜。精子膜上有精子膜孕激素受体、精子膜凝集素受体,以及与精卵识别和融合相关的受体。这些受体与精子获能、精卵识别和受精密切相关,它们的异常会引起生育障碍。

精子 DNA 是精子遗传信息的载体,精子 DNA 受损可导致精子功能和受精能力下降。对于精子 DNA 损伤的机制研究,目前主要包括:①生精过程中的细胞凋亡,精子发生过程中,通过细胞凋亡等机制维持生精细胞和支持细胞数量上的平衡,且控制精子的生成与增殖水平,保持精子在数量、形态和功能等方面的平衡。若凋亡异常,不能及时清除 DNA 受损的精子,体内 DNA 受损的精子与成熟精子比率失调,导致精子质量下降,受精功能障碍及胚胎发育异常等。生精细胞凋亡主要由生精细胞表面的 Fas 和支持细胞(Sertoli cell)表面的 Fas 配体通过 Fas/FasL 途径介导,Fas/FasL 途径可能是控制精子凋亡的重要途径。正常生育力男性的 Fas 阳性精子比例很少,而精液参数异常者 Fas 阳性精子高达 50%。②运输过程中氧自由基的影响,精浆中的抗氧化剂可以保护精子 DNA 避免氧化损伤,少量适当的活性氧(reactive oxygen species, ROS)有助于精子获能和顶体反应,过量的 ROS 则导致 DNA 双链断裂、产生单链,其原理是 ROS 可能通过直接氧化精子 DNA 的碱基,也可能通过脂质过氧化物与 DNA 共价结合,引起精子 DNA 的断裂,从而影响精子功能。③包装过程中的染色质异常,染色质组装正确是正常精子功能的基础,在精子形成过程中染色质的核蛋白经历了组蛋白—过渡蛋白—鱼精蛋白的转变,导致精子核 DNA 损伤的主要环节是鱼精蛋白替换组蛋白时出现异常。受到损伤或不成熟的精子,其鱼精蛋白的大量巯基(—SH)不能氧化成二硫键,故不能与 DNA 紧密结合,结果形成结构松散、不稳定的染色质,其 DNA 在酸的作用下变性成单链,最终导致精子 DNA 受损。

(二)精子颈部

精子颈部位于头部以后,呈圆柱状或漏斗状,又称为连接段。它前接核的后端,后接尾部。在前端有基板,由致密物质组成,刚好陷于核后端的凹陷中,该凹陷称为植入窝。基板之后有一稍厚的头板,两者之间有透明区,其中的细纤维通过基板接连于核后端的核膜。在头板之后为近端中心粒,它虽然稍有倾斜,但与其后的远端中心粒所形成的轴丝几乎垂直。围着这些结构有 9 条由纵形纤维组成的显示深浅间隔的分节柱,线粒体分布在分节柱的外围。这 9 条分节柱与其后的 9 条粗纤维的头端紧密相连。

(三)精子尾部

精子尾部分为 3 部分:中段、主段和末段。尾部的主要结构是贯穿于中央的轴丝,还有其他许多结构特殊的线粒体鞘、鞭毛、致密纤维和纤维鞘等,均与精子运动有关,这些结构都有其特定的位置。

从远端中心粒到环之间称为中段,其长度在哺乳类中差异颇大,但结构大体相似。主要结构是轴丝和外围的线粒体鞘:①轴丝,精子的运动器官,由远端中心粒形成,一直伸向精子的末段。

轴丝的基本组成包括位于中央的 2 条单根微管，以及四周的 9 条成双的微管（二联体）。轴丝外的纤维鞘由 9 条粗纤维组成。它们与颈部 9 条分节柱相连。这是哺乳类精子特有的，因此把哺乳类精子列为 9+9+2 型。②线粒体鞘或称线粒体螺线，线粒体相互连接，成螺旋地包在粗纤维之外，故称线粒体鞘。它是在精子形成时线粒体汇集到一起彼此相互合并而形成的连续结构。各哺乳类螺线的圈数差别很大，少的十来圈，多的达几百圈。③环，位于中段的后端。在线粒体鞘最后一圈之后，由该处质膜向内转折而成。为哺乳类精子所特有，可能与防止精子运动时线粒体后移有关。

主段是尾部最长的部分，由轴丝和其外的筒状纤维鞘组成。纤维鞘中有两条纤维突起成纵形嵴，由于纵形嵴刚好分别位于背腹两侧，以致使精子尾部截面呈卵圆形。

随着主段进入末段，纤维鞘逐渐变细而消失。

三、精子成熟

在睾丸中，精原细胞经过复杂的精子发生过程，已初步产生形态结构基本成熟的精子。但此时的精子还不具备运动能力、精卵识别和结合的能力。只有进入附睾（epidymis），从附睾的头、体、尾的顺序运输和加工处理，耗时 3 周左右，精子在形态结构、生化特性和代谢过程方面都发生了深入的变化，最终获得运动能力、精卵识别能力和受精能力。这个过程称为精子成熟（sperm maturation）或者称为精子在附睾中的成熟（epididymal sperm maturation）。精子在附睾中的成熟呈现出时空特异性，主要表现为：①精子在经过附睾管腔不同区域时逐步经历一系列复杂的结构与功能的变化以获得运动与受精能力；②附睾不同区域上皮细胞具有特异的基因表达以创造空间特异的管腔环境。

（一）在精子形态结构变化方面

主要包括精子胞质小滴的移行与成分变化、精子内胞质的进一步减少以及顶体结构的深度变化。在精子核中，鱼精蛋白的分子内和分子间巯基键逐渐被二硫键所替代，从而精子核 DNA 与核蛋白的结合越来越紧密。精子刚进入附睾时，颈部常有原生胞质小滴，表明精子尚未发育成熟。

精子通过附睾的过程中，胞质小滴逐渐从颈部移向中、主段结合区。研究发现，在此过程中，胞质小滴中有 12 种依赖三磷酸腺苷（ATP）的结构蛋白和调节蛋白被降解，其中 8 种蛋白质的降解发生在附睾头部，另外 4 种在附睾中部。

（二）在精子生化特性变化方面

主要包括精子膜上的生化成分（精子膜电荷、膜脂、膜蛋白）、膜上糖基成分和受体性质的显著变化，以及鞭毛蛋白的修饰等。

研究表明精子从附睾头部被运输到附睾尾部，精子膜上膜脂的总量是逐渐减少的，但不同种类的磷脂变化是不一样的。其中膜脂上的鞘磷脂、磷脂酰胆碱、磷脂酰乙醇胺、胆固醇的含量均下降；而不饱和脂肪酸（C22：4，C22：5）、磷脂酰丝氨酸、双磷脂酰甘油（心磷脂）的含量逐渐升高。精子通过附睾管时，精子膜表面获得负电荷，可以防止精子发生凝集。

精子膜上蛋白质的组成成分也发生了重大的改变。过去认为，精子在附睾中不能转录和合成新蛋白质，但通过最新的基因本体学分析发现，在附睾头部、中部、尾部的精子内均检测到核糖体的结构组成，且含量呈递增趋势，说明精子在附睾成熟的过程中可能转录翻译了某些蛋白质。但总体而言，精子成熟过程中蛋白质结构、功能多样性的获得，绝大部分还是依赖于翻译后修饰，包括磷酸化、糖基化、泛素化、二硫键形成等。这些化学修饰对精子在女性生殖道中的运动和精卵识别起到关键性作用。精子在整个成熟过程中，共有 22 种蛋白发生磷酸化修饰，包括 $Na^+-HCO_3^-$ 转运体、精子特异丝氨酸激酶、激酶锚定蛋白 4、蛋白激酶 A 调节亚基、精卵融合蛋白 Izumo1 等。

（三）在能量代谢方面

能量是精子一切生理活动的基础，精子在附睾成熟阶段主要依靠糖酵解供能，而移动到精子尾部的胞质小滴在精子供能方面发挥重要作用，胞质小滴中特有的或含量尤其丰富的糖酵解相关酶类有数十种，包括乳酸脱氢酶 C（LDHC）、磷酸甘油三酯激酶 2（PGK2）等。在鞭毛结构中，鞭毛蛋白也参与糖酵解过程，磷酸丙糖异构酶 1（TPI1）与精子鞭毛主段的纤维鞘相连成为鞭毛的附属结构，通过将二羟丙酮磷酸（DHAP）转化为 3-磷酸甘油醛（GAP）参与糖酵解。此外，

GAPDH、己糖激酶、磷酸甘油酸激酶和丙酮酸激酶也连接于精子纤维鞘上，且构成特有的代谢复合物参与糖酵解过程，为精子运动等生理活动供能。在附睾成熟过程中，精子也会利用内源性磷脂作为能量来源，这一变化也反映在精子膜成分的变化中。

精子成熟过程包括一系列变化，其中一部分变化的分子是精子发生过程中基因编码的产物，这类基因产物在睾丸中表达但在附睾中被进一步加工修饰。另一部分分子则是附睾特异性表达、分泌的分子，最终以添加新成分和改变精子上已有蛋白的结构、大小、定位以及精子膜磷脂的成分等方式来完成精子在附睾中的成熟过程。

四、精子发生的微环境

精子发生是精原干细胞自我更新和分化为成熟精子的过程，精原干细胞位于一个独特的睾丸微环境中。精子发生的全过程与其所处微环境密切相关。在成年睾丸组织中，精原干细胞及各级雄性生殖细胞位于支持细胞（Sertoli cell）组成的龛笼里，其外围由基底膜包绕，共同组成了生精小管，生精小管外围环绕着肌样细胞（myoid cell）、间质细胞（Leydig cell）、巨噬细胞、血管等间质组织，这些体细胞及其合成分泌的各种细胞因子共同构成了精子发生的微环境。精子发生受睾丸微环境的精细调控。

（一）睾丸支持细胞

1. 支持细胞的形态结构 1865年，德国人Enrico Sertoli首先描述了支持细胞，故支持细胞又称塞托利细胞。在光镜下，支持细胞轮廓不清，核不规则，染色浅，核仁明显。在电镜下，支持细胞呈高度不规则的圆柱形，其基部紧贴生精小管基膜，顶部突向生精小管腔面，侧面和管腔面有许多不规则凹陷，其内镶嵌着各级生精细胞，每个支持细胞大约与47个处于不同发育阶段的生精细胞相接触。

支持细胞核大，多呈细长形，与细胞长轴方向相一致；细胞核多位于细胞基底部；有的核凹陷深，呈分叶状，核膜有较多的皱褶；核孔多，核质呈均质状，染色质稀硫，核仁发达。人支持细胞的核仁为复合结构，由中间的核仁网和两侧致密的核旁小体组成。

2. 支持细胞的发育和成熟 支持细胞有其独特的发育与成熟过程。青春期前的支持细胞属未成熟型。未成熟型支持细胞有Sf型、Sa型和Sb型三种。Sf型为胚胎型支持细胞，一般在出生后2周转化为Sa型。1岁后，Sa型转化为Sb型。至青春期，随着生精小管管腔的出现，Sb型细胞转化为Sc型，即成熟型支持细胞。未成熟型支持细胞呈立方形或矮柱状，核卵圆形，有1~3个，凹陷少、界浅，核仁呈网状或致密体，但未形成核仁复合体结构；内质网不丰富，未出现晶体结构；相邻支持细胞未形成连接复合体，仅为结构简单的指状镶嵌。未成熟型支持细胞具有较强的吞噬能力。至青春期，支持细胞发生一系列成熟变化，出现了具有特征性的形态结构，使睾酮转化为雌激素的芳香化酶逐渐减少，卵泡刺激素（FSH）受体逐渐增多，并开始具有合成雄激素结合蛋白和运铁蛋白的能力。成熟型支持细胞无分裂能力。

3. 支持细胞的功能

（1）支持细胞的特殊形态结构和功能是生精细胞定向分化过程的基础和摇篮：支持细胞不属生精细胞，不会转化成精子，但一个支持细胞和它携带的一定数量的生精细胞共同构成了一个结构功能单位。研究证明睾丸生精上皮中的支持细胞的一个重要功能是细胞数与睾丸的最大容量和它所产生的精子数量有着密切关系，支持细胞数越多，睾丸容量越大，产生的精子数越多。

支持细胞还存在着种属和种族差异；人类睾丸支持细胞仅有大鼠的1/2；因此人类睾丸的生精细胞数相对少，并且每个支持细胞携带的生精细胞数也少，这样最终产生的精子总数就少；大鼠每克睾丸组织在24小时内可产生1 000万~2 000万精子，而人则产生300~700个精子。不仅如此，人类还存在着一定的种族差异，因睾丸支持细胞数量的不同而影响精子数差异。

（2）旺盛的分泌功能：按其作用，可归纳为以下几类。

1）转运蛋白类：雄激素结合蛋白（androgen binding protein，ABP）、运铁蛋白（transferrin）、铜蓝蛋白（ceruloplasmin）、维生素结合蛋白、硫酸糖蛋白1和α-谷氨酰转移酶等属于此类。ABP与睾酮、双氢睾酮有高亲和力，与雄激素结合后，可维持生精小管内雄激素的高浓度，形成有利于生精细胞分化、成熟的内环境。同时，它随睾丸液流向附睾，对维持附睾正常结构和功能有重要意义。而运铁蛋白、铜蓝蛋白、维生素结合蛋白、硫酸糖蛋白 1 和 α- 谷氨酰转移酶分别可转运 Fe^{2+}、Fe^{3+}、Cu^{2+}、维生素、脂类及氨基酸至生精细胞，参与精子发生。

2）调节蛋白类：抗米勒管激素是胚胎早期支持细胞分泌的一种蛋白质，它能使副中肾管退化消失，参与性别分化。成熟型支持细胞能分泌一种分子质量为 80 000 的间质细胞激活蛋白，可促进间质细胞的功能。

3）生长因子类：抑制素（inhibin）、激活素（activin）、转化生长因子 -α（TGF-α）、转化生长因子 -β（TGF-β）、胰岛素样生长因子 1（IGF-1）、白细胞介素 1（IL-1）等，这些生长因子与睾丸其他细胞分泌的生长因子，构成了睾丸局部生长因子网络，对支持细胞和睾丸其他细胞有自分泌和旁分泌调节作用。

4）其他分子：参与构成生精小管基膜的层粘连蛋白、Ⅳ型胶原蛋白、巢蛋白（entactin）和硫酸肝素类糖胺聚糖；与支持细胞间、支持细胞与生精细胞间连接有关的细胞黏附分子；参与基膜更新及支持细胞连接复合体开放和关闭的纤溶酶原激活因子和抑制因子；以及雌激素和可渗透的类固醇类物质。

（3）免疫功能：支持细胞的免疫功能是通过下列因素来实现的。

1）血 - 生精小管屏障：相邻的支持细胞在近基底面形成了紧密连接和缝隙连接的连接复合体，从而构成了一道有效的免疫屏障，阻断精母细胞、精子细胞和精子具有的特异抗原与机体免疫系统的接触，避免了免疫反应，维持了精子发生的内环境的稳定。

2）分泌各种细胞因子：在睾丸局部形成细胞因子网络，调节睾丸局部的免疫功能。如 IL-1、IL-6、TGF-α、TGF-β 等，TGF-β 对各类免疫细胞如 T 细胞、B 细胞、NK 细胞、巨噬细胞等具有明显的抑制作用，是免疫系统的负调节因子。

3）睾丸的免疫豁免作用：支持细胞表达 FasL，并有膜结合型和分泌型两种存在形式。FasL 结合于侵入的免疫细胞膜上的 Fas 受体，诱导免疫细胞凋亡。所以支持细胞是睾丸作为免疫特权或豁免（immune privilege）器官的重要物质基础。

睾丸支持细胞不仅可抑制 T 细胞分泌 IL-2，还可抑制其对 IL-2 的反应性；由于支持细胞表达并分泌 FasL，从而被用于在睾丸以外的部位为移植的细胞提供免疫豁免的环境，为糖尿病和帕金森病的治疗开辟了广阔的前景。

4）支持生精细胞和释放精子的作用：在生精上皮中，支持细胞对生精细胞起支架作用。支持细胞形态和位置的改变可影响生精小管生精上皮的构成，影响生精细胞的排列规律。精子释放入管腔，也可能是支持细胞顶端胞质主动运动的结果。有人观察注射促性腺激素后的雄蟾蜍释放精子的过程，先是支持细胞的内质网肿胀，继而顶端胞质肿胀，使穴居在支持细胞顶端胞质凹陷中的精子逐渐被推向管腔，最后顶端形成突起，精子与顶端胞质脱离，于是精子被释放入管腔。哺乳动物的精子释放，可能通过支持细胞顶端胞质中微丝的收缩作用来实现。

5）营养作用：生精上皮内无毛细血管，基底小室中的生精细胞可直接从生精小管外获取营养物质，而管腔小室内生精细胞的营养必须通过支持细胞的转运才能获得。通过睾丸摄取辣根过氧化物酶的超微结构研究，发现辣根过氧化物酶不仅存在于精原细胞、细线前期精母细胞内，也存在于支持细胞基部致密小体及围绕精子的顶部胞质中，说明支持细胞在转运大分子物质中起重要作用。

6）吞噬功能：支持细胞能吞噬变性的生精细胞、残余体和注入的颗粒性物质。在生精上皮受损或生精细胞大量变性后，支持细胞的吞噬功能增强。生精过程中，生精细胞的变性退化和精子变态过程中形成大量残余体，支持细胞必须具有很强的吞噬能力，才能吞噬和处理这些残余体及变性生精细胞。吞噬的第一阶段是生精细胞自身溶酶体激活，使其发生自噬作用，然后支持细胞主要起异噬性解体（heterophagic degradation）作用。支持细胞吞噬消化的残余体富含脂类，可作为合成类固醇激素的原料。

（二）睾丸间质细胞

间质细胞（Leydig cell）由分散在生精小管之间的间充质细胞分化而来。在哺乳动物中，间质细胞分为形态和生化特征不同的两个类群：胎儿间质细胞（fetal Leydig cell，FLC）和成人间质细胞（adult Leydig cell，ALC），这两类细胞相继出现并具有明显差异。

FLC 对男性的性别发育极为重要，FLC 功能障碍或异常，可以导致胎儿的雄性化发育不全。FLC 的分化至少受到 3 种信号分子或信号通路调控，包括血小板衍生生长因子（PDGF）、DHH 和 Notch 通路。在人胚胎及胎儿期的睾丸中，FLC 出现在胚胎性腺，可以由多种胚胎组织如体腔上皮、性腺嵴间质及迁移的中肾细胞等产生。FLC 的发育可以分为 3 个时期：分化期（孕 7~14 周）、胎儿成熟期（孕 14~18 周）和退化期（孕 18 周至出生）。在胎儿成熟期，间质细胞的数量占睾丸细胞总数的一半以上，随后数量迅即下降。孕 19 周时，FLC 分化成熟并达到高峰，之后开始慢慢退化。尽管 FLC 产生含量较高的睾酮，最终表达黄体生成素受体（LHR）并对 LH 的刺激有反应，但 LH 没有参与 FLC 最初阶段的调节，且有研究表明，LH 不能阻止 FLC 退化。

ALC 不是来源于已有的 FLC，而可能来源于未分化的管周样干细胞。出生后，ALC 的发育分为 4 个阶段，包括睾丸间质干细胞（stem Leydig cell，SLC）、睾丸间质祖细胞（progenitor Leydig cell，PLC）、不成熟睾丸间质细胞（immature Leydig cell，ILC）和成熟睾丸间质细胞（mature/adult Leydig cell，MLC/ALC）。在 ALC 发育过程中，各种激素及因子如黄体生成素（LH）、胰岛素样因子 -3（INSL-3）、胃饥饿素等参与到 ALC 的调节，可促进精子的发生和男性生殖器官发育，以及维持第二性征和性功能。在大鼠的研究中发现，大鼠出生后 10~14 天，SLC 向 PLC 分化，标志着睾丸间质细胞系分化的开始，但其中的机制尚未明确。SLC 呈纺锤状，细胞内含有少量的滑面内质网（SER）。SLC 具有无限增殖和自我更新的特性，但此阶段的细胞既不表达 LHR 和 3β- 羟基类固醇脱氢酶（3β-HSD），也不分泌睾酮。PLC 形态为纺锤状，细胞质内含有较少的滑面内质网，但此期细胞可表达睾丸间质细胞标志物，如 P450 侧链裂解酶（P450scc）、17α- 羟化酶（P450c17）、3β-HSD 和 LHR，并可分泌雄激素。虽然 PLC 只含有少量 SER，但仍有能力产生类固醇，分泌睾酮。大约

在出生后 28 天，PLC 向 ILC 分化，再次分化过程中，细胞形态逐渐变圆，细胞质中出现脂滴，SER 的含量大大增加，与此同时，3β-HSD、P450scc、P450c17 的表达也增加。虽然此期睾酮不是主要的类固醇产物，但睾酮的生物合成明显增加。ILC 具有高水平的雄激素代谢酶活性，因此 ILC 的主要产物是雄激素代谢产物，包括 5α- 雄甾烷 -3α、17β- 二醇（ADIOL）。出生 56 天，通过进一步的分化和单细胞分裂，ILC 最终转化为 ALC，细胞呈圆形，内含大量的脂滴及 SER。这类细胞是维持成年男性睾酮分泌的主要细胞，直至老年才逐渐下降。

（三）其他细胞

管周肌样细胞（peritubularmyoid，PTM）是分布在生精上皮基膜外，围绕生精小管呈环形排列的一类肌成纤维细胞。管周肌样细胞为一到多层，位于生精小管界膜中层，内侧有生精上皮基膜，外侧有少量成纤维细胞。细胞扁平呈星形或长形，核椭圆，轮廓平滑，有些动物如啮齿类的排列呈单层上皮状，人的则伸出多个细长突起，相邻管周肌样细胞的突起形成连接复合体；胞质有细长的线粒体、发达的高尔基复合体、内质网以及游离核糖体，还有大量细丝束和细丝，两者都是肌动蛋白或类肌动蛋白样物质，为细胞骨架成分。

管周肌样细胞的发育依赖于雄激素作用，间质细胞合成雄激素的过程被阻断或抗雄激素抗体的出现都能抑制管周肌样细胞的发育与功能。单独雄激素不能促使管周肌样细胞分化，它需要同时有促性腺激素作用于支持细胞，间接地刺激管周肌样细胞分化。人睾丸发育过程中，管周肌样细胞可能分化为间质细胞。管周肌样细胞既有成纤维细胞的特点又有平滑肌细胞的特性，受到病理刺激后可转化为成纤维细胞，分泌过多的基质和纤维，因此在睾丸生精障碍患者的精液中可以看到纤维组织脱落的现象。

近年来发现管周肌样细胞在睾丸内发挥着持续而多样的作用，通过其收缩、合成细胞外基质（ECM）和分泌生物活性物质等多种功能，参与调控睾丸精子和睾丸液的输出，并介导睾丸精子发生和雄激素合成的调节。管周肌样细胞分泌旁

分泌因子等作为调节支持细胞功能,促进支持细胞合成雄激素合成蛋白和运铁蛋白。管周肌样细胞、间质细胞和支持细胞相互之间密切联系,协调促进精子发生和睾丸雄激素合成。管周肌样细胞与睾丸其他类群细胞的相互作用,协调维持着睾丸内环境的动态平衡。

(陈石涛 孙 斐)

第二节 精子发生的调节

精子发生受到多种生精细胞内源(基因、表观遗传等)和外源(激素、代谢、环境等)因素的调控。

一、精子发生的神经内分泌调控

(一)下丘脑-垂体-睾丸轴

男性生殖内分泌的核心是下丘脑-垂体-睾丸轴(hypothalamic-pituitary-testicular axis)系,是男性获得正常生殖功能的基础。在下丘脑水平,下丘脑促性腺激素释放激素(GnRH)是中枢神经系统作用于生殖功能最重要的因素。GnRH 的合成、储存、释放或作用过程出现异常,都会部分或完全影响性腺的功能。GnRH 以脉冲的方式被释放入垂体门静脉系统,与腺垂体促性腺激素细胞膜 G 蛋白偶联型 GnRH 受体结合,促使其合成和分泌促性腺激素:卵泡刺激素(FSH)和黄体生成素(LH)。GnRH 的释放脉冲频率和振幅对 FSH和 LH 的合成与分泌至关重要,如果 GnRH 的释放频率和脉冲不正常,将会导致 FSH 和 LH 的分泌异常。

垂体水平调节睾丸功能主要是通过分泌 FSH和 LH 来进行。LH 作用于睾丸间质细胞(又称为Leydig 细胞),调控睾酮合成与分泌。Leydig 细胞在 LH 的刺激下逐步成熟,不成熟型 Leydig 细胞具有更强的雄激素生成能力,成熟型 Leydig 细胞主要产生睾酮。FSH 主要通过支持细胞(Sertoli细胞)与睾酮协同调控精子发生。Sertoli 细胞在人类和其他哺乳动物中是唯一具有 FSH 受体的体细胞。FSH 激活细胞膜上的 cAMP 环化酶,使cAMP 水平升高,通过蛋白激酶的作用使细胞内的一些蛋白质磷酸化,在 30~60 分钟后,细胞内的mRNA 和 rRNA 水平明显升高。Sertoli 细胞合成

和分泌众多功能与性质各异的活性物质,直接或间接参与精子发生过程。FSH 对精子发生具有下列调节作用:①诱导动物和人精子发生的启动;②引起冬眠动物精子发生的再启动;③与睾酮一起参与维持性成熟灵长类的精子发生,特别对保持精子发生的数量与质量完全正常是必需的。

睾酮主要由睾丸间质的 Leydig 细胞分泌,对生精过程亦有调节作用。睾酮释放后,一部分进入血液循环,到达相应的靶器官,作用于相应的靶细胞发挥调节功能;另一部分可能是以旁分泌方式进入生精小管,一些与雄激素结合蛋白(ABP)相结合,形成高浓度雄激素的微环境,另外则与支持细胞上的雄激素受体相结合,调控支持细胞的功能。

睾酮作为经典的内分泌因子,是精子发生的关键局部调节剂。

在临床上,睾酮缺乏患者,或雄激素受体突变患者可表现为原发性无精子症,或精子发生完全停止;患有产生睾酮的间质细胞瘤儿童存在精子发生,但仅出现在靠近肿瘤的那些生精小管,而远离肿瘤的生精小管中则不存在精子发生。睾酮对精子发生无疑是重要的,但调控精子发生的很多问题和确切机制仍不清楚,需要进一步深入研究。

腺垂体分泌过多的 FSH 和 LH,将会抑制下丘脑的 GnRH 分泌,使 FSH 和 LH 的释放减少,称作"短环负反馈";血浆水平过高的睾酮将会抑制下丘脑分泌 GnRH 和腺垂体分泌 FSH 和 LH,称作"长环负反馈";GnRH 可作用于自身细胞,使自身分泌量减少,称作"超短环负反馈",如此复杂的关系由此构成了下丘脑-垂体-睾丸轴。

总之,精子发生是激素调节的过程,其中 LH和 FSH 刺激释放的睾酮是主要的激素调节者。

(二)下丘脑吻素-GPR54 系统

在下丘脑-垂体-睾丸轴系中,无疑下丘脑GnRH 神经元合成和分泌释放的促性腺激素释放激素(GnRH)起着十分重要的作用。但又是什么因素主导和调控 GnRH 神经元脉冲式分泌释放GnRH 呢?经过近年的研究,现在已经比较明确,这是下丘脑吻素-GPR54 系统主导和调控 GnRH神经元的结果,即 GnRH 神经元上 GPR54 受体的激活决定了 GnRH 的分泌释放,而 GPR54 受体是由下丘脑吻素神经元分泌的吻素(kisspeptin)所

激活。

1. 下丘脑吻素和吻素神经元 吻素或吻素蛋白（kisspeptin）是一种含有 145 个氨基酸的多肽，它还可裂解形成其他类型的吻素，如 kisspeptin-54、kisspeptin-14、kisspeptin-10，其中 kisspeptin-54 也称为转移抑素（metastin）。

吻素或吻素蛋白是 *KissI* 基因编码的产物。*KissI* 基因位于染色体 1q32.1。最初发现此基因有抑制黑色素瘤和乳腺癌转移的功能，因而被认为是一种抑癌基因。*KissI* 基因除表达于黑色素瘤和乳腺癌之外，也表达于正常组织，如脑组织、胎盘、睾丸、胰腺、肝脏和小肠等器官。在中枢神经系统则表达于室旁核前腹部（AVPV）、弓状核、室旁核及视上核前背部等部位。研究观察到这些神经元的突触可到达富含 GnRH 神经元胞体的视叶前区中部。这为吻素神经元纤维与表达 GPR54 的 GnRH 神经元之间有直接的联系提供了有力的解剖学证据。

2. GPR54 系统与下丘脑 GnRH 神经元 研究发现 kisspeptin 是孤儿受体 GPR54 的天然配体，kisspeptin 能和 GPR54 相结合。GPR54 通过一个 G 型 G 蛋白传递信号。实验观察到吻素能激活磷脂酰肌醇（PI）更新，钙动员；GPR54 阳性细胞能释放花生四烯酸，能诱导促分裂原活化蛋白（MAP）激酶的磷酸化作用。

GPR54 mRNA 在脑的定位与 GnRH 神经元的定位基本相一致；在人和猴，主要集中于弓状核、视前区和室旁核等部位。

GPR54 基因位于染色体 19p13.3。在 2003 年，有两个研究组发现 GPR54 在正常生殖和青春期发育中起着很重要的作用，他们观察到人 *GPR54* 基因突变可诱发特发性低促性腺激素性性腺功能减退症（idiopathic hypogonadotropic hypogonadism，IHH），出现典型的 IHH 症状和男性不育，表现为小睾丸，阴毛稀少，发育迟缓，促性腺激素和性激素低下等，但又不同于卡尔曼综合征，这类患者嗅觉功能正常，这表明在胚胎发育期，原始嗅觉神经元迁移或 GnRH 神经元的迁移是正常的。GPR54 对于促发和维持青春期发育是必须的，相关的动物实验也证实了这点。敲除雄性动物 *GPR54* 基因可导致精子发生障碍，第二性征发育差，小睾丸，雄激素水平低下。

（三）其他因素对下丘脑-垂体-睾丸轴的调控

GnRH 分泌主要由下丘脑吻素神经元分泌的吻素蛋白所调控，同时也受到复杂的高级感觉和认知中枢信号，以及血液循环中性激素及肽类物质如催乳素、激活素、抑制素及瘦素等浓度变化的影响。调节 GnRH 合成和分泌释放的局部效应物，包括多种神经肽、阿片类药物、γ-氨基丁酸（GABA）、多巴胺神经肽 Y（NPY）、血管活性肠肽（VIP）及促肾上腺皮质激素等。其中，去甲基肾上腺素能系统和 NPY 显示出促进分泌作用；体内脂肪细胞产生的瘦素（leptin）对 GnRH 分泌也有促进作用，而且是通过作用于吻素神经元上的瘦素受体发挥调控作用；有些则能抑制 GnRH 的分泌，如催乳素（prolactin）是一种强力的 GnRH 分泌抑制剂，这也就解释了临床上高催乳素血症患者 LH 和睾酮（T）水平下降的原因。

一氧化氮（NO）能影响下丘脑-垂体-睾丸轴各器官的激素分泌，参与轴系的平衡调节。在 GnRH 神经元附近有一氧化氮合酶（NOS）能神经分布，两者可能有相互调节关系；而垂体促性腺激素细胞表达 NOS，提示 NO 能以自分泌方式调节其功能。体内外实验证实，NO 能刺激 GnRH 基础释放，抑制 GnRH 诱导的 LH 分泌。同时，NO 的产生也受轴系激素的调节。

下丘脑-垂体-甲状腺轴、下丘脑-垂体-肾上腺轴和下丘脑-垂体-睾丸轴之间存在相互调控关系。促甲状腺激素释放激素能通过前阿黑皮素原（pro-opiomelanocortin，POMC）系统改变 GnRH 分泌的脉冲方式，抑制 LH 的释放；促甲状腺激素通过影响促性腺细胞对 GnRH 的反应性或直接改变 GnRH 的分泌状态，调节 FSH、LH 的合成和分泌。糖皮质激素一方面能在基因水平抑制下丘脑 GnRH 转录，另一方面也通过调节神经递质、调质的释放而间接抑制 GnRH 的分泌。此外，催乳素释放抑制激素能抑制促性腺激素的释放，催乳素可改变促性腺激素细胞对 GnRH 的敏感性。

免疫系统通过其产生的生物活性物质对下丘脑-垂体-睾丸轴功能的调控，是神经内分泌免疫网络调控的一个重要内容。如 IL-1、TNF-α、胸腺肽可刺激 LH 释放，而 IL-2 却显著抑制 LH、

FSH 的基础释放；IL-1、TNF-α 可直接抑制间质细胞合成睾酮等。

二、精子发生的旁分泌调控

睾丸精子发生的局部调控主要涉及睾丸的 4 种细胞，即睾丸生精小管的生精细胞、支持细胞、生精小管界膜中的管周肌样细胞和间质中的 Leydig 细胞。近年的研究注意到睾丸间质中的巨噬细胞也参与睾丸的局部调节。通过这些细胞的旁分泌和自分泌功能，产生很多种旁分泌因子和自分泌因子，在睾丸局部形成一个特殊的局部激素环境（local hormonal milieu），促进睾丸生殖细胞的发育和成熟。

睾丸中这些细胞不是孤立存在和独立发挥其生物学功能的，它们彼此间互相联系、互相合作或互相制约。另外必须认识到睾丸的局部调控作用是以下丘脑 - 垂体 - 睾丸轴的调控为核心基础；睾丸局部调控是下丘脑 - 垂体 - 睾丸轴调控的另一种形式的继续，是多层次多途径调控中的一环，唯有上下有序的调控才能保障睾丸精子发生和合成分泌雄激素的功能顺利进行。

在精子发生中对支持细胞的功能和作用已有较详细的介绍。在上述的这些细胞中只有支持细胞同时具有 FSH 和雄激素两种受体，因此它是睾丸精子发生神经内分泌调节的中介；在这些细胞中也只有支持细胞和生精细胞发生直接接触；一个支持细胞要接纳数十个处于不同发育阶段的生精细胞和数个其他的支持细胞，这样支持细胞不仅为生精细胞提供了机械支撑，也为生精细胞接受供给和信息交换创造了十分有利条件。因此支持细胞又是睾丸局部调节的核心。

支持细胞分泌的雄激素结合蛋白，保持了生精小管高水平的雄激素，利于生精细胞的分化成熟，特别是有利于精子变态期和精子释放至管腔；而雄激素结合蛋白的合成和分泌不仅直接涉及支持细胞本身，还和 Leydig 细胞及管周肌样细胞有关。研究发现大鼠支持细胞产生 ABP 的能力在培养中逐渐削弱和丧失，但加入睾酮，则产生 ABP 的能力暂时又得到恢复；而在培养基中加入管周肌样细胞则支持细胞产生 ABP 的能力明显增强，这表明间质细胞分泌的睾酮可能会通过管周肌样细胞的旁分泌功能对支持细胞产生效应。

支持细胞能合成分泌层粘连蛋白、I 型与 III 型胶原蛋白和糖蛋白；而管周肌样细胞能合成和分泌 I 型胶原蛋白、糖蛋白和纤维粘连蛋白。这些均是生精小管基膜的主要组分。因此是支持细胞和管周肌样细胞共同参与基膜的构建，并且也共同参与基膜的降解和更新。生精小管基膜对精子发生有重要作用。生精小管基膜的病理改变，特别是基膜透明样变可导致精子发生障碍。

支持细胞对生精细胞的调节作用很多是通过其旁分泌因子和局部营养因子来实现的，如胰岛素生长因子 -1（IGF-1）、TGF-α、TGF-β。

至于生精细胞是否也可影响支持细胞，这也一直是人们关注的问题；初步研究表明生精细胞对支持细胞的作用可能是时间依赖性的，粗线期精母细胞对支持细胞的影响要强于后期精子细胞；另神经生长因子（NGF）也被认为是生精小管中的旁分泌因子，并且在精母细胞和早期精子细胞中已有 β-NGF 的表达，雄激素则可以刺激支持细胞 NGF 受体基因表达。

管周肌样细胞、Leydig 细胞、Sertoli 细胞三者相互协调促进精子发生和睾丸雄激素合成。Leydig 细胞产生的雄激素可以影响管周细胞中肌样细胞旁分泌因子（PModS）的合成，而 PModS 可以调节支持细胞的功能和营养供给，从而间接地影响生精细胞的发育。巨噬细胞移动抑制因子（macrophage migration inhibition factor，MIF）在睾丸中由 Leydig 细胞分泌直接进入细胞间液，作用于 Sertoli 细胞和管周肌样细胞，MIF 具有信号转导特性，介导了 Leydig 细胞与管周肌样细胞之间的细胞通信。管周细胞合成的 IGF-1、EGF 样物质、TGF-α 和 TGF-β 可以作为旁分泌因子调节 Leydig 细胞增殖及雄激素合成。管周肌样细胞分泌的 PModS 也能影响 Sertoli 细胞的功能，在体外尚可引起运铁蛋白和 ABP 的合成，PModS 已被分离和纯化，在体外培养中显示比其他调节因子（如 FSH）对 Sertoli 细胞具有更强的效应。管周肌样细胞的非特异性转运与生精功能有密切的关系，而体外实验也表明管周肌样细胞的缺失可导致生精障碍。管周肌样细胞内雄激素受体（AR）持续表达，且表达稳定，不像 Sertoli 细胞的 AR 表达呈生精阶段依赖性，提示它们参与雄激素对精子发生的调控，而且管周肌样细胞可能一直参与维持精子的发生。

内皮素 -1（endothelin-1，ET-1）是调控管周肌样细胞收缩的多肽。在睾丸内，ET-1 由支持细胞合成，旁分泌参与调节生精小管和间质的功能。管周肌样细胞膜上有高度亲和的 ET-1 受体，通过受体 - 配体复合体向细胞内传导信号，引起三磷酸肌醇的迅速合成，并以浓度依赖方式使细胞内 Ca^{2+} 浓度迅速升高，而 Ca^{2+} 的动员则是通过胞内贮存的 Ca^{2+} 和细胞外 Ca^{2+} 内流来实现的，并以剂量依赖方式促进管周肌样细胞收缩。ET-1 是管周肌样细胞强有力的激动剂，其在将精子排放至睾丸内精道（精直小管和睾网）有重要作用。

如前所述，正常精子发生有赖于 Leydig 细胞产生的睾酮，当然睾酮的分泌量要受 LH 的调控，但管周肌样细胞和支持细胞的旁分泌及间质中的巨噬细胞也参与了睾丸 Leydig 细胞分泌睾酮的局部调节。

另有研究观察到睾丸小动脉平滑肌上存在雄激素受体，敲除睾丸小动脉雄激素受体，虽然并未严重影响睾丸生精功能和生育能力，但确实影响了睾丸 Leydig 细胞的功能，影响到了睾丸局部体液的交换和睾丸局部的微循环。

三、精子发生的基因调控

精子发生是一个极其复杂的过程，涉及从雄性原始生殖细胞（PGC）通过有丝分裂形成精子的一系列事件。与普通细胞不同，精子发生过程中有许多睾丸特异性的基因表达，以产生新的酶类或其他蛋白分子，从而调控精子发生。生殖系统的特异性基因可在 Sertoli 细胞、Leydig 细胞和生精细胞中表达，这些基因包括：原癌基因、编码睾丸特异的 RNA 结合蛋白基因、调节生精细胞周期的各种细胞周期蛋白基因、减数分裂基因、调节核蛋白转型的基因和细胞骨架蛋白基因等。

（一）原癌基因

在生精细胞增殖和分化过程中有多种原癌基因表达，如 *c-kit*、*c-mos*、*c-abl* 等。*c-kit* 的产物是细胞质膜上的酪氨酸蛋白激酶（TPK）受体，参与一系列信号通路的调控。在胎儿发育期，c-kit 诱导原始生精细胞发育，而在出生后的发育期，精原细胞中仍有 c-kit mRNA 的表达，而 Sertoli 细胞中有 c-kit 的配体产生。*c-kit* 突变后，睾丸中分化的

精原细胞明显减少。有人认为，*c-kit* 是精子发生过程中，精原干细胞向精原细胞分化的启动子。

c-mos 和 *c-abl* 是蛋白激酶家族原癌基因。*c-mos* 编码一种丝氨酸 - 苏氨酸蛋白激酶，在小鼠中已证实，c-mos mRNA 在减数分裂前后的雄性生精细胞中都有表达；大鼠的 c-mos 在粗线期精母细胞中表达，在减数分裂后的精子细胞中没有表达。这些研究表明，c-mos 可能是精子发生过程中减数分裂的调控因子。*c-abl* 编码具有特异酪氨酸激酶活性的蛋白，在减数分裂完成后才表达，其在精子发生中的表达受发育调节。

（二）Y 染色体特异性基因

在 Y 染色体长臂非荧光区域（Yq11.23）存在控制精子发生的基因。由于该基因缺失患者多表现为无精子症，因此将其称为无精子因子（azoospermia factor，AZF）基因。现已明确，AZF 至少包括两个基因家族，即 RBM 和 DAZ 基因，位于 Y 染色体长臂远端。AZF 表达缺失可引起重度少精子症至无精子症。Vogt 等认为，在 Yq11 上存在 3 个精子发生位点，各位点在男性生殖细胞发育的不同时期起作用。由于每一个位点的缺失都可导致无精子症，故将其分别命名为 AZFa、AZFb、AZFc。其中，AZFa 缺失使精子发生阻滞在青春期前阶段，表现为纯睾丸支持细胞综合征（Sertoli-cell-only syndrome，SCOS）和小睾丸；AZFb 缺失使精子发生阻滞在青春期减数分裂前或减数分裂期，表现为具有减数分裂前生精细胞；AZFc 缺失组织学表现较为分散，多见单个精母细胞或单个成熟精子。

在精子发生的过程中，除了要保证特异基因的序列稳定性，还要保持表观基因组的稳定性。目前，精子发生过程中的表观遗传学变化也是一个研究热点。表观基因组由 DNA 和组蛋白上的化学修饰构成，它提供了除 DNA 序列信息以外的另一层次的遗传信息，这种遗传信息也可以通过减数分裂和有丝分裂传递给子代并且不依赖 DNA 序列一级结构的改变。表观遗传调控机制包括 DNA 甲基化、组蛋白修饰和非编码 RNA 等，这是遗传基因调控有关的三种主要分子机制。这三种机制相互作用维持稳定，对精子发生起重要作用。任何一种或一种以上的机制紊乱，都会引起基因异常表达或表达静止（沉默），从而导致表观遗传性疾病的发生。

四、环境因素

近年来,世界各国发表了许多关于男性及雄性动物生殖功能下降的报道。过去半个世纪以来,在世界范围内正常男性的精子数几乎减少了一半,精液量减少了四分之一。具有内分泌活性的环境污染物质,环境内分泌干扰物(endocrine disrupting chemicals, EDCs)对男性性生殖功能的影响备受关注。环境内分泌干扰物是存在于环境中、干扰生物和人体正常内分泌功能的化学物质,主要由人类活动释放到环境中并对生物和人体内正常激素的合成、释放、转移、代谢等施加影响,且具有类似雌激素作用,统称为 EDCs,也称内分泌干扰化学物。

EDCs 大都是亲脂性的化学物质,具有富集作用,通过食物链在生物和人体脂肪组织中累积浓集,从而增强其浓度和生物药效性。EDCs 具有潜在干扰内分泌系统的作用,主要影响体内维持动态平衡和调节生长发育的激素的产生、释放、转运、代谢、结合、活化或灭活。实验证明,EDCS 对动物雌激素、雄激素、甲状腺素、儿茶酚胺等都有显著的影响作用。EDCs 主要存在于除草剂、杀虫剂、防腐剂、杀菌剂、防污剂及洗涤剂等。

根据生物学效应不同,EDCs 大体可分为:①干扰雌激素的环境化学物,包括邻苯二甲酸酯类多氯联苯化合物、烷基酚类、二苯烷烃或双酚化合物、有机酚杀虫和除草剂、植物雌激素和真菌雌激素以及重金属铅、镍等;②干扰甲状腺素的环境化学物,包括二硫代氨基甲酸酯类和多卤芳烃类;③干扰睾酮的环境化学物,包括氟他胺、利谷隆、苯乙烯、邻苯二甲酸酯、林丹和铅等;④干扰其他内分泌功能的环境化学物。如铅可干扰儿茶酚胺、促性腺激素、催乳素等。

邻苯二甲酸酯类是一类脂溶性化合物,已被列为主要的环境雌激素,可选择性地诱导精母细胞凋亡,引起睾丸萎缩,导致精子发生异常。杀虫剂莠去津(化学名:2-氯-4-乙胺基-6-异丙胺基-1,3,5-三嗪)也是一种广泛存在的环境内分泌干扰物。体外试验表明,间质细胞用莠去津($232\mu mol/L$)处理后睾丸产生激素的总量下降 35%。铅可明显降低精子数及精子活动力,并引起 ROS 的升高,造成精卵穿透效率的明显降低。

EDCs 对人类生殖健康的损害涉及其发育过程的每一个阶段。主要通过干扰体内生殖激素,使内分泌失衡,体内性激素代谢异常,精子质量和数量下降及前列腺功能改变,导致生殖功能失常。其中包括多方面的内容和比较复杂的生物链关系,它们往往不是直接作为有害物质给人体或其他生物体带来异常影响,而是以类似激素的方式产生效应,使生物体内原有的内分泌功能出现紊乱,即使摄入极微量,也会造成生物体的激素分泌失调,生殖器官畸形,甚至癌变。EDCs 对男(雄)性生殖系统的影响越来越严重,越来越受到人们的重视,已成为当今毒理学和环境学研究的热点和前沿。

(陈石涛 孙 斐)

第三节 精子获取及保存

精液由精浆和精子组成。精浆主要由附睾液以及前列腺、精囊腺和尿道球腺等附属腺体的分泌液组成,精子由睾丸生精细胞产生,在附睾内成熟。在射精过程中,两者混合构成精液。

精液中精子的获取,不同的个体甚至同一个体在不同状态下都可能有不同的方式。

一、精子获取的常用方法

(一)常规取精

1. 样本采集的场所 精液离开人体后的环境变化可能影响检测结果,因此,精液采集应安排在靠近男科实验室的房间进行,以保证样本在尽可能短的时间内转运到实验室。

2. 给受检者的指导 采集精液前,实验室工作人员需要询问禁欲时间及受检者的身体情况,如有无发热、服用某些药物、病史等,这些因素均会影响精液检查结果。精液采集前,受检者应禁欲至少 48 小时,至多 7 天。如果需要多次采集标本,每次禁欲天数均应尽可能一致,且两次检测的间隔时间至少 3 周。如果受检者在医院采样室留取样本确实有困难,可以允许受检者在家里或宾馆里留取精液样本,同时给予受检者一个预先称重的、标记上其姓名和编码的样本容器。但必须向受检者强调以下几点:①一般不使用避孕套留取,如遇到特殊情况需要使用,应该使用专门为采集精液设计的无毒性避孕套;②不可用性交中断法,这样很容易丢失部分精液或受到阴道分泌物的污染,影响精子浓度的测定;③在运送到实验室的过程中,样本容器应该保持在20~37℃环境中,尤其是冬天,样本运送的过程一定要注意保温;④在采集样本后1小时内送到实验室;⑤检测报告应该记录取精时遇到的各种困难,如检测样本在家或者实验室外面的场所采集,或性交时使用不含杀精剂的避孕套采集等。

3. **样本采集和记录** 由受检者自行手淫采集精液样本,将精液射入一个洁净、干燥、广口的玻璃或塑料容器内,该批次的容器必须已经证实对精子没有毒性。有些受检者如脊髓损伤患者不能用手淫法取出精液,可用电动按摩器刺激阴茎头部及系带处,以帮助获得精液样本。

样本在运送至实验室期间,应该保持在20~37℃,以降低温度变化对精子的影响;送达实验室的样本置于37℃恒温试管架上待精液液化。

4. **特殊情况下的精液样本采集** 如果采集精液的目的是用于辅助生殖治疗或是微生物学检查(精液培养),必须避免非精液来源的微生物污染(例如来自皮肤的共栖微生物),且样本容器、移液器吸头和混匀用的吸液管等必须是无菌的。进行微生物学检查时,应注意送检时间和温度,如淋球菌对温度和氧气敏感,精液样本需在20分钟内进行处理。

5. **采集后的样本处理** 实验室接收了精液标本后,应立即把盛有精液标本的容器置于35~37℃的水浴摇床或恒温箱中待精液液化后再进一步处理。精液样本的检测应该在样本采集后1小时内进行。精液样本常规检测完成后尽早将精浆和精子分离,最好在2小时内分离,分离精浆标本时的离心速度不得低于3 000g,离心时间不得低于10分钟,离心分离的精浆可于-20℃保存待测。

(二)睾丸附睾穿刺

无精子症患者的精液中没有精子,是男性不育的严重类型。1985年首次有文献报道采用显微附睾穿刺取精(microsurgical epididymal sperm aspiration, MESA)取得精子用于IVF并获得妊娠。外科取精技术与ART的进展,为无精子症患者提供了生育的机会。通过手术方法采集睾丸或附睾精子,成为无精子症患者辅助生殖治疗中的重要步骤。

近年来,取精手术方式也取得了长足的进步,采集附睾精子的手术包括MESA和经皮附睾穿刺取精(percutaneous epididymal sperm aspiration, PESA),采集睾丸精子的手术包括经皮睾丸穿刺取精(testicular epididymal sperm aspiration, TESA)、睾丸穿刺取精(testicular sperm extraction, TESE)、睾丸显微穿刺取精(microsurgical testicular sperm extraction, micro-TESE)等。

1. **附睾穿刺取精术** 附睾穿刺取精术的手术方式包括MESA和PESA两种,临床常用PESA。术中取得的精子直接用于ICSI常可获得较高的受精率,也可将附睾精子冷冻保存备用。

附睾穿刺取精术的适应证包括:无法手术复通或复通失败的梗阻性无精子症,睾丸体积正常,血清FSH、LH、T以及遗传学检查正常,估计生精功能正常或睾丸活检显示正常。

附睾穿刺取精术的禁忌证包括:①急性生殖系统炎症或慢性生殖系统炎症急性发作,阴囊皮肤感染未控制者;②先天性或获得性附睾缺如;③严重遗传学异常的患者。

经皮附睾穿刺取精(PESA)是以细针经皮肤穿刺附睾头或体部抽出附睾液以获得精子的方法。基本步骤是:在同侧精索阻滞麻醉下,以拇指和示指固定患者的附睾,以连接于注射器的7号蝶形针经皮肤穿刺附睾头部,同时回抽注射器以保持适当的负压,轻轻地前进和后退蝶形针的针头,直到有足够量的附睾液抽出。如果送检后没有在附睾液中找到精子,可重复穿刺、穿刺对侧附睾或改行睾丸取精。

PESA的优点是操作简单,对设备要求低,创伤小;主要缺点是获得的附睾液体积小,容易被血液污染,有一定的失败率。

2. **睾丸取精术** 睾丸取精术是从睾丸中获取精子的技术,手术方式包括TESA、TESE、micro-TESE等。

睾丸取精术的适应证包括:①非梗阻性无精子症;②梗阻性无精子症,附睾内未能找到可利用的精子;③极度少精子症或隐匿精子症,精液中的精子不足或不适合行ICSI;④ART中的临时性取精困难。此外,由于睾丸精子的 DNA 损伤程度低于精液和附睾精子,对于反复 IVF/ICSI 失败的患者,如果怀疑与精液或附睾中的精子 DNA 损伤相关,可以考虑采集睾丸精子行 ICSI 治疗。

睾丸取精术的禁忌证包括:①睾丸体积小,质地柔软,估计睾丸中找到精子的可能性很低;② AZF 微缺失,检查发现 AZFa 或 AZFb 缺失;③急性生殖系统炎症或慢性生殖系统炎症急性发作;④阴囊皮肤感染未控制者;⑤凝血功能障碍等全身性疾病;⑥严重遗传学异常的患者。

经皮睾丸穿刺取精(TESA)是使用细针经皮肤穿刺睾丸获取精子的技术。基本步骤是:在精索阻滞麻醉下,固定一侧睾丸并绷紧睾丸表面的阴囊皮肤,持细针经皮肤穿刺睾丸,回抽与细针相连的注射器以维持适当的负压,针尖向各个方向反复进退数次,以获得不同部位的睾丸组织,将吸取的睾丸组织送检寻找精子,用于 ICSI 或冷冻保存,一侧未找到精子时,可行对侧睾丸穿刺。

TESA 的优点是操作简单、对设备和技术要求不高,但这种方法获得的睾丸组织通常很少,精子检出率低,睾丸损伤较重。对于梗阻性无精子症或临时性取精困难等睾丸生精功能正常的患者多数可获得满意效果,而对于非梗阻性无精子症患者,TESA 取精失败的风险较大。

睾丸显微穿刺取精(micro-TESE)是在手术显微镜下挑选直径较粗的生精小管以寻找精子的方法,是近年来随着显微外科技术的发展而出现的新技术。

基本步骤包括:在硬膜外麻醉或精索阻滞麻醉下,切开阴囊皮肤暴露睾丸,在手术显微镜直视下,沿睾丸长轴在睾丸表面无血管区纵行切开白膜,从不同部位的生精小管中挑选 10 余条相对较粗的生精小管,在解剖镜下撕碎后寻找活动精子,如果未找到足够的精子可重新挑选 10 条小管进行检验。

精子发生活跃的生精小管管径一般较粗,在显微镜下挑选较粗的小管有利于显著提高精子的检出率,适用于生精功能严重受损的非梗阻性无精子症患者,甚至非嵌合型克兰费尔特综合征患者也可能通过 micro-TESE 从睾丸中找到精子从而获得生育机会,这是 micro-TESE 最大的优点;其次,micro-TESE 术中仅切取少量生精小管,可以最大程度地减少对血管和睾丸间质的损伤,有利于保护睾丸内分泌功能,这对睾丸内分泌功能已经受损的患者来说更有意义。micro-TESE 的缺点是需要显微手术设备,对医生的显微外科技术有较高要求,手术耗时较长。

二、精液分析

精液分析是评估男性生育力最基本的也是最重要的检测项目。为了不断提高精液检查的质量,世界卫生组织(WHO)先后发布了 5 版精液分析和处理的实验室手册,为精液分析的标准化提供了可遵循的依据。本节以 WHO 第 5 版手册为依据,结合我国男科实验室的现状以及最新研究进展,系统阐述精液分析中常规检测项目、精液生化指标、抗精子抗体、精子功能检测、计算机辅助精子分析系统,以及一些特殊检测项目的检测原理、具体方法和目前存在的问题等。

(一)精液常规分析

精液常规分析是评估男性生育力的最基本测试,包括精液外观、精液体积、液化时间、pH 值、黏稠度、精子凝集、精子浓度与总数、精子活力与活动率、精子存活率以及精子形态学分析。精液常规分析应在精液液化不久后立即开始,最好在射精后 30 分钟,不要超过 1 小时,以避免脱水或温度变化影响精液质量。

1. **精液外观** 精液液化后或于射精后 1 小时内用肉眼进行观察。正常精液外观呈灰白色、均质、半流体状液体。由于前列腺分泌的精胺被氧化,所以精液具有一种特殊的刺激性腥味。

长时间未排精者射出的精液略带黄色,黄疸患者的精液和服用维生素或某些药物者的精液可呈黄色;精液清亮、透明常见于无精子症或少精子症男性;精液呈红褐色或带血,称为血精,常见于精囊炎、前列腺炎等生殖系统疾病,也可见于米勒管囊肿、结石、肿瘤如前列腺癌、输精管的微小损害等。

2. **精液体积** 由于要计算精液中的精子总数、有效精子总数、非精子细胞等,精确测定精液体积是精液评价的基础。WHO 推荐使用的精液体积测定方法有两种,一是通过称重收集量器中的精液来测量精液体积的称重法,二是将精液标本直接采集到广口带刻度玻璃量筒中的直接测量法。首选称重法测量精液体积。

精液体积的正常参考值≥1.5ml。发现无精液射出时,应鉴别是否完全逆行射精或不射精,此时可嘱咐患者留取尿液,显微镜观察尿液中是否有大量精子,必要时尿液可离心后再镜检,并询问有无射精快感;精液体积少(少精子症)在排除人为因素如性生活频度高、精液收集不完整后,常见于附属性腺感染、不完全性逆行射精、射精管阻塞或先天性双侧输精管缺如、精囊腺发育不全或雄激素缺乏等;多精液症常见于附属性腺功能亢进。尽管 WHO 手册认为精液体积降低有临床意义,而体积增加的临床意义有限,从而只给出了正常参考值的下限,但精液量增加可以造成精子浓度降低,而且精液过多可使阴道内的精液大量流出并带出大量精子,干扰精子在女性生殖道内运行,亦可导致不孕。精液体积增加是否影响生育,高于多少可致不孕,针对这些问题目前尚缺少相关报道。

3. 精液液化　刚射出的精液呈稠厚的胶冻状,因含有前列腺分泌的蛋白酶,在其作用下精液便从凝固状态转变成液体状态,这称为精液液化。液化期间精液渗透压升高。精液的凝固蛋白由精囊腺分泌,而液化因子则由前列腺分泌。精液暂时凝固及逐渐液化是正常生理现象。射出的精液如果超过 60 分钟仍未液化,则称为精液液化不全或液化迟缓,其可影响精子活力,进而影响男性的生育能力。在排除人为因素(射出精液的第一部分丢失)后,精液液化不全常见于前列腺疾病,特别是和前列腺炎有关。在精液分析时,精液呈不凝固状态,可能是先天性精囊腺或射精管缺陷所致。

正常液化的精液标本可能含有不液化的胶冻状颗粒(凝胶状团块),尽管其不影响精子质量,但其来源尚不清楚,而且可能干扰精液分析。随着精液的液化,不动精子获得活动的能力。液化期间,精液标本置室温下或 37℃孵箱中,在一个二维摇动器上,不断地轻轻混匀或旋转样本容器,有助于形成一个均质的精液标本。正常精液标本在 60 分钟内液化,但通常情况下在 15 分钟内精液液化即完成。精液液化后即可进行精液常规指标的检测。

精液液化的检测一般用滴管法或玻棒法,类似于精液黏稠度的检测。国际上普遍认可的方法是 Tauber 等设计的一种"袋法",其原理为用一孔径为 37μm 的尼龙网袋放置精液,只有液体及 <37μm 的小颗粒才能通过,而凝胶样物质不能通过,以检定精液的液化程度。具体方法为,将刚射出的精液置于尼龙网袋中,并将袋置于量杯中,间隔一定的时间将网袋提起,测量杯中液体的量,当精液全部液化后,杯中的精液量即为袋中凝固精液的量,每次测定杯中精液量与总量的百分比即为液化率。正常生育男性 6 分钟内的液化率为 35% 以上,12 分钟为 60% 以上,24 分钟为 100%。

4. pH 值　精液 pH 值反映了不同附属性腺分泌液 pH 值之间的平衡,主要是碱性的精囊腺分泌液和酸性的前列腺分泌液之间的平衡。当附属性腺或者附睾有急性感染性疾病时,精液的 pH 值可以大于 8.0。当射精管阻塞、先天性双侧输精管缺如或精囊腺发育不良时,可导致精液 pH 值降低,并常伴随精液量减少和无精子或极度少精子。当前列腺液缺乏时精液 pH 偏高。细菌污染和含有死精子的精液,可能会产生氨从而使精液 pH 呈碱性。精液呈弱碱性,可中和阴道分泌物的酸性。如果精液量少或 pH 降低,就不能中和阴道分泌物的酸性,则不利于保护精子活力,从而影响精子穿透宫颈管,影响受孕。WHO 手册推荐使用测量范围在 6.0~10.0 的 pH 精密试纸进行检测。

5. 精子计数　精子计数包括两个基本参数:精子浓度和精子总数。精子浓度(sperm density)即单位体积精液中的精子数量,通常以每毫升精液中的精子数量来表示。如果以精子浓度乘以精液体积,即为该标本的精子总数。目前在临床工作和一些文献中,仍使用"精子密度"来表示精子浓度,这是不正确的,因为密度是指质量相对体积的概念,而精子是可以计数的,应该使用精子浓度。

精子浓度的分析方法有手工法和计算机辅助精子分析(CASA)系统分析法。

手工分析法为 WHO 推荐使用的改良牛鲍氏板(血细胞计数板)计数法。

CASA 系统计数精子时,常用的精子计数池有 Makler、Macro、Cell-VU、MicroCell、Leja 等,一

般均使用原始液化精液直接计数。精子浓度正常参考值下限为 15×10^6/ml。精子浓度 <15×10^6/ml，为少精子症；（5~10）$\times 10^6$/ml 为中度少精子症；<5×10^6/ml 为重度少精子症；精液中无精子为无精子症。精子总数的正常参考值下限为 39×10^6/每次射精。少精子症和无精子症常见于睾丸生精功能低下、输精管道阻塞或部分阻塞、纯睾丸支持细胞综合征等。

6. 精子活力分级与活动率 精子活力（sperm motility）即精子的运动能力，为衡量精子质量的重要参数之一。精子活力是对精子运动能力的分级，它不是单一项目指标，而是包括前向运动（PR）、非前向运动（NP）和不动（IM）精子，PR 和 NP 之和即为精子活动率。精子活动率即活动精子占所有精子的百分率。精子活动率尤其是前向运动精子百分率与妊娠率密切相关。WHO 手册推荐的正常生育男性精子活动率（PR+NP）≥ 40%，PR ≥ 32%。精子活力降低，即 PR<32%，或 PR+NP<40% 时，称为弱精子症，其病因复杂，最可能与附属性腺或附睾炎症有关，精子代谢异常、精索静脉曲张及理化因素等也可影响精子活力。

7. 精子存活率 精子存活率（sperm survival rate）以活精子在精子总数中所占百分比表示。精子活动率小于 40% 时应进一步检查精子存活率，以帮助选择治疗方案。精子存活率的正常参考值为 ≥ 58%。如果活的但不动的精子占很大比例，应怀疑精子鞭毛结构有缺陷。精子存活率降低亦可能与附睾功能障碍、生殖道炎症及环境污染等有关。

8. 精子形态学 精子形态的任何异常改变均表示睾丸功能受损害，异常精子明显增高也称为畸形精子症（图 13-3-1，见文末彩插）。泌尿生殖道感染、腮腺炎并发的睾丸炎、附睾结核、精索静脉曲张、使用激素或某些化学药物（如抗癌药、利血平、白消安、呋喃类等）、放射线照射、阴囊局部长期高热、长期酗酒（特别是高浓度的烈性酒），以及环境污染等均可导致畸形精子症。精子畸形率的增高，必然影响到精子的活力和受精能力。精子的形态缺陷通常是多重的，常伴有 DNA 碎片的增加、染色体结构异常、不成熟染色质和非整倍体。精子形态异常往往与精子减少或活力差

同时存在，但有时也单独存在。另外，一些附睾的病理改变也常与畸形精子百分率升高有关联。

精液中正常形态精子的总数可能比正常形态精子百分率更具有生物学意义。可将精液中精子总数乘以正常形态精子百分率得出正常形态精子的总数。

（二）精浆生化指标的检测

人类精液由精子和精浆组成。精浆的来源比较复杂，约 30% 来自前列腺，60% 来自精囊腺，5%~10% 来自附睾及尿道球腺等。精浆成分亦较复杂，含有丰富的蛋白质，正常生育男性精浆蛋白质达 2 000 种以上；精浆中亦含丰富的糖类，以果糖为主；精浆中脂类、无机盐及代谢产物含量亦较丰富。正常生育男性的精浆可以稀释精子，为精子运动和存活提供适宜的微环境，并提供精子运动的能源。精浆亦可保护精子，刺激雌性生殖道的运动，便于精子正常通过雌性生殖道。因此，了解精浆的各种组分及其可能的生理意义对评估男性生育力非常重要。

目前临床上已开展的精浆生化指标检测包括：①反映附睾分泌功能的精浆总 α 葡糖苷酶和中性 α 葡糖苷酶活性；②反映精囊腺分泌功能的精浆果糖；③反映前列腺分泌功能的精浆酸性磷酸酶、γ- 谷氨酰转移酶、柠檬酸和锌；④反映精液抗氧化功能的精浆超氧化物歧化酶（SOD）活性和尿酸；⑤反映精子能量代谢的精浆肉碱。

1. 精浆 α 葡糖苷酶活性 α 葡糖苷酶又称为麦芽糖酶，它能够水解多糖和寡糖上的葡萄糖残基，在精子成熟、获能以及受精过程中具有重要的作用。精浆中存在两种 α 葡糖苷酶异构体，即中性 α 葡糖苷酶和酸性 α 葡糖苷酶，前者来源于附睾，由附睾上皮细胞分泌，约占总酶活性的 80%；后者来源于前列腺，约占总酶活性的 20%。精浆总 α 葡糖苷酶活性的测定即中性和酸性 α 葡糖苷酶活性均被测定。精浆 α 葡糖苷酶活性与精液量、精子浓度、活动率和前向运动精子百分率呈显著正相关关系。不育患者相比正常生育男性精浆 α 葡糖苷酶活性明显降低；在精索静脉曲张、输精管切除、阻塞或发育不全的患者中，α 葡糖苷酶活性显著降低；附睾炎及附睾分泌功能紊乱的患者精浆 α 葡糖苷酶活性亦降低。精浆 α 葡糖苷酶活性的降低可以导致结合至透明带的精子数减

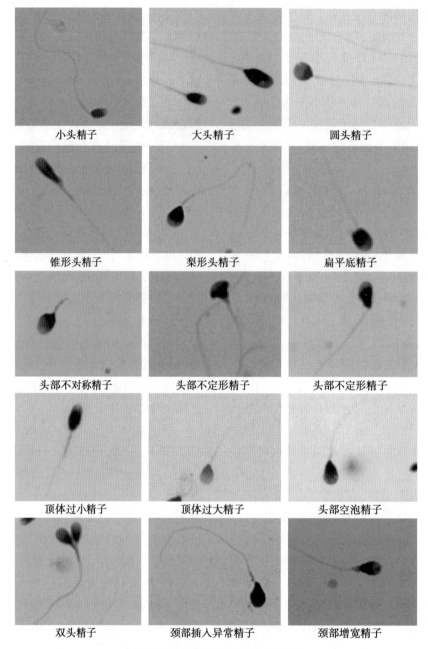

小头精子   大头精子   圆头精子

锥形头精子   梨形头精子   扁平底精子

头部不对称精子   头部不定形精子   头部不定形精子

顶体过小精子   顶体过大精子   头部空泡精子

双头精子   颈部插入异常精子   颈部增宽精子

图 13-3-1 常见的畸形精子类型

少,进而降低男性生育力。在射精管梗阻并精囊腺缺如的患者,精浆总 α 葡糖苷酶活性可能正常甚至升高,这是由于患者的精液量明显减少,精浆主要为前列腺液,而前列腺液中有酸性 α 葡糖苷酶所致。此类患者如果检测中性 α 葡糖苷酶,结果应为 0 或极低。精浆总 α 葡糖苷酶活性的测定一般用葡萄糖氧化酶法。

2. 精浆果糖 精浆果糖是由血液中的葡萄糖在精囊中经酶促转化产生并分泌的单糖。其合成途径主要有 3 条:①糖原分解;②血液中葡萄糖在磷酸化酶、磷酸葡萄糖变位酶的作用下,转变

成为 6- 磷酸葡萄糖,6- 磷酸葡萄糖再在磷酸己糖异构酶催化下,转变成为 6- 磷酸果糖;③通过醛糖还原酶在还原型烟酰胺腺嘌呤二核苷酸磷酸(NADPH)的作用下,葡萄糖还原成为山梨糖醇,山梨糖醇在烟酰胺腺嘌呤二核苷酸(NAD)作用下,被山梨糖脱氢酶氧化而生成游离果糖。精囊上皮中存在 NADPH 发生系统,有利于第 3 条途径的生物合成。

精浆中果糖来自精囊液,由精囊分泌,是精子活动的主要糖类能源。精子轴丝收缩依赖 ATP 供给能量,在精子线粒体鞘内,果糖在一系列酶作

用下,通过无氧酵解或三羧酸循环进一步降解,并释放能量,以供给精子运动。精子运动与果糖酵解呈正相关,果糖的分解率越高,精子的活动力越强,受精力亦越强。

精浆果糖测定可用于判断精囊腺功能。精囊炎症或发育不全,均可使精浆果糖含量降低;非梗阻性无精子症患者精浆果糖浓度偏高,而射精管梗阻性无精子症和/或精囊腺缺如患者精浆果糖极低或为 0。研究表明,精浆果糖含量与精子浓度呈明显负相关,精子浓度越高,果糖消耗越快,故精液标本留取后应尽快将精浆与精子分离,否则随着体外放置时间延长,精浆果糖含量亦明显降低。另外,睾酮水平影响精囊腺分泌功能,故雄激素不足可造成精浆果糖含量降低,因此精浆果糖含量亦可间接反映睾丸间质细胞分泌睾酮的能力。

目前,精浆果糖测定的主要方法有气相层析法、吲哚显色法、间苯二酚显色法、果糖脱氢酶法及己糖激酶法等。

3. 精浆酸性磷酸酶　酸性磷酸酶(ACP)是一种在酸性条件下催化磷酸单酯水解生成无机磷酸的水解酶,精浆酸性磷酸酶由 426 个氨基酸残基组成。精浆中酸性磷酸酶几乎全部来自前列腺,是前列腺特征性分泌物,其合成受雄激素调控。它参与精子代谢并有助于精子活力,其在精浆中的含量变化能反映前列腺的分泌功能,并有助于前列腺疾病的诊断。前列腺炎患者精浆酸性磷酸酶含量降低,前列腺增生或前列腺肿瘤患者其含量增高。有文献报道,精浆酸性磷酸酶具有免疫抑制作用,是精浆免疫抑制剂的重要组分,含量减少时其抑制作用减弱,可有助于抗精子抗体(AsAb)产生,从而使精子活动率、浓度降低和精子顶体膜破损。

4. 精浆 γ- 谷氨酰转移酶　成人前列腺持续分泌一种稀薄的液体,呈酸性,其主要化学成分有酸性磷酸酶、γ- 谷氨酰转移酶(γ-GT)、锌、柠檬酸盐等。精浆 γ-GT 是一个相对新的评价前列腺功能的指标,且其检测准确性要明显优于精浆酸性磷酸酶,这是因为精浆 γ-GT 的含量为血清的 200~500 倍,检测前样本无需稀释(全自动检测法)或稀释倍数较低(手工法,一般稀释 200 倍,远低于酸性磷酸酶),故检测误差比酸性磷酸酶检

测低。而且,精浆 γ-GT 和酸性磷酸酶呈高度正相关,在前列腺功能低下患者中,其 γ-GT 活性明显下降;在前列腺癌以及前列腺良性增生患者中,其活性显著增高。同时,人类精液中 γ-GT 为谷胱甘肽代谢的关键酶,在保护精子免受氧化应激损伤和对抗自由基中起重要作用,且文献报道,精浆 γ-GT 活性与精子浓度和精子存活率呈明显正相关。因此,精浆 γ-GT 活性检测可能比酸性磷酸酶活性检测更适合用来评价前列腺功能。

5. 精浆柠檬酸　人精浆中的柠檬酸(3-羟基 -1,3,5- 戊三酸)含量较高,且几乎全部来源于前列腺。精浆中柠檬酸的功能主要表现在 5 个方面:①通过与 Ca^{2+} 结合而影响精液的液化;②通过与 Ca^{2+} 结合调节精液中 Ca^{2+} 浓度而有助于防止前列腺中形成结石;③维持透明质酸的活性;④与 K^+ 和 Na^+ 结合,维持精液内渗透压的平衡以及细胞外环境的稳定,从而维持正常的生育能力和精子功能;⑤可起前列腺酸性磷酸酶激活剂的作用,从而影响精子活力。在患急性或慢性前列腺炎时柠檬酸含量显著降低,故精浆柠檬酸含量可作为了解前列腺功能的重要指标。

目前,精浆柠檬酸测定的主要方法有荧光分析法、气相色谱法、Furth-Hermann 反应、氯化铁络合法、柠檬酸裂解酶法等。

6. 精浆锌　人精浆中含有丰富的锌,其浓度大约是血浆的数十倍甚至上百倍。精浆中的锌主要来自前列腺,其被认为是评价前列腺分泌功能的重要指标之一。精浆锌在男性生殖活动中起重要作用,精液中一定浓度的锌是维持精子活力的重要因素,直接参与精子的生成、成熟和获能过程,进而保证精子的质量、受精能力和生精功能正常。精液中锌主要与蛋白质结合存在,可保护精子膜,延缓精子细胞膜的脂质过氧化以维持膜结构的稳定性和通透性,从而维持精子活力。锌与精子核染色质解聚起决定作用的疏基结合,可逆性抑制精子核染色质解聚,使精子在贮存过程中保存了其内在的核染色质解聚能力,延长了射出精子的功能。锌对精子顶体酶具有可逆性抑制作用,当精子进入宫颈黏液后,黏液中与锌结合的蛋白可使锌的抑制作用降低,导致顶体酶被激活,从而使精子能顺利通过透明带与卵子结合。此外,锌是超氧化物歧化酶(SOD)中重要的组成成分,

通过 SOD 可清除精浆中自由基,从而抑制细胞膜发生脂质过氧化反应,保证精子的形态结构和功能正常。

检测男性精浆中锌离子的水平,主要用于临床上前列腺分泌功能、精液不液化症等的体外诊断。前列腺炎时,精浆锌浓度降低。研究显示,弱精子症和少精子症患者精浆锌含量明显低于正常生育男性,而死精子症患者精浆锌含量明显高于正常生育男性,提示,精浆中适当的锌浓度是正常精子功能所必需的。尽管有研究显示,不论是补充无机锌(硫酸锌)还是有机锌(丙酸锌),均可明显改善精子数、精液量、精子形态、前向运动精子百分率、精子 DNA 完整性、精液液化、体内激素状态、热应激导致的精子损伤,甚至可用于预防和治疗吸烟引起的不育等,但如果精浆锌浓度过高,锌将在精子核和主段的线粒体中累积,致使精子 DNA 损伤增加,精子存活率和活动率显著降低,且对透明带诱导的顶体反应有不利效应。故临床上补锌应适度。

7. 精浆超氧化物歧化酶　精液中氧自由基和抗氧化剂的平衡是保持正常生育能力的基础,这种平衡的打破可能是造成男性不育和精子质量下降的重要原因。活性氧(reactive oxygen species, ROS)产生过多会造成精子活力下降,抑制精子获能和顶体反应,使精子 DNA 发生氧化损伤,是导致男性不育的重要原因。在正常男性生殖系统中,具有多种保护精子对抗 ROS 损伤作用的抗氧化物和抗氧化酶类。精浆中抗氧化酶主要包括超氧化物歧化酶(SOD)、过氧化氢酶(CAT)、谷胱甘肽过氧化物酶(GPx)等。SOD 是机体抗氧化的重要酶类,其作用机制是催化自由基发生歧化反应生成过氧化氢和氧分子,从而阻断由超氧化物自由基所激发的一系列细胞内自由基反应。精子对于脂质过氧化反应异常敏感,SOD 活性下降,精子势必受到损害。

根据正常生育男性精浆 SOD 检测结果,以第 5 百分位数确定正常参考值范围,精浆 SOD 的正常参考值为 ≥ 27.26U/ml。男性不育症患者精浆 SOD 含量显著降低,精浆的抗氧化能力下降,可导致精子氧自由基反应和脂质过氧化反应,使精子膜受到损害,精子活力下降甚至精子死亡,因此,检测精浆 SOD 含量可作为诊断男性不育症的指标之一。目前,检测 SOD 的方法主要是邻苯三酚法。

8. 精浆尿酸　尿酸(uric acid, UA)为男性生殖系统中一个重要的抗氧化物,它不但能直接结合铁、铜离子,发挥其预防性抗氧化功能,而且还能直接清除单线态氧及羟基自由基等物质,是机体内一种重要的 ROS 清除剂。

机体尿酸由嘌呤分解代谢产生酮式和烯醇式两种形式,其烯醇式具有酸性,与钠离子形成尿酸钠盐。尿酸钠盐在弱碱性体液中以阴离子形式存在,与 ROS 作用后,生成稳定的尿酸自由基,从而起到抗氧化作用。精浆中的强抗氧化缓冲能力可以保护精子免受氧化损伤,UA 对精子活力有利。精浆尿酸含量的减少可导致清除 ROS 能力下降,造成 ROS 相对增多,从而对男性生殖系统和精子产生损伤作用。研究表明,正常生育男性精浆尿酸含量显著高于梗阻性无精子症、非梗阻性无精子症、少精子症及弱精子症患者;正常生育男性精浆 UA 浓度明显高于不育男性,且精浆过氧化氢浓度与尿酸浓度呈负相关。研究发现,白细胞精子症患者精浆 UA 含量显著低于非白细胞精子症患者及健康对照者,且精液中白细胞浓度与精浆 UA 含量呈显著负相关。而且,精浆尿酸含量降低可致精子畸形率升高。

目前,文献报道的检测尿酸的方法是全自动尿酸氧化酶 - 过氧化物酶偶联法。

9. 精浆肉碱　肉碱有左旋(L-)和右旋(D-)两种旋光异构体,分别具有不同的生理和药理性质。L- 肉碱是线粒体膜上唯一的活化脂肪酸载体,主要功能是携带、转运活化的脂肪酸,特别是长链饱和和不饱和脂肪酸穿越线粒体膜,进入线粒体内进行 β 氧化和三羧酸循环反应,为机体的各种代谢活动提供能量。L- 肉碱还具有促进丙酮酸、支链氨基酸的氧化利用,清除胞质中乙酰辅酶 A 的积聚和不良反应,调节和维持线粒体基质中酰基辅酶 A 与辅酶 A 之间的比例,防止长链脂酰辅酶 A 对生物膜的损伤等生物功能。而 D- 肉碱对肉碱乙酰基转移酶和肉碱脂酰转移酶具有竞争性抑制作用,不利于 L- 肉碱生物功能的发挥和生物体的正常代谢,对生物体表现出较大毒性。因此,在生物体提到的肉碱一般指 L- 肉碱。

人体获取肉碱的途径通常通过食物,各种食

物中均有不同量肉碱,但植物性食物中肉碱含量比动物性食物低,羊肉中肉碱含量最高。在男性和雄性动物的生殖道中,肉碱高浓度地集中在附睾中,主要以游离态形式存在,但附睾中的肉碱来自血浆。

根据正常生育男性精浆肉碱检测结果,以第5百分位数确定正常参考值范围,精浆肉碱的正常参考值为≥145.83μmol/L。研究显示,正常生育男性精浆肉碱含量显著高于弱精子症和少精子症患者;精浆肉碱含量与精子浓度、活动力和形态均存在显著的正相关;精浆肉碱含量与精浆α葡糖苷酶活性呈较强正相关,而与精浆果糖及酸性磷酸酶活性没有相关性。附睾因急、慢性炎症、囊肿、精子肉芽肿等影响到附睾正常生理功能时,精浆肉碱含量下降;当肉碱缺乏时,精子线粒体内正常的β氧化过程缓慢,为精子提供的能量降低,可导致精子存活力和运动能力明显降低,进而可导致男性不育。因此,精浆肉碱水平测定可用于男性不育的辅助诊断。

(三)抗精子抗体的检测

人类生殖腺与生殖细胞及其所产生的激素都具有抗原性,可以引起免疫反应,从而影响人类正常生殖过程。精子抗原性较强,种类较多,包括特异性抗原、非特异性抗原和其他抗原,以前者尤为重要。正常情况下,精子在男性体内不引起自身免疫反应,女性也不会因性交而对精子抗原产生抗精子的免疫反应,这是由于男、女体内有多重免疫防御机制,避免了精子自身免疫或同种免疫反应的发生。如果免疫防御机制受到破坏或失平衡,使得精子及其可溶性抗原暴露于机体免疫系统,而且精子抗原是大剂量、持续地刺激免疫系统,才可能激起对精子发生免疫反应,产生一定水平的抗精子抗体(antisperm antibody, AsAb)。所以,存在足量精子、免疫防御机制异常、精子持续作用于免疫系统,这三者是产生抗精子抗体的前提。在某些异常情况下,如男性生殖道炎症、损伤与梗阻等,睾丸或输精管的黏膜表面有损伤,巨噬细胞进入生殖道,吞噬降解精子,并成为激活免疫网络的抗原,刺激机体产生抗精子抗体。抗精子抗体对精子及受精过程影响比较复杂,不同类型抗体的作用途径也不相同。但抗精子抗体导致男性免疫性不育中的作用机制主要可概括为:

①阻碍精子穿过宫颈黏液,干扰精子获能;②凝集和制动作用,影响精子的活率;③抑制精子顶体酶的释放或降低顶体酶的活性,影响精子受精能力;④影响精卵融合,干扰受精卵发育;⑤抗精子细胞毒作用,影响胚胎发育,甚至导致胚胎发育停止;⑥抗精子抗体在睾丸生精小管的基底膜沉积可影响生精微环境,使精子数量下降,形成异常。抗精子抗体可通过影响精子浓度及活动力等导致男性不育。因此,抗精子抗体可以作为临床上男性免疫性不育辅助诊断的首要指标。

抗精子抗体是男科实验室诊断免疫性不育最重要的指标,其检测方法有多种,包括浅盘凝集法(TAT)、免疫荧光法、乳胶凝集试验、精子制动试验(SIT)、免疫珠试验(IBT)、混合抗球蛋白反应(MAR)、固相酶染色法、酶联免疫吸附测定(ELISA)、免疫金分析法等。目前临床上以MAR、IBT应用较多。

(四)精子功能的检测

精子功能检测是评估男性生育力的重要内容之一。随着精准医学和个体化医疗的发展,一些男性患者需要进行特定的精子功能检测,其可反映精子顶体状态、代谢、膜功能、核完整性及成熟度、穿透宫颈黏液和卵子的能力等。本节主要介绍反映精子顶体功能状态的顶体完整性、顶体酶活性以及诱导顶体反应的检测,反映代谢功能的精子乳酸脱氢酶C4(LDH-C4)活性的检测,反映精子膜完整性的低渗膨胀试验,反映精子核功能的DNA完整性和精子核成熟度检测,反映精子线粒体功能的线粒体膜电位测定,以及反映精子穿透宫颈黏液和卵透明带能力的相关检测等。

1. 精子顶体功能 人精子头前端为顶体,覆盖在精子核前面。精子顶体是一个由顶体帽与赤道板组成的帽状结构。顶体内含有多种蛋白水解酶和磷酸酯酶。获能的精子穿过卵丘细胞外基质时被激活,引发顶体反应(AR),从而将顶体内的酶释放出来以溶解卵放射冠及透明带。精子在体内只有经过获能和顶体反应,才能穿入卵细胞与其融合,完成受精。精子顶体是否完整、能否正常发生顶体反应,以及顶体酶活性的高低对精卵正常受精有着重要的影响。因此,检测精子顶体完整率、顶体反应发生率及顶体酶活性,有助于预示精子的受精能力。

（1）精子顶体完整率分析：精子顶体完整率的分析需要对精子进行涂片和染色，具体方法类似精子形态学分析。

根据顶体的外形和损伤情况，将精子顶体分为4种类型。Ⅰ型：顶体完整，精子形态正常，着色均匀，顶体边缘整齐，有时可见清晰的赤道板。Ⅱ型：顶体轻微膨胀，精子质膜（顶体膜）疏松膨大。Ⅲ型：顶体破坏，精子质膜严重膨胀破坏，着色浅，边缘不整齐。Ⅳ型：顶体全部脱落，精子核裸露。Ⅱ、Ⅲ、Ⅳ型均为顶体不完整精子，顶体完整率即Ⅰ型顶体精子占计数总精子的百分比。

正常生育男性顶体完整率的正常参考值为>75%。精子顶体缺陷与男性不育关系密切。

（2）精子顶体反应的检测：顶体反应（AR）是获能的精子到达卵细胞附近时所发生的一系列变化，包括精子与卵子的接触、精子顶体小囊释放出水解酶以及卵子周围放射冠和透明带的溶解等。在自然情况下如果没有AR的发生，受精是无法进行的。对精子AR的检测是了解男性生育能力的重要手段，精子AR发生率的降低与精子受精能力下降密切相关，因此，检测AR发生率可以预示精子的受精能力。

AR的检测最好用人卵透明带进行。但是人卵透明带很难得到，无法在临床实验中普及。AR的发生一般认为是钙离子内流启动的，因此，使用钙转运剂如钙离子载体或孕激素等处理，可用于替代透明带以检测获能精子发生AR的能力。

（3）精子顶体酶的检测：精子顶体含有多种蛋白水解酶，顶体酶是精子顶体蛋白水解酶的总称，存在于精子头部顶体内膜与赤道膜之间。当精子头部与卵透明带结合时，精子顶体内的顶体酶原被激活为顶体酶，通过顶体反应被释放，从而水解卵透明带，使精子穿过卵透明带最终实现与卵子的融合。顶体酶含量或活性降低必然影响精子穿透透明带和放射冠，顶体酶活性是判断男性精子功能和生育力强弱的主要指标之一。

目前，检测精子顶体酶的方法较多，主要有固相Na-苯甲酰-DL-精氨酸-ρ-硝酰基苯胺（BAPNA）法、底物酶法、化学比色法、改良Kennedy法、明胶法和全自动检测法（终点法）。

2. 精子乳酸脱氢酶C4活性 乳酸脱氢酶同工酶LDH-C4是精子糖代谢所必需的酶，为精子在男性生殖道运动提供充足能源，与精子的生成、代谢、获能以及受精有密切关系。精子LDH-C4活性降低可导致精子活力降低（弱精子症），精子活力维持时间缩短，获能异常，进而降低精子质量和男性生育能力，导致男性不育。因此，检测精子LDH-C4活性可评价男性精子质量和生育能力，为男性不育诊断提供可靠依据。

研究显示，大部分（79%）无精子症患者都缺乏LDH-C4；部分男性不育患者其精子计数是正常的，但其LDH-C4活性缺失，分析可能原因是LDH-C4基因缺失导致精子能量代谢障碍、活力下降；也有部分不育患者精子计数正常但LDH-C4活性低下，同样可致精子活力降低。

目前，临床上LDH-C4活性的检测方法是将洗涤精子破膜后，取上清用全自动生化分析仪检测。

3. 精子膜完整性分析 精子膜上含有丰富的多聚不饱和脂肪酸及多种蛋白成分，精子膜的功能与精子获能、顶体反应及精卵融合密切相关。精子膜功能的测定可预见精子的受精能力。当精子暴露于低渗环境中时，因精子尾部的膜较精子头部的膜更柔韧疏松，进入的液体更多，外形变化更大，呈现出各种易于观察的膨胀现象，这是精子膜功能正常的标志之一，是精子具有完整的功能活动的特征，而精子膜功能不正常者在低渗条件下表现为不膨胀。

正常生育男性的精子尾部低渗膨胀率或膜完整精子百分率为≥58%。精子膜完整性分析不仅可以检测精子膜功能有无损伤，而且可以间接反映精子存活率。只有精子膜功能正常的精子，才能最终到达卵子并与其受精，因此，精子膜完整性分析是反映精子质量的重要检测项目之一。

目前评价精子膜完整性的方法主要有低渗膨胀试验（HOST）、伊红Y染色法和荧光分子探针染色法。

4. 精子DNA完整性检测 精子DNA损伤是指在精子生成及成熟过程中，各种原因导致DNA完整性被破坏而产生断裂的碎片，精子DNA完整性检测是从分子层面检测精子DNA损伤的程度。引起精子DNA损伤的因素主要包括年龄、环境污染物如有机磷、有机氯杀虫剂、塑料增塑剂、辐射等；男性生殖系统疾病或全身性疾病如感染、肿瘤、隐睾、精子发生和成熟障碍、脊索损伤、内分泌功能紊乱、肥胖、脂类代谢障碍、基因突变和染色体结构异常、抽烟、酗酒等。其中精子发生和成熟障碍可能是精子 DNA 损伤最隐秘的原因，涉及一些影响精子核染色质包装和重组的分子机制，如组蛋白向鱼精蛋白的转换、基因的单核苷酸多态性、端粒的作用等，其可能为未来精子 DNA 损伤研究中的热点之一。

精子 DNA 完整性检测主要检测精子 DNA 碎片指数（DNA fragmentation index，DFI）。常用的检测方法包括精子染色质结构分析法（SCSA）、精子染色质扩散（SCD）试验、末端转移酶介导的 dUTP 末端标记法（TUNEL）、彗星实验等。

5. 精子线粒体膜电位测定 男性不育的原因之一是精子活力低下，其有可能由于精子线粒体呼吸链活动降低所致。线粒体位于精子中段，可合成 ATP，为精子运动提供能量。在正常的细胞能量代谢中，线粒体内由三羧酸循环产生的能量传递给电子，电子经呼吸链传递的同时，将质子从线粒体内膜的基质侧泵到内膜外，形成跨膜电位，即为线粒体膜电位（mitochondrial membrane potential，MMP）。MMP 下降是细胞凋亡早期的一个标志性事件。

正常 MMP 是维持线粒体功能的必要条件，MMP 下降表示线粒体功能下降。研究显示，不育男性正常 MMP 精子比率显著低于生育男性，且正常 MMP 精子比率与精子浓度、精子总数、精子活动率及前向运动精子百分率呈显著正相关，而与精子畸形率和精浆 ROS 呈显著负相关；MMP 降低导致 ATP 合成减少，精子运动能力下降；MMP 的丧失亦导致精子细胞早期程序化死亡，细胞膜结构的完整性遭到破坏，精子的畸形率也随之增加，且多表现为精子体部和尾部畸形。导致 MMP 降低的最可能因素为 ROS，ROS 使线粒体膜发生脂质过氧化，导致线粒体呼吸链活动降低，能量合成减少，同时，ROS 抑制琥珀酸脱氢酶活性，使得呼吸链电子传递受限。ROS 对线粒体膜的损害可致线粒体通透性增加，大量钙离子进入线粒体，亦可使得 MMP 降低。

6. 精子透明带结合试验 精子与卵透明带结合是完成精卵结合的关键步骤之一。通常哺乳动物卵母细胞被透明带（ZP）包围，而精子头部也存在相应的 ZP 蛋白受体，从而使精子与卵子结合和受精过程具有很强的物种特异性。例如，在小鼠中，ZP 糖蛋白 ZP3（相对分子质量为 83 000）可与覆盖于精子头部质膜上的相应受体结合。精子与 ZP3 结合诱导顶体反应发生，这是一种胞吐作用形式，可导致覆盖在精子头部前方的质膜破损而释放顶体中的蛋白水解酶。顶体反应后精子通过与另一个 ZP 蛋白结合进行下一步交互作用，此糖蛋白称为 ZP2（相对分子质量为 120 000），通常将 ZP2 的受体称为二级精子受体。只有与 ZP3 蛋白结合的精子才可以穿过卵母细胞透明带，从而有机会通过使用与之相关的顶体内的蛋白酶，并与卵质膜融合形成受精卵。

许多临床研究使用透明带结合后的精子进行 ICSI，结果试验组的卵裂率、优质胚胎率、可使用胚胎率均显著高于对照组。可见通过利用患者夫妇自体 ZP 结合的精子进行 ICSI 注射，能获取高质量胚胎和高种植率。

（五）男科实验室的特殊检测项目

男科实验室还有一些反映男性生殖道感染尤其是隐性感染的精液游离弹性蛋白酶检测、反映精液中非精子细胞状况的精液脱落细胞检查、反映精子氧化损伤的精子氧化应激检测，以及最新的精子膜糖被完整性检测等，这些项目有的已在临床常规中开展，有的尚处于临床转化阶段。

1. 精液游离弹性蛋白酶检测 中性粒细胞弹性蛋白酶（neutrophil elastase，NE）是一种重要的中性蛋白水解酶，直接参与体内各种生理和病理过程，在感染性疾病发生、组织损伤和炎症等诸多方面起着重要介质作用。各种体液或组织中弹性蛋白酶水平的高低可很好地反映该组织脏器损伤的严重程度，是判断组织损伤严重程度和预后的敏感指标。正常生理情况下，由巨噬细胞、中性粒细胞分泌的弹性蛋白酶量很少，并不断与抗蛋白酶系统如 α_1 抗胰蛋白酶（α_1-AT）和 α_2 巨球蛋白（α_2M）结合形成复合物而被巨噬细胞、中性粒细胞吞噬清除，蛋白酶和抗蛋白酶之间保持着一种动态平衡，因而不会引起正常组织的破坏和损伤。炎症反应过程中，中性粒细胞分泌大量弹性蛋白酶，使得弹性蛋白酶含量和活性明显增高，而抗蛋白酶含量相对不足，又易受到氧自由基的氧化失活，有活性的弹性蛋白酶会降解邻近组织的弹性蛋白、多黏蛋白、基底膜和胶原纤维,从而使组织脏器遭受破坏和损伤。弹性蛋白酶亦能刺激细胞合成活性氧自由基,导致细胞损伤甚至死亡。因此检测精液中有活性的游离弹性蛋白酶可以反映男性生殖道炎症损伤程度,可以辅助诊断男性生殖道感染,尤其是可能存在的隐性感染,从而为男性不育诊断提供可靠依据。

目前,临床上广泛使用的精液弹性蛋白酶检测法是酶联免疫吸附测定(ELISA)。

2. 精液脱落细胞检查 精液脱落细胞是指睾丸生精上皮、附睾、输精管道、精囊腺、前列腺等生殖道黏膜上皮脱落的细胞,包括精子、生精细胞、粒细胞、淋巴细胞、红细胞、附睾上皮细胞、精囊腺上皮细胞、前列腺上皮细胞等。精液中出现大量生精细胞,提示可能存在精子发生障碍或生精上皮损伤,其在鉴别梗阻性和非梗阻性无精子症、判断精子发生阻滞阶段以及监测非梗阻性无精子症治疗效果上有重要临床意义;精液中淋巴细胞和中性粒细胞有助于鉴别感染类型;而特定的附睾上皮细胞、精囊腺上皮细胞和前列腺上皮细胞的出现,则可提示特定附属性腺的损伤。

精液脱落细胞检查主要采用染色的方法,可与精子形态学分析同时进行,故精子形态学分析所用的染色方法同样适用于精液脱落细胞的检查,但以改良巴氏染色法最适宜。苏木精-伊红(HE)染色法、瑞氏和瑞-吉氏染色法同样适用于精液脱落细胞的检查。

3. 精子氧化应激检测 正常生理条件下,机体中活性氧的产生与抗氧化防御系统之间处于动态平衡,即处于相对自稳态。当内源性和/或外源性刺激使机体代谢异常而骤然产生大量活性氧(ROS),且超过了机体抗氧化体系的还原能力,机体即处于氧化应激(oxidative stress, OS)状态,发生应激性氧化损伤。正常生理状态下,男性生殖系统中 ROS 的产生和清除亦处于平衡稳态。适量的 ROS 在精子发生、成熟、获能以及精卵融合等过程中,可以调节细胞内信号转导级联反应,调控基因的转录和表达。精浆中含有抗氧化清除物及抗氧化酶,参与维系精液氧化-抗氧化稳态。然而,过量产生的 ROS 则会打破精液的氧化-抗氧化平衡,造成氧化应激损伤,进而引发一系列男性生殖功能的病理学改变,包括精子成熟缺陷、质

膜损伤、运动障碍、DNA 损伤、线粒体功能缺陷以及生殖细胞凋亡等。目前认为,氧化应激是导致精液质量下降、胚胎发育不良甚至出生缺陷的潜在原因之一。

多种 ROS 在男性生殖系统病理生理过程中发挥作用,包括氧自由基如超氧阴离子(O_2^-)、羟自由基(·OH)、过氧化氢(H_2O_2)、一氧化氮(NO),以及一些阴离子氧的非自由基衍生物,如单线态氧($^·O_2$)、氢过氧化物($HOO^-·$)、过氧化物次氯酸(HOCl)、过氧化物脂质($LOO^-·$)等。根据来源不同,精液中 ROS 可以分为内源性和外源性两种。内源性的 ROS 主要来自精子本身(尤其是中段带有过量残留胞质的异常不成熟精子)和精液中的白细胞。目前认为精子产生 ROS 主要有两种方式:一是精子线粒体呼吸链中系列氧化还原反应的产物,二是精子膜上的 NADPH(NADH)氧化还原酶体系反应的产物。除此之外,有功能缺陷的精子也会产生一氧化氮(NO)。精液中的白细胞主要来源于前列腺和精囊腺,在炎症、感染等各种应激条件下白细胞会发生"呼吸爆发",产生比未激活时高 100 倍剂量的 ROS,是精液高水平 ROS 的主要来源。精液外源性 ROS 的产生则主要与吸烟、环境理化因素以及辅助生殖治疗过程中精液处理有关。目前研究提示,生育力低下的男性精液中 ROS 水平明显高于生育力正常者,而精子数量减少、运动力低下和畸形往往与精液 ROS 的水平过高有关。因此,在男性不育尤其是特发性不育症的临床诊断中,ROS 浓度的测定可以为判断精子功能提供重要参考。

目前,精子氧化应激的检测主要有两种方法:化学发光法和静息氧化还原电位(sORP)检测法。

4. 精子膜糖被完整性检测 精子在通过附睾的过程中进一步成熟,精子膜表面糖基的种类及表达量的改变,与精子成熟程度及受精潜能密切相关。在精子的成熟过程中,各种糖基化修饰的蛋白或脂质结合到精子膜表面,形成 20~60nm 厚的糖被。人精子糖被由 300 多种不同的糖蛋白和糖脂组成。在精子成熟、获能以及发生顶体反应的一系列生理过程中,膜表面的糖蛋白发生重排。精子糖被的成熟与精子功能紧密相关,在精子保护、宫颈黏液穿透、精卵识别和结合等诸多环

节中发挥重要作用。凝集素芯片技术可以高通量、高效率地检测精子糖被的各类糖基,进而反映精子成熟及功能状况。

三、精液获取的质量控制

精液获取的质量控制主要包括精液样本的质控和分析方法的质控,前者包括精液常规分析用精液样本,后者包括精液常规各个检测项目、精浆生化指标检测、抗精子抗体检测、计算机辅助精子分析系统(CASA)及精子功能检测项目等的质控。

(一)精液样本的质控

精液样本的正确采集、运送和储存是保证精液检验结果准确的关键。精液样本的质控见本节"精液常规分析"内容。

(二)分析方法的质控

1. 精液常规分析中的质量控制

(1)精液体积:使用称重法测定精液体积时,由于空的标本容器重量可能不同,因此每个容器需预先单独称重。另外,称量精液的天平应半年或1年校准一次。这些都是保证准确测定精液体积的前提。

(2)pH值:用pH试纸检测精液pH,首先应用已知的标准品来检验pH试纸的精确性。测定精液pH应在精液液化后立即测定。

(3)精子计数:不论手工分析法还是CASA分析,首次建立分析系统时均需要使用质控品来评价分析结果准确性,且日常工作中也应常规使用质控品来监测检测结果。目前,精子浓度的质控品主要为乳胶珠,其大小一致,比较稳定,没有生物危险性,且容易操作,可用于CASA和手工分析的质量控制。

(4)精子活力:精子活力分析的质量保证以CASA相对容易。目前倾向于使用录像带法来评价精子活动率的准确性。

(5)精子存活率:精子存活率的检测基于染料可以透过死精子细胞膜而使精子着色,而存活精子细胞膜阻止染料进入。严格按照WHO推荐的操作程序,且重复评估时差异在可以接受范围内是很有必要的。

2. 精浆生化指标检测的质量控制 精浆生化指标检测中除了精浆样本要合格外,检测过程中试剂、仪器、人为操作等因素均会影响检测结果的准确性,故检测过程中需注意:

(1)室温平衡:试剂从2~8℃取出后,应于室温下平衡30分钟后再上机检测,带有冷藏仓的全自动生化分析仪可无需室温平衡,但有些特殊试剂如精浆中性α葡糖苷酶检测中的十二烷基硫酸钠(SDS)经冷藏后易形成沉淀,需在室温或37℃下完全溶解后再上全自动生化分析仪检测。

(2)定标:每批试剂使用前,或者仪器进行维修或环境发生明显改变后,应用蒸馏水和校准品定标后再进行精浆样本检测。

(3)稀释后检测时间:如果精浆样本需要进行稀释,如精浆酸性磷酸酶、γ-GT等的检测,稀释后酶的稳定性会降低,故需立即检测,且检测前稀释样本需充分混匀。有的精浆酸性磷酸酶检测试剂盒中,精浆样本要求作1∶10 000稀释,此时,两步法稀释比一步法稀释产生的误差要小。

(4)确认实验:如果检测结果超出试剂盒可测线性范围上限时,需进行确认试验,即将样本用生理盐水稀释后再次检测,结果乘以稀释倍数。

3. 抗精子抗体检测的质量控制 为了保证抗精子抗体检测结果的准确可靠,无论哪种检测方法都应在检测标本的同时设立阳性对照和阴性对照,只有阴、阳对照完全吻合,样本的检测结果才有保证。

ELISA或MAR试验前应对黏稠度高或液化不良的精液或精浆样本进行处理后再检测,具体处理方法可参照本节"精液常规分析"内容。

四、生育力保存

生育力保存(fertility preservation)涵盖的范围很广,不仅包括欲推迟生育年龄的健康人,也包括从事有生殖系统意外风险的高危从业者,更包括因某些疾病影响生育的患者,尤其是需接受放化疗的癌症患者。就目前来说,癌症患者是生育力保存的主要目标人群。

对于女性,生育力保存的主要方式是胚胎冷冻和卵子冷冻。后者更适用于无配偶的青年女性。相对女性来说,男性在保留生育力方面有更大的优势。男性在出生时就有生精干细胞,但直到青春期才会发育成有受精能力的成熟精子。所以,对于男性来说,青春期后的精液冷冻保存是一个最好的选择。对于一些肿瘤患者,这一方法也可能是他们生儿育女的唯一方式。因此,肿瘤医生在制定诊疗方案时,建议患者实施生育力的保存应是首先要考虑的问题。

(一)生育力保存适宜人群

1. **癌症患者的生育力保存**　癌症常见的4种治疗方法为:手术治疗、化学疗法、放射疗法、免疫调节法。几乎所有化疗药物都会不同程度地损害男性生精能力,但其损害程度与化疗药物的种类、剂量和该药物使用的时间有关。如环磷酰胺,该药可破坏睾丸生精细胞,使睾丸生精功能下降,如果在青春期或青春前期用药可致睾丸萎缩。苯丁酸氮芥(瘤可宁)青春期或青春前期使用,成年后可使80%的男性出现少精子症,如用药总量超过25mg/kg,将发生不可逆的少精子症和无精子症。长春新碱可使精子生成严重减少。因此在接受肿瘤化疗术前,医生应告知患者治疗的相关特殊风险,需要接受辅助生殖技术助孕的患者,建议提前将精子冷冻保存起来。

2. **儿童生育力保存**　儿童癌症患者生育能力的保存是生殖医学工作中一个亟待解决的重要课题。青春期前患儿不能产生成熟精子用于冷冻保存,目前尚无一种有效的保存儿童生育能力的方法。2017年华盛顿州立大学的研究人员发现了一种保存生精干细胞的新方法,该研究或可应用于收集还没有度过青春期的男孩的自体精原干细胞,并利用特殊的冷冻技术来保存,在适当的时候使得这些精原干细胞复苏再转回患儿的睾丸中,当患儿度过青春期后也能够产生正常的精子。2019年,美国匹兹堡大学和德克萨斯大学MD安德森癌症中心的研究人员报道了一种自体睾丸组织移植技术,研究将青春期前的恒河猴睾丸组织冻存起来,等这只猴子青春期后,再把睾丸组织移植到它的背部皮肤或阴囊皮下,睾丸组织生长成熟并产生了有受精功能的精子,然后通过体外受精技术,生育出一只健康的猴子。睾丸组织的获取和冷冻保存技术能够使从性未成熟供体(包括人类)获得的生精细胞系干细胞在自然状态下长期储存,睾丸组织移植技术在人类生殖医学领域有巨大发展前景。但是,人体睾丸组织自体移植后,其中的精子发生发育机制有待进一步研究和优化。睾丸组织移植和异种移植,目前还需要提

高技术的安全性和有效性,才能够大规模应用于临床。

3. **高危职业人群**　从事高危职业的人群,如军人、消防员、警察、运动员等;长期在高辐射或高温环境下工作的人员,如放射科医生、机场地勤工作人员、室外工作者等;长期接触有毒有害化学物质和重金属的人员,如从事印刷行业或化工行业的人群等,临床医生可以建议其到专业医院专业部门进行精液冻存,以防生殖系统意外受损导致无法生育。

4. **辅助生殖技术治疗需要的人群**　有些患者在进入辅助生殖医疗过程中,担心妻子取(排)卵当天取精困难,或者是夫妻两地分居,或者女方取卵时男方不能确保在场者,以上情况下可预先进行精液冻存。

5. **有生育要求的人群**　患有生殖系统疾病的患者,如少、弱精子症患者,由于其精子质量不稳定,甚至精液质量呈下降趋势,为了避免将来出现无精子症,可以先把精子保存起来以规避风险;无精子症患者在通过手术获得睾丸精子后,也可以先将精子冻存起来。此外,某些取精困难的患者,如不射精症和逆行射精患者,也可以预先保存精子,用于辅助生殖技术治疗。

6. **无精子症患者**　这类人群通常是通过附睾、睾丸穿刺术方能找到数量有限的精子。睾丸活检术及睾丸显微取精术获取存活精子者,为了能生育自己血缘的孩子,建议将获取的很少的精子标本冷冻起来,以备未来生育之需。

(二)精子冻存

目前有多种精子富集及冷冻技术,主要介绍几种生育力保存的男性患者可选择的方法。

1. **麦管冷冻法**　适用范围:①手淫留取精液样本,精子浓度$<2 \times 10^6$/ml,活动精子$<5\sim10$/LPF;②逆行射精或电刺激的精液样本。

2. **超微量麦管冷冻法**　适用范围:①手淫留取精液样本,精子浓度$<2 \times 10^6$/ml,活动精子>10/LPF;②睾丸组织及附睾活检获取的精子标本;③逆行射精或电刺激的精液样本。

3. **单精子冷冻**　适用范围:①手淫留取精液样本,活动精子<10/LPE;②睾丸组织及附睾活检获取的精子标本,偶见活动精子。

总之,随着社会科学发展,人们的生活节奏也

越来越快,遇到各种生育风险的概率也相对增多;环境污染、癌症高发,更多的生育期男性面临着各种生殖危害。在考虑将来的生育问题时,需要生殖医学专家与临床医生共同讨论、评估和选择合适的治疗方案帮助这些人群的生育力保护。现在精原干细胞发育至成熟精子的研究仅限于动物实验,尚无人类精原干细胞富集和保存的标准方案。相信不远的将来,人类睾丸组织冷冻、移植和人类精原干细胞的研究会有令人激动的突破。

(王 慧)

第四节 男科不育的常见疾病

一、睾丸前因素

(一)先天性特发性低促性腺激素性性腺功能减退

低促性腺激素性性腺功能减退症(idiopathic hypogonadotropic hypogonadism, IHH)是指先天性GnRH神经元缺陷、垂体促性腺激素缺乏或分子结构异常、慢性全身性疾病等因素引起的GnRH、FSH以及LH合成和分泌缺乏,进而导致睾丸功能减退,临床特点为促性腺激素水平及血清睾酮水平均减低。

1. 分类及临床表现

(1)嗅觉正常的IHH:嗅觉正常的IHH(nIHH)是不伴有嗅觉异常的IHH,主要因为先天性GnRH分泌缺乏导致下丘脑发育障碍,是一种复杂的寡基因疾病,70%为散发性,30%为家族性,其发病机制与GnRH神经元的分化、释放、作用过程中所涉及的任何基因突变均有关系,如GnRH-R、TACR3、KISS1R、CHD7等。临床表现:男性表现为童声、小阴茎、无阴毛生长、隐睾或小睾丸、无精子症等;女性表现为乳腺不发育、幼稚外阴和原发闭经。骨骺闭合延迟,易患骨质疏松症。其余表现:唇腭裂、短指(趾)、骨骼畸形或牙齿发育不良等。

(2)卡尔曼综合征:卡尔曼综合征(Kallmann syndrome, KS)是伴有嗅觉缺失或减退的IHH,1994年Kallmann等首次描述该征,是一种具有临床及遗传异质性的疾病,主要由于先天性GnRH分泌缺乏导致。KS可呈家族性或散发性,遗传

方式可分为X连锁隐性遗传、常染色体隐性遗传及常染色体显性遗传。研究发现,该征也与KAL1、成纤维细胞生长因子受体1(FGFRI)、成纤维细胞生长因子8(FGF8)、前动力蛋白2受体(PROKR2)、前动力蛋白2(PROK2)等基因突变有关。其发病机制可能是起源于嗅基板的GnRH神经元因各种原因不能正常迁徙、定位于下丘脑而导致完全或部分丧失合成和分泌GnRH的能力,引起下丘脑-垂体-性腺轴功能低下,不能启动青春期,而表现为青春期发育延迟。临床上,KS患者除特异性嗅觉异常及其他畸形外,其余表现与nIHH一致。

(3)垂体前叶功能减退症:又称西蒙症(Simmond disease),指垂体前叶分泌的促激素不能满足人体基础或生理、应激等状况的需要而出现的综合征。由于多种原因造成垂体前叶损害,导致相应的垂体前叶激素分泌不足,并继发性腺、甲状腺、肾上腺皮质的功能不足。根据病因可以分为垂体分泌细胞本身损害引起的原发性垂体前叶功能减退症及下丘脑、垂体柄或门脉系统障碍引起的继发性垂体前叶功能减退症。其临床表现与垂体衰竭的程度、受累激素的种类、蝶鞍内压力增高的程度及垂体受损的部位、发病年龄与患者的性别均有关。促性腺激素缺乏,患者表现为青春期延迟,青春期后身材偏高;生殖器不发育,胡须、腋毛及阴毛稀少;性欲减退、无精子症或重度少子精症;勃起功能障碍、不育等。生长激素缺乏,在儿童与青春期骨骼生长迟缓、身材矮小;成人时皮肤变细、内脏变小。催乳素缺乏,产后无乳汁分泌,乳房萎缩。促甲状腺素缺乏,可导致甲减,患者表现为怕冷、皮肤干燥、跟腱反射延迟;儿童期则生长发育迟缓、骨骺闭合延迟。促肾上腺皮质激素缺乏,见于垂体切除术或垂体放疗后,表现为恶心、呕吐、衰弱、昏迷、皮肤苍白、久晒不黑。垂体功能减退患者于感染、腹泻、呕吐、饥饿、创伤、手术、麻醉、寒冷、镇静剂时可发生垂体危象,主要包括低血糖昏迷、感染性昏迷、低体温性昏迷、水中毒性昏迷等。

(4)肥胖性生殖无能综合征:肥胖性生殖无能综合征(dysdrophia adiposogenitalis)以幼儿及学龄前男孩多见,其特征为肥胖、性器官发育不良及尿崩症,下丘脑病变为引起本征的最常见原因。

临床表现主要有肥胖,以颈部、躯干及肢体近端最为显著的不均匀肥胖,常有乳房发育;鼻、嘴、手往往较小,指甲小,身高可为正常、延迟或生长迅速;小阴茎、小睾丸或隐睾,第二性征缺如;若肿瘤压迫视交叉可引起两颞侧偏盲,还可有头痛、颅内压增高表现;下丘脑的损害可伴有尿崩症,体温不稳及嗜睡,智力正常或减退。

2. **诊断** 对可疑的 IHH 患者要详细采集病史,了解幼年是否存在生长停滞,体格检查要特别检查是否伴有嗅觉缺失或减退,家族史可以提供诊断线索。血清内分泌检查提示促性腺激素减低或缺如,睾酮水平偏低。睾丸活检病理回报结果显示生精细胞明显减少或缺失。下丘脑及垂体影像学检查排除其他病变。如临床表现及实验室检查仍不足以确诊,则需长期随访观察,一般把 18 岁作为一个界限,超过 18 岁仍无青春期启动可诊断为 IHH。

3. **治疗** 目前治疗方案主要有 3 种,包括睾酮替代、促性腺激素生精治疗和脉冲式 GnRH 生精治疗。方案可根据患者下丘脑 - 垂体 - 性腺轴的功能状态以及患者的需求进行选择,并可互相切换。雄激素替代治疗可促进男性化,使患者能够完成正常性生活和射精,但不能产生精子;促性腺激素治疗可促进睾丸产生睾酮和精子;脉冲式 GnRH 治疗通过促进垂体分泌促性腺激素而促进睾丸发育。

下丘脑及垂体病变首先需要治疗原发病,嗅觉障碍尚无有效治疗手段。

(二)男性高催乳素血症

高催乳素血症(hyperprolactinemia, HP)是一类由多种病因引起的血清催乳素(PRL)升高、下丘脑 - 垂体轴生殖内分泌紊乱综合征,是累及生殖、内分泌和神经系统的一类疾患的统称。女性发病率高于男性,本节只介绍男性高催乳素血症。

1. **病因** 生理情况下,催乳素的调控以抑制性调节占优势。任何干扰下丘脑多巴胺合成与向垂体输送,以及多巴胺与其受体作用的因素均可减弱抑制性调节,而导致高催乳素血症。常见病因可分为生理性、病理性、药理性、特发性。

(1)生理性 HP:主要因素包括高蛋白饮食、运动、紧张、性交、哺乳、乳头刺激、睡眠障碍等。

(2)病理性 HP:主要见于下丘脑 - 垂体疾病、系统性疾病、异位催乳素生成等,最常见的为肿瘤。

(3)药理性 HP:多巴胺是主要的催乳素抑制因子,凡是干扰多巴胺合成、代谢、重吸收或阻断多巴胺与受体结合的药物,均可引起 HP。

(4)特发性 HP:血清 PRL 升高,垂体、中枢神经和系统检查阴性,发病可能与催乳素分子存在异型结构相关,病程具有自限性。

2. **临床表现** 男性患者可出现乳房发育和泌乳,还可表现为性欲下降、性功能减退、精子质量下降或不育。高催乳素血症所致不育临床上有两种表现,一是垂体肿瘤所致 PRL 升高,同时伴有勃起功能障碍;二是未见垂体肿瘤,但 PRL 升高,表现为无精子症或少精子症,偶有精子正常者。垂体或颅内肿瘤者可有头痛、视力模糊、视野缺损、失明、复视等症状。

3. **诊断** 男性高催乳素血症通常在婚后不育就诊时被查出,通过病史采集、体格检查、血清激素水平测定及影像学检查,排除生理性及药理性因素,明确高催乳素水平的来源。

(1)病史采集:详细询问有无服用抗精神病药物、镇静剂、止吐剂、胃动力药、抗高血压药或避孕药史;有无甲状腺、肾、胸壁等疾病。采血测定激素时有无缺氧锻炼、运动、麻醉、疼痛、低血糖、手术、情绪波动等应激状态。

(2)体格检查:挤压乳房了解有无泌乳情况,全身检查要注意视力、视野改变,有无多毛、肥胖、高血压、胸壁病变等。

(3)血清内分泌检查:测定催乳素时,当日晨禁性生活,在空腹安静状态下,于上午 9:00—10:00 抽血为宜,可同一天连续采血 3 次或连续 3 天采血,以除外脉冲峰值,有利于高催乳素分泌的判断。有药物应用史的患者,在不影响疾病治疗的前提下,可以停药后 48~72 小时采血。

(4)精液分析:精液检查提示无精子症或中度少精子症,偶有精液质量正常者。

(5)影像学检查:主要方法为头颅/蝶鞍的影像学检查(MRI 或 CT),有助于明确垂体及鞍区是否有占位性病变。

4. **治疗**

(1)治疗原则:垂体微腺瘤伴头痛应首选药物治疗。对垂体大腺瘤引起压迫症状出现视野缺损、头痛、呕吐或药物治疗效果不佳或不能耐受药物治疗者,可考虑手术治疗,不适于手术者采用放疗。

（2）药物治疗

1）溴隐亭:目前国内、外治疗 HP 的首选药,为多巴胺受体激动剂,它可以兴奋多巴胺 D_2 受体,从而抑制 PRL 的分泌,降低 PRL 水平。用法及用量为从小剂量开始渐次增加。

2）卡麦角林:是近年新合成的一种特异性多巴胺 D_2 受体激动剂,口服给药,半衰期长,每周 1~2 次即可,疗效更强、胃肠反应轻,耐受性更好。

3）激素:持续性促性腺激素抑制的患者可选用 HCG 或 HMG 治疗,持久性睾酮不足可采用口服十一酸睾酮来补充雄激素。

（3）手术治疗及放疗

1）手术治疗适应证:垂体大腺瘤药物治疗无效者;促肾上腺皮质激素腺瘤;非功能腺瘤;颅咽管瘤等。

2）放疗治疗适应证:主要用于大的侵袭性肿瘤、术后残余或复发的肿瘤、药物治疗无效者、不能耐受药物不良反应者、有手术禁忌证或拒绝手术者、部分不愿长期服药的患者。

（三）雄激素不敏感综合征

雄激素不敏感综合征（androgen insensitivity syndrome, AIS）是指男性对雄激素不敏感导致的性别发育异常疾病,主要因为生殖系统靶器官对睾酮及其代谢产物双氢睾酮不敏感,抑制男性化过程。本征是男性假两性畸形最常见的病因。

1. **病因**　AIS 是一种遗传性疾病,为 X 连锁隐性遗传。雄激素受体基因位于 X 染色体长臂近着丝粒处,含有 8 个外显子,编码 910 个氨基酸,中间有两个锌指区,C 端有一个雄激素结合区。某些部位的基因突变可导致雄激素不敏感综合征。1976 年 Prader 等根据患者有无男性化表现将 AIS 分为无男性化表现的完全型 AIS 及有男性化表现的不完全型 AIS。

（1）完全型 AIS:此类患者在胚胎时期,睾丸间质细胞分泌的睾酮由于雄激素受体异常而不能刺激沃尔夫管发育形成男性内生殖器,双氢睾酮对泌尿生殖窦及外生殖器不起作用而导致分化成阴道下段与女性外阴。睾丸支持细胞可分泌正常的米勒管抑制因子,米勒管被抑制而没有输卵管、子宫、宫颈和阴道上段。青春期后,由于完全缺乏雄激素的抑制,少量的雌激素即可导致乳房发育和女性体态。

（2）不完全型 AIS:此类患者的临床表现范围变化极大。与完全型的主要区别在于有不同程度的男性化,包括增大的阴蒂、阴唇的部分融合、青春期有阴毛、腋毛发育等。

2. **诊断**　根据严重程度,可分为完全型 AIS、部分型 AIS 和轻型 AIS。

（1）完全型 AIS:典型的临床表现是婴幼儿腹股沟肿块和青春期闭经。患儿女性体态,有正常的青春期发育和乳房发育,但表现为原发闭经,身高较同龄正常女性高。体检可发现腋毛或阴毛稀少或无,有阴道口,但阴道短呈盲端、无宫颈、子宫和卵巢,辅助检查发现性腺位于大阴唇、腹股沟或腹腔内,患者人工周期治疗后仍无月经产生。激素检查常提示睾酮（T）处于正常男性水平,LH 水平异常增高,FSH 和抑制素水平则正常,血清雌二醇相当于正常男性水平,低于正常女性。

（2）部分型 AIS:常因外生殖器畸形就诊。临床表现变化大,可以从严重女性化外生殖器畸形表象到男性生殖器畸形表象。典型的临床表现包括小阴茎、严重尿道下裂和阴囊壁裂,可伴或不伴有隐睾。

（3）轻型 AIS:该类患者男性体态,无外生殖器的畸形,但可表现为男子女性型乳房和不育。

3. **治疗**　AIS 诊断明确后,对于按女性方式生活的患者,目前广泛采用性腺切除术,但要根据患者的社会性别、AIS 的类型、睾丸的部位和外生殖器畸形程度来决定手术的时机和方式。完全型 AIS 患者,因女性化程度高,无男性化表现,因此只要切除双侧性腺及行疝修补术即可按女性方式生活;不完全型 AIS 患者,需根据外生殖器畸形的程度决定选择何种性别。按女性方式生活的不完全 AIS 患者,需切除双侧性腺,必要时需施行外阴整形术或阴道成形术;按男性方式生活的不完全 AIS 患者则需施行隐睾纠正及外生殖器整形手术。

AIS 患者进行了性腺切除术后仍会面临阴道发育不良等诸多问题,应予以重视。阴道发育不良会影响夫妻性生活质量,从而导致患者出现焦虑及自卑心理。因此,AIS 患者应在青春期后给予适当的解释和心理辅导,并进行阴道长度的测量,对于阴道短于5cm者可实行阴道再造整形术或阴道压力顶压术,目前应用广泛,效果较好。

对于AIS患者来说,可以结婚,但不能生育,在得知病症后,往往会出现自卑、孤独心理,对现有的生活和未来缺乏信心。因此,要预防此病,婚前检查十分必要,尤其对有AIS家族史者、高龄孕妇、有遗传病史的孕妇,更要加强遗传咨询和检查。而作为患者的亲人、朋友乃至社会各方面都应对他们给予理解与关心,尤其是爱侣更应体贴关怀,从而帮助他们建立起完美无缺的幸福生活。

(四)其他内分泌疾病

某些内分泌疾病,如甲状腺疾病、肾上腺疾病、糖尿病等可能会影响下丘脑-垂体-睾丸轴的某个环节而导致患者的睾丸生精功能障碍,进而造成不育。

1. 分类及发病机制

(1)甲状腺疾病:发病于幼年的甲状腺功能减退症(甲减)可表现为患者青春期延迟及性发育异常;而发病于成年则表现为睾酮分泌减少、性欲减退、勃起功能障碍、少精子症或无精子症。上述改变一般会在甲减纠正后得到恢复,但长期及严重的甲减可能引起生殖功能永久异常。甲状腺功能亢进症(甲亢)患者的性激素结合球蛋白(SHBG)升高,雄激素与SHBG的结合力增强,且强于雌激素,造成患者血中游离雄激素下降,但雌激素相对增加,导致患者表现为性欲减退或精液质量异常,但随着甲状腺功能正常后可以逆转。

(2)肾上腺疾病:影响男性不育的肾上腺疾病主要包括先天性肾上腺皮质增生及库欣综合征,前者可导致睾丸发育不良或睾丸纤维化,进而造成精子生成障碍致不育;后者主要是因为肾上腺皮质激素增多,影响下丘脑及垂体,同时抑制睾丸间质细胞合成和分泌雄激素,增多的糖皮质激素还会促进间质细胞凋亡增加,患者睾酮偏低,常表现为性欲低下及勃起功能障碍,约有1/3的患者表现为精子质量异常。

(3)糖尿病:胰岛素分泌缺陷和糖代谢紊乱会造成睾丸间质细胞及垂体促性腺激素细胞糖的利用障碍,以致合成睾酮、FSH、LH功能受损,糖代谢紊乱还会使精子活动需要的能量不足,影响精子活动力;糖尿病伴有睾丸小动脉及附属性腺

血管病变,可使睾丸生精能力下降,并且损害相应腺体的分泌功能,精子数量和活力下降,精液成分可发生改变。

2. 诊断 根据临床表现做出原发病的诊断,进一步结合男性第二性征改变及相关不育史。

3. 治疗 甲减所致的生精功能障碍可选择甲状腺激素替代治疗,甲亢所致者则需通过抗甲状腺药物,调整甲状腺功能,恢复患者生精功能。肾上腺疾病主要依靠手术治疗原发病。糖尿病主要依赖内科用药或胰岛素治疗,改变异常激素水平,进而改善生精功能。

二、睾丸因素

(一)先天性因素

1. 克氏综合征 全称克兰费尔特综合征(Klinefelter syndrome),简称"克氏征",属于一种性染色体数目异常引起的先天性疾病,是最常见的原发性性腺功能减退,也是引起男性不育最常见的遗传性疾病。

(1)发病率:克氏征在新生男孩中发病率为1/800~1/600,在男性不育症患者中约为3.1%,在无精子症患者中约为15%。

(2)病因:克氏征染色体核型特征是出现2条或2条以上X染色体,最常见的核型为47,XXY,还有其他少见的嵌合型核型,如47,XXY/46,XX,46,XX/48,XXXY,以及一些变异核型,如48,XXXY、49,XXXXY等。发病机制是卵子或精子减数分裂时染色体不分离,从而导致胎儿多出一条X染色体,多出的X染色体40%来源于父亲,60%来源于母亲。研究认为,化学药物、农药污染以及环境恶化等致突变因素是导致细胞分裂过程中染色体不分离的重要诱因。高龄产妇也是重要的危险因素,风险随母亲年龄的增加而增加。

(3)临床表现:克氏征患者在胚胎期睾丸分化期正常,出生时外生殖器为正常男孩。青春期前一般无症状,或仅有不典型的临床表现,如睾丸偏小、下肢略长,少数智力水平低、学习较差。青春期后主要有以下临床表现:①睾丸小而硬;②身材偏高,上下身长比<1:1,喉结平坦或没有,阴茎短小,性欲低下,多数婚后为不育症;③因体内雌雄激素比例失衡,致女性化体征出现,如阴毛呈

女性分布,男性乳房女性化,腋毛、胡须稀少或没有;④其他伴发疾病,肥胖、糖尿病、甲状腺功能低下、尿道下裂、隐睾等;⑤少数患者轻度至重度智力低下,情绪不稳定或精神异常。

(4)诊断

1)精液检查:主要表现为非梗阻性无精子症,因为生精细胞减数分裂存在不同程度障碍,部分嵌合型患者可表现为少精子症或者生精阻滞。

2)遗传学检查:克氏征染色体核型基本特征为至少有2个及2个以上X染色体和1个Y染色体。染色体核型分析是诊断克氏征的"金标准",如无法确诊时,也可选择染色体FISH检测或基因芯片拷贝数变异检测进一步确定。

3)血清内分泌测定:主要测定血清激素为促卵泡激素(FSH)、黄体生成素(LH)、睾酮(T)、雌二醇(E_2),测定结果一般为FSH和LH升高,FSH升高为甚;T水平降低或正常;E_2在有乳房发育的男性增高明显。

(5)治疗:克氏征因青春期之前无任何症状,往往延误了最佳治疗时期。青春期后被确诊的克氏征,主要治疗措施为长期补充睾酮,目的是促进第二性征发育,让患者增强男性化意识,改善心理状态,但过早睾酮治疗会导致骨骺提前闭合,影响身高发育。而对于婚后不育的克氏征患者来说,以往缺乏有效的治疗方法,多数患者需要通过供精人工助孕获得后代,但随着人工辅助生殖技术的发展,尤其是睾丸显微取精技术的大力开展,部分克氏征患者可以通过睾丸显微取精技术获得精子。研究表明,对睾丸显微取精获得的精子进行FISH检测,约90%的精子性染色体数目正常,远远高于核型正常的人群。对于获得精子的克氏征患者,可以通过ICSI助孕获得自己的后代。

2. Y染色体微缺失 Y染色体是人类最短的近端着丝粒染色体,不仅是性别决定的关键因素,也在人类精子发生过程中发挥重要作用。近年来研究已经证实,Y染色体长臂上存在控制精子发生的基因,称为无精子因子(azoospermia factor, AZF),该区域中的一个或多个部位出现缺失时将导致精子发生障碍,造成少、弱精子症甚至无精子症,最终导致患者不育。

在无精子症和少精子症的患者中,AZF缺失者占10%~15%,发生率仅次于Klinefelter综合征,是居于第2位导致男性不育的遗传因素。1996年Vogot等将AZF分为AZFa、AZFb、AZFc 3个区域;1999年Kent等认为在AZFb区与c区之间还存在AZFd区;其中以AZFc区缺失最常见,AZFa、AZFb及AZFd区缺失少见。

AZFa区缺失通常导致纯睾丸支持细胞综合征(SCOS),临床表现为睾丸体积缩小、无精子症等。AZFa区完全缺失者,建议直接供精辅助生育。AZFb区缺失患者睾丸组织病理学表现为精子发生阻滞,主要停留在精母细胞阶段,AZFb+c区缺失会导致SCOS或精子发生阻滞,患者多为无精子症,故AZFb区完全缺失(含AZFb+c缺失)的无精子症者,建议供精辅助生育。单独AZFc区缺失患者可以表现为无精子症、少精子症甚至正常精子数,AZFc区微缺失将遗传给其男性后代。对于AZFc区缺失的无精子症患者,可以行显微镜下睾丸切开取精术获得精子行ICSI。对于AZFc区缺失表现为严重少精子症患者,可以直接ICSI,助孕时建议行植入前遗传学诊断(PGD)生育女孩,以避免遗传缺陷的垂直传播。另外,有研究发现AZFc区缺失的少精子症患者,其精子数目有进行性下降的趋势,最后进展为无精子症。因此,对此类患者建议及早生育或冷冻保存精子。

目前Y染色体微缺失的常用检测方法包括实时荧光定量PCR法、电泳法和芯片法等。AZF微缺失能垂直遗传;遗传学专家共识建议,建议对非梗阻性无精子症以及严重少精子症患者(精子浓度 $<5 \times 10^6/ml$)常规进行AZF的筛查。目前国内的遗传学专家共识推荐检测以下8个位点:AZFa:sY84、sY86;AZFb:sY127,sY134;AZFc:sY254,sY255;AZFd:sY145,sY152。

3. 纯睾丸支持细胞综合征 纯睾丸支持细胞综合征(Sertoli-cell-only syndrome, SCOS)是指睾丸生精小管内仅有支持细胞的存在,而无生精细胞为主要病理改变的临床综合征,临床表现主要为非梗阻性无精子症。纯睾丸支持细胞综合征约占无精子症的17%,约占男性不育的3%。

(1)病因:目前纯睾丸支持细胞综合征的病因尚不明确,先天或后天因素都有可能引起本病的发生。先天性因素如染色体异常(克氏征)、Y染色体AZF基因部分片段缺失等;也有学者认为胚胎发育过程中,卵黄囊的原始生殖细胞未转移到性腺嵴也会引发本病。后天性因素如放射线、化学毒物或药物、高温等导致睾丸生精细胞受损，仅剩余支持细胞，也称获得性或继发性纯睾丸支持细胞综合征。个别纯睾丸支持细胞综合征患者睾丸生精小管内可残留少量生精细胞。

（2）临床表现：本病患者外观男性化，第二性征发育无异常，睾丸体积正常或偏小，精液离心镜检未见精子。睾丸活检病理学报告显示睾丸生精小管管壁增厚，透明变性，管腔变小，管腔内仅见支持细胞，无生精细胞。继发性纯睾丸支持细胞综合征常伴有原发病的体征及症状。

（3）诊断

1）精液分析：大部分患者多次精液离心镜检均未见精子，极少数患者精液检查可以发现极少量精子。

2）血清内分泌检查：血清卵泡刺激素（FSH）明显升高或处于正常高值，黄体生成素（LH）偏高或处于正常高值，也可正常，睾酮（T）水平正常或偏低。

3）睾丸组织活检病理学检查：睾丸活检病理回报生精小管内未见生精细胞，仅有支持细胞，管周组织纤维化和间质细胞增生。

（4）治疗：对于完全丧失生育能力的纯睾丸支持细胞综合征患者，目前缺乏有效的治疗手段，若通过睾丸显微取精术获得精子，可行 ICSI 助孕治疗；未能获得精子的患者，则考虑供精人工助孕。继发性纯睾丸支持细胞综合征，首先应治疗原发病，最大限度保存患者的生育能力。

4. 其他染色体疾病、基因疾病 遗传学异常是临床上导致男性不育症的重要因素，包括染色体核型异常、Y 染色体微缺失、基因突变异常以及精子染色质异常等。不育男子中约 6% 存在遗传物质异常，随着精子数量下降该遗传物质异常比例逐渐增高；精子数量正常者中遗传物质异常约为 1%，少精子症为 4%~5%，无精子症患者中遗传学异常比例最高，可达到 10%~15%；其中发病率最高的为克氏综合征，其次为 Y 染色体微缺失；现将除此两者以外的常见的遗传学异常介绍如下。

（1）XX 男性综合征：XX 男性综合征（XX male syndrome），又称性反转综合征，是由于 Y 染色体性别决定区（*SRY*）基因在减数分裂时易位到了 X 染色体或其他染色体，但 AZF 基因仍在 Y 染色体，因此导致无精子症。患者与克氏综合征临床表现相似，常表现为小而硬的睾丸，常有男性乳腺增生，小或正常的阴茎和无精子症。染色体核型分析表现为 46,XX。患者无法生育具有自己遗传学特征的后代，只能放弃生育或采取供精辅助生育。

（2）XYY 综合征：XYY 综合征（XYY syndrome）是由于父亲精子形成的第二次减数分裂过程中 Y 染色体没有分离受精后造成的结果，患者通常身材高大，智力正常或轻度低下，性格孤僻，易发生攻击行为，生育力正常至无精子症均可发生。XYY 综合征理论上可形成 4 种类型的精子（X、Y、YY、XY），但实际上异常核型精子比例很低，通常不超过 1%，因此临床上通常按常规程序处理，对于少精子症患者，可行 ICSI 辅助生育；对于无精子症患者，可行睾丸切开取精 -ICSI 辅助生育。

（3）Noonan 综合征：努南综合征（Noonan syndrome）又称男性 Turner 综合征，染色体核型大部分为正常 46,XY，少数为 45,XO 或嵌合型（45,XO/46,XY）。患者的表型与 Turner 综合征相似，身材较矮、颈蹼、肘外翻、脸下垂和心血管异常等；常伴随隐睾和睾丸萎缩。雄激素治疗可以改善患者的男性化体征，但无法生育。

（4）其他染色体异常：包括染色体罗氏异位（Roche's translocation）、平衡易位（balanced translocation）、环状染色体（ring chromosome）、染色体臂间倒置等。针对存在染色体异常的男性不育患者，如果能从精液或者睾丸中获取成熟的精子，即可通过胚胎植入前遗传学诊断进行辅助生育。

（5）目前已知囊性纤维化穿膜传导调节蛋白（cystic fibrosis transmembrane conductance regulator，*CFTR*）基因突变可引起囊性纤维化（cystic fibrosis，CF）和先天性双侧输精管缺如（congenital bilateral absence of vas deferens，CBAVD），是导致男性不育和梗阻性无精子症的重要原因，患者除自觉精液量少之外多无其他症状，精液检查精液量少，pH 值低（<6.4），精浆果糖阴性，彩超多提示附睾网格状回声、附睾发育不良、双侧精囊腺发育不良等，少数病例合并肾脏发育畸形或缺如。

对于存在以上情况疑诊 CBAVD 的患者建议进行 *CFTR* 基因检测。

（二）男性生殖系统异常

1. 隐睾症

（1）定义：正常情况下，睾丸会随着胚胎的发育从肾区逐渐下降至阴囊中，大约在胚胎 3 个月末下降至腹股沟管内环处，并在妊娠最后 2 个月阶段下降至阴囊中（图 13-4-1）。广义的隐睾症（cryptorchidism）是指小儿出生时睾丸仍停留在腹膜后或者是睾丸有下降但未降至阴囊内，即睾丸下降不全，睾丸的下降可停滞在肾周至阴囊间任何位置。狭义的隐睾症是指睾丸位于腹股沟管内环以上，可以在腹腔内或者腹膜后，体格检查无法看到和触及。

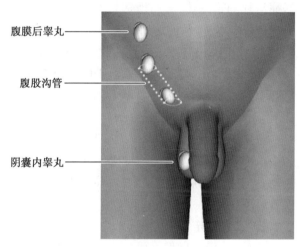

图 13-4-1　睾丸下降过程

（2）流行病学：在足月新生儿中，隐睾症的发生率为 1%~4%；在早产儿中，隐睾症的发生率较高，为 1%~45%；1 岁儿童中，约 1% 患有隐睾症；而 1 岁以上儿童及成年人，隐睾的发病率约为 0.3%。

（3）病因

1）遗传学：睾丸的下降可以分为两个阶段，第一阶段下降至腹股沟管，第二阶段下降至阴囊，睾丸的索状引带功能状态在睾丸的下降过程中起到关键作用。*INSL-3* 和 *RXFP2* 基因分别是编码激素胰岛素样因子 -3（INSL-3）及其受体的基因，它们的突变与睾丸无法降至腹股沟管有关。此外，Wnt 信号通路的异常会引起索状引带分化异常，无法形成正常的提睾肌，睾丸无法下降至腹腔。睾丸下降的第二阶段依赖于体内雄激素的水平，因而，调节体内雄激素水平的基因一旦发生变化，可引起隐睾症的发生，目前已知的与睾丸下降至阴囊过程相关的基因有 *AR* 基因、*GnRH* 基因、*GnRH receptor* 基因等。

2）内分泌失调：睾丸在下降之前，被背侧的颅悬韧带以及腹侧的索状引带固定在肾周，在胎儿期，雄激素首先诱导颅悬韧带退化，一种由睾丸支持细胞分泌的副中肾管抑制物质可以起到加速副中肾管退化的作用，索状引带也在雄激素的刺激下增生为韧带组织，帮助睾丸完成与肾周分离的工作，促进睾丸下降。睾丸间质细胞除了分泌雄激素促进睾丸下降，其分泌的 INSL-3 与雄激素起到协同作用，确保睾丸顺利下降。孕期外源性的雌激素也会导致新生儿隐睾症的发生，通过影响下丘脑 - 垂体 - 睾丸轴系统进而导致睾丸间质细胞发育和增殖的异常，最终引起雄激素、INSL-3 的分泌下降。

除了上述原因，支持细胞分泌的副中肾管抑制物质（MIS）以及生殖股神经的主要神经递质降钙素基因相关肽也在睾丸的下降中起到一定的作用。

3）解剖学因素：异常的精索包括较短的精索血管、较短的精索外筋膜、精索外筋膜与腹膜粘连等会导致精索不能正常延伸，睾丸无法下降至阴囊。此外，睾丸引带的异常、鞘状突未完全退化、腹股沟管通道的狭窄均会引起隐睾症。

4）睾丸本身发育障碍：很多病例中发现隐睾症患者的睾丸和附睾在出生以前已经萎缩，这可能与子宫内睾丸扭转有关，任何导致睾丸发育障碍的因素均可能会导致睾丸下降不全。

①半乳糖血症：半乳糖血症患者较不患有半乳糖血症者有较高的机会出现隐睾症，这可能与半乳糖血症患者的睾丸支持细胞、间质细胞的功能异常有关。

②早产、低体重儿等：早产、低体重儿是发生隐睾的重要危险因素，这与胚胎发育不充分有一定关系。

③环境因素：最新的流行病学研究显示，有毒的环境因素，特别是杀虫剂，明显提高了隐睾的发病率。

（4）临床表现：隐睾症可以发生于单侧，也可以发生于双侧，以单侧发生较多，右侧多于左侧。隐睾症患者在青春期、成年后所表现出的生理特征均为男性特征,但是在触诊患者患侧阴囊时可发现阴囊空虚或者触及睾丸且发育差。绝大多数隐睾(80%)可在体表被触及,多位于腹股沟区,可触及的隐睾显著的特点是不能推入阴囊。一般来说,触及的患侧睾丸较健侧体积略小,质软,弹性差,一些隐睾也可表现为附睾异常,如附睾没有黏附在睾丸上,有时甚至没有附睾。隐睾通常会和腹股沟斜疝同时存在,如果并发嵌顿疝、睾丸扭转时,阴囊或腹股沟会有急性疼痛和肿胀。

(5)诊断:结合阴囊睾丸缺如等临床表现,加以必要的辅助检查,可以对隐睾症做出准确的诊断。

在睾丸的体格检查中需要注意鉴别回缩性睾丸和单睾、无睾畸形。如果触诊阴囊空虚,内无睾丸,又在腹股沟部扪及睾丸,若能将扪及的睾丸逐渐推入阴囊,松手后,睾丸可以在阴囊内停留,则为回缩性睾丸;若触诊单侧或者双侧阴囊空虚,广泛探查后仍不能找到对应睾丸,则为单睾、无睾畸形,通常无睾患者不能按通常时期进入青春发育期,缺乏男性的第二性征,也可通过HCG试验进行鉴别,如果在HCG刺激下睾酮水平增加,说明有睾丸的存在。隐睾症的辅助检查包括超声、CT、MRI以及手术探查等手段。

1)超声:B超是隐睾症首选的影像检查方法,其优势体现在没有创伤、操作简单、相对准确、无放射性且经济快速,由于大多数隐睾位置相对固定于腹股沟管内或内外环扣附近,其受到肠道气体干扰的机会较少,因而超声可以相对准确地判断出隐睾的解剖位置、大小及内部结构。但是对于腹膜后和腹腔内的隐睾,因为肠道气体的影响,很难用超声进行诊断。

2)CT:CT检查有放射性的损害,对小儿隐睾症的诊断不提倡使用。对于腹膜后和腹腔内的隐睾,CT检查有很高的敏感性,是腹腔内睾丸首选的术前定位方法。

3)MRI:MRI具有无创性、无放射性、对软组织分辨率高的特点,并且可以多方位成像,是对隐睾定位的有效影像学检查手段,但价格高,且患儿不易配合,临床推广困难。

4)手术探查:腹腔镜检查是准确率最高的检查手段,尤其是对难以触及的高位隐睾,有非常高的诊断准确率。

(6)治疗:早期、积极地干预是隐睾症的治疗原则,目前认为,出生6个月之内,睾丸有一定的自行下降可能,可以先不处理,密切随访观察,如果生后6个月仍未完全下降,则应及时进行治疗。激素治疗和手术治疗是隐睾症目前主流的治疗方式。激素治疗的时机在出生后6~10个月,激素治疗方案包括:

1)单用LHRH(黄体生成素释放激素)或GnRH(促性腺激素释放激素):这对于垂体分泌GnRH异常、LH基础值低的患者有较高的治疗价值,目前常用的疗法有GnRH鼻黏膜喷雾剂的鼻黏膜喷雾法、GnRH 25μg每天注射一次。

2)单用HCG(绒毛膜促性腺激素):并非隐睾症治疗的第一选择,原理是刺激睾丸间质细胞以提高睾酮水平,从而达到促进睾丸下降的目的。

3)GnRH和HCG联合治疗:GnRH 400μg,3次/d,持续4周,随后立即进行HCG治疗,HCG 1 500IU/次,持续3周,这种联合治疗方法会使睾丸下降的成功率明显增加。

激素治疗后如果睾丸仍无明显下降,目前认为手术治疗的最佳时期在1~2岁。手术方式主要包括开放手术和腹腔镜手术,目前常用的手术方法有以下4种:

1)睾丸固定术:可根据术中、术后睾丸游离下降情况,选择一期睾丸固定术或者分期睾丸固定术(再次睾丸固定术)。

2)精索动静脉切断术:根据术前和术中对睾丸侧支循环的判断,选择一期精索动静脉切断术或者分期精索动静脉切除术。

3)睾丸移植:包括自体睾丸移植和异体睾丸移植,这依赖于显微外科吻合血管的发展,目前国内外已有不少关于自体睾丸移植取得成功的报道。

4)睾丸切除术:对于手术无法完成睾丸固定或者睾丸本身发育情况差、无保留意义者,可进行隐睾切除,尤其是成年人隐睾,防止以后发生恶变。

(7)预后:睾丸下降不全者可有生育力减退和睾丸恶变的风险,且睾丸下降不全的时间越长,睾丸生精功能的减退越明显,患者罹患睾丸肿瘤的风险也越高。

隐睾症患者生育力的损害可发生于出生后的任何时间,即使只有单侧睾丸下降不全,也有生育力下降的风险,通常表现为纯睾丸支持细胞综合征和生精阻滞,但较早进行治疗可有效降低不育的风险。

睾丸下降不全患者罹患睾丸恶性肿瘤的风险是普通男性的4~5倍,即使进行睾丸的下降固定手术,仍有较高的恶变率,且单侧隐睾患者的正常侧睾丸也有较高的恶变风险。

对于青春期后的隐睾症患者,有更大的恶变可能,应采取个体化的治疗方案,对于年龄在50岁以下且隐睾可触及且对侧睾丸正常的患者,睾丸切除术也是一种可选方法。对于双侧隐睾症患者,因为有潜在的生育可能性,考虑进行保守的睾丸固定术,并进行严格仔细的长期随访。对于双侧未触及睾丸的青春期后的隐睾症患者,建议进行腹腔镜探查。50岁以上且具有明显隐睾特征的患者,可选择睾丸切除术或者密切随访观察。

2. 无睾畸形

(1)定义及流行病学:无睾畸形(anorchism)是指个体的睾丸组织完全缺失。发病率非常低,没有确切的发病率报告,估计约每20 000名男性中出现1例。事实上有很多无睾畸形患者被误诊为隐睾,因此实际发病率可能会更高一些。

(2)病因:目前关于无睾畸形的发病机制尚不明确。从理论上讲,男性外生殖器的分化依赖睾酮和抗米勒管激素,所以如果睾丸在胚胎早期没有发育,那么米勒管就不可能形成阴茎、阴囊等男性外生殖器。因此说明在胚胎早期是存在有正常分泌能力的胎睾的,然而在完成性别分化之后,胎睾由于某种原因发生了退化萎缩。

1)妊娠期或出生后睾丸机械性损伤:有观点认为子宫内胎睾发生扭转或精索血管发生栓塞可能是无睾畸形形成的主要原因,同样,出生后不久的睾丸扭转和血流供应缺失也有可能造成无睾畸形。

2)遗传因素:国外有文献报道,在无近亲结婚的家庭中出现了兄弟3人均为无睾畸形的病例。这表明该病的发病机制可能与家族遗传有关,但由于病例数量有限,其发病机制也没有完全挖掘,因此这种遗传因素决定论还有待论证。

(3)诊断

1)体格检查:一般为男性外形,阴茎短小,阴囊空虚,且双侧腹股沟亦触诊不到睾丸,体毛及肌肉较少。患者明显晚于同龄人进入青春发育期,而在青春期后,患者与正常人在第二性征方面的差距将明显显现出来。

2)激素水平测定:在12岁以前,即使正常个体,血浆睾酮水平也是很低的,很难检测出来。一般给予绒毛膜促性腺激素来促进睾酮的产生,而无睾畸形患者由于缺乏睾丸间质细胞,睾酮水平无反应性上升,就此可以诊断出患者为无睾畸形。需要注意的是,这种检测方法是通过提高黄体生成素和卵泡刺激素来刺激睾酮的分泌,而事实上大多数患者均有促性腺激素升高的症状,因此再给予这类患者HCG刺激大多都不会有睾酮水平的变化,因此针对这些促性腺激素较高的患者,HCG刺激实验其实是没有必要的。

在国外一项包含9例患者的研究中发现,这些患者虽然都经过手术探查和活检明确了无睾畸形的诊断,但仍有1例在促性腺激素刺激下睾酮浓度明显上升,说明可能有间质细胞存在。这一例反常的激素水平变化可能是因为肾上腺皮质和睾丸外的间质细胞也有分泌睾酮的能力。此外在睾丸下降的过程中,也可能播散有少量的睾丸间质细胞。所以,激素测定结果对于无睾畸形的诊断应结合其他辅助检查来判断。

3)患者可能因不孕不育、无精子症来就诊。

4)染色体核型及基因型:染色体核型一般都是46,XY,基因突变检查也一般均为阴性。

5)影像学:超声、CT、MRI对于鉴别隐睾和无睾畸形具有重要意义。影像学上一旦发现明确的睾丸影像,应立即排除该疾病可能。

6)手术探查:无论是内分泌检查还是影像学检查都只能作为诊断无睾畸形的辅助手段。对于无睾畸形的最终诊断往往需要通过腹腔镜检查或外科手术探查才能确定。尤其是对于睾酮水平较高,而影像学显示怀疑无睾畸形的患者,手术探查是优先选择,不论是对于确诊还是排除隐睾癌变风险都有着重要意义。

(4)治疗

1)睾酮替代疗法:无睾畸形患者需终生依赖外源性睾酮,应长期监测血浆睾酮浓度,并对外源性睾酮的用量进行实时调整。根据报道,血浆睾酮水平超过 150ng/dl 的患者,会产生加速骨骼成熟的风险。因此,血浆睾酮水平必须维持在 100ng/dl 以下。目前比较常见的睾酮替代疗法有口服睾酮类药物、肌内注射睾酮和外用睾酮凝胶。对于处于青春期的患者,通常是每 14 天肌内注射一次睾酮,青春期过后改为每 21 天肌注 250mg 睾酮。目前补充外源性睾酮是该病患者的首选治疗方案,疗效较为明确,患者如从青春期启动时即开始补充外源性睾酮,成年后在身高发育、阴茎长度、第二性征表现等各方面均可维持与正常人相似的水平,大大改善患者的生活质量。

2)睾丸移植:睾酮替代疗法虽然能够维持男性第二性征的发育以及促进青春期生长和骨骼发育,但无法满足患者的生育要求。Silber 曾于 1978 年为一对 30 岁同卵孪生兄弟进行睾丸移植。供体已经生育了 3 个健康子女,经同种睾丸移植后 1 年,患者妻子生育 1 个健康男婴。睾丸移植术后,可观察到患者有明显的性激素水平升高,促进了第二性征的发育和性功能的恢复。睾丸移植为无睾畸形的治疗带来了新的希望,但由于术后生精效果并不稳定,同时存在有许多伦理问题,因此该方法还有待继续讨论。

3)睾丸假体植入:在经济条件允许的前提下,建议患者进行睾丸假体植入术。虽然植入的假体无功能,但能够给患者提供心理上的慰藉,能够满足患者对于外生殖器完整外形的需要。随着社会的不断发展,对于患者心理健康的关注逐渐增加,该病由于影响外生殖器外观的特殊性容易引起患者心理上的担忧,因此早期假体植入就显得尤为重要。

4)早期行变性手术:对于年龄较小的患者,可尽早行阴蒂成形术和阴道成形术,帮助其早期建立自我性别认同感,可缓解患者成年后的社会压力。

3. 精索静脉曲张

(1)概念定义:精索静脉曲张(varicocele)是指男性精索内的蔓状静脉丛出现异常的扩张和迂曲,常可引起男性不育、睾丸疼痛不适以及进行性睾丸功能减退等,常见于左侧,占总体发病人数的 77%~92%,双侧发病人群占 7%~22%,单纯右侧发病者仅约 1%。精索静脉曲张常可按照发病

年龄是否超过 18 岁分为成年型和青少年型。按照病因分类可分为原发性及继发性。

睾丸及附睾的静脉汇聚成蔓状静脉丛,主要经由 3 条路径回流:①经精索内静脉汇入左肾静脉或汇入右侧腔静脉及右肾静脉;②经输精管静脉汇入髂内静脉;③经提睾肌静脉汇入腹壁下静脉,最终汇入髂外静脉(图 13-4-2)。

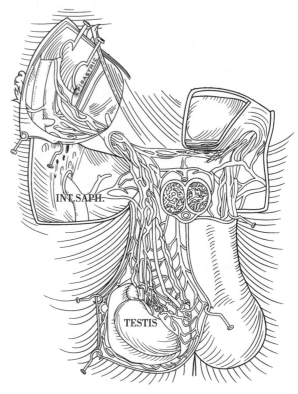

图 13-4-2 睾丸及附睾静脉丛

(2)流行病学:精索静脉曲张在普通人群中发病率约为 15%,而在男性不育人群中,其发病率约为 30%,这一比例在男性不育的各类病因中仅次于男性特发性不育,位居第二位。此外有研究报道,其具有一定的遗传倾向性,其一级亲属共患病率有显著增加,有 21.1% 的父亲和 36.2% 的兄弟可能患病。

(3)病因:目前认为,原发性精索静脉曲张的发病主要与精索静脉瓣功能不良或缺如、精索静脉壁及周围结缔组织薄弱或提睾肌发育不良、左肾静脉压力高、侧支循环不良等因素有关。而左侧精索静脉曲张较右侧更为常见的原因,主要有两点:①左侧精索内静脉行程长,较右侧精索静脉长 8~10cm,且呈直角汇入左肾静脉,静脉压力较大,而右侧精索静脉在右肾静脉下方呈锐角汇

入下腔静脉,直接汇入右肾静脉者仅为 5%~10%;②左侧精索内静脉瓣功能不全及缺如较右侧更为常见,且其具有一定遗传倾向性,这一点也与流行病学调查数据吻合。

继发性精索静脉曲张通常见于左肾静脉或腔静脉瘤栓阻塞、肾肿瘤、腹膜后肿瘤、盆腔肿瘤、巨大肾积水或肾囊肿、血管压迫(如胡桃夹综合征)等疾病。

(4)临床表现:精索静脉曲张常无明显症状,大部分患者是在入伍体检、入学体检、婚前婚后生育相关检查时发现存在阴囊内无痛性蚯蚓状团块,进而诊断精索静脉曲张。部分患者患侧阴囊部偶出现坠痛感,久站、运动后明显,平卧休息后缓解是精索静脉曲张引起的阴囊疼痛的典型表现,临床上慢性骨盆疼痛综合征等疾病也常引起阴囊部疼痛,须进行鉴别。

(5)诊断

1)病史:如患者以疼痛为始发症状就诊,需仔细询问疼痛的性质、特点、发作时间、发作规律等,是否符合精索静脉曲张疼痛的表现。可用视觉模拟评分(VAS 评分)或疼痛数字评分等评分量表来进行半定量评估。此外大部分精索静脉曲张患者因生育相关问题就诊,应重点询问患者的婚育史。

2)体格检查:体检应在温暖舒适,保护隐私的环境下进行,针对本病的专科体格检查重点为阴囊及其内容物的视诊及触诊,包括睾丸大小与质地、附睾、输精管、精索及其血管等,如睾丸出现变小、变软,则提示睾丸功能受损可能。检查应分别采用站立位和平卧位检查,并行 Valsalva 试验明确是否存在曲张静脉团块(Valsalva 试验方法:患者取站立位,深吸气后紧闭声门,再用力做呼气动作,必要时可以辅以用手压患者腹部,以增加腹压,达到更好的效果)。

3)辅助检查:彩色多普勒超声检查为精索静脉曲张的首选辅助检查,彩色多普勒超声可以显示阴囊内器官组织结构、静脉内径、内有无血液反流,反流时间及与呼吸、Valsalva 试验的关系。目前国内外有关精索静脉曲张的彩色多普勒超声诊断还缺乏统一标准,国内普遍认同彩色多普勒血流图(CDFI)诊断精索精脉曲张的分度标准:按照临床及超声诊断可将精索静脉曲张分为临床型与亚临床型,其中临床型分为 3 度。①亚临床型精索静脉曲张:临床触诊阴性而超声平静呼吸检查精索静脉最大内径 1.8~2.1mm,但无反流,在 Valsalva 试验时可见反流,反流时间 1~2 秒;②临床型精索静脉曲张 I 度:临床触诊阳性且超声平静呼吸检查精索静脉最大内径 2.2~2.7mm,在 Valsalva 试验时可见反流,反流时间 2~4 秒;③临床型精索静脉曲张 II 度:临床触诊阳性且超声平静呼吸检查精索静脉最大内径 2.8~3.1mm,在 Valsalva 试验时可见反流,反流时间 4~6 秒;④临床型精索静脉曲张 III 度:临床触诊阳性且超声平静呼吸检查精索静脉最大内径 ≥ 3.1mm,在 Valsalva 试验时可见反流,反流时间 ≥ 6 秒。

(6)鉴别诊断:精索静脉曲张的诊断较为明确,通常不需特殊鉴别诊断,但精索静脉曲张患者阴囊局部坠痛、生精功能异常等表现需与其他可引起这些症状的疾病进行鉴别,判断是否由精索静脉曲张引起,进而指导临床治疗方案。

(7)治疗:原发性精索静脉曲张是否进行治疗,需根据患者是否有生育意愿且伴有不育或精液质量异常、有无临床症状及症状的严重程度、静脉曲张程度及有无其他并发症等情况区别对待。对于青少年患者,特别注意是否存在患侧睾丸体积和质地的变化,如患侧睾丸体积较健侧小 2ml及以上,推荐积极进行治疗。对于原发性精索静脉曲张的治疗方法包括一般治疗、药物治疗和手术治疗。而针对继发性精索静脉曲张首先应积极治疗原发病。

1)一般治疗:包括生活习惯的调整、物理疗法等。如控制烟酒、饮食清淡、回避增加腹压的运动等,一方面减少对于精索静脉曲张发展的刺激,同时也是保护睾丸生精功能的注意事项,能一定程度上改善精液质量。有学者提出阴囊降温疗法和阴囊托举等物理疗法也有一定的效果,有待更多的研究证实。

2)药物治疗

①七叶皂苷类:这类药物具有降低血管通透性、增加静脉回流、减轻静脉淤血症状、增加血管弹性、增加血管张力、抗氧自由基的作用,常用于精索静脉曲张。

②黄酮类:这类药物在静脉系统有降低静脉扩张性和静脉血淤滞的作用,在微循环系统可使

毛细血管壁渗透能力正常化并增强其抵抗性,常用于治疗静脉淋巴功能不全相关的各种症状,也应用于精索静脉曲张的治疗中。

③非甾体抗炎药:非甾体抗炎药有着多种药物作用,针对症状明显的精索静脉曲张患者,常可用于缓解其阴囊部的坠胀、疼痛等不适。

3)手术治疗:手术治疗是针对原发性精索静脉曲张最为有效的治疗方法。

中华医学会男科学分会《中国男科疾病诊断治疗指南与专家共识(2016版)》中提出针对精索静脉曲张的手术适应证如下:

①同时具备以下3个条件:存在不育;精液质量异常;女方生育能力正常,或虽患有引起不孕的相关疾病,但可能治愈。注:女方患有明确不孕疾病,男方精液质量异常伴有精索静脉曲张者,经过1~2个辅助生育周期未成功,其原因为精卵结合异常的患者,可以考虑行精索静脉曲张手术,等待男方精液质量改善后再继续辅助生育。有文献报告,精索静脉曲张术后,可能提高辅助生育的成功率。②虽暂无生育要求,但检查发现精液质量异常者。③精索静脉曲张所伴发的相关症状(如会阴部或睾丸的坠胀、疼痛等)较严重,明显影响生活质量,经保守治疗改善不明显,可考虑行手术治疗。④Ⅱ度或Ⅲ度精索静脉曲张,血清睾酮水平明显下降,排除其他疾病所致者。

原发性精索静脉曲张的外科治疗方法包括手术治疗和介入栓塞治疗。其中手术治疗根据手术入路不同,可分为经腹股沟、经腹膜后、经腹股沟下途径,根据采用技术不同,又可分为传统开放式手术、腹腔镜手术、显微镜下手术。目前国内外已有大量的研究和报道对比分析不同术式之间优劣,显微镜下精索静脉结扎术因其副作用小、复发率低、安全有效而得到广泛认可,但应充分结合疾病的具体情况、医院的条件、术者的经验等因素,需要与患者做充分的沟通并尊重患者的意愿,从而制订适当的治疗计划。

介入栓塞治疗相对于手术治疗避免了阴囊及切口相关的并发症,但其术后存在其他介入相关并发症,其术后复发率及手术失败率较手术方式更高,在治疗方案的选择上需根据具体的病情等多方面进行。

精索静脉曲张术后常见并发症包括:鞘膜积液、睾丸动脉损伤、精索静脉曲张复发等。

(三)炎症与免疫

免疫性不育

(1)定义:免疫性不育(immune infertility)是男性的血睾屏障因为某些因素被破坏,自身免疫系统对精液中的抗原产生免疫反应,使得精子的正常形态以及功能被免疫系统破坏,从而造成的男性不育。

2% ~10% 的不育与免疫因素有关,抗精子抗体(AsAb)是免疫性不育的重要原因之一。正常生理情况下,因为血睾屏障的存在,阻碍了精子与机体免疫系统的接触,不引起自身免疫反应。血睾屏障的价值在青春期后得以完全实现,因为减数分裂后生殖细胞上的外来“抗原”仅在首次遗精后存在。睾丸外伤、扭转、活检、感染或输精管堵塞、吻合手术后等,如果发生在青春期之前,不会诱导抗精子抗体生成。然而,在青春期后,可能导致免疫性不育。

(2)AsAb 对生育各个环节的影响

1)直接作用于精子:AsAb 引起精子凝集的机制首先是直接作用于精子,使精子制动、活力下降及精液不液化。

2)细胞毒作用:精子和 AsAb 相互作用,可激活补体系统,破坏精子细胞膜的完整性和通透性,使精子制动或死亡。

3)影响精子穿透宫颈黏液:宫颈黏液在排卵期变得量多而稀薄,以利于精子的穿透。当 AsAb 结合于精子上时,就很难透过宫颈黏液而进入宫腔。

4)对精子获能和顶体反应的影响:精子获能是顶体反应(AR)的前提,只有获能的精子才能发生 AR。

5)影响精子与卵母细胞透明带的结合:据报道,AsAb 干扰精子与卵子透明带的结合。另有多项资料亦支持 AsAb 抑制精卵透明带结合的可能性。

6)干扰胚胎生长、着床:据有关报道,AsAb 影响胚胎生长及种植,并明显抑制胚胎卵裂。

(3)诊断:对于不明原因不育、精子大量特异性凝集、性交后试验异常等情况,可进行抗精子抗体(AsAb)检测。临床上检测精子表面结合抗体是诊断自身免疫性不育的特异性方法。世界卫生组织（WHO）建议：用混合凝集试验（MAR）检测 AsAb，当 >10% 的精子结合有抗体时被认为是阳性，10%~50% 的精子结合有抗体时被疑为可能不育，≥ 50% 的精子结合有抗体时则可能不育。

（4）治疗：目前认为抗精子抗体不仅可以影响精子穿透宫颈黏液的能力，而且可以干扰精卵融合。但是到目前为止，消除 AsAb 的治疗尚处于经验性治疗阶段，对抗精子抗体的病因尚有争论。在某些生殖道梗阻的病例，单侧、双侧性或部分性梗阻都可引起抗精子抗体，这种情况下应采用相应的外科治疗。而感染所致的抗精子抗体应采用抗生素治疗。此外，对既无输精管道梗阻也没有生殖道感染的患者，有报道试用小剂量的糖皮质激素治疗，但疗效仍存在争议，建议慎重使用。

1）抗生素治疗：临床表明，男性免疫性不育的发生绝大多数与生殖道感染有关，故即使未发现有明显感染症状，也可试用抗生素治疗，彻底治愈生殖道炎症有助于抗体转阴，抑制抗体形成。因此，对男性生殖道炎症应积极治疗，抗感染治疗越早、越及时越好，一般治疗期限以 6~12 个月为佳。

2）免疫抑制治疗：对经各项检查无明显器质性病变存在，而仅表现为 AsAb 增高，才考虑应用免疫抑制剂治疗。有些患者可根据配偶月经周期接受 1~3 个疗程糖皮质激素治疗后，有受孕的可能。但大剂量激素治疗时，近 2/3 的患者出现副作用，如体重增加、烦躁、情绪改变、痤疮、水肿、皮疹等。

3）精子洗涤和宫腔内人工授精：宫腔内人工授精（IUI）是单纯男性免疫性不育的首选治疗方法。通过洗涤可去除精浆中的 AsAb，并用洗涤过的精子做 IUI。

4）手术治疗：明确生殖器官病变而不能以非手术疗法治愈者，应通过手术方式消除免疫反应的病灶，有可能改善生育力。

（四）其他因素引起的睾丸损伤

1. 生殖腺毒素　常见的生殖腺毒素有射线、药物、食物、生活和工作环境因素等。

由于生精细胞分裂活跃，生精上皮对放射线非常敏感；间质细胞对放射线的耐受性较好，放疗后一般睾酮水平在正常范围内。放疗后血清卵泡刺激素水平常升高，放疗结束后随着生精功能的恢复，卵泡刺激素水平可降至正常水平。通常超过 65cGy 的剂量即可引起无精子症；放射剂量越大，恢复时间越久，部分患者放疗后可造成永久性不育。建议需要进行放疗的男性，在接受放疗前进行生育力保存；在放疗后 6~24 个月采取严格避孕措施，避免放疗对子代的影响。

化疗药物最容易影响分裂活跃的细胞，所以大多数的化疗药物会影响睾丸的生精功能；化疗药物的种类、剂量和患者化疗时的年龄，是影响睾丸功能的主要因素。由于化疗期间患者精子可出现性染色体和常染色体非整倍体，建议在化疗前进行生育力保存；在化疗后 6~24 个月采取严格避孕措施，避免化疗药物对子代的影响。

已有研究报道，高温暴露可损害睾丸的生精功能，桑拿、热水浴可损害精液质量；各种农业杀虫剂的暴露也会影响精液质量；生活中吸烟、酗酒同样会影响睾丸的生精功能。

2. 全身性疾病　全身性疾病导致不育常是多因素综合作用的结果。常引起不育的系统性疾病有慢性肾功能不全尿毒症期、肝硬化与肝功能不全、镰状细胞病等。

3. 睾丸创伤和手术　睾丸位置表浅，容易受伤，除导致睾丸萎缩外，还可激发异常免疫反应，两者均可导致不育；例如睾丸扭转可引起睾丸缺血性损伤，损伤程度与缺血程度和持续时间有关，现在认为一侧扭转还可引起对侧睾丸发生组织学变化。如果双侧睾丸扭转，会导致睾丸衰竭，出现非梗阻性无精子症，导致男性不育。

三、睾丸后因素

（一）先天性发育异常

1. 输精管发育异常

（1）输精管生理和解剖：输精管是精子的输送管道，呈条索状，质地韧，发自附睾尾部并急转向上，随精索经腹股沟管进入盆腔，至膀胱底与精囊排泄管以锐角汇合形成射精管，全长 35~40cm，根据走行可将其分为阴囊段、腹股沟段、盆段输精管和输精管壶腹。

（2）胚胎发育：胚胎第 4 周时，中肾退化形成中肾管及中肾小管，最终发育成男性生殖管道和睾丸输出小管。Gibbons 等提出中肾管包括

3个区域：①头端为上段中肾管（UMD），分化出附睾尾部2/3、阴囊段、腹股沟段和盆段输精管；②中间段为输精管前体近端（PVP），分化出输精管壶腹、精囊、射精管和前列腺中央带；③尾端为中肾共同管（CMD），开口于尿生殖窦，将来发育为膀胱三角区。胚胎第5周时，输尿管芽自中肾共同管的中间段发出，同时后肾发育，中肾退化。胚胎第6周时，输尿管芽与生肾组织接合，输尿管芽逐渐分支演变成集合系统包括肾盂、肾盏和集合小管，生肾组织则演变为肾包膜、肾小囊和各段肾小管。胚胎第7周时，输尿管芽与中肾管在尿生殖窦内形成独立的开口，两者完全分离，分别发育为上尿路和生殖管道。胚胎第12周时，CMD形成膀胱三角区，PVP在精阜水平进入膀胱尿道管，并分化出射精管、精囊和输精管壶腹。

（3）病因：输精管源自胚胎早期的中肾管，所有能引起中肾管发育障碍的因素都可能导致输精管发育异常，这些因素包括：遗传因素、物理因素、化学因素、生物因素等。输精管、附睾尾部、精囊和射精管均是中肾管来源的组织，输尿管发育异常可合并这些器官异常。因输尿管芽由中肾管发出，所以胚胎早期（第4~7周）中肾管发育异常可合并上尿路发育异常。而睾丸则是生殖嵴来源，所以输精管发育异常患者大多有发育正常的睾丸组织。

（4）流行病学及分类：输精管发育异常十分罕见，总体发病率不到0.05%，多因合并其他泌尿生殖系统畸形而被发现或在成年后因不育症检查时发现。常见的输精管发育异常有：先天性输精管缺如、重复输精管畸形、输精管异位开口、输精管横过异位、输精管囊肿等。

先天性输精管缺如：先天性输精管缺如（congenital absence of vas deferens，CAVD）是最常见的输精管畸形类型，男性不育症患者中先天性输精管缺如占1%~2%，梗阻性无精子症患者中10%~20%由先天性输精管缺如所致。先天性输精管缺如可分为双侧输精管缺如（CBAVD）、单侧输精管缺如（CUAVD）和输精管部分缺如。国内有些文献把输精管部分缺如划入输精管发育不良单独进行讨论。

①病因：先天性输精管缺如的病因仍未完全明确，目前主要有CFTR基因突变和中肾管发育障碍两种理论。CFTR基因突变理论：囊性纤维化病（CF）是一种严重的常染色体隐性遗传病，多于5岁内发病，其致病基因位于7号染色体，编码囊性纤维化穿膜传导调节蛋白（CFTR）。CF的典型临床表现包括慢性呼吸道感染、胰酶分泌不足和双侧输精管缺如等。80%~95%的男性囊性纤维病患者被发现患有先天性双侧输精管缺如，而70%~80%的先天性双侧输精管缺如患者至少可检测出一个突变的CFTR基因，故先天性双侧输精管缺如被认为是CF的一个亚型。CFTR基因突变可影响中肾管再通，引起输精管发育障碍，导致双侧输精管缺如。中肾管发育障碍理论：发育障碍理论指出输精管缺如是由胚胎早期中肾管不发育或发育不全所导致。胚胎发育第4周从中肾管中段发出输尿管芽，至第7周两者在生殖窦内完全分开。所以，如胚胎发育第4到7周中肾管发育障碍，可导致输精管和同侧上尿路发育异常。基因突变对输精管发育的影响是双侧的，而中肾管发育缺陷可以是单侧，也可以是双侧。而合并上尿路发育异常的CBAVD患者大多未能检测到突变的CFTR基因。因此，CUAVD的发病机制更倾向于中肾管发育障碍，而CFTR基因突变则可能是大多数CBAVD的发病的原因。

②临床表现：具有典型囊性纤维化病表现的先天性双侧输精管缺如患者，常于幼年时因反复肺部感染或胰酶分泌不足而就诊。无囊性纤维化病典型症状的双侧输精管缺如患者，则多在结婚后因不育而就诊。合并肾发育不全或一侧肾缺如常因泌尿系统检查发现肾脏发育异常而发现。

③诊断：此类患者在体检时无法触及阴囊段输精管，多数患者可有附睾体、尾部缺如。精液检查具有重要意义，患者多为无精子或少精子症，精液分析可见精液量减少，精液pH值降低，精液中无精子或精子数量减少，精浆果糖含量明显降低。对所有的先天性输精管缺如患者推荐行泌尿系超声或排泄性尿路造影检查，以了解是否合并上尿路发育异常。经尿道超声（TRUS）、盆腔CT或MRI等检查则可以帮助了解有无精囊发育异常。对单侧输精管缺如患者可行对侧精道造影，以了解是否存在对侧精道异常。

④治疗：先天性输精管缺如目前尚无法通过手术进行重建。单侧输精管缺如若对侧睾丸及生

殖管道正常一般不影响生育,无需处理。双侧输精管缺如患者,可采用辅助生殖技术进行治疗。

2. 附属性腺发育异常

（1）精囊缺如

1）概述:精囊缺如（seminal vesicle absence）是一种无法纠正的先天性畸形,同时也是导致男性不育的重要因素之一。据相关资料统计,单侧精囊缺如的发病率为0.6%~1%,而双侧精囊缺如的发病率尚无相关资料。

2）病因:目前先天性精囊缺如的病因尚不明确。精囊和输精管都由中肾管分化而来,因此精囊缺如均合并输精管发育不全或输精管异位开口等先天性畸形。目前观点认为其主要发病原因可能是中肾管的发育障碍,合并输精管缺如的患者中,CFTR基因的突变可能也是一个致病因素。

3）临床表现

①部分精囊缺如的患者若合并输精管缺如或开口异位等畸形,可表现为输精管缺如或开口异位的相关症状。而先天性精囊缺如合并输精管缺如的患者一般因不育而就诊,可有精液量减少的临床表现。

②先天性精囊缺如可合并肾发育不全、肾缺如、肾异位等上尿路疾病,但在东方人群中病例较少。

③先天性精囊缺如合并输精管开口异位时,因输精管开口位置不同,表现的症状也有所不同。合并输精管开口异位的患者,各种泌尿生殖系统畸形的发病率较高,如扩大的前列腺囊、米勒管囊肿等。

4）诊断

①有输精管缺如和开口异位、肾缺如等畸形的患者应该考虑是否存在精囊缺如的可能。

②对于先天性双侧输精管缺如的患者,因无法行精道造影检查,只能通过TRUS、MRI或CT来明确是否存在精囊缺如。单侧输精管缺如的患者,首先建议行健侧的精道造影检查,以明确有无精囊缺如等畸形的存在。对于输精管开口异位的患者,需行精道造影,以明确异位开口的位置,明确有无合并精囊缺如。

③精囊缺如的诊断依赖于精浆果糖测定和精道造影、MRI等影像学手段。

5）治疗:精囊缺如虽然是一种无法纠正的

先天性畸形,但是无特殊者不需要接受治疗。若合并输精管缺如或输精管异位开口,生育能力受损,可借助辅助生殖技术以实现治疗的目的。若出现反复的附睾炎、尿路感染、血精的患者,应针对输精管缺如或异位开口进行相应处理。目前精囊缺如合并输精管异位开口的治疗方案尚未达成共识,但是我们可以遵循以下治疗原则,包括保护肾功能和生育力,控制感染,纠正尿液反流及治疗合并的畸形,如此可提高治疗的效果。

（2）精囊发育不全

1）概述:精囊发育不全不是一个独立的疾病,常合并先天性输精管缺如等中肾管来源的畸形。精囊与输精管均来源于中肾管。在中肾管分化的后期,即在胚胎13周以后,雄激素分泌不足、供应精囊的血管异常等可影响精囊发育,继而引起精囊的发育不全。

2）临床表现:双侧精囊发育不全的患者常因不育就诊。主要表现为因精囊液分泌减少而导致的精液量减少,检测精液时可发现精浆果糖水平较低。部分患者可合并有先天性输精管缺如、精囊囊肿等畸形。

3）诊断

①输精管正常的不育症患者,检查精液精浆果糖量低,精液量少,应考虑精囊发育不全可能。

②精囊的发育与雄激素的分泌相关。雄激素分泌不足的疾病,如扩大的前列腺囊、尿道下裂等均可合并精囊的发育不良。

③B超检查可发现精囊体积减小。经皮输精管穿刺精道造影可用于诊断,造影可见精囊短小,几乎无弯曲的精囊管。

4）治疗:精囊发育不全是一种无法纠正的畸形,本身无需治疗。若有合并其他畸形,可针对其他畸形进行治疗。单侧精囊发育不全有恢复生育力意愿者,可行患侧近睾段输精管与对侧输精管吻合手术。

3. 阴茎发育异常

（1）隐匿阴茎

1）流行病学,病因及病理生理学:隐匿阴茎（concealed penis）是发育正常的阴茎,但被耻骨上的脂肪垫所掩盖。根据掩盖的病因分为3类:①阴茎根部皮肤固定不良;②肥胖;③阴茎手术后的瘢痕束缚阴茎,通常是包皮环切术后。先天

性隐匿阴茎是由于肉膜的弹性差（肉膜在正常情况下可使阴茎体在皮下深层自由滑动），因为

阴茎皮肤没有固定到深筋膜而造成阴茎伸展受限（图13-4-3）。

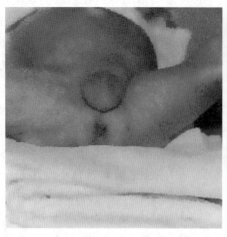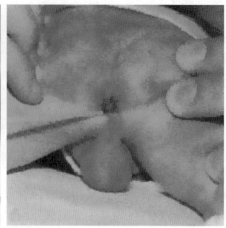

图13-4-3　隐匿阴茎

2）诊断评估：在检查时，需将隐匿阴茎与小阴茎区分开，后者不具有正常的阴茎伸展长度。医生应确定是否可以通过收缩覆盖阴茎头的皮肤来暴露龟头。如果可以，仍然需要外科医生判断是否需要进行矫正。但是，如果是由于生理性包茎或者包皮环切术后瘢痕造成阴茎受困，这会造成排尿困难的风险增加，不利于保持个人卫生，还会造成龟头炎、尿路感染和心理社会问题。

3）治疗：隐匿阴茎的治疗应根据病因选择相应的治疗方法。

继发于肥胖的隐匿阴茎患者应该治疗潜在的疾病，需要求患者减肥和锻炼，通常不需要手术干预。阴茎手术后继发性瘢痕束缚性阴茎的幼儿可在镇痛后用止血钳强行扩张瘢痕来进行治疗，也可以局部倍他米松联合手动回缩。这种治疗方式可以使大多数男孩的病情完全消退，或者可以松解闭合的瘢痕并行简单的切开包皮环，从而将需手术修复减少约79%。如果外用皮质类固醇无效，则需在全身麻醉下进行矫正，通常建议至少6月龄的患者进行选择性修复。手术方式类似于先天性隐匿阴茎的手术治疗。适应证和重建手术时机仍存在争议。对于一些较严重的病例，阴茎根部背面发育不全的组织需去除。包皮需要展开以覆盖阴茎体的腹侧。另外，阴茎背侧的皮下组织应固定于耻骨筋膜，阴囊的皮下组织需使用不可吸收的缝合线固定在阴茎根部腹侧。在手术时，需避免损伤神经血管束。此外，往往有必要行阴

茎阴囊"Z"成形术和阴茎侧面"Z"成形术。严重患儿需游离阴茎悬韧带，切除耻骨上的脂肪，保护精索。有报道吸脂术对严重患儿有帮助。然而，此种方法只用于青少年，因为青春期前的男孩在躯体发育过程中可能会减掉脂肪。

（2）蹼状阴茎：蹼状阴茎（webbed penis）也称为阴茎阴囊融合，是由于阴囊皮肤延伸到阴茎腹侧而形成的先天性或后天性病症。先天性的蹼状阴茎，阴茎、尿道并且剩余的阴囊都是正常的，畸变发生在阴茎和阴囊的连接处。蹼状阴茎可以由医源性因素引起，包皮环切或其他阴茎手术导致过度去除阴茎腹侧皮肤。尽管蹼状阴茎多无症状，但其外观无法让患者接受。类似于隐匿阴茎的治疗，可以将阴囊的皮下组织与阴茎干根部的腹侧用不可吸收的缝合线固定。有时，也可以通过横向切开蹼状皮肤，分离阴茎和阴囊，然后纵行缝合皮肤。还可以在冠状沟附近1.5cm处环形切开，将Byars皮瓣转至阴茎腹侧，并切除多余的包皮。蹼状阴茎合并远端尿道发育不全较为少见，需要进行尿道成形术。

（3）小阴茎

1）流行病学、病因及病理生理学：小阴茎（micropenis）是指阴茎外形正常，阴茎牵拉长度比正常平均值小2.5个标准差以上（图13-4-4）。小阴茎的阴茎体长度与阴茎周长的比例是正常的，但也可偶尔有阴茎海绵体严重发育不良的患者。阴茎海绵体可触及，阴囊通常很小，睾丸可能很小而且已经下降。

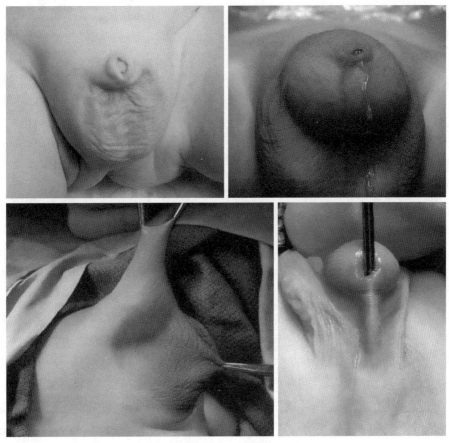

图 13-4-4　小阴茎

因为与阴茎勃起长度相关,阴茎牵拉长度得到了广泛认可。测量结果需与阴茎长度标准进行比较。在阴茎牵拉状态下,测量在阴茎背侧从耻骨联合到阴茎尖端的长度为阴茎牵拉长度。对肥胖患儿必须完全压下耻骨上脂肪垫以获得准确的测量数据。应将小阴茎与隐匿阴茎以及蹼状阴茎区分开来,隐匿阴茎、蹼状阴茎通常具有正常大小。除了特发性小阴茎外,还有两种激素刺激异常的小阴茎:①低促性腺激素性性腺功能减退症(由于 GnRH 分泌不足);②高促性腺激素性性腺功能减退症(由于睾丸未能产生睾酮)。此外,小阴茎通常合并有染色体异常。

小阴茎最常见的病因是低促性腺激素性性腺功能减退症,可能由下丘脑功能障碍引起。其他原因包括生长激素缺乏或先天性垂体功能减退导致的新生儿低血糖症。另外一些主要原因是先天性垂体发育不全和脑中线缺陷,如胼胝体发育不全和枕部脑疝。

高促性腺素性性腺功能减退导致的小阴茎可见于性腺发育不全或睾丸减退综合征,也可发生于胎儿面容综合征(Robinow 综合)征中。极少数患有部分雄激素不敏感综合征的患儿存在小阴茎,通常此类患者都有性别模糊。一些特发性小阴茎患儿内分泌检查显示下丘脑 - 垂体 - 睾丸轴正常。此类小阴茎的发生可能是因为在胎儿期促性腺激素的刺激作用提前或延迟造成的。

2)诊断评估:初步评估必须确定小阴茎的病因是下丘脑/垂体性的还是睾丸性的。必须立即进行儿科内分泌检查。所有患有小阴茎的患者都必须进行核型分析。评估睾丸内分泌功能(基线和刺激状态下的睾酮、LH 和 FSH 的血清水平)。刺激状态下的激素水平可以评估阴茎生长潜力。在患有隐睾和低促性腺激素性性腺功能减退症的患者中,应行腹腔镜检查确认是否存在无睾症或腹内未下降的发育不全的睾丸。这项检查可以在患儿 1 岁时做。垂体前叶(腺垂体)筛查试验包括检测血糖、钠、钾和血清皮质醇的浓度及甲状腺功能。对小阴茎患儿的内分泌评估尚未标准化,还应进行头部 MRI 检查以确定下丘脑和垂体前叶及中脑的中线结构是否完整。

3）治疗：垂体或睾丸功能不全可由儿科内分泌科医生治疗。

在患有睾丸衰竭并且雄激素敏感性的患者中，建议在儿童期和青春期使用雄激素治疗以刺激阴茎的生长。如果阴茎对睾酮的作用无反应，对于是否进行性别的重新认定目前仍有争议。一些研究表明，尽管最终小阴茎患儿的阴茎尺寸可能不在正常范围内，但出生时患有小阴茎的男性具有男性性别认同并且具有男性特征，并且大多数人可能会有满意的性功能。

（4）阴茎弯曲

1）流行病学、病因、病理生理：阴茎弯曲常在垂直（例如腹侧或背侧方向）或水平（例如横向）平面发生。阴茎弯曲可能是先天性的，其发病率小于1%。由于胚胎发育受限导致不对称的尿道海绵体和正常开口的尿道口所致。也可能是包皮环切术后等阴茎手术或创伤继发的，并且外形较差，存在成年后的性功能障碍。阴茎弯曲最常见于腹侧方向，称为阴茎下弯，并且通常与尿道下裂相关，在尿道下裂中的发病率为4%~10%。然而，阴茎下弯也可能不伴尿道下裂，有或无背侧包皮帽状堆积，并且通常与阴茎腹侧皮肤的缺陷有关。

弯曲>30°具有临床意义；弯曲>60°可影响成年后的性生活。轻微的阴茎弯曲可能仅仅与阴茎腹侧的皮肤缺陷有关，并且应评估是否存在海绵体异常。

2）诊断评估：因为阴茎弯曲只在勃起状态下显现，因此阴茎下弯常在患儿的儿童时期诊断。仔细的体格检查非常必要，而且术前需拍摄勃起状态下各个角度的阴茎照片，以评估阴茎弯曲。精确的阴茎弯曲严重程度需在术中行人工诱导勃起下进行。

3）治疗：治疗方式为手术治疗。

术前需人工诱导勃起评估弯曲的严重程度，并且修复后需在勃起状态下评估阴茎对称性。无论何种手术的最终目的都是使海绵体的大小相似。无尿道下裂的腹侧弯曲患儿可通过阴茎脱套，切除局限于Buck筋膜区域的纤维组织，并且采用Byars皮瓣作为阴茎皮肤覆盖物。对于一些较为严重的病例，可能需要行背侧折叠术、Nesbit手术或海绵体外旋转术。并且Nesbit手术或改良

的Nesbit手术比折叠手术在减少并发症及保留器官感觉方面更具有优势。折叠手术是否会增加复发风险目前还不清楚。病情非常严重的患者因尿道短需行尿道重建。术中需采用注射生理盐水进行术中人工勃起，以确认已完成阴茎下弯的矫正。一些阴茎下弯病例可能会因突出的系带而加重，导致远端阴茎下弯和腹侧阴茎萎缩。在此情况下，延长术将改善并可能纠正阴茎下弯。先天性背侧阴茎弯曲可单独发生，伴或不伴有不对称性阴茎皮肤、尿道上裂、包皮的帽状堆积。没有尿道异常患儿的外科修复类似于阴茎下弯的矫正，包括阴茎脱套，局限于Buck筋膜浅表区域的纤维组织切除，必要时采用包皮瓣覆盖阴茎皮肤。在矫正过程中，需避免损伤神经血管束。更严重的病例需要腹侧海绵体折叠或切除，术中人工诱导勃起非常必要。阴茎侧弯通常是先天性的，由一侧海绵体过度生长或发育不全引起。包皮环切术或其他阴茎手术造成不对称的阴茎皮肤切除或术后瘢痕形成是继发性原因。先天性阴茎侧弯的外科修复包括使阴茎脱套，最大弯曲部位进行折叠或切除以矫正阴茎。继发性阴茎侧弯矫正通常包括阴茎脱套，Buck筋膜表面纤维组织的切除，以及必要的皮瓣移植。无论哪种手术方式都有减少阴茎拉伸长度的风险，平均约减少2.5cm，具体的情况需结合术前的阴茎弯曲程度以及修复的手术方式。最近，非海绵体切除手术被提出，可纠正任何弯曲度的腹侧弯曲，并且不缩短阴茎、不损害术后性功能。

4. 尿道下裂

（1）概述：尿道下裂（hypospadias）的患病率大约是1/300。患者的一级亲属（兄弟、父亲、后代）再次出现该疾病的风险约是正常人的13倍。多项出生统计显示，在20世纪90年代，该病增多的趋势可能与环境污染有关。在丹麦、法国和意大利进行的3项病例对照研究表明：男性尿道下裂的患病率为0.3%~0.45%。而该病患者的兄弟患该病的风险为9%~17%。患者如为双胞胎，则其兄弟的患病风险为50%。后代的患病风险与一级亲属相同。

大约90%的尿道下裂病例是孤立的阴茎缺陷。综合征性尿道下裂伴发育迟缓、畸形相或直肠肛管畸形。如史-莱-奥综合征（Smith-Lemli-

Opitz 综合征)、11p 缺失综合征(WAGR 综合征),以及 G 综合征(Opitz G/BBB 综合征)。

性发育障碍(DSD)可能出现于同时患有尿道下裂和未下降睾丸的男孩中,这被认为是进行染色体核型分析的一个适应证。孤立性尿道下裂不被认为是 DSD。只有当尿道下裂合并睾丸未下降,尤其是有近端尿道下裂和触诊不能触及睾丸时,才能表明患者可能有 DSD。

(2)临床表现与诊断:尿道下裂是通过体格检查诊断的。

一般包皮的发育不对称,有一个背部的"帽子结构"和腹侧缺损,暴露龟头和近端裂口。其他腹部异常表现可能包括龟头向下倾斜,阴茎中缝偏离,腹侧弯曲,阴囊中线裂口和阴茎阴囊移位。一些尿道下裂变异表现为完整的包皮,但阴茎尿道口下方有一个深沟槽。这些变异的尿道下裂往往出现于患者进行包皮环切术后。

根据尿道外口的位置可分为阴茎头型、冠状沟型、阴茎体型、阴茎阴囊型、阴囊型和会阴型。

(3)影像学表现:无论严重程度如何,孤立的尿道下裂都不能被视作是尿路成像的适应证。沙特阿拉伯的一项针对 2 岁以下患者静脉肾盂造影和排尿膀胱尿道造影的前瞻性研究,报告了针对 153 名患有尿道下裂的男孩随访 11 年的结果。这 153 人中有 36 人(24%)有异常发现:包括膀胱输尿管反流($n=18$)和各种上尿路疾病,包括马蹄肾、孤立肾、输尿管膀胱交界处阻塞和重复输尿管。36 例患者中有 18 例(12%)被认为需要手术治疗。

(4)手术治疗

1)尿道下裂修复手术可以作为门诊手术在 3 个月或更大的足月婴儿中开展。决定手术时机的考虑因素包括麻醉风险、性心理因素以及不同年龄尿道成形术并发症的潜在不同风险。

①麻醉风险:Bush 等在 2012 年的报告中指出,在 3~5 个月大的 230 名婴儿中,5 例(2%)麻醉记录中出现了支气管痉挛。值得注意的是,早产儿可在妊娠 56 周后接受门诊手术。

②心理性风险:美国儿科学会建议手术在患者出生后 18 个月内完成,以减轻性心理方面的压力。然而,一项利用问卷调查和标准化访谈方式对一群曾经进行过该手术的 6~17 岁的患者进行比较的研究表明:对比出生 18 个月以内进行手术和出生 18 个月后进行手术的两类患者,他们的健康相关的生活质量、心理调节,以及性别角色行为没有明显差异。

③尿道成形术并发症:各种报告表明尿道成形术并发症随着患者年龄的增加而增加,但产生这种风险增加的具体时间分界线尚不清楚。相反,相关文献提示年龄也许不是并发症的独立危险因素。

2)手术方式的选择

① Snodgrass 术(尿道板纵切卷管尿道成形术):纵行切开原位尿道板,使其自卷成管,这增加了尿道板的宽度,并有利于保持重建后的新尿道血运好,适合尿道板狭窄的患者。

② Onlay 尿道成形术(加盖带蒂皮瓣尿道成形术):在阴茎腹侧覆盖带蒂包皮皮瓣于尿道板之上以形成新尿道。该术式的优势是很少发生尿道狭窄或尿瘘。

③ Duckeet 法(横裁包皮岛状皮瓣管状尿道成形术):横向切开包皮内板,游离其血管蒂,在阴茎腹侧移植岛状皮瓣以代替尿道。该手术操作复杂,对术者经验技术要求较高。但术后阴茎外观与包皮环切术后相似,较为美观。

④分期修复法:适用于皮肤脱套或切除腹侧肉膜后腹侧弯曲仍大于 30° 的患者。第一阶段手术主要是矫正阴茎弯曲畸形。半年后进行第二阶段手术(重建尿道),包括口腔黏膜重建尿道法。

3)术后处理

①尿流改道术:一些研究报道了受过排尿训练的远端尿道下裂男孩在尿道成形术后可以不进行尿流改道术,并且术后并发症风险没有增加。对于少数没受过排尿训练的患者,需采取尿流改道术以避免患者术后尿潴留、外渗或术后长期导尿。

②包扎及术后药物的使用:术后可常规使用透明防水胶带绷带或生物膜黏合剂薄膜轻压包扎阴茎。抗生素、镇痛药和抗解痉药的术后使用,有利于减少尿道狭窄等术后并发症。

4)并发症

①瘘管:新尿道远段梗阻、手术后的感染、单层缝合或缝合线组织反应较大、新尿道的供血不足等都会引起不同程度的尿道皮肤瘘。症状较轻

的小瘘管可以尝试清除坏死组织保守治疗。对于需要手术治疗的瘘管患者,应先评估远端梗阻,然后切除瘘管,并用皮瓣覆盖缺陷部。

②尿道口狭窄:尿道成形术后的尿道口狭窄是可以避免的,手术时要注意切口局限于尿道板,不向远处延伸至龟头;并且缝合时注意不要将龟头处缝合太紧,否则尿道口狭窄严重者将需要进行尿道外口再成形术。手术将从背侧切开狭窄的尿道口,同时避免重新造成尿道下裂缺损。如果想从腹侧切开尿道,那么重建的尿道外口将会靠下方。

③新尿道狭窄:术后尿道的狭窄主要由于吻合口水肿炎症而引发,晚期狭窄则可能是瘢痕挛缩形成的,术后应注意抗炎补液治疗。对于轻症的狭窄患者,应持续定期尿道扩张。对于狭窄严重的患者,一般应采取直视下内切开术,这对于狭窄长度小于1cm的患者有效,但不适用于管状皮瓣或移植物治疗的患者。然而对于小于1cm的复发性狭窄,采用直视下内切开术进行二次手术失败率极高。

④憩室:憩室的形成主要是由于尿道后端狭窄引起的局部尿道扩张,以及尿道的固定不良。尿道憩室的手术要先检查患者的远端狭窄,然后通过腹侧正中切口暴露憩室并打开,切除憩室,然后缝合两层以重建正常口径的新尿道,对于有远端狭窄的患者应在切除憩室后做尿转流手术。

⑤干燥性闭塞性龟头炎:干燥性闭塞性龟头炎可以在术前和尿道下裂修复术后出现。临床上通过涉及组织的特征性白色病变来诊断。尿道口干燥性闭塞性龟头炎既可引起狭窄,又可延伸到尿道内并沿尿道延伸,引起狭窄。因此,最好的治疗是用口腔黏膜移植尿道置换,完全切除所有相关组织。

(二)生殖系统感染

泌尿生殖系统的感染及炎症是男性不育的重要原因,据统计男性不育患者中6%~10%是由于生殖系统感染或炎症所致,到目前为止,研究发现主要的发病机制包括:①病原体或炎症相关分子(如促炎细胞因子或ROS)对精子质量和功能的直接或间接损害;②附属性腺的功能障碍;③炎症相关的男性生殖管道梗阻;④通过细胞或体液免疫对睾丸造成损伤,从而影响精子发生;⑤抗

精子抗体的产生。泌尿生殖系统炎症根据其发病部位的不同分为附睾睾丸炎、精囊炎、前列腺炎、尿道炎等。

1. 附睾睾丸炎

(1)定义:急性附睾炎(acute epididymitis)是由大肠埃希菌、葡萄球菌或链球菌等经输精管道逆行感染附睾造成的,目前发病率约为400/100 000,60%患者可伴有睾丸炎症,因此统称为附睾睾丸炎(epididymo-orchitis)。

(2)病因:致病菌的逆行感染是最重要的发病原因,常见致病菌包括大肠埃希菌及性传播病原体。

(3)病理生理:附睾是精子成熟的部位,又是精子储存的场所,具有与精子成熟获能相应的多种生理功能。附睾的炎症可直接损伤生精小管,损害精子细胞膜功能或诱发精子DNA突变而降低其受精能力,并且可以破坏血-生精小管屏障导致免疫学不育,还引起附睾水平的促氧化因子和抗氧化因子失衡,导致精浆ROS升高、局部细胞因子紊乱对精子产生毒性作用。

急性附睾炎一般单侧发病,但T细胞介导的细胞免疫反应可能会使双侧睾丸受累,同时精子蛋白质的组成也可能改变,从而影响精子质量。研究发现,患者精子浓度变化一般可在急性附睾炎症状控制后3~6个月之内逆转,但10%的急性附睾炎患者会出现持续性无精子症,30%的患者逐渐发展为少精子症,一部分患者即使通过抗菌治疗,精液浓度及精子质量也可能降低。

(4)临床表现:患者通常在剧烈运动、性交或者劳累后起病,多为一侧发病,患侧阴囊突然出现剧烈的疼痛,可沿精索向上放射至腹股沟区及腰背部。患者附睾及睾丸迅速肿胀,可伴高热、畏寒、恶心呕吐等症状。

(5)诊断:附睾炎分为急性和慢性两种,因此患者在诊断附睾炎时,一定要分清是急性还是慢性,才可以指定相应的治疗方案,误诊只会耽误治疗,致使病情恶化。急、慢性附睾炎的病因各不相同,但是又相互联系,急性附睾炎患者未能得到彻底治疗可发展为慢性附睾炎,此类患者炎症扩散至睾丸,进而损伤精子产生。另外,双侧慢性附睾炎可引起附睾管不全或完全梗阻,进而导致梗阻性无精子症或不全梗阻性少精子症。

单纯的睾丸炎主要与全身性病毒感染相关，尤其是腮腺炎病毒感染是最常见的病因。患者一般在腮腺炎发生后3~7天起病，往往是在腮腺炎症状改善后突发的睾丸胀痛。大约70%患者表现为单侧睾丸受累，阴囊呈红斑与水肿，部分患者出现睾丸鞘膜积液，还可伴高热、畏寒、恶心、呕吐等全身症状。

对不育男性的睾丸进行活检发现睾丸炎症发病率很高，病理组织学观察到间质水肿与血管扩张，大量炎症细胞浸润，生精小管扩张，有不同程度的变性，腔内可见炎症细胞，目前认为这与T细胞介导的自身免疫相关。睾丸炎症可导致生精功能不可逆的破坏导致精子质量明显下降乃至无精子症。

（6）治疗：急性附睾睾丸炎应适当休息，并给予抗生素治疗，必要时可给予镇痛药物。局部可行热敷、理疗、使用阴囊托带托起阴囊。如有脓肿形成，则需切开引流。同时还应积极处理原发病因。

慢性附睾炎治疗措施与慢性前列腺炎相同，治疗前列腺炎的同时可使慢性附睾炎的症状缓解。

2. 精囊炎

（1）病因及流行病学：精囊炎（cystospermitis）是由细菌感染引起的精囊疾病，常见的致病菌有大肠埃希菌、葡萄球菌和链球菌等，以大肠埃希菌为主，占80%左右。在青壮年时期男性比较多见，年龄多在20~40岁，任何导致前列腺、精囊充血的因素，比如酗酒、受寒、纵欲过度、会阴损伤或长时间受压等都可诱发急性精囊炎。

（2）临床表现：患者以精液带血和会阴部胀痛为主要临床表现。急性精囊炎时局部明显充血、水肿及炎症细胞浸润，腺管上皮细胞有时增生及脱屑，炎症的继续发展使局部充血、水肿加重甚至形成许多小的局限性脓肿，严重时可以蔓延至整个精囊，导致精道梗阻，最终引起男性不育。

（3）病理生理：精囊是男性生殖系统重要的附属性腺，精囊的分泌物构成精浆的60%~80%，其在男性生殖过程中发挥着重要作用。其中果糖可被精子利用作为动力来源，同时精囊分泌凝固蛋白、前列腺素等生物活性物质，有利于受精的正常进行。当出现精囊炎症的时候，这些分泌物会逐渐减少，直接影响精子的活力，导致精子的数量减少从而影响生育。

精囊慢性炎症导致不育的原因主要有以下几种可能：①精浆黏稠度增加，精囊出现炎症时，精浆中有细菌，又有大量白细胞，甚至夹杂着脓液。黏稠度会骤然增加，精子不易液化，精子活力活率下降，这与液化酶降低有关。②精浆酸碱度降低，精浆酸碱度一般为7.2~8.9，精子在这种环境下活动自如。精囊炎时，酸性物质会增加而引起精子夭折。③精浆量减少，精浆中应含有一定量的营养成分，以供养精子与帮助精子活动，精浆中也含有微量的乳酸等酸性物质。一旦精囊发炎，精浆中便会夹杂着细菌，乳酸物质会增加细菌的毒素以及代谢产物，细菌也会吞噬掉精浆中营养成分以及供氧，使生育力下降。④果糖降低，果糖主要来源于精囊腺的分泌，是精液的主要糖分，是精子的重要营养成分之一，精子果糖含量降低或不足，导致精子运动能量缺乏，以致不能受孕。精囊还参与射精反射的调控，精囊的饱胀程度与性功能关系密切。

（4）治疗及预防：由于精囊的结构特殊，出现炎症后，容易导致引流不畅，很难彻底治愈。为了防止精囊炎迁延不愈，无论是急性还是慢性精囊炎，都应彻底治疗。

1）选用恰当的抗生素，一般需用药4周以上，以消除症状及巩固疗效。

2）局部治疗：温水坐浴（水温42℃）及会阴部热敷，以改善局部血运，助炎症消退。避免坐时间过长，以防盆腔充血。

3）避免过多房事以减少性器官充血程度。精囊炎的患者可定期（每周1~2次）做精囊前列腺按摩。一为增进前列腺及精囊血运，二为促进炎性物质排出。

4）生活规律化，劳逸结合，忌烟酒及辛辣刺激性食物。

5）消除患者的顾虑，尤其是血精患者的焦虑状态，增强其战胜疾病的信心。

3. 前列腺炎

（1）定义：前列腺炎（prostatitis）是由于前列腺受到微生物等病原体感染或非感染因素刺激而发生的炎症反应，及由此造成患者前列腺区域不适或疼痛、排尿异常、尿道异常分泌物等临床表现,是一种常见且让人十分困惑的疾病。

（2）分类及流行病学：根据美国国立卫生研究院（National Institutes of Health, NIH）的分类,目前将前列腺炎分为 4 类,分别是Ⅰ类（急性细菌性前列腺炎, ABP）、Ⅱ类（慢性细菌性前列腺炎, CBP）、Ⅲ类（慢性非细菌性前列腺炎/慢性骨盆疼痛综合征, CP/CPPS）、Ⅳ类（无症状性前列腺炎, AIP）。目前Ⅰ型及Ⅳ型前列腺炎发病率较低,主要以Ⅱ型及Ⅲ型为主。患者主要表现为排尿不适与下腹部、盆腔、会阴及尿道疼痛等严重的尿路刺激症状,甚至可有明显的尿频、尿急、尿痛等症状。作为青壮年常见的附属性腺感染性疾病,常常合并精囊、附睾等生殖系感染,是男性泌尿生殖系统的常见疾病。有资料表明 CP 在 20~45 岁男性发病率达 35%,此时正值男性的生育高峰期,因而,对男性生育力的潜在威胁非常明显。

（3）影响男性生殖作用机制：男性的生殖活动是一个环节众多,并在神经和内分泌的调控下进行的复杂生理过程,其中任何一个环节受到干扰,都可能对生育能力造成影响。尽管慢性前列腺炎可以改变精液的质量,但对男性生育功能的影响机制尚不清楚,目前可能的途径主要包括以下几种：

1）改变精液的性状：正常精液中 25%~33% 属于前列腺液,前列腺液中含有大量的卵磷脂小体、酶类、柠檬酸、氨基酸、锌、硒等,这些均是营养精子、增强精子活力必不可少的物质,前列腺炎患者上述物质浓度降低,从而导致精液的成分及理化性质改变,使得精液液化、精子活力等方面受到影响。目前有许多研究发现微量元素与人类生殖功能关系密切。锌是体内必需的微量元素中含量最多的一种,在成年男性的睾丸和精液中都含有高浓度的锌,精液中的锌主要来自前列腺,其含量正常值为 1.8~2.4mmol/ml。与血液锌相比,精液中的含量要高出 30 倍以上。

锌对精子有重要作用：①精浆锌参与生殖系统多种酶的组成,可延缓精子细胞膜的脂质氧化,维持细胞膜结构的稳定性和通透性,使精子具有良好的活动力。②精子在射精过程中吸收精浆内的锌,与细胞核染色质的巯基结合,使染色质免于过长解聚,有利于受精。③锌与精子的运动力密切相关,研究表明,射精过程中精子由不运动到运

动这种改变可能由锌所诱导。研究发现前列腺炎患者前列腺液中锌含量明显下降,而其血浆锌含量正常,认为前列腺液中锌含量降低是由于前列腺组织细胞摄取和分泌锌的功能受损造成的。

Boström 和 Andersson 的研究发现慢性前列腺炎与精子质量无相关性,而 Christiansen 等人的研究则表明慢性前列腺炎患者精子质量明显下降且精液中主要参数都减少,这与局部的氧化应激反应可能有关。NIH 分型中Ⅱ及Ⅲ类患者,研究发现精液量可能下降、精子活力可能下降、pH 可能上升、不规则形态精子比例可能上升、顶体反应可能异常,而精液浓度无明显变化。

2）精液内白细胞增多：世界卫生组织（WHO）规定在排除尿道炎及其他下尿路感染情况下,精液中白细胞数目超过 1.0×10^6/ml 称为白细胞精子症。白细胞可以通过多种机制影响精子,包括直接吞噬作用或通过氧化应激、蛋白酶、细胞因子等介导精子（DNA）的损伤,同时生殖道感染也可促进抗精子抗体的形成。目前,一些前瞻性研究表明白细胞精子症可能会对男性精子的功能及精子形态的完整性产生负面影响。Aziz 等的研究结果显示,白细胞精子症与精子畸形指数、顶体破坏、中段缺失和尾部畸形存在高度的相关性。

3）病原体感染的直接和间接影响：慢性前列腺炎患者中病原体可以直接对精子产生不良影响,还可以通过改变附属性腺功能、引起生殖免疫反应和影响睾丸生精功能来间接影响男性生育能力。根据致病菌不同可以对精液造成不同的影响,包括精液量减少、精液黏稠度增加、精子形态异常、精子凝集、精子活力和密度降低等。

①厌氧菌：目前的研究倾向认为厌氧菌是引起男性不育的原因之一。通过对慢性细菌性前列腺炎患者的前列腺液（expressed prostatic secretion, EPS）进行细菌培养,并对其菌落形成单元进行计数,发现厌氧菌的检出率是需氧菌的 3.9 倍;运用聚合酶链反应（PCR）及 DNA 序列分析技术提高了精液中细菌的检出率,发现样本中 90% 为厌氧菌,是 CBP 的主要致病菌。研究证实厌氧菌可降低精子对田鼠卵的穿透力,认为厌氧菌不仅是 CBP 的致病菌,并与 CBP 所致不育有关;厌氧菌性 CBP 可引起精液液化障碍、异形精

子数目增多,最终导致不育。

②需氧菌:细菌可随着前列腺液的分泌而混入精液中,通过细胞间相互作用和黏附现象导致精子活动参数改变,并干扰精子的分子结构和细胞的完整性。炎症可使前列腺的分泌功能出现障碍,导致精液液化不良,原因可能与CBP时前列腺分泌的与精液液化有关的酶减少有关。文献报道CP患者EPS中最常见的需氧菌为革兰氏阴性杆菌,如大肠埃希菌、变形杆菌等,其中大肠埃希菌约占80%。大肠埃希菌感染占CP患者的5%~10%。通过CASA技术进行分析,发现大肠埃希菌感染引起精子直线运动、直线运动速率及平均运动速率明显下降,并且向前运动的精子极少,仅占1.8%。大肠埃希菌还可以引起人类精子浆膜及其他表面结构、头部包括顶体的超微结构改变,导致精子头部、体部及尾部出现缺陷,使活动力下降并且降低生育能力。

③特异性感染:CP的特异性感染病原体可包括毛滴虫、真菌、病毒、衣原体、支原体等。目前对慢性非细菌性前列腺炎的病原体可导致男性不育还存在争议,但是近期较多的文献报道倾向于支持这一观点,特别是有关解脲支原体(Ureaplasma urealyticum, UU)的感染。自从1974年Gnarpe从一组不明原因不育患者的精液标本中分离出UU,提出其感染与男性不育有关以来,UU引起了世界各国学者的关注。研究表明,男性不育患者精液中UU检出率达40%~58%,明显高于正常生育者的10%~31%。

UU可侵犯生殖道黏膜上皮和生殖腺上皮,影响上皮细胞代谢及核酸合成,从而引发生殖器官急、慢性和亚临床感染,造成精液质量和精子功能的下降。①慢性前列腺炎患者可以通过体液免疫及细胞免疫两方面对精液相关功能产生影响。体液免疫主要为产生抗精子抗体(AsAb),细胞免疫则为细胞因子的异常分泌。②慢性前列腺患者前列腺液氧化应激能力(ROS)及抗氧化应激能力(TAC)失衡,ROS水平升高,过量的ROS可以诱导精子浆膜的不饱和脂肪酸过氧化损伤而影响人精子的能力,降低精子活动度,损伤精子DNA。

(4)临床表现:Ⅰ类前列腺炎发病突然,常表现为发热、寒战等全身症状,伴有会阴部和耻骨上疼痛,可有尿频、尿急和直肠刺激症状,甚至出现排尿困难,急性尿潴留等症状。

Ⅱ类和Ⅲ类前列腺炎临床症状相似,伴有疼痛和排尿异常等。不论哪一类型慢性前列腺炎都可表现为相似临床症状,统称为前列腺炎综合征,包括盆骶疼痛、排尿异常和性功能障碍。盆骶疼痛表现极其复杂,疼痛一般位于耻骨上、腰骶部及会阴部。排尿异常表现为尿频、尿急、排尿不畅、尿线分叉、尿后沥滴、夜尿次数增多,尿后或大便时尿道流出乳白色分泌物等。偶尔并发性功能障碍,包括性欲减退、早泄、射精痛、勃起功能减弱等。

Ⅳ类前列腺炎一般无临床症状,仅在前列腺方面的检查时发现炎症证据。

(5)诊断:根据患者的病史、症状,通过直肠指诊、前列腺液检查等检查结果,可做出诊断。由于前列腺炎往往继发于体内的其他感染灶,如尿路感染、精囊炎、附睾炎及直肠附近的炎症,因此诊断前列腺炎时,必须对泌尿生殖系统及直肠进行全面检查。

(6)治疗:进行临床评估,确定疾病类型,针对病因选择治疗方法。前列腺炎的治疗既要避免向患者过分渲染本病的危害性,也要避免对本病治疗采取简单、盲目偏重抗生素治疗的态度,应采用个体化的综合治疗。

1)抗生素治疗:目前多主张应用喹诺酮类药物,一般疗程需要4~8周。长期应用抗生素若诱发严重副作用,如假膜性肠炎、腹泻、肠道耐药菌株滋长等,需更换治疗方案。非细菌性前列腺炎是否适宜使用抗菌药物治疗,临床上仍有争论。"无菌性"前列腺炎患者也可使用对细菌和支原体有效的药物,如喹诺酮类药物、磺胺甲噁唑-甲氧苄啶(SMZ-TMP)或单用TMP,与四环素、喹诺酮类药物并用或间隔使用。如果抗生素治疗无效,确认为无菌性前列腺炎者,则停用抗生素治疗。

Ⅰ类以广谱抗生素对症治疗和支持治疗为主。Ⅱ类推荐以口服抗生素为主,选择敏感性药物,疗程为4~6周,治疗期间应对患者进行疗效随访。Ⅲ类可先口服抗生素2~4周,再评估疗效。同时辅以非甾体抗炎药、α受体拮抗剂、M受体拮抗剂等改善排尿症状和疼痛。Ⅳ类一般无需治疗。

2）消炎止痛药物治疗：非甾体抗炎药物可改善症状，一般内服或使用栓剂，使用中药中消炎、清热、解毒的药物亦收到一定效果。

3）前列腺按摩及其物理治疗：前列腺按摩是传统的治疗方法之一，研究显示适当的前列腺按摩可促进前列腺管排空，增加局部药物浓度，进而缓解慢性前列腺炎的临床症状。多种物理因子被用作前列腺理疗，如微波、射频、超短波、中波和热水坐浴，对松弛前列腺、后尿道平滑肌及盆底肌肉，加强抗菌疗效和缓解疼痛症状有一定好处。

4）M受体拮抗剂：对伴有膀胱功能过度活动症表现，如尿急、尿频、夜尿增多，但无排尿期症状的前列腺炎患者，可以使用M受体拮抗剂治疗。

5）α受体拮抗剂：α受体拮抗剂有效地改善前列腺痛及排尿症状，有助于防止尿液的前列腺内反流，对防止感染复发有重要意义。在Ⅲ类前列腺炎的治疗中也具有重要作用。α受体拮抗剂宜用较长疗程，使其有足够时间调整平滑肌功能，巩固疗效，可根据患者的情况选择不同的α受体拮抗剂，主要有：多沙唑嗪、萘哌地尔、坦索罗辛和特拉唑嗪等。

6）其他治疗：包括生物反馈治疗、经会阴体外冲击波治疗、心理治疗、中医中药治疗等。

4. 尿道炎 尿道炎（urethritis）是一种泌尿系统常见感染性疾病，特指尿道黏膜的炎症。临床上根据发病时间可分为急性尿道炎和慢性尿道炎。根据致病菌的不同分为淋菌性尿道炎及非淋菌性尿道炎两大类。这两种尿道炎临床表现类似，必须根据病史和细菌学检查加以鉴别。多为致病菌逆行侵入尿道引起。

（1）病因：①尿道损伤，尿道器械检查引起的尿道黏膜擦伤，可破坏尿道黏膜防御功能，导致细菌感染；②尿道内异物，自外界放入的异物或尿道内结石等，停顿稍久即可导致尿道感染；③尿道梗阻，如包皮口狭窄、尿道外口狭窄、尿道狭窄、后尿道瓣膜、尿道肿瘤、女性处女膜伞、尿道口处女膜融合等，因排尿不畅，尿液积存于尿道内可继发尿道感染；④邻近器官炎症，如前列腺炎、精囊炎、阴道炎或子宫颈炎等可蔓延到尿道，此常为慢性后尿道炎的顽固病灶；⑤常与性生活有关，不洁性生活易引起尿道感染。

（2）临床表现：主要症状以尿频、尿痛、尿急和血尿为主。

淋菌性尿道炎致病菌为淋病奈瑟球菌（淋球菌），是一种革兰氏阴性双球菌，致病后患者主要表现为尿痛、尿急或尿道灼热不适感，尿道分泌物开始为黏性液，以后出现脓性或脓血性分泌物。淋球菌感染后可造成泌尿生殖道局部免疫能力降低，容易造成其他病原体感染，甚至导致抗精子抗体产生。淋球菌产生的白细胞趋化因子可以吸引大量白细胞，释放影响精子质量的有害物质。如患者未经及时有效的治疗可伴发尿道狭窄及输精管纤维化瘢痕形成，导致逆行射精或梗阻性无精子症。这种患者精液主要表现为：精液液化时间延长或黏稠度增加、精子活动力明显下降，甚至出现死精子数增加，可出现精子凝集现象和白细胞增多症等。

非淋菌性尿道炎致病菌主要为衣原体及支原体，支原体又分为解脲支原体、生殖支原体、人型支原体及微小脲原体。患者主要表现为尿道刺痒感或灼热感，尿道口分泌物一般为黏液性或脓性黏液。目前研究认为衣原体及支原体感染与男性不育也密切相关，尤其是生殖支原体的发病率正逐年升高并且越来越受到重视。支原体及衣原体导致男性不育的机制可能为：干扰精子发生、诱导生精细胞凋亡、降低精子活力、阻碍精卵识别及促进抗精子抗体产生等。

（3）诊断：根据病因、临床表现和实验室检查明确诊断。

（4）治疗

1）抗生素应用：目前用于治疗的药物种类繁多，应根据病原菌的种类及对药物的敏感性有针对性地选用2~3种药物联合应用，疗效较好。待症状完全消失、尿液检查正常、细菌培养阴性后用药应持续7~10天方可停药。

2）辅助治疗：急性期应多饮水，以增加尿量，对尿道有冲洗作用。有尿频、尿急及尿痛时，可服用解痉药物，并除去引起尿道炎的各种诱因。性传播疾病所致的尿道炎，应与配偶同时治疗，否则难以治愈。

3）局部治疗：适用于慢性尿道炎，急性期禁忌。主要方法有：①尿道扩张术；②尿道内灌注药物；③内镜电灼术。

急性尿道炎如果没有经过规范治疗往往易演变为慢性尿道炎。慢性尿道炎指的是排尿期间具有烧灼感和尿道瘙痒症状但没有尿道分泌物的一种疾病，主要致病菌包括沙眼衣原体、淋病奈瑟球菌及支原体。慢性尿道炎可伴发附睾睾丸炎及尿道狭窄，而尿道狭窄及精阜水平的梗阻也是精液量下降的重要原因。

（三）输精管道梗阻

梗阻性无精子症（obstructive azoospermia）是指由于输精管道的梗阻使精子的运输发生障碍而导致的无精子症。梗阻性无精子症在男性不育患者中占 7%~10%，约占无精子症的 40%，是男性不育的重要病因之一。

输精管道依次包括睾丸内的输出小管、附睾管、输精管以及射精管；而梗阻可能发生在输精管道的任何部位，不同的梗阻部位有不同的病因和临床特点。

1. **附睾梗阻** 附睾梗阻（epididymis obstruction）是梗阻性无精子症的最常见原因，包括先天性发育异常以及后天性炎症等因素导致，还有约 1/3 患者找不到明确的病因，为特发性的附睾梗阻，患者可能存在囊性纤维基因突变等，与囊性纤维化有关。

先天性附睾梗阻包括杨氏综合征（Yong syndrome），主要表现慢性鼻窦炎、支气管扩张和梗阻性无精子症三联症，患者生精功能正常，但由于浓缩物质阻塞附睾而表现为无精子症，手术重建成功率较低。后天获得性附睾梗阻主要来自急性附睾炎（如淋球菌感染）和亚临床型附睾炎（如衣原体感染）。急、慢性外伤也可能会损伤附睾导致附睾梗阻；也可能由外科手术导致梗阻，如附睾囊肿切除、附睾远端的手术操作等。

（1）附睾梗阻的诊断：详细的病史和体格检查，以及相关的辅助检查，不仅帮助判断是否存在梗阻，而且有助于判断梗阻的部位。

既往曾有附睾炎症的患者，提示存在附睾炎性梗阻可能性较大。在体格检查中，对怀疑附睾梗阻的患者，附睾通常是饱满的，如果查体仅见睾丸大小正常，但附睾不饱满，应该强烈怀疑为非梗阻性无精子症或者睾丸内输出小管梗阻。精浆生化中的中性 α 葡糖苷酶活性高低反映附睾分泌功能，附睾管梗阻时可出现降低。必要时可行阴囊超声，帮助判断睾丸、附睾情况；附睾梗阻的患者，超声常提示睾丸大小正常，附睾网状扩张。

（2）附睾梗阻的治疗：对梗阻性无精子症患者，理论上仅需通过简单的外科手术从睾丸/附睾取得少量的精子，在卵细胞质内单精子注射（ICSI）的帮助下，便可以通过体外受精胚胎移植术的方式获得具有自己生物学遗传特征的后代。随着男性生殖显微外科技术的飞速发展，对大部分的梗阻性无精子症患者，还可以通过外科手术的方式重建输精管道，从而获得通过自然性生活进行受孕生育的机会。

输精管附睾吻合术则适用于附睾梗阻的梗阻性无精子症的患者，是解决附睾梗阻的有效手术方式；由于附睾管管腔直径通常只有 0.2~0.3mm，输精管附睾吻合术手术也成为了最具有挑战性的男性生殖显微手术。

从输精管附睾吻合术的发展历史看，手术演化经历了最早由 Siber 报道端-端吻合术，到 Wagenknecht 和 Fogdestam 报道的端-侧吻合术，再到 Berger 首次报道端-侧套叠式吻合术；近 10 年来，由美国康奈尔大学医学团队创建的纵向双针端-侧套叠缝合已经基本成为绝大多数男科医师首选的吻合术式，这一方法的效果与安全性也被多数学者认为是到目前为止的输精管附睾吻合术的"金标准"，文献报道的复通率从 50%~90% 不等。显微镜下输精管附睾吻合术是高难度手术，建议拟开展手术的医师首先要接受男性生殖显微外科的专业培训，并且在有丰富经验的医师示教和指导一定例数的手术后再独立开展。

由于输精管附睾吻合术的成功率还无法达到输精管吻合那么高，即使有经验的医师成功率也多在 60%~80%，因此，如果条件允许，建议可以在术中从附睾液提取并冻存精子，这样可以在一旦手术失败时，通过冻存的精子进行辅助生殖，而不需要再对患者进行睾丸穿刺取精。

患者术后 3~4 周不要进行性生活或射精，术后 1 个月后要求规律的性生活或手淫排精，建议频率为 2~3 次每周为宜，既有利于生精功能的恢复和吻合管道的通畅，又有利于受孕。多数患者在接受输精管附睾吻合术术后 2~6 个月精液中逐渐出现精子并改善，甚至有的患者术后 1 年以后精液中才出现精子，一般的观察期以 10~12 个月为宜；当然，同时还要注意女方的年龄和生育力状况。

外科手术重建输精管道的最佳效果是术后夫妻双方可以通过性生活自然受孕并生育，因此在术前应该同期请生殖妇科专家评估女方的生育力状况。如果女方年龄较轻，生育力正常，建议首选手术复通，这样患者有很大的机会可以通过自然受孕得到生育；不仅减轻了体外受精胚胎移植术需要的较高昂的经济费用，同时降低了女方促排、取卵等对身体的创伤；即使手术复通后不能自然受孕，术后男方还可以从精液中提取到精子做辅助生殖，避免了睾丸/附睾取精手术对睾丸功能可能存在的损伤。

如果女方年龄较大，或女方生育力状况异常（如输卵管不通、卵巢功能欠佳）等情况，应该与妇科医师沟通，选择最佳的治疗策略。

2. 输精管梗阻　输精管梗阻（vas deferens obstruction）常见的原因包括输精管结扎术后、医源性输精管损伤（如疝或阴囊手术以及盆腔手术等引起的输精管损伤）、炎症感染、先天发育异常、外伤等，其中最常见的原因是因节育而行输精管结扎术。研究报道美国每年大约有 500 000 例因节育行输精管结扎术，调查显示有 2%~6% 做过输精管结扎的男性会在今后要求复通。先天性双侧输精管缺如（CBAVD）是最常见的先天性输精管梗阻因素，常为纤维囊性病的并发症。单侧输精管不发育或部分缺如常伴对侧精路异常者 80%、肾发育不良 20%。

（1）输精管梗阻的诊断：详细的病史采集往往对判断输精管道的梗阻部位起着至关重要的作用，例如曾有会阴区外伤、幼时做过腹股沟区手术以及盆腔手术的患者，提示可能存在医源性的输精管损伤，损伤的部位往往就是梗阻的部位。对于曾行输精管结扎术的患者，梗阻部位通过病史采集就可以得到明确诊断。

对无精子症应进行仔细而针对性的查体；如输精管结扎的患者，阴囊可见手术切口瘢痕，通常在阴囊内沿输精管还可触及结扎瘢痕结节；既往有腹股沟疝修补术的患者，在腹股沟区可见手术瘢痕。在专科查体中，要特别关注睾丸、附睾和阴囊内输精管的情况，包括输精管是否存在、管径的粗细以及质地；先天性双侧输精管缺如可以通过

体格检查明确诊断，如果输精管管径较粗、质地较硬，往往提示存在输精管梗阻可能性较大。

（2）输精管梗阻的治疗：输精管吻合术是治疗输精管梗阻的确切有效的手术方法。输精管吻合术经过传统肉眼下吻合、输精管支架吻合，直到显微镜下输精管吻合术出现后，输精管吻合复通的成功率达到了前所未有的高度；采用显微手术方式的手术复通率和术后自然妊娠率均明显高于肉眼手术。目前为止，显微输精管吻合术已经成为输精管复通术的"金标准"；推荐在有条件的单位首选通过显微手术的方式进行输精管复通术。当然显微手术难度较高，需要术者经过专业训练，并且需要有手术显微镜和相关的设备和器械。

康奈尔大学 Goldstein 教授团队创立的显微标记点输精管精准对位吻合方法是非常重要的技术改进；在显微标记点完成后，使用输精管固定架（Goldstein 夹）将两端的输精管断面拉近并固定，在黏膜-肌层进行 6 针的精准端-端缝合，最后在外膜-肌层缝合 12~15 针。手术中需要注意的关键点在于游离输精管时保证吻合没有张力，术中注意保护输精管伴行的血管，保证输精管的供血。

输精管吻合成功与否最重要的是手术吻合的技术，其中需要特别注意的技术要点包括：①张力问题，张力是整个吻合手术成功与否的关键点，围绕全部的操作步骤都需要注意吻合的张力，不仅是吻合时对位输精管没有张力，在缝合、打结等基本操作都需要注意做到无张力打结和缝合时没有牵拉。在吻合处如果有明显张力会由于张力继发吻合处的炎性和瘢痕形成，造成吻合处闭锁。②血供问题，游离输精管时注意保护输精管伴行的血管，游离段过长会引起缺血，游离的长度以不影响吻合为宜。③黏膜对位吻合，吻合时一定要注意黏膜的对位吻合，不同层次一旦出现误缝合，一方面会出现瘢痕，另一方面会出现精液漏出。显微吻合区别于肉眼和头戴放大镜的最大的优势正是通过手术显微镜放大 20 倍左右时的清晰视野，确保精确的黏膜对黏膜的吻合。

在显微外科技术的输精管吻合术开展后，复通率和受孕率有明显提高。对经过显微外科培训的操作熟练的医师一般复通率可以超过 80%，甚至超过 90%，如果除外女性因素，受孕率可为

40%~70%。结扎时间与复通率通常并不呈线性关系，但结扎时间超过 15 年的患者，受孕率要低一些。从我们的经验看，在熟练采用显微外科技术进行输精管吻合以来，再通成功率超过 95%。

对于无法通过手术复通的输精管梗阻（如先天性输精管缺如、输精管长段梗阻等）以及存在女方不孕因素的患者，可以考虑直接行睾丸/附睾取精行体外受精辅助生育。

3. 射精管梗阻 射精管梗阻（ejaculatory duct obstruction）在梗阻性无精子症中占 1%~3%，主要原因有囊性病变和炎症性病变两种。囊性病变通常是先天性的（米勒管囊肿、尿道生殖窦囊肿、射精管囊肿），米勒管囊肿时射精管由于被囊肿压迫而向侧面移位，尿道生殖窦囊肿与一侧或双侧的射精管相通。先天性或获得性射精管完全梗阻常伴精液量少、果糖缺乏和 pH 呈酸性，精囊通常有胀大（前后径大于 15mm）。

经直肠超声主要针对前列腺、精囊、输精管和射精管进行检查。对精液量少或怀疑远端梗阻的患者建议行经直肠超声检查。精囊扩大（前后径大于 15mm）或呈圆形，精囊区域无回声提示射精管梗阻（特别当精液量小于 1.5ml 时）。经直肠超声还可以发现另外一些引起梗阻性无精子症的异常，如米勒管囊肿、尿道生殖窦囊肿、射精管囊肿和钙化。

经尿道射精管开口切开术（TURED）或者精囊镜手术，是解决射精管开口处囊肿导致射精管梗阻的有效治疗方法；与此同时精囊镜手术的手术效果可靠、损伤更小、并发症更少，是推荐的首选手术方式。如果有条件的医疗单位，在某些时候建议可以采取术中经直肠 B 超辅助，以帮助判断电切环到射精管囊肿的距离，避免损伤直肠；对位置很深的囊肿，术中经直肠 B 超引导切除更是尤其重要，保证了手术过程的准确和安全。

经尿道射精管电切术有一定的概率出现术后的并发症，常见有尿液反流、逆行射精、继发性附睾炎等。在手术切开开口时注意不要过大，以降低术后尿液反流的概率；术后常规使用抗生素预防感染，降低附睾炎的发生概率。

（四）性功能障碍

1. 性欲障碍

（1）性欲低下：男性性欲低下（low sexual desire）是指成年男性出现与其自身年龄不相符的反复或持续的性欲望降低、性兴趣淡漠、性行为和性活动能力减弱或缺失。性欲低下在成年男性中的发病率约为 15%，且有逐年增长的趋势。出现性欲低下的男性往往陷入"性欲低下—抑郁—性欲低下加重—更抑郁"的恶性循环，对身心健康造成极大的影响。

1）病因：主要有心理性因素（如缺乏性教育、曾有不愉快的性经历、受到宗教戒律和社会传统观念的束缚等）、器质性因素（全身性疾病、性腺功能紊乱以及与性行为相关神经的病变等）和药物性因素（如镇静药、抗雄激素治疗的药物等）。

2）临床表现：性欲低下患者出现与其自身年龄不相适应的性欲淡漠，性幻想、性冲动和性行为均明显减少，显著低于同龄人群。主要的表现可分为性兴趣低下和性兴奋降低。同时，大部分患者通常伴有不同程度的精神抑郁、情绪低落等症状，以及继发的勃起功能障碍及早泄等。

3）诊断及鉴别诊断

①诊断：性欲低下的诊断应建立在耐心的病史询问和细致的体格检查、神经内分泌等实验室检查的基础之上，可辅以适当的影像学检查。

体格检查：除做全身检查外，应着重检查外生殖器，了解阴茎发育情况。

实验室检查：如基础新陈代谢率测定、尿 17-酮类固醇等。

②鉴别诊断：性欲低下需要与自然性性欲降低相鉴别。随着年龄的增长，男性睾丸功能自然减退，雄激素分泌减少，性欲逐渐降低，此为生理过程，应与临床上的性欲低下患者相鉴别。

4）治疗：性欲低下的治疗原则除控制病情、缓解症状外，应注重根除病因、预防复发。主要方法包括：心理辅导、药物治疗等。

①心理辅导：性知识宣教；缓和、协调夫妻关系；对既往不良的性生活体验进行适当的心理干预；培养患者自我锻炼的意识。

②药物治疗：主要是调整患者体内性激素水平。对于雄激素分泌减少的患者可以给予雄激素辅助治疗。对睾酮、FSH、LH 水平降低的促性腺

激素分泌不足导致性功能减退者最常用的治疗为HCG皮下注射。在用药期间应严格掌握剂量、嘱患者定期返院监测激素水平、及时调整用药剂量，适当的时候予以停药。

（2）性欲亢进：性欲亢进（hypersexuality）是指对性行为要求过于强烈，频繁出现性兴奋的现象。主要表现为性兴奋出现频繁、性要求异常迫切、性交时间延长，且难以自我控制。

1）病因及发病机制：①精神心理性因素，青少年时期接受不良的性教育，精神疾病等；②器质性因素，血管性痴呆、阿尔茨海默病、垂体生长激素分泌瘤等；③药物性因素，长期服用促性腺激素类、睾酮类药物等。

2）临床表现：性欲亢进患者常常表现为难以自控的性幻想，迫切地要求性行为，性交频率显著增加，性交时间延长，甚至不断进行性交易。患者为达到自身的满足而不断寻找性交的对象，或沉溺于手淫以宣泄欲望，对生活、工作造成显著的不良影响。

3）诊断：临床上对于性欲亢进的诊断重点在于病史询问。

可根据精神障碍诊断与统计手册-5（DSM-5）提出的新的诊断指南重点询问以下几方面因素：①家庭成员中有无精神疾患及对其影响；②有无肉体或被性虐待、遭双亲忽视、过早发生性活动等能影响早期性行为的事件；③探究性欲亢进形成和持续的心理学、行为背景；④有无并发的精神疾患。

体格检查应重点了解性器官的发育程度，除此之外还须对如血压、体格、体毛、五官、甲状腺等相关情况进行详细检查。

辅助检查包括性激素、神经内分泌等实验室检查、头颅影像学检查、染色体核型分析等。

4）鉴别诊断：性欲亢进主要与生理性性欲旺盛相鉴别。生理性性欲旺盛多为青壮年男性，体力充沛，或是青春期、接触性活动初期、长期禁欲后的一时性改变，同样对性活动有强烈要求，但生理性性欲旺盛不伴有强迫性，在性欲得到满足后可逐渐消退。

5）治疗：性欲亢进发病机制目前尚不清楚，治疗上宜采用多种模式相结合的方法，在做到缓解症状控制病情的同时，尽可能地根除病因，并预防复发的可能。

2. 勃起功能障碍 勃起功能障碍（erectile dysfunction，ED）是持续无法达到和维持足够的勃起，以获得满意的性行为。ED不仅影响身心健康，而且可能影响患者及其伴侣的生活质量。越来越多的证据表明，ED可能是心血管疾病（CVD）的早期表现。

（1）流行病学：全世界ED的患病率和发病率均很高。其中，马萨诸塞州男性老龄化研究（MMAS）报道波士顿地区40~70岁男性公民的总体患病率为52%；其中，轻、中、重度ED的患病率分别为17.2%、25.2%和9.6%。

（2）病因及危险因素：ED通常根据其病因分为心理性、器质性和混合性3类。因为大多数病例实际上是混合病因，所以建议使用器质性为主或心理性为主的说法。ED的常见危险因素有：肥胖、糖尿病、血脂异常、代谢综合征、缺乏运动和吸烟等。ED的程度与年龄、糖尿病病程、血糖控制不佳、体重指数、阻塞性睡眠呼吸暂停综合征等相关。ED的病理生理学包括血管生成、神经源性、解剖学、激素、药物诱导等。在大多数情况下，许多病理生理学途径可能同时存在。

（3）诊断

1）病史：询问患者及其伴侣的详细病史和性生活史，并可通过有效的问卷帮助诊断，如国际勃起功能指数（IIEF）或精简版本的男性性健康问卷（SHIM）。

2）体格检查：应重点阴茎（包皮、破溃、大小、硬结、畸形等）、睾丸（大小、质地、包块等）等生殖器进行检查，必要时检查进行前列腺指诊。

3）实验室检查：实验室检查必须根据患者的主诉和危险因素进行调整。如果患者近期没有检查，则需要测空腹血糖或糖化血红蛋白和血脂。激素测定包括清晨的总睾酮。必要时，可能需要测量生物可利用睾酮或游离睾酮作为总睾酮测量的补充。然而，维持勃起所需的睾酮阈值很低，ED通常是严重的性腺功能减退的症状。对于>8nmol/L的睾酮水平，游离睾酮和性功能之间关联非常低。其他的实验室检查应根据患者情况进行选择，如前列腺特异性抗原和催乳素等。

4）专业诊断测试

①阴茎夜间勃起和硬度测试：阴茎夜间勃起

和硬度评估应至少做两个晚上的检查。勃起功能机制的确认需要阴茎头部勃起硬度至少达到60%,且持续时间超过 10 分钟。

②海绵体内注射试验和阴茎多普勒超声:海绵体内注射试验提供有限的血管状态相关信息。阳性测试是在海绵体内注射后 10 分钟内出现坚硬的勃起反应并持续 30 分钟。同时进行阴茎彩色多普勒检查,收缩期血流峰值 >30cm/s,舒张末期速度 <3cm/s,阻力指数 >0.8 则认为是正常的。

③动脉造影和海绵体灌注动力学测定或海绵体造影术:只应在考虑进行血管重建手术的患者中进行。最新的数据表明,对于 ED 和单纯性阴茎动脉狭窄患者建议在阴茎动脉血管成形术中使用计算机断层扫描血管造影术。

(4)治疗:治疗原则是通过个体化的综合治疗,获得满意的性生活。治疗目标:纠正危险因素,治疗原发疾病,改善勃起功能,获得满意性生活。

1)基础治疗:ED 可能是全身疾病的局部表现,对伴发基础疾病的治疗有利于 ED 的改善。改变不良生活方式应在 ED 治疗之前或同时进行,特别是有心血管疾病或代谢性疾病(如糖尿病、高血压等)的患者。最新研究证明:良好的生活习惯(如戒烟、适度有氧运动和规律性生活等)不仅对勃起功能有益,而且对整体健康有益。

2)心理治疗:心理治疗对心理性和混合性的 ED 均适用,对新婚或刚经历性生活(性经验缺乏)的 ED 患者咨询及磷酸二酯酶 V 型(PDE5)抑制剂辅助治疗往往可以获得很好的效果。

3)口服药物治疗

① PDE5 抑制剂治疗:阴茎海绵体中的 PDE5 能水解环鸟苷酸(cGMP),使其浓度降低,抑制阴茎海绵体平滑肌松弛。抑制 PDE5 可减少 cGMP 的降解而提高其浓度,促使海绵体平滑肌舒张而增加阴茎动脉血流,阴茎海绵窦充血、膨胀,促进阴茎勃起。目前,口服 PDE5 抑制剂已成为 ED 治疗的首选方式,并且因其使用方便、安全、有效,也易被多数患者接受。目前国内常用的 PDE5 抑制剂包括西地那非、他达拉非和伐地那非,这三种 PDE5 抑制剂的药理作用机制相似,口服后在性刺激状态下能诱发有效勃起,对 ED 患者总体有效率 80% 左右。治疗时应让患者了解各种 PDE5

抑制剂的药物特点(短效或长效)和可能出现的副作用,并依据患者性交的频率、个人期望以及医生个人的经验来决定。

②雄激素治疗:各种原因所致的原发性或继发性男性性腺功能减退症患者往往合并 ED,对此类患者给予雄激素治疗除可增强性欲,亦可改善勃起功能。睾酮水平较低的 ED 患者,睾酮补充治疗能改善对 PDE5 抑制剂无反应患者的勃起功能,睾酮与 PDE5 抑制剂合用可能有增强效应。

4)物理治疗

①真空勃起装置:真空勃起装置(avcuum erectile device,VED)是利用负压吸引血流进入阴茎海绵体,从而促使阴茎勃起的一种物理治疗方法。患者满意度为 81.2%~84%,伴侣满意度为 72.7%~80%。通过 VED 帮助 ED 患者进行勃起—疲软—勃起的功能性训练,促进阴茎康复。目前 VED 在前列腺癌根治术等神经损伤性 ED 的治疗中得到广泛应用。VED 可用于 PDE5 抑制剂治疗无效的 ED 患者。一项包含 69 例 PDE5 抑制剂治疗失败后接受 PDE5 抑制剂联合真空勃起装置治疗 4 周的研究显示,患者 IIEF、SEP 2 级和 3 级显著增加。VED 也可用于糖尿病性 ED 患者,有报道显示在治疗 6 个月时,IIEF-EF 量表的分数在 1 型和 2 型糖尿病男性中也显著增加。

②体外低强度冲击波治疗:近年来,体外低强度冲击波治疗(low-intensity extracorporeal shockwave therapy,LI-ESWT)正成为一种治疗 ED 的新疗法。在最初的一项随机双盲对照研究中,对那些使用 PED5 抑制剂治疗有效的 ED 患者,LI-ESWT 不论在短期临床效果还是生理影响方面都有积极的作用。鉴于目前研究数据有限,尚无法给出 LI-ESWT 的明确治疗方案。

其他治疗方式还包括:海绵体内血管活性药物注射和经尿道给药等方式。

5)手术治疗:外科手术治疗的方式主要包括血管手术和阴茎假体植入。对于阴茎静脉漏的手术,美国泌尿外科协会(AUA)指南不予推荐,而欧洲泌尿外科协会(EAU)的指南已经不予任何描述。对于动脉性 ED 的手术,AUA 指南仅限于推荐"近期获得性的、因局限性动脉阻断而导致的 ED、没有系统性血管病变的健康男性;阴茎假体植入是目前 ED 的主要手术方式"。

对于保守治疗无反应的患者或不能接受或不能耐受已有治疗方法的患者,阴茎假体植入手术是一种有效的解决方法。2018 版的 AUA 指南里不再将阴茎假体手术放在三线治疗,提出在详细告知患者手术利弊后,只要患者及家属共同商议决定后,即可手术。目前已有足够的证据证明阴茎假体植入手术的疗效好,安全性(手术成功率大于等于 90%)和满意度高(AMS700 系列患者满意度平均为 86.62%,性伴侣为 83.34%)。目前可用的阴茎假体类型包括半硬性假体、二件套和三件套。三件套假体是目前应用最多的和最受欢迎的。

阴茎假体植入有两种主要的外科手术入路:经阴茎阴囊和耻骨下。经阴茎阴囊的方法能够很好地暴露阴茎海绵体和尿道海绵体,避免尿道和背部神经损伤,并允许直接观察泵的位置。耻骨下方法具有直视下放置装置的优点,但泵的植入可能更具挑战性,且患者阴茎背神经损伤的风险略有增加。近期的一个研究显示约 80% 以上的泌尿外科医生选择阴茎阴囊切口。阴茎假体手术的并发症包括:感染、侵蚀穿入尿道或者阴茎、机械故障等。

3. 射精功能障碍

(1)早泄:早泄(premature ejaculation,PE)的定义一直存在着争议,虽然尚未达成共识,但均包含了 3 个主要因素:较短的射精潜伏时间、缺乏射精的控制能力,以及由上述两方面对患者和/或性伴侣造成的困扰和人际交往障碍。ISSM 于 2013 年根据循证医学基础将 PE 分为原发性/终生性 PE 和继发性/获得性 PE,故推荐用此定义:①从初次性交开始,射精往往或总是在插入阴道前或插入阴道后大约 1 分钟以内发生(原发性);或者射精潜伏时间显著缩短,通常小于 3 分钟(继发性);②总是或几乎总是不能控制/延迟射精;③消极的身心影响,如苦恼、忧虑、沮丧和/或躲避性生活等。这个定义仅适用于阴道内性交,并不包括其他的性行为方式和男性同性恋间的性活动。

1)流行病学:因 PE 定义的多样性,涉及个人隐私,个体和文化差异导致对 PE 的认知不同等因素,不同流行病学研究报道的 PE 患病率差异巨大,根据 DSM 第四版的描写,PE 患病率为 20%~30%。而在两项关于普通男性人群阴道内射精潜伏时间(IELT)的五国研究中,2.5% 的男性 IELT<1 分钟,6% 的男性 IELT<2 分钟。

2)病因及病理生理学:早泄的病因及病理生理学复杂,目前有多种假说,如中枢神经系统 -5-羟色胺(5-HT)神经递质紊乱、阴茎头敏感性过高、心理因素、勃起功能障碍、前列腺炎、内分泌因素、遗传变异等。

3)诊断

①病史和性生活史:诊断 PE 的主要依据是病史和性生活史。通过详细询问病史可以区分原发性、继发性等 PE 的类型。询问内容应包括:阴道内射精潜伏时间(IELT)、PE 发生的时间、经过和是否为境遇性(在特定环境下或和特定伴侣)。此外,还应注意射精的控制力、双方的满意度、性刺激程度、对性活动和生活质量的影响、药物的使用和滥用情况,以及区分 PE 和 ED。为了客观的评估 PE,设计了多种基于患者报告结果的问卷。目前常用的量表有早泄诊断工具(PEDT)、早泄简表(PEP)等

②体格检查:多数没有重要阳性发现,重点是男性外生殖器和第二性征检查,另外还应该检查排除其他慢性疾病、内分泌疾病、自主神经病、慢性前列腺炎等。

③实验室检查:性激素检查可以排除与 PE 相关的内分泌因素,对于单纯 PE 患者不推荐行前列腺液检查和甲状腺激素检查。

④辅助检查:阴茎神经电生理检查,该检查较为客观准确,可以客观地区分 PE 的神经敏感来自交感神经中枢还是外周的阴茎背神经及其分支;阴茎生物感觉阈值测定,检查方法简单,但是主观性较大;球海绵体反射潜伏时间测定:特异性较差。

4)治疗:PE 严重影响患者及伴侣的身心健康和生活质量,治疗原则除治疗原发病因,延长 IELT,提高患者射精控制力外,还应注重患者及伴侣的心理疏导和治疗,重视相关性知识的科普和教育。目前 PE 的治疗包括药物治疗、行为心理治疗、外科手术治疗和中医治疗等方法。

①心理治疗:分析与患者 PE 相关的心理因素,进行相应的心理疏导,必要时请心理或精神科的医生对患者进行治疗,建议患者与性伴侣共同

治疗。心理治疗通过心理干预帮助男性患者提高延迟射精的性技巧,增加性自信,消除性交焦虑;其次,通过心理治疗解决与 PE 有关的心理与人际关系问题。

②行为治疗:最常用的行为治疗方法为挤压法和停 - 动法。这两种方法有助于患者接受中等强度的兴奋度,进行循序渐进的训练和治疗。PE 患者的行为训练应该在有相关经验的医生指导下进行。研究表明心理行为治疗联合药物治疗的疗效显著优于单纯的药物治疗。

③药物治疗

选择性 5- 羟色胺再摄取抑制药(SSRI):目前的 SSRI 包括按需服用 SSRI 和规律服用 SSRI 两大类。

达泊西汀为按需服用 SSRI 的代表,是原国家食品药品监督管理总局(CFDA)唯一批准有 PE 适应证的按需服用 SSRI 药物,它的药代动力学特点是可快速达到血药高峰 T_{max}(1.3 小时),半衰期较短(终末半衰期为 19 小时),因而适合按需治疗 PE。Ⅲ期临床研究证实达泊西汀用药 12 周时,平均 IELT 增加 2.5~3.0 倍,性交满意度增加 22.9%~27.8%。Jian BP 等人的研究中,其 4 周有效率为 70.4%,末次随访时为 74.6%,治疗相关副作用的发生率呈剂量依赖性,主要包括恶心、腹泻、头痛和眩晕等。

规律服用 SSRI 常超适应证用于治疗 PE,需给药 1~2 周才能起效。常用的包括帕罗西汀、舍曲林、氟西汀等,这些药物均具有类似的药理作用机制。常见的副作用包括疲乏、困倦、打哈欠、恶心、呕吐、性欲降低、性感缺乏、不射精症和勃起功能障碍等。

磷酸二酯酶Ⅴ型抑制剂:国内外多项研究发现单独使用磷酸二酯酶Ⅴ型抑制剂(PDE5I)或联合其他药物治疗 PE,均有一定的治疗效果。但作用机制不明,而且是属于超适应证应用,因此仅推荐用于伴有 ED 的 PE 患者。

局部麻醉剂:局部应用麻醉剂可降低阴茎头敏感性,延迟射精潜伏时间。常用的药物有复方利多卡因乳膏、TEMPE(7.5mg 利多卡因 +2.5mg 丙胺卡因混合气溶胶)、PSD502(7.5mg 利多卡因 +2.5mg 丙胺卡因的低共熔混合物)、SS- 霜和局部麻醉药低共熔混合物(EMLA)等。副作用是可

能降低射精快感。

其他药物治疗:三环类抗抑郁药、α 肾上腺素受体拮抗药、中枢性镇痛药等药物对于治疗 PE 也有一定的效果。但具体机制和疗效有待进一步研究和评价。

④手术治疗:PE 的手术治疗主要指阴茎背神经选择性切断术。手术治疗是对行为 / 心理疗法、药物疗法无效者的补充治疗,是针对射精过程中感觉传入环节,减少感觉传入、提高患者感觉阈值,从而达到延长 IELT、提高患者及其伴侣性生活满意度的目的。国内 Zhang 等在临床上观察了阴茎背神经选择性切断术后疗效,证实其在原发性 PE 的治疗中具有一定的作用。但是目前 ISSM、EAU 等发布的 PE 指南中对 PE 的手术治疗推荐等级也设为不推荐。

(2)射精迟缓和不射精症:射精迟缓(retarded ejaculation)和不射精症(anejaculation)是指成年男子有正常的性欲,在性生活中阴茎可正常勃起且能够维持足够长的时间,但由于射精潜伏期过长,常表现为无性高潮出现和 / 或无精液射出的一种疾病。实质上射精迟缓和不射精症是一种疾病的两种表现,即射精潜伏期延长和完全不能射精。

1)流行病学:射精迟缓和不射精症是一类较少见的疾病,缺乏大样本的流行病学研究,现有统计数据显示,射精迟缓和不射精症占一般人群的 0.14%。

2)病因和分类:射精迟缓和不射精症的病因包括年龄、精神心理、慢性疾病和药物等。按疾病的性质分为原发性与继发性。原发性射精迟缓和不射精症,其特点是患者在首次性生活时就出现射精迟缓或不射精,在其一生中无论是清醒状态还是在睡梦中从未出现射精和达到性高潮。继发性射精迟缓和不射精症,其通常有两种情况:①曾有阴道射精经历,后由于某种原因(药物、外伤或精神打击等)无法完成射精;②以手淫或其他方式可以射精,而无法完成阴道内射精。

3)诊断

①病史采集:详尽的询问病史可以判断是原发性还是继发性、病情严重程度以及寻找可能的病因。询问性交环境和性刺激对象对于判断射精迟缓病因是功能性还是器质性,以及后期治疗具

有重要影响,同时还应了解患者既往的性生活情况、有无遗精、用药史、手术史,是否患有其他系统疾病,如高脂血症、甲状腺功能异常、糖尿病、神经系统疾病等。

②体格检查:重点检查第二性征,包括乳房、喉结、阴茎和睾丸的发育,胡须、腋毛、阴毛的分布,双侧附睾、输精管是否可触及、有无结节,前列腺、精囊腺有无压痛和肿大。

③辅助检查

尿液检查:性交或手淫后取尿液检查,寻找尿液中是否有精子,以排除膀胱颈松弛所致逆行射精。

B超:了解睾丸、附睾、输精管和精囊情况,以排除因射精通路某一部位梗阻所致无精子症。

CT或MRI:可疑因颅内病变或脊髓损伤所致射精迟缓者行头颅或脊椎CT或MRI检查。

4)鉴别诊断:主要与逆行射精鉴别,逆行射精与不射精症均为性交时无精液从尿道口射出。但是逆行射精多有性高潮和射精的感觉,只是由于膀胱颈松弛,精液逆流进了膀胱,因此可通过性交或手淫后尿液检查寻找精子和/或果糖相鉴别。

5)治疗:射精迟缓和不射精症的治疗,应在明确病因的基础上,实现对因治疗。

①心理行为治疗:功能性射精迟缓和不射精症多因心理因素加强了射精中枢抑制,治疗应以短期内消除患者性焦虑的性感集中训练为主。主要包括4个过程:非生殖器性感集中训练、生殖器性感集中训练、阴道容纳和抽动等,从相互接触、抚摸、拥抱开始,循序渐进,逐步感觉集中地去体会双方互相给予的快感,提高信心,消除焦虑。

②药物治疗:左旋多巴能抑制催乳素的水平,并上调血液循环中生长激素和肾上腺素水平,同时可激活脑内多巴系统,抑制5-羟色胺系统,使大脑皮质、交感神经和体神经的兴奋作用增强。适用于不射精症伴高位中枢异常者。其他药物有麻黄碱、金刚烷胺、卡麦角林、阿扑吗啡等。

③手术治疗:对于射精管梗阻患者可采用经尿道射精管口切开术解除梗阻,对于包皮过长者可行包皮环切术。

④其他治疗方法:有电刺激疗法和振荡刺激疗法等。

(3)逆行射精:逆行射精(retrograde ejaculation)是指男性在性交过程中阴茎勃起功能正常,性交或手淫时能达到高潮,有射精的感觉和动作,但无精液或仅有极少量精液从尿道外口射出,部分或者全部精液从后尿道逆行射入膀胱的一种疾病,本病是引起男性不育的常见原因之一。

1)病因:任何使尿道内括约肌和尿道外括约肌松弛或协调功能发生障碍的因素,都可使精液反流入膀胱。

先天性因素:先天性宽膀胱颈、尿道瓣膜等,使得膀胱颈关闭不全及尿道膜部阻力增加,造成逆行射精。

动力性因素:①神经损伤所致,如各种盆腔手术导致神经根切除或损伤,使得膀胱颈部关闭不全,发生逆行射精。②糖尿病伴随的神经病变,可使周围神经末梢脱髓鞘样改变,当这些改变发生于交感神经时,尿道内、外括约肌功能发生共济失调;当累及膀胱颈神经时,膀胱内括约肌不能有效关闭,使得在性高潮时尿道壁压力增高,导致膀胱颈部压力相对尿道远端低,于是精液会逆行进入膀胱。③药物影响,α受体拮抗剂使得射精生理反射中生殖道部位的协调性遭到破坏,可引起平滑肌收缩无力,进而引起逆行射精。

机械性因素:①膀胱颈部敞开,膀胱颈手术或创伤,损伤了膀胱颈部的肌肉和弹性纤维,膀胱颈部敞开松弛,可造成局部神经功能失调,导致逆行射精。②尿道梗阻,如尿道狭窄等,长期排尿困难使膀胱颈部张力下降,关闭无力,射精时尿道阻力大于膀胱颈部张力,导致精液逆流入膀胱。

2)诊断和鉴别诊断

①症状:本病症状为性交或手淫时有性高潮及射精快感出现,但尿道外口无精液射出,性交后第一次小便混浊。

②病史:应询问患者有无会阴部及尿道外伤史,有无下腹部和盆腔手术史,有无膀胱颈部及前列腺手术史,有无长期服用降压药史、糖尿病史。

③实验室检查及影像学检查:A.尿液离心镜检,性交或手淫后第1次尿液离心沉淀后涂片镜检,可发现精子。B.果糖测定,性交或手淫后第1次尿液果糖定性检查为阳性。C.膀胱造影,可以观察膀胱收缩时膀胱颈部的功能。逆行造影适用于前尿道有狭窄病变者。膀胱镜检查可发现尿道

颈部松弛、扩大,精阜与膀胱颈的距离缩短。

④鉴别诊断:需与不射精症相鉴别,详见本节"射精迟缓与不射精症"内容。

3)治疗

①药物治疗:药物治疗主要有α肾上腺素能交感神经兴奋药,如麻黄碱、盐酸米多君等,可通过刺激α受体,增加膀胱张力,使部分或全部特发性逆行性射精转变为顺行性射精。在药物治疗的同时应积极治疗原发病如控制血压等。

②其他治疗方法包括立位性交技术、提肛肌锻炼和人工授精法等。

四、特发性少弱畸形精子症

(一)定义

男性不育症通常由于先天或者后天泌尿生殖异常、恶性肿瘤、泌尿生殖道感染、阴囊温度增加(如精索静脉曲张)、内分泌紊乱、遗传异常、免疫因素引起。但是30%~40%男性不育症患者无法找到确切的原因,称为特发性男性不育症(idiopathic male infertility)。此类患者无影响生育的病史,体格检查及内分泌和理化实验室检查结果正常,但精液分析常常发现异常。这类患者的精液分析一般表现为少弱畸形精子,亦即特发性少弱畸形精子症。

(二)诊断

1. **病史** 特发性少弱畸形精子症的患者除了精液异常的病史,其他病史基本是正常的。

(1)主诉及现病史:需要了解结婚或同居时间,尝试怀孕的时间;应详细了解患者及配偶的既往生育史。了解性生活频率、勃起功能、射精情况。详细询问既往不育相关的检查和治疗情况,尤其是精液情况。了解患者曾经的治疗手段、治疗时间以及治疗效果。

(2)既往史:主要包括生长发育史、过去疾病史、传染病史、用药史等。要重点询问与生育相关的疾病和因素,主要包括腮腺炎、附睾炎和睾丸炎等泌尿生殖器官感染史、手术外伤史、内分泌病史等可能影响睾丸生精功能、性功能和附属性腺功能的疾病、因素。同时要了解有无化疗、放疗以及应用影响生育的药物等情况。

(3)家族史、遗传性疾病史:父母有无近亲结婚,有无遗传性疾病史,母亲生育情况以及兄妹健康、生育情况等。

2. **体格检查** 特发性少弱畸形精子症的患者与生育相关的体格检查是无异常的。

(1)全身检查:重点应注意体型及第二性征。重点了解体毛分布情况以及有无男性乳房发育等表现,应特别注意腹股沟区域是否有瘢痕。

(2)生殖系统检查:应注意阴毛发育情况及分布,有无阴茎畸形。检查阴囊时应注意睾丸及附睾的位置、质地、大小,有无压痛、肿块及鞘膜积液。输精管检查时应注意有无缺如、增粗、结节或者触痛。有无精索静脉曲张及其临床分级。

(3)射精功能障碍相关神经系统检查。

3. **辅助检查**

(1)精液分析:精液检查结果的分析推荐参照《世界卫生组织人类精液检查与处理实验室手册(第5版)》。如第1次精液分析结果正常,通常无需进行第2次分析,精液分析结果必须与临床检查相印证。如再次精液分析结果与第1次相差显著,则需进行第3次精液分析。特发性少弱畸形精子症患者的精子总数(或浓度,取决于报告结果)、前向运动(PR)精子百分率和正常形态精子百分率分别低于39×10^6(15×10^6/ml)、32%、4%。

(2)生殖内分泌激素检查:常用的生殖内分泌激素指标有睾酮(T)、雌二醇(E_2)、催乳素(PRL)、黄体生成素(LH)、卵泡刺激素(FSH)等。

(3)生殖系统超声检查:生殖系统超声检查包括阴囊超声及经直肠超声。阴囊超声主要检测双侧睾丸、附睾、精索静脉及近端输精管。经直肠超声主要针对前列腺、精囊、输精管和射精管进行检查。

与男性生育有关的检查还包括精浆生化检查、男性生殖遗传学检查、精子DNA完整性检查、生殖道相关支原体、衣原体等病原微生物检测、精子存活率检测以及抗精子抗体(AsAb)检测。

特发性少弱畸形精子症的患者除了精液分析,其他与生育有关的检查均是正常的。

(三)治疗

对于病因不明的特发性少弱畸形精子症,可选择以非手术治疗为主的经验性治疗,但效果可能不够理想。由于治疗结局受到诸多因素的影响,其中不育持续时间、原发还是继发不育、精液分析的结果、女方的年龄和生育能力等是重要的预后判断因素。因此,医师应该结合检查结果,综合考虑诸多预后因素,制定科学、合理的治疗方案。治疗时间应该至少 3~6 个月(即覆盖 1~2 个生精周期),进一步评价治疗的适应证和疗效。

1. 基础治疗 在治疗过程中,首先要考虑对生活方式和环境因素进行全面、科学的指导,尽可能纠正不良生活方式,戒烟、酒,适度运动,均衡营养,控制体重,避免重金属、有机溶剂等有害因素,以期最大可能保护生精功能。同时,还要疏导心理压力,指导性交方法,为自然受孕争取最大可能。

2. 抗氧化治疗 活性氧(reactive oxygen species, ROS)是一组具有氧化活性的氧自由基。精子由于缺乏富含抗氧化物质的细胞质,对氧化应激损伤特别敏感。目前研究普遍认为抗氧化治疗可以减轻氧化应激损伤并改善男性生育力。对于抗氧化治疗的效果,临床仍有争议,仍在不断探索之中。常用的抗氧化药物包括维生素 E、维生素 C、硫辛酸等。

(1)维生素 E:维生素 E 是体内重要的脂溶性抗氧化剂和自由基清除剂,可通过对抗 ROS 所导致的膜脂质过氧化损伤,保护精子的结构与功能。研究发现,补充维生素 E 可以提高男性精子参数、活力及正常形态精子百分率,从而提高自然妊娠率。

(2)维生素 C:维生素 C 是一种水溶性的抗氧化剂,临床很少单独应用,多与其他抗氧化剂联合应用,发挥协同作用。

(3)硫辛酸:硫辛酸(lipoic acid)是一种存在于线粒体的辅酶,类似维生素,能消除加速老化与致病的自由基,无论在水溶性基质还是脂溶性基质中均为强力的抗氧化剂,对机体的能量代谢和抗氧化起到重要的作用,还具有保存和再生维生素 E、维生素 C 等其他抗氧化剂的能力,并且与它们发挥协同作用。

3. 改善细胞能量代谢的治疗

(1)左卡尼汀:左卡尼汀是脂肪酸代谢必需的生理活性物质,它作为载体将长链脂肪酸从线粒体膜外运送到膜内进行脂肪酸的氧化供能。附睾中左卡尼汀呈高浓度聚集,在附睾精子成熟过程中增加精子能量并提高精子活力。同时,左卡尼汀也具有一定的抗氧化能力,防止氧化应激损伤以保护精子。因左卡尼汀兼具改善能量代谢和抗氧化的双重作用,它在男性不育症的治疗中临床应用十分广泛。

(2)辅酶 Q10:辅酶 Q10 是一类脂溶性醌类物质,在线粒体呼吸链中起重要作用,参与细胞代谢的氧化磷酸化及 ATP 的生成过程,作为一种能量补充剂,与 ATP 联合应用较为广泛。辅酶 Q10 可提高并有利于增强生殖系统的抗氧化能力,提高不育患者生育能力,改善不育患者精液参数和精子质量,对男性不育具有一定的辅助治疗作用。

4. 改善全身和生殖系统(睾丸、附睾等)微循环的治疗

(1)胰激肽原酶(pancreatic kininogenase):20 世纪 80 年代开始,胰激肽原酶就应用于男科治疗,但疗效至今仍存在争议。研究认为胰激肽原酶可改善睾丸内微循环,促进附睾内的精子成熟,提高精子的活动力。其机制可能与改善微循环、增加睾丸与附睾血流量、刺激睾丸支持细胞功能、提高精子代谢、提高性腺输出道的功能等有关。

(2)七叶皂苷类:七叶皂苷类(aescin)植物药具有抗炎、抗渗出、保护静脉管壁的胶原纤维作用,改善血管内皮功能、抗血管渗出、改善血管微循环、抑制氧化应激等作用,可以改善静脉功能,恢复静脉管壁的弹性和收缩功能。

5. 调节性腺激素水平的治疗

(1)促性腺激素治疗:促性腺激素治疗包括促性腺激素释放激素(gonadotropin-releasing hormone, GnRH)、人绒毛膜促性腺激素(human chorionic gonadotropin, HCG)和人绝经期促性腺激素(human menopausal gonadotropin, HMG)

HCG/HMG 适用于各种诊断明确的有生育要求的原发性或继发性低促性腺激素性性腺功能减退症。作为对因治疗,针对病因为促性腺激素水平低下所引起的男性不育疗效较为确切。自 20 世纪 60 年代开始就有文献报道应用 HCG 和 HMG 治疗特发性少精子症,近来亦有文献报告 HMG 可改善精子质量,提高精子 DNA 完整率,但疗效不确切。

(2)抗雌激素类药物:此类药物通过阻断雌

激素的负反馈抑制效应从而促进垂体分泌促性腺激素,继而提高血清中 LH 和 FSH 水平,以刺激睾丸间质细胞产生睾酮和促进精子生成。临床常用的抗雌激素药物为氯米芬(clomifene)和他莫西芬(tamoxifen)。

氯米芬是一种合成的非甾体类雌激素,结构与雌二醇类似,具有少量雌激素活性,在下丘脑和垂体水平竞争结合雌激素受体,阻断雌激素的负反馈效应。治疗期间注意监测促性腺激素和睾酮水平,以避免睾酮超正常生理水平而抑制精子生成。他莫西芬是一种抗雌激素化合物,雌激素效应较氯米芬弱。

(3)芳香化酶抑制剂:芳香化酶抑制剂可以阻断睾酮转化为 E_2 所需的芳香化酶的作用,抑制睾酮转化为 E_2,从而增加睾酮水平,降低雌激素水平,以促进精子成熟和精子数量的增加。对于一些睾酮水平(ng/dl)与 E_2 水平(pg/ml)比值偏低(<10)的不育患者可能特别适合。有报道使用芳香化酶抑制剂来曲唑口服治疗特发性少精子症,但临床疗效存在争议。

6. α受体拮抗剂 尽管在治疗男性不育时使用α受体拮抗剂并没有明确、清晰的病理生理概念和理论基础,但有安慰剂对照研究表明,使用α受体拮抗剂治疗可增加射精量、提高精子密度和总活动精子数。但是,也有研究持否定态度,疗效存在争议。

7. 锌制剂 锌是人体必需的微量元素,研究显示锌可通过影响下丘脑-垂体-睾丸轴的功能,在人类的生殖中发挥重要作用。同时精浆中锌与蛋白结合保护精子膜避免氧化损伤,减少环境中重金属可能引起的精子损伤。系统回顾和荟萃分析显示不育患者的精浆锌水平低于生育力正常者,补充锌可提高不育患者的精子质量。

8. 中医治疗 中医学对男性不育症的认识已有数千年的历史,辨证分型包括肾阴亏虚、肾阳不足、肾精亏损、肝气郁结、痰湿内阻、湿热下注、气滞血瘀、脾虚湿盛等。治疗原则强调辨证论治,围绕肾、脾、肝三脏,补以生精为基础,攻以祛邪为要,临床效果报道不一,有待进一步研究。

（姜　辉）

第五节　辅助生殖技术中的精子准备

一、不同助孕技术适用的精液参数

辅助生殖技术(assisted reproductive technology, ART)是男性不育的重要治疗手段,不同授精方式有其各自的指征,应在客观评估男性生育力的基础上,结合女方相关因素,严格按照原卫生部技术规范实施。目前常用的辅助生殖技术有:宫腔内人工授精(intrauterine insemination, IUI)、体外受精胚胎移植术(in vitro fertilization and embryo transfer, IVF-ET)、卵细胞质内单精子注射(intra cytoplasmic sperm injection, ICSI)、植入前遗传学诊断(preimplantation genetic diagnosis, PGD)。

当前,评估男性生育力的最主要方法是精液常规分析,根据得到的精子浓度、前向运动精子百分率、形态学等参数,结合女方因素进行综合分析制定预案。

目前临床对于哪种精液参数适用于哪种辅助生殖技术,尚无明确的标准。部分生殖中心对于轻中度的少弱畸形精子症,通常可考虑采用 IUI 或 IVF-ET 治疗;重度少弱畸形精子症考虑 IVF 或 ICSI 治疗;极度少弱畸形精子症(精子浓度 $<1 \times 10^6/ml$,前向运动百分率 <1%,或正常形态率 <1%)常常只能采用 ICSI 治疗。但此方法较为粗糙,且各中心、各实验室检查存在差异。因此,近几年,部分专家认为,除精子 100% 畸形外,精子形态对于 ART 结局影响不大。在以男方因素实施辅助生殖技术时,可考虑采用前向运动精子总数(TPMSC)来作为标准:TPMSC>10×10^6,可考虑行 IUI 助孕;$5 \times 10^6 \leqslant$ TPMSC $\leqslant 10 \times 10^6$,通常考虑行 IVF 助孕;TPMSC<5×10^6,建议行 ICSI 助孕。但因男性精液波动性较大,门诊检测 TPMSC 水平与女方取卵日男方精子 TPMSC 会有差异,最终还需根据精液处理后回收的 TPMSC 来确定最合适的治疗方案。

除以上精子常规参数,部分中心将精子 DNA 碎片指数(DNA fragmentation index, DFI)也纳入 ART 参考标准。目前,越来越多的研究证实,DFI

可影响 IUI、IVF 受孕结局，主要为妊娠率及流产率。但 DFI 的具体异常阈值因检测方法差异较大，暂无明确标准。目前部分专家认为，对于 DFI 过高（>30%）男性患者，在纳入 IUI、IVF 时，建议规律治疗后再纳入。

对于不动精子症，可采用以下方法判定精子是否有活精子，再选择活精子或活动精子行 ICSI。其一，通过低渗肿胀试验选择活精子；其二，可提前培养精子 3~4 小时，观察是否有活动精子。

如精液常规分析镜下未见精子，离心沉淀可见少量或数条精子，诊断为隐匿精子症。临床可立即把这些精子微量冷冻保存，以便日后行 ICSI。如 3 次及以上离心沉淀仍未观察到精子，诊断为无精子症。对无精子症患者，可采用经皮睾丸穿刺取精术、附睾穿刺术、睾丸显微外科取精术或睾丸活检检查睾丸或附睾有无精子，如发现精子可予以微量精子或单精子冷冻保存，日后行 ICSI。如手术还是未找到精子，可行供精人工授精或供精体外受精。

二、不同助孕技术中精子的处理方法

精液优化处理作为辅助生殖技术中一个非常重要的环节，不仅可以去除精浆、不活动的精子、畸形精子、细胞碎片及其他有害物质，而且还可以制备出含高比例形态学正常的活动精子。理想的精子分离技术要求：①操作简易快速，价格低廉；②获得多量活动精子；③不造成精子损伤或对分离出的精子产生非生理性改变；④尽可能去除死精子及其他细胞，包括白细胞、细菌；⑤去除有毒的或其他生物活性物质或活性氧类物质。目前，常用的精液处理方法包括密度梯度离心法、简单洗涤法和上游法等，处理方法的选择主要取决于精液标本的质量。

各种方法都有其优缺点，选择时应根据实际情况综合考虑。直接上游法常用于精液参数基本正常的标本，而在严重少精子症、畸形精子症或弱精子症的情况下，则选择密度梯度法更好，因为可回收到更多的活动精子。上游法对活动精子的回收率（<20%）一般低于密度梯度离心法（>20%）。

1. 常规的优化处理

（1）直接上游法（swim-up）：该方法利用活动精子有向上游到培养液中的能力，从而将活动精子与死精子、白细胞及杂质分开。适用于精液质量较好和"相对正常"的精液，以收集快速直线运动精子和正常形态精子。

在使用上游法回收前精液最好不要稀释和离心，以减少对精子膜的过氧化损伤。上游法的回收率依赖于精子活动力，虽然能够显著提高精子活动率、存活率、正常形态百分率、提高精子的运动速度，但缺点是运动精子回收率低。由于离心后精子细胞成团为多层细胞，使得有潜在运动能力的精子可能处在细胞团内部，从而不能达到与培养基接触的界面；并且细胞团内精子彼此间及与细胞碎片或白细胞紧密接触，后两者产生高水平的活性氧类物质，可能导致精子质膜发生脂质过氧化反应，从而降低了精子功能。

此方法目前应用较少，多与其他方法联合使用，如在简单洗涤法或密度梯度离心法获得精子混悬液后使用上游法，以获得活力更优秀的精子。

（2）简单洗涤法（simple washing）：为 WHO 推荐的一种精液处理方法，适用于 ICSI 的精液标本处理。具体方法为将精液标本充分混匀，加入等体积的 IVF 培养液以稀释精液，离心获得沉淀，制成精子混悬液后调整备用。

（3）密度梯度离心法（density gradient centrifugation，DGC）：与精子上游法相比，密度梯度离心法能更好地分离精子和其他细胞及碎片，从而回收更多形态正常的精子，这种方法比上游法更易于标准化，因此结果也更稳定，常用于 IUI/IVF 的精子制备。

目前采用的密度梯度液为硅烷包被的胶体硅分子，对胚胎无毒，上、下层梯度液的密度分别为 40%、80%。具有不同悬浮密度的细胞及其他类型的颗粒会慢慢沉淀至密度较高的溶液，离心将会加快其沉淀速度。因为 DNA 浓缩后的成熟精子密度高于 80% 密度梯度液，因而成熟精子可以通过这层液体并到达离心管底部，而其他类型的细胞包括未成熟精子就会在 40% 或 80% 的液体交界面上终止沉淀。密度梯度离心法适用于正常精液标本，特别适用于那些严重少精子症、畸形精子症、弱精子症，或者冷冻复苏后的精液，更能提高精子的回收率。但是当精子浓度很低或黏稠度非常高时，一般不选用密度梯度离心法，而采用简单洗涤法。

密度梯度离心法也要根据不同的精液样本进行调整，特别是离心时间、离心速度、梯度体积的调整。离心速度越高，获得的活动精子和低密度分子也越多，因此，如离心速度高，则时间应缩短。梯度体积越大，滤过效果越好，但得到的精子也越少。对于严重少精子的样本，采用小体积密度梯度离心，不仅可改善滤过效率也使精子回收率增加。大量碎片会干扰梯度，影响过滤效果，这样的样本应以小体积分配到多个梯度管内。

对于临界少、弱精子症患者而言，好的精液处理方法可以使其洗涤后的精液参数达到普通IVF-ET的标准，避免ICSI治疗，减轻患者经济负担。上游法回收率较低，处理临界少、弱精子症患者的效果不佳，而密度梯度离心法恰好避免了这些缺点，可以减少这些患者受精率低及受精失败的风险。然而有学者认为，密度梯度离心法多次、长时间地离心、洗涤精子，由此可能会给精子带来一些物理性损伤：如精子膜的破坏、顶体的不完整、处理后死精子比上游法多。所以尽管密度梯度离心法是目前常用的分离少、弱精子症患者的精子优选技术，但仍不为最理想的选择。

2. 特殊来源精子的处理

（1）逆行射精标本的处理：一些男性射精时部分精液或全部精液进入膀胱，导致精液量较少或无明显射出物。这种情况可通过在射精后检查尿液中有无精子来证实。若未进行药物治疗或治疗不成功，可以从尿液中回收精子行辅助技术助孕。但因受尿液pH影响，精子回收率较低。临床上常用碳酸氢钠碱化尿液，可使进入尿液中的精子保持活力的机会增加。最终实验室根据射出的精液和尿液中回收的精子情况选择不同方法（简单离心法、密度梯度离心法等）进一步处理。

（2）冷冻精液的处理：生殖医学临床工作中常有患者因为各种原因使用冷冻保存的精液，如部分无精子症患者需使用供者的冷冻精液，也有很多男性因为各种原因将自己的精液冷冻保存并在合适的时间使用。装有冷冻精液的麦管或冻存管从液氮中取出后解冻复苏，检测精子浓度和活力后进行下一步的精液处理。

（3）睾丸和附睾精子的处理：一般而言，附睾穿刺取精的适应证是梗阻性无精子症而非睾丸生精功能低下，因此，相对而言能获得较多的精

子用于治疗目的。附睾穿刺所获得样本中红细胞和非精子细胞的污染通常极少，活动精子的分离和优选相对简单。如果穿刺获得了大量的附睾精子，密度梯度离心法是一种有效的精子制备手段，但如果精子的数目较少，则进行简单的洗涤。

睾丸精子可用开放式活检或经皮穿刺活检来获取（详见第十三章第三节）。睾丸精液标本不可避免带有非生殖细胞和大量红细胞，因此需要额外的措施分离获得洁净的精子。为了分离附着在生精小管上的长形精子细胞（睾丸精子），需要采用酶学或机械方法。由于精子数目少、活力差，睾丸精子制备只能用于ICSI。

三、精子体外获能

哺乳动物附睾尾精子和射出精子均不能与卵子在体外受精，而必须在雌性动物生殖道经历一系列生理生化变化，才会获得受精能力，这一过程被称为精子获能（sperm capacitation）。

精子获能是指精子获得穿透卵子透明带能力的生理过程，是精子在受精前必须经历的一个重要阶段。其实，精子在附睾内已经获得了受精能力，但由于附睾分泌的物质附于精子表面，暂时抑制了它的受精能力，这种物质被称为去能因子或顶体稳定因子。当精子射入阴道内，精子离开精液，经宫颈管进入子宫腔及输卵管腔，精子顶体表面的糖蛋白被女性生殖道分泌物中的 α、β 淀粉酶降解，去能因子的作用被解除，同时顶体膜结构中胆固醇与卵磷脂比率和膜电位发生变化，顶体膜稳定性降低，这时精子才真正具有受精能力。能够解除去能因子的物质称为获能因子。

精子获能起始于穿越宫颈时，精浆内大量的去能因子被阻挡。精子获能是一个先在子宫，后在输卵管的多时相过程，输卵管液被认为能够最有效地刺激精子获能。随着精子的获能，氧耗量增加，精子运动加速，并迅速游向卵子，最终使精卵结合。

对群体而言，精子在女性生殖道获能不是同时发生的，表现出有先有后。获能是一个可逆过程，表现为已获能的精子一旦与精液再次接触，又将呈现非获能状态或去获能状态。现已证实，精子的获能也可以在含有牛血清白蛋白、甲基 -β 环糊精、葡萄糖和丙酮，以及如 Krebs-Ringer 培养基

的培养条件下体外进行。

精子获能在生殖过程中的意义为：①去除精子表面的覆盖物,暴露出精子膜表面与卵子相识别的位点;②增加精子活力,改变膜的通透性;③精子头部出现流动性不相等的区域,为精子膜和顶体膜融合做好准备;④精子顶体后区膜的流动性加大以准备与卵膜结合。

（一）精子获能的过程

当精子穿过宫颈时,精浆中的大量去能因子及其他一些酶抑制剂被阻挡滞留在阴道后穹隆。子宫是精子获能的主要场所。研究证实子宫液内的 β 淀粉酶活性为血中的 4 倍,精子在 β 淀粉酶的培养液中孵育 8~12 小时后出现获能现象,因此认为获能的第一步是水解,尤其是在 β 淀粉酶的作用下去除覆盖于精子表面的去能因子。

去除去能因子后,精子顶体暴露。在子宫、输卵管及卵泡液的刺激下,诱发获能。卵泡液中存在可刺激精子活动的因子,在输卵管液的刺激下精子体内的氧化磷酸化代谢水平提高,激活精子运动呈现超活化状态。体内、体外获能的终点是超活化状态的精子具有结合到卵子透明带和在结合点进行顶体外排的能力。

在体内,射出精子的获能并不是均一的,成熟较差的精子较成熟精子对获能更有抵抗性。其他因素如雌性个体的生理状态（如激素）、精子储存部位和时间等也影响精子获能。

（二）精子获能的变化及调节

精子获能被认为是 Ca^{2+}、精子质膜酶和脂质间多重相互作用的结果。精子头部和鞭毛质膜特性、多种酶活性改变,活化细胞内信号通路,导致精子质膜、精子运动和代谢发生系列变化。Ca^{2+} 和 cAMP 是调控精子获能最关键的信号分子。实际上,导致胞内 cAMP 浓度升高的物质,如福斯考林、二丁酰 cAMP、咖啡因及异丁基甲基黄嘌呤,均可刺激人精子获能。此外,孕酮也可激发人精子钙内流,引起胞内 cAMP 水平升高和蛋白酪氨酸磷酸化,从而提高获能速率。最近几年的研究表明,泛素蛋白酶体也参与精子的获能。

（1）精子膜的变化:是精子获能的主要变化,特别是精子顶体区质膜的改变。

1）精子膜流动性增加:精子获能期间,相对附睾精子,精子膜脂发生重排,流动性呈区域差异

性增加。精子顶体后区膜的流动性最大,这部分是精卵膜融合的地点。精子膜流动性增加的原因是精子质膜胆固醇大量流失。虽然磷脂的总量没有改变,但胆固醇 / 磷脂比率降低、质膜电位发生变化,蛋白酪氨酸磷酸化增加,使精子质膜与顶体外膜更容易融合。在获能过程中氧自由基一定程度的增加可能有利于精子膜流动性的增加。

2）精子膜结构重组:获能过程中,某些稳定精子膜、抑制顶体反应或遮盖精卵识别位点的蛋白质被去除。另一些与精卵识别有关的蛋白质（受体）被暴露或被重新分布,如精子膜蛋白 PH-20,获能之前位于顶体后区的质膜,获能后该膜蛋白则主动位移到顶体内膜,与其在精卵识别中的作用相一致。在精子获能过程中,精子膜的嵌入蛋白也发生了改变,形成了精子膜蛋白的富集区和稀疏区。进入女性生殖道后,活精肽与精子膜表面的活精肽受体结合,加速 Na^+ 的进入和 H^+ 的流出,使精子内的 pH、精子呼吸率和 cAMP 升高,精子运动能力增强。

（2）精子代谢的变化:获能过程中,精子质膜的改变（主要是胆固醇的流失）导致膜的通透性和流动性增加,在活性氧及 H_2O_2 的刺激下,精子膜钙离子通道激活而启动 Ca^{2+} 和 HCO_3^- 内流,活化第二信使:激活腺苷酸环化酶,使 cAMP 增加;蛋白激酶活性增加,使精子膜蛋白酪氨酸磷酸化,蛋白激酶 A（PKA）与蛋白激酶 C（PKC）间的对话被认为对精子获能和活化磷酸肌醇 3- 激酶（PI-3K）通路是非常重要的。获能精子的顶体素原被激活为顶体素。获能精子耗氧量明显增加,糖酵解也明显增强,使之同时具备有氧氧化和无氧糖酵解两组供能方式,明显增强的能源体系与精子运动增强相适应。

（3）精子运动的变化:获能的精子运动类型发生显著改变,精子头部侧摆幅度和频率明显增加,尾部振幅加大,频率加快,呈现一种特殊的超激活运动（heyperactivated motility,HAM）或鞭打样运动。用计算机辅助精子运动分析技术发现,HAM 所反映的是精子运动能力和方式的改变,表现为精子运动轨迹速度（curvilinear velocity,VCL）的增加、线性度（linearity,LIN）和直线性（straightness,STR）的降低,以及头部侧置量（amplitude of lateral head displacement,ALH）的增加。

HAM 有利于精子通过输卵管黏稠介质和穿越放射冠的黏弹性基质,增加精子摆脱输卵管上皮的能力,使精子能顺利地在输卵管中运行。HAM 虽然与精子获能密切相关,但两者有独立的调控机制。一般认为精子内 Ca^{2+} 浓度升高可能是启动精子 HAM 的主要原因。精子鞭毛的蛋白酪氨酸磷酸化被认为是获能相关 HAM 的基础。

四、受精过程障碍

受精是单倍体精子与卵子相互结合而启动新生命发育的过程,是精子与卵子之间相互作用多步骤的复杂过程。它包括精卵细胞成熟、精子获能、精子顶体反应和透明带穿过、精子与卵子质膜融合、卵皮质反应、恢复减数分裂、形成雌雄原核并最终启动卵裂。受精过程中的任一步骤出现异常,都有可能导致受精障碍。

(一)精子运动障碍

睾丸精子仅表现轻微颤动,在附睾内运送过程中逐渐出现原地转圈,最后出现成熟精子特有的螺旋式前向运动功能。精子的运动能力与精子的受精能力是两个不同概念,受精能力正常当然离不开精子运动能力活跃,但运动能力活跃并不等于受精能力正常。

受精发生的部位在输卵管。射出的精子沉积在阴道中,首先需穿过宫颈黏液进入宫腔,在子宫中获能约需 6 小时,然后进入输卵管获能 10 小时。当精子存在运动障碍时,精子无法穿过女性生殖道与卵子结合,导致受精过程障碍,造成生育力低下甚至不育。

精子的运动功能由精子尾部鞭毛及精子线粒体提供支持,鞭毛是精子运动的结构基础,线粒体提供驱动鞭毛摆动的能量。精子运动障碍有以下几种致病因素:

1. 遗传因素 原发性纤毛运动不良症(PCD)是由于纤毛结构异常或相关代谢酶异常导致精子失去运动能力的重要因素,精子鞭毛多发畸形(MMAF)是其中最常见的类型。通过遗传关联分析,已发现多个与 MMAF 发病相关的基因,其中包括 *AKAP4*、*CCDC39*、*DNAH1*、*CFAP44*、*CFAP43* 等鞭毛相关基因。

2. 活性氧因素 精子所接触到的活性氧主要来自氧化呼吸链和白细胞。外界辐射和化学物质作用也会促进生殖系统中活性氧的产生。适量的活性氧参与精子获能与顶体反应,并能促进精子穿过透明带。正常生理情况下,生殖道与精子自身能够及时清除多余的活性氧,使精子所处内环境保持在氧化水平的平衡状态。但当活性氧的产生超出抗氧化系统的清除能力时(如生殖道感染),大量堆积的活性氧会对精子造成伤害,改变精子胞膜的流动性;抑制精子蛋白酪氨酸磷酸化 - 去磷酸化作用;引起线粒体损伤,导致精子活力下降。

(二)精卵结合障碍

1. 顶体反应异常 顶体反应(acrosome reaction)有两个功能,一是使精子穿过透明带,二是精子质膜与卵子质膜融合的必要前提。精子的顶体反应伴随着膜的囊泡化,这一过程使顶体内含物逸出顶体。顶体膜的囊泡化是顶体内含物在释放前,顶体外膜反折凹入形成的,是顶体反应开始的标志,是受精过程中十分重要的一环。顶体反应释放大量的顶体酶,改变精子头部赤道板的细胞膜结构,为以后精子与卵子质膜融合做准备。所以精子头部顶体的完整及形态正常对于精卵之间的相互接触有重要意义。顶体酶活性异常也会影响顶体反应。

2. 质膜融合异常 受精的关键是精卵质膜融合(sperm-oocyte membrane fusion)。精卵质膜融合的基本过程包括:①精子附着,即膜锚定,精子借助尾部的运动,接近卵子质膜,并附着于卵子质膜的表面;②精卵结合,即膜接触,精卵建立牢固结合,其基础是精子表面的配体和卵子质膜上的精子受体结合;③精卵质膜融合,即从蛋白 / 脂类混合到融合孔开放扩大的过程;④细胞内含物混合及胞质混合,由脂类物质自发完成,随后精卵合为一体。

精子与卵子的相互作用是一个多分子参与、多种配体和受体协同作用的过程。精子中参与质膜融合的蛋白可能包括:受精素、附睾酸性糖蛋白相关蛋白、纤连蛋白、补体成分 C1q、单克隆抗体 MA-24 的抗原、MH61 的抗原、精卵结合抗原 2(SOB2),以及一些附睾抗原等。

精子在发生质膜融合前,必须完成顶体反应。因此如果顶体反应异常,精卵质膜融合也不能发生。

(姚 兵)

第六节 人类精子库

一、人类精子库简介

人类精子库（human sperm bank），又称人类精子银行，是指利用超低温冷冻保存等技术，采集、检测、保存和外供人类精子用于治疗部分男性不育症、提供生殖保险，并进行相关科学研究的机构。

（一）人类精子库的历史

人类精子库从概念提出到临床应用经历了一个非常漫长的历史过程。文献记载 Spallanani 在 1776 年最早研究了冰雪对于人类精子的影响；Montegazza 在 1866 年发现人类精子经过 −15℃ 冷冻后仍有部分存活，据此，他首次提出人类精子库的概念，并设想利用低温冻贮士兵的精液，以便为将来战场上牺牲士兵的遗孀进行人工授精。

但直到 1949 年英国科学家 Polge 等发现向精液里添加适量的甘油可以大大降低低温冷冻对于精子的损伤后，人类精子冷冻保存技术才逐渐成熟，开始走向临床应用。1954 年，美国科学家 Sherman 等利用干冰（−78℃）冻储精子，复苏后为 5 名妇女实施人工授精，并成功生下 3 名健康婴儿。其后 Sherman 等将精子冷冻在液氮中，改进了冷冻方法，从而建立起较成熟的精子冷冻保存技术。

1960 年，美国建立了世界上首个人类精子库，随后很多国家也相继建立了人类精子库。我国第一家人类精子库是由原湖南医学院（现中南大学）卢光琇教授于 1981 年建立，截至目前，我国共有 27 家人类精子库，还有几家人类精子库在筹建中。

（二）人类精子库的应用

人类精子库的主要作用有提供生殖保险、利于人类优生优育、为部分男性不育患者提供有效治疗手段和开展相关科学研究等。

1. 提供生殖保险 当初 Montegazza 设想利用低温冻贮士兵的精液以便为将来战场上牺牲士兵的遗孀进行人工授精的本质就是想给即将奔赴前线的士兵提供一份生育保险。输精管绝育术后的男性如想再生育，需要接受显微镜下输精管

吻合术，甚至是输精管附睾管吻合术，这些是全麻手术且费用昂贵，假如术前进行精液冷冻保存，则可以通过代价很小的人工授精技术解决再生育问题，从而消除人们对于男性绝育术后再生育问题的担心，这也有利于我们国家计划生育政策的执行。从事危险职业或影响生育力的职业以及将要接受可能损伤生育力治疗（如放化疗等）前的男性，也建议到精子库进行生殖保险。

2. 利于人类优生优育 对于男方有某些严重遗传病的夫妇，利用人类精子库的精液进行人工授精，可以阻断严重致病基因的垂直传播，从而提高整个国家的人口素质，达到优生优育的目的。

3. 为部分男性不育患者提供有效治疗手段 对于部分无精子症患者，可利用精子库里的精子进行供精人工授精以满足其生育后代的愿望；对于少、弱精子症患者，可以多次收集精液，经实验室处理后进行夫精人工授精。

4. 开展相关科学研究 通过精液的冻贮，可以加深对生物物质在冻融过程中变化规律的认识；相关的科研也有助于低温生物学等学科的发展。

二、人类精子库基本标准和技术规范

中华人民共和国卫生部于 2003 年颁布了《人类精子库基本标准和技术规范》（卫科教发〔2003〕176 号）。

（一）人类精子库基本标准

1. 机构设置条件

（1）人类精子库必须设置在持有《医疗机构执业许可证》的综合性医院、专科医院或持有《计划生育技术服务执业许可证》的省级以上（含省级）计划生育服务机构内，其设置必须符合《人类精子库管理办法》的规定。

（2）中国人民解放军医疗机构中设置人类精子库的，根据两个《办法》规定，由所在省、自治区、直辖市卫生厅局或总后卫生部科技部门组织专家论证评审、审核，报国家卫生部审批。

（3）中外合资、合作医疗机构，必须同时持有卫生部批准证书和原外经贸部（现商务部）颁发的《外商投资企业批准证书》。

（4）人类精子库必须具有安全、可靠、有效的精子来源；机构内如同时设有人类精子库和开展

人类辅助生殖技术,必须严格分开管理。

(5)设置人类精子库必须获得卫生部的批准证书。

2. 人类精子库的基本任务

(1)对供精者进行严格的医学和医学遗传学筛查,并建立完整的资料库。

(2)对供精者的精液进行冷冻保存,用于治疗不育症、提供生殖保险等服务。

(3)向持有卫生部供精人工授精或体外受精-胚胎移植批准证书的机构提供健康合格的冷冻精液和相关服务。

(4)建立一整套监控机制,以确保每位供精者的精液标本最多只能使5名妇女受孕。

(5)人类精子库除上述基本任务外,还可开展精子库及其相应的生殖医学方面的研究,如:供精者的研究、冷藏技术的研究和人类精子库计算机管理系统的研究等。

3. 工作部门设置及人员要求

(1)工作部门设置:根据人类精子库的任务,下设4个工作职能部门:精液采集部门,筛选献精者,采集精液;精液冷冻部门,精液冷冻与保存;精液供给部门,受理用精机构的申请、审核其资格并签定供精合同和供给精液;档案管理部门:建立供精者及用精机构人工授精结局的反馈信息等档案管理制度和计算机管理系统。

(2)工作人员要求

1)精子库至少配备5名专职专业技术人员,人员构成如下:配备1名具有高级专业技术职称、从事生殖医学专业的执业医师;配备1名具有医学遗传学临床经验中级以上职称的技术人员;配备实验技师2名,要具备男科实验室操作技能并熟悉世界卫生组织精液分析标准程序、生物细胞冷冻保存有关的知识及冷冻保存技术,掌握传染病及各类感染特别是性病的检测及其他临床检验知识和技能;配备管理人员1名,具有计算机知识和操作技能并有一定管理能力。

2)所有工作人员必须具备良好的职业道德。

4. 场所和设备要求

(1)人类精子库各种工作用房的规模必须符合下列要求:供精者接待室使用面积15平方米以上;取精室2间(每间使用面积5平方米以上),有洗手设备;人类精子库实验室使用面积40平方米以上;标本存储室使用面积15平方米以上;辅助实验室(进行性传播疾病及一般检查的实验室)使用面积20平方米以上;档案管理室使用面积15平方米以上。

(2)人类精子库仪器设备配制基本标准:能储存1万份精液标本的标本储存罐;程序降温仪1套;34升以上液氮罐2个;精子运输罐3个以上;37摄氏度恒温培养箱和水浴箱各1台;超净台2台;相差显微镜1台;恒温操作台1套;离心机1台;电子天平1台;加热平台及搅拌机各1台;计算机1台及文件柜若干个;冰箱1台;纯水制作装置1套(或所在机构具备);精液分析设备。

(3)人类精子库或其所在机构必须具备染色体核型分析的技术和相关设置。

5. 管理

(1)业务管理:人类精子库必须对精液的采供进行严格管理,并建立供精者、用精机构反馈的受精者妊娠结局及子代信息的计算机管理档案库,控制使用同一供精者的精液获得成功妊娠的数量,防止血亲通婚。具体包括:

1)建立供精者筛选和精液采集、冻存、供精、运输的流程。

2)按流程顺序作好记录。

3)做好档案管理:精子库档案管理应设专用计算机,所有资料应备份,文字资料应放置整齐有序,注意防火、防盗及保密。人类精子库资料应永久保存。

4)严格控制每一位供精者第一次供出去精液的数量最多只能提供5名不育妇女使用,待受者结局信息反馈后,再以递减方式(下次提供的受者人数=5名受者-其中已受孕人数)决定下一轮发放的数量,以确保每一供精者的精液标本最多只能使5名妇女受孕。

5)精子库必须将供精者的主要信息如:姓名、年龄、身份证号和生物学特性的标志等上报精子库中央信息库,予以备案,信息库工作人员必须对各精子库提供的信息保密。

6)各精子库必须将拟定的供精候选人身份情况上报精子库中央信息库,信息库必须在10个工作日内反馈信息,以确保供精者只在一处供精。

7)做好随访工作:每月定期收集用精机构

精液标本使用情况并记录受精者的有关反馈信息,包括受者妊娠、子代的发育状况、有无出生缺陷及受者使用冷冻精液后是否出现性传播疾病的临床信息等。

（2）质量管理

1）人类精子库必须按《供精者健康检查标准》进行严格筛查,保证所提供精子的质量。

2）人类精子库必须具备完善、健全的规章制度,包括业务和档案管理规范、技术操作手册及人类精子采供计划书（包括采集和供应范围等）等。

3）必须定期或不定期对人类精子库进行自查,检查人类精子库规章制度执行情况、精液质量、服务质量及档案资料管理情况等,并随时接受审批部门的检查或抽查。

（3）保密原则

1）人类精子库工作人员应尊重供精和受精当事人的隐私权并严格保密。

2）除司法机关出具公函或相关当事人具有充分理由同意查阅外,其他任何单位和个人一律谢绝查阅供精者的档案;确因工作需要及其他特殊原因非得查阅档案时,则必须经人类精子库机构负责人批准,并隐去供精者的社会身份资料。

3）除精子库负责人外,其他任何工作人员不得查阅有关供精者身份资料和详细地址。

（二）人类精子库技术规范

1. 供精者基本条件　供精者必须原籍为中国公民;供精者赠精是一种自愿的人道主义行为;供精者必须达到供精者健康检查标准;供精者对所供精液的用途、权利和义务完全知情并签订供精知情同意书。

2. 自精保存者基本条件

（1）接受辅助生殖技术时,有合理的医疗要求,如取精困难者和少、弱精子症者。

（2）出于"生殖保险"目的:①需保存精子以备将来生育者;②男性在其接受致畸剂量的射线、药品、有毒物质、绝育手术之前,以及夫妻长期两地分居,需保存精子准备将来生育等情况下要求保存精液。

（3）申请者须了解有关精子冷冻、保存和复苏过程中可能存在的影响,并签订知情同意书。

3. 人类精子库不得开展的工作

（1）人类精子库不得向未取得卫生部人类辅助生殖技术批准证书的机构提供精液。

（2）人类精子库不得提供未经检验或检验不合格的精液。

（3）人类精子库不得提供新鲜精液进行供精人工授精,精液冷冻保存需经半年检疫期并经复检合格后,才能提供临床使用。

（4）人类精子库不得实施非医学指征的,以性别选择生育为目的的精子分离技术。

（5）人类精子库不得提供2人或2人以上的混合精液。

（6）人类精子库不得采集、保存和使用未签署供精知情同意书者的精液。

（7）人类精子库工作人员及其家属不得供精。

（8）设置人类精子库的科室不得开展人类辅助生殖技术,其专职人员不得参与实施人类辅助生殖技术。

4. 供精者筛查程序及健康检查标准　所有供精志愿者在签署知情同意书后,均要进行初步筛查,初筛符合条件后,还须接受进一步的检查,达到健康检查标准后,方可供精。

（1）供精者的初筛:供精者的年龄必须在22~45周岁,能真实地提供本人及其家族成员的一般病史和遗传病史,回答医师提出的其他相关问题,按要求提供精液标本以供检查。

1）病史筛查

①病史:询问供精者的既往病史、个人生活史和性传播疾病史。

A. 既往病史:供精者不能有全身性疾病和严重器质性疾患,如心脏病、糖尿病、肺结核、肝脏病、泌尿生殖系统疾病、血液系统疾病、高血压、精神病和麻风病等。

B. 个人生活史:供精者应无长期接触放射线和有毒有害物质等情况,没有吸毒、酗酒、嗜烟等不良嗜好和同性恋史、冶游史。

C. 性传播疾病史:询问供精者性传播疾病史和过去六个月性伴侣情况,是否有多个性伴侣,排除性传播疾病（包括艾滋病）的高危人群。供精者应没有性传播疾病史,如淋病、梅毒、尖锐湿疣、传染性软疣、生殖器疱疹、艾滋病、乙型及丙型肝炎,并排除性伴侣的性传播疾病、阴道滴虫病等疾患。

②家系调查：供精者不应有遗传病史和遗传病家族史。

A.染色体病：排除各种类型的染色体病。

B.单基因遗传病：排除白化病、血红蛋白异常、血友病、遗传性高胆固醇血症、神经纤维瘤病、结节性硬化症、β-地中海贫血、囊性纤维变性、家族性黑矇性痴呆、葡萄糖-6-磷酸脱氢酶缺乏症、先天性聋哑、Prader-Willi 综合征、遗传性视神经萎缩等疾病。

C.多基因遗传病：排除唇裂、腭裂、畸形足、先天性髋关节脱位、先天性心脏病、尿道下裂、脊柱裂、哮喘、癫痫症、幼年糖尿病，精神病、类风湿性关节炎、严重的高血压病、严重的屈光不正等疾病。

2）体格检查

①一般体格检查：供精者必须身体健康，无畸形体征，心、肺、肝、脾等检查均无异常，同时应注意四肢有无多次静脉注射的痕迹。

②生殖系统检查：供精者生殖系统发育良好，无畸形，无生殖系统溃疡、尿道分泌物和生殖系统疣等疾患。

（2）实验室检查

1）染色体检查：供精者染色体常规核型分析必须正常，排除染色体异常的供精者。

2）性传播疾病的检查

①供精者乙肝及丙肝等检查正常。

②供精者梅毒、淋病、艾滋病等检查阴性。

③供精者衣原体、支原体、巨细胞病毒、风疹病毒、单纯疱疹病毒和弓形体等检查阴性。

④精液应进行常规细菌培养，以排除致病菌感染。

3）精液常规分析及供精的质量要求：对供精者精液要做常规检查。取精前要禁欲 3~7 天。精液质量要求高于世界卫生组织《人类精液及精子-宫颈黏液相互作用实验室检验手册》（1999 年第四版）精液变量参考值的标准：精液液化时间少于 60 分钟，精液量大于 2ml，密度大于 $60×10^6/ml$，存活率大于 60%，其中前向运动精子大于 60%，精子正常形态率大于 30%。

4）ABO 血型及 Rh 血型检查。

5）冷冻复苏率检查：应进行精子冷冻实验，前向运动精子冷冻复苏率不低于 60%。

（3）供精者的随访和管理：精子库应加强对供精者在供精过程中的随访和管理。

1）供精者出现下述情况，应立即取消供精资格：生殖器疣、生殖器疱疹、生殖器溃疡、尿道异常分泌物、供精者有新的性伴侣。

2）至少每隔半年对供精者进行一次全面检查。

3）精子库应追踪受精者使用冷冻精液后是否出现性传播疾病的临床信息。

4）供精者 HIV 复查：精液冻存六个月后，须再次对供精者进行 HIV 检测，检测阴性方可使用该冷冻精液。

（4）对外提供精子的基本标准：对外供精用于供精人工授精或体外受精-胚胎移植的冷冻精液，冷冻复苏后前向运动精子（a+b 级）不低于 40%，每份精液中前向运动精子的总数不得低于 $12×10^6$。

三、人类精子库伦理原则

中华人民共和国卫生部于 2003 年颁布了《人类辅助生殖技术和人类精子库伦理原则》（卫科教发〔2003〕176 号）。为了促进人类精子库安全、有效、合理地采集、保存和提供精子，保障供精者和受者个人、家庭、后代的健康和权益，维护社会公益，特制定以下伦理原则。

（一）有利于供受者的原则

（1）严格对供精者进行筛查，精液必须经过检疫方可使用，以避免或减少出生缺陷，防止性传播疾病的传播和蔓延。

（2）严禁用商业广告形式募集供精者，要采取社会能够接受且文明的形式和方法，应尽可能扩大供精者群体，建立完善的供精者体貌特征表，尊重受者夫妇的选择权。

（3）应配备相应的心理咨询服务，为供精者和自冻精者解决可能出现的心理障碍。

（4）应充分理解和尊重供精者和自冻精者在精液采集过程中可能遇到的困难，并给予最大可能的帮助。

（二）知情同意的原则

（1）供精者应是完全自愿地参加供精，并有权知道其精液的用途及限制供精次数的必要性（防止后代血亲通婚），应签署书面知情同意书。

（2）供精者在心理、生理不适或其他情况下，有权终止供精，同时在适当补偿精子库筛查和冷冻费用后，有权要求终止使用已被冷冻保存的精液。

（3）需进行自精冷冻保存者，也应在签署知情同意书后，方可实施自精冷冻保存。医务人员有义务告知自精冷冻保存者采用该项技术的必要性、目前的冷冻复苏率和最终可能的治疗结果。

（4）精子库不得采集、检测、保存和使用未签署知情同意书者的精液。

（三）保护后代的原则

（1）医务人员有义务告知供精者，对其供精出生的后代无任何的权利和义务。

（2）建立完善的供精使用管理体系，精子库有义务在匿名的情况下，为未来人工授精后代提供有关医学信息的婚姻咨询服务。

（四）社会公益原则

（1）建立完善的供精者管理机制，严禁同一供精者多处供精并使5名以上妇女受孕。

（2）不得实施无医学指征的X、Y精子筛选。

（五）保密原则

（1）为保护供精者和受者夫妇及所出生后代的权益，供者和受者夫妇应保持互盲，供者和实施人类辅助生殖技术的医务人员应保持互盲，供者和后代应保持互盲。

（2）精子库的医务人员有义务为供者、受者及其后代保密，精子库应建立严格的保密制度并确保实施，包括冷冻精液被使用时应一律用代码表示，冷冻精液的受者身份对精子库隐匿等措施。

（3）受者夫妇以及实施人类辅助生殖技术机构的医务人员均无权查阅供精者证实身份的信息资料，供精者无权查阅受者及其后代的一切身份信息资料。

（六）严防商业化的原则

（1）禁止以盈利为目的的供精行为。供精是自愿的人道主义行为，精子库仅可以对供者给予必要的误工、交通和其所承担的医疗风险补偿。

（2）人类精子库只能向已经获得卫生部人类辅助生殖技术批准证书的机构提供符合国家技术规范要求的冷冻精液。

（3）禁止买卖精子，精子库的精子不得作为商品进行市场交易。

（4）人类精子库不得为追求高额回报降低供精质量。

（七）伦理监督的原则

（1）为确保以上原则的实施，精子库应接受由医学伦理学、心理学、社会学、法学和生殖医学、护理、群众代表等专家组成的生殖医学伦理委员会的指导、监督和审查。

（2）生殖医学伦理委员会应依据上述原则对精子库进行监督，并开展必要的伦理宣传和教育，对实施中遇到的伦理问题进行审查、咨询、论证和建议。

（王　慧）

参 考 文 献

[1] Aitken RJ, Baker MA. Causes and consequences of apoptosis in spermatozoa; contributions to infertility and impacts on development[J]. Int J Dev Biol, 2013, 57(2-4): 265-272.

[2] Aziz N, Agarwal A, Lewis-Jones I, et al. Novel associations between specific sperm morphological defects and leukocytospermia[J]. Fertil Steril, 2004, 82(3): 621-627.

[3] Bailey JL. Factors regulating sperm capacitation[J]. Systems biology in reproductive medicine, 2010, 56(5): 334-348.

[4] Baudat F, Imai Y, de Massy B. Meiotic recombination in mammals: localization and regulation[J]. Nat Rev Genet. 2013, 14(11): 794-806.

[5] Boissonnas CC, Jouannet P, Jammes H. Epigenetic disorders and male subfertility[J]. Fertil Steril, 2013, 99(3): 624-631.

[6] Bostrom K, Andersson L. Creatine phosphokinase relative to acid phosphatase, lactate dehydrogenase, zinc and fructose in human semen with special reference to chronic prostatitis[J]. Scand J Urol Nephrol, 1971, 5(2): 123-132.

[7] Bush NC, Holzer M, Zhang S, et al. Age does not impact risk for urethroplasty complications after tubularized

incised plate repair of hypospadias in prepubertal boys [J]. J Pediatr Urol, 2013, 9（3）: 252-256.

［8］Christiansen E, Tollefsrud A, Purvis K. Sperm quality in men with chronic abacterial prostatovesiculitis verified by rectal ultrasonography [J]. Urology, 1991, 38（6）: 545-549.

［9］Christopher DJ. Biological basis for human capacitation-revisited [J]. Hum Reprod Update, 2017, 23（3）: 289-299.

［10］Cooper TG. 世界卫生组织人类精液检查与处理实验室手册 [M]. 国家人口和计划生育委员会科学技术研究所, 中华医学会男科学分会, 中华医学会生殖医学分会精子库管理学组, 译. 5版. 北京: 人民卫生出版社, 2011.

［11］Fayomi AP, Peters K, Sukhwani M, et al. Autologous grafting of cryopreserved prepubertal rhesus testis produces sperm and offspring [J]. Science, 2019, 363（6433）: 1313-1319.

［12］Han H, Liu S, Zhou XG, et al. Aetiology of obstructive azoospermia in Chinese infertility patients [J]. Andrologia, 2016, 48（7）: 761-764.

［13］Hashimi H, Stewart AL. Importance of unilateral absence of the vas deferens [J]. British Journal of Surgery, 1991, 78（5）: 631.

［14］Hikim AP, Wang C, Lue Y, et al. Spontaneous Germ Cell Apoptosis in Humans: Evidence for Ethnic Differences in the Susceptibility of Germ Cells to Programmed Cell Death [J]. J Clin Endocrinol Metab, 1998, 83（1）: 152-156.

［15］Hong K, Zhao LM, Xu SX, et al. Multiple factors affecting surgical outcomes and patency rates in use of single-armed two-suture microsurgical vasoepididymostomy: a single surgeon's experience with 81 patients [J]. Asian J Androl, 2016, 18: 129-133.

［16］Kotaja N. MicroRNAs and spermatogenesis [J]. Fertil Steril, 2014, 101（6）: 1552-1562.

［17］Krieger JN, Nyberg L Jr, Nickel JC. NIH consensus definition and classification of prostatitis [J]. JAMA, 1999, 282（3）: 236-237.

［18］Liu M, Hu Z, Qi L, et al. Scanning of novel cancer/testis proteins by human testis proteomic analysis [J]. Proteomics, 2013, 22（13）: 1200-1210.

［19］Lü M, Tian H, Cao YX, et al. Downregulation of miR-320a/383-sponge-like long non-coding RNA NLC1-C （narcolepsy candidate-region 1 genes）is associated with male infertility and promotes testicular embryonal carcinoma cell proliferation [J]. Cell Death Dis, 2015, 6: e1960.

［20］Monoski MA, Schiff J, Li PS, et al. Innovative single-armed suture technique for microsurgical vasoepididymostomy [J]. Urology, 2007, 69（4）: 800-804.

［21］Müller J, Skakkebaek NE. Quantification of germ cells and seminiferous tubules by stereological examination of testicles from 50 boys who suffered from sudden death [J]. Int J Androl, 1983, 6（2）: 143-156.

［22］Nicholson A, Rait G, Murray-Thomas T, et al. Management of epididymo-orchitis in primary care: results from a large UK primary care database [J]. Br J Gen Pract, 2010, 60（579）: e407-22.

［23］Nieschlag E, Behre HM, Nieschlag S. Andrology（Male Reproductive Healthand Dysfunction）[M]. Germany: Springer-Verlag Berlin Heidelberg, 2010.

［24］Peng J, Yuan Y, Zhang Z, et al. Patency rates of microsurgical vasoepididymostomy for patients with idiopathic obstructive azoospermia: a prospective analysis of factors associated with patency-single-center experience [J]. Urology, 2012, 79（1）: 119-122.

［25］Philip SL, Qiang D, Marc G. 显微外科技术治疗梗阻性无精子症的新进展 [J]. 中华男科学杂志, 2004, 10（9）: 643-650.

［26］Pilatz A, Lochnit G, Karnati S, et al. Acute epididymitis induces alterations in sperm protein composition [J]. Fertil Steril, 2014, 101（6）: 1609-1617.

［27］Qi L, Liu Z, Wang J, et al. Systematic Analysis of the Phosphoproteome and Kinase-substrate Networks in the Mouse Testis [J]. Mol Cell Proteomics, 2014, 13（12）: 3626-3638.

［28］Ramin R, Gourabi H, Gilani MA, et al. Correlation Between CFTR Gene Mutations in Iranian Men with congenital of the Vas Deferens and Anatomical Genital Phenotype [J]. J Adrol, 2008, 29（1）: 35-40.

［29］Rusz A, Pilatz A, Wagenlehner F, et al. Influence of urogenital infections and inflammation on semen quality and male fertility [J]. World J Urol, 2012, 30（1）: 23-30.

［30］Saleela MR, Robert IM, Kati LM, et al. Gonadotrophins regulate germ cell survival, not proliferation, in normal adult men [J]. Hum Reprod, 2008, 23（2）: 403-411.

［31］Schaefer CB, Ooi SK, Bestor TH, et al. Epigenetic decisions in mammalian germ cells [J]. Science, 2007, 316（5823）: 398-399.

［32］Schuppe HC, Meinhardt A, Allam JP, et al. Chronic orchitis: a neglected cause of male infertility [J]. Andrologia, 2008, 40（2）: 84-91.

［33］Schuppe HC, Pilatz A, Hossain H, et al. Urogenital Infection as a Risk Factor for Male Infertility [J]. Dtsch Arztebl Int, 2017, 114（19）: 339-346.

［34］Simina MP, Donald KC, Robert AS. The role of kisspeptins and GPR54 in the neuroendocrine regulation of reproduction[J]. Annu Rev Physiol, 2008, 70: 213-238.

[35] Sinha Hikim AP, Swerdloff RS. Hormonal and genetic control of germ cell apoptosis in the testis[J]. Reviews of Reproduction, 1999, 4(1): 38-47.

[36] Visconti PE, Galantino-Homer H, Moore GD, et al. The molecular basis of sperm capacitation[J]. Journal of Andrology, 1998, 19(2): 242-248.

[37] Wang L, Zhang J, Duan J, et al. Programming and inheritance of parental DNA methylomes in mammals[J]. Cell, 2014, 157(4): 979-991.

[38] Weber DM, Schonbucher VB, Gobet R, et al. Is there an ideal age for hypospadias repair? A pilot study[J]. J Pediatr Urol, 2009, 5(5): 345-350.

[39] Weidner W, Pilatz A, Diemer T, et al. Male urogenital infections: impact of infection and inflammation on ejaculate parameters[J]. World J Urol, 2013, 31(4): 717-723.

[40] Zheng B, Zhao D, Zhang P, et al. Quantitative Proteomics Reveals the Essential Roles of Stromal Interaction Molecule 1(STIM1) in the Testicular Cord Formation in Mouse Testis[J]. Mol Cell Proteomics, 2015, 14(10): 2682-2691.

[41] 曹兴午, 李宏军. 精液脱落细胞学与睾丸组织病理学[M]. 北京: 北京大学医学出版社, 2011.

[42] 陈家伦. 临床内分泌学[M]. 上海: 科学技术出版社, 2011.

[43] 陈竺, 陈赛娟, 戴尅戎, 等. 干细胞: 基础与临床的转化(英文版)[M]. 上海: 上海交通大学出版社, 2016.

[44] 成令忠. 现代组织学[M]. 上海: 科学技术出版社, 2003.

[45] 郭应禄. 男科学[M]. 北京: 人民卫生出版社, 2004.

[46] 黄国宁, 孙海翔. 体外受精-胚胎移植实验室技术[M]. 北京: 人民卫生出版社, 2012.

[47] 李宏军, 李汉忠. 男科学[M]. 3版. 北京: 北京大学出版社, 2013.

[48] 彭靖, 李铮, 涂响安, 等. 中国男性不育显微外科15年发展历程及展望, 中华男科学杂志[J]. 2014, 20(7): 586-594.

[49] 乔迪, 吴宏飞, 钱立新, 等. 先天性输精管缺如的临床特点与诊疗策略[J]. 中华男科学杂志, 2005, 11(11): 818-821.

[50] 卫生部关于修订人类辅助生殖技术与人类精子库相关技术规范、基本标准和伦理原则的通知: 卫科教发[2003]176号[A/OL]. (2003-09-30)[2019-10-15]. http://www.nhc.gov.cn/qjjys/s3581/200805/f69a925d55b44be2a9b4ada7fcdec835.shtml.

[51] 吴明章, 张君慧. 男性生殖病理学[M]. 上海: 上海科普出版社, 1997.

[52] 熊承良, 吴明章. 人类精子学[M]. 北京: 人民卫生出版社, 2001.

[53] 杨增明, 孙青原, 夏国良. 生殖生物学[M]. 北京: 科学出版社, 2019.

[54] 赵福军, 彭靖, 李石华, 等. 如何成为合格的泌尿男科显微外科医师: 美国康奈尔大学威尔医学院的学习经历[J]. 中华男科学杂志, 2014, 20(7), 595-604.

[55] 中华医学会. 临床诊疗指南: 辅助生殖技术与精子库分册[M]. 北京: 人民卫生出版社, 2009.

[56] 中华医学会男科学分会. 中国男科疾病诊断治疗指南与专家共识(2016版)[M]. 北京: 人民卫生出版社, 2017.

中英文名词对照索引

G

H

J

Q

R

S

T

W

X

Y

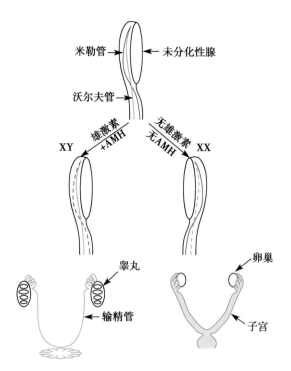

图 2-2-2　附属生殖器官分化示意图

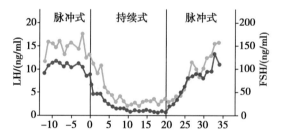

图 3-2-1　脉冲 GnRH 和持续 GnRH 对 FSH 和 LH 分泌的调控

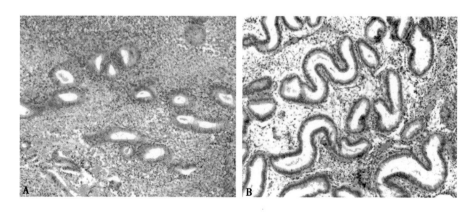

图 3-3-1　子宫内膜镜下表现
A.增殖期；B.分泌期

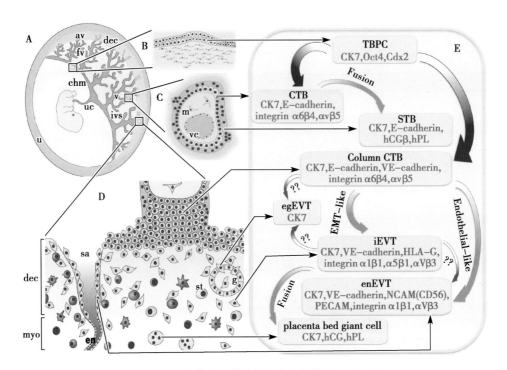

图 3-7-5 人类胎盘滋养层细胞分化及特征示意图

A、B.av：锚定绒毛；fv：漂浮绒毛；dec：蜕膜；chm：绒毛膜；uc：脐带；v：绒毛；ivs：绒毛间隙；u：子宫；C.m：间充质干细胞；vc：绒毛内毛细血管；D.dec：蜕膜；myo：子宫肌层；sa：螺旋动脉；en：血管内皮细胞；st：基质细胞；g：腺体；E.TBPC：滋养层干细胞；CTB：单核细胞滋养层细胞；STB：合体滋养层细胞；egEVT：腺体内滋养层细胞；iEVT：间质滋养层细胞；enEVT：血管内滋养层细胞；placenta bed giant cell：胎盘床巨细胞；fusion：融合；EMT-like：内膜样；Endothelial-like：内皮样

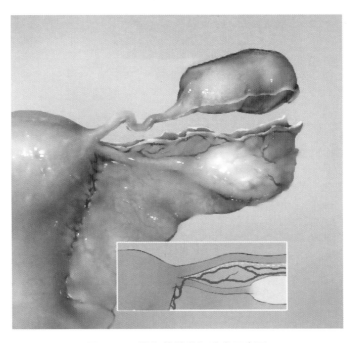

图 5-3-1 输卵管抽芯切除术示意图

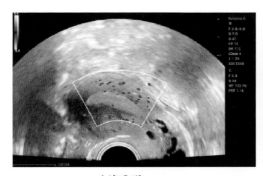
血流(Ⅰ型)

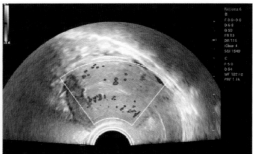
血流(Ⅱ型)

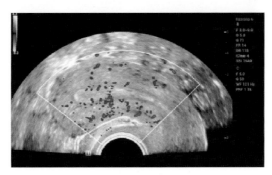
血流(Ⅲ型)

图 5-5-3　子宫内膜血流示意图

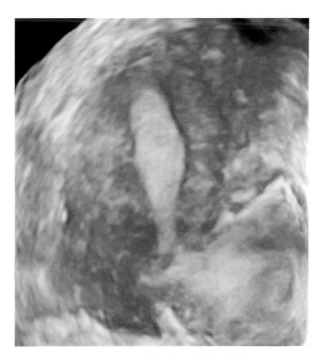

图 5-5-4　三维超声下的单角子宫

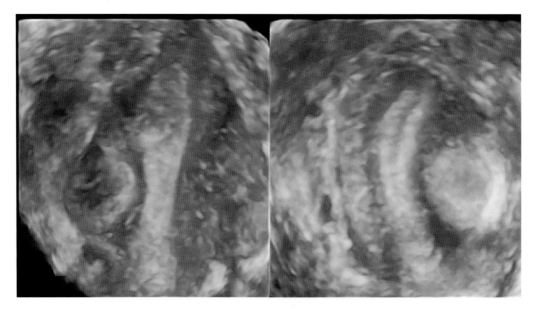

图 5-5-5　三维超声下的双子宫

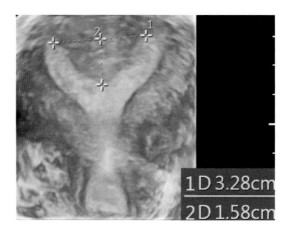

图 5-5-6　三维超声下的双角子宫

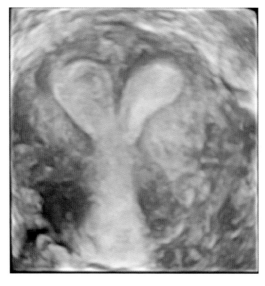

图 5-5-7　三维超声下的纵隔子宫

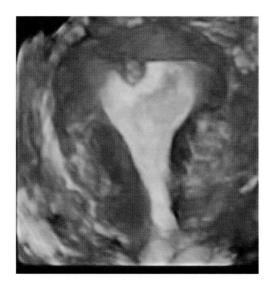

图 5-5-10　超声下的黏膜下肌瘤

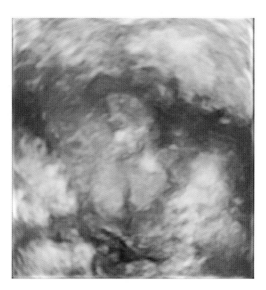

图 5-5-13　三维超声下的宫腔粘连

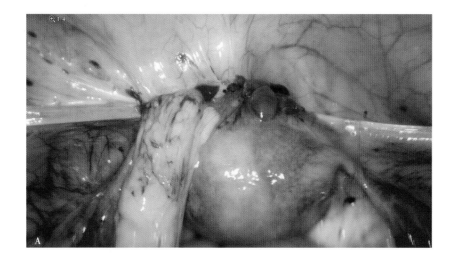

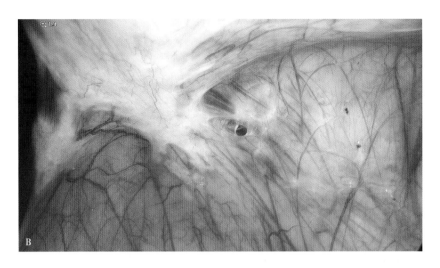

图 5-6-1 腹腔镜术中所见,腹膜异位结节
A.大网膜粘连于异位病灶处;B.白色病变

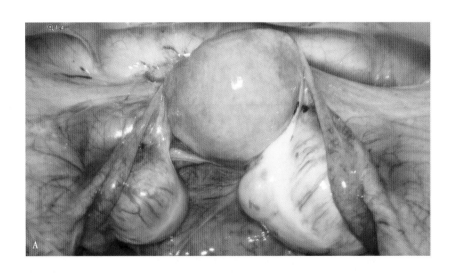

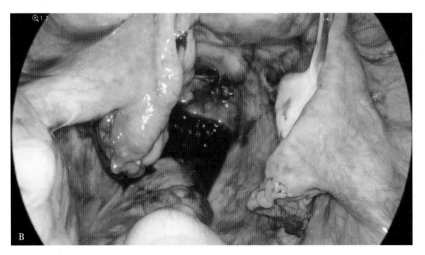

图 5-6-2 卵巢子宫内膜异位囊肿
A.右卵巢巧克力囊肿;B.术中破裂

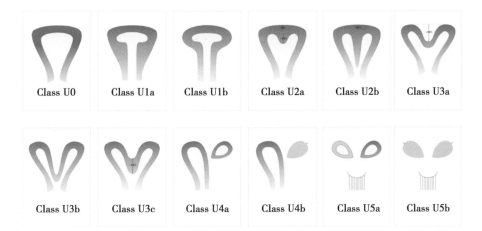

图 5-11-1　先天性子宫异常示意图

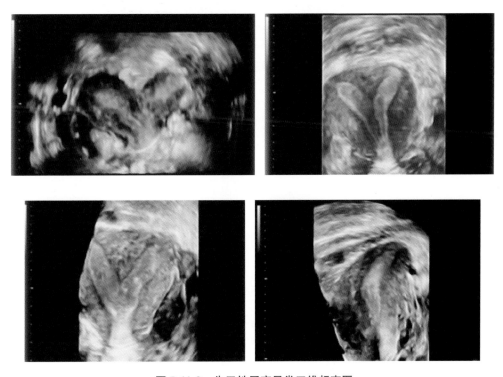

图 5-11-2　先天性子宫异常三维超声图

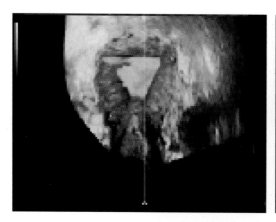
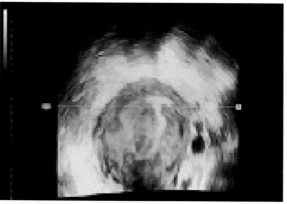
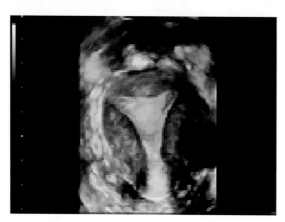

图 5-11-3　后天性子宫异常三维超声图

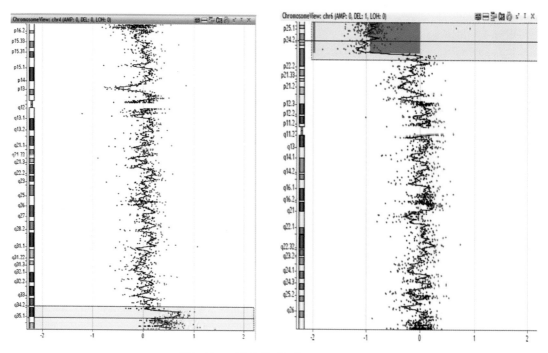

图 5-11-5　流产绒毛组织 aCGH 分析

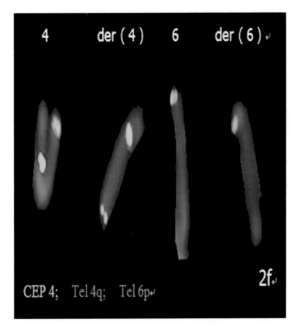

图 5-11-7　FISH: 46, XX, ish t(4；6) (q34.3；p22.3) (6pter+, cep4+；6pter−, 4qter+)

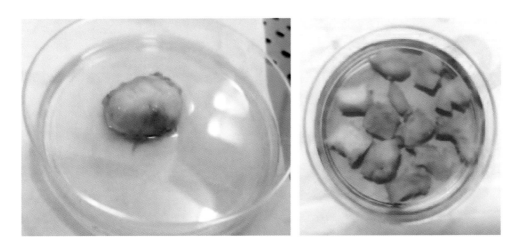

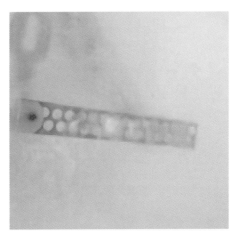

图 7-3-1　重型 β 地中海贫血女童卵巢组织冷冻

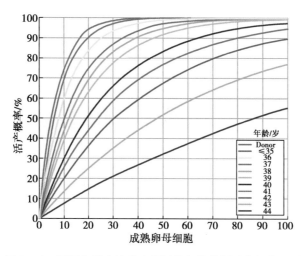

图 7-4-2　不同年龄女性冷冻卵子数与其获得活产概率预测

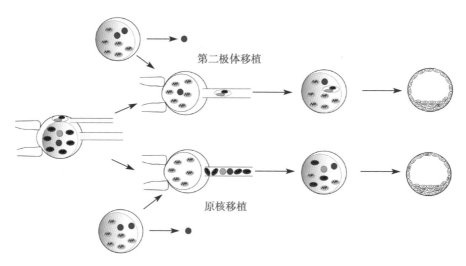

图 8-5-4　原核移植和第二极体移植

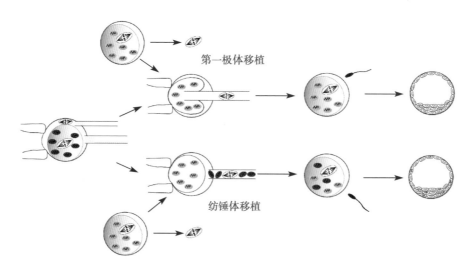

图 8-5-5　纺锤体移植和第一极体移植

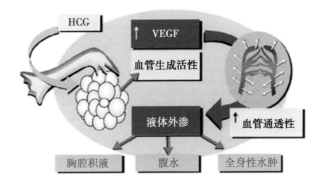

图 8-8-1 OHSS 发生的病理生理机制示意图

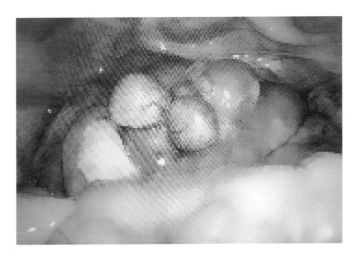

图 10-2-2 多发性子宫肌瘤

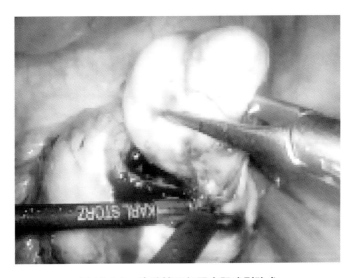

图 10-2-3 腹腔镜下行子宫肌瘤剔除术

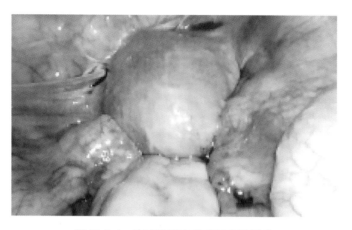

图 10-2-4　腹腔镜探查发现子宫腺肌瘤

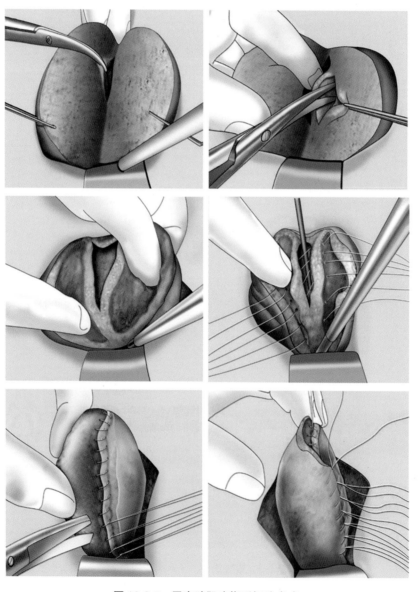

图 10-2-5　子宫腺肌瘤楔形切除术式

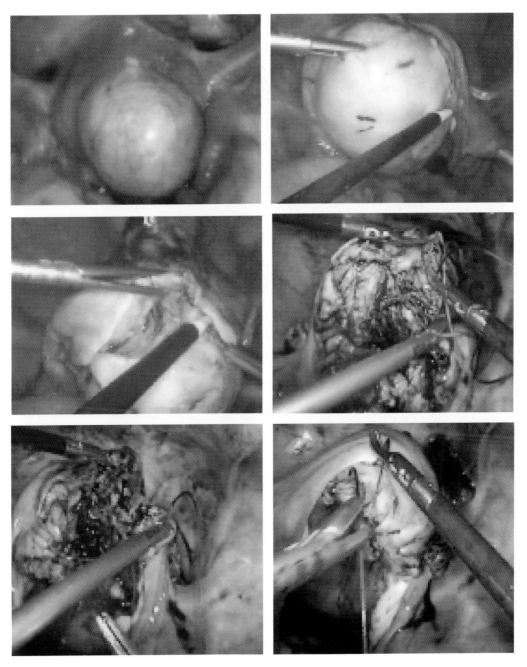

图 10-2-9　子宫腺肌瘤环形减张缝合术式

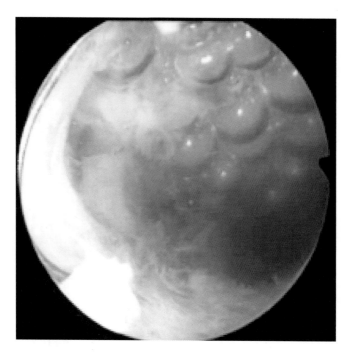

图 10-2-10　子宫瘢痕憩室

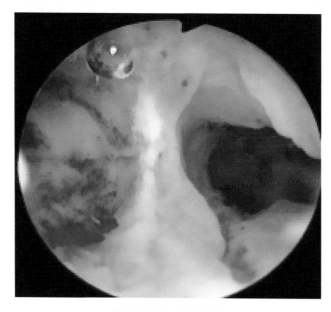

图 10-2-11　纵隔子宫

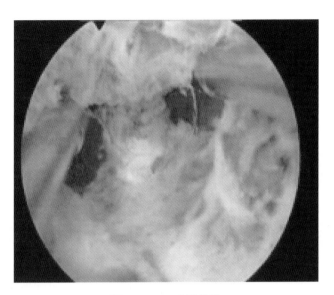

图 10-2-12　宫腔粘连

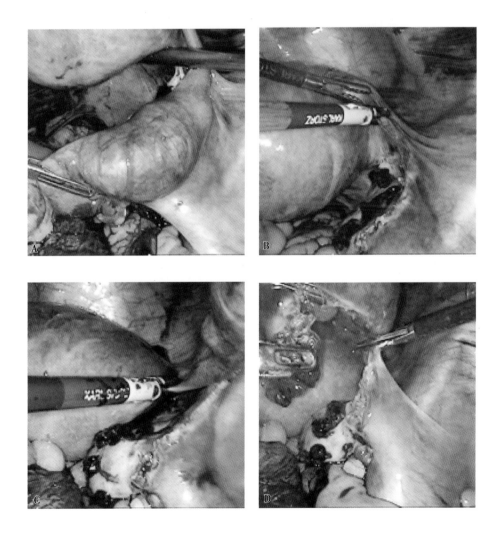

图 10-4-3　输卵管切除术

A.输卵管壶腹部妊娠；B.紧贴输卵管分离，减少出血及损伤；C.于宫角部切断，防止残留输卵管妊娠；D.检查创面，电凝止血

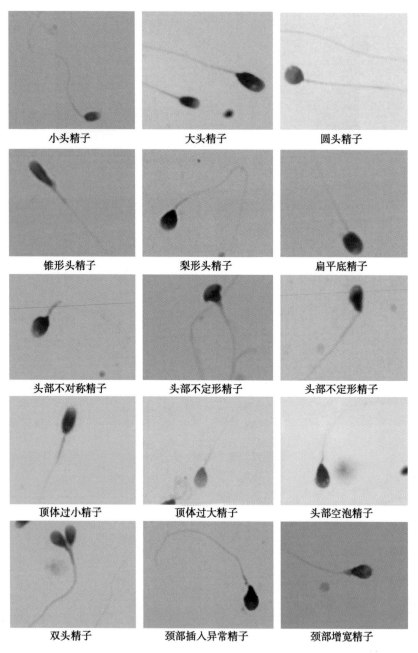

小头精子　　　　　　大头精子　　　　　　圆头精子

锥形头精子　　　　　梨形头精子　　　　　扁平底精子

头部不对称精子　　　头部不定形精子　　　头部不定形精子

顶体过小精子　　　　顶体过大精子　　　　头部空泡精子

双头精子　　　　颈部插入异常精子　　　颈部增宽精子

图 13-3-1　常见的畸形精子类型